膝关节多发韧带损伤

（第2版）

The Multiple Ligament Injured Knee: A Practical Guide to Management

原　著　Gregory C. Fanelli

主　译　李　箭

译　者　（以姓氏汉语拼音排序）

陈　刚　陈旭旭　邓森林　付维力

胡燕青　黄华强　贾　福　蒋　海

赖思可　李　箭　李　棋　林亦鹏

毛贝宁　毛云鹤　潘正烽　尚小可

舒　涵　孙和军　孙正宇　唐　新

王　飞　亚夏尔　杨　磊　杨　远

云　翥　张承昊　张凯博　郑　果

北京大学医学出版社

XIGUANJIE DUOFA RENDAI SUNSHANG（DI 2 BAN）

图书在版编目（CIP）数据

膝关节多发韧带损伤：第2版/（美）格雷戈里·方纳利（Gregory C. Fanelli）原著；李箭主译. —北京：北京大学医学出版社，2017.8

书名原文：The Multiple Ligament Injured Knee:A Practical Guide to Management

ISBN 978-7-5659-1572-7

Ⅰ. ①膝… Ⅱ. ①格… ②李… Ⅲ. ①膝关节-关节韧带-损伤-诊疗 Ⅳ. ①R686.5

中国版本图书馆CIP数据核字（2017）第043402号

北京市版权局著作权合同登记号：图字：01-2015-7083

膝关节多发韧带损伤（第 2 版）

主　　译：李　箭

出版发行：北京大学医学出版社

地　　址：（100191）北京市海淀区学院路38号　北京大学医学部院内

电　　话：发行部 010-82802230；图书邮购 010-82802495

网　　址：http：//www.pumpress.com.cn

E-mail：booksale@bjmu.edu.cn

印　　刷：北京强华印刷厂

经　　销：新华书店

责任编辑：刘　燕　**责任校对：**金彤文　**责任印制：**李　啸

开　　本：889mm × 1194mm　1/16　**印张：**30.25　**字数：**780千字

版　　次：2017年8月第1版　2017年8月第1次印刷

书　　号：ISBN 978-7-5659-1572-7

定　　价：298.00元

（凡属质量问题请与本社发行部联系退换）

序 一

膝关节多发韧带损伤伴脱位一直是运动医学和创伤骨科的热门话题，在中国这类患者大多数是由于交通损伤引起的，发病率比欧美要高，但在诊治方面仍有不少模糊的认识和争论，需要对其规范诊断和治疗。由四川大学华西医院李箭教授组织翻译的Gregory C. Fanelli大师所编写的《膝关节多发韧带损伤》一书无疑是对膝关节脱位多发韧带损伤的规范化诊治提供了详细且具有指导作用的工具书和指南。

李箭教授近20年来一直致力于推广和规范国内对膝关节脱位多发韧带损伤的诊治流程。通过总结个人经验，李箭教授团队也提出了他对膝关节脱位多发韧带损伤的分期、分型的精准诊治体系，得到了国内外同行的认可，并且正在进行全国的多中心研究。翻译本书无疑会加深运动医学、骨科及其他对膝关节损伤有兴趣的医师的认识。本书不仅适合于运动医学专科医师，同样也可以被其他外科和急诊科医师所应用。

希望本书的出版能够在国内引发关于膝关节脱位多发韧带损伤的研究热潮，使我国在膝关节脱位多发韧带损伤的诊治上更上一层楼。

复旦大学附属华山医院　陈世益教授

2017年1月于北京

序　二

应四川大学华西医院骨科运动医学李箭教授的邀请，我特为中文版的《膝关节多发韧带损伤》一书作序。对骨科医生来说，膝关节脱位多发韧带损伤是较为少见的，近年来该病的发病率不断上升，但是很多医生并没有太多经验。在这方面，李箭教授及其所在的华西医院坐镇中国西部，拥有很大的患者量，在膝关节脱位方面有着丰富的经验。

近两年在许多国内或国际会议上，李箭教授多次汇报了他关于膝关节脱位多发韧带损伤的诊治经验，并组织过专题讨论，得到了国内外同仁的广泛认可。现在李箭教授又为国内膝关节脱位的诊治领域做出了贡献，其翻译的Gregory C. Fanelli大师的著作《膝关节多发韧带损伤》一书填补了国内相关领域的空白。

该书系统讲解了膝关节的基础理论知识和膝关节多发韧带损伤的诊断与治疗，是国际上不可多得的关于膝关节多韧带损伤的书籍。Gregory C. Fanelli也是致力于膝关节运动损伤多年的国际知名的学者。相信该书的问世将会促进国内运动医学的发展，特别是膝关节脱位的诊治规范。

希望今后能够有更多的相关书籍出版，以共同推动运动医学的发展。

香港中文大学　陈启明教授

2017年1月于香港

译者前言

运动、车祸以及工业和农业中的高能量损伤均会引起严重的膝关节损伤，其中膝关节脱位多发韧带损伤占了很大比重。以往国内对这一疾病的治疗大多是由骨科医师负责的。近十几年来，中国的运动医学飞速发展，运动医学专科医师的数量也越来越多，并且开始对膝关节多发韧带损伤进行诊断和治疗。与骨科医师不同的是，运动医学医师更注重膝关节软组织修复与重建的平衡，以及膝关节的稳定性、灵活性和功能恢复。

但是，在多年的临床工作中，我们发现许多患者在既往的诊疗中接受了不恰当或者不完善的处理，遗漏了一些对重要损伤结构的诊治，导致膝关节功能恢复不正常，甚至因部分功能丢失而造成无法挽回的残疾。严重者还可能被截肢，甚至危及生命。有鉴于此，我们在总结经验的同时，进一步查阅了相关文献和论著，发现大多数膝关节或骨科相关书籍中仅有一章或几章内容是关于膝关节多发韧带损伤的。根据临床经验，我们认为膝关节多发韧带损伤较为复杂，是不能通过几个章节就讲解清楚的。在查阅国外书籍时，我们读到了由Gregory C. Fanelli大师编写的《膝关节多发韧带损伤》（*The Multiple Ligament Injured Knee*：*A Practical Guide to Management*）这本专著。本书分为35章，分别描述了膝关节多发韧带损伤的各个方面，从解剖学、生物力学和愈合机制，到每一个解剖部位的查体、手术计划和翻修手术。对本书读者既可以系统阅读，也可以根据需要进行速查，指导临床实践。

看到这样一本关于膝关节多发韧带损伤的优秀书籍后，我们觉得一定要把它翻译出来，以呈现给国内的同行。本书不仅适用于运动医学专科医师，还可以作为急诊科、骨科、膝关节外科和康复科医师的工具书，用于指导临床工作，帮助他们正确诊断和治疗膝关节多发韧带损伤这一复杂、严重的膝关节损伤性疾病。

在本书即将付梓之际，感谢四川大学华西医院骨科运动医学团队每一位医师的辛勤工作，感谢华西医院骨科的各位同事和领导，以及北京大学医学出版社的大力支持和帮助。希望本书的出版能够填补目前国内这一领域专业书籍的空白，为更好地治疗膝关节脱位多发韧带损伤贡献一份力量。

再次深深感谢大家的共同努力！希望全国同行共同努力，细心、认真地治疗好每一位患者，追求功能至上。同时总结好我们中国医生的经验，我更期待中国的膝关节脱位多发韧带损伤专著能够早日出版面世！

李箭

2017年元旦

原著前言

每一位骨科医师的职业选择在很大程度上取决于其所工作的环境。很高兴能够成为本书的主编，这使我有机会在膝关节多发韧带损伤领域进一步提高手术技术，并拓宽研究内容。我相信本书的其他作者也是如此。我们拥有同样的工作热情，并承担了对膝关节不稳患者的治疗。本书的目的是为那些对膝关节多发韧带损伤感兴趣的膝关节外科医师、一般骨科医师、专业住院医师、医学生以及其他卫生护理专业人士提供经验，为处理这一复杂的损伤提供一种有用的工具。

《膝关节多发韧带损伤》第2版由第1版的18章扩展到了35章。第2版含有10个部分，每个部分包括数个章节。第2版新增加的章节有：以前交叉韧带为基础的膝关节多发韧带损伤的修复、移植物的机械力学、骨折脱位、关节软骨修复、半月板移植、伸膝装置的修复、随访数据，以及作者在评估和治疗多发韧带损伤方面所积累的21年的工作经验。所有章节的内容和结构既是相互依赖的，又可以独立成为一个部分。这样可以帮助读者从容地理解和探讨膝关节多发韧带损伤这一话题，或者快速查阅临床实践中需要参考的部分。

第1章是作者评估和治疗膝关节多发韧带损伤的21年的经验积累。第2、3章讲述的是膝关节解剖及生物力学。第4至8章讲述了对膝关节多发韧带损伤的诊断、最初治疗、分级以及急性膝关节脱位的非手术治疗方法。第9至20章提供了多个专家治疗膝关节前交叉韧带为主和后交叉韧带为主的多发韧带损伤时手术技术和手术方式的选择。第21至23章讲述了治疗合并复杂情况的多发韧带损伤时的评估方法和治疗策略。这些复杂情况包括了血管损伤、神经损伤、肌腱转移、固定性胫骨向后半脱位、翻修手术、截骨的功能、骨折脱位、软骨修复、半月板移植、伸膝装置破坏、术后功能恢复、功能支具的特殊作用以及并发症。第34章针对膝关节多发韧带损伤，通过回顾术后随访数据对目前的治疗结果进行了评价。第35章提供了7例膝关节多发韧带损伤的临床病例，对每一个病例都展示了不同的膝关节不稳问题，并带领读者针对这些问题确定手术方式、进行手术的治疗和分析最终结果。

膝关节多发韧带损伤是一种极其复杂的疾病。我相信通过研究、手术技术的提高，同种异体移植的使用、外科仪器的改进、资料的收集和管理以及经验的积累，我们会逐渐改善这一灾难性损伤的治疗效果。我希望这本书能够为未来针对膝关节多发韧带损伤发展新的治疗方案和手术技术起到抛砖引玉的作用。

Gregory C. Fanelli，M.D.
Danville，Pennysivania，USA

致　谢

感谢以下对本书做出直接或间接贡献的人。感谢纽约Springer 公司的Connie Walsh(策划编辑)。在她的帮助下才有了这本书。感谢Craig J. Edson，M.S.，P.T./A.T.C.，他是我的朋友和合作伙伴，也是一名出色的医生和教师。感谢Geisinger Woodbine Lane以及Geisinger 医疗中心（Geisinger Medical Center）的骨科团队，他们是世界上最好的骨科支持医生。他们对本书的贡献是无与伦比的。感谢我的患者以及他们的咨询医生，他们把健康托付给了我。感谢我的骨科同事和朋友，他们在繁忙的工作之余在编写本书的过程中付出了巨大的努力。

将本书献给我的妻子Lori，以及我的孩子Matthew、David和Megan。他们有永不疲倦的工作热情，并一直激励着我。

原著者名单

Robert A. Arciero, M.D. Division of Sports Medicine, Department of Orthopaedics, John Dempsey Hospital, University of Connecticut Health Center, Farmington, CT, USA

John David Beck, M.D. Orthopaedic Surgery Department, Geisinger Medical Center, Danville, PA, USA

Peter R. Bolos, M.D., M.P.H. Musculoskeletal Radiology Division, Radiology Department, Geisinger Medical Center, Danville, PA, USA

Kevin F. Bonner, M.D. Jordan-Young Institute, Eastern Virginia Medical School, Virginia Beach, VA, USA

Travis C. Burns, M.D. Department of Orthopaedics, San Antonio Military Medical Center, Fort Sam Houston, TX, USA

Sasha Carsen, M.D., C.M., M.B.A. Division of Orthopaedic Surgery, Department of Surgery, The Ottawa Hospital, University of Ottawa, Ottawa, ON, Canada

Anikar Chhabra, M.D., M.S. Arizona State University, Sports Medicine, Banner Good Samaritan, Mayo Clinic Arizona, The Orthopedic Clinic Association, AZ, USA

Seth A. Cheatham, M.D. Orthopaedic Surgery, Virginia Commonwealth University Medical Center, Richmond, VA, USA

Kyle F. Chun, M.D. University of Washington, Sports Medicine Clinic, Seattle, WA, USA

Matt Cindric, M.D. Vascular and Endovascular Surgery Division, Surgery Department, Geisinger Medical Center, Danville, PA, USA

Katherine J. Coyner, M.D. Sports Medicine Division, Orthopaedic Surgery Department, Duke University Medical Center, Durham, NC, USA

Gerard J. Cush, M.D. Surgery Division, Orthopaedics Department, Geisinger Medical Center, Danville, PA, USA

Thomas M. DeBerardino, M.D. Sports Medicine Division, Orthopaedic Surgery Department, University of Connecticut Health Center, Farmington, CT, USA

Gregory S. DiFelice, M.D. Division of Orthopaedic Surgery, Department of Surgery, Jacobi Medical Center, Albert Einstein College of Medicine, Bronx, NY, USA

Department of Orthopaedic Surgery, Hospital for Special Surgery, Weill Cornell Medical College, New York, NY, USA

Christopher J. Dy, M.D., M.S.P.H. Department of Orthopaedic Surgery, Hospital for Special Surgery, Weill Cornell Medical College, New York, NY, USA

Craig J. Edson, M.H.S., P.T., A.T.C. Physical Therapy Department, Sports Medicine, Geisinger/HealthSouth Rehabilitation Hospital, Danville, PA, USA

Gregory C. Fanelli, M.D. Geisinger Health System Orthopaedics, Danville, Pennsylvania, USA

Andrew G. Geeslin, M.D. Michigan State University – Kalamazoo Center for Medical Studies, Oakland, MI, USA

Jeffrey R. Giuliani, M.D. Department of Orthopaedics and Rehabilitation, Walter Reed National Military Medical Center, Bethesda, MD, USA

M. Mustafa Gomberawalla, M.D. Department of Orthopaedic Surgery, University of Michigan, Medical Center Drive, Ann Arbor, MI, USA

John L. Gray, M.D. Vascular and Endovascular Surgery Division, Surgery Department, Geisinger Health System, Danville, PA, USA

Sommer Hammoud, M.D. Orthopaedic Surgery, Hospital for Special Surgery, New York, NY, USA

Christopher D. Harner, M.D. Division of Sports Medicine, Orthopaedic Surgery Department, University of Pittsburgh, Pittsburgh, PA, USA

The Ohio State University Sports Medicine Center, Lewis Center, Ohio, USA

Bryon D. Hobby, M.D. Department of Orthopaedics and Rehabilitation, Chief Sports Medicine Division, University of New Mexico, Albuquerque, NM, USA

Kaan Irgit, M.D. Orthopaedic Surgery Department, Geisinger Medical Center, Danville, PA, USA

Darren L. Johnson, M.D. Orthopaedic Surgery, University of Kentucky, Lexington, KY, USA

Donald Johnson, M.D., F.R.C.S.C Division of Orthopaedic Surgery, Department of Surgery, The Ottawa Hospital, University of Ottawa, Ottawa, ON, Canada

Hyun Min Mike Kim, M.D. Division of Trauma Service, Department of Orthopaedic Surgery, Missouri Orthopaedic Institute, University of Missouri Hospital, Columbia, MO, USA

Thomas J. Kremen, M.D. Department of Orthopaedic Surgery, David Geffen School of Medicine at UCLA, University of California, Los Angeles, CA, USA

Christopher Kweon, M.D. Banner Good Samaritan Orthopaedic Residency, Phoenix, AZ, USA

Robert F. LaPrade, M.D., Ph.D. The Steadman Clinic, Vail, CO, USA

Evan S. Lederman, M.D. Sports Medicine Division, Orthopedic Surgery Department, The Orthopedic Clinic Association, Banner Good Samaritan Medical Center, Phoenix, AZ, USA

Andrew A.R. Lehman, M.D. Orthotics Department, Geisinger Medical Center, Danville, PA, USA

Bruce A. Levy, M.D. Orthopedic Surgery, Sports Medicine, Mayo Clinic, Rochester, MN, USA

Julienne Lippe, M.D. Division of Sports Medicine, Department of Orthopaedics, John Dempsey Hospital, University of Connecticut Health Center, Farmington, CT, USA

Micah Lissy, M.D., M.S., P.T., A.T.C. Division of Orthopaedic Surgery, Department of Surgery, Jacobi Medical Center, Albert Einstein College of Medicine, Bronx, NY, USA

Peter B. MacDonald, M.D., F.R.C.S.C Orthopedics Division, Surgery Department, University of Manitoba, Pan Am Clinic, Winnipeg, MB, Canada

David R. McAllister, M.D. Department of Orthopaedic Surgery, Sports Medicine Service, David Geffen School of Medicine at UCLA, University of California, Los Angeles, CA, USA

Moira McCarthy, M.D. Orthopaedic Surgery, Hospital for Special Surgery, New York, NY, USA

Travis G. Maak, M.D. Orthopaedic Surgery Department, Sports Medicine and Shoulder Service, Hospital for Special Surgery, New York, NY, USA

W. James Malone, D.O. Musculoskeletal Radiology Division, Radiology Department, Geisinger Medical Center, Danville, PA, USA

Patrick J. Maloney, M.D. Surgery Division, Orthopaedics Department, Geisinger Medical Center, Danville, PA, USA

Jonathan P. Marsh, M.D. Section of Orthopedic Surgery, Department of Surgery, University of Manitoba, Winnipeg, Manitoba, Canada

Robert G. Marx, M.D., M.Sc., F.R.C.S.C. Sports Medicine and Shoulder Service, Hospital for Special Surgery, Weill Cornell Medical College, New York, NY, USA

Michael J. Medvecky, M.D. Department of Orthopaedics and Rehabilitation, Yale University School of Medicine, New Haven, CT, USA

Andrew L. Merritt, M.D. University of Washington, Sports Medicine Clinic, Seattle, WA, USA

Mark D. Miller, M.D. Department of Orthopaedic Surgery, University of Virginia, Charlottesville, VA, USA

Timothy L. Miller, B.S., M.D. Sports Medicine Division, Orthopaedics Department, University of Pittsburgh Medical Center, Pittsburgh, PA, USA

Claude T. Moorman III, M.D. Sports Medicine Division, Orthopaedic Surgery Department, Duke University Medical Center, Durham, NC, USA

Toribio T. Natividad, M.D. Orthopaedic Surgery, Sports Medicine, University of New Mexico, Albuquerque, NM, USA

Carly Rachel Noel, A.B., M.P.H., M.S. Eastern Virginia Medical School, Norfolk, VA, USA

LTC Brett D. Owens, M.D. John A. Feagin, Jr. Sports Medicine Fellowship, Surgery Department, Department of Surgery/ Orthopaedic Surgery Service, Keller Army Community Hospital, West Point, NY, USA

Christopher Peskun, M.D. Division of Orthopaedics, Department of Surgery, University of Toronto, Toronto, ON, Canada

Anil S. Ranawat, M.D. Department of Orthopaedic Surgery, Hospital for Special Surgery, Weill Cornell Medical College, New York, NY, USA

John T. Riehl, M.D. Orthopaedic Surgery, Geisinger Medical Center, Danville, PA, USA

Robert C. Schenck Jr., M.D. Department of Orthopaedics and Rehabilitation, Chief Sports Medicine Division, University of New Mexico, Albuquerque, NM, USA

Laura Scordino, M.D. Sports Medicine Division, Orthopaedic Surgery Department, University of Connecticut Health Center, Farmington, CT, USA

Jon K. Sekiya, M.D. MedSport Division, Department of Orthopaedic Surgery, University of Michigan, Ann Arbor, MI, USA

James P. Stannard, M.D. Department of Orthopaedic Surgery, Missouri Orthopaedic Institute, Columbia, MO, USA

Michael J. Stuart, M.D. Orthopedic Surgery, Sports Medicine, Mayo Clinic, Rochester, MN, USA

LTC Steven J. Svoboda, M.D. John A. Feagin Jr. Sports Medicine Fellowship, Department of Surgery/Orthopaedic Surgery Service, Keller Army Community Hospital, West Point, NY, USA

Faiz I. Syed, M.D., M.S. Radiology Department, Geisinger Medical Center, Danville, PA, USA

Jeffrey M. Tuman, M.D. Department of Orthopaedic Surgery, University of Virginia, Charlottesville, VA, USA

Christopher J. Wahl, M.D. Associate Professor Chief, Sports Medicine Service, University of California, San Diego UCSD Medical Center North, San Diego, CA, USA

Daniel C. Wascher, M.D. Department of Orthopaedics and Rehabilitation, Chief Sports Medicine Division, University of New Mexico, Albuquerque, NM, USA

Bradley R. Wasserman, M.D. Division of Sports Medicine, Winthrop Orthopaedic Associates, Garden City, NY, USA

Robin V. West, M.D. Division of Sports Medicine, Department of Orthopaedic Surgery, University of Pittsburgh Medical Center, Pittsburgh, PA, USA

Daniel B. Whelan, M.D., M.Sc., F.R.C.S.C. Division of Orthopaedic Surgery, Department of Surgery, St. Michael's Hospital, University of Toronto, Toronto, ON, Canada

Thomas L. Wickiewicz, M.D. Orthopaedic Surgery Department, Sports Medicine and Shoulder Service, Hospital for Special Surgery, New York, NY, USA

Bruce Williams, C.F.O Orthotics Department, Geisinger Medical Center, Danville, PA, USA

目 录

第一部分　主编的经验

第二部分　解剖与生物力学

第三部分　多发性膝关节韧带损伤的诊断和评估

第四部分　非手术治疗

第五部分　膝关节多发韧带损伤的手术治疗

第六部分 前交叉韧带损伤为主的膝关节多发韧带损伤的手术治疗

第七部分 后交叉韧带损伤为主的膝关节多发韧带损伤的手术治疗

第八部分 其他注意事项

第九部分　数据结果

第十部分　临床病例研究

第一部分

主编的经验

第 1 章

后交叉韧带损伤为主的膝关节脱位：我所学到的

Gregory C. Fanelli

1.1 引 言

欢迎您购买并学习《膝关节多发韧带损伤》(第 2 版)。本章汇编了我过去 21 年来治疗膝关节多发韧带损伤的经验。本章是由我亲笔所写，并作为本书的开始。我希望在这一章我能与读者讨论一个最复杂、最有趣的骨科话题：膝关节多发韧带损伤。这一章的题目还可以是“治疗膝关节多发韧带时如何避免并发症和困难”。因为这一章的最高目标是获得最好的治疗效果，避免并发症，并帮助外科医师在治疗复杂和困难病例时避免陷入困境。本书内容包括损伤发生率、解剖、血管评估、外固定支架、手术时机、修复和（或）重建、韧带准备、关节镜或切开手术步骤、外科手术技术重点、肌腱张力机械力学、术后恢复以及儿童多发韧带损伤和治疗结果。相关的外科专业技术将在不同的章节进行讨论。本章是将每一部分进行简短的介绍，以帮助骨科医师及其他医疗专家在治疗膝关节多发韧带损伤患者时讨论治疗过程。

我生活在美国宾夕法尼亚州的一个乡村中心。在多条州际高速公路间有农业区和工业区。我在这里的一级创伤医院工作。在这里，患者数量及医院设备为膝关节多发韧带损伤经常出现提供了环境。在我们的医院，后交叉韧带（posterior cruciate ligament，PCL）损伤在急性膝关节损伤的创伤患者中占 38% ~ 44%[1,2]。大约 50% 的这类损伤患者为高能量损伤，大约 32% 为运动相关损伤。在研究期间，单纯 PCL 损伤约占 3.5%，而 PCL 损伤合并其他韧带损伤（以 PCL 为主的多发韧带损伤）的发生率约为 96.5%。合并前交叉韧带（anterior cruciate ligament，ACL）损伤的患者约占 45.9%，合并后交叉韧带及后外侧复合体不稳者约占 41.2%，这是我们病例系列中以 PCL 为主的多发韧带损伤中最常见的一种类型 [2]。回顾这些数据的目的是强调当高能量患者出现 PCL 损伤时，最可能出现以 PCL 为主的多发韧带损伤。高能量运动出现 PCL 损伤也有合并其他韧带损伤的风险，认识到这一点是非常重要的 [1,2]。

1.2 尊重解剖

作为骨科膝关节外科医师，我们关注膝关节韧带、半月板、关节软骨和伸膝装置。在多发韧带损伤中，认识到动静脉损伤、皮肤创伤、胫神经和腓总神经损伤是十分重要的。多发韧带损伤患者也会出现胫骨、股骨、髌骨、骨盆和脊柱的骨性损伤。患者也可能会合并颅脑损伤。对有颅脑损伤患者治疗时以及术后应该注意有出现异位骨化和肢端强直的风险。多系统损伤也会影响对多发韧带患者治疗的效果，在对复杂膝关节损伤的治疗计划中必须考虑这些因素。

1.3 血管评估

在多发韧带损伤中血管损伤的发生率占两条韧带损伤患者的 32% ～ 50%，在股骨胫骨脱位患者中有同样的发生率 [3-5]。高张力损伤机制可导致胫骨前向脱位并伴有腘动脉拉伤和断裂，而直接损伤来自屈膝 90° 时，胫骨向后方脱位导致潜在动脉损伤和内膜损伤 [6]。在这些严重的膝关节损伤患者中笔者也见到过创伤后深静脉血栓。

评估急性膝关节多发韧带损伤包括对患肢及健侧下肢细致的体格检查，以及踝臂指数（ankle brachial index，ABI）检测。如果出现不正常或不对称的搏动，或 ABI ＜ 0.9，则有进行进一步的血管检查和请血管外科医师会诊的指征 [7]。如果在肢体远端测不到血管搏动，则需要血管外科医师迅速干预。评估腘动脉内膜损伤十分重要。这种损伤可以导致延迟的血管闭塞。如果临床查体提示有发生深静脉血栓的可能，则需要进一步进行血管评估。

1.4 准确诊断

准确确定复杂膝关节韧带损伤中的多平面不稳对成功地治疗膝关节多发韧带损伤十分重要。ACL 和 PCL 损伤会增加膝关节屈曲 30° 和 90° 位时前后向不稳定。在多发韧带损伤中发现内外侧不稳定十分困难。准确诊断内外侧不稳定是成功手术治疗 ACL 和 PCL 的关键。笔者将内外侧膝关节损伤分为三种不同的不稳形式 [8-10]：A 型（只有垂直轴线上旋转不稳）、B 型［轴线旋转不稳并发内翻和（或）外翻松弛，但终点为硬性］和 C 型［轴线旋转不稳并发内翻和（或）外翻松弛，但终点几乎没有或者很少有硬性］。在笔者的经验中，垂直轴的旋转不稳型（A 型）内外侧损伤很容易被忽视。对于一条或两条交叉韧带损伤合并不同类型内外侧不稳的膝关节多发韧带损伤的理解是十分关键的。这些类型包括 ACL 联合外侧损伤的 C 型，ACL、PCL 联合内侧损伤的 A 型，或 PCL 联合内侧损伤的 B 型及 PCL 联合外侧损伤的 A 型。

结合细致的临床检查，X 线和 MRI 检查可以帮助准确诊断膝关节多发韧带损伤。麻醉下膝关节检查，包括透视、应力 X 线和关节镜诊断也对准确诊断多向不稳提供帮助 [11,12]。再次强调，发现和确认内外侧不稳是 ACL 和 PCL 手术成功的关键。

1.5 外固定

外固定是治疗膝关节多发韧带损伤的一个十分有用的工具。使用跨关节外固定的术前指征包括开放性脱位、血管修复以及膝关节不稳导致的固定性脱位 [13]。使用外固定的优势包括可进行皮肤评估，对骨筋膜室综合征张力的观察，以及对患肢血管情况的监测。与使用支具固定相比，术前使用外固定支架不易导致术后屈曲受限。然而，这种情况更多的是由肢端损伤的严重程度而不是跨关节外固定装置来决定的[14]。根据一些临床报道，与术后支具固定相比，对多发韧带重建术后使用铰链支具伸膝固定可以提供更好的静态稳定[15]。笔者对术前及术后使用跨关节外固定支架治疗多发韧带损伤的观点是，如果可以通过支具控制膝关节，就选用支具；如果不能使用支具控制，就使用外固定装置。有时，笔者使用跨关节外固定支架来治疗没有手术条件的多发韧带损伤。

1.6 手术治疗

在过去的20年里，同种异体移植物的使用，关节镜手术设备及移植物固定技术的进步，手术技术和术后康复方案的改良，以及对膝关节韧带结构和生物力学的进一步理解，使体格检查、关节活动度测量、膝关节韧带评定量表、应力位X线片及功能恢复方面的膝关节多韧带重建的结果更可预见，也更容易取得成功[16-23]。

1.7 手术时机

决定急性膝关节多发韧带损伤的手术时机的因素较多，包括肢端血管情况、侧副韧带损伤严重程度以及复位稳定程度。笔者及其他人的经验显示，推迟2～3周或分阶段重建可使活动度丢失和关节粘连更少[16-18,20-27]。笔者喜欢的手术方式是伤后2～4周一期关节镜下使用同种异体韧带重建ACL和PCL，以及首次修复内侧和（或）外侧结构，并结合同种异体移植物加强重建。通过支具就可以成功地治疗一些内侧副韧带损伤[17,18,20]。

在对急性膝关节多发韧带损伤的评估和治疗中，有一些需要考虑的因素。这些因素可能对手术时机产生不利的影响，进而使手术需要比外科医师所希望的更早或更晚完成。这些影响因素包括肢端血运情况、开放性损伤、膝关节复位后稳定性、严重的内外侧结构损伤、皮肤情况、多系统损伤、其他骨科损伤，以及半月板和关节软骨损伤。在复杂的膝关节多发韧带损伤中，理想的手术时机并不总是可能的，认识和理解这一点非常重要。

1.8 陈旧性膝关节多发性韧带损伤

陈旧性膝关节多发韧带损伤，特别是伴有逐渐明显的功能不稳是笔者所在诊所的特色病种。这些患者可能伴有或不伴有一定程度的创伤性关节炎，这取决于他们受伤时间的长短。在这些陈旧性韧带损伤病例中，确定损伤的结构和确定不稳定的程度同样重要。陈旧性膝关节韧带不稳比急性膝关节韧带损伤有更多的结构损伤，可包括半月板损伤、力线不稳、关节表面缺损以及步态异常。需要考虑的手术项目包括通过截骨矫形来纠正力线不正和步态不稳、韧带重建、半月板手术（修复、切除或移植）以及骨软骨移植。我们喜欢对这种复杂的损伤类型开展以纠正力线为第一步的分期手术治疗。

1.9 修复或重建

当开始治疗膝关节多发韧带损伤时，笔者倾向于重建交叉韧带，并且同时进行修复和重建内外侧损伤。同种异体组织移植是这些手术的首选，但我们在自体和异体组织移植上均获得了成功的结

果 [16-20]。对较大的 PCL 胫骨止点撕脱骨折，均通过骨折块复位和固定来治疗。对较小的 PCL 胫骨止点撕脱骨折块，在固定小骨折碎片前，通过关节镜下三入路 PCL 手术技术来评估，以确定 PCL 的情况 [11]。有几项研究显示首次单纯修复内外侧结构术后的失败率十分高 [28-30]。我们通过首先修复并用自体及异体韧带加强重建内外侧损伤结构获得了长期成功的结果 [16-23]。我们的经验和最近的文献报道显示对内外侧同时初步修复和重建比单纯修复手术结果要更为成功，自体和异体移植物组织均得到了成功的结果。

1.10 移植物准备

术中移植物准备是手术过程中十分重要的部分，可以加快或破坏手术的流畅性。笔者总是在助手的协助下自己准备自体或异体韧带组织。当使用同种异体移植物时，在患者进入手术室接受一般麻醉之前，即在无菌的手术室中准备这些组织。在移植物准备时，手术医师要“感受一下移植物”，从而可知最佳的隧道大小以及移植物在通过隧道时呈什么状态。关注这些细节将促进手术过程更加顺利，使移植物能够顺利引入，从而成功地使韧带保持张力并最终固定。我们不推荐将韧带准备的责任交给手术团队中资历最低的人。

1.11 关节镜或切开手术

笔者是如何决定对一例膝关节多发韧带损伤患者是进行切开手术还是关节镜手术，同时重建 ACL 和 PCL，以及是进行一期手术还是二期手术的呢？笔者首选在初次受伤后 2 ～ 4 周内通过关节镜一期手术使用同种异体移植物重建 ACL 和 PCL，同时修复并使用同种异体韧带组织重建内侧和（或）外侧结构。对严重的伴有明显的关节囊损坏的内侧和（或）外侧损伤，如果不能使关节镜冲洗液持续、安全地保留在膝关节内，则需要二期手术治疗。将在受伤后 1 周内进行内侧和（或）外侧手术。膝关节需要立刻保持完全伸直固定，将在最初的内外侧手术后 4 ～ 5 周进行关节镜下同时重建 ACL 和 PCL。如果有必要，所有的韧带修复和重建将通过一期切开手术治疗。与其他手术相同，手术时机将根据皮肤情况、血管情况、复位后稳定性以及骨折和需要治疗的其他系统损伤的情况进行调整。

1.12 手术技术

患者躺在手术床上 [22,25,31]，使用外侧挡板，健侧完全伸直放在手术床上。Biomet Sports Medicine ACL 和 PCL 系统是本次手术的手术器械。术中照片和 C 形臂增强图像在手术中不作为常规使用。

笔者首选的手术技术是关节镜下 PCL 双束重建，同种异体跟腱作为前外侧束，而胫骨前肌腱作为后内侧束。对 ACL 通过应用同种异体跟腱重建，同时对外侧结构进行基本修复，联合使用腘绳肌腱或其他同种异体组织进行以腓骨头为基础的“8”字重建。对于严重的膝关节过伸、外旋损伤导致的膝关节反屈畸形，如果需要，可以使用同种异体胫骨前肌腱移植物在胫骨近端增加一个隧道，以加强后外侧复合体的重建效果。同时需要指出，必要时进行外侧手术时也要行后外侧关节囊加强或关节囊止点重新固定。对内侧结构损伤，通过初步修复结合同种异体移植物加强或重建来治疗，同时，必要时应加强后内侧关节囊。

同种异体移植组织需要来自相同的组织库，从而保证了组织获得和保存方式相同，所有移植物均为高质量的。对于外科医师来说，“了解组织库”是十分重要的，获得高质量的同种异体移植物将会使手术获得最大的成功率。这些多发韧带重建手术常规作为门诊手术，除非特殊环境要求必须在住院条件下进行。对于这些复杂的手术，应该使有同样经验的手术团队组合在一起。有同样经验的团队将会使手术更加顺利，手术时间更短，对患者的护理更好，对这些疑难手术取得成功的可能性更高。对于这些复杂的花费时间的手术操作，术前和术后常规预防性使用抗生素将会降低感染的可能性。关于笔者手术操作的具体细节，包括术中图片和 X 线，将会在第 20 章讲述。本章的随后部分将会描述特殊的关键点，这些关键点对这种复杂的手术操作的成功至关重要。

1.13 后内侧安全切口

导致 PCL 手术失败的三个因素是韧带不稳、骨性力线内翻畸形和不正确的隧道位置 [32]。笔者采用的 PCL 重建原则包括确定和治疗所有的病变，保护神经和血管结构，准确确定隧道位于 PCL 解剖位点附近，应用坚强的移植材料，最小化移植物的转角，恢复胫骨解剖足印，使用机械移植物牵张设备，使用初步和补充固定方式，并采用缓慢、从容的术后恢复计划。

自从 1990 年以来，笔者采用的 PCL 重建外科手术技术为通过关节镜制作 PCL 胫骨隧道，并使用后内侧安全切口保护神经和血管结构，同时确认胫骨隧道的位置是否准确，以及保证在手术操作过程中顺畅 [11]。采用关节囊外的关节外后内侧安全切口时，是在胫骨近端内靠近骨干和干骺端之间的连接处做一个 2 ～ 3cm 的手术切口，直接纵向切开至小腿筋膜，注意保护神经和血管结构。在腓肠肌内侧头和神经、血管之间，手术医师置入 2 根手指，以制作一个间隙。手指需直达关节囊后方。后内侧安全切口可以使外科医师在手术过程中保护神经和血管结构，确定 PCL 胫骨隧道的位置准确，手术流畅。腘窝的神经血管束在近端非常靠近后方关节囊，在重建 PCL 胫骨侧时有发生损伤的风险。后内侧安全切口对于保护这些结构十分重要。

1.14 PCL 胫骨隧道的建立

PCL/ACL 引导器（Biomet Sports Medicine，Warsaw，Indiana）是通过前内侧髌旁入路置入的。置入引导器的诀窍是将引导臂置入 PCL 胫骨解剖止点的外下方。这一位置低于胫骨后方斜坡，位于 PCL 解剖位点的外侧部分。将引导器的前脚部分放于胫骨近端的前内侧表面，在胫骨后内侧缘和胫骨前脊中点，稍低于胫骨结节水平。这将提供一个相对垂直的 PCL 胫骨隧道，并且移植物将会在胫骨后方形成 2 个 45° 的平滑角度。引导器的顶端在胫骨后方，手术医师通过关节外后内侧安全切口放入手指确认。术中也可以应用前后位和侧位 X 线。但是笔者没有常规使用术中 X 线。当将 PCL/ACL 引导器置于想要的区域时，将一个钝的铲形接头引导器导针由前向后钻出。术者的手指通过后内侧安全切口确定引导针的位置。准确的后内侧安全切口将保护神经和血管结构，确认准确的 PCL 胫骨隧道位置，并使手术更为流畅。

采用适当型号的筒状钻头制作胫骨隧道。术者的手指通过关节外的后内侧安全切口检查导线的位置。当用钻头扩大骨隧道时，应保留导针，钝的一侧位于后方，以此来增加患者的安全性。使钻头持续钻入胫骨后方皮质。将夹具从钻头上取掉，徒手完成胫骨隧道。关于 PCL 重建经胫骨隧道的位置和方向，是在胫骨后方做一个类似胫骨 Inlay 技术的凹槽，为 PCL 移植物从胫骨后方进入关节内提供了一个平滑的过渡。

1.15　PCL 股骨隧道的建立

在 PCL 股骨单隧道或双隧道中，使用双隧道瞄准器并均由内向外制作，或者空心钻头（Biomet Sports Medicine，Warsaw，Indiana）也可以用作瞄准设备。使膝关节屈曲 100° ~ 110°，选择合适的双束重建导向器或者空心钻头从低前外侧髌旁入路置入，来制作 PCL 前外侧束股骨隧道。将双束引导器或者关节镜直接放在 PCL 前外侧束足印区。用大小准确的引导针经引导器或者空心钻头通过骨组织到达皮肤小切口外。注意股骨止点，防止任何软骨表面的危害。移开双束引导器，使用空心钻由内向外制作 PCL 前外侧束股骨隧道。当术者决定使用双束双股骨隧道重建 PCL 时，使用同样的步骤建立 PCL 后内侧束隧道。钻孔前必须注意确保在两个股骨隧道之间建立合适的骨桥（大约 5mm）。可以通过校准导针和关节镜直视 PCL 股骨解剖止点来完成这一过程。

有两个原因使笔者由从外向内制作 PCL 股骨隧道改进为从内向外制作 PCL 股骨隧道。使用由内向外的方法可以更加安全地来确定 PCL 股骨隧道和股骨内侧髁关节表面的距离和边缘。此外，在直视下，由于笔者可以直接将双束引导器或空心钻头直接放在 PCL 前外侧和后内侧束止点的解剖足印区，因而可使 PCL 股骨隧道定位更加准确。

1.16　ACL 重建

使膝关节屈曲 90° 左右，通过引导器制作 ACL 胫骨隧道。笔者喜欢的方法为采用关节镜下经胫骨钻取股骨隧道来重建 ACL。将引导器的一端通过低内侧髌旁入路插入膝关节内。将引导器的尾端置于胫骨前内侧近端外部，即约在胫骨结节的高度水平，胫骨后内侧缘和前方胫骨结节之间的中点。在 PCL 和 ACL 胫骨隧道间应保留 1cm 以上的骨桥，以减少胫骨骨折的风险。将引导针通过引导器至定位点制作 ACL 胫骨隧道，确定移植物将位于 ACL 胫骨的解剖止点位置，然后使用标准的空心钻头制作胫骨隧道。

使膝关节处于屈曲 90° ~ 100° 位，通过胫骨隧道将股骨过顶点瞄准器引入，用于定位的引导针自股骨外髁的内侧壁上 ACL 股骨止点范围内建立股骨隧道。ACL 移植物被引入后，在股骨侧使用生物可吸收界面螺钉和皮质外聚乙烯悬吊钢板固定。在关节镜下经胫骨制作股骨隧道重建 ACL 手术技术能够确保创建隧道的可靠性。在新建的隧道中 ACL 移植物位于正常 ACL 胫骨和股骨止点位置。合适的隧道位置提高了手术的成功率。

1.17　移植物机械牵张和固定

使用 Biomet 移植物牵张器（Biomet Sports Medicine，Warsaw，Indiana）的循环动态牵拉法来牵张 ACL 和 PCL 移植物 [33]。在这个手术技术中，先将 PCL 和（或）ACL 移植物通过之前描述的方式稳定地固定于股骨侧。该技术称为胫骨侧牵张法。笔者常规使用聚乙烯韧带固定钢板通过皮质悬吊固定和可吸收界面螺钉隧道口界面固定来固定 ACL 和 PCL 股骨侧。在联合 ACL 和 PCL 重建时，先牵张 PCL 移植物，然后固定 PCL 移植物胫骨侧。对 ACL 移植物的牵张和固定与 PCL 一样。

将牵张器放在手术侧下肢和足部，通过 Biomet 移植物牵张器（Biomet Sports Medicine，Warsaw，Indiana）连接于 PCL 移植物远端。逐渐增加张力，使关节屈曲 0°（完全伸直），从而使胫骨相对于股骨复位。这样可以重建胫骨解剖活动曲线。尽管设备上有数字罗盘控制牵张力，但是这些数字不用于设定张力。罗盘上的数字在循环和重新调整的过程中作为一个参考值，并且其表现的数值不能作为移植物的最终张力的确定依据。张力将根据在膝关节屈曲 0° 位（完全伸直位）胫骨相对股骨的后移程度、重建的胫骨解剖活动曲线、后抽屉试验结果阴性和膝关节的整体活动范围来决定。膝关节被反复全范围伸屈活动数次可以帮助预牵张和顺应移植物。反复屈伸活动至膝关节完全伸直时移植物牵张值没有改变。当不需要进一步改变或调整移植物张力牵拉值时，将膝关节置于屈膝 70° ～ 90°，对 PCL 移植物胫骨端使用生物可吸收界面挤压螺钉进行界面间固定，以及使用皮质骨螺钉和缝合盘或者聚乙烯韧带固定钢板悬吊固定。

将 Biomet 移植物牵张器用循环动态牵拉法牵张 ACL 移植物。对 PCL 移植物进行牵张和最终固定后，在膝关节完全伸直位牵拉 ACL 移植物编织处，张力可以使胫骨逐渐复位。将膝关节多次完全伸直和屈曲，从而充分顺应移植物。进行 Lachman 试验和轴移试验。重复这一过程，直至在完全伸直位（膝关节屈曲 0°）设定在移植物牵张器上的扭矩不再产生变化，且 Lachman 试验和轴移试验均为阴性。尽管扭矩转盘上有数值，但这些数值不能用来设定牵张力的大小。扭矩转盘上的数值作为反复确定过程及重新调整过程中的参考值，而不是移植物最终张力的指示器。最终 ACL 移植物张力通过 Lachman 试验和轴移试验成为阴性，并且获得膝关节正常的活动范围来被确定。将膝关节放在大约屈曲 30° 的位置，将 ACL 移植物的胫骨侧通过可吸收螺钉中心挤压及皮质固定纽扣悬吊固定。

笔者发现同时使用初级固定和加强固定十分重要。在交叉韧带重建过程中，主要的隧道内固定是通过可吸收中心挤压螺钉固定，加强固定通过螺钉和带齿垫片或韧带固定纽扣钢板来实现。安全的固定对于手术的成功至关重要。在笔者的经验中，通过交叉韧带在膝关节屈曲 0° 位进行牵张，在屈曲 70° ～ 90° 位正常胫骨解剖后沉位固定，作为一种可以重复的建立胫骨 - 股骨中立位对合关系的方式。通过在手术台上全范围内地活动膝关节，可避免由于重建韧带较紧而使膝关节活动受限。

1.18　后外侧重建

笔者最常用的是通过半腱肌自体肌腱或其他软组织自体材料“8”字重建后外侧的手术技术。这一过程需要近端胫腓关节完整，并且没有严重的膝关节反屈外旋畸形。这一技术结合了关节囊修复和后外侧关节囊加强技术，从而模拟了腘腓韧带和外侧副韧带的作用，紧缩后外侧关节囊，并且通过强壮的自体移植组织加强后外侧角。当近端胫腓联合有破坏，或者有严重的反屈外旋畸形时，除了进行后外侧关节囊加强术外，还需要通过“双尾法”（腓骨头和胫骨近端）重建后外侧[22.25.31.34]。

在急性病例中，首先使用锚钉修复所有的外侧损伤结构，必要时使用带垫片螺钉，或止点钻孔不可吸收线缝合修复。还可通过自体移植组织重建来加强此修复。使用半腱肌腱或其他自体移植软组织“8”字法重建后外侧。在膝关节外侧 Gerdy 结节和腓骨头之间，向外上髁做一个弧形切口，近端沿着髂胫束边缘切开。进行腓总神经游离松解，并且在术中将其牵开保护。确定腓骨头的位置，在腓骨头近端于横截面直径最大处，自前外侧向后内侧制作一隧道。通过引导针使用标准的 7mm 空心钻制作骨隧道。在隧道制作过程中需要始终保护腓总神经。使游离的肌腱移植物一端通过腓骨头上骨隧道。在髂胫束边缘和腓骨连线处做一切口，显露股骨远端的外侧股骨髁区域。将移植物通过内侧牵引到髂胫束深面至股骨外侧髁止点上，重建外侧副韧带，另一端通过内侧到股二头肌腱和髂胫束重建腘肌腱的腘腓韧带分支。将移植物的两端交叉形成“8”字结构，包括外侧副韧带部分和其外侧的腘肌腱部分。制作 3.2mm 的钻孔，以容纳长 30 ～ 35mm、直径 6.5mm 的全螺纹松质骨螺钉。钻孔的位置位于股骨外侧远端的股骨外侧髁区域，以便在置入 17 ～ 20mm 带齿的韧带固定垫片以及全螺纹松质骨螺钉后，带齿的韧带固定垫片可以恰好保护分别位于股骨外侧髁的外侧副韧带和腘肌腱的解剖止点自体移植物的分支。钻孔的位置大约在外侧副韧带股骨止点前方 1cm 处。纵向切口位于外侧副韧带后方的外侧关节囊。将移植物在屈膝 30° ～ 40° 位时拉紧，并在上述位点使用螺钉和带齿垫片将移植物固定在股骨外上髁区域。采用 2 号爱惜邦缝线将移植物尾端贴近垫片缝在一起以防滑动，同时将同种异体移植物缝合于关节囊深层来进一步加强。将后外侧关节囊通过之前的切口在屈膝 90° 位重叠缝合于移植物的 8 字结构上来纠正后外侧关节囊松弛。将 8 字结构的移植物前后分支相互缝合并且缝于深层关节囊上以加强和紧缩此结构。使膝关节屈曲 30° ～ 40°，并给予轻度外翻和胫骨轻度内旋位进行最终移植物的拉紧固定，而后外侧关节囊的重叠和加强缝合是在屈膝 90° 位进行。缝合髂胫束边缘的切口。这一手术过程设计用来消除病态的后外侧纵轴旋转不稳及内翻旋转不稳。

当出现近端胫腓联合损伤，或者反屈外旋畸形时，通过双尾法（腓骨头，胫骨近端）以及重叠加强后外侧关节囊来重建后外侧，用引导针在低于外侧胫骨平台 2cm 处做一个 7mm 或 8mm 的钻孔。使胫骨前肌腱或者其他同种异体移植软组织通过胫骨隧道，并且沿着已经重建的腘肌腱到其股骨外侧区域的解剖止点处。必须保护神经和血管。将同种异体胫骨前肌腱或其他软组织通过带线锚钉固定，并在腘肌腱的解剖股骨止点使用 2 号不可吸收缝线反复缝合固定。将膝关节完全屈曲和伸直活动数次，在屈曲 90° 位，使胫骨轻度内旋，给予轻度外翻应力并拉紧移植物。对胫骨隧道使用不可吸收界面挤压螺钉和皮质骨韧带固定纽扣钢板固定。按照之前描述的手术方法进行以腓骨头为基础的重建和后外侧关节囊加强。用 2 号爱惜邦缝线将移植物缝合在一起，近端通过垫片防止滑动，并且将同种异体移植物缝合于关节囊深层来进一步加强。

如果局部组织松弛更适合采用后外侧结构重建，我们也有使用部分股二头肌转位修复 A 型和 B 型后外侧不稳的成功病例 [16-19]。我们发现使用部分股二头肌腱在修复 C 型后外侧不稳时不如以腓骨头为基础的移植物重建效果好 [20]。

1.19 后内侧重建

在加长的手术台上对患肢予屈膝位支撑。对后内侧和内侧重建通过内侧弧形切口进行，并且要在切口之间保留适当的皮肤距离 [22,25,31,34]。在急性病例中，首先通过带线锚钉、螺钉和垫片修复所有内侧损伤的结构。也可使用不可吸收缝线钻孔缝合。首次修复后，使用同种异体移植组织重建加强。在陈旧性后内侧重建病例中，切开缝匠肌筋膜，牵开和暴露内侧副韧带浅层和后内侧关节囊。牵开并保护神经和血管。在其后方平行于内侧副韧带浅层后缘做一个纵行的切口。在做关节囊切口时需要注意不要损伤内侧半月板。对于关节囊撕脱的固定，首选可吸收带线锚钉修复并且使用不可吸收 2 号爱惜邦缝线编织。在后内侧关节囊和内侧半月板之间分离一个间隙，使后内侧关节囊在前方和浅层直接重叠缝合。将内侧半月板修复到新的关节囊上，并将重叠的关节囊用 3 根 2 号不可吸收爱惜邦缝线通过水平褥式法缝合于内侧副韧带上，缝合处使用 2 号爱惜邦缝线连续缝合加强。

当需要重建浅层内侧副韧带时，在完成之前的关节囊修复后选用同种异体移植物进行重建，并且按之前的方法重叠加强后内侧关节囊。该移植物附着于内侧副韧带浅层的解剖止点，在股骨和胫骨侧用螺钉和带齿垫片或者带线锚钉固定。最终于屈膝 30° ～ 40° 位拉紧移植物。作者更喜欢先确定胫骨止点位置，最终于股骨侧牵张和固定同种异体移植物。用 2 号爱惜邦缝线将移植物尾端缝合在一起，近端用垫片防止滑动，并且同时也将同种异体移植物缝合于关节囊深层用于进一步加强。

1.20 术后康复

膝关节保持完全伸直位不负重持续 5 周。术后第 6 ～ 10 周进行活动度练习。术后第 6 周开始进行负重练习，从术后第 6 周到第 10 周每周增加 20% 的负重。术后第 11 周开始缓慢地进行闭链肌力训练、本体感觉训练和持续活动练习。于术后第 10 周开始停止使用长腿支具，患者佩戴可活动功能支具对所有运动进一步保护。术后第 9 个月当膝关节有足够的强度，活动范围和本体感觉恢复后，开始运动和重体力活动 [35,36]。细致观察复杂的膝关节韧带损伤患者并得到“自己的膝关节”的感觉，外科医师进行可能的调整和个体化术后功能康复过程十分必要。在治疗这些复杂的病例时在全身麻醉下小心、轻柔地活动膝关节十分有用，并且使用这些技术十分必要。我们的术后康复方案将在本书第 32 章进行更细致的讨论。

1.21 儿童膝关节多发韧带损伤

作者具有处理 6 ～ 16 岁的儿童多发韧带损伤的经验。这些患者有开放生长的骨骺，他们的损伤机制包括蹦床、摩托车、体育、足球、汽车和农业事故。使用同种异体移植物，PCL 重建使用单束经胫骨单束隧道技术进行，ACL 重建使用关节镜下经胫骨隧道手术技术进行。如果需要先修复内外侧后再重建，可通过关节囊重叠和同种异体移植物加强。每一个手术技术的目标均是保留生长的骨骺。通过关节活动计、应力位片和膝关节韧带评定量表测量结果，这些与我们在成人患者人群中获得结果一样。在作者们的经验中没有生长骨骺的停止。这些发生在儿童的严重的膝关节损伤可以引起严重的不稳定。对儿童膝关节多发韧带损伤进行手术重建时，通过手术技术来保留生长骨骺，引导功能上的膝关节稳定，并且在我们的经验中没有出现骨骺损伤。在本书的病例研究中报道了一例 PCL 为主的膝关节多发韧带损伤。

1.22 治疗的疗效和结果

本小节将介绍我们治疗膝关节多发韧带损伤时没有进行移植物预牵张的结果 [18]。该研究报道了 35 例关节镜辅助同时 ACL 和（或）PCL 重建的患者 2 ～ 10 年的随访，包括术前和术后使用 Lysholm 评分、Tegner 评分和 HSS 膝关节韧带评定量表、KT-1000 关节计量器、应力位片和体格检查。

本研究包含 26 例男性患者和 9 例女性患者，其中 19 例为急性，16 例为陈旧性膝关节损伤。韧带损伤中包含 19 例 ACL、PCL 和后外侧不稳，9 例 ACL、PCL 和 MCL 不稳，6 例 ACL、PCL、后外侧复合体和 MCL 不稳，以及 1 例 ACL 和 PCL 不稳。所有膝关节 ACL 和 PCL 术前均有Ⅲ度松弛，并且在术前和术后使用计量器、3 种不同的膝关节韧带评分表、应力位片和体格检查进行评估。在关节镜的辅助下，使用单切口关节镜 ACL 重建技术和单股骨隧道 - 单束胫骨隧道 PCL 技术同时重建 ACL 和 PCL。对 PCL 重建使用同种异体跟腱重建（26 例膝关节）、自体 BTB（7 例）和自体半腱肌 / 股薄肌腱（2 例）。对 ACL 重建使用自体 BTB（16 例）、同种异体 BTB（12 例）、同种异体跟腱（6 例）和自体半腱肌 / 股薄肌腱（1 例）。对 MCL 损伤通过支具保守治疗或者切开手术重建。对后外侧结构不稳定通过股二头肌腱转位手术，结合或不结合结构修复。如果有必要，可行后外侧关节囊重叠加强。在这一系列患者中未使用 Biomet Sports Medicine 移植物张力牵引器。

术后进行体格检查时，后抽屉试验胫骨测量正常的为 16/35 例膝关节（46%），Lachman 试验和轴移试验正常的为 33/35 例膝关节（94%）。外旋大腿 - 足角度检查显示后外侧的稳定修复达到正常的为 6/25 例膝关节（24%），比正常膝关节更紧的为 19/25 例膝关节（76%）。屈膝 30° 内翻试验正常的为 22/25 例膝关节（88%），I 度松弛的为 3/25 例膝关节（12%）。手术治疗 MCL 损伤的病例中屈膝 30° 外翻应力试验正常的为 7/7 例膝关节（100%），支具保守治疗膝关节中正常的为 7/8 例膝关节（87.5%）。术后 KT-1000 关节检测器测试平均侧侧差值为 2.7mm（PCL 测定）、2.6mm（后向校正）和 1.0mm（前向校正），与术前相比有显著的统计学差异（$P = 0.001$）。术后应力 X 线片侧侧差值测量在屈膝 90° 位以及直接在近端给予 32 磅向后的应力，0 ～ 3mm 为 11/21（52.3%），4 ～ 5mm 为 5/21（23.8%），6 ～ 10mm 为 4/21（19%）例膝关节。术后 Lysholm 评分、Tegner 评分和 HSS 膝关节韧带评定量表平均值分别为 91.2 分、5.3 分和 86.8 分，与术前相比有显著的统计学差异（$P = 0.001$）。在这一系列患者中没有使用 Biomet Sports Medicine 移植物张力牵引器。

该研究证明同时合并 ACL/PCL 不稳定可以通过关节镜和适当的侧方韧带手术成功地治疗。从统计学结果看，通过主观膝关节韧带登记评分的参数、测量器检测、应力位 X 线片和体格检查等随访 2 ～ 10 年，显示与术前情况相比均有显著的提高。

接下来是作者对于使用了移植物预牵张来治疗多发韧带损伤的结果 [20]。这组数据提供了 15 例关节镜辅助 ACL/PCL 重建并使用了 Biomet Sports Medicine 移植物张力牵引器患者 2 年的随访结果。这个研究中有 11 例陈旧性损伤和 4 例急性损伤。损伤类型中包括 6 例 ACL+PCL+PLC 损伤，4 例 ACL+PCL+MCL 损伤，5 例 ACL+PCL+PLC+MCL 损伤。在手术重建以上结构过程中使用了 Biomet Sports Medicine 移植物张力牵引器。所有膝关节术前 ACL/PCL 均有Ⅲ度松弛，术前和术后使用 Lysholm 评分、Tegner 评分和 HSS 膝关节韧带评定量表、KT-100 关节测量器、应力位 X 线和体格检查进行评估。

在关节镜辅助进行 ACL/PCL 重建技术中，使用单切口内镜下 ACL 重建技术和单股骨隧道 - 单束胫骨隧道 PCL 重建技术。对 15 例膝关节 PCL 均用同种异体跟腱移植物重建，对 15 例 ACL 均使用同种异体跟腱移植物重建。如前所述，对 MCL 损伤手术治疗采用一期修复，并行后内侧关节囊重叠及同种异体移植物加强。对后外侧不稳使用同种异体半腱肌腱移植物，结合或不结合一期修复及后外侧关节囊重叠加强。这一系列患者均使用 Biomet Sports Medicine 移植物张力牵引器。

重建后体格检查结果显示，后抽屉试验正常的为 13/15 例膝关节（86.6%），Lachman 试验正常的为 13/15 例膝关节（86.6%），轴移试验正常的为 14/15 例膝关节（93.3%）。当进行外旋大腿 - 足角度检查（9 例膝关节达到正常，2 例膝关节比正常的膝关节更紧）评估时，所有后外侧不稳的膝关节术后的后外侧稳定度均恢复正常。所有 11 例后外侧及外侧不稳膝关节屈膝 30° 位内翻应力试验均恢复正常。所有 9 例内侧松弛的膝关节在修复后屈膝 30° 及 0° 位外翻应力试验达到正常。术后 KT-1000 关节检测仪测量 PCL 检测平均侧侧差值为 1.6mm（范围为 –3 ~ 7mm），校正后的后方检测为 1.6mm（范围为 –4.5 ~ 9mm），校正后的前方检测为 0.5mm（范围为 –2.5 ~ 6mm），与术前相比明显改善。术后通过 Telos 应力位片设备，在屈膝 90° 位及 32 磅近端后向外力下，测得应力位 X 线片的侧差异，其中 10/15 例膝关节为 0 ~ 3mm（66.7%），14/15 例膝关节为 0 ~ 4mm（93.3%），4/15 例膝关节为 4mm（26.7%），1/15 例膝关节为 7mm（6.67%）。术后 Lyshholm 评分、Tener 评分和 HSS 膝关节韧带评定量表的结果平均值分别为 86.7 分（范围为 69 ~ 95 分）、4.5 分（范围为 2 ~ 7 分）和 85.3 分（范围为 65 ~ 93 分），与术前相比明显改善。实验组证明在 ACL 和 PCL 重建过程中使用机械牵张设备的有效和成功。

作者比较了单束和双束 PCL 重建治疗以 PCL 为主的多发韧带损伤的随访结果 [21-23]。连续 90 例关节镜下经胫骨 PCL 重建均由同一名手术医师完成，45 例单束重建和 45 例双束重建均使用新鲜的冰冻同种异体跟腱移植物进行前外侧束重建，同种异体胫骨前肌腱移植物进行后内侧束重建。术后通过 Telos 应力 X 线、KT-1000、Lysholm 评分、Tegner 评分和 HSS 膝关节韧带评定量表评估结果。术后随访时间为 15 ~ 72 个月。三组数据分析：所有单、双束重建组，单束 PCL 解剖重建和双束 PCL 解剖重建组，单束 ACL 和 PCL 解剖重建和双束 ACL 和 PCL 解剖重建组。术后 Telos 评分、PCL KT 评分、后向修正 KT 评分和前向修正 KT 评分均与健侧比较，单束重建组侧侧差值分别为 2.56mm、1.91mm、2.11mm 和 0.23mm，双束重建组侧侧差值分别为 2.36mm、2.46mm、2.94mm 和 0.15mm。术后平均 Tegner 评分、Lysholm 评分和 HSS 膝关节韧带评定量表，单束重建组分别为 5.0 分、90.3 分和 86.2 分，双束重建组分别为 4.6 分、87.6 分和 83.3 分。术后 Telos 评分、PCL KT 评分，后向修正 KT 评分和前向修正 KT 评分均与健侧比较，PCL 解剖单束重建组侧侧差值分别 2.59mm、1.63mm、2.03mm 和 0.25mm，PCL 解剖双束重建组侧侧差值分别为 1.85mm、2.03mm、2.83mm 和 –0.17mm。术后平均 Tegner 评分、Lysholm 评分和 HSS 膝关节韧带等级评分、PCL 解剖单束组分别为 5.4 分、90.9 分和 87.7 分。PCL 解剖双束组分别为 4.9 分、89.0 分和 86.5 分。术后 Telos 评分、PCL KT 评分、后向修正 KT 评分和前向修正 KT 评分均与健侧比较，PCL-ACL 解剖单束重建组分别为 2.53mm、2.19mm、2.19mm 和 0.22mm。PCL-ACL 解剖双束重建组分别为 3.16mm、2.86mm、3.09mm 和 0.41mm。术后平均 Tegner 评分、Lysholm 评分和 HSS 膝关节韧带评定量表、PCL-ACL 解剖单束组分别为 4.7 分、89.6 分和 84.6 分，PCL-ACL 解剖双束重建组分别为 4.3 分、86.0 分和 79.4 分。单束 PCL 重建和双束 PCL 重建在任何组间对比间均没有统计学差异（$P > 0.05$）。

在单束和双束 PCL 重建中恢复到受伤前活动水平也被评估。ACL 和 PCL 同时单束重建恢复受伤前活动水平为 73.3%，ACL 和 PCL 同时解剖双束重建恢复受伤前活动水平为 84.0%。在 PCL 为主的多发韧带损伤中，单、双束 PCL 重建的最终结果无明显统计学差异（$P = 0.572$）。单束和双束关节镜下经胫骨 PCL 重建在这个复杂的膝关节不稳多发韧损伤中均产生了满意的结果。我们的结果没有表明单一 PCL 重建手术流程明显优于其他手术流程。

1.23 小　结

膝关节多发韧带损伤是一种严重的损伤，可能包括神经和血管损伤、骨折、皮肤缺损以及其他系统损伤。不正常的动脉搏动和（或）踝臂指数 < 0.9 表明需要进行更高级的血管评估和干预。多向

不稳的准确的诊断对于最大程度地获得手术成功至关重要。内外侧损伤的严重程度决定了手术是在关节镜下进行还是采取切开，是一期手术还是二期手术。控制损伤远端稳定时，如果膝关节的损伤控制不能被支具维持，外固定可能在术前或术后被用到。急性膝关节多发韧带损伤的手术时机取决于损伤的韧带、损伤后末端血管的情况、远端皮肤情况、不稳定程度和患者全身的健康情况。2 ~ 3 周延迟重建可能降低关节纤维粘连的发生率。处理所有的不稳因素是十分重要的。在笔者的经验中，手术治疗提供了很好的膝关节功能结果，这些结果见于文献中的物理检查、关节测量检查、应力位 X 线和 HSS 膝关节韧带评定量表。一些程度较低的 MCL 复杂损伤可以通过支具治疗，但是对于程度较高的 MCL 损伤则需要重建修复。LCL 损伤手术修复重建可以得到最成功的治疗。对于这些复杂的手术操作，笔者更倾向于选择同种异体移植物。在笔者的系列研究中，机械移植物牵张器（Biomet Sports Medicine，Warsaw，Indiana）在交叉韧带移植物牵张中十分重要，可以提高 PCL 重建效果。止点的解剖重建、坚强的移植物材料及初级和加强固定对于手术成功也至关重要。缓慢、从容地进行术后重建计划被用来避免愈合组织过度受力。单束和双束 PCL 重建均被证明在 PCL 为主的多发韧带重建中提供了满意的效果。这些严重的损伤也可能发生在骨骺未闭合的儿童中。在作者的经验中，这些儿童的损伤也可以通过手术干预获得成功的治疗。

（李　箭　张承昊　邓森林　毛云鹤 译）

参考文献

1. Fanelli GC. PCL injuries in trauma patients. Arthroscopy. 1993;9:291–4.
2. Fanelli GC, Edson CJ. PCL injuries in trauma patients, part II. Arthroscopy. 1995;11:526–9.
3. Green NE, Allen BL. Vascular injuries associated with dislocation of the knee. JBJS. 1977;59A:236–9.
4. Welling RE, Kakkasseril J, Cranley JJ. Complete dislocations of the knee with popliteal vascular injury. J Trauma. 1981;21(6):450–3.
5. Wascher DC, Dvirnik PC, Decoster TA. Knee dislocation: initial assessment and implications for treatment. J Orthop Trauma. 1997;11:525–9.
6. Kennedy JC. Complete dislocations of the knee joint. JBJS. 1963;45:889–904.
7. Mills WJ, Barei DP, McNair P. The value of the ankle-brachial index for diagnosing arterial injury after knee dislocation: a prospective study. J Trauma. 2004;56(6):1261–5.
8. Fanelli GC, Feldmann DD. Management of combined anterior cruciate ligament/posterior cruciate ligament/posterolateral complex injuries of the knee. Operative Tech Sports Med. 1999;7(3):143–9.
9. Fanelli GC, Harris JD. Surgical treatment of acute medial collateral ligament and posteromedial corner injuries of the knee. Sports Med Arthroscopy Rev. 2006;14(2):78–83.
10. Fanelli GC, Harris JD. Late MCL (medial collateral ligament) reconstruction. Tech Knee Surg. 2007;6(2):99–105.
11. Fanelli GC, Giannotti BF, Edson CJ. The posterior cruciate ligament: arthroscopic evaluation and treatment. Current concepts review. Arthroscopy. 1994;10(6):673–88.
12. LaPrade RF. Arthroscopic evaluation of the lateral compartment of knees with grade 3 posterolateral knee complex injuries. Am J Sports Med. 1997;25(5):596–602.
13. Stuart MJ. Evaluation and treatment principles of knee dislocations. Operative Tech Sports Med. 2001;9(2):91–5.
14. Levy B, Fanelli GC, Whalen D, et al. Modern perspectives for the treatment of knee dislocations and multiligament reconstruction. J Am Acad Orthopaedic Surg. 2009;17(4):197–206.
15. Stannard JP. Stabilization of knee dislocations using a hinged external fixator: a prospective randomized study. In seventy third annual meeting of the American academy of orthopaedic surgeons. Chicago, IL; 2006
16. Fanelli GC, Gianotti BF, Edson CJ. Arthroscopically assisted combined posterior cruciate ligament/posterior lateral complex reconstruction. Arthroscopy. 1996;12(5):521–30.
17. Fanelli GC, Gianotti BF, Edson CJ. Arthroscopically assisted combined anterior and posterior cruciate ligament reconstruction. Arthroscopy. 1996;12(1):5–14.
18. Fanelli GC, Edson CJ. Arthroscopically assisted combined ACL/PCL reconstruction. 2–10 year follow-up. Arthroscopy. 2002;18(7):703–14.
19. Fanelli GC, Edson CJ. Combined posterior cruciate ligament—posterolateral reconstruction with Achilles tendon allograft and biceps femoris tendon tenodesis: 2–10 year follow-up. Arthroscopy. 2004;20(4):339–45.
20. Fanelli GC, et al. Treatment of combined anterior cruciate-posterior cruciate ligament-medial-lateral side knee injuries. J Knee Surg. 2005;18(3):240–8.
21. Fanelli GC, Beck JD, Edson CJ. Double bundle posterior cruciate ligament reconstruction. Surgical technique and results. Sports Med Arthroscopy Rev. 2010;18(4):242–8.
22. Fanelli GC, Beck JD, Edson CJ. Combined PCL ACL lateral and medial side injuries: treatment and results. Sports Med Arthroscopy Rev. 2011;19(2):120–30.
23. Fanelli GC, Beck JD, Edson CJ. Single compared to double bundle PCL reconstruction using allograft tissue. J Knee Surg. 2011;24 (4):cur-

rently in production-page numbers pending.
24. Fanelli GC, Orcutt DR, Edson CJ. The multiple-ligament injured knee: evaluation, treatment, and results. Arthroscopy. 2005;21(4):471–86.
25. Fanelli GC, Beck JD, Edson CJ. How I manage the multiple ligament injured (dislocated) knee. Operative Tech Sports Med. 2010;18(4):198–210.
26. Wascher DC. High-velocity knee dislocation with vascular injury. Treatment principles. Clin Sports Med. 2000;19(3):457–77.
27. Mook WR, Miller MD, Diduch DR, Hertel J, Boachie-Adjei Y, Hart JM. J Bone Joint Surg. 2009;91A(12):2946–2957.
28. Stannard JP, et al. The posterolateral corner of the knee: repair versus reconstruction. Am J Sports Med. 2005;33(6):881–8.
29. Levy BA, Dajani KA, Morgan JA, Shah JP, Dahm DL, Stuart MJ. Repair versus reconstruction of the fibular collateral ligament and posterolateral corner in the multiligament-injured knee. Am J Sports Med. 2010;38(4):804–9.
30. Levy BA, Dahm DL, Herrera DA, MacDonald PB, Dajani KA, Stuart MJ. Acute repair of posteromedial and posterolateral corners in multiligament knee injury is not indicated. Presented at the twenty-seventh annual meeting of the arthroscopy association of North America, Washington, DC, 24–27 Apr 2008.
31. Fanelli GC. Rationale and surgical technique for PCL and multiple knee ligament reconstruction. 2nd ed. Warsaw, IN: Biomet Sports Medicine; 2008.
32. Noyes FR, Barber-Westin SD. Posterior cruciate ligament revision reconstruction, part 1. Causes of surgical failure in 52 consecutive operations. Am J Sports Med. 2005;33(5):646–54.
33. Fanelli GC. Mechanical graft tensioning in multiple ligament knee surgery. In: Gregory C. Fanelli MD, editor. The multiple ligament injured knee: a practical guide to management, 2nd ed. Chapter 22 (currently in production).
34. Fanelli GC. Surgical treatment of combined PCL ACL medial and lateral side injuries (global laxity): acute and chronic. In: Gregory C. Fanelli MD, editor. The multiple ligament injured knee: a practical guide to management. 2nd ed. Chapter 20 (currently in production).
35. Edson CJ, Fanelli GC, Beck JD. Postoperative rehabilitation of the posterior cruciate ligament. Sports Med Arthroscopy Rev. 2010;18(4):275–9.
36. Edson CJ, Fanelli GC, Beck JD. Rehabilitation after multiple ligament reconstruction of the knee. Sports Med Arthroscopy Rev. 2011;19(2):162–6.

第二部分

解剖与生物力学

第 2 章

交叉韧带的解剖和生物力学及其外科应用

Christopher Kweon，Evan S. Lederman，Anikar Chhabra

2.1 引　言

膝关节多发韧带损伤虽然不常见，但是一种严重的损伤，经常导致膝关节丧失主动活动和活动时的稳定性，经常合并有神经和血管的损伤。对于膝关节多发韧带损伤的治疗存在争议，手术后的结果经常不理想。在持续的多条韧带发生损伤后，膝关节的生物力学被破坏，重建和恢复膝关节对于很有经验的骨科医师来说也是一种挑战。手术医师在对患者进行重建时必须对于膝关节的正常解剖和生物力学有充分、全面的理解，以便选取最佳的手术时机和手术入路，并建立隧道和准备解剖重建移植物。本章将介绍交叉韧带的解剖和生物力学，以及其对手术的意义。在前交叉韧带（ACL）和后交叉韧带（PCL）的结构、构成、生物力学功能、相互作用以及 ACL 和 PCL 解剖重建相关的手术注意事项上，均进行详细的回顾。

2.2 交叉韧带的解剖

2.2.1 ACL 的解剖

ACL 起自胫骨髁间嵴之间的前方较大区域，止于股骨外侧髁的后内侧半圆形区域。ACL 不仅阻止了胫骨相对于股骨的前移，同时也允许膝关节进行正常的旋转运动，因此可以防止半月板出现病变。ACL 分为两束，并根据的股骨和胫骨相对的附着点进行命名：前内侧束，在膝关节屈曲时紧张；后外侧束，在膝关节伸直时更加凸起和紧张（图 2.1）[1,2]。文献报道，大约 26% 的膝关节或者为单束 ACL，或者为含有中间束的三束。但是大多数情况下正常的 ACL 是由两个独立的束组成的 [3,4]。解剖学研究显示 ACL 长 31 ～ 38mm，宽 10 ～ 12mm[5]。前内侧束平均宽 6 ～ 7mm，而后外侧束宽 5 ～ 6mm[3,4]。

最近的研究显示，沿着骨足印区和相应的解剖标记最高点可以更清楚地理解 ACL 的解剖。在股骨，髁间窝外侧嵴（有时称为“住院医生嵴”）和外侧分支嵴（也称为“分叉嵴”）均被用为确定外侧股骨髁上 ACL 前内侧束和后外侧束分别的附着点 [6]。ACL 两束的附着点被外侧分叉嵴分开，恰好在髁间窝外侧嵴的后部（图 2.2）。在胫骨侧，内、外侧胫骨髁间嵴被用来描述 ACL 双束远端的附着点（图 2.3）[6,7]。这些骨性标志在关节镜手术和交叉韧带重建中作为参考点的重要性逐渐增加。

然而，ACL 是关节内韧带，它被自身滑膜所包裹。ACL 的血供来自膝中动脉以及滑膜鞘中的血管 [8]。ACL 的神经分布由胫神经发出的机械刺激感受神经和本体感受神经组成 [9,10]。事实上，疼痛纤维在 ACL 中并不存在，这也可以解释为什么急性 ACL 损伤时仅有轻微的痛感，而随后才出现关节积血引发疼痛 [11]。

2.2.2 PCL 的解剖

PCL 和 ACL 一样是关节内滑囊外韧带，绝大部分 PCL 位于关节滑囊外。PCL 起自内侧股骨髁外侧面广阔的半圆形区域，止于胫骨平台关节面后下方的平台间沟中。PCL 由两束组成：较大的前外侧

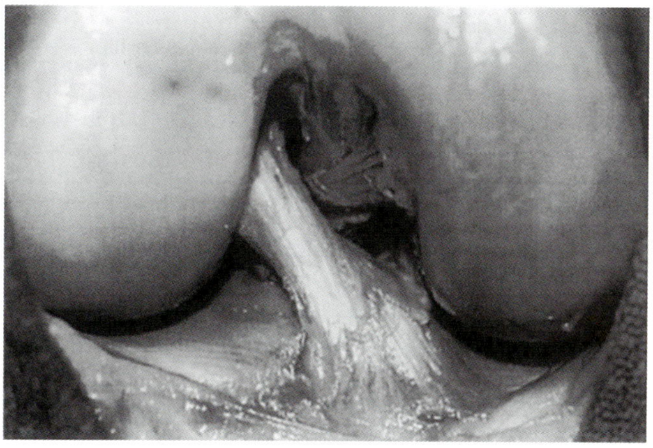

图 2.1 人体解剖标本显示 ACL 复杂的螺旋形走行以及其广泛的附着（Figure.1.3 of 1st edition）。

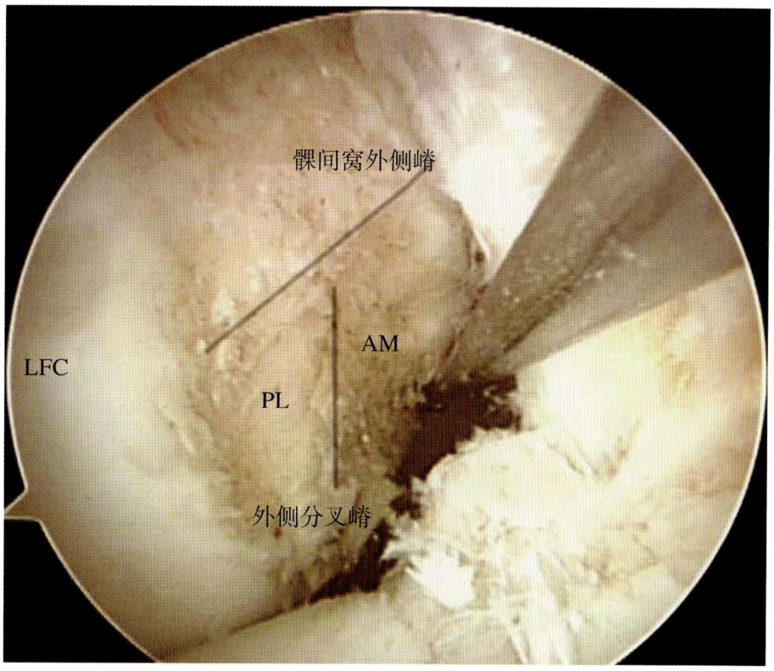

图 2.2 关节镜下通过图 2.2 分叉嵴和髁间窝外侧嵴确定 ACL 外侧股骨髁前内束（anteromedial，AM）和后外束（postero-lateral，PL）的附着点（Springer images）

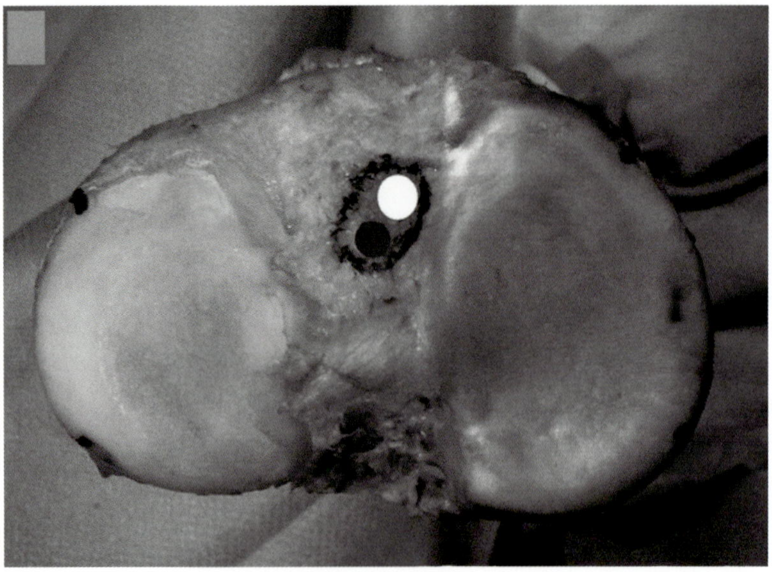

图 2.3 尸体标本显示 ACL 胫骨侧每束的附着点（Springer images）

束，在膝关节屈曲时紧张，以及较小的后内侧束，在膝关节伸直时紧张（图 2.4）[12,13]。Girgis 等报道韧带的长度和中部宽度平均分别为 38mm 和 13mm[14]。PCL 的横截面积在股骨端比 ACL 大 50%，在胫骨端比 ACL 大 20%。与 ACL 不同的是，PCL 股骨侧止点比胫骨侧止点大 [12]。两条关节内辅助韧带——板股韧带起自外侧半月板后角，分别经 PCL 前方和后方止于股骨内侧髁。这两条韧带分别称为 Humphrey 韧带和 Wrisberg 韧带，并不存在于所有的膝关节中。平均有 22% 的 PCL 韧带实质部会有这两条韧带通过 [12]。它们辅助稳定并防止胫骨后移（图 2.5）。

ACL 和 PCL 的股骨和胫骨附着点比最初的理解更加复杂，并且存在一定的个体差异。PCL 股骨足印区测量平均为 $209mm^2$，前外侧部分为 $118mm^2$，后内侧为 $90mm^2$[15]。内侧髁间壁和内侧分叉嵴作为 PCL 股骨附着位点相关的骨性标志。在胫骨，PCL 在胫骨后方平台间沟以远 1cm 处的附着的面积为 $244mm^2$，前外侧束为 $93mm^2$，后内侧束为 $151mm^2$[16]。

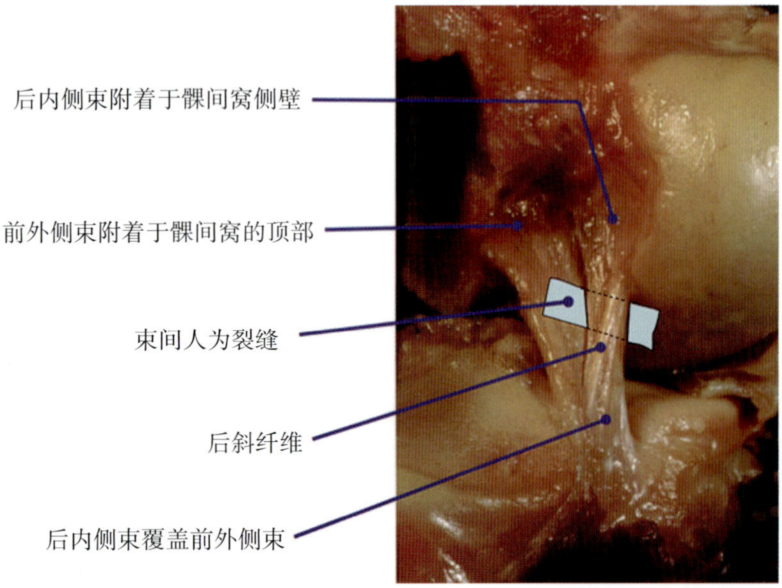

图 2.4 从前方观察尸体标本，可见 PCL 的两束和其股骨附着点（Springer images）

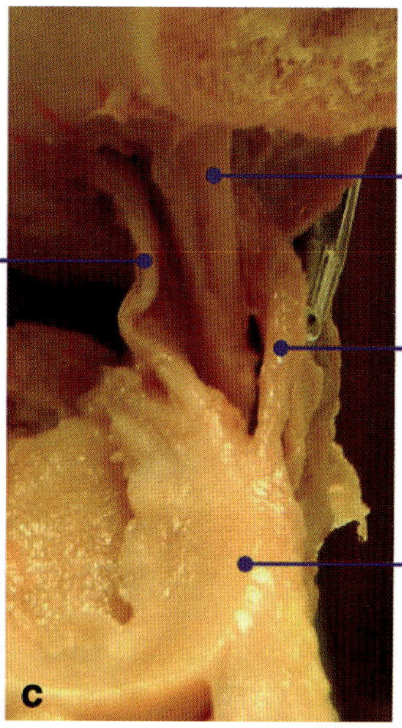

图 2.5 从后方观察膝关节，显示 PCL 的胫骨附着点和后方部分附着的韧带（Springer image）

PCL 的血供与 ACL 相似，同样来自膝中动脉。血供主要源于软组织而不是骨质 [17]。PCL 的神经支配来自胫神经和闭孔神经。与 ACL 类似，这些神经的主要作用为本体感觉 [9]。

2.2.3 膝关节的血管

股动脉和腘动脉的分支为膝关节及其结构提供血供。膝降动脉是股动脉邻近于收肌管（也称 Hunter 管）的分支，位于肌间隔前缘，为股内侧肌提供血供。内、外侧膝动脉包绕股骨髁远端并向半月板提供血供，而膝中动脉为交叉韧带提供血供 [17]。膝外上动脉经常在进行外侧松解过程中受到损伤，而膝外下动脉经常在后外侧结构重建过程中受到损伤（图 2.6）[23]。

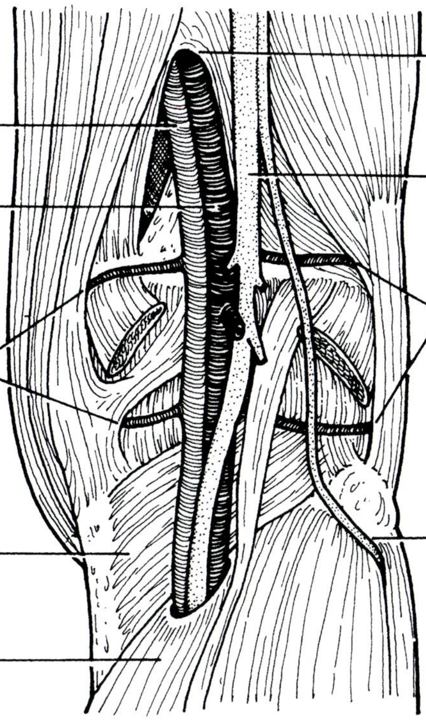

图 2.6 从后方观察膝关节的血管（Figure 1.5 of the 1st edition）

膝动脉发自旋股外侧动脉降支，与胫前动脉的回旋支在膝关节周围相交通并连接股动脉、腘动脉和胫前动脉。

2.2.4 交叉韧带的损伤模式

目前对两条交叉韧带以及其独立的单束损伤的因素并没有研究清楚。而对经典的 ACL 和 PCL 合并多发韧带损伤机制已进行了充分的认识，即常常是由于高能量损伤导致的。ACL 前内侧束更常见于股骨止点撕裂，而后外侧束常见于中间实质部断裂。在大部分 ACL 损伤中，在双束完全断裂的患者中有 12% 表现为后外侧束连接 [18]。PCL 的损伤因素与文献所报道的不同，但是可以分为后内侧束、前外侧束和双束损伤。随着我们对交叉韧带解剖的理解不断增加，使其结合独立的损伤因素来比较单束和双束重建的手术意义变得越来越重要。

2.3 交叉韧带的生物力学

2.3.1 膝关节的生物力学和运动学

所有的关节治疗的目标是使关节周围的骨骼进行活动，并在活动中承受重力所带来的载荷。生物力学是研究生物体中力的作用的科学。股骨、胫骨和髌骨复杂的相互活动使膝关节在正常步行活动中对抗极大的力。运动学研究的是躯体的运动，而不考虑造成这种运动的原因 [23]。膝关节具有六个平面的活动：前 / 后移动、内 / 外侧移动、上 / 下移动、屈曲 / 伸直活动、内旋 / 外旋移动以及内翻 / 外翻成角移动 [22]。膝关节必须提供正常的活动范围，从静态活动中（如站立），到动态活动功能（如走路、慢跑、跑步、旋转和上下楼梯），并且不能丧失关节的稳定性。这些目标是通过膝关节的骨性结构、关节面、韧带、半月板及周围肌肉组织的相互作用来获得的 [24]。这些成分中出现了任何改变都可以改变膝关节的生物力学，明显增加其余结构的负荷和功能的需求。对任何结构进行重建前有必要理解这些结构正常的相互作用。

2.3.2 膝关节的被动活动

膝关节的主要活动为屈曲和伸直。膝关节矢状面的屈曲活动范围平均为 0° ～ 135°[2]。膝关节的被动活动是由关节面及其周围软组织关节囊和韧带的解剖结构来决定的 [25]。内外侧股骨髁远端之间不对称，这就导致了从完全伸直到屈曲 20° 时伴随的股骨外侧髁向后滚动比内侧髁更明显。这一机制允许股骨和胫骨从完全伸直的状态中解锁，并且这一过程不需要任何肌肉活动的参与来辅助 [24]。屈曲 20° 后，通过股骨相对于胫骨的滑动，膝关节发生被动屈曲 [2]。

2.3.3 交叉韧带的功能性生物力学

对于膝关节，交叉韧带在提供膝关节前后相活动的主动限制中起到了最重要的作用。如果一条或两条交叉韧带被损坏，则行走活动的生物力学也可能被扰乱。交叉韧带、侧副韧带以及其他静态和动态稳定结构之间的相互作用是很复杂的，因此，重视骨性结构、关节、半月板、肌腱和其他软组织成分对于膝关节活动和稳定的作用是十分重要的。

2.3.4 ACL 的生物力学

ACL 的主要功能是阻止胫骨的前向移动，并且作为限制胫骨内旋和膝关节外翻的次级稳定结构 [26,27]。在膝关节完全伸直时，ACL 承载了 75% 的前向移动负荷；在膝关节屈曲 30° 和 90° 时，承载了 85% 的负荷 [28]。失去 ACL 会导致在屈曲过程中负荷吸收的百分比减少，以及膝关节不稳。许多研究已经证明了 ACL 的生物力学性质。最近的几项研究证明了 ACL 和 PCL 的前束（内侧和外侧束）比后束拥有更大的最大应力和应变 [29]。ACL 的拉伸强度约是 2200N，但是随着年龄和反复加载而发生改变 [19,23,30]。随着前抽屉试验的力量增加，ACL 的原位受力也相应增加 [5]。

2.3.5 PCL 的生物力学

PCL 的主要功能是在膝关节屈曲过程中限制胫骨相对股骨的后向移动 [31]，并且为胫骨外旋和膝关节极度内外翻成角的次级稳定结构 [32]。前外侧束在屈曲时紧张，并且在膝关节屈曲 70° ～ 90° 时在限制胫骨的后向移位中起到了最重要的作用。后内侧束在伸直时紧张，从而限制了该位置的胫骨后向脱位。而且 PCL 作为胫骨后向移位的主要结构，这一功能被其他结构大大加强 [33,34]。最近的尸体研究显示极度的胫骨后向移动除了损伤 PCL 外，还需要损伤一个或者更多的次级结构 [35]。

单纯的 PCL 损伤可能引起膝关节屈曲在 90° 时外旋轻度增加。由于附着的关节囊和韧带完整，不会明显地改变胫骨的旋转和内外翻成角。然而，当 PCL 和后外侧结构均损伤时，由于缺乏支持结构的限制，会出现标志性的胫骨外旋增加 [36]。Harner 等证明前外侧束比后内侧束和半月板股骨韧带具有更强的刚度和强度 [12]。此外，Fox 等证明在不同的膝关节屈曲角度存在不同的原位张力。在 0° 位时，PCL 平均的拉伸强度为 6.1N，而在 90° 位时拉伸强度则为 112.3N。后内侧束在屈膝 90° 位时获得最大张力（67.9N），而前外侧束在屈曲 60° 位时获得最大张力（47.8N[37]）。理解这些关系对于在重建手术中确定移植物获得适当的张力是十分重要的。

此外，对于已知的矢状面的作用，PCL 可以在前平面影响膝关节活动。这是因为 PCL 的止点位于股骨内侧髁的外侧面，其走向是斜的。PCL 的走行协助关节内外侧股骨髁之间的不对称，并允许在早期膝关节屈曲外侧股骨髁后向滚动时使 PCL 适当紧张。

腘肌腱辅助 PCL 限制胫骨的后向移动，增加关节的稳定性。Harner 等证明在 PCL 缺乏的膝关节，腘肌腱可以减少胫骨 36% 的后向移动 [36]。

2.3.6 交叉韧带的相互作用

在不同的屈曲和伸直时角度，ACL 和 PCL 之间的相互作用帮助膝关节获得动态稳定。由于 ACL 和 PCL 位点的不同，其长度和张力在屈曲和伸直过程中发生改变。在完全伸直时，ACL 紧张，而 PCL 相对松弛。当膝关节极度伸直时，关节是被动稳定，基本上不需要肌肉的支持。当膝关节屈曲时，ACL 的后外侧束变得松弛，而 PCL 紧张，特别是前外侧束。在屈曲 20° ～ 50° 时，由于两根交叉韧带都未紧张，因此膝关节的稳定性最差。在膝关节屈曲时，ACL 和 PCL 纤维的走向发生改变，保证了矢状面的动态稳定性。当屈曲增加时，ACL 从与关节线相对垂直逐渐变为更加水平的走向。在屈曲和伸直过程中，PCL 的走向与 ACL 的走向变化相反。

因此，当膝关节屈曲角度继续增加时，PCL 在阻止关节移位中起到了更加重要的作用 [24,39]。ACL 和 PCL 相互作用通常涉及四束交叉韧带结合运动（图 2.7）[40]。这些韧带的交叉决定了膝关节屈曲时关节旋转活动的中心，并且允许股骨在屈曲活动时进行滑动和滚动运动，并防止股骨在极度屈膝时滚离胫骨平台[2]。

在步态行走的不同阶段，在膝关节矢状面上力的向量发生着变化。根据足的位置改变和走动活动的强度和形式，加载于膝关节的载荷发生改变。在通常的步行中，膝关节承受着身体 2 ~ 5 倍的重量；当跑步时，这个重量增加至 24 倍。肌肉运动的力量帮助平衡这些负载的重量和关节抗力的活动，特别是在膝关节屈曲，身体纵轴上的重量从前方的膝关节移动到后方的关节时[41]。如果韧带、肌肉和（或）骨性结构发生了损伤，改变了这种精细的受力上的平衡，则关节不能有效地承受这些受力，从而加速了关节退变的过程[24]。

在动态活动情况下，肌肉通过交叉韧带在膝关节屈曲和伸直过程中均紧张。股四头肌通过髌腱，最终止于胫骨结节，因此，胫骨的前向移动是通过伸膝装置，并通过 ACL 的紧张来束缚的。在膝关节的旋转中心垂直于关节线时，生物力学的优势被最大化。在步行过程中如果 ACL 缺失，发生了矢状面上向前移位，则旋转中心发生改变，导致膝关节周围的受力增加。这些增加的压力主要是由次级限制结构承受。当伸膝装置重要的力臂减少时，导致维持膝关节平衡必要的肌肉力量增加。这将导致关节反向活动力增加，最终使支持结构紧张或损伤[42]。在 ACL 缺失的膝关节中，增加的压力被置于次级前向稳定结构，包括半月板和周围的关节囊软组织。当 ACL 损伤后，股四头肌发生萎缩，伸膝对胫骨上的拉力减少，减少了次级结构上的压力。

旋返机制决定了膝关节运动中动力肌肉的重要性。在屈曲早期，外侧股骨髁向后滚动，使伸膝装置的力臂增加（图 2.8）。在爬楼梯和跑步时，对膝关节稳定性的要求达到了最大，这一机制给予了一个力学的优势[39]。

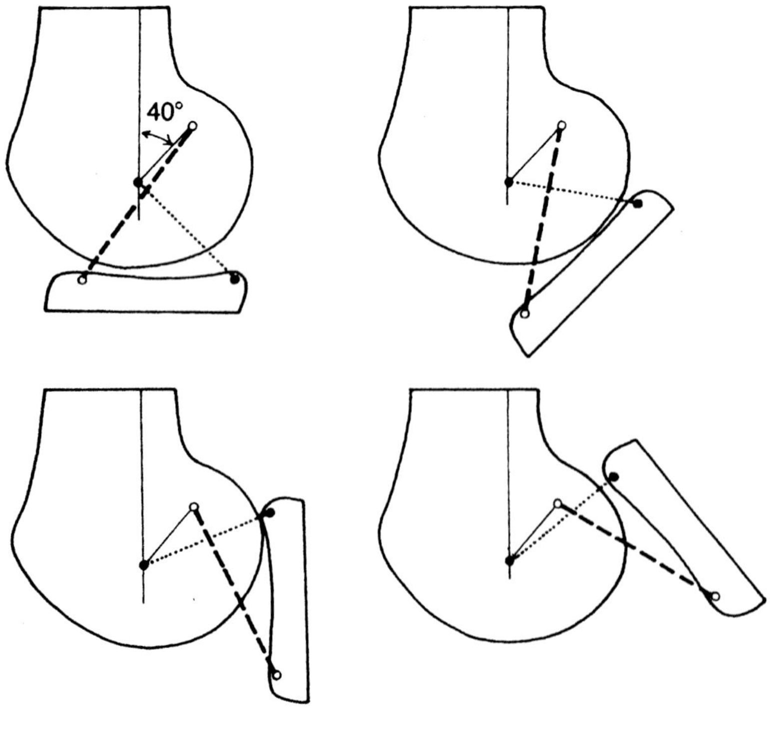

图 2.7　四束交叉韧带联合系统（Figure 1.9 of 1st edition）

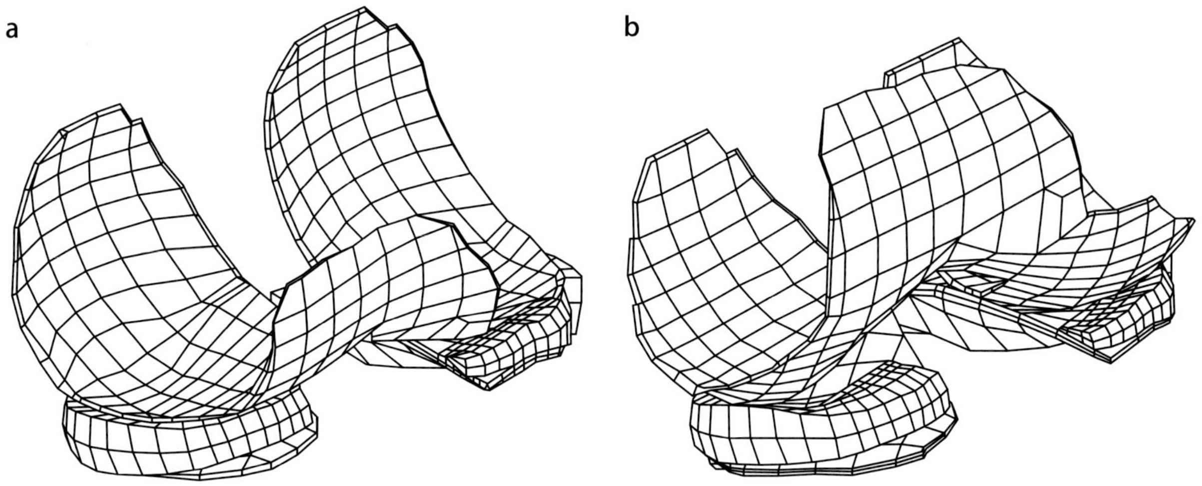

图 2.8 图示膝关节屈曲 0° 位（左图）和 30° 位（右图），显示了屈曲早期股骨相对于胫骨的旋转（From Moglo KE, Shirzi-Adl A. Cruciate coupling and screw-home mechanism in passive knee joint during extension-flexion. J Biomech 2011；38：1075-83. Reprinted with kind permission from Elsevier）

2.4 交叉韧带解剖和生物力学

2.4.1 韧带重建的生物力学

随着多发韧带损伤的发生率增加，关于 ACL、PCL 和后外侧复合体合并损伤时重建的顺序和必要性一直存在着争议。Harner 等证明，对于单纯的 PCL 损伤，重建后，在屈膝 30° 和 90° 时胫骨后向移位分别为 1.5mm 和 2.4mm。在合并 PCL 和后外侧损伤时，如果单纯重建 PCL，这一移位分别增加到 6.0mm 和 4.6mm。此外，外旋和内翻角分别增加了 14° 和 7°。该研究建议对于合并 PCL 和后外侧损伤同期重建 PCL 和后外侧复合体 [37,38]。如果 ACL 也断裂，则需要首先或分期重建，但是应考虑 PCL 和后外侧复合体为高度优先 [19]。对于以 ACL 或 PCL 为主的膝关节多发韧带损伤，详细的外科治疗和治疗方法将会在随后的章节讲解。

2.4.2 韧带的结构特点和常用的移植物

学者们大量研究了韧带或移植物能够承受的最大抗破坏应力。据报道，ACL 的平均最大强度为 1725 ~ 2500N。许多研究发现 PCL 比 ACL 能够承受明显更大的强度，但存在一定的争议 [19,20]。

Cooper 等报道了髌腱中间 1/3 移植物的强度，在 15mm 宽时平均抗拉力为 4389N，在 10mm 宽时为 2977N。扭转移植物 90° 可增加大约 30% 的强度。这一研究主张使用髌腱中间 1/3 约 10mm 宽的移植物来重建 ACL，以防止使用过大移植物而导致髌骨骨折和股骨髁间窝撞击 [21]。从表 2.1 中可见将正常交叉韧带和常用的自体移植物之间生物力学强度的比较（表 2.1）。

随着植入的时间增加，韧带和移植物的降解和磨损导致强度下降。ACL 和移植物强度测定的这一结果在许多研究中被证实。老化、坏死和固定也会影响到韧带和移植物的黏弹特性，从而导致生物强度的降低 [22]。

表 2.1 拉伸强度比较

材料	最大载荷（N）
ACL	2000
PCL	4000
骨 - 髌腱 - 骨（10mm）	2900
半腱肌和股薄肌腱（2 束）	1900
半腱肌和股薄肌腱（4 束）	2800

该表比较了正常 ACL、PCL、髌腱移植物、双束腘绳肌腱和四束腘绳肌腱移植物的拉伸强度

2.4.3 移植物强度

交叉韧带的解剖在 ACL 和 PCL 重建过程中对移植物张力有许多影响。过度紧张的移植物可以导致术后预后很差，主要是因为移植物在隧道内的过度磨损损伤血供，并限制活动范围 [43-49]。过低的张力会导致术后膝关节的持续松弛。通常，大多数手术医师对移植物在术中和（或）在膝关节最终固定前进行静态预张，在关节内进行动态循环预张。在交叉韧带重建过程中移植物张力在很大程度上也是由隧道位置来决定的。在 ACL 和 PCL 的单束或双束重建或翻修中，准确建立隧道位置的重要性很难被完全理解。

2.4.4 交叉韧带重建的隧道位置

对于交叉韧带解剖和相互关系、骨性标志、ACL 和 PCL 重建过程中移植物和隧道的准确位置的解剖参考点，尸体和 CT 研究存在不同的理解 [6,15,16]。ACL 和 PCL 的双束附着点之间存在一定距离，已经被充分地理解并影响到解剖重建损伤的交叉韧带的手术要点，以及术后功能恢复的结果。

大量研究证明，隧道位置和方向或增加的第二个隧道将对 ACL 或 PCL 移植物张力产生各种影响 [50-52]。既往，最常出现的技术失误是使股骨和胫骨隧道的位置太靠前。随着新的尸体及影像学研究的开展，开始认清 ACL、PCL 和它们相关的附着骨位点之间的解剖关系，在重建中准确确认隧道位置的微妙性也更加清楚。

最近的研究致力于使 ACL 和 PCL 重建更加解剖地利用双束技术，并且在重建多发韧带损伤时制作多个隧道。这些技术被越来越多地应用 [6,7,26]。然而，双束重建时对钻取多个隧道有很高的技术要求，并且需要很好地选择患者，并有很强的技术能力，以避免相关的并发症。最近不断有临床研究结果被报道，以进一步评价利用双束技术解剖重建交叉韧带的有效性和安全性。

2.5 结 论

由于膝关节脱位可导致多发韧带、周围肌肉结构、神经和血管等损伤，因此是严重的膝关节损伤 [53]。进行诊断和准确的治疗十分困难，各种被应用于重建 ACL 和 PCL 的技术均存在争议。这些损伤，包括韧带的断裂和周围软组织的损伤，可能会直接或者在重建后导致膝关节生物力学的破坏。在重建膝关节中，为了防止不正常的移位和成角，手术医师必须对多发韧带损伤患者的整个膝关节和 ACL 及 PCL 的正常解剖和生物力学有着完整的认识。这些知识会有助于最优化手术时间、韧带重建顺序、移植物的解剖置入，以及重建周围肌肉组织。

（李 箭 张承昊 张 忠 毛云鹤 译）

参考文献

1. Feagin JA. Isolated anterior cruciate injury. In: Feagin JA, editor. The cruciate ligaments. New York: Churchill Livingstone; 1988. p. 15–23.
2. Fu FH, Harner CD, Johnson DL, Miller MD, Woo SLY. Biomechanics of knee ligaments: basic concepts and clinical application. J Bone Joint Surg Am. 1993;75:1716–27.
3. Harner CD, Baek GH, Vogrin TM. Quantitative analysis of human cruciate ligament insertions. Arthroscopy. 1999;15:741–9.
4. Takahashi M, Doi M, Abe M, Suzuki D, Nagano A. Anatomical study of the femoral and tibial insertions of the anteromedial and posterolateral bundles of human anterior cruciate ligament. Am J Sports Med. 2006;34:787–92.
5. Smith BA, Livesay GA, Woo SL. Biology and biomechanics of the anterior cruciate ligament. Clin Sports Med. 1993;12:637–70.
6. Forsythe B, Kopf S, Wong AK, et al. The location of femoral and tibial tunnels in anatomic double-bundle anterior cruciate ligament reconstruction analyzed by three-dimensional computed tomography models. J Bone Joint Surg Am. 2010;92:1418–26.
7. Chhabra A, Starman JS, Ferretti M, Vidal AF, Zantop T, Fu FH. Anatomic, radiographic, biomechanical, and kinematic evaluation of the anterior cruciate ligament and its two functional bundles. J Bone Joint Surg Am. 2006;88:2–10.
8. Arnoczky SP. Anatomy of the anterior cruciate ligament. Clin Orthop. 1983;172:19–25.
9. Kennedy JC, Alexander IJ, Hayes KC. Nerve supply of the human knee and its functional importance. Am J Sports Med. 1982;10:329–35.
10. Biedert RM, Stauffer E, Friederich NF. Occurrence of free nerve endings in the soft tissue of the knee joint. A histologic investigation. Am J Sports Med. 1992;20:430–3.
11. Shutte MJ, Dabezies EJ, Zimney ML, et al. Neural anatomy of the human anterior cruciate ligament. J Bone Joint Surg Am. 1987;69:243–7.
12. Harner CD, Xerogeanes JW, Livesay GA, et al. The human posterior cruciate ligament complex: an interdisciplinary study. Am J Sports Med. 1995;23:736–45.
13. Johnson CJ, Bach BR. Current concepts review. Posterior cruciate ligament. Am J Knee Surg. 1990;3:143–53.
14. Girgis FG, Marshall JL, Al Monajem ARS. The cruciate ligaments of the knee joint. Anatomic, functional, and experimental analysis. Clin Orthop. 1975;106:216–31.
15. Lopes OV, Ferretti M, Shen W, Ekdahl M, Smolinski P, Fu FH. Topography of the femoral attachment of the posterior cruciate ligament. J Bone Joint Surg Am. 2008;90:249–55.
16. Tajima G, Nozaki M, Iriuchishima T, et al. Morphology of the tibial insertion of the posterior cruciate ligament. J Bone Joint Surg Am. 2009;91:859–66.
17. Vladimirov B. Arterial sources of blood supply in the knee joint in man. Acta Med. 1968;47:1–10.
18. Zantop T, Brucker PU, Vidal A, Zelle BA, Fu FH. Intraarticular rupture pattern of the ACL. Clin Orthop Relat Res. 2007;454:48–53.
19. Miller MD, Cooper DE, Warner JJP. Review of sports medicine and arthroscopy. Philadelphia: WB Saunders; 1995. p. 3–71.
20. Prietto MP, Bain JR, Stonebrook SN, Settlage RA. Tensile strength of the human posterior cruciate ligament (PCL). Trans Orthop Res Soc. 1988;13:195.
21. Cooper DE, Deng XH, Burstein AL, Warren RF. The strength of the central third patellar tendon graft, a biomechanical study. Am J Sports Med. 1993;21:818–23.
22. Woo SLY, Debski RE, Withrow JD, Janaushek MA. Biomechanics of knee ligaments. Am J Sports Med. 1999;27:533–43.
23. Miller MD. Sports medicine. In: Miller MD, editor. Review of orthopaedics. 3rd ed. Philadelphia: WB Saunders; 2000. p. 195–240.
24. Andriacchi TP. Knee joint, anatomy and biomechanics. In: Pellicci PM, Tria AJ, Garvin KL, editors. Orthopaedic knowledge update. Hip and Knee reconstruction 2. Rosemont, IL: American Academy of Orthopaedic Surgeons; 2000. p. 239–49.
25. Lafortune MA, Cavanaugh PR, Sommer III HJ, Kalenak A. Three-dimensional kinematics of the human knee during walking. J Biomech. 1992;25:347–57.
26. Buoncristiani AM, Tjoumakaris FP, Starman JS, Ferretti M, Fu FH. Anatomic double-bundle anterior cruciate ligament reconstruction. Arthroscopy. 2006;22:1000–6.
27. Sakane M, Fox RJ, Woo SL-Y, Livesay GA, Li G, Fu FH. In situ forces in the anterior cruciate ligament and its bundles in response to anterior tibial loads. J Orthop Res. 1997;15:285–93.
28. Butler DL, Noyes FR, Grood ES. Ligamentous restraints to anterior-posterior drawer in the human knee. A biomechanical study. J Bone Joint Surg Am. 1980;62:259–70.
29. Butler DL, Guan Y, Kay MD, et al. Location-dependent variations in the material properties of anterior cruciate ligament subunits. Trans Orthop Res Soc. 1991;16:234.
30. Woo SLY, Adams DJ. The tensile properties of the human anterior cruciate ligament and ACL graft tissues. In: Daniel DM, Akeson WH, O'Conner JJ, editors. Knee ligaments, structure, function, injury, and repair. New York: Raven Press; 1990. p. 279–89.
31. Gollehon DL, Torzilli PA, Warren RF. The role of posterolateral and cruciate ligaments in the stability of the human knee. A biomechanical study. J Bone Joint Surg Am. 1987;69:233–42.
32. Grood ES, Stowers SF, Noyes FR. Limits of movement in the human knee. Effect of sectioning the posterior cruciate ligament and posterolateral structures. J Bone Joint Surg Am. 1988;70:88–97.
33. Amis AA, Bull AM, Gupte CM, Hijazi I, Race A, Robinson JR. Biomechanics of the PCL and related structures: posterolateral, posteromedial and meniscofemoral ligaments. Knee Surg Sports Traumatol Arthrosc. 2003;11:271–81.
34. Covey DC, Sapega AA. Anatomy and function of the posterior cruciate ligament. Clin Sports Med. 1994;13:509–18.
35. Schulz MS, Steenlage ES, Russe K, Strobel MJ. Distribution of posterior tibial displacement in knees with posterior cruciate ligament tears. J Bone Joint Surg Am. 2007;89:332–8.
36. Covey DC, Sapega AA. Current concepts review. Injuries of the posterior cruciate ligament. J Bone Joint Surg Am. 1993;75:1376–86.
37. Fox RJ, Harner CD, Sakane M, Carlin GJ, Woo SLY. Determination of the in situ forces in the human posterior cruciate ligament using robotic technology, a cadaveric study. Am J Sports Med. 1998;26:395–401.
38. Harner CD, Hoher J, Vogrin TM, Carlin GJ, Woo SLY. The effects of a popliteus muscle load on in situ forces of the posterior cruciate ligament and on knee kinematics. Am J Sports Med. 1998;26:669–73.
39. Burstein AH, Wright TM. Biomechanics. In: Insall JN, Windsor RE, Scott WN, Kelly MA, Aglietti P, editors. Surgery of the knee. 2nd ed. New York: Churchill Livingstone; 1993. p. 43–62.
40. Muller WD. Kinematics. In: Muller W, editor. The knee, form, function, and ligament reconstruction. New York: Springer; 1983. p. 8–28.
41. Morrison JB. The mechanics of the knee joint in relation to normal walking. J Biomech. 1970;3:51.
42. Elftman H. The forces exerted by the ground in walking. Arb Physiol. 1939;10:485.

43. Graf BK, Henry J, Rothenberg M, Vanderby R. Anterior cruciate ligament reconstruction with patellar tendon. An ex vivo study of wear-related damage and failure at the femoral tunnel. Am J Sports Med. 1994;22:131–5.
44. Katsuragi R, Yasuda K, Tsujino J, Keira M, Kaneda K. The effect of nonphysiologically high initial tension on the mechanical properties of in situ frozen anterior cruciate ligament in a canine model. Am J Sports Med. 2000;28:47–56.
45. Yoshiya S, Andrish JT, Manley MT, Bauer TW. Graft tension in anterior cruciate ligament reconstruction. An in vivo study in dogs. Am J Sports Med. 1987;15:464–70.
46. Amis AA. Anterior cruciate ligament replacement. Knee stability and the effects of implants. J Bone Joint Surg Br. 1989;71:819–24.
47. Bylski-Austrow DI, Grood ES, Hefzy MS, Holden JP, Butler DL. Anterior cruciate ligament replacements: a mechanical study of femoral attachment location, flexion angle at tensioning, and initial tension. J Orthop Res. 1990;8:522–31.
48. Gertel TH, Lew WD, Lewis JL, Stewart NJ, Hunter RE. Effect of anterior cruciate ligament graft tensioning direction, magnitude, and flexion angle on knee biomechanics. Am J Sports Med. 1993;21:572–81.
49. Melby 3rd A, Noble JS, Askew MJ, Boom AA, Hurst FW. The effects of graft tensioning on the laxity and kinematics of the anterior cruciate ligament reconstructed knee. Arthroscopy. 1991;7:257–66.
50. Cyril FB, Jackson DW. Current concepts review—the science of reconstruction of the anterior cruciate ligament. J Bone Joint Surg Am. 1997;79:1556–76.
51. Simmons R, Howell SM, Hull ML. Effect of the angle of the femoral and tibial tunnels in the coronal plane and incremental excision of the posterior cruciate ligament on tension of an anterior cruciate ligament graft: an in vitro study. J Bone Joint Surg Am. 2003;85:1018–29.
52. Shearn JT, Grood ES, Noyes FR, Levy MS. Two-bundle posterior cruciate ligament reconstruction: how bundle tension depends on femoral placement. J Bone Joint Surg Am. 2004;86:1262–70.
53. Meyers M, Harvey JJ. Traumatic dislocations of the knee joint: a study of eighteen cases. J Bone Joint Surg Am. 1971;53:16–29.

第3章

膝关节内外侧的解剖、生物力学及手术要点

Andrew G. Geeslin，Robert F. LaPrade

3.1 引 言

侧副韧带及其支持结构的损伤对骨科医师造成了独特的挑战。最近的以人群为基础的对膝关节韧带损伤的研究显示，每年非手术原因导致的韧带损伤的发生率约为 1417.1/10 万人，其中 36.9 人为前交叉韧带（ACL）损伤，9.1 人为合并其他膝关节韧带损伤[1]。大多数外侧膝关节损伤合并一条或者两条交叉韧带损伤[2,3]。与发生于膝关节外侧的损伤不同，内侧膝关节大部分是单独发生损伤，而且其发生率极高。

在过去的几十年中，人们对膝关节的解剖和生物力学有了极大的了解。这些了解是建立在膝关节解剖结构评估和生物力学检测的方法发展的基础上。因此，数个针对术后膝关节稳定情况的放射学评估的手术技术被研究出来。本章将讨论膝关节的内外侧，也将讨论与临床相关的解剖和生物力学，以及基于解剖的手术过程。

3.2 解 剖

3.2.1 膝关节外侧和后外侧

在过去的十几年中，膝关节外侧和后外侧区域的解剖已被详细地描述[3-11]。尽管后外侧角（posterolateral corner，PLC）包含了许多结构。许多研究者报道，该区域主要提供静态稳定性的结构有腓侧（外侧）副韧带（fibular collateral ligament，FCL）、腘肌腱和腘腓韧带（popliteofibular ligament，PFL）（图 3.1）[6]。本章将对这一部分进行描述，随后的部分将介绍相关的生物力学和手术要点。

3.2.1.1 腓侧副韧带（FCL）

FCL 大约有 70mm 长，近端附着于股骨髁外侧面后部，附着位点的面积约为 0.48cm^2（图 3.1）[3,6]。FCL 位于前后面中心远端，2/5 位于腓骨头前缘，附着于腓骨头外侧部分。腘肌腱附着点位于 FCL 的

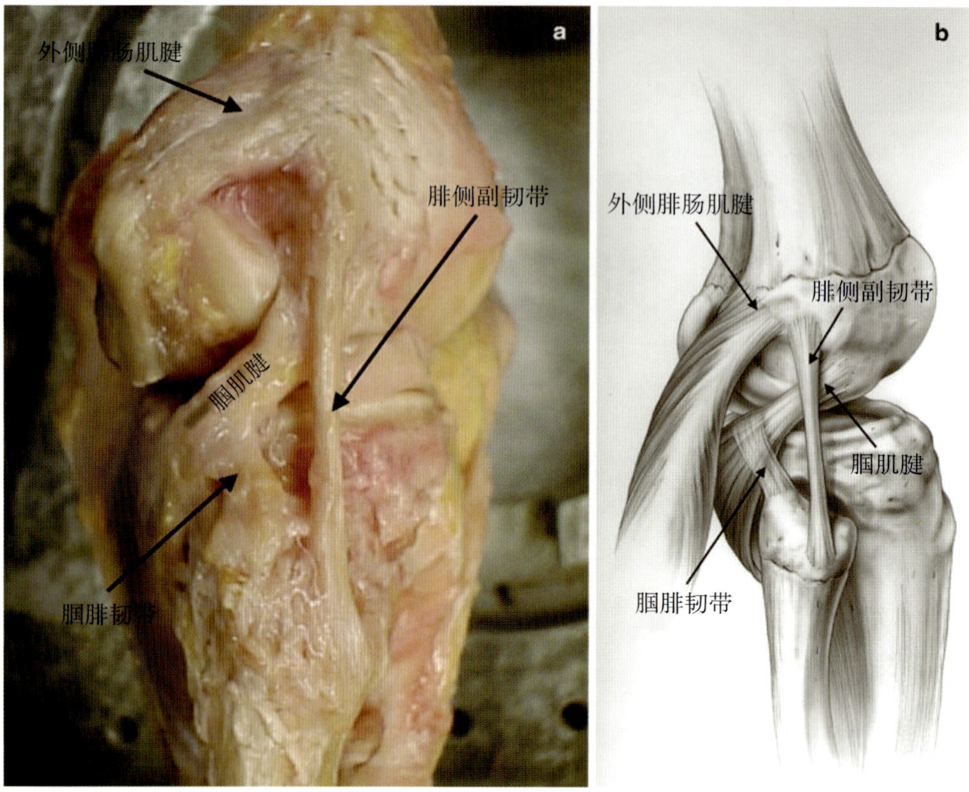

图 3.1　右膝的解剖图（a）和示意图（b）显示了腓侧副韧带、腘腓韧带、腘肌腱和外侧腓肠肌腱 [Figure used with permission from LaPrade RF，Ly TV，Wentorf FA，et al. The posterolateral attachments of the knee：a qualitative and quantitative morphologic analysis of the fibular collateral ligament，popliteus tendon，popliteofibular ligament，and lateral gastrocnemius tendon. Am J Sports Med，2003，31（6）：854-860]

股骨附着点的前方与远端，与 FCL 的平均距离约为 18.5mm[6]。

3.2.1.2　腘肌腱

腘肌的远端附着点位于胫骨后内侧的中间部分，向上至腘肌腱 [6]。腘肌腱包绕股骨外侧髁的后外侧部分，成为关节内肌腱，位于 FCL 的深部，并附着于腘肌腱沟的前部（图 3.1）。从腘肌腱股骨附着点到肌肉 - 肌腱交界处的平均长度为 54.5mm[6]。

3.2.1.3　腘腓韧带（PFL）

PFL 起自腘肌的肌肉 - 肌腱交界处，形成较小的前束和较大的后束分支 [6]。前束分支向前下止于腓骨茎突内侧面，后束分支位于腓骨茎突斜坡和后内侧面。

3.2.2　膝关节的内侧和后内侧部分

膝关节内侧和后内侧的静态支持结构包括一条较宽的韧带以及一系列浅层关节囊和腱性附着，包括 MCL 浅层、MCL 深层以及后斜韧带（posterior oblique ligament，POL）（图 3.2）。过去许多学者描述了膝关节这一区域的定量解剖特性 [12-17]。最近，关于这一区域的影像学和定量表层解剖的细节也被报道 [18,19]。

3.2.2.1　内侧副韧带浅层

MCL 浅层是膝关节内侧区域的最大的结构，连接着一个股骨附着点和两个胫骨附着点。研究者报道股骨附着点位于股骨内侧髁近端 3.2mm 和后方 4.8mm 处（图 3.2 和 3.3）。MCL 浅层的胫骨近端附着点直接固定于腘绳肌腱骨槽的前方。广泛的胫骨远端附着点主要形成了鹅足深部的一大片基底[18]。

3.2.2.2　内侧副韧带深层

MCL 深层是内侧关节囊加厚，也被认为是内侧关节囊韧带中 1/3[18]。与外侧关节囊韧带中 1/3 类似，它们都是由半月板股骨和半月板胫骨部分组成的。MCL 深层的半月板胫骨部分比半月板股骨部分更宽、更短，并且附着于内侧胫骨平台关节软骨边缘稍远端（图 3.2）[18]。

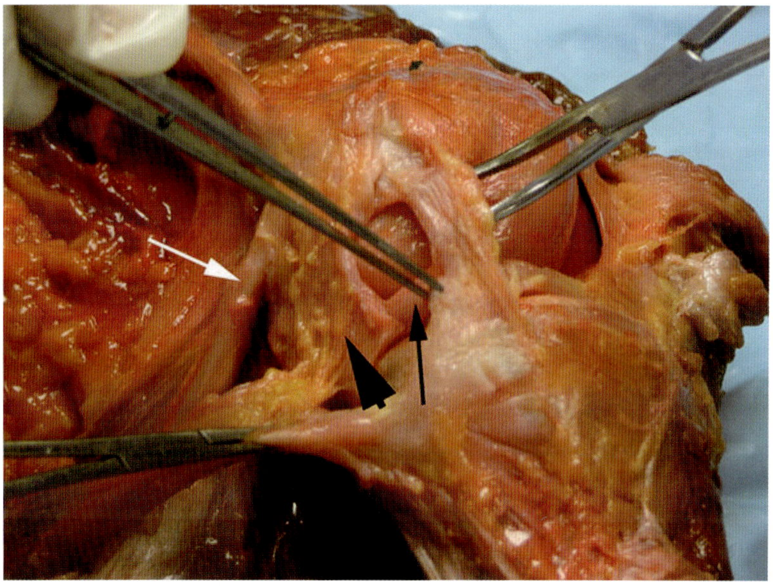

图 3.2　图片显示的为左膝关节内侧区域。弯止血钳所抬起的为内侧副韧带深层的半月板股骨部分。有齿镊所抓取的部分为半月板胫骨部分。本图也显示了后斜韧带的中间部分（黑色箭头）和内侧半月板（黑色小箭头）。用持针器夹起半膜肌腱，也可见内侧腓肠肌腱（白色箭头）

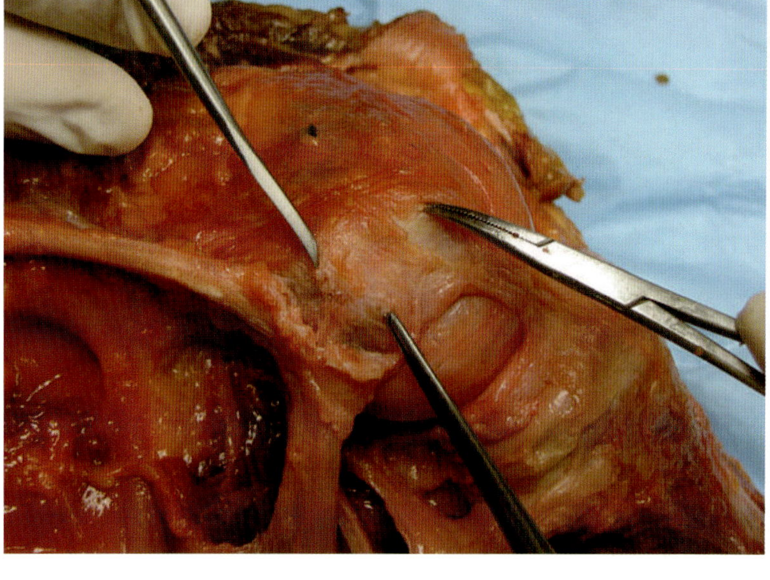

图 3.3　这张左膝内侧解剖显示了三个主要的骨性标志，为后上方的收肌结节（平凿）、后下方腓肠肌结节（Kocher 钳）和前方的内上髁（弯止血钳）

3.2.2.3 后斜韧带（POL）

POL 起自半膜肌腱远端部分并向下形成三束。这三束分别为浅束、中央束和关节囊束 [13,18,20]。中间束是 POL 中最强壮的部分，也是 POL 的主要结构（图 3.2）。在远端，中间束逐渐与 MCL 浅层的后部纤维融合，并且向远端成为主要的半膜肌腱，作为关节囊后内侧的加强束。POL 的股骨附着点主要是中央束，平均位于内收肌结节以远 7.7mm，后方 6.4mm。确定 POL 股骨附着点首要、有效的骨性结构是腓肠肌结节，位于 POL 附着点近端 1.4mm 和后方 2.9mm（图 3.3）。POL 浅束是一个极薄的纤维束，沿 MCL 浅层的后方向远端与半膜肌胫骨扩张部分融合。关节囊束是一个薄层纤维的扩大部分，广泛附着于膝关节后内侧的软组织 [18]。

3.3 生物力学

3.3.1 膝关节外侧和后外侧

如前所述，彻底地理解膝关节后外侧角的解剖对理解该区域膝关节的生物力学是十分必要的。膝关节后外侧的主要静态稳定结构是 FCL、腘肌腱和 PFL。此处主要讨论这些结构的生物力学及其在整个膝关节稳定中的作用，并不讨论髂胫束、股二头肌腱和外侧关节囊。

3.3.1.1 腓侧副韧带（FCL）

FCL 被认为是膝关节外侧主要的稳定结构 [4,12]。有研究报道，FCL 被切断后膝关节在屈曲时出现前外侧中度不稳，但在膝关节伸直时可见内翻稳定 [21]。同时，据报道 FCL 与腘肌腱一同起到对抗膝关节外旋不稳的作用，特别是在膝关节几乎完全伸直时 [5,22]。

3.3.1.2 腘肌腱

腘肌腱与其他后外侧结构在限制膝关节后外侧活动上起重要作用 [23]。也证明其在限制膝关节屈曲旋转时起特殊的稳定作用 [4,5,24,25]。此外，腘肌和后交叉韧带（PCL）共同承担胫骨后向负荷 [26]。

3.3.1.3 腘腓韧带（PFL）

一些研究者质疑 PFL 在整个膝关节稳定性中的重要性。然而，据报道 PFL 在限制膝关节内翻和外旋中起到重要的稳定作用，并参与了整个 PLC 稳定作用 [27-29]。

3.3.1.4 交叉韧带和后外侧角

如前所述，在交叉韧带损伤中合并 PLC 损伤十分典型 [2,3]。因此，许多研究者分析了交叉韧带和 PLC 的生物力学及相互协作作用。在 PLC 缺损的病例中，前交叉韧带（ACL）重建移植物承受的力将增加 [30]。其他研究证明了 PCL 移植物在这种情况下也会有同样的情况 [31,32]。还有研究证明了 ACL 和 PLC 之间重要的关系。在 ACL 缺失的膝关节，PLC 的受力增加了 5 倍 [33]。

3.3.1.5 膝关节外侧和后外侧生物力学的客观评估

应通过临床评估和比较来确定 PLC 结构损伤的严重程度 [34]。为了观察膝关节外内翻应力下外侧分离的定量分析，研究出了一种影像学检查技术，用来测量尸体膝关节上连续切断韧带 [35]。与健侧膝关节相比，单纯的 FCL Ⅲ度损伤会导致屈膝 20° 位时膝关节外侧间隙增加 2.7mm。PLC 完全的Ⅲ度损伤（FCL、腘肌腱和 PFL）在屈膝 20° 时膝关节外侧间隙增加 4mm。

3.3.2 膝关节内侧和后内侧结构

越来越多的文献对膝关节内侧的解剖和生物力学的理解取得了巨大的进步。理解膝关节内侧结构可使术者更好地理解损伤机制、临床症状和治疗选择。以下就是关于最近相关临床研究的总结。

3.3.2.1 内侧副韧带浅层

MCL 浅层是膝关节外翻松弛的主要限制结构 [12,36-38]，据报道它也是限制胫骨外旋的主要膝关节内侧结构 [39]。同时，发现胫骨内旋受到了 MCL 浅层和 POL 之间的相互作用。通常情况下，在膝关节伸直到屈曲过程中 MCL 浅层受到的载荷逐渐增加，而 POL 的相应载荷逐渐减少 [40]。

3.3.2.2 内侧副韧带深层

MCL 深层包括了独立的半月板股骨韧带和半月板胫骨韧带。学者对其在膝关节外翻、内外旋稳定性的作用上进行了评估。有一系列关于 MCL 深层功能的解剖研究，并认为 MCL 深层是膝关节外翻应力的次级限制结构 [39,41,42]。此外，据报道 MCL 深层还提供了膝关节屈曲 30° ～ 90° 时的外旋限制作用，而在膝关节在完全伸直时则没有此限制作用 [39,41]。

3.3.2.3 后斜韧带（POL）

在生物力学上，POL 加强了关节囊的后内侧部分，并且在屈膝 30° 以下时还起到了限制膝关节外翻和内旋的稳定作用 [12,20,40-43]。应当注意，MCL 浅层的近端部分起到了主要的外翻稳定作用，POL 是次级稳定结构 [16,39,43]。如前所述，POL 还具通过与 MCL 浅层的相互作用来限制膝关节内旋松弛的功能。

3.3.2.4 合并 MCL-ACL 损伤

虽然 MCL 通常不合并发生交叉韧带损伤，但 MCL-ACL 合并损伤是最常见的分型。这种生物力学关系对这些损伤所涉及的手术治疗十分重要，尽管已证明 ACL 和 PCL 对膝关节的前后向松弛起到稳定作用，而膝关节内侧结构是矢状面上活动的次级稳定结构 [43-45]。有报道称，ACL 缺损的膝关节的 MCL 承受的载荷是 ACL 正常的膝关节 MCL 载荷的 2 倍 [33]。除 ACL 缺失导致 MCL 载荷增加外，研究同样证明了 MCL 损伤也导致重建的 ACL 载荷增加 [46]。研究者还报道在 ACL 缺失合并 MCL 浅层缺失在屈膝 90° 位比 MCL 浅层完整的膝关节的前向移位增大。此外，如果 MCL 浅层、MCL 深层和 POL 均被剪断，则前向移位在膝关节屈曲的所有角度中均增加。

3.3.2.5 膝关节内侧和后内侧生物力学的观察测量

已确定了临床上检测膝关节内损伤和推测患者的损伤程度 [34,38,47]，并且也研究出了一种观察膝关节在外翻应力下膝关节线分离程度的定量评估的放射技术[48]。单纯的Ⅲ度 MCL 浅层损伤导致与健侧相比膝关节在屈曲 20° 时内侧关节间隙增加了 3.2mm。在膝关节内侧完全损伤中（MCL 浅层、MCL 深层和 POL），在屈膝 0° 和 20° 时膝关节内侧间隙分别增加了 6.5mm 和 9.8mm。

3.4　损伤评估：体格检查和影像学检查

应对多数患者采集详细的病史，包括症状、损伤机制、主要损害和先前损伤及非手术治疗的情况，还包括对膝关节不稳和（或）疼痛的主诉。如有肿胀、关节响声和绞锁以及不稳，则应进行检查。应当通过患者的病史来确定不稳的类型。患者可能诉在不平的地上行走困难、腿软（提示是髌骨股骨来源），或者侧侧型不稳定。此外，本体感觉分布区域存在感觉异常和垂足的报告。这些信息将引导临床医师进行体格检查和选择影像学检查。

在急性期，对于怀疑膝关节多发韧带损伤患者的评估应当包括远端的脉搏、踝臂指数和（或）必要的 CT 检查[49]。检查急性损伤（有可能被疼痛所限制）和慢性损伤时应当包括外旋应力实验、内外翻应力实验、Lachman 实验、前后抽屉实验、轴移实验、后外抽屉实验、反向轴移实验、屈膝 30° 及 90° 位 Dial 实验。

影像学检查应当包括标准的前后位和侧位 X 线来评估骨折。如前所述，通过内外翻应力 X 线可以取得更重要的信息以及对膝关节松弛进行量化评估，因而被极力推荐[35,48]。高质量的 MRI 将帮助我们分别评估膝关节内外侧结构的损伤情况[50]、股骨和胫骨关节面骨性损伤[2,29]以及关节内结构，包括交叉韧带、内外侧半月板和关节软骨的损伤情况。双侧标准的从髋关节到踝关节的全长位照片，特别是对慢性损伤，推荐进行力线评估，必要时进行截骨矫形纠正力线[51,52]。

3.5　治疗 / 手术

3.5.1　膝关节外侧和后外侧

Ⅲ度 PLC 损伤被认为是无法愈合并且可导致严重的残疾[53-56]。因此，推荐采取手术治疗以重建膝关节这一区域的功能。尽管大多数人认为对这一损伤需要手术治疗，但是目前手术技术尚未统一。

过去，对于急性 PLC 损伤进行修复的报道表明，愈后良好和正常者占 88% ～ 100%[57-59]。然而，必须要注意到，所有这一系列损伤的患者术后要采用支具制动 6 周甚至更久，有效的主观评分结果也没有被报道。

最近，由于对 PCL 采用以修复为主的治疗结果较差，因而最近强调 PCL 重建[55,56,60]，目的是重新恢复 PCL 的结构和稳定性，有几种非解剖重建技术[61-66]。对 PLC 进行解剖重建也更为普遍。我们倾向于使用基于生物力学的解剖重建来治疗Ⅲ度 FCL 和后外侧角结构损伤[54,67,68]。

对于膝关节外侧结构损伤，根据损伤的时间长短而选择的手术有所不同。在治疗急性损伤时，通常的定义为损伤后 3 ～ 6 周，如果存在软组织或骨性止点撕脱，并且组织的质量尚可，则可以修复结构。然而，如果组织质量很差、实质部断裂或存在严重的组织挛缩，则可能需要重建。

3.5.1.1　急性 PLC 的治疗

急、慢性损伤患者的体位及术前准备是一样的。患者仰卧于手术台上，并且在麻醉下进行体格检查来确定怀疑的损伤。在大腿近端使用止血带，采用标准的皮肤准备并进行消毒铺巾。对于伴有关节内损伤的患者，关节镜检查应该推迟到对受伤的后外侧结构进行切开重建前进行，以将液体外渗引起的组织间隙肿大最小化。

在膝关节后外侧做一个标准的弧形皮肤切口（图 3.4）[3,54,67,69]。该切口直接至髂胫束的浅层。对于那些准备使用髌腱移植物进行 ACL 重建的患者，切口需要更为偏后，以保证在两个切口之间至少有 6cm 的间隔（图 3.5）。逐步对附着于腓骨、股骨、胫骨和外侧半月板的结构进行评估[6]，以了解所有损伤的特点。要辨认股二头肌腱长头和短头，并且需要显露腓总神经（图 3.6）。如果是腓骨头附着点的撕脱骨折，缝线应当位于股二头肌腱的远端部分（图 3.7）。

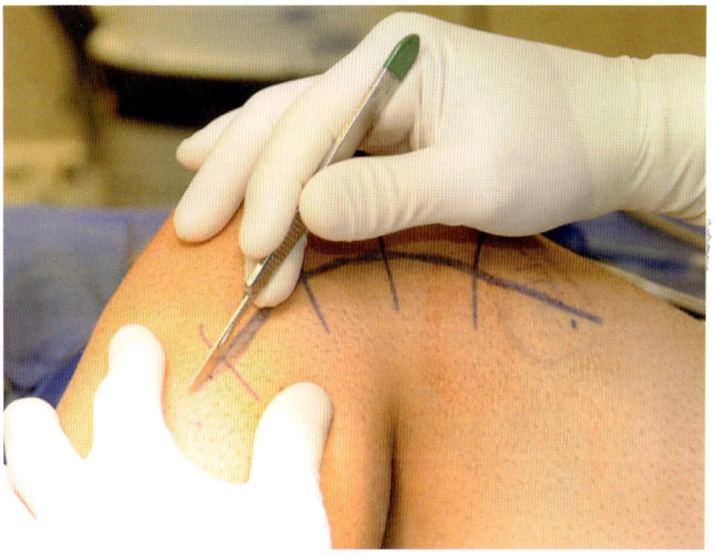

图 3.4　术中关于计划采用外侧曲棍球棍样的皮肤切口。该切口用于暴露外侧和后外侧结构

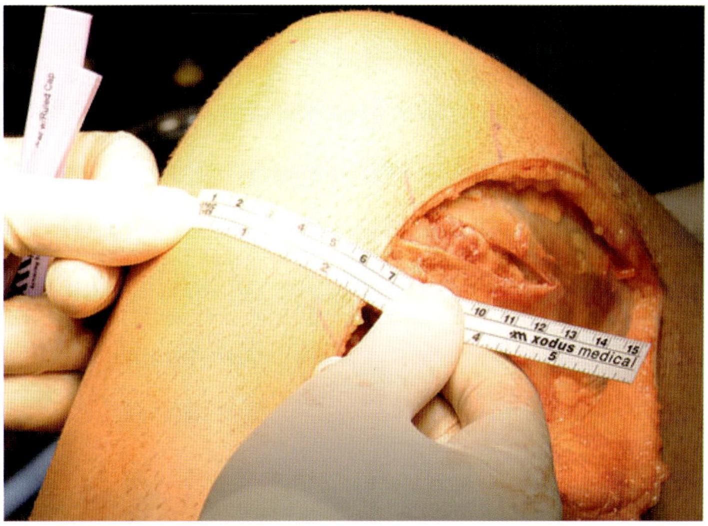

图 3.5　显示皮肤切口的间隔距离为 6cm。使用该技术处理计划使用髌腱移植物重建 ACL 的患者

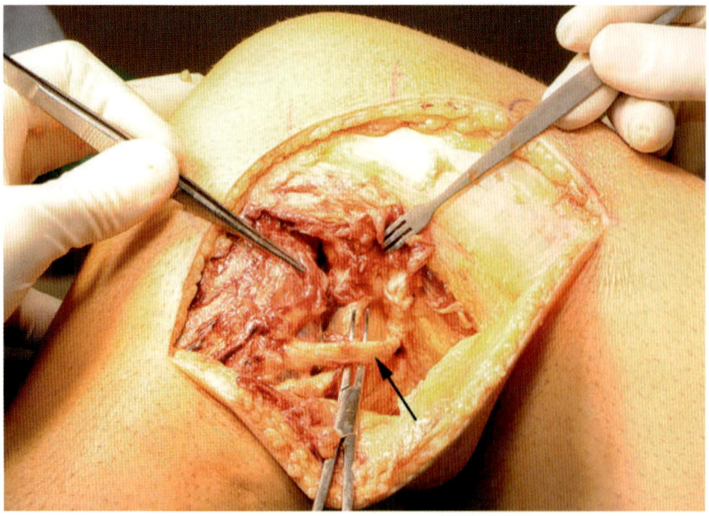

图 3.6 图示膝关节外侧（左膝），可见腓总神经（箭头）

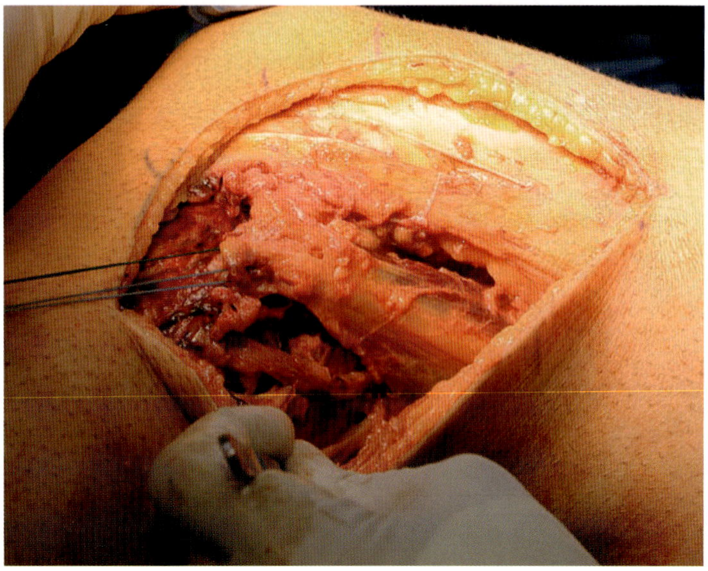

图 3.7 图示了左膝关节外侧部分，患者为股二头肌腱撕脱骨折。对远端部分进行缝合标记，以便对近端进行松解和再复位固定

接着对近端进行切开二头肌腱膜以评估 FCL 远端的附着部，连续缝合位于韧带的远端部分（图 3.8）。为了评估 PFL，需要对腓总神经前方进行钝性分离。如前所述，腓骨茎突后内侧是 PFL 的解剖附着点。腘肌腱肌肉 - 肌腱连接处是 PFL 的近端内侧附着点，同样需要对其进行评估 [6]。通过切开髂胫束浅层进入评估股骨附着点（图 3.9）。切口从股骨外上髁近端 6cm 处通过股骨外上髁正中，向远端到 Gerdy 结节。沿着 FCL 的远端，确定 FCL 的近端附着点 [6]。随后确定位于腘肌间沟的腘肌腱的附着点，其位于 FCL 附着点前方以远 18.5mm[6]。

在确定了所有的膝关节后外侧结构后进行标准的关节镜评估，并为韧带修复和（或）重建做好准备。对外侧结构的特殊评估应包括评估外侧间室的间隙（“通过征”）和潜在的附着于外侧半月板后角的冠状韧带的损伤 [70]。此外，还应该评估腘肌腱关节内部分的完整性（图 3.10）、腘肌半月板束以及后关节囊的半月板股骨部分 [49]。如有指征，需对撕裂的半月板进行修复。如果不能修复，则需进行部分半月板切除术。评估交叉韧带，如果需要可进行韧带重建。可将移植物固定在股骨隧道端，但是所有的胫骨隧道内的移植物应当等到 PLC 股骨移植物固定后再固定。

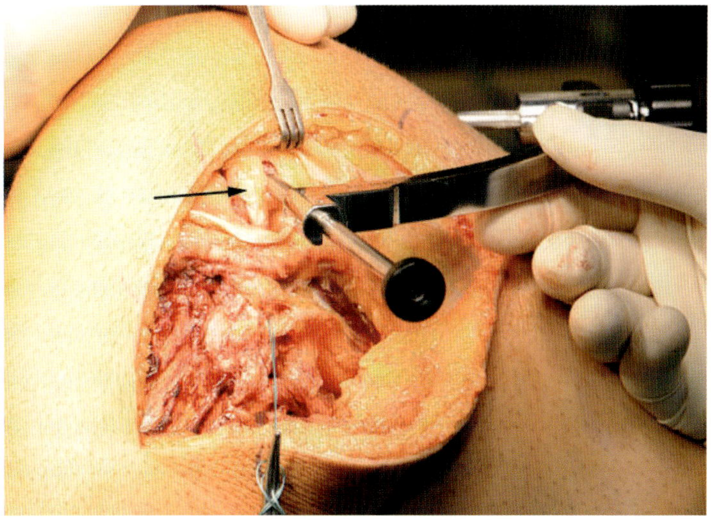

图 3.8 术中左膝关节外侧图片，腓侧副韧带（FCL）的远端部分被缝线标记；使用止血钳牵引游离端，向近端分离，直至见到 FCL 股骨附着点，并将其作为 FCL 重建的向导。将其放置在 FCL 股骨附着点上以用来制作股骨隧道。同时还可以看到完整的腘肌腱（箭头）

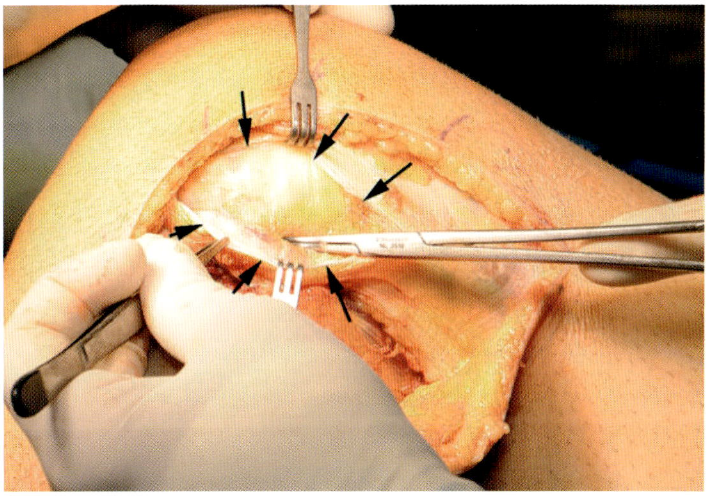

图 3.9 术中分离髂胫束，使用外科拉钩显露髂胫束切口的前缘和后缘（箭头）

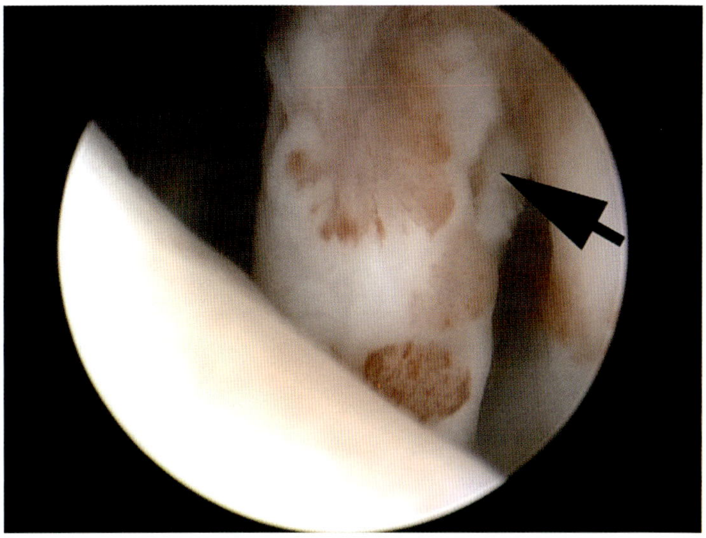

图 3.10 关节镜下确认腘肌腱损伤（箭头）

在评估 PLC 损伤和治疗关节内损伤时，应当注意对 PLC 损伤的治疗。如前所述，应当一步一步地确定这些损伤的结构，这一点十分重要，接着我们使用相似的方法来手术修复或重建这些结构。修复或重建这些结构时应当基于它们的附着点来确定修复的顺序：股骨、外侧半月板、胫骨和腓骨。如前所述，对急性 PLC 损伤的患者，需要考虑损伤的模式，这是十分重要的。需要及早确定这个问题，以便及时准备自体腘绳肌腱重建移植物或同种异体移植物 [54,67]。

FCL 重建主要针对的是实质部损伤和大量实质部牵拉损伤 [67,68]。保守治疗主要是针对腘绳肌腱止点撕脱。在没有明显的实质部牵拉损伤时，可以在完全伸直位将其复位到解剖位点 [64,71]。如果评估腘肌腱时显示存在实质部牵拉损伤、实质部断裂或肌肉 - 肌腱撕脱损伤，则需要进行结构重建 [25,67]。直接修复 PFL 时需要膝关节的腘肌腱完整。当 PFL 从腓骨头上撕脱时，应当将组织缝回近端。

当 FCL 或腘肌腱存在独立性撕裂而且不能修复时，需要进行解剖重建，通常会选用自体腘绳肌腱 [25,72]。然而，当这两个结构同时撕裂并且不能修复时，解剖重建 PLC 则需要使用同种异体跟腱移植物（图 3.11）[54,67]。不论是 FCL 或腘肌腱的重建骨隧道，还是 3 个主要的 PLC 结构的骨隧道，都需要根据解剖重建技术来确定位置 [25,54,72]。对于急性损伤，由于断裂及组织质量问题而需要全部 PLC 重建时（如 FCL、腘肌腱和 PFL），该技术与接下来的内容“陈旧性 PLC 的治疗”中的细节描述相同 [67,73]。

随后，对腘肌腱止点撕脱骨折进行原位修复，前提是需要韧带没有明显的实质部损伤，并且组织

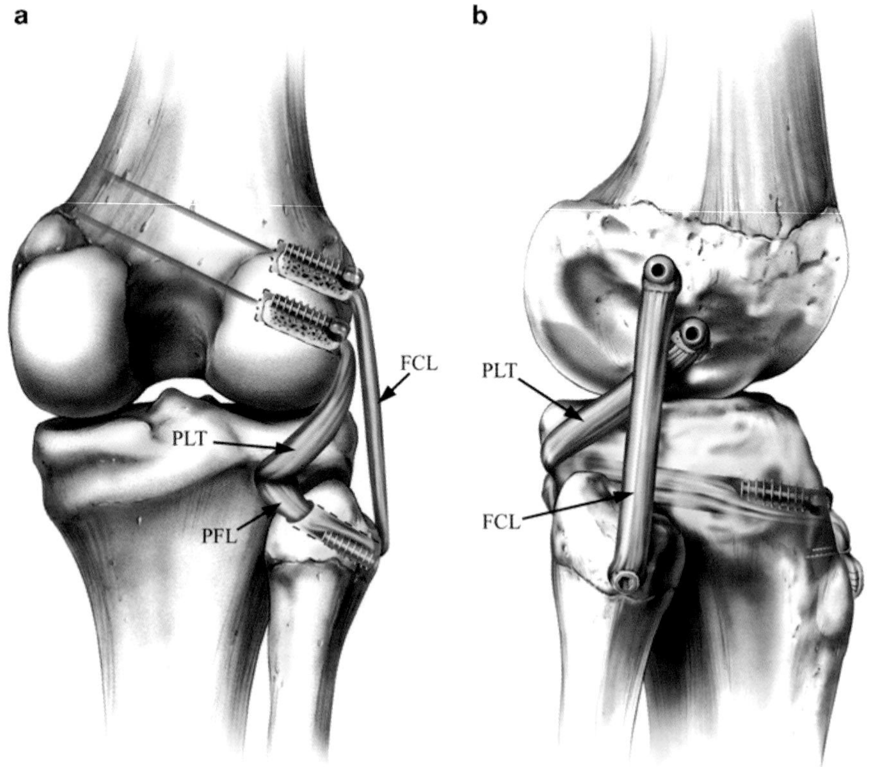

图 3.11　通过后外侧角的后方和外侧观察的示意图。腓侧副韧带（FCL）和腘肌腱（PLT）移植物的两个股骨隧道、骨折块和界面挤压螺钉均被显示。本图也显示了腘肌腱（PLT）和腘腓韧带（Figure used with permission from PFL）的胫骨隧道，同时可见 FCL/PCL 移植物相关的腓骨隧道 [LaPrade RF，Johansen S，Wentorf FA，et al. An analysis of an anatomical posterolateral knee reconstruction：an in vitro biomechanical study and development of a surgical technique. Am J Sports Med，2004，32（6）：1405-1414]

的长度合适，膝关节能够完全伸直（图 3.12）[64,71]。对腘肌腱股骨附着点根据之前描述的解剖标志进行定位 [6]，并且在位点中心从外侧向内侧植入定位针。钻取一个直径 5mm、深约 1mm 的骨隧道。使用牵引线将管状的腘肌腱拉入骨隧道，并在隧道内口股内侧及斜头深处将牵引线绑于纽扣钢板上进行固定。

对于自外侧半月板后角的腘板韧带和冠状韧带损伤，可以在直视下原位缝合。可用锚钉修复自 Gerdy 结节撕脱的髂胫束浅层以及半月板股骨和半月板胫骨部分的外侧关节囊韧带的中 1/3（骨性或软组织的 Segond 撕脱 [50,74]）（图 3.13）。

对于股二头肌腱撕脱，在膝关节完全伸直时使用锚钉将其复位于腓骨头和茎突解剖附着点。注意可能首先要进行股二头肌长头近端的黏附和瘢痕组织的松解，以获得足够的长度来修复。导致这一修复方式失败可能的原因是术后将膝关节固定于屈曲位直到修复愈合，或者可能是由于修复时膝关节没有处于完全伸直的位置而导致修复失败。

在 FCL 和腘肌腱完整的病例中，可以对 PFL 进行在腓骨茎突的锚钉修复。然而，对于 FCL 重复重建及腘肌腱完整的无法修复 PFL 的患者，可进行 PFL 重建。将部分 FCL 移植物通过腓骨头的后外侧重建隧道（如后面的描述）在肌肉 - 肌腱联结处围绕腘肌腱，然后通过后外侧，并与另一端缝合。

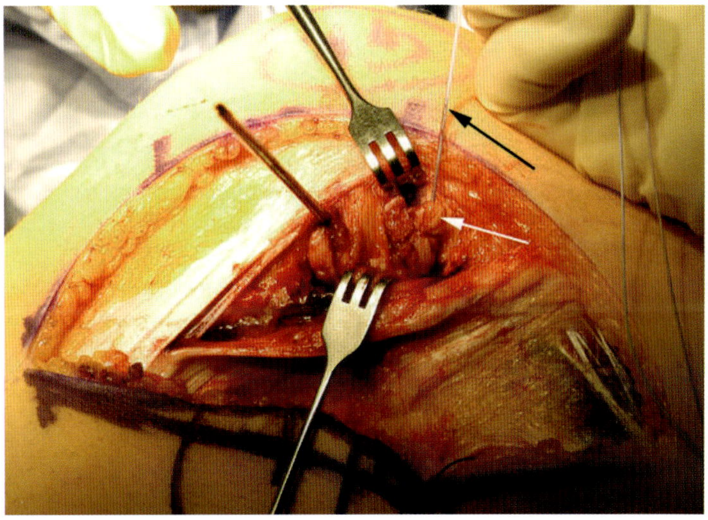

图 3.12　术中切开右膝关节髂胫束，以暴露腓侧副韧带和腘肌腱股骨止点。腘肌腱的撕脱（白色箭头）和牵引线（黑色箭头）均被标记。还可见 FCL 重建股骨隧道的定位针

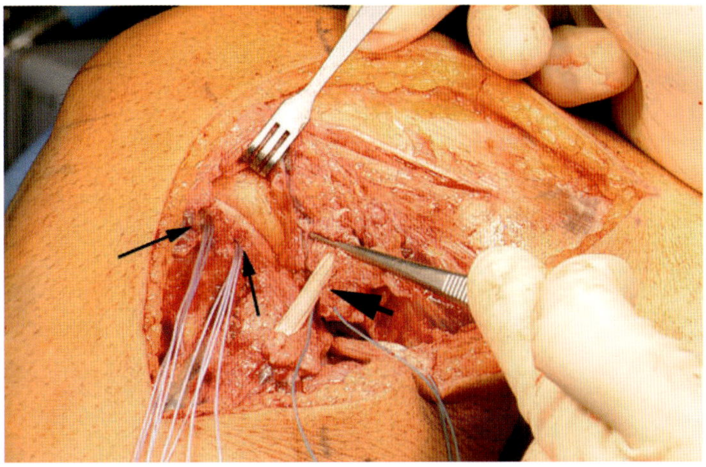

图 3.13　图片显示对从胫骨撕裂的外侧关节囊进行锚钉缝合修复（小箭头示）。还可以看到重建腓侧副韧带的移植物（大箭头示）

随后处理 FCL 从腓骨头上的撕脱。FCL 损伤后，如果 FCL 本身的长度能够允许解剖复位固定，则可以使用锚钉来修复，但是目前没有对于实质部损伤修复的证据。也经常在急性损伤中见到腓骨头撕脱骨折（图 3.14）[3,75]，对其治疗也是首先修复。使用 5 号不可吸收缝线通过骨折块近端环扎股二头肌腱，在骨折区以远 1cm 处做一骨隧道。然后复位骨折，在膝关节伸直时打结。

如果需要重建交叉韧带，应当等 PLC 移植在股骨隧道内固定并且远端部分已经进入腓骨和（或）胫骨隧道内以后再进行移植物胫骨端固定。对移植物的固定应当遵循以下顺序：PCL 移植物（以重建膝关节旋转中心）、PLC 移植物以及 ACL 移植物 [54,76]。如前所述，结构修复应当可以使膝关节伸直固定，并且对膝关节稳定的复位没有明显的紧张。随着修复和移植物的固定，在麻醉下再次进行体格检查，以确定膝关节稳定的复位。随着修复或重建所有的结构，术者要确定膝关节活动的“安全区”，从而建立一个术后可以对膝关节进行物理治疗并且不会损伤修复结构的活动范围。

3.5.1.2　陈旧性 PLC 的治疗

尽管有些结构在急性期内可以进行修复，但是对于陈旧性 PLC 损伤的患者，需要对断裂 PLC 结构进行重建。随着对双下肢影像学检查评估和从近端胫骨楔形切开截骨矫形的恢复，使用之前讲述的生物力学和临床各种技术进行 PLC 的解剖重建 [54,67,73]。

患者体位、手术入路、腓总神经松解、解剖标志和关节镜检查（进行必要的评估和治疗）与治疗急性和陈旧性损伤时相同。接下来将介绍我们习惯使用的重建 PLC 时采用的四条隧道：一条在腓骨，一条在胫骨，剩余两条在股骨。

首先建立腓骨隧道。使用克氏针在交叉韧带隧道引导器的引导下自 FCL 腓骨头附着点向 PFL 附着点钻取，最终制作一个 7mm 的骨隧道（图 3.15）。注意保护神经血管束，引导器应当位于后方腘肌胫骨沟关节软骨面以远大约 1cm 处 [77,78]。使用克氏针在 Gerdy 结节平面稍偏远偏内处钻取隧道 [54]，

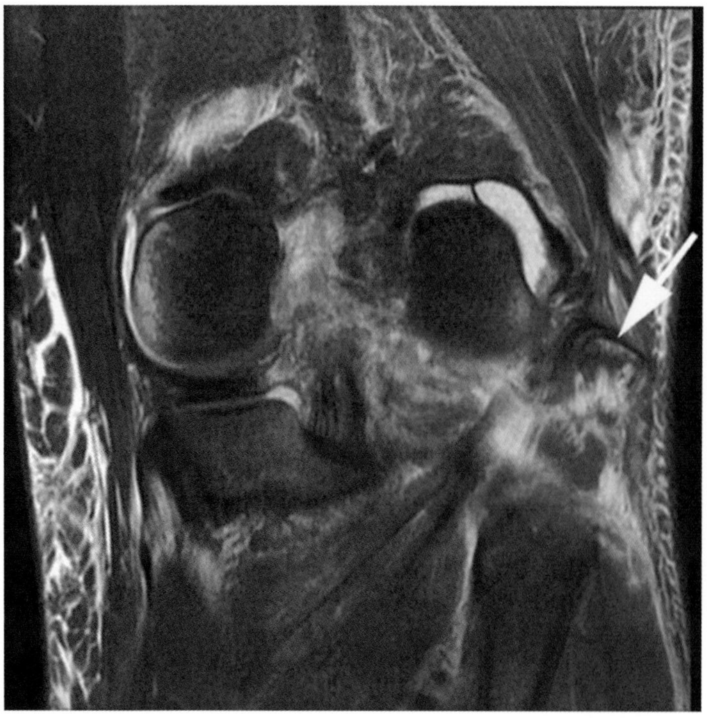

图 3.14　右膝关节 MRI 检查显示腓骨头的弓形骨折（箭头）

胫骨隧道的直径大约为 9mm（图 3.16）。

然后将注意力集中于创建股骨隧道。确定 FCL 近端的附着点和腘肌腱的止点。隧道中心之间的距离应如之前描述的为平均 18.5mm[6]。使用同样的引导器，在每一个位点（图 3.17）钻一个向股骨远端前内侧的定位孔，然后制作一个深 20mm、直径 9mm 的股骨隧道。

为了减少麻醉和止血带使用的时间，可以在制作骨隧道的同时准备移植物。可采用同种异体跟腱移植物，长度≥ 23cm。将移植物沿长轴分为两个肌腱移植物并做好准备。将末端骨头修整为比骨隧道直径大，使用 5 号缝线编织肌腱。通过引线将移植物拉入股骨隧道（图 3.17），对骨块使用 7mm × 20mm 的管状界面挤压螺钉固定。将腘肌腱移植物通过远端腘肌腱裂隙沿腘肌腱的解剖走行向前穿过胫骨隧道，并从髂胫束浅层深面和股二头肌腱长头前束之间分离一个间隙。将 FCL/PFL 的移植物通过这一间隙，然后从外侧向后内侧通过腓骨隧道。

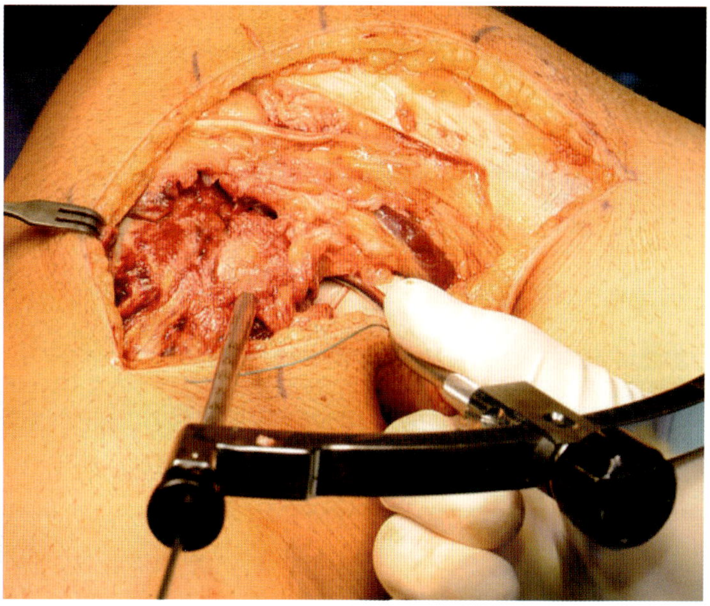

图 3.15 左膝术中图片，采用交叉韧带隧道引导设备来定位制作通过腓骨头的克氏针

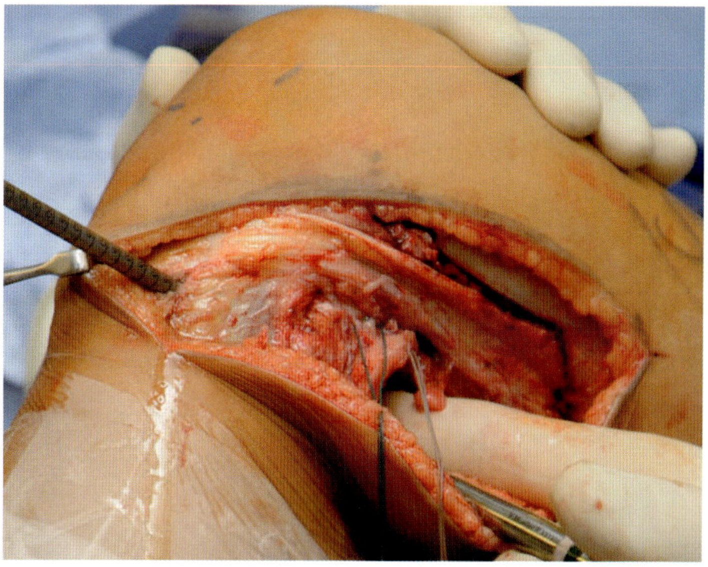

图 3.16 左膝术中图片，使用 9mm 钻头制作后外侧角重建的胫骨隧道。后方的神经血管束被保护起来

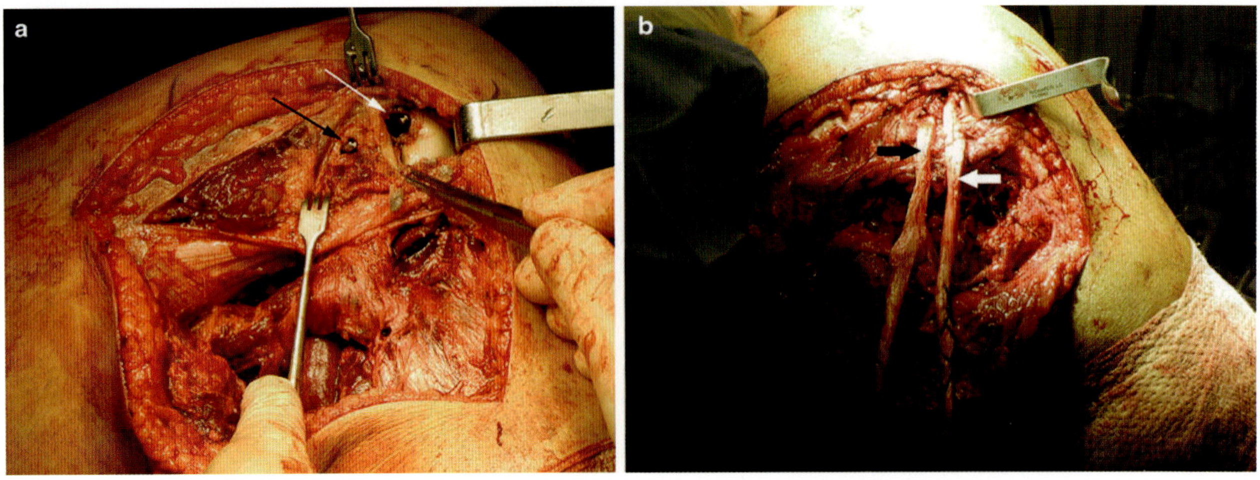

图 3.17　右膝关节后外侧角重建的术后图片。(a) 腘肌腱（白色箭头，已钻孔）和腓侧副韧带（黑色箭头，未钻孔）的股骨附着点定位孔。(b) 已将腘肌腱（白色箭头）和腓侧副韧带（黑色箭头）的同种异体移植物置入股骨隧道内

当移植物均被拉紧后反复活动膝关节。使膝关节位于旋转中立位，轻度外翻。屈曲 30° 时，使用 7mm 的管状可吸收界面挤压螺钉来固定穿过腓骨隧道的移植物。固定了腓骨隧道后，将移植物向前通过胫骨隧道，并使用 9mm 管状可吸收界面挤压螺钉，将膝关节移植物前向牵引，在膝关节处于旋转中立位、屈曲 60° 位时固定胫骨隧道。使用门形钉在 Gerdy 结节远端和内侧加强固定。

3.5.2　膝关节内侧和后内侧

大多数研究者同意，对于单纯急性 MCL 损伤，无论是几级损伤，都应当先进行短期休息，通过大约 6 周的物理治疗进行水肿控制和肌肉力量的恢复。同时，这一治疗方案也推荐治疗合并 ACL 损伤的患者。尽管已有实验证明，在 ACL 功能缺失的膝关节，将降低非手术治疗的 MCL 的愈合能力 [79]。然而，治疗两条交叉韧带均损伤和严重的Ⅲ度内侧膝关节损伤尚没有很好的治疗方案。当肿胀减轻、膝关节内侧能够承受伴或不伴加强的修复时，通常采用交叉韧带重建。对 MCL 损伤采用非手术治疗已被很好地证明 [80-85]，将不再进行深入讨论。

尽管大多数这些急性单纯内侧膝关节损伤患者经过非手术治疗后最终愈合，但是对于那些伤后 6 周还没有出现愈合表现的患者则需要进行手术治疗。必须保留外翻稳定性，不论是非手术治疗还是手术治疗，特别是合并了有 ACL 重建的患者，这样可以将发生慢性不稳定和 ACL 移植物失效的风险降至最低。如果组织的质量较差而不能恢复，对 MCL 浅层进行修复并使用半腱肌加强可使膝关节早期活动。

3.5.2.1　手术技术

对于严重的不可修复的急性损伤和陈旧性不稳定，我们倾向于使用的治疗手术技术已经过生物力学的确认，并包括使用四条隧道和两个独立的移植物重建 MCL 浅层和 POL[86]。患者仰卧于手术台上，在麻醉下进行体格检查并确定韧带的病变。在大腿近端上止血带，进行标准的皮肤准备和消毒铺巾。对于伴有关节内损伤的患者，将关节镜评估推迟到内侧切开手术完成后，从而将冲洗液外漏控制到最小。

使用自近端的前内切口作为内侧膝关节入路，入路自前方的髌骨内侧边缘和后方的内侧股骨髁之间伸向远端，并通过鹅足肌腱（图 3.18）。钝性分离确定 MCL 浅层的股骨附着点 [18]。

如果选用自体移植物，随后取腘绳肌腱。作者通常选用同种异体胫骨前肌腱，原因是肌腱较小。在准备自体肌腱移植物的同时，通过切开缝匠肌前缘来确定股薄肌和半腱肌腱的附着点。使用标准的肌腱切取器切取半腱肌腱，切取后将其分为 16cm 和 12cm 的移植物，分别用来重建 MCL 浅层和 POL。将 7mm 肌腱使用不可吸收缝线在两端进行连续缝合并制作相应的骨隧道（图 3.19）。

在准备重建的过程中，确认 MCL 浅层和 POL 的胫骨附着点 [18,86]。利用解剖标志进一步确认 MCL 浅层和 POL 的股骨附着点 [19]。一旦 MCL 浅层和 POL 的股骨和胫骨附着点均被确认，使用 7mm 直径的空心钻钻取 30mm 深的骨隧道以用来容纳 7mm 可吸收界面挤压螺钉（图 3.20）。为了在界面挤压螺钉拧入过程中维持螺钉和移植物的位置，应当打磨 MCL 浅层胫骨的远端边缘。

随后进行移植物的植入和固定，首先是股骨隧道。首先将 16cm 的 MCL 浅层移植物植入 25mm 的股骨隧道，将缝线牵拉通过股骨到大腿前外侧。在使用界面挤压螺钉固定期间通过牵拉缝线以及在远端移植物来确定张力。将 12cm POL 的移植物使用相同的方式引入 25mm 的股骨隧道，并使用界面挤压螺钉固定。

当股骨端移植物被固定后，进行移植物胫骨隧道的固定。使 MCL 浅层移植物进入胫骨隧道，并通过前外侧的牵引线来保持张力。在轻度内翻、屈曲 20°、旋转中立位时使用界面挤压螺钉固定 MCL 浅层移植物。对 POL 的移植物使用相似的方式，通过前外侧牵引线，在膝关节完全伸直位确定移植物的张力。

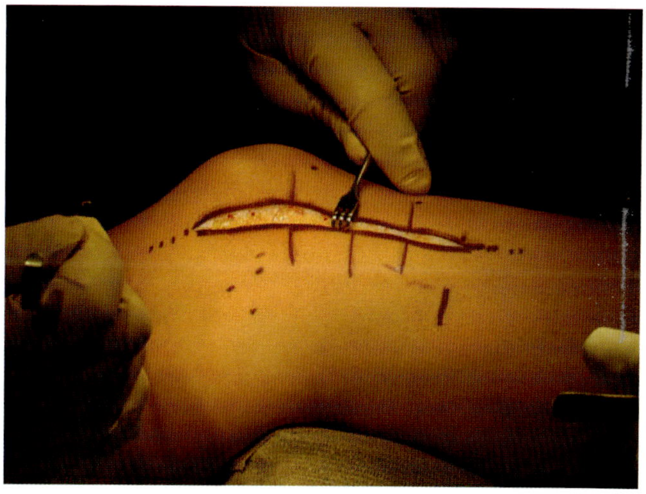

图 3.18 内侧膝关节手术入路

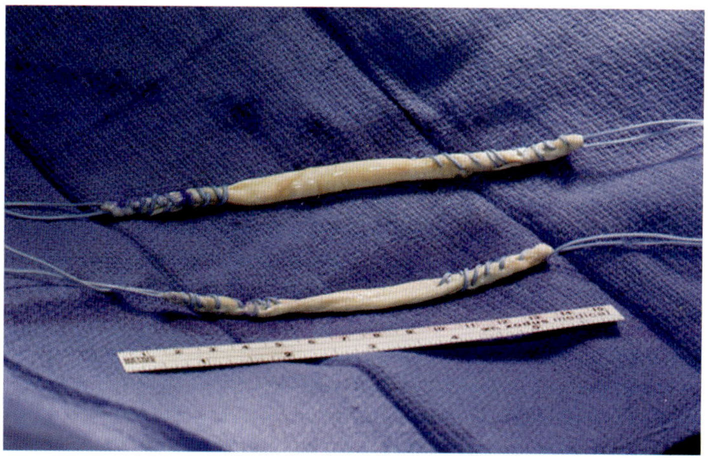

图 3.19 使用 16cm 和 12cm 移植物分别重建 MCL 浅层和 POL。对 7mm 肌腱使用不可吸收缝线在两端缝合

将膝关节置于完全伸直和旋转中立位，并在轻度内翻时使用界面挤压螺钉进行固定，随后进行重建 MCL 浅层的胫骨部分的 2 个分支，利用带缝线的锚钉，置于半膜肌腱前束远端关节线处（图 3.21）。

3.6 术后即时处理

术后 24h 患者采用自己控制静脉镇痛，并且逐步转为口服镇痛药物。我们的标准是每天给予患者肠溶性阿司匹林 325mg，采用药物预防深静脉血栓 6 周。然而，对于有深静脉血栓或凝血疾病病史的患者，一开始就应每天使用依诺肝素（Sano fi Aventis, Bridgewater, New Jersey）40mg 皮下注射 4 周。每小时进行踝泵运动，术后 24h 可以使用间歇加压设备。

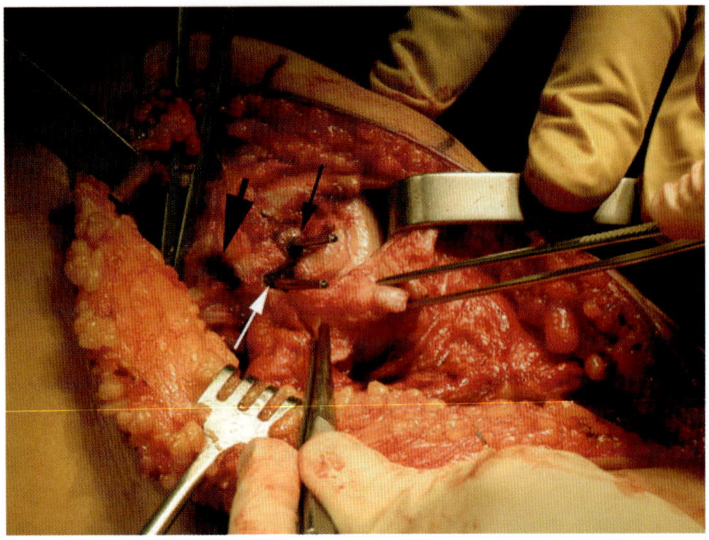

图 3.20　左膝内侧部分，使用定位针确定 MCL 浅层（黑色箭头）及 POL（白色箭头）的隧道位置。本图还显示了内收肌结节（大箭头）

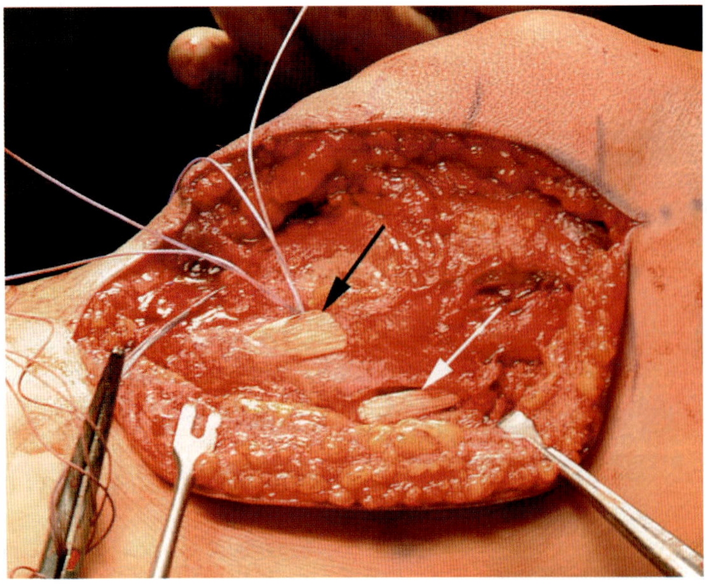

图 3.21　右膝内侧部分，显示 MCL 浅层（黑色箭头）和 POL（白色箭头）移植物

3.7 康　复

术后康复是手术修复或重建膝关节内外侧治疗的重要组成部分。事实上，目前主张术前就进行膝关节康复，包括增加膝关节活动范围和提高股四头肌的控制 [87]。这也可以帮助我们弄清术后的限制和康复的需要，以帮助患者制订计划。术后最初的 2 周将膝关节保持在完全伸直位固定，除非进行膝关节安全范围内的功能锻炼。术后 6 周时允许患者开始负重。本书不对康复计划进行完整的讨论，但是详细的描述将在与膝关节外侧 [87] 和内侧损伤 [13,20,80,83,85,88,89] 相关的章节中描述。

（李　箭　张承昊　毛贝宁　毛云鹤 译）

参考文献

1. Gianotti SM, Marshall SW, Hume PA, et al. Incidence of anterior cruciate ligament injury and other knee ligament injuries: a national population-based study. J Sci Med Sport. 2009;12(6):622–7.
2. Geeslin AG, LaPrade RF. Location of bone bruises and other osseous injuries associated with acute grade III isolated and combined posterolateral knee injuries. Am J Sports Med. 2010;38(12):2502–8.
3. LaPrade RF, Terry GC. Injuries to the posterolateral aspect of the knee. Association of anatomic injury patterns with clinical instability. Am J Sports Med. 1997;25(4):433–8.
4. Gollehon DL, Torzilli PA, Warren RF. The role of the posterolateral and cruciate ligaments in the stability of the human knee. A biomechanical study. J Bone Joint Surg Am. 1987;69(2):233–42.
5. Grood ES, Stowers SF, Noyes FR. Limits of movement in the human knee. Effect of sectioning the posterior cruciate ligament and posterolateral structures. J Bone Joint Surg Am. 1988;70(1):88–97.
6. LaPrade RF, Ly TV, Wentorf FA, et al. The posterolateral attachments of the knee: a qualitative and quantitative morphologic analysis of the fibular collateral ligament, popliteus tendon, popliteofibular ligament, and lateral gastrocnemius tendon. Am J Sports Med. 2003;31(6):854–60.
7. Seebacher JR, Inglis AE, Marshall JL, et al. The structure of the posterolateral aspect of the knee. J Bone Joint Surg Am. 1982;64(4):536–41.
8. Staubli HU, Birrer S. The popliteus tendon and its fascicles at the popliteal hiatus: gross anatomy and functional arthroscopic evaluation with and without anterior cruciate ligament deficiency. Arthroscopy. 1990;6(3):209–20.
9. Veltri DM, Deng XH, Torzilli PA, et al. The role of the popliteofibular ligament in stability of the human knee. A biomechanical study. Am J Sports Med. 1996;24(1):19–27.
10. Veltri DM, Warren RF. Anatomy, biomechanics, and physical findings in posterolateral knee instability. Clin Sports Med. 1994;13(3): 599–614.
11. Watanabe Y, Moriya H, Takahashi K, et al. Functional anatomy of the posterolateral structures of the knee. Arthroscopy. 1993;9(1):57–62.
12. Grood ES, Noyes FR, Butler DL, et al. Ligamentous and capsular restraints preventing straight medial and lateral laxity in intact human cadaver knees. J Bone Joint Surg Am. 1981;63(8):1257–69.
13. Hughston JC, Eilers AF. The role of the posterior oblique ligament in repairs of acute medial (collateral) ligament tears of the knee. J Bone Joint Surg Am. 1973;55(5):923–40.
14. Indelicato PA. Isolated medial collateral ligament injuries in the knee. J Am Acad Orthop Surg. 1995;3(1):9–14.
15. Robinson JR, Sanchez-Ballester J, Bull AM, et al. The posteromedial corner revisited. An anatomical description of the passive restraining structures of the medial aspect of the human knee. J Bone Joint Surg Br. 2004;86(5):674–81.
16. Warren LF, Marshall JL. The supporting structures and layers on the medial side of the knee: an anatomical analysis. J Bone Joint Surg Am. 1979;61(1):56–62.
17. Warren LF, Marshall JL, Girgis F. The prime static stabilizer of the medial side of the knee. J Bone Joint Surg Am. 1974;56:665–74.
18. LaPrade RF, Engebretsen AH, Ly TV, et al. The anatomy of the medial part of the knee. J Bone Joint Surg Am. 2007;89(9):2000–10.
19. Wijdicks CA, Griffith CJ, LaPrade RF, et al. Radiographic identification of the primary medial knee structures. J Bone Joint Surg Am. 2009;91(3):521–9.
20. Hughston JC. The importance of the posterior oblique ligament in repairs of acute tears of the medial ligaments in knees with and without an associated rupture of the anterior cruciate ligament. Results of long-term follow-up. J Bone Joint Surg Am. 1994;76(9):1328–44.
21. Nielsen S, Rasmussen O, Ovesen J, et al. Rotatory instability of cadaver knees after transection of collateral ligaments and capsule. Arch Orthop Trauma Surg. 1984;103(3):165–9.
22. LaPrade RF, Tso A, Wentorf FA. Force measurements on the fibular collateral ligament, popliteofibular ligament, and popliteus tendon to applied loads. Am J Sports Med. 2004;32(7):1695–701.
23. Nielsen S, Helmig P. The static stabilizing function of the popliteal tendon in the knee. An experimental study. Arch Orthop Trauma Surg. 1986;104(6):357–62.
24. Ferrari DA, Wilson DR, Hayes WC. The effect of release of the popliteus and quadriceps force on rotation of the knee. Clin Orthop Relat Res. 2003;412:225–33.
25. LaPrade RF, Wozniczka JK, Stellmaker MP, et al. Analysis of the static function of the popliteus tendon and evaluation of an anatomic reconstruction: the “fifth ligament” of the knee. Am J Sports Med. 2010;38(3):543–9.
26. Harner CD, Hoher J, Vogrin TM, et al. The effects of a popliteus muscle load on in situ forces in the posterior cruciate ligament and on knee kinematics. A human cadaveric study. Am J Sports Med. 1998;26(5):669–73.
27. Maynard MJ, Deng X, Wickiewicz TL, et al. The popliteofibular ligament. Rediscovery of a key element in posterolateral stability. Am J Sports Med. 1996;24(3):311–6.

28. McCarthy M, Camarda L, Wijdicks CA, et al. Anatomic posterolateral knee reconstructions require a popliteofibular ligament reconstruction through a tibial tunnel. Am J Sports Med. 2010;38(8):1674–81.
29. Miller MD, Osborne JR, Gordon WT, et al. The natural history of bone bruises. A prospective study of magnetic resonance imaging-detected trabecular microfractures in patients with isolated medial collateral ligament injuries. Am J Sports Med. 1998;26(1):15–9.
30. LaPrade RF, Resig S, Wentorf F, et al. The effects of grade III posterolateral knee complex injuries on anterior cruciate ligament graft force. A biomechanical analysis. Am J Sports Med. 1999;27(4):469–75.
31. Harner CD, Vogrin TM, Hoher J, et al. Biomechanical analysis of a posterior cruciate ligament reconstruction. Deficiency of the posterolateral structures as a cause of graft failure. Am J Sports Med. 2000;28(1):32–9.
32. LaPrade RF, Muench C, Wentorf F, et al. The effect of injury to the posterolateral structures of the knee on force in a posterior cruciate ligament graft: a biomechanical study. Am J Sports Med. 2002;30(2):233–8.
33. Kanamori A, Sakane M, Zeminski J, et al. In situ force in the medial and lateral structures of intact and ACL-deficient knees. J Orthop Sci. 2000;5(6):567–71.
34. Standard nomenclature of athletic injuries. In: American Medical Association Committee on the Medical Aspects of Sports. Chicago, IL: American Medical Association; 1966. p. 99–100.
35. LaPrade RF, Heikes C, Bakker AJ, et al. The reproducibility and repeatability of varus stress radiographs in the assessment of isolated fibular collateral ligament and grade-III posterolateral knee injuries. An in vitro biomechanical study. J Bone Joint Surg Am. 2008;90(10):2069–76.
36. Kennedy JC, Fowler PJ. Medial and anterior instability of the knee. An anatomical and clinical study using stress machines 1971. Clin Orthop Relat Res. 1995;321:3–9.
37. Palmer I. On the injuries to the ligaments of the knee joint: a clinical study. Clin Orthop Relat Res. 1938;454:17–22. discussion 14, 2007.
38. Wijdicks CA, Griffith CJ, Johansen S, et al. Injuries to the medial collateral ligament and associated medial structures of the knee. J Bone Joint Surg Am. 2010;92(5):1266–80.
39. Robinson JR, Bull AM, Thomas RR, et al. The role of the medial collateral ligament and posteromedial capsule in controlling knee laxity. Am J Sports Med. 2006;34(11):1815–23.
40. Griffith CJ, Wijdicks CA, LaPrade RF, et al. Force measurements on the posterior oblique ligament and superficial medial collateral ligament proximal and distal divisions to applied loads. Am J Sports Med. 2009;37(1):140–8.
41. Griffith CJ, LaPrade RF, Johansen S, et al. Medial knee injury: part 1, static function of the individual components of the main medial knee structures. Am J Sports Med. 2009;37(9):1762–70.
42. Wijdicks CA, Griffith CJ, LaPrade RF, et al. Medial knee injury: part 2, load sharing between the posterior oblique ligament and superficial medial collateral ligament. Am J Sports Med. 2009;37(9):1771–6.
43. Haimes JL, Wroble RR, Grood ES, et al. Role of the medial structures in the intact and anterior cruciate ligament-deficient knee. Limits of motion in the human knee. Am J Sports Med. 1994;22(3):402–9.
44. Ritchie JR, Bergfeld JA, Kambic H, et al. Isolated sectioning of the medial and posteromedial capsular ligaments in the posterior cruciate ligament-deficient knee. Influence on posterior tibial translation. Am J Sports Med. 1998;26(3):389–94.
45. Sullivan D, Levy IM, Sheskier S, et al. Medial restraints to anterior-posterior motion of the knee. J Bone Joint Surg Am. 1984;66(6): 930–6.
46. Battaglia 2nd MJ, Lenhoff MW, Ehteshami JR, et al. Medial collateral ligament injuries and subsequent load on the anterior cruciate ligament: a biomechanical evaluation in a cadaveric model. Am J Sports Med. 2009;37(2):305–11.
47. Clancy Jr WG, Bergfeld J, O'Connor GA, et al. Symposium: functional rehabilitation of isolated medial collateral ligament sprains. First-, second-, and third-degree sprains. Am J Sports Med. 1979;7(3):206–13.
48. LaPrade RF, Bernhardson AS, Griffith CJ, et al. Correlation of valgus stress radiographs with medial knee ligament injuries: an in vitro biomechanical study. Am J Sports Med. 2010;38(2):330–8.
49. Fanelli GC, Stannard JP, Stuart MJ, et al. Management of complex knee ligament injuries. J Bone Joint Surg Am. 2010;92(12):2235–46.
50. LaPrade RF, Gilbert TJ, Bollom TS, et al. The magnetic resonance imaging appearance of individual structures of the posterolateral knee. A prospective study of normal knees and knees with surgically verified grade III injuries. Am J Sports Med. 2000;28(2):191–9.
51. Arthur A, LaPrade RF, Agel J. Proximal tibial opening wedge osteotomy as the initial treatment for chronic posterolateral corner deficiency in the varus knee: a prospective clinical study. Am J Sports Med. 2007;35(11):1844–50.
52. Noyes FR, Barber-Westin SD, Albright JC. An analysis of the causes of failure in 57 consecutive posterolateral operative procedures. Am J Sports Med. 2006;34(9):1419–30.
53. Kannus P. Long-term results of conservatively treated medial collateral ligament injuries of the knee joint. Clin Orthop Relat Res. 1988;226:103–12.
54. LaPrade RF, Johansen S, Agel J, et al. Outcomes of an anatomic posterolateral knee reconstruction. J Bone Joint Surg Am. 2010; 92(1):16–22.
55. Levy BA, Dajani KA, Morgan JA, et al. Repair versus reconstruction of the fibular collateral ligament and posterolateral corner in the multiligament-injured knee. Am J Sports Med. 2010;38(4):804–9.
56. Stannard JP, Brown SL, Farris RC, et al. The posterolateral corner of the knee: repair versus reconstruction. Am J Sports Med. 2005;33(6):881–8.
57. Baker Jr CL, Norwood LA, Hughston JC. Acute combined posterior cruciate and posterolateral instability of the knee. Am J Sports Med. 1984;12(3):204–8.
58. Baker Jr CL, Norwood LA, Hughston JC. Acute posterolateral rotatory instability of the knee. J Bone Joint Surg Am. 1983;65(5):614–8.
59. DeLee JC, Riley MB, Rockwood Jr CA. Acute posterolateral rotatory instability of the knee. Am J Sports Med. 1983;11(4):199–207.
60. Schechinger SJ, Levy BA, Dajani KA, et al. Achilles tendon allograft reconstruction of the fibular collateral ligament and posterolateral corner. Arthroscopy. 2009;25(3):232–42.
61. Albright JP, Brown AW. Management of chronic posterolateral rotatory instability of the knee: surgical technique for the posterolateral corner sling procedure. Instr Course Lect. 1998;47:369–78.
62. Fleming Jr RE, Blatz DJ, McCarroll JR. Posterior problems in the knee. Posterior cruciate insufficiency and posterolateral rotatory insufficiency. Am J Sports Med. 1981;9(2):107–13.
63. Hughston JC, Jacobson KE. Chronic posterolateral rotatory instability of the knee. J Bone Joint Surg Am. 1985;67(3):351–9.
64. LaPrade RF, Hamilton CD, Engebretsen L. Treatment of acute and chronic combined anterior cruciate ligament and posterolateral knee ligament injuries. Sports Med Arthroscopy Rev. 1997;5(2):91–9.
65. Veltri DM, Warren RF. Operative treatment of posterolateral instability of the knee. Clin Sports Med. 1994;13(3):615–27.
66. Wascher DC, Grauer JD, Markoff KL. Biceps tendon tenodesis for posterolateral instability of the knee. An in vitro study. Am J Sports Med. 1993;21(3):400–6.

67. LaPrade RF, Johansen S, Wentorf FA, et al. An analysis of an anatomical posterolateral knee reconstruction: an in vitro biomechanical study and development of a surgical technique. Am J Sports Med. 2004;32(6):1405–14.
68. LaPrade RF, Spiridonov SI, Coobs BR, et al. Fibular collateral ligament anatomical reconstructions: a prospective outcomes study. Am J Sports Med. 2010;38(10):2005–11.
69. Terry GC, LaPrade RF. The posterolateral aspect of the knee. Anatomy and surgical approach. Am J Sports Med. 1996;24(6):732–9.
70. LaPrade RF. Arthroscopic evaluation of the lateral compartment of knees with grade 3 posterolateral knee complex injuries. Am J Sports Med. 1997;25(5):596–602.
71. Jakob RP, Warner JP. In: Jakob RP, Staubli HU, editors. The knee and the cruciate ligaments: anatomy, biomechanics, clinical aspects, reconstruction, complications, rehabilitation. New York, NY: Springer; 1992. p. 32.
72. Coobs BR, LaPrade RF, Griffith CJ, et al. Biomechanical analysis of an isolated fibular (lateral) collateral ligament reconstruction using an autogenous semitendinosus graft. Am J Sports Med. 2007;35(9):1521–7.
73. LaPrade RF, Johansen S, Engebretsen L. Outcomes of an anatomic posterolateral knee reconstruction. J Bone Joint Surg Am. 2011; 93(4):e12.
74. Segond P. Recherches cliniques et experimentales sur les epanchements sanguins du genou par entorse. In: Paris, Progres Med VII. 1879. p. 1–84.
75. Shindell R, Walsh WM, Connolly JF. Avulsion fracture of the fibula: the 'arcuate sign' of posterolateral knee instability. Nebr Med J. 1984;69(11):369–71.
76. Wentorf FA, LaPrade RF, Lewis JL, et al. The influence of the integrity of posterolateral structures on tibiofemoral orientation when an anterior cruciate ligament graft is tensioned. Am J Sports Med. 2002;30(6):796–9.
77. Higgins H. The popliteus muscle. J Anat Physiol. 1895;29(Pt 4):569–73.
78. Last RJ. Some anatomical details of the knee joint. J Bone Joint Surg Br. 1948;30B(4):683–8.
79. Woo SL, Young EP, Ohland KJ, et al. The effects of transection of the anterior cruciate ligament on healing of the medial collateral ligament. A biomechanical study of the knee in dogs. J Bone Joint Surg Am. 1990;72(3):382–92.
80. Ballmer PM, Jakob RP. The non operative treatment of isolated complete tears of the medial collateral ligament of the knee. A prospective study. Arch Orthop Trauma Surg. 1988;107(5):273–6.
81. Ellsasser JC, Reynolds FC, Omohundro JR. The non-operative treatment of collateral ligament injuries of the knee in professional football players. An analysis of seventy-four injuries treated non-operatively and twenty-four injuries treated surgically. J Bone Joint Surg Am. 1974;56(6):1185–90.
82. Indelicato PA. Non-operative treatment of complete tears of the medial collateral ligament of the knee. J Bone Joint Surg Am. 1983;65(3):323–9.
83. Noyes FR, Barber-Westin SD. The treatment of acute combined ruptures of the anterior cruciate and medial ligaments of the knee. Am J Sports Med. 1995;23(4):380–9.
84. Petermann J, von Garrel T, Gotzen L. Non-operative treatment of acute medial collateral ligament lesions of the knee joint. Knee Surg Sports Traumatol Arthrosc. 1993;1(2):93–6.
85. Reider B, Sathy MR, Talkington J, et al. Treatment of isolated medial collateral ligament injuries in athletes with early functional rehabilitation. A five-year follow-up study. Am J Sports Med. 1994;22(4):470–7.
86. Coobs BR, Wijdicks CA, Armitage BM, et al. An in vitro analysis of an anatomical medial knee reconstruction. Am J Sports Med. 2010;38(2):339–47.
87. Lunden JB, Bzdusek PJ, Monson JK, et al. Current concepts in the recognition and treatment of posterolateral corner injuries of the knee. J Orthop Sports Phys Ther. 2010;40(8):502–16.
88. Lind M, Jakobsen BW, Lund B, et al. Anatomical reconstruction of the medial collateral ligament and posteromedial corner of the knee in patients with chronic medial collateral ligament instability. Am J Sports Med. 2009;37(6):1116–22.
89. Steadman JR. Rehabilitation of first- and second-degree sprains of the medial collateral ligament. Am J Sports Med. 1979;7(5):300–2.

第三部分

多发性膝关节韧带损伤的诊断和评估

第 4 章

急、慢性膝关节多发韧带损伤的初步评估

Christopher Peskun，Daniel B. Whelan

4.1 体格检查

对怀疑存在膝关节脱位的患者，在受伤后应立即进行体格检查。但是通常情况下这些患者往往同时伴有多个系统的损伤，首先需要按照高级创伤生命支持（Advanced Trauma and Life Support，ATLS）的原则进行分类鉴别[1,2]。待早期复苏和患者的生命体征平稳后，应对受伤肢体进行全面、仔细的体格检查。首先应排除是否存在活动性出血，是否有明显的关节脱位，是否存在开放性损伤，同时还应观察是否有皮下血肿、皮肤瘀点、瘀斑或者水疱等。膝关节后外侧旋转损伤时股骨内侧髁穿破膝关节前内侧关节囊形成纽扣样卡锁，通常会在膝关节内侧出现“酒窝”征（图 4.1）。该体征的出现往往提示需要对膝关节脱位进行切开复位[3-5]。膝关节开放性脱位的发生率为 19% ～ 35%。此类损伤必

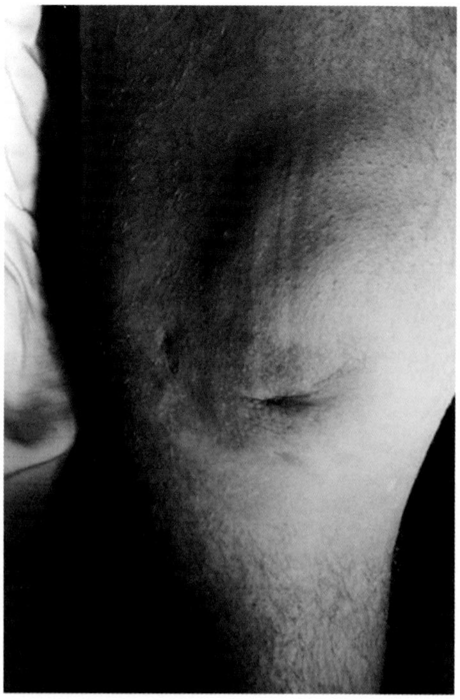

图 4.1 膝关节“酒窝”征，往往提示脱位无法通过手法复位

须在查体过程中尽早识别 [6]，并有更迫切的手术需求，而且在术后也面临较高的并发症 [7]。

接下来进行一系列的体格检查来评估下肢的血管状况。可选的血管评估方法包括：单纯的体格检查，进行体格检查的同时测量踝臂指数（ABI），或者进行常规的动脉造影。血管损伤的绝对征象包括活动性出血、四肢末梢缺血和血肿进行性扩大。当出现这些征象时需要急诊行血管成像检查，并请血管外科医师协助诊疗。肢体颜色以及毛细血管充盈情况等间接体征对于评估血管损伤亦有帮助，但这些征象的可靠性和临床实用性目前仍不清楚 [8]。与此同时，任何情况下手术医师在评估下肢血管情况时均应触摸足背动脉和胫后动脉的搏动。尽管最近有研究显示足背动脉搏动正常可以排除血管损伤，并且敏感性达到 100%[9,10]，但是很多医师仍强烈建议对于所有怀疑存在膝关节脱位的患者行踝臂指数的测量 [11]。测量踝臂指数是一种快速、可靠且与发病率无相关性的评估血管情况的方法，其是借助多普勒超声探头测量患侧下肢邻近踝关节处的血管收缩压与同侧上肢收缩压的比值。踝臂指数＞ 0.9 是提示血管正常的可靠指征 [12]。但是对于存在外周血管钙化的患者，该指数的可靠性可能会下降 [13]。当体格检查发现异常情况，或者踝臂指数＜ 0.9 时，均需要进一步行动脉造影或者血管成像等检查。

当出现膝关节脱位时对神经系统的检查评估具有一定的挑战性，因为这些征象往往被患者的头部损伤或中毒所掩盖。腓总神经损伤最为常见，其次是胫神经 [14]。必须评估这些外周神经的运动功能和感觉功能，因为存在单一功能受伤的可能 [15]。打算行膝关节复位时准确记录外周神经系统的功能状态十分重要，因为其亦有可能导致医源性神经损伤。

尽管很难对膝关节急性损伤进行查体，但是一个完整的体格检查应该包括对韧带结构的检查评估，尤其是对 ACL、PCL、MCL、LCL、后外侧以及后内侧角损伤情况的评估。理想状态下，对韧带结构的评估应该由接受过膝关节多发韧带损伤诊疗专业训练的医师一次性地完成，且操作应尽量轻柔，因为膝关节多发韧带损伤时膝关节严重不稳，过大幅度的检查操作可能会引起患肢疼痛或进一步的损伤。

Lachman 试验和后抽屉试验是分别对单独的 ACL 和 PCL 损伤敏感度最高的检查 [16]。对于多发韧带损伤，采用前后抽屉试验可能存在困难，而且也很难解释。胫骨内侧平台和股骨内侧髁之间出现的台阶征需要引起注意 [17]（图 4.2）。对 MCL 和 LCL 的评估可以分别通过外翻和内翻应力试验来完成。最好先在伸膝状态下进行，然后再在屈膝 30° 状态下检查一次。与对侧正常肢体进行比较对有效地鉴别病理性韧带松弛是很重要的。此外，还应对膝关节的伸膝装置进行检查评估。尽管伸膝装置很少受到损伤 [18]，但是一旦损伤则主动伸膝活动受限的发生率较高，因此，应尽早诊断和治疗伸膝装置损伤。一般可以通过直接触诊或直腿抬高试验来进行评估。

除此之外，还应触诊检查小腿筋膜室，以排除存在筋膜室综合征的可能。当反应迟缓或者不配合的患者出现异常的筋膜室张力时，也可以考虑进行有创测量筋膜室压。

4.2 影像学检查

当作出临床诊断和膝关节脱位闭合复位后，此时也应做影像学检查。膝关节平片可以帮助判断膝关节脱位的方向以及是否存在骨折。然而，当怀疑存在血管损伤时，还应考虑行动脉造影或者血管重建结合横断层面成像检查。不管是术前还是术中，目前动脉造影的作用仍存在争议 [19]。第一代膝关节脱位的处理原则要求对所有的患者常规性行动脉造影检查，然而，最近研究显示该检查方法获利有限。此外，该方法还存在潜在的风险，且占用大量资源。这些均限制了该方法的广泛应用，使人们不

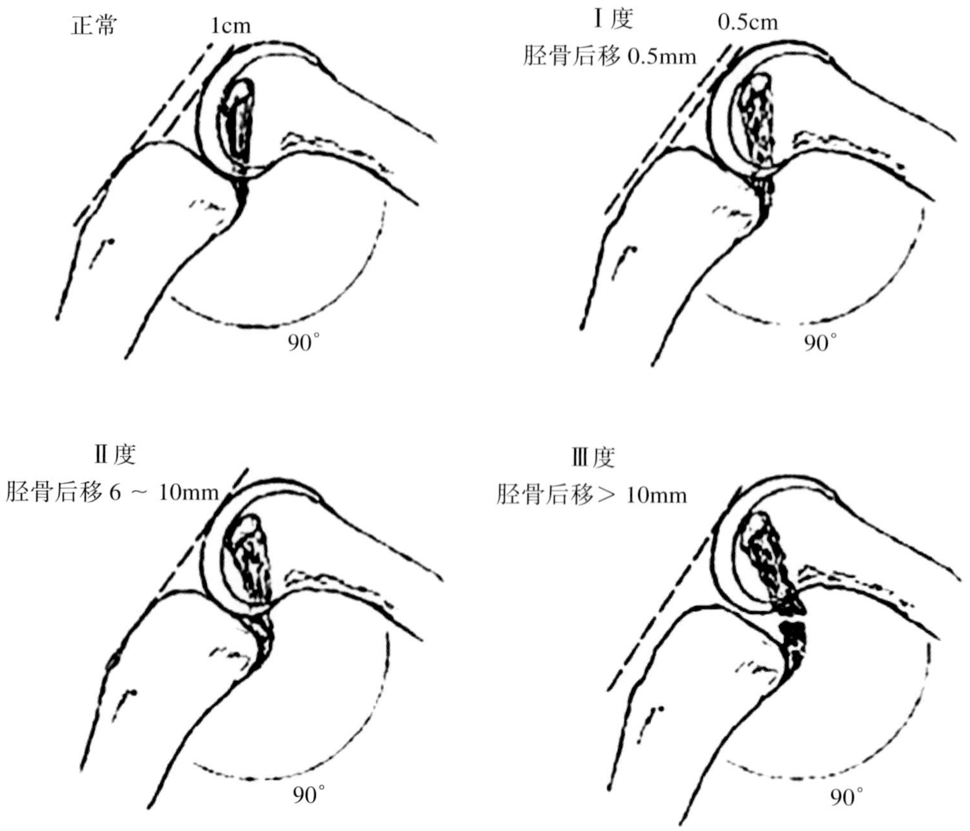

图 4.2 对交叉韧带所致膝关节不稳的评估［Assessment of cruciate unstable knee. From Petrie RS，Harner CD. Evaluation and management of the posterior cruciate injured knee.Oper Tech Sports Med，1999，7（3）：93-103. Reprinted with kind permission from Elsevier］

得不考虑其他影像学诊断方法。

随着 CT 技术的发展，其在诊断膝关节多发韧带损伤中的作用不断发生着演变。CT 可以清楚地显示是否存在骨折，以及骨折的特点和移位情况。此外，对于怀疑血管损伤的患者还可以同时行 CT 血管造影检查（图 4.3）[20]，这些特点均促使了 CT 的广泛应用。与传统动脉造影需要行股动脉穿刺置管相比，现在 CT 血管造影仅需由肘前静脉穿刺即可，显著降低了相关并发症的发生率 [21]。

MRI 检查在膝关节多发韧带损伤的诊治中起着极其重要的作用，因为 MRI 检查的时间很长，在进行检查之前需要患者相对稳定及配合。MRI 在辨别肌腱、韧带及半月板损伤中的能力是其他影像学方法无法比拟的（图 4.4）。MRI 可以清楚地显示韧带损伤的部位，是韧带近端损伤还是远端损伤，对下一步制订手术计划有重要的指导意义 [22]。此外，MRI 同样也可以用于对血管损伤的评估，以避免一些不必要的动脉造影检查。由于行 MRI 检查持续的时间较长，因此在检查前需要给予患肢必要的固定。据报道，MRI 在显示韧带损伤的部位和范围，以及确诊膝关节脱位上的准确性高达 85% ～ 100%，显著高于单纯体格检查（其准确率为 53% ～ 82%）[23]。

4.3 手术时机

既往对于膝关节多发韧带损伤的标准治疗方法为较长时间的夹板或支具固定 [24]，现在提倡通过手术方式解剖修复或重建受伤的韧带和半月板，以缓解疼痛，恢复膝关节的稳定性和正常功能。膝关节多发韧带损伤患者手术治疗时机的选择主要依赖于膝关节受伤的解剖特点、患者的整体生命情况以及是否合并其他合并症。当合并有血管损伤、开放性损伤、骨筋膜室综合征、固定性或不稳定性脱位时均需要急诊手术处理。

当膝关节脱位合并有血管损伤时需尽早进行诊断和治疗。标准的治疗方法是取对侧大隐静脉倒置重建动脉。但是对于牵拉伤所致的广泛软组织破坏，一期行血管修复往往十分困难，主要是由于牵拉伤所致的血管损伤血管断端往往不规则，参差不齐。术前血管外科医师的介入以及对侧肢体的术前准备是必需的。为了避免重建的结构再次损伤，以及促进软组织的恢复，应借助外固定支架临时固定膝关节（图 4.5）[25]。当怀疑血管损伤需要修复或者重建时，急诊手术是必需的。因为如果治疗延迟，则手术的失败率将增加，而且还存在发生肢体缺血 - 再灌注的风险，继而有引发其他系统并发症的可能 [26-28]。当血管损伤肢体缺血接近 6h 时，一个选择是顺应血管分流，同时取对侧大隐静脉进行血管旁路移植术 [29,30]。对于受伤 6h 后才使血管再通的患者，应该考虑行小腿四个骨筋膜室的切开减压术，此外，在任何时候怀疑发生骨筋膜室综合征时也均应行切开减压术 [31,32]。

对于膝关节开放性脱位，应该立即行清创冲洗，并行关节复位。给予抗菌治疗、多次清创冲洗以及尽早行创面覆盖均有助于降低并发症的发生。这些治疗措施有可能在一定程度上对后期的处理以及功能的恢复情况造成影响。但是如果发生深层软组织感染和其他伤口并发症的话，同样会妨碍对损伤的早期治疗。膝关节后外侧装置损伤所导致的脱位常常难以复位，需要急诊开放手术处理。对于此类损伤，可以考虑早期韧带修复，尽管有增加关节纤维粘连的可能 [33]。

当不存在需要急诊处理的情况时，对手术治疗时机的选择目前尚存在争议 [34]。大多数外科医师会选择在受伤至少 10 ～ 14 天后再行手术处理。在此期间可以促进软组织肿胀的消退，股四头肌功能

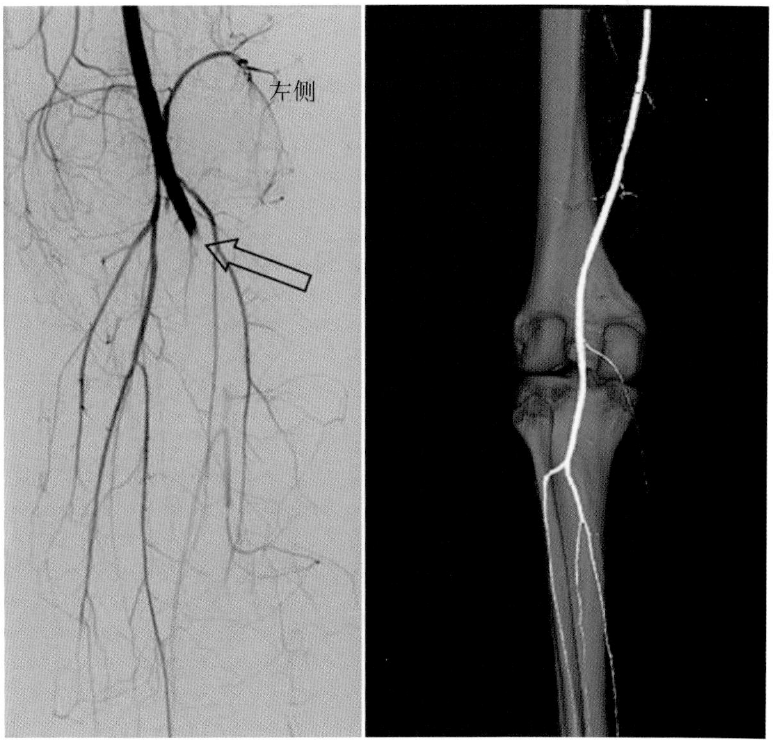

图 4.3 比较 CT 造影和传统造影

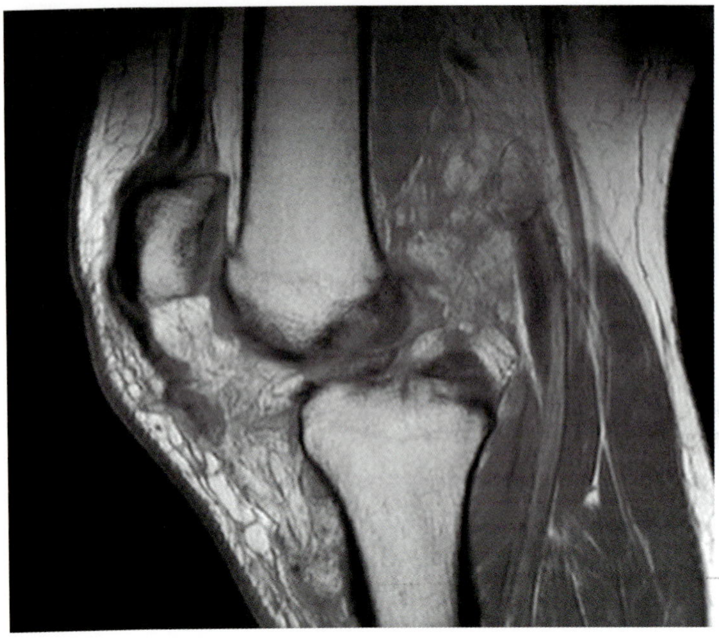

图 4.4　ACL 和 PCL 损伤伴髌韧带损伤

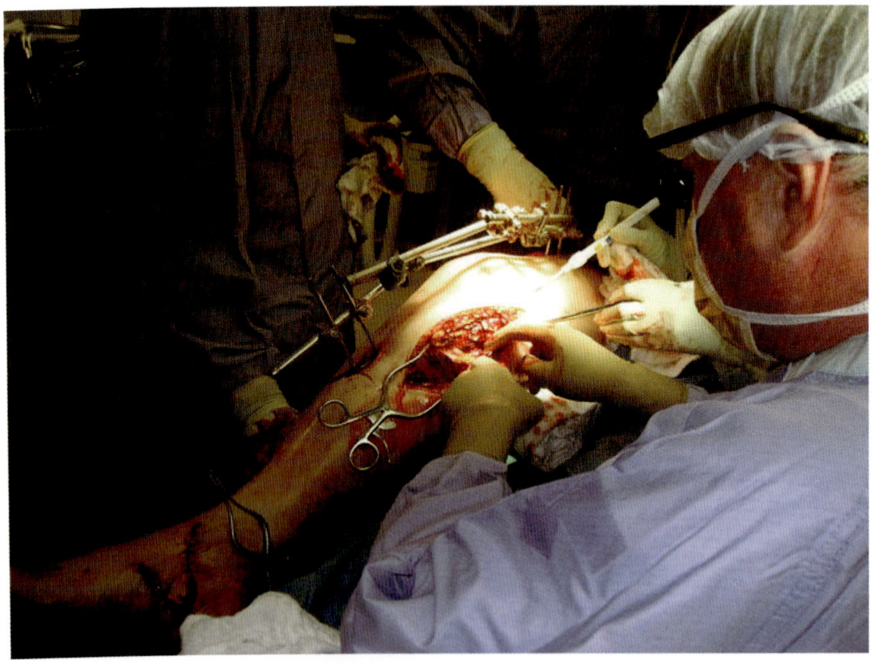

图 4.5　使用外固定支架固定后进行血管探查

的改善，以及关节囊结构的部分修复重建。对关节囊结构的部分修复重建可以为下一步行关节镜下交叉韧带重建术创造一个相对封闭的空间，以预防医源性骨筋膜室综合征的发生。研究显示，与延期手术相比，在受伤 3 周内手术治疗可以获得更好的膝关节稳定性和功能评分 [35-37]。此外，在 3 周后开展手术治疗时，由于瘢痕组织广泛形成，使发生术中和术后并发症的风险增加。但是早期手术治疗亦有发生膝关节纤维粘连的潜在可能。因此，理想的治疗方式应该是在关节镜下行交叉韧带重建，通过开放性术式行后外侧、后内侧复合体以及内、外侧副韧带的修复重建 [34]。

偶尔，当患者出现症状较晚或者而不能耐受手术时，则医师必须考虑延迟处理或采取慢性方式。

既往已经有多个研究报道了对慢性膝关节多韧带重建的术后疗效 [38-41]。总体上，与早期手术相比，膝关节的活动度下降，韧带松弛率升高。对于陈旧性多发韧带损伤，手术不仅要考虑包括取自体移植物和异体移植物来进行修复是否合适，也要考虑到广泛的瘢痕组织会给手术带来的复杂性，包括开放性手术及关节镜手术。

4.4 外固定

一般来说，如果膝关节脱位复位后相对稳定，可以不需要外支架固定措施。此外，外支架固定需要植入固定钉，容易发生钉道感染和关节僵硬，而且对于股四头肌亦有损伤，这些原因均限制了该方法的广泛应用 [42]。

然而，当膝关节脱位或者多发韧带损伤合并开放性损伤，或者行血管修复、筋膜切开后，或者关节复位后支具无法维持稳定性等情况时，应用外支架就显得十分必要 [43]。此外，对于肥胖患者，外支具固定常常匹配不良，患者往往不能耐受，这种情况也是使用外支架的相对指征。外支架固定相对于金属支具有三个主要优点：首先，外支架可以直接观察软组织情况，尤其是对于伴有开放性损伤或行筋膜切开术后伤口情况的观察。其次，易于对血液循环情况进行评价。再次，还便于患者的转运和活动。

对于膝关节脱位，需要行横跨关节外支架固定，即同时在胫骨和股骨上转入骨圆针。转入骨圆针时应注意避开受伤的区域以及后期手术重建的区域。对于股骨，可以由前面或者外侧面钻入固定针，这两种方式各有利弊。由大腿前面钻入固定针在技术上更简单、直接，但是会阻碍股四头肌收缩，导致肌肉废用，影响功能康复。由外侧面转入固定针可以避免对股四头肌的影响，但是可能在一定程度上降低固定效果。大部分外科医师选择在两个平面上行外支架固定，即将骨圆针固定在股骨外侧和胫骨前内侧，这样可以减少软组织损伤，降低钉道感染和松动的发生率，同时还能保证固定的机械强度。采用外支架固定时应将膝关节固定在完全伸直位，部分患者应固定在轻度屈曲位，如对于行血管重建术后的患者。不管应用何种方式固定，首要的前提是将膝关节完全复位，以避免膝关节复位不良带来的一些合并症（图 4.6）。

既往有研究提出跨膝外支架有可能会增加膝关节周围筋膜室的压力，尽管这看起来仅仅是短暂现象，很少发展为筋膜室综合征 [44]。尽管外支架固定会引起关节的慢性松弛，影响后期效果，但是在过去外支架仍被广泛用于对膝关节脱位的治疗。对于临时的外支架固定，术者应控制好固定时间，从而在关节僵直和松弛之间寻找平衡点 [45,46]。传统上外支架的固定时间一般为 6 ~ 8 周，通常可以在手术室全身麻醉下移除，这样可以同时便于在麻醉状态下进行查体以及可能的手术操作。

4.5 关节镜下与开放性交叉韧带手术

膝关节多发韧带损伤经常会累及 ACL 和 PCL，同时合并有侧副韧带及后外侧、后内侧复合体损伤的发生率也较高。尽管目前关节镜下手术是重建交叉韧带的标准术式，但是仍有部分医师选择使用传统的开放性手术方式 [47]。当然，某些情况下确实需要行开放性手术，比如对于难复性膝关节脱位，往往需要切开去除卡压的关节囊或股内侧肌纤维才能完全复位 [34]。既往有开放性伤口或者伴有伸膝装置受损的情况时亦应考虑采用开放性术式。伸膝装置受损是一种十分罕见的情况，手术时可以通过

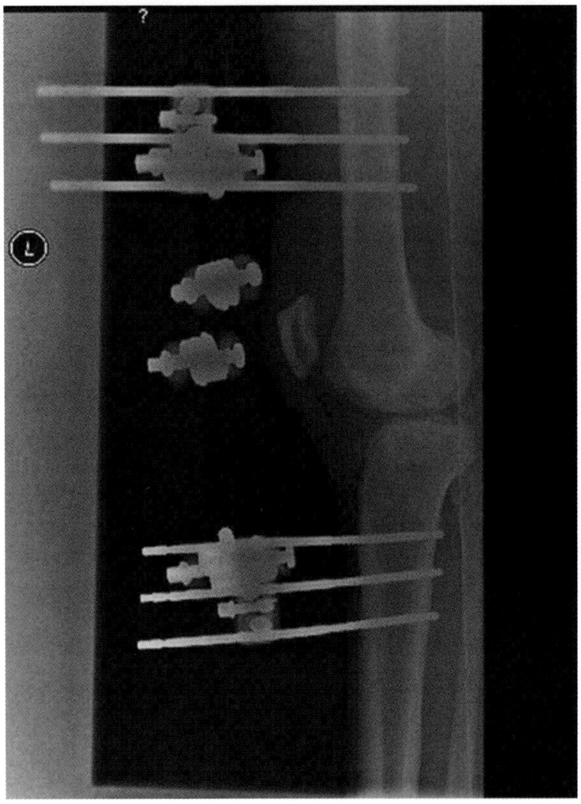

图 4.6 使用外固定支架固定的膝关节半脱位

利用膝关节正前方的原伤口，做一“天窗”式入路。

开放性手术在交叉韧带重建中有一定的优点。首先，开放性手术组织显露较好，可以清楚地显示 ACL 和 PCL 的解剖定位，准确地钻取骨道和韧带重建。此外，开放性手术还可以降低骨筋膜室综合征的发生率[48]。但是，开放性手术创伤较大，尤其是对伸膝装置的影响较大，术后发生膝关节粘连的风险也较大。开放性手术一般选取正中入路。为了避免对皮下软组织损伤过大而造成皮肤缺血，往往还需要取其他的辅助入路。这些亦增加了手术创伤，同时对将来膝关节的再手术（比如关节置换术）带来不便。相反，关节镜下韧带重建术手术切开较少，创伤亦较小。

目前关于开放性手术重建膝关节韧带术后效果的研究报道较少。Owens 等[47]回顾性分析了 30 例行开放性手术治疗膝关节脱位的患者，术后 Lysholm 评分平均为 89 分，关节平均活动度为 119°。Hischmann 等[49]报道了 56 例多发韧带损伤的患者，均行一期开放性韧带重建术，术后平均 Lysholm 评分为 83 分。这与近 10 年报道的关节镜下多韧带重建术术后功能评分基本相似（平均 Lysholm 评分为 84.3 分，平均活动度为 117°）[50]。

综上所述，对于膝关节多发韧带损伤采取开放性手术还是关节镜下行韧带重建，术后关节的功能及活动度均无明显差异。

4.6 经胫骨技术或 Inlay 技术重建 PCL

PCL 损伤可以发生于膝关节脱位，亦可见于多发韧带损伤。对于膝关节脱位来说，即便是Ⅱ度 PCL 损伤，仍可以采用保守治疗，尤其是对于运动员[51,52]。主要的保守治疗方式包括佩戴膝关节支

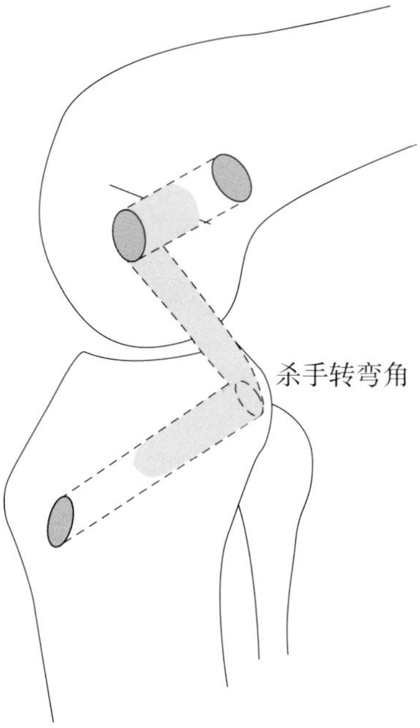

图 4.7 “杀手转弯角”现象

具和借助理疗增强股四头肌肌力。对于Ⅲ度 PCL 损伤，常常说明可能存在后外侧或后内侧复合体损伤 [53]。有些情况下，单纯的 PCL 损伤也可能发生。尽管目前对于单独 PCL 损伤行韧带重建术的指征尚不明确，但是对于膝关节明显不稳的患者仍有一定疗效。大多数膝关节韧带重建的专业医师均认为对于膝关节多发韧带损伤首先应进行 PCL 重建。目前有两种常用的 PCL 重建方式，即经胫骨隧道技术和 Inlay 技术 [54]。

经胫骨技术重建是目前常用的重建 PCL 的术式之一。该术式可以在仰卧位下完成，这样就可以同时完成 ACL 的重建而无须转换体位。此外，该术式可以在关节镜下完成，仅需在进准确定位导丝时做一个后内侧入路 [55]。然而，该术式也有一些不足之处。由于胫骨隧道和股骨隧道的方向不一致，在收紧移植物时会在胫骨近端后缘形成一个折角，就是通常说的“杀手转弯角”（图 4.7）[56,57]。这个转弯角一般接近 90°，这样就给收紧肌腱带来了困难。此外，后期还可能会导致移植物松弛，甚至手术失败 [58,59]。目前认为这个“杀手转弯角”是导致术后韧带松弛的主要原因。为此，很多外科医师开始探索其他重建方式。

Inlay 技术便是其中一种引起广泛关注的替代方式。所谓的 Inlay 技术是利用带骨块韧带重建 PCL，通过将骨块嵌入 PCL 的胫骨止点处来避免形成“杀手转弯角”及其他几何结构问题 [60]。当行经胫骨手术胫骨隧道位置不良或骨质缺失时，该术式可以用于 PCL 的翻修 [61]。对于既往有胫骨近端骨折或行截骨术后的患者，其正常的胫骨解剖结构发生改变，钻取骨隧道时发生不良并发症的概率增加，因此，建议使用 Inlay 技术进行 PCL 重建。此外，该术式还可以用于既往有胫骨干骨折行髓内钉固定的患者。

既往的研究表明，与经胫骨技术相比，使用 Inlay 技术进行 PCL 重建术，术后发生韧带松弛的概率较低 [62-64]，发生移植物磨损的概率也较低。然而 Inlay 技术亦有一些不足之处。为了将骨块准确地嵌入 PCL 胫骨止点处，需要在膝关节后方做一切口入路，这就要求手术医师对腘窝内血管和神经的解剖结构十分熟悉 [65,66]，而且一般手术时间也较长。此外，该术式要求患者处于俯卧位，这样给其他韧带重建带来了不便。而且手术过程中需要切开后方的关节囊，这样就会导致关节镜手术时液体充盈不良，而影响了手术操作视野。尤其当伴有多个韧带损伤需要同时重建 ACL 和 PCL 时，此缺点就会更为明显。而且该术式也无法使用肌腱牵张装置。

目前尚无研究报道比较经胫骨方式和 Inlay 方式重建 PCL 在治疗多发韧带损伤中的差异。然而，可以推测对于单纯 PCL 重建的一般原则。近期发表的一篇综述关于两种手术方式的差异亦不能得出任何明确性的结论 [67]。然而，该综述纳入了一些方法学较差以及结论不一致的文献。每位外科医师在选择使用何种手术方式时应综合考虑患者的所有资料，并根据自己的临床经验作出决断。

4.7 单束或双束重建交叉韧带

绝大多数 ACL 重建选择单束重建 [68]。然而，人们为了追求韧带的解剖重建，骨道选择的位点，尤其是股骨侧的骨道位点，也在不断更新变化 [69,70]。传统的经胫骨方式钻取股骨隧道不可能到达 ACL 的股骨足印区，故也不可能实现韧带的解剖重建。为此，人们选择通过前内侧入路钻取股骨隧道，降低了股骨侧的骨道位点，也可以重建 ACL 的抗旋转作用 [71]。然而，由于缺乏可靠的参考点，对于股骨侧理想骨道位点的选择方式多种多样，重建后的 ACL 位置也不一致。在 PCL 重建中也存在同样的问题。为了真正实现韧带的解剖重建，最大限度地恢复韧带的限制功能，很多外科医师正不断地寻找单束重建的替代方式。

长期以来，ACL 和 PCL 一直被认为包括两个独立的纤维束，从而在膝关节屈伸过程中可以从各个方向上限制关节的稳定性 [72,73]。在过去的 10 年中，为了追求韧带的解剖重建，提高重建韧带的限制作用，双束重建方式越来越受到人们的关注 [74,75]。对于 ACL 而言，双束重建就是分别重建前内侧束和后外侧束。前者在屈膝时紧张，后者在伸膝时紧张 [76]。与单束重建相比，双束重建可以更好地恢复膝关节在矢状面上的稳定性及旋转稳定性 [77,78]。尽管从理论上讲，ACL 双束重建方式能实现更好的机械稳定性，但是最近的 Meta 分析结果显示对于术后膝关节稳定性而言，单束和双束重建之间无显著性差异 [79]。而且双束重建方式的手术时间较长，需要更多的移植物，对手术医师的技术要求也较高。这些特点均限制了该方式的广泛应用。对于选择单束还是双束重建，可能需要将来更高质量的研究结果来提供依据。

对于 ACL 双束重建的探讨也引起了人们对 PCL 双束重建的关注（图 4.8）。由于相对于 ACL 重建而言 PCL 重建的病例数较少，因此关于 PCL 双束重建的文献报道也较少。尽管目前缺乏足够的研究结果支持，理论上讲，PCL 双束重建方式可以降低膝关节后向的松弛，提供更好的抗旋转稳定性 [80-82]。与 ACL 双束重建一样，PCL 双束重建同样会延长手术时间，需要更多的移植物，并且技术要求较高 [83]。

对于多发韧带损伤，是否行双束方式重建 ACL 和 PCL 需要仔细地评估决断。目前韧带重建术后松弛是一个常见的术后并发症。理论上，双束重建可以提供更好的稳定性，似乎可以解决这个问题。然而，多发韧带损伤导致膝关节在多个方向不稳，这样使手术医师无法准确判断双束重建时将韧带收紧到何种程度。此外，若对 ACL 和 PCL 均行双束重建，股骨和胫骨侧均有 4 个骨道，这样使韧带的空间结构过于复杂，同时增加了骨质的丢失，尤其是对于那些股骨远端和胫骨近端骨质存储不足的患者而言更增加了手术的难度。而且多发韧带损伤时关节囊一般也会受累，双束重建的手术时间较长，因此发生其他并发症的概率也会增加。

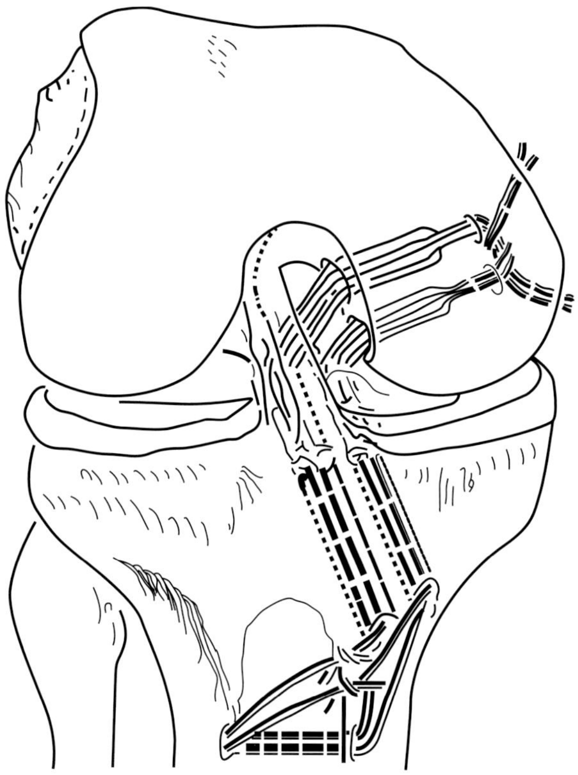

图 4.8 PCL 双束重建 [From Chen B，Gao S. Double-bundle posterior cruciate ligament reconstruction using a non-hardware suspension fixation technique and 8 strands of autogenous hamstring tendons. Arthroscopy：J Arthroscopic Related Surg. 25（7）：777-782. Reprinted with kind permission from Elsevier]

总之，对于选择单束还是双束方式重建 ACL 或 PCL，应该综合考虑患者的个体因素、医疗单位资源的提供情况以及手术医师的技术水平，从而作出合适的决定。

（李　箭　张承昊　云　翥　毛云鹤 译）

参考文献

1. American College of Surgeons Committee on Trauma. Advanced Trauma Life Support for Doctors: Student Course Manual (7th ed). 2004. Chicago: American College of Surgeons.
2. Mills WJ, Tejwani N. Heterotopic ossification after knee dislocation: the predictive value of the injury severity score. J Orthop Trauma. 2003;17(5):338–45.
3. Kilicoglu O, Demirhan M. Irreducible posterolateral knee dislocation associated with interposition of the vastus medialis. Am J Sports Med. 2005;33(12):1931.
4. Silverberg DA, Acus R. Irreducible posterolateral knee dislocation associated with interposition of the vastus medialis. Am J Sports Med. 2004;32(5):1313–6.
5. Dubberley J, Burnell C, Longstaffe A, MacDonald PB. Irreducible knee dislocation treated by arthroscopic debridement. Arthroscopy. 2001;17(3):316–9.
6. Meyers MH, Moore TM, Harvey Jr JP. Traumatic dislocation of the knee joint. J Bone Joint Surg Am. 1975;57(3):430–3.
7. King 3rd JJ, Cerynik DL, Blair JA, Harding SP, Tom JA. Surgical outcomes after traumatic open knee dislocation. Knee Surg Sports Traumatol Arthrosc. 2009;17(9):1027–32.
8. Braband M, Hosbond S, Folkstad L. Capillary refill time: a study of interobserver reliability among nurses and nurse assistants. Eur J Emerg Med, 2011;18(1): p 46–49.
9. Hollis JD, Daley BJ. 10-year review of knee dislocations: is arteriography always necessary? J Trauma. 2005;59(3):672–5.
10. Klineberg EO, Crites BM, Flinn WR, Archibald JD, Moorman 3rd CT. The role of arteriography in assessing popliteal artery injury in knee dislocations. J Trauma. 2004;56(4):786–90.
11. Nicandri GT, Dunbar RP, Wahl CJ. Are evidence-based protocols which identify vascular injury associated with knee dislocation underutilized? Knee Surg Sports Traumatol Arthrosc. 2010;18(8):1005–12.
12. Mills WJ, Barei DP, McNair P. The value of the Ankle-brachial index for diagnosing arterial injury after knee dislocation: a prospective study. J Trauma. 2004;56(6):1261–5.
13. Aboyans V, Ho E, Denenberg JO, Ho LA, Natarajan L, Criqui MH. The association between elevated ankle systolic pressures and peripheral occlusive arterial disease in diabetic and nondiabetic subjects. J Vasc Surg. 2008;48(5):1197–203.
14. Frassica FJ, Sim FH, Staeheli JW, Pairolero PC. Dislocation of the knee. Clin Orthop Relat Res. 1991;263:200–5.

15. Niall DM, Nutton RW, Keating JF. Palsy of the common peroneal nerve after traumatic dislocation of the knee. J Bone Joint Surg Br. 2005;87(5):664–7.
16. Benjaminse A, Gokeler A, van der Schans CP. Clinical diagnosis of an anterior cruciate ligament rupture: a meta-analysis. J Orthop Sports Phys Ther. 2006;36(5):267–88.
17. Petrie RS. Harner CD evaluation and management of the posterior cruciate injured knee. Oper Tech Sports Med. 1999;7(3):93–103.
18. Wissman RD, Verma S, Kreeger M, Robertson M. Extensor mechanism injuries in tibiofemoral dislocations. J Comput Assist Tomogr. 2009;33(1):145–9.
19. Nicandri GT, Chamberlain AM, Wahl CJ. Practical management of knee dislocations: a selective angiography protocol to detect limb-threatening vascular injuries. Clin J Sport Med. 2009;19(2):125–9.
20. Redmond JM, Levy BA, Dajani KA, Cass JR, Cole PA. Detecting vascular injury in lower-extremity orthopedic trauma: the role of CT angiography. Orthopedics. 2008;31(8):761–7.
21. Ahmad F, Turner SA, Torrie P, Gibson M. Iatrogenic femoral artery pseudoaneurysms—a review of current methods of diagnosis and treatment. Clin Radiol. 2008;63(12):1310–6.
22. Coates M, Stewart N, Morganti V, Twaddle B. Magnetic resonance findings in knee dislocation: pictorial essay. Australas Radiol. 2000;44(4):373–84.
23. Twaddle BC, Hunter JC, Chapman JR, Simonian PT, Escobedo EM. MRI in acute knee dislocation. A prospective study of clinical, MRI, and surgical findings. J Bone Joint Surg Br. 1996;78(4):573–9.
24. Dedmond BT, Almekinders LC. Operative versus nonoperative treatment of knee dislocations: a meta-analysis. Am J Knee Surg. 2001;14(1):33–8. Winter.
25. Levy BA, Krych AJ, Shah JP, Morgan JA, Stuart MJ. Staged protocol for initial management of the dislocated knee. Knee Surg Sports Traumatol Arthrosc. 2010;18(2):1630–7.
26. Davidovic LB, Cinara IS, Ille T, Kostic DM, Dragas MV, Markovic DM. Civil and war peripheral arterial trauma: review of risk factors associated with limb loss. Vascular. 2005;13(3):141–7.
27. Beyersdorf F, Schlensak C. Controlled reperfusion after acute and persistent limb ischemia. Semin Vasc Surg. 2009;22(1):52–7.
28. Farber A, Hamburg N, Onigman T, et al. Delayed fasciotomy in patients with extremity vascular injury is associated with increased risk of adverse limb outcomes: a review of the National Trauma Data Bank. J Vasc Surg. 2010;52(4):1118.
29. Hossny A. Blunt popliteal artery injury with complete lower limb ischemia: is routine use of temporary intraluminal arterial shunt justified? J Vasc Surg. 2004;40(1):61–6.
30. Reber PU, Patel AG, Sapio NL, Ris HB, Beck M, Kniemeyer HW. Selective use of temporary intravascular shunts in coincident vascular and orthopedic upper and lower limb trauma. J Trauma. 1999;47(1):72–6.
31. Kronja G, Misović S, Tomić A. Indications and results of fasciotomy in vascular injuries of the lower extremities. Vojnosanit Pregl. 2000;57(3):271–6.
32. Abouezzi Z, Nassoura Z, Ivatury RR, Porter JM, Stahl WM. A critical reappraisal of indications for fasciotomy after extremity vascular trauma. Arch Surg. 1998;133(5):547–51.
33. Magit D, Wolff A, Sutton K, Medvecky MJ. Arthrofibrosis of the knee. J Am Acad Orthop Surg. 2007;15(11):682–94.
34. Levy BA, Dajani KA, Morgan JA, Shah JP, Dahm DL, Stuart MJ. Repair versus reconstruction of the fibular collateral ligament and posterolateral corner in the multiligament-injured knee. Am J Sports Med. 2010;38(4):804–9.
35. Liow RY, McNicholas MJ, Keating JF, Nutton RW. Ligament repair and reconstruction in traumatic dislocation of the knee. J Bone Joint Surg Br. 2003;85(6):845–51.
36. Harner CD, Waltrip RL, Bennett CH, Francis KA, Cole B, Irrgang JJ. Surgical management of knee dislocations. J Bone Joint Surg Am. 2004;86-A(2):262–73.
37. Tzurbakis M, Diamantopoulos A, Xenakis T, Georgoulis A. Surgical treatment of multiple knee ligament injuries in 44 patients: 2–8 years follow-up results. Knee Surg Sports Traumatol Arthrosc. 2006;14(8):739–49.
38. Strobel MJ, Schulz MS, Petersen WJ, et al. Combined anterior cruciate ligament, posterior cruciate ligament, and posterolateral corner reconstruction with autogenous hamstring grafts in chronic instabilities. Arthroscopy. 2006;22(2):182–92.
39. Karataglis D, Bisbinas I, Green MA, et al. Functional outcome following reconstruction in chronic multiple ligament deficient knees. Knee Surg Sports Traumatol Arthrosc. 2006;14(9):843–7.
40. Zhao J, He Y, Wang J. Simultaneous arthroscopic reconstruction of the anterior and posterior cruciate ligaments with autogenous hamstring tendons. Arthroscopy. 2006;22(5):497–504.
41. Engebretsen L, Risberg MA, Robertson B, et al. Outcome after knee dislocations: a 2–9 years follow-up of 85 consecutive patients. Knee Surg Sports Traumatol Arthrosc. 2009;17(9):1013–26.
42. Bibbo C, Brueggeman J. Prevention and management of complications arising from external fixation pin sites. J Foot Ankle Surg. 2010;49(1):87–92.
43. Stuart MJ. Evaluation and treatment principles of knee dislocations. Oper Tech Sports Med. 2001;9:91–5.
44. Egol KA, Bazzi J, McLaurin TM, Tejwani NC. The effect of knee-spanning external fixation on compartment pressures in the leg. J Orthop Trauma. 2008;22(10):680–5.
45. Roman PD, Hopson CN, Zenni Jr EJ. Traumatic dislocation of the knee: a report of 30 cases and literature review. Orthop Rev. 1987;16(12):917–24.
46. Thomsen PB, Rud B, Jensen UH. Stability and motion after traumatic dislocation of the knee. Acta Orthop Scand. 1984;55(3):278–83.
47. Owens BD, Neault M, Benson E, Busconi BD. Primary repair of knee dislocations: results in 25 patients (28 knees) at a mean follow-up of 4 years. J Orthop Trauma. 2007;21(2):92–6.
48. Belanger M, Fadale P. Compartment syndrome of the leg after arthroscopic examination of a tibial plateau fracture. Case report and review of the literature. Arthroscopy. 1997;13(5):646–51.
49. Hirschmann MT, Zimmermann N, Rychen T, et al. Clinical and radiological outcomes after management of traumatic knee dislocation by open single stage complete reconstruction/repair. BMC Musculoskelet Disord. 2010;11:102.
50. Peskun CJ, Whelan DB. Outcomes of operative and nonoperative treatment of multiligament knee injuries: an evidence based review. Sports Med Arthrosc. 2011;19(2):167–73.
51. Parolie JM, Bergfeld JA. Long-term results of nonoperative treatment of isolated posterior cruciate ligament injuries in the athlete. Am J Sports Med. 1986;14(1):35–8.
52. Jung YB, Tae SK, Lee YS, Jung HJ, Nam CH, Park SJ. Active non-operative treatment of acute isolated posterior cruciate ligament injury with cylinder cast immobilization. Knee Surg Sports Traumatol Arthrosc. 2008;16(8):729–33.

53. Sekiya JK, Whiddon DR, Zehms CT, Miller MD. A clinically relevant assessment of posterior cruciate ligament and posterolateral corner injuries. Evaluation of isolated and combined deficiency. J Bone Joint Surg Am. 2008;90(8):1621–7.
54. May JH, Gillette BP, Morgan JA, Krych AJ, Stuart MJ, Levy BA. Transtibial versus inlay posterior cruciate ligament reconstruction: an evidence-based systematic review. J Knee Surg. 2010;23(2):73–9.
55. Fanelli GC, Beck JD, Edson CJ. Double bundle posterior cruciate ligament reconstruction: surgical technique and results. Sports Med Arthrosc. 2010;18(4):242–8.
56. Kim SJ, Shin JW, Lee CH, et al. Biomechanical comparisons of three different tibial tunnel directions in posterior cruciate ligament reconstruction. Arthroscopy. 2005;21(3):286–93.
57. Huang TW, Wang CJ, Weng LH, Chan YS. Reducing the "killer turn" in posterior cruciate ligament reconstruction. Arthroscopy. 2003;19(7):712–6.
58. Cooper DE, Stewart D. Posterior cruciate ligament reconstruction using single-bundle patella tendon graft with tibial inlay fixation: 2- to 10-year follow-up. Am J Sports Med. 2004;32(2):346–60.
59. McAllister DR, Markolf KL, Oakes DA, Young CR, McWilliams J. A biomechanical comparison of tibial inlay and tibial tunnel posterior cruciate ligament reconstruction techniques: graft pretension and knee laxity. Am J Sports Med. 2002;30(3):312–7.
60. Stannard JP. Anatomic posterior cruciate ligament reconstruction with allograft. J Knee Surg. 2010;23(2):81–7.
61. Noyes FR, Barber-Westin S. Posterior cruciate ligament replacement with a two-strand quadriceps tendon-patellar bone autograft and a tibial inlay technique. J Bone Joint Surg Am. 2005;87(6):1241–52.
62. Kim SJ, Kim TE, Jo SB, Kung YP. Comparison of the clinical results of three posterior cruciate ligament reconstruction techniques. J Bone Joint Surg Am. 2009;91(11):2543–9.
63. Bergfeld JA, McAllister DR, Parker RD, Valdevit AD, Kambic HE. A biomechanical comparison of posterior cruciate ligament reconstruction techniques. Am J Sports Med. 2001;29(2):129–36.
64. MacGillivray JD, Stein BE, Park M, Allen AA, Wickiewicz TL, Warren RF. Comparison of tibial inlay versus transtibial techniques for isolated posterior cruciate ligament reconstruction: minimum 2-year follow-up. Arthroscopy. 2006;22(3):320–8.
65. Mauro MA, Jaques PF, Moore M. The popliteal artery and its branches: embryologic basis of normal and variant anatomy. AJR Am J Roentgenol. 1988;150(2):435–7.
66. Hoppenfeld S, DeBoer P, Buckley R. Surgical Exposures in Orthopaedics: The Anatomic Approach. (4th Ed) 2009. Phladelphia. Lippincott Williams and Wilkins.
67. Papalia R, Osti L, Del Buono A, Denaro V, Maffulli N. Tibial inlay for posterior cruciate ligament reconstruction: a systematic review. Knee. 2010;17(4):264–9.
68. Carr AJ. Evidence-based orthopaedic surgery: what type of research will best improve clinical practice? J Bone Joint Surg Br. 2005;87(12):1593–4.
69. Crawford C, Nyland J, Landes S, et al. Anatomic double bundle ACL reconstruction: a literature review. Knee Surg Sports Traumatol Arthrosc. 2007;15(8):946–64.
70. Bedi A, Musahl V, Steuber V, et al. Transtibial versus anteromedial portal reaming in anterior cruciate ligament reconstruction: an anatomic and biomechanical evaluation of surgical technique. Arthroscopy. 2011;27(3):380–90.
71. Woo SL, Kanamori A, Zeminski J, Yagi M, Papageorgiou C, Fu FH. The effectiveness of reconstruction of the anterior cruciate ligament with hamstrings and patellar tendon. A cadaveric study comparing anterior tibial and rotational loads. J Bone Joint Surg Am. 2002;84-A(6):907–14.
72. Norwood Jr LA, Cross MJ. The intercondylar shelf and the anterior cruciate ligament. Am J Sports Med. 1977;5(4):171–6.
73. Norwood LA, Cross MJ. Anterior cruciate ligament: functional anatomy of its bundles in rotatory instabilities. Am J Sports Med. 1979;7(1):23–6.
74. Beynnon BD, Johnson RJ, Abate JA, Fleming BC, Nichols CE. Treatment of anterior cruciate ligament injuries, part I. Am J Sports Med. 2005;33(10):1579–602.
75. Beynnon BD, Johnson RJ, Abate JA, Fleming BC, Nichols CE. Treatment of anterior cruciate ligament injuries, part 2. Am J Sports Med. 2005;33(11):1751–67.
76. Khan MS, Seon JK, Song EK. Risk factors for anterior cruciate ligament injury: assessment of tibial plateau anatomic variables on conventional MRI using a new combined method. Int Orthop. 2011;35(8):1251–6.
77. Markolf KL, Park S, Jackson SR, McAllister DR. Anterior-posterior and rotatory stability of single and double-bundle anterior cruciate ligament reconstructions. J Bone Joint Surg Am. 2009;91(1):107–18.
78. Markolf KL, Park S, Jackson SR, McAllister DR. Contributions of the posterolateral bundle of the anterior cruciate ligament to anterior-posterior knee laxity and ligament forces. Arthroscopy. 2008;24(7):805–9.
79. Branch TP, Siebold R, Freedberg HI, Jacobs CA. Double-bundle ACL reconstruction demonstrated superior clinical stability to single-bundle ACL reconstruction: a matched-pairs analysis of instrumented tests of tibial anterior translation and internal rotation laxity. Knee Surg Sports Traumatol Arthrosc. 2011;19(3):432–40.
80. Meredick RB, Vance KJ, Appleby D, Lubowitz JH. Outcome of single-bundle versus double-bundle reconstruction of the anterior cruciate ligament: a meta-analysis. Am J Sports Med. 2008;36(7):1414–21.
81. Yoon KH, Bae DK, Song SJ, Cho HJ, Lee JH. A prospective randomized study comparing arthroscopic single-bundle and double-bundle posterior cruciate ligament reconstructions preserving remnant fibers. Am J Sports Med. 2011;39(3):474–80.
82. Chhabra A, Kline AJ, Harner CD. Single-bundle versus double-bundle posterior cruciate ligament reconstruction: scientific rationale and surgical technique. Instr Course Lect. 2006;55:497–507.
83. Whiddon DR, Zehms CT, Miller MD, Quinby JS, Montgomery SL, Sekiya JK. Double compared with single-bundle open inlay posterior cruciate ligament reconstruction in a cadaver model. J Bone Joint Surg Am. 2008;90(9):1820–9.

第 5 章

膝关节脱位的分级和手术选择

Bryon D. Hobby，Daniel C. Wascher，Robert C. Schenck Jr.

5.1 引 言

膝关节脱位（knee dislocation，KD）的定义在过去的 30 年里发生了巨大的变化。曾经认为膝关节脱位的发生率很低，对于骨科医师来说，在整个职业生涯中遇很难遇到一例以上的病例，但现在膝关节脱位的发生率比过去显著升高 [1]。然而，尽管其发生率并不高，在所有骨科损伤中占 0.02% ～ 0.2%[2]，但由于各种原因，目前膝关节脱位的发生率不断升高。可能的原因包括创伤发生率的增加，采取更好的保护措施而降低了创伤的死亡率，以及极限活动的增多。另一个导致脱位发生率升高的因素是对自行复位的膝关节脱位的认识。Wascher 等报道在＞ 50% 的膝关节脱位患者中股骨胫骨关节位于复位位置 [3]。对于自行复位的膝关节脱位的认识使医师们更加意识到必须将膝关节多发韧带损伤当作膝关节脱位进行治疗。因此，膝关节脱位的系统分型十分必要，可以帮助骨科医师对这些复杂的膝关节损伤进行诊断和治疗。

分型系统的应用有多重目的，并且十分实用。分型必须简单、可重复，有助于提供者和所有的阅读者进行交流。在治疗过程中，分型有助于手术方式的选择。此外，一个好的分型也可以反映出损伤的严重性。膝关节脱位既可以通过位置分型，或通过受伤时的能量分型，也可以通过损伤的解剖结构分型。我们将在本章回顾每一种分型方式。

5.2 初步评估

初步评估应涵盖全面的体格检查。因为膝关节脱位经常发生于多发性创伤的患者，体格检查应当包含对患者头部、胸部、腹部和四肢的一般评估。初步检查应包括检查膝关节贯穿伤口、存在的畸形以及膝关节活动度的检查。检查韧带时必须包括屈膝 20° 时 Lachman 检查、屈膝 90° 时前后抽屉试验、屈膝 0° 和 30° 时内外翻应力试验，以及如果患者能够耐受疼痛时需行 Dial 试验。对膝关节脱位的检查通过采取标准的 Lachman 试验（将检查者的大腿置于被检者的膝关节下）通常可以减少疼痛以及提高准确性。触诊通常用于检查伸膝装置或腘绳肌腱断裂。如患者可进行直腿抬高动作，对于伸膝装置的情况检查十分有用。另外，应仔细检查血管的解剖情况，这对于膝关节脱位的治疗方式起到决定性的作用。如果血管损害被延迟诊断，可导致骨筋膜室综合征甚至截肢。最简易的血管检查包括触诊胫后和足背动脉搏动以及毛细血管充盈时间的触诊。基于初步评估，进一步的检查应当根据循证指南进行，包括 ABI 指数、血管造影、血管 CT 造影和腘动脉紧急探查[4-7]。血管治疗的必要性取决于检查的结果（图 5.1），而神经功能检查评估对于无意识的患者或有多发创伤存在的患者十分困难，对于胫神经和腓总神经的评估十分重要，需要尽量进行。术前神经损伤的诊断可以帮助制订治疗计划和预测结果[8,9]。

在全面的体格检查后，应当进行正、侧位 X 线检查，以诊断骨折和评估胫骨股骨移位。术后 X 线检查可用于评估复位后关节力线是否恢复。MRI 在鉴定损伤的结构、程度和部位上十分有用[10-12]。尽管 MRI 在协助确定是否手术和手术计划时十分有用，但仍然不能取代全面的体格检查（图 5.2）。

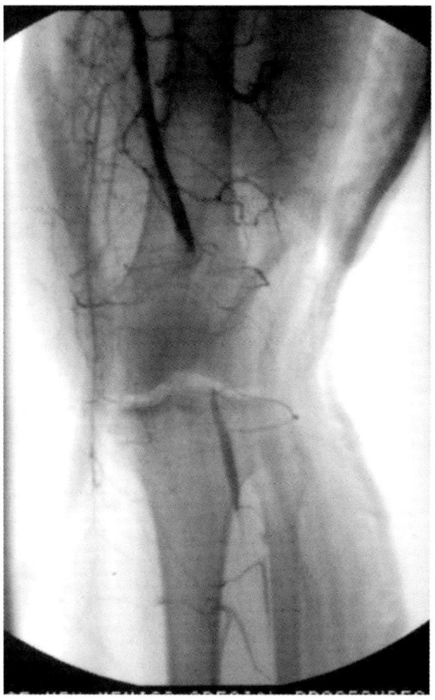

图 5.1　膝关节脱位导致腘动脉损伤的血管造影图像 [Reprinted with permisson from Wascher DC. Highenergy knee dislocations. In：Drez D, Jr，DeLee JC，editors. Operative techniques in sports medicine vol. 11. Philadelphia：W. B. Saunders，2003]

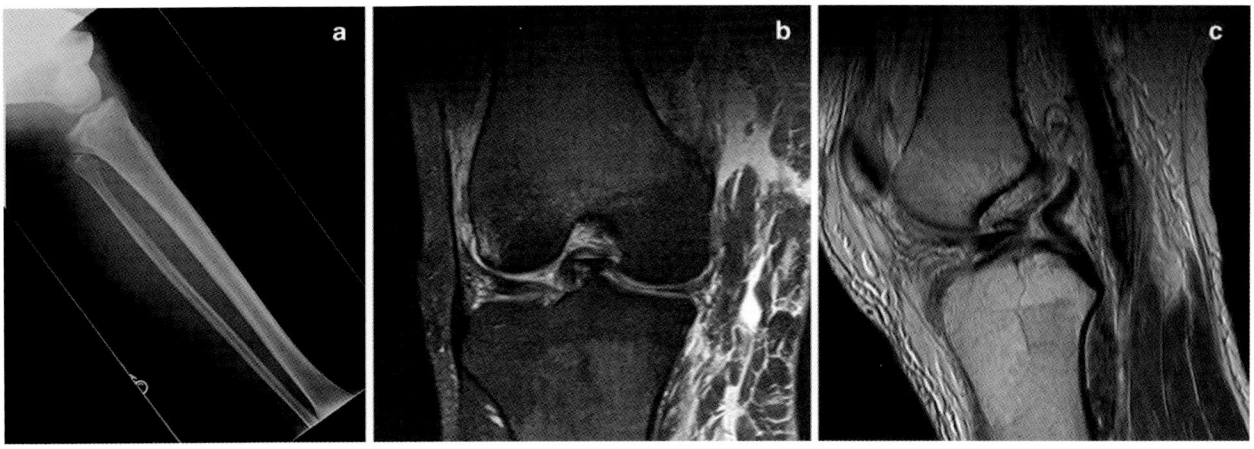

图 5.2　图（a）为同一个患者的膝关节脱位时的 X 线片。图（b）冠状位和图（c）矢状位 MRI 显示了 ACL、PCL 和半月板桶柄状撕裂。冠状位还显示了 MCL 损伤

评估膝关节损伤最终和最关键的一步是在麻醉下检查（examination under anesthesia，EUA）。一个全面的 EUA 可以给临床医师提供损伤结构的功能情况。在许多病例中，通过 MRI 诊断的损伤结构可能仍有功能，但并不需要修复或重建。此外，对于严重的关节囊和交叉韧带损伤，即使延迟手术也有愈合的可能。评估整体结构损伤的唯一方法是手术时进行 EUA[13,14]。

5.3 脱位位置的分型

脱位位置的分型系统最初是由 Kennedy 提出的，该分型取决于脱位时胫骨相对于股骨的关系[15]。该分型需要膝关节脱位时临床或影像学资料。通过这一分型，可分为 5 种类型的脱位：向前、向后、向内侧、向外侧和旋转脱位。旋转脱位被进一步分为几种亚型：前内、前外、后内及后外侧脱位。后外侧旋转脱位是最常见的旋转脱位。

尽管该分型系统已被使用许多年，但是仍有一定的局限性。胫骨和股骨位置分型对于同时并存的损伤诊断十分有用，如血管或神经损伤。前向和后向脱位很有可能合并腘动脉损伤[1,15,16]。然而，由于所有的分型都有可能合并血管损伤，不管是哪种脱位，医师都应高度警惕是否存在血管损伤。位置分型也可以协助确定复位方式，但是大多数脱位通过轴向牵引很容易复位。当医师在确定后外侧脱位时该分型十分有用（图 5.3）。警惕股骨内侧髁钮扣孔样通过内侧关节囊组织，卡压陷入的内侧副韧带或内侧结构时，通常是不能够复位的[13,14,17-20]。后外侧膝关节脱位特征性的标志是沿着内侧膝关节间隙的内侧皮肤的“深沟征”（medial skin furrowing），通常会显示出股骨髁远端的关节面的轮廓。对这种情况有必要迅速复位，否则股骨内侧髁的压迫会使皮肤和（或）内侧副韧带坏死。发生后外侧脱位时骨科医师应高度警惕切开复位的可能性。同时，这种脱位也经常合并腓总神经损伤[13]。

通过胫骨位置分型的最大不足是其不能对大约 50% 的已经复位的膝关节脱位进行分型。由于不能通过位置对这种损伤进行分型，临床医师常不能把多发韧带损伤视为膝关节脱位而对其仔细评估，尤其是查看血管情况。如果未能及时发现膝关节脱位中伴随的上方神经损伤，将导致严重的后果。

我们还发现了位置分型系统存在其他缺陷，即该系统无助于外科治疗。在手术切口位置制订、需

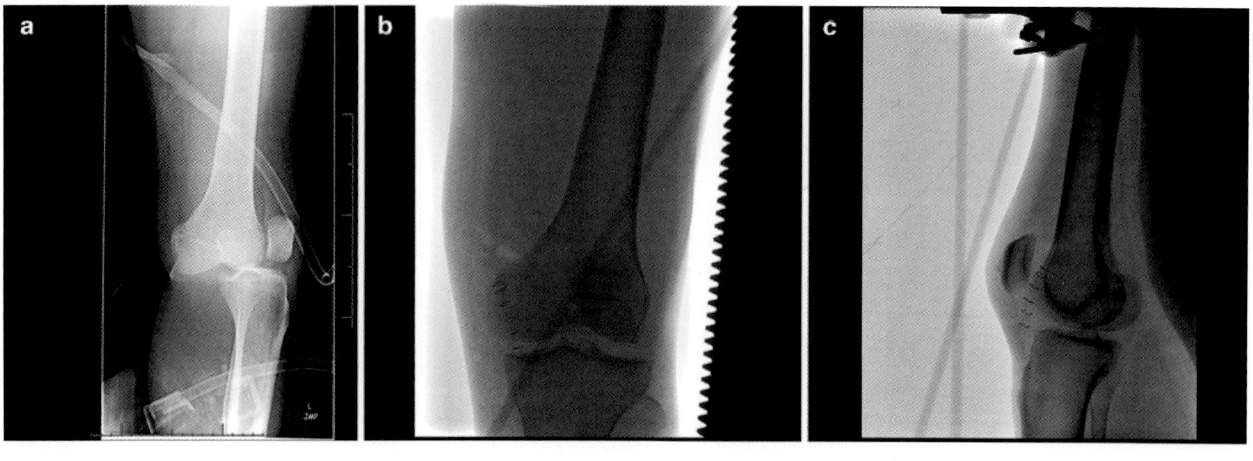

图 5.3 图（a）为后外侧脱位的印象学检查。这种膝关节脱位是可复性的，需要做一个将 MCL 插入关节的开放性复位。图（b）和图（c）分别是复位后的前后位片和侧位片

要韧带移植物的数量或是否需要固定骨等问题上不能提供有用的信息。此外，该分型无法帮助医师进行方便、全面的交流。虽然该系统曾经比较重要，但除了后外侧膝关节脱位，我们发现这个分型不能对膝关节脱位患者提供最新治疗的建设。

5.4 通过损伤能量分型

膝关节脱位也可通过损伤时能量或暴力的大小进行分型，即基于受伤时是高能量还是低能量机制对损伤进行分型（表 5.1）[21-23]。高能量膝关节脱位患者包括摩托车机动车冲撞、工伤意外或高处坠伤。低能量损伤指体育运动中受伤、较轻的摔伤或肥胖患者。

表 5.1 损伤能量分型

分型	
高能量脱位	摩托车机动车冲撞、工业意外或高处坠伤
低能量脱位	运动活动或摔伤，常为单独损伤

大多数膝关节脱位是高能量损伤或较大的创伤所致。高能量患者通常合并多系统的损伤，包括头部、胸部、腹部及其他肢体的损伤。这些损伤可造成生命危险，并且在处理膝关节脱位韧带损伤前需要优先处理。膝关节脱位在多发损伤患者需要急诊医师、创伤医师和骨科医师的协作，以保证患者所有的损伤都得到了恰当的治疗。处理膝关节脱位前应当先治疗威胁生命的胸内或腹腔内损伤，并且当膝关节脱位合并血管损伤时也不应当被忽视，延迟 6 ~ 8h 修复血管极有可能导致肢体坏死 [16,24]。

损伤能量水平在一定程度上决定了膝关节脱位的治疗过程。高能量膝关节脱位更常合并其他损伤，可能会导致治疗的延迟。我们发现对于高能量膝关节脱位，最好通过外固定支架保持患者稳定，直到其能够承受手术修复（图 5.4）。临时固定 6 ~ 8 周有时可以作为那些合并严重损伤患者的治疗选择。相反，接受低能量的膝关节脱位患者，一旦活动度有所恢复，通常适合早期重建或修复，或重建侧方结构。尽管腘动脉损伤完全可发生于任何膝关节脱位患者，但认为在低能量损伤患者中很少发生 [5,22]。

通过受伤时的能量对膝关节进行分型有很多不足。首先，损伤能量通常较为任意。许多体育运动可被列入高能量组或低能量组，例如，对于滑雪导致的膝关节脱位，可能是由于在低速滑行时在平地上跌倒或竞赛者在高速滑行时跌倒，并冲撞了路旁障碍物。在最初和最终的治疗策略中这些情况可能需要个体化处理。其次，损伤能量分型系统不能准确地预测合并血管和神经损伤的风险。再次，这一分型没有确定损伤结构或有助于制订手术计划。最后，由于该分型没有确定损伤解剖结构，因此，也不能帮助医师快速、准确地交流确切的损伤结构。

5.5 解剖分型

解剖分型是在膝关节韧带解剖结构以及损伤的结构的基础上进行分型 [25]。为了描述损伤模式，膝关节韧带被分为四个独立但在功能上有重叠的解剖部分，它包括 ACL、PCL、内侧结构和后外侧结构。内侧结构包括内侧副韧带的深层和浅层、后内侧关节囊以及后斜韧带（POL）。后外侧结构包括

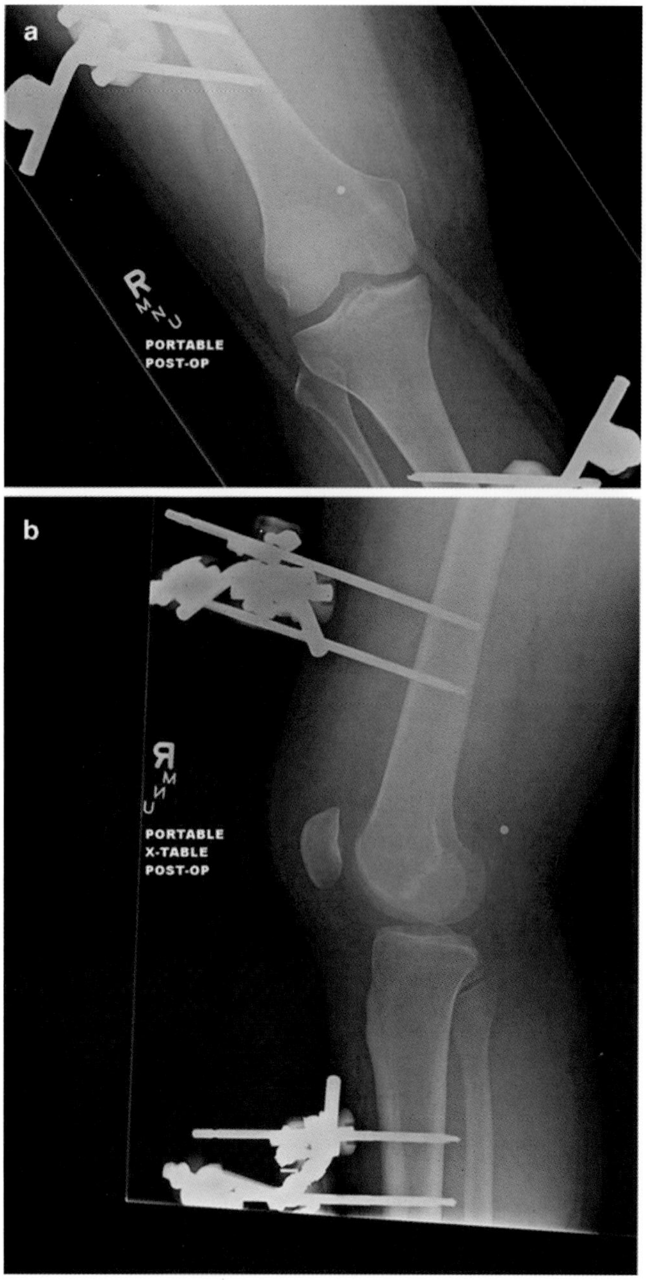

图 5.4　对前后（a）和侧方（b）的膝关节不稳定脱位采取跨关节外固定支架固定

外侧副韧带、腘腓韧带、腘肌腱及后外侧关节囊。

由于解剖分型是在损伤结构的基础上进行分型的，所以比较简单和可重复。为了对膝关节脱位进行解剖系统分型，如前所述，必须提前进行全面的膝关节损伤评估。评估后，膝关节脱位可以被分成五大类损伤（表 5.2）。用罗马数字表示损伤的级别数字越大，则表示损伤程度越严重。KD Ⅰ型为仅包括 ACL 或 PCL 中一个损伤的影像学或临床的脱位。关于这种损伤已有报道，但极为罕见 [26]。KD Ⅱ型为两者均损伤并且侧副韧带功能完整，相对罕见。KD Ⅲ型是两个交叉韧带损伤并伴某侧损伤。KD Ⅲ型被分为 M 亚型（合并内侧结构损伤）和 L 亚型（合并外侧结构损伤）。KD Ⅳ型指在交叉韧带及内外侧结构的损伤。KD V 型是另加的 [3]。是指膝关节脱位合并关节周围骨折，也可以被分成其他系统从而继续分为亚型，如 Moore 型和 Stannard 型 [6,27]。Stannard 进一步根据韧带损伤情况对 KD V 型损伤进行了分型 [6]。在 Stannard 分型中，KD V1 为单一交叉韧带损伤，KD V2 合并两条交叉韧带损伤，

KD V3 包含两条交叉韧带损伤合并侧方结构损伤，KD V4 是 ACL 和 PCL 及两侧副韧带损伤。虽不能将较小的撕脱骨折，如胫骨棘骨折列入 KD V 型中，但是可以以韧带损伤进行分型。最后，KD 分型合并神经和血管损伤被分为：C 亚型，即合并血管损伤；N 亚型，即合并神经损伤。同样，将开放性胫骨骨折分型纳入亚型 [28]。例如，一个例子是采用这种分型系统，将有一种 ACL、PCL 和 MCL 损伤但血管检查正常的膝关节脱位，并存在腓神经的运动功能缺失。通过这种解剖结构分型，将该损伤描述为："KD Ⅲ -M-N"。关键在于，解剖分型是建立在检查或麻醉下查体发现功能损伤的基础上。MRI 通常可显示功能完整的部分韧带损伤，例如 KD Ⅲ -M 合并损伤的 ACL、PCL 和 MCL，但是在 PLC 处信号增强。这种情况仍然被分为 KD Ⅲ -M，因为 PLC 功能完整，不需要治疗。

表 5.2　基于损伤结构进行的解剖分型系统

解剖分型	
KD Ⅰ	一个交叉韧带完整的 KD；只有一条交叉韧带损伤。最常见的是 ACL 和后外侧角撕裂伤
KD Ⅱ	ACL 和 PCL 撕裂伤，侧方结构完整
KD Ⅲ	ACL、PCL 和侧方结构撕裂伤；L 为累及外侧，M 为累及内侧
KD Ⅳ	四条韧带均撕裂
KD Ⅴ	骨折脱位

C= 动脉损伤，N= 神经损伤

与其他几种分型系统对比，解剖分型有几个显著的优势。首先，对所有的 KD 分型都可以使用这个系统，包括已经复位的多发韧带损伤。其次，该系统可以评估损伤的严重性并可估计预后。通常来说，罗马数字越大，膝关节损伤就越严重，预后越差。在 KD IV 型中，由于股骨胫骨关节损失了所有的韧带结构，很可能合并血管损伤 [4,6]。再次，解剖分型已明确了需要重建或修复的损伤结构，有助于指导治疗。最后，解剖分型可以在相关医师之间进行简单的交流，比较治疗结果。

5.6　结　论

膝关节脱位的发生率越来越高，并且比之前更加常见。由于膝关节脱位复杂并且通常难以治疗，因此，当务之急是早期认识并合理分型。通过胫骨脱位位置和损伤能量分型不能完全体现每一种脱位的特点，更不能协助制订治疗方案。解剖结构分型既简单又易于理解，有助于治疗，反映了损伤的严重程度，同时方便医师交流对膝关节韧带损伤的治疗。我们推荐对所有的膝关节脱位使用该分型系统。

（李　箭　陈旭旭　潘正烽　毛云鹤　译）

参考文献

1. Meyers MH, Harvey Jr JP. Traumatic dislocation of the knee joint. A study of eighteen cases. J Bone Joint Surg Am. 1971;53(1):16–29.
2. Engebretsen L, Risberg MA, Robertson B, Ludvigsen TC, Johansen S. Outcome after knee dislocations: a 2–9 years follow-up of 85 consecutive patients. Knee Surg Sports Traumatol Arthrosc. 2009;17(9):1013–26.
3. Wascher DC, Dvirnak PC, DeCoster TA. Knee dislocation: initial assessment and implications for treatment. J Orthop Trauma. 1997;11(7):525–9.

4. Nicandri GT, Chamberlain AM, Wahl CJ. Practical management of knee dislocations: a selective angiography protocol to detect limb-threatening vascular injuries. Clin J Sport Med. 2009;19(2):125–9.
5. Nicandri GT, Dunbar RP, Wahl CJ. Are evidence-based protocols which identify vascular injury associated with knee dislocation underutilized? Knee Surg Sports Traumatol Arthrosc. 2010;18(8):1005–12.
6. Stannard JP, Sheils TM, Lopez-Ben RR, McGwin Jr G, Robinson JT, Volgas DA. Vascular injuries in knee dislocations: the role of physical examination in determining the need for arteriography. J Bone Joint Surg Am. 2004;86-A(5):910–5.
7. Mills WJ, Barei DP, McNair P. The value of the ankle-brachial index for diagnosing arterial injury after knee dislocation: a prospective study. J Trauma. 2004;56(6):1261–5.
8. Giuseffi SA, Bishop AT, Shin AY, Dahm DL, Stuart MJ, Levy BA. Surgical treatment of peroneal nerve palsy after knee dislocation. Knee Surg Sports Traumatol Arthrosc. 2010;18(11):1583–6.
9. Niall DM, Nutton RW, Keating JF. Palsy of the common peroneal nerve after traumatic dislocation of the knee. J Bone Joint Surg Br. 2005;87(5):664–7.
10. Reddy PK, Posteraro RH, Schenck Jr RC. The role of MRI in evaluation of the cruciate ligaments in knee dislocations. Orthopedics. 1996;19(2):166–70.
11. Twaddle BC, Hunter JC, Chapman JR, Simonian PT, Escobedo EM. MRI in acute knee dislocation. A prospective study of clinical, MRI, and surgical findings. J Bone Joint Surg Br. 1996;78(4):573–9.
12. Bui KL, Ilaslan H, Parker RD, Sundaram M. Knee dislocations: a magnetic resonance imaging study correlated with clinical and operative findings. Skeletal Radiol. 2008;37(7):653–61.
13. Schenck Jr RC. The dislocated knee. Instr Course Lect. 1994;43:127–36.
14. Schenck Jr RC, Hunter RE, Ostrum RF, Perry CR. Knee dislocations. Instr Course Lect. 1999;48:515–22.
15. Kennedy JC. Complete dislocation of the knee joint. J Bone Joint Surg Am. 1963;45:889–904.
16. Green NE, Allen BL. Vascular injuries associated with dislocation of the knee. J Bone Joint Surg Am. 1977;59(2):236–9.
17. Hill JA, Rana NA. Complications of posterolateral dislocation of the knee: case report and literature review. Clin Orthop Relat Res. 1981;154:212–5.
18. Silverberg DA, Acus R. Irreducible posterolateral knee dislocation associated with interposition of the vastus medialis. Am J Sports Med. 2004;32(5):1313–6.
19. Huang FS, Simonian PT, Chansky HA. Irreducible posterolateral dislocation of the knee. Arthroscopy. 2000;16(3):323–7.
20. Urguden M, Bilbasar H, Ozenci AM, Akyildiz FF, Gur S. Irreducible posterolateral knee dislocation resulting from a low-energy trauma. Arthroscopy. 2004;20 Suppl 2:50–3.
21. Shelbourne KD, Porter DA, Clingman JA, McCarroll JR, Rettig AC. Low-velocity knee dislocation. Orthop Rev. 1991;20(11):995–1004.
22. Shelbourne KD, Klootwyk TE. Low-velocity knee dislocation with sports injuries. Treatment principles. Clin Sports Med. 2000;19(3):443–56.
23. Wascher DC. High-velocity knee dislocation with vascular injury. Treatment principles. Clin Sports Med. 2000;19(3):457–77.
24. Patterson BM, Agel J, Swiontkowski MF, Mackenzie EJ, Bosse MJ, LEAP Study Group. Knee dislocations with vascular injury: outcomes in the Lower Extremity Assessment Project (LEAP) Study. J Trauma. 2007;63(4):855–8.
25. Walker DN, Hardison R, Schenck RC. A baker's dozen of knee dislocations. Am J Knee Surg. 1994;7:117–24.
26. Bratt HD, Newman AP. Complete dislocation of the knee without disruption of both cruciate ligaments. J Trauma. 1993;34(3):383–9.
27. Moore TM. Fracture—dislocation of the knee. Clin Orthop Relat Res. 1981;156:128–40.
28. Gustilo RB, Mendoza RM, Williams DN. Problems in the management of type III (severe) open fractures: a new classification of type III open fractures. J Trauma. 1984;24(8):742–6.

第 6 章

膝关节多发韧带损伤的测量：关节活动度测量、应力位 X 线片、旋转活动度测量以及计算机导航测量技术

Sasha Carsen，Donald Johnson

6.1 引　言

膝关节多发韧带损伤对于外科医师来说是一种极具挑战性的创伤类型。首先，对这类损伤很难及时作出准确的临床诊断；其次，对韧带及软组织损伤的评估亦具有挑战性。当然，详细的受伤病史（如受伤机制）和仔细的体格检查是作出临床诊断最重要的依据。然而，结合影像学检查对膝关节进行测量亦是一种十分有用的辅助诊断方式。

当然，对膝关节脱位患者进行辅助检查时，最重要的是确保安全操作处理。对膝关节进行任何体格检查测量前首先应确保患者的生命体征平稳，并排除血管损伤。必要时可给予镇痛剂，一方面，很多辅助检查需要对膝关节施加应力，可能会诱发严重的疼痛；另一方面，疼痛也会影响测量的准确性。

6.2 仪器测量的适应证和原因

不是每一位患者都需要进行仪器测量，也不是每一位临床医师都要求进行仪器测量，临床上有多种不同的技术手段可供选择。这些客观测量有助于临床医师作出正确的临床诊断，加深对这种疾病的认识，对临床研究工作亦有帮助。此外，还可以向初级保健运动医学医师、物理治疗师、理疗师以及运动教练等提供一些临床病例资料。

6.2.1 临床诊断

对膝关节多发韧带损伤作出准确的临床诊断是十分重要的，因为准确的临床诊断决定着下一步手术治疗方案的制订。尽管目前影像学检查技术十分发达，是临床诊断中不可或缺的一种手段，但是影

像学检查并不能显示全部的病变征象。比如说从影像学上对韧带完全断裂损伤和不完全断裂损伤进行鉴别就十分困难，而这对制订手术方式却非常重要。

借助仪器可以更客观地测量膝关节的松弛度，进而有助于对韧带的完全和不完全损伤进行鉴别。尤其是对临床上需要手术处理的关节松弛的测量更为重要。尽管目前先进的软组织成像技术已十分规范，但是对于某些特殊患者来说，这些检查方法并不适合，甚至属于禁忌。比如，对于体内有金属内植物或者病态肥胖的患者来说，他们发生膝关节多发韧带损伤的风险也较大，因而就无法进行 MRI 检查。

6.2.2 手术前后比较

对手术前后的膝关节测量指标进行比较，可以用于评价手术治疗的效果。比如通过借助相同的仪器和相同的测量方式对同一指标进行测量比较，手术医师可以很快地了解到韧带修复或重建的效果。

6.2.3 随访和康复锻炼

对于患者的随访观察而言，受伤后和术后重复的膝关节测量指标有助于对韧带修复或重建的效果，以及膝关节的稳定性进行评价。尤其是对于再次损伤的患者而言，影像学检查往往不是很清楚，可以借助某些测量值进行评估。

6.3 测量方法

6.3.1 应力位片

6.3.1.1 *后向应力片*

后向应力位片对于诊断膝关节后向脱位十分有用[1]。有多种方法可以用于施加后向应力，下面我们介绍四种最常见的。

6.4 腘绳肌紧张位

拍片时患者取患侧卧位，将患膝置于 X 线暗盒上，然后患者主动屈膝。当屈曲至 90° 时，在足跟部施加一对抗力，使患膝保持在屈曲 90° 位（图 6.1）。腘绳肌紧张位可以显示胫骨向后移位情况。有研究显示腘绳肌紧张位片可以得出与应用 Telos 应力装置图像相似的结果，准确性明显高于轴位片[2]。

6.5 轴位片

改良的髌骨股骨轴位片可以显示膝关节后方结构的改变，是一种快速、简便的方法。照片时患者取仰卧位，患膝屈曲 70°，将 X 线束自远端向近端照射，平行于髌骨的纵轴，与水平面成 10° 的夹角。以往该方法被认为十分有效[3]，然而，最近研究显示该方法与其他后向应力位片比较的准确性并不高[2,4]。

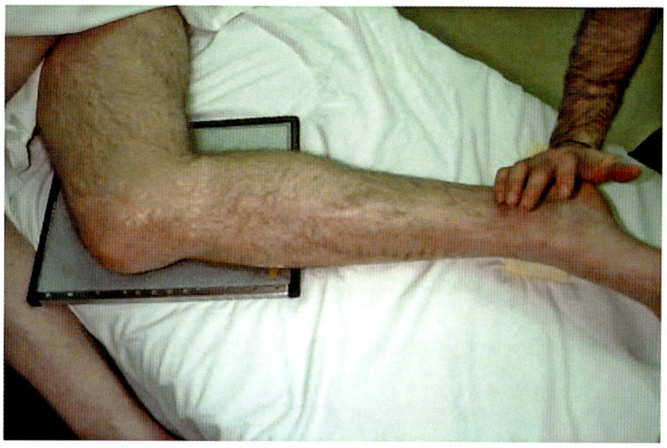

图 6.1 主动抵抗腘绳肌腱紧张应力位 X 线。患者在侧位时主动进行腘绳肌腱最大程度的抗阻收缩。在最大收缩力时进行 X 线透视

6.6 后垂位或重力位

拍片时患者取仰卧位，胫骨处于中立位，然后髋关节和膝关节均屈曲 90°，拍摄膝关节侧位片。该方法简单快速，容易操作，但是与其他后向应力位片相比并无优势[4]。

6.7 跪地应力位

跪地应力位片是目前最好、准确性最高的后向应力位片。拍片时患者跪在一个长凳或类似长凳的平面上，使膝关节前缘超过长凳的边缘，而股骨髁悬空，靠胫骨结节起支持作用。保持膝关节屈曲 90°，然后拍摄侧位片。测量胫骨近端与股骨远端后方皮质间的相对位移距离即可评估膝关节的后向稳定性。研究显示，跪地应力位片具有较好的观察者间和观察者内稳定性[5]，是评估膝关节后向稳定性的一种可靠方法[6]。

然而，最近的一项研究显示，不管是重建手术前还是术后，Telos 应力位片和跪地位片所测量的膝关节移位程度有显著性差异[7]。作者认为这可能是由应力施加于胫骨前方的位置不同造成的。这也提醒研究者们：在将来的研究中应该制订规范的测量方式，同时需要增大样本量的比较研究。

6.8 外翻应力

膝关节外翻时内侧副韧带紧张，从而可以评估内侧副韧带（MCL）损伤的情况。拍片时患者取仰卧位，将双膝关节固定在一起，然后尽量将双足分开，与此同时保持膝关节在屈曲 10° ～ 15° 范围内，可轻度外旋，拍摄前后位片。然后用胫骨内侧平台和股骨髁线之间的相对距离来评价膝关节的移位情况[8]（图 6.2）。

6.8.1 优 点

- 性价比高。
- 有较好的可靠性和实用性。

6.8.2 缺 点

- 技术要求高，需要对临床医师和放射科医师进行培训。
- 操作不够标准化，难以进行不同方式间的比较。

6.8.2.1 借助器械应力位片（Telos 应力位片）

Telos 应力装置（Austin and Associates InC. Fallson，MD）是一种商业化的应力系统，在拍片时可以施给膝关节可重复、持续的应力（图 6.3）。通过调节患者的体位和装置的作用方向，可以提供胫股关节前后和侧向方向的应力。

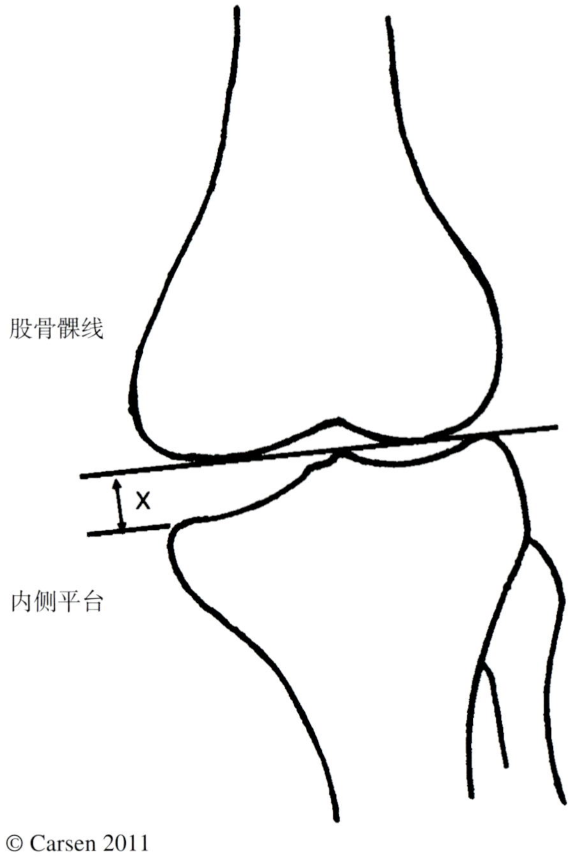

图 6.2 测量内侧间隙距离（mm）

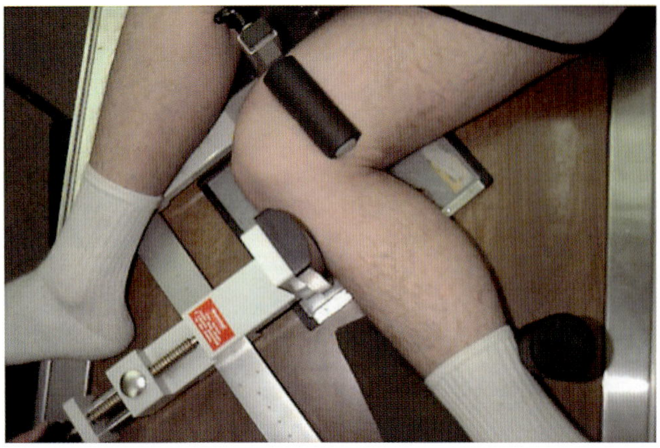

图 6.3 使用 Telos 架进行应力位 X 线检查 PCL 缺失的膝关节

6.9 后向应力

应用 Telos 装置施加向后的应力时，患者取患侧卧位，膝关节屈曲 90°，旋转中立位，置于 Telos 装置中（图 6.3）。向胫骨结节处施加 15kPa 的力量，然后拍摄侧位片。拍摄时注意应使膝关节处于正确的侧方位，无内外旋转。

测量时可以应用模板，首先平行于胫骨平台做一水平线，使模板中心线与这一水平线重叠，然后分别沿胫骨平台和股骨髁的后缘做水平线的垂线。这两条垂线间的距离即膝关节移位的距离。图 6.4 显示了应用模板测量膝关节后移位的方法，结果为 17mm。

该方法的难点在于：

- 拍片时务必保证膝关节准确的 X 线侧位片的投照，使内外侧髁完全重叠。
- 测量时务必保证模板定位准确，以保证测量的可重复性。

应用 Telos 装置最重要的一点就是确保标准化测量。研究显示，应用标准化的测量方法可以实现测量的可靠性和可重复性 [9]。

最近一项研究调查了 12 年间使用 Telos 装置超过 1000 例的患者，结果证明 Telos 装置在诊断膝关节后向不稳时具有较好的可靠性和实用性 [10]。他们还发现，当膝关节向后移位超过 8mm 时强烈提示存在 PCL 损伤，当超过 12mm 时还提示可能合并有其他支撑结构的损伤。

6.9.1 前向应力

Telos 装置在检查膝关节前向松弛中的优势并不明显。当膝关节向前移位超过 7mm 时即视为异常，假阴性率为 12%[11]。检查时患者的位置和装置的施力方向均与后向应力时相反。

6.9.2 优　点

可以借助模板准确测量膝关节的后向移位。

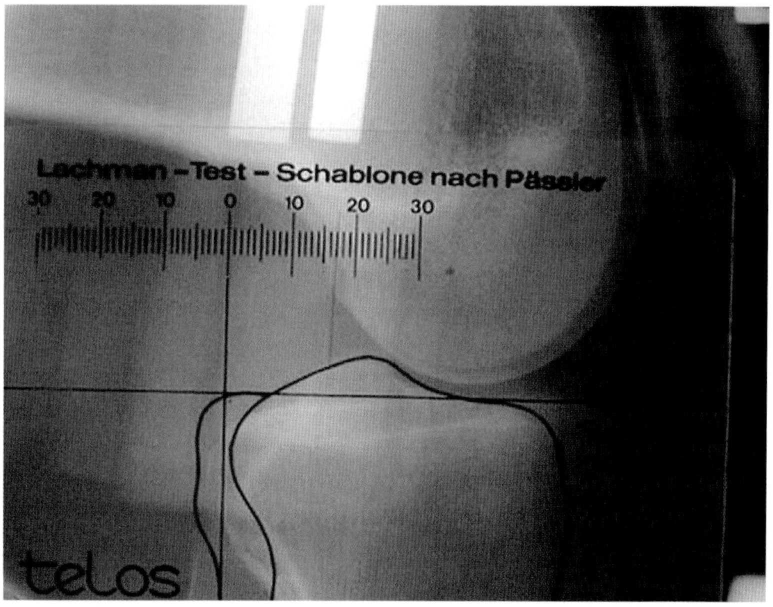

图 6.4　使用测量模板测量 Telos 应力位 X 线

6.9.3 缺 点

- 需要 X 线照射。
- 该装置需要专业训练后才能正确使用。
- 该装置的价格较昂贵。

6.9.3.1 关节动度测量设备

KT-1000/2000

KT-1000 和 KT-2000（KT-2000 与 KT-1000 相比多了一个图形绘制界面）主要用于测量胫股关节的前后移位。

6.10 前向移位

KT-1000（MED Metric Corp.，San Diego，CA）是测量 ACL 松弛程度的标准方法。从 20 世纪 80 年代早期开始使用 KT-1000 起，越来越多的研究表明其在测量胫股关节前向位移中具有较好的准确性和可靠性 [12]。此外，观察者间及观察者内的可靠性也较高 [13]。近些年 KT-1000 亦与术中计算机辅助导航系统一样被广泛应用 [14]。测量时，患者取仰卧位，分别将大腿和足置于其支持平台上，屈曲膝关节至 25° ~ 35°，类似于 ACL Lachman 试验的定量化检测。将测量仪固定于膝关节和小腿上，用标尺抵住髌骨，然后往前方牵拉把手，即可读出膝关节向前方的移位距离（图 6.5）。研究表明，应用 KT-1000 时最大限度的手动测量对诊断 ACL 松弛的意义最大 [15]。

当 KT-1000 由同一测量者应用于同一患者时可以获得最好的测量结果。尽管该测量仪使用操作简单，但是仍需经历一段时间的学习。

6.11 后向移位

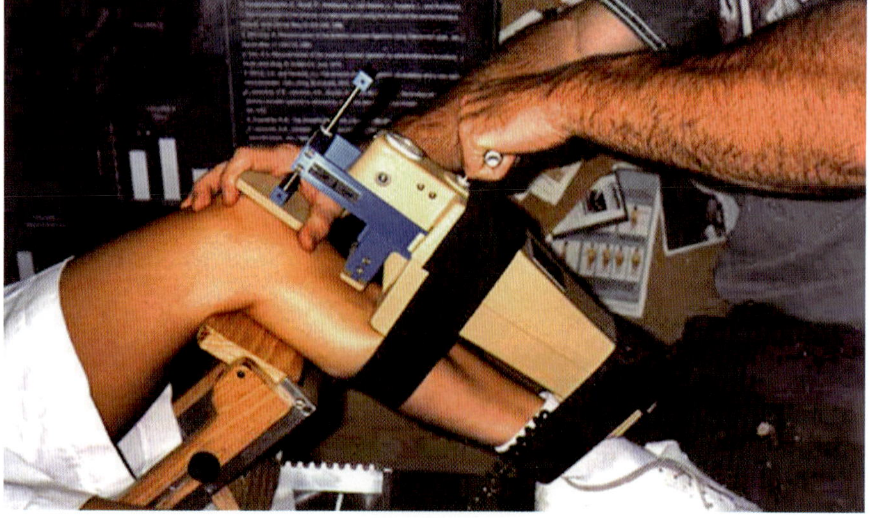

图 6.5 使用 KT-1000 测量后向脱位

用 KT-1000 测量 PCL 松弛时并不能获得理想的效果。Daniel 第一次描述了以股四头肌中立位点为参考的评价膝关节后向松弛的方法（图 6.5）[16]。其可以分为四个等级：

- 前向移位。
- 股四头肌中立位。
- 后向松弛位。
- 向后脱位。

图 6.5 显示了患者主动收缩股四头肌从而使胫骨向前移位达到股四头肌中立位。向后给予 20 磅的应力后即可达到后向松弛位点和脱位位点。做到这两点后即可测量膝关节的后向移位距离。

根据作者的经验，实际操作中仅靠患者主动收缩股四头肌很难将胫骨向前移位到中立位，因此，膝关节的前向位移往往是被低估的。1995 年我们进行了一些研究，比较了 KT-1000 和应力位的测量差异。结果显示：当膝关节后向移位＞ 10mm 时，KT-1000 测量值一般为 Telos 应力位片测量值的 65%；当膝关节后向移位＜ 10mm 时，KT-1000 测量值一般为 Telos 应力位片测量值的 72%。

因此，我们认为 KT 装置测量的膝关节后向移位度较膝关节应力位片测量值低，尤其是当移位＞ 10mm 时这个差异会更大。建议对 PCL 损伤患者应该借助应力位片测量移位程度。

Frank Noyes 博士等的研究也证实 KT-1000 测量值会低估膝关节的移位度[17]。他们发现应力位片明显优于动度计和后抽屉试验，认为当膝关节的后向移位＞ 8mm 时提示 PCL 完全损伤。该研究证实应力位片测量膝关节后向不稳时更准确，尤其是对于那些移位＞ 10mm 的患者。

Harner 等[18]比较了初学者和有经验者使用 KT-1000 时的情况，发现该装置在评估 PCL 松弛时中度可靠，但是该研究纳入的病例数较少，而且膝关节松弛度多＜ 10mm。

6.11.1 优　点

- 是一种在 ACL 损伤时广泛应用的测量膝关节前向松弛度的方法。
- 应用广泛。

6.11.2 缺　点

- 测量后向松弛度往往偏小，尤其是对于松弛度＜ 10mm 的患者。

6.11.3 膝关节松弛检测器

在 20 个世纪 90 年代，膝关节松弛器（Knee Laxity Tester，Orthopedic Systems Inc.，Hayward CA）或 Stryker 膝关节检测器（Stryker Knee Laxity Tester，Stryker，Inc.，Kalamazoo，MI）曾经被广泛使用，尽管目前该方法不再受推崇，但仍有部分医师仍在使用。与 KT-1000 的测量原理一样，KLT 检测的是矢状位上胫股关节的相对位移。

6.12 前向位移

KLT 基本上同 KT-1000 一样，而且测量结果也无明显差异[19]。

6.13 后向位移

Cannon 描述了使用 KLT 测量膝关节后向松弛度的方法[20]。测量时患者坐在检查床沿，膝关节屈曲 90° 悬吊，然后让患者主动收缩股四头肌。当到达到股四头肌位点时选为 0 点，然后向胫骨施加 20 ~ 40 磅的压力，记录胫骨的相对位移。有研究发现[21]该方法的测量结果与临床检查的符合度较高，而且使用该方法还可以测量较轻的 I 度松弛。

6.13.1 优 点

测量时膝关节屈曲 90°，对于患者来说完成股四头收缩试验相对容易。

6.13.2 缺 点

- 该装置未被广泛应用。
- 根据 Daniel 的研究，显示膝关节屈曲 71° 是测量股四头肌收缩的最佳体位。

6.13.2.1 旋转动度计

最初设计旋转动度计（Lars Rotational Laxiometer，LARS，Dijon France）的主要用途是测量胫骨相对于股骨的旋转活动度。该装置的设计十分简单，可固定于胫骨上，是一种非侵入性的检查方法（图 6.6）。在膝关节屈曲 30° ~ 90° 时可以测量其外旋活动度，用于评估后外侧角是否损伤。

该装置同样可以用于测量胫骨正常旋转活动范围[22]，并已建立了胫骨在 30° ~ 90° 内的外旋程度分级的基本测量方法。

既往有三位研究者分别检查测量了 30 位无症状患者双膝的旋转活动度，以比较双侧的差异。结果显示，在膝关节屈曲 90° 时，双侧差异平均为 4.4°(3.7° ~ 5.1°)，屈曲 30° 时为 5.5°(4.7° ~ 6.3°)。

任何超过此范围的差异均有异常，往往提示需要对后外侧结构的重建。同时该方法还可以用于韧带修复重建术后手术效果的评估。然而，很多学者提出该装置不能作出某一时刻点的测量，也无法抵消股骨同时活动带来的测量误差[22]。

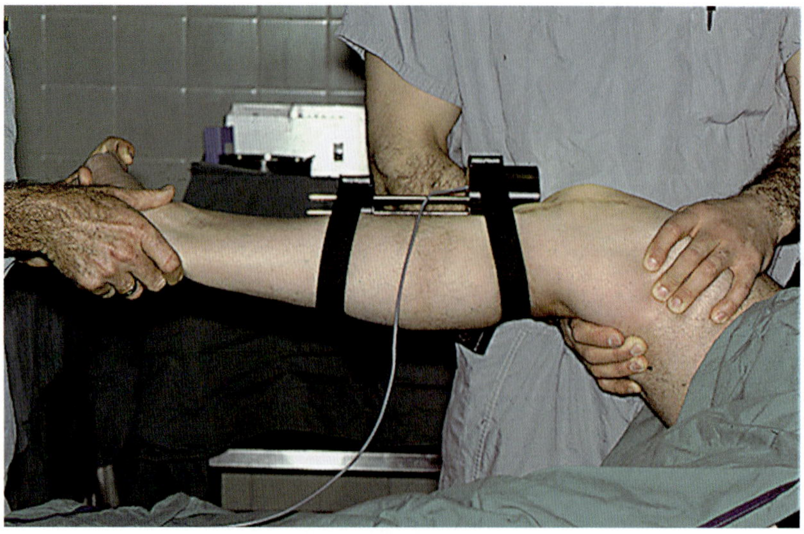

图 6.6 使用旋转活动度测量器测量屈曲 30° ~ 90° 时的胫骨外旋

6.13.3 优　点

- 可以用于测量胫骨的内外旋转活动度。

6.13.4 缺　点

- 测量时需要两个以上的人相互辅助完成。
- 该装置的价格较高，不能被广泛使用。

6.13.14.1 计算机辅助导航系统

近些年，随着计算机辅助手术技术（computer-assisted surgery，CAS）的迅速发展，其在膝关节软组织重建中也得到了应用，目前主要是辅助骨道和固定的精准定位。然而，随着精确制图和导航技术的发展，很多CAS系统，比如说OrthoPilot系统（Aesculap Inplant Systens，Center Valley，PA）可以实现术中膝关节多方向动度的测量。

随着对CAS系统越来越多的关注，目前很多学者开始研究各个系统在精确制图方面上的差异。到目前为止研究结果仍让人有所期待。大多数测量的精确度可以达到1mm和1°～2°范围以内[23-25]。最近有研究比较了计算机导航技术和KT-1000在诊断ACL损伤中的差异，发现二者的诊断效益相当[14]。应用CAS系统进行膝关节测量的关键之处在于对各个软件系统熟练操作、精确的骨定位以及合适的测量系统。

CAS系统在测量膝关节各个方向活动度的精确性方面较其他方法有明显的改善，而且具有可重复性，应用前景十分广阔。尤其是对于复杂的多发韧带损伤修复重建手术前后膝关节活动度改变的测量提供了可能性。然而，对于计算机导航技术而言仍有很多问题有待解决。首先，该系统较昂贵，在很多医疗单位仍无法使用。其次，使用该系统需要经过专业的训练和必要的技术支持。再次，尽管该系统在膝关节测量方面有较大的优势，但仍无法完全替代其他测量方式的作用，对于术前及术后随访而言，该系统并无显著优势。

6.13.5 优　点

- 准确性高。
- 术后可以立即进行测量。

6.13.6 缺　点

- 价格昂贵。
- 若单纯进行膝关节活动度测量，则设备的利用率较低。
- 该装置仅能配置于手术室中。

6.14 展　望

当前，借助仪器进行膝关节活动度的测量开始重新受到人们的重视。早在20世纪80年代仪器测量技术就开始盛行，设计发明了一系列测量工具和方法。其中仅KT-1000就有超过500次的文献报道。随着近年来软组织手术技术和器械的不断更新进展，人们对仪器测量精确度和客观性的要求也越来越高。此外，随着人们对膝关节解剖结构和运动形式认识的不断深入，韧带的解剖重建和双束重建方式的出现，以及计算机辅助导航技术在该领域的广泛应用，膝关节测量学越来越受到关注，也越来越要求测量方式具有客观性和可重复性。很多文献也对近些年的研究进展及新的测量方法和工具进行了归纳总结[26,27]。

近年来膝关节测量学中出现的一个关键领域就是对旋转活动度的测量。因为相对于同一方向的线性移位，对旋转稳定性的评估更加困难，而且对于旋转活动的临床意义目前仍处于研究中。目前有部分研究团队已经设计了几种测量工具[27-30]，大多数测量系统包含电磁标记部件和定量的施力部件。由于仪器不会对每个医师的平均测量结果造成影响，因此，其可以帮助我们深入了解膝关节的复杂运动模式，对多发韧带损伤中软组织的损伤情况进行评估。

6.15 结　论

系统的临床检查是评估膝关节多发韧带损伤的基础。临床检查结合先进的软组织成像技术对于损伤的初步诊断和治疗可以提供大量的资料和依据。仪器测量是一种十分有用的辅助检查手段，可以提供更客观、更可靠的测量结果，还可以对同一患者治疗前后的效果进行评价。此外，其还可以提供规范化的诊疗标准，而且对测量仪器的熟练使用是收集患者病例资料所必需的。

应该根据医疗单位自身的资源情况及所测量韧带的不同来选择合适的测量仪器。比如说 CAS 系统可以在术中准确测量韧带重建前后的膝关节活动度。

然而，大多数测量系统十分昂贵，相对于其他测量方法而言性价比较低。这些均导致了其现在仍不能被广泛应用。目前单纯应用计算机辅助导航系统进行测量也仅处于起步阶段。

KT-1000 已经被广泛应用，其在评估 ACL 损伤中的准确性和可靠性上也已获得证实，然而其在测量膝关节后向松弛中的作用仍较差。因此，目前其主要被用于对 ACL 损伤的评估。对于后方稳定结构（包括 PCL 和后外侧复合体）的评估建议使用 Telos 应力位片。但是 Telos 装置较昂贵，限制了其被广泛应用。Lars 旋转动度计可以用于测量胫股关节的旋转活动度，从而评估后外侧复合体的损伤。最近，随着应力位片又重新受到关注，很多比较研究结果显示跪地应力位片对于诊断后向松弛具有较高的可靠性。

（李　箭　陈旭旭　潘正烽　毛云鹤 译）

参考文献

1. Chassaing V, Deltour F, Touzard R, Ceccaldi JP, Miremad C. Etude radiologique du L.C.P. à 90 de flexion. Rev Chir Orthop. 1995; 81:35–8.
2. Margheritini F, Mancini L, Mauro CS, Mariani PP. Stress radiography for quantifying posterior cruciate ligament deficiency. Arthrosc: J Arthroscopic Related Surg. 2003;19(7):706–11.
3. Puddu G, Giannì E, Chambat P, De Paulis F. The axial view in evaluating tibial translation in cases of insufficiency of the posterior cruciate ligament. Arthroscopy. 2000;16(2):217–20.
4. Jung TM, Reinhardt C, Scheffler SU, Weiler A. Stress radiography to measure posterior cruciate ligament insufficiency: a comparison of five different techniques. Knee Surg Sports Traumatol Arthrosc. 2006;14(11):1116–21.
5. Jackman T, LaPrade RF, Pontinen T, Lender PA. Intraobserver and interobserver reliability of the kneeling technique of stress radiography for the evaluation of posterior knee laxity. Am J Sports Med. 2008;36(8):1571–6.
6. Osti L, Papalia R, Rinaldi P, Denaro V, Bartlett J, Maffulli N. The kneeling view: evaluation of the forces involved and side-to-side difference. The Knee. 2009;16(6):463–5.

7. Garofalo R, Fanelli GC, Cikesb A, et al. Stress radiography and posterior pathological laxity of knee: comparison between two different techniques. The Knee. 2009;16(4):251–5.
8. Sawant M, Murty AN, Ireland J. Valgus knee injuries: evaluation and documentation using a simple technique of stress radiography. The Knee. 2004;11(1):25–8.
9. Schulz MS, Russe K, Lampakis G, Strobel MJ. Reliability of stress radiography for evaluation of posterior knee laxity. Am J Sports Med. 2005;33(4):502–6.
10. Schulz MS, Steenlage ES, Russe K, Strobel MJ. Distribution of posterior tibial displacement in knees with posterior cruciate ligament tears. J Bone Joint Surg Am. 2007;89:332–8.
11. Rijke AM, Goitz HT, McCue 3rd FC, Delp JL, Lam D, Port Southall E. Graded stress radiography of injured anterior cruciate ligaments. Invest Radiol. 1991;26:926–33.
12. Malcolm LL, Daniel DM, Stone ML, Sachs R. The measurement of anterior knee laxity after ACL reconstructive surgery. Clin Orthop Relat Res. 1985;196:35–41.
13. Hanten WP, Pace MB. Reliability of measuring anterior laxity of the knee joint using a knee ligament arthrometer. Phys Therapy. 1987;67:357–9.
14. Monaco E, Labianca L, Maestri B, De Carli A, Conteduca F, Ferretti A. Instrumented measurements of knee laxity: KT-1000 versus navigation. Knee Surg Sports Traumatol Arthrosc. 2009;17(6):617–21.
15. Bach Jr BR, Warren RF, Flynn WM, Kroll M, Wickiewiecz TL. Arthrometric evaluation of knees that have a torn anterior cruciate ligament. J Bone Joint Surg Am. 1990;72:204–8.
16. Daniel DM, Stone ML, Barnett P, et al. Use of the quadriceps active test to diagnose posterior cruciate ligament disruption and measure posterior laxity of the knee. J Bone Joint Surg. 1988;70(3):386–91.
17. Hewett TE, Noyes FR, Lee MD. Diagnosis of complete and partial posterior cruciate ligament ruptures: stress radiography compared with KT1000 arthrometer and posterior drawer testing. Am J Sports Med. 1997;25(5):648–55.
18. Huber FE, Irragang JJ, Harner C, Lephart S. Intratester and intertester reliability of the KT-1000 arthrometer in the assessment of posterior laxity of the knee. Am J Sports Med. 1997;25(4):479–85.
19. Anderson AF, Snyder RB, Federspiel CF, Lipscomb AB. Instrumented evaluation of knee laxity: a comparison of five arthrometers. Am J Sports Med. 1992;20(2):135–40.
20. Cannon WD, Vittori JM. The use of instrumented testing to measure knee displacement. In: Aichroth P, Cannon WD, editors. Knee surgery: current practice. London: Martin Dunitz Ltd; 1992. p. 206–16.
21. Eakin CL, Cannon WD. Arthrometric evaluation of posterior cruciate ligament injuries. Am J Sports Med. 1998;26(1):96–102.
22. Bleday RM, Fanelli GC, Giannotti BF, Edson CJ, Barrett TA. Instrumented measurement of the posterolateral corner. Arthroscopy. 1998;14(5):489.
23. Colombet P, Robinson J, Christel P, Franceschi JP, Djian P. Using navigation to measure rotation kinematics during ACL reconstruction. Clin Orthop Relat Res. 2007;454:59–65.
24. Seon JK, Song EK, Park SJ, Cho SG, Cho SB, Yoon TR. Measurement of anteroposterior and rotational stability of knee using navigation system. Proc Br Soc Comput Aided Orthopaedic Surg. 2008. J Bone Joint Surg–Br Volume. 2009;91(B), Issue SUPP III:395.
25. Yamamoto Y, Ishibashi Y, Tsuda E, Tsukada H, Maeda S, Toh S. Comparison between clinical grading and navigation data of knee laxity in ACL-deficient knees. Sports Med Arthrosc Rehabil Ther Technol. 2010;2:27.
26. Pugh L, Mascarenhas R, Arneja S, Chin PYK, Leith JM. Current concepts in instrumented knee-laxity testing. Am J Sports Med. 2009;37(1):199–210.
27. Branch TP, Mayr HO, Browne JE, Campbell JC, Stoehr S, Jacobs CA. Instrumented examination of anterior cruciate ligament injuries: minimizing flaws of the manual clinical examination. Arthrosc: J Arthroscopic Relat Surg. 2010;26(7):997–1004.
28. Musahl V, Bell KM, Tsai AG, et al. Development of a simple device for measurement of rotational knee laxity. Knee Surg Sports Traumatol Arthrosc. 2007;15(8):1009–12.
29. Tsai AG, Musahl V, Steckel H, et al. Rotational knee laxity: reliability of a simple measurement device in vivo. BMC Musculoskelet Disord. 2008;9:35.
30. Lorbach O, Wilmes P, Maas S, et al. A non-invasive device to objectively measure tibial rotation: verification of the device. Knee Surg Sports Traumatol Arthrosc. 2009;17(7):756–62.

第 7 章

膝关节多发韧带损伤的 MRI 表现

W. James Malone，Faiz I. Syed，Peter R. Bolos

7.1 引 言

对于那些肥胖、伴有疼痛、佩戴保护性支具或者伴有多发复杂损伤的患者而言，单纯临床评估是否有韧带损伤往往不准确，常常导致漏诊多发韧带损伤，从而有导致发生继发性骨关节炎 [1-3] 以及交叉韧带重建手术失败的可能 [4-6]。MRI 有一些自身的限制，比如说是一种人为检查，并存在观察者间的差异。在损伤的急性期或亚急性期进行 MRI 检查结果最准确。对于慢性陈旧性损伤来说，MRI 的准确度较低。由于某些韧带既往有过损伤，瘢痕修复后影像学形态也常常不规则，但是临床检查可能无明显异常，对此应慎重地给出结论。因此，准确的临床检查结合高质量的影像学检查才能得出准确的诊断并给予正确的治疗。下面的章节我们将就膝关节中心、内侧、外侧、后内侧、后外侧结构正常和损伤异常的 MRI 表现进行阐述。

7.1.1 MRI 成像质量

尽管本文的主要目的并不是回顾总结 MRI 成像的步骤和仪器设备，但是有必要简单介绍一下成像质量问题。MRI 的成像质量受到很多因素的影响，包括仪器设备以及仪器的使用状况。然而，最重要的影响因素是检查时的磁场强度。0.3 ～ 1.0T 为低场强 MRI，1.5 ～ 3.0T 为高场强 MRI。场强越高，成像质量也就越高。开放性 MRI 通常在低场强下完成，因此成像质量也较低。临床医师和患者都应意识到低场强 MRI 和高场强 MRI 在成像质量上存在巨大差异。如果成像质量较差，或者检查操作不规范，对于那些微细的病变差异，甚至有时很明显的差异也可能不被发现。因此，临床医师应该熟悉附近影像中心 MRI 设备的型号，以便向患者推荐合适的检查地方。

7.2 中心稳定结构：正常的解剖和损伤表现

必须从膝关节 MRI 上 ACL 的信号强度和形态来对 ACL 进行评估。从矢状位片上可以显示 ACL 自股骨止点到胫骨止点的完整形态。横断面上可以显示其股骨止点情况，一般与矢状位片结合来分析

（图 7.1）。在矢状位片上，正常的 ACL 形态应沿着 Blumensaat 线与髁间窝的顶平行[7]。正常情况下，ACL 在 T1 和 T2 序列像上均呈低信号，但其内部通常有一些混杂条纹信号，不能认为 ACL 有损伤。根据 ACL 在胫骨上的相对位置，其有 2 条纤维，即前内侧束（anteromedial bundle，AMB）和后外侧束（posterolateral bundle，PLB）[8,9]。然而，在 MRI 上这两束纤维并不总是完全分开的。从水平位和冠状位片上也有可能看到分开的两束纤维。

ACL 损伤大部分发生于韧带的任何部位，但是最常见的为中间实质部的损伤[7]。韧带信号不显影、不连续或者走行方向异常均提示 ACL 损伤[10]。图 7.2 显示了典型的 ACL 损伤。与典型的 ACL 损伤相比，股骨止点处的损伤常常不易察觉（图 7.3），尤其是在矢状位上或者开放低场强的 MRI 上更易忽略。此时，应该从水平位和冠状位片上去观察分析[11]。尽管 ACL 结节样和黏液样退变没有明显的膝关节不稳，也无 MRI 特征性的表现，但是有时仍容易与 ACL 损伤相混淆[12]

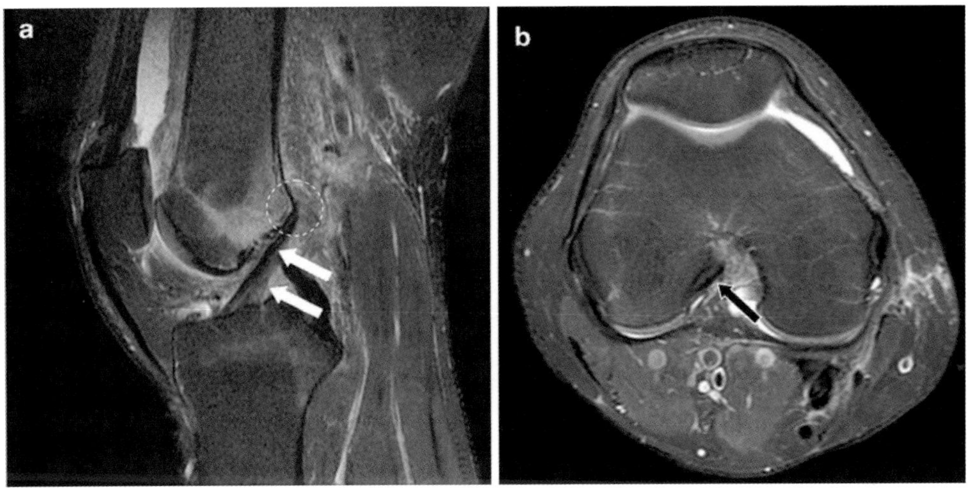

图 7.1 图（a）和（b）分别显示的是在 T2 图像中矢状位和轴位正常的 ACL。（a）显示绷紧，可见明显的 ACL 低信号（白色箭头）。在图（a）中也显示正常的胫骨附着点（圆形标记）。（b）显示在水平面上正常的股骨附着点

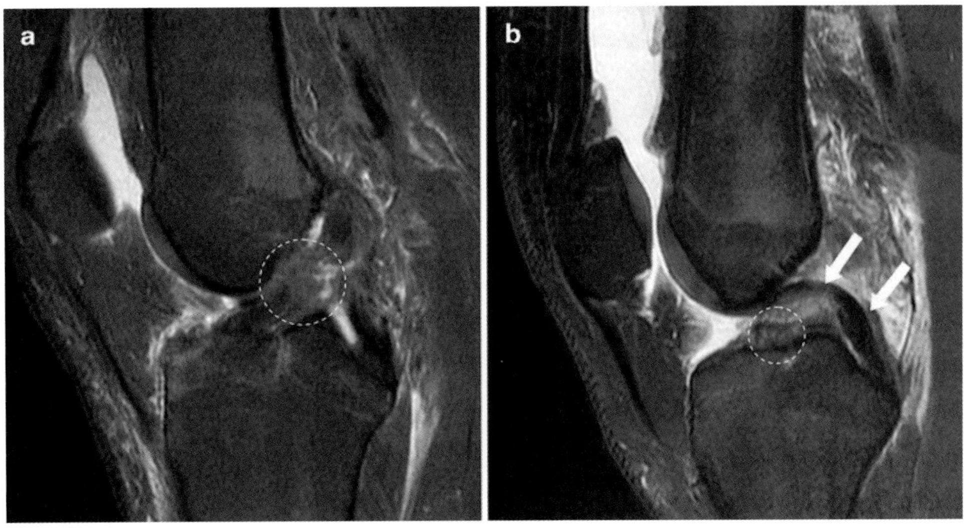

图 7.2 图（a）和（b）显示的为 2 个不同患者 ACL 损伤的表现。（a）显示韧带呈波浪形，并且实质部中部不连续（圆形标记）。在图（b）中直接可以看到 ACL 胫骨侧的残端（圆形标记）。标记了正常的 PCL（白色箭头）

(图 7.4)。此外，对于任何类型的韧带慢性损伤，采用 MRI 诊断时均需慎重，已经瘢痕化但却无功能的 ACL 也可能在 MRI 上呈现完整的形态，甚至 ACL 断裂部位形成的瘢痕搭在 PCL 上而非股骨止点处（图 7.5)。

当出现经典的骨挫伤征象时应怀疑是否存在 ACL 损伤，尽管无法作出诊断。膝关节旋转损伤时最常见的骨挫伤为胫骨后外侧平台和股骨外侧髁的“对吻”骨挫伤征象[7,13]，还经常伴有胫骨后内侧平台的对冲伤[14]（图 7.6)。ACL 损伤时伴随的其他骨挫伤还包括过伸性损伤（图 7.7）和“仪表盘”伤（图 7.8)，而且后者往往伴有多发韧带损伤[7]。

正常 PCL 的形态完全不同于 ACL。在所有的 MRI 序列上，PCL 均呈现同样的低信号，而且在实质部均有一个折弯（图 7.8)。与 ACL 不同，PCL 损伤通常较轻微，完全的 PCL 断裂较少见。不管是完全断裂还是部分断裂，在矢状位片上 PCL 成像均较清楚。PCL 部分断裂常常表现为韧带变粗，实质内可见高信号[10]（图 7.9)。此外，当 MRI 检查发现有 ACL 和 PCL 损伤时，应仔细检查后内侧复

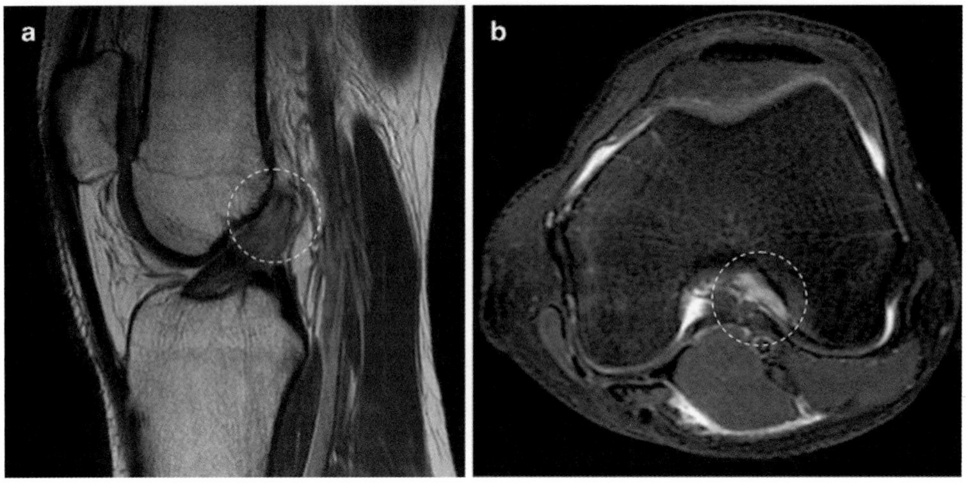

图 7.3 图（a）和（b）显示的为冠状位质子加权像和轴位 T2 像，并在关节镜下证明了为 ACL 股骨端撕裂。在图（a）中 ACL 股骨止点的信号增强，并且不能看到韧带附着点（圆形区)。在图（b）中 ACL 股骨附着点缺失（圆形区)。将图 7.3b 与图 7.1b 对比观察可显示正常的股骨止点

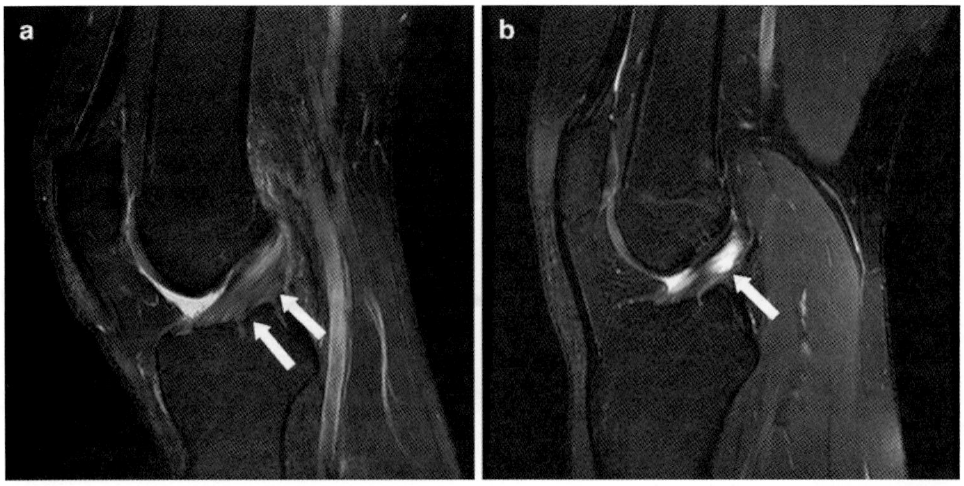

图 7.4 图（a）和（b）显示的为类似 ACL 损伤的表现。图（a）显示 ACL 完整，轻度松散黏液状降解（箭头)。图（a）中 ACL 为增强的 T2 高信号，但是走行是正常的，没有不连续的病变，股骨附着点完整。图（b）显示了完整的 ACL 和 ACL 腱鞘囊肿（箭头）

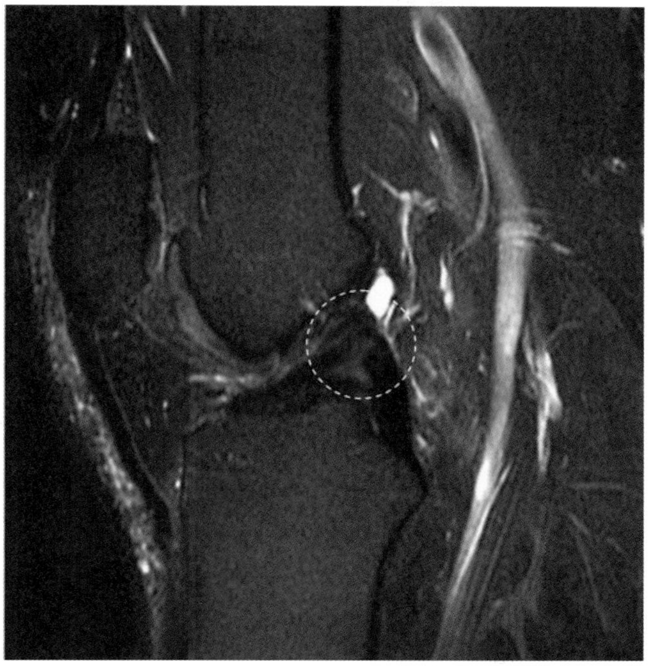

图 7.5 显示了之前的 ACL 陈旧性损伤，随后瘢痕向下搭在 PCL 上（圆形区），并且在关节镜下证实

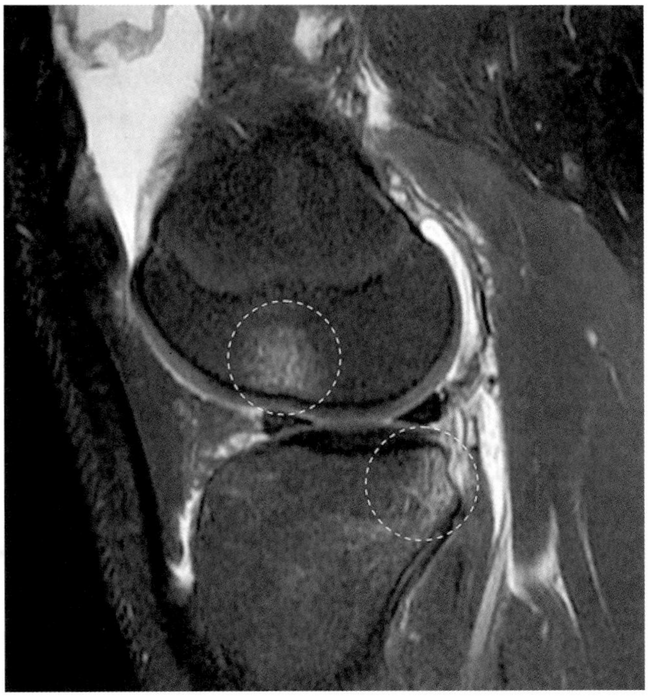

图 7.6 显示了典型的轴移骨损伤，常见于急性 ACL 损伤。可见一处沟槽样凹陷性损伤，分别位于外侧股骨髁和后外侧胫骨平台（圆形区）

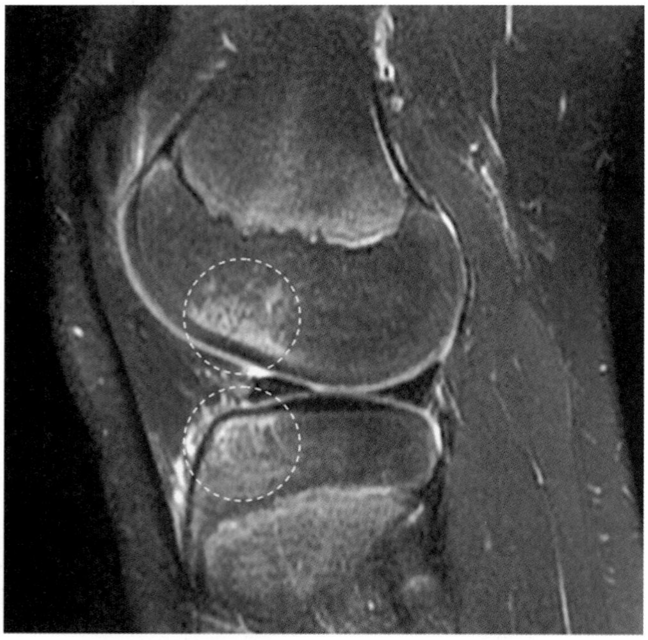

图 7.7 显示了过伸性损伤，可见股骨髁前方和胫骨平台前方的水肿信号（圆形区）

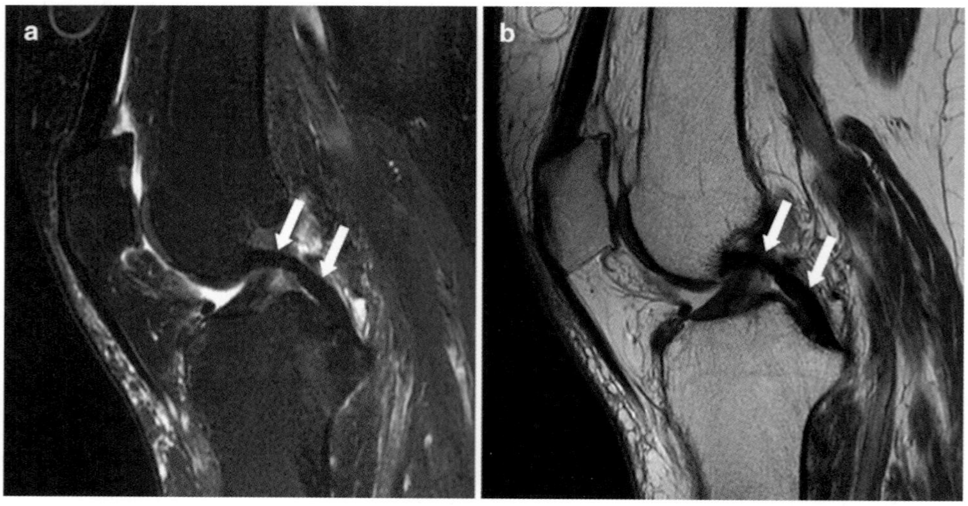

图 7.8 图（a）和（b）显示在 T2 和质子加权像上为正常的 PCL，可见正常的弧度和在两个序列中为均值低信号

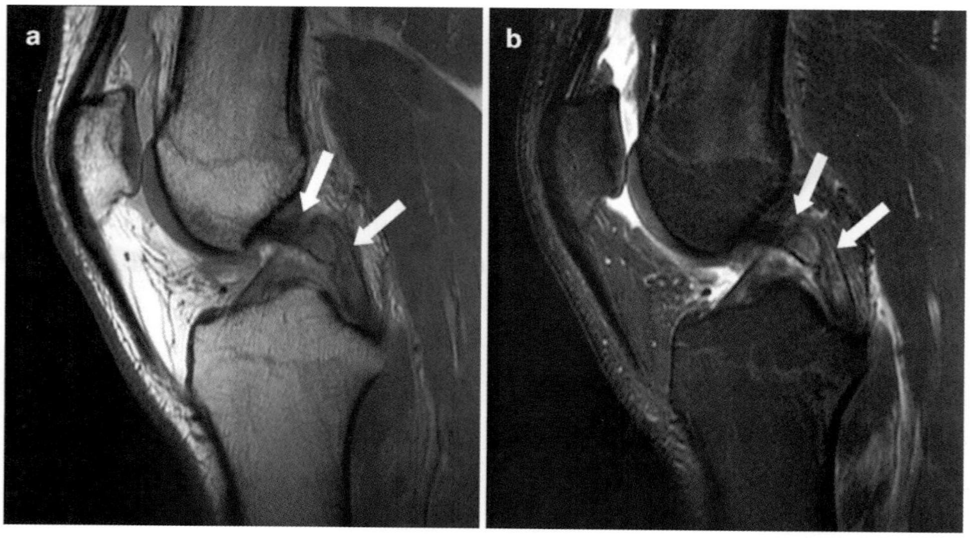

图 7.9 图（a）和（b）显示的为矢状位质子加权像和 T2 上 PCL 损伤的图像（箭头）。PCL 变厚、水肿，但不是完全的断裂

合体、后外侧复合体以及半月板是否有损伤 [10,15]。

7.3 移植重建后的交叉韧带：正常和损伤表现

由于各种原因，通过 MRI 对重建后的交叉韧带进行评价是极具挑战性的。除了 MRI 自身的特性限制（例如制动）外，磁敏感性伪影以及脂肪抑制较差等因素也会影响术后成像。肌腱移植重建后的 ACL 和 PCL 在各序列上均呈现为均一的低信号（图 7.10）。鉴于此，就可以通过与正常交叉韧带一样的鉴别手段（如信号、形态和走向等）来诊断移植 ACL 和 PCL 损伤（图 7.11 至 7.13）。然而，对

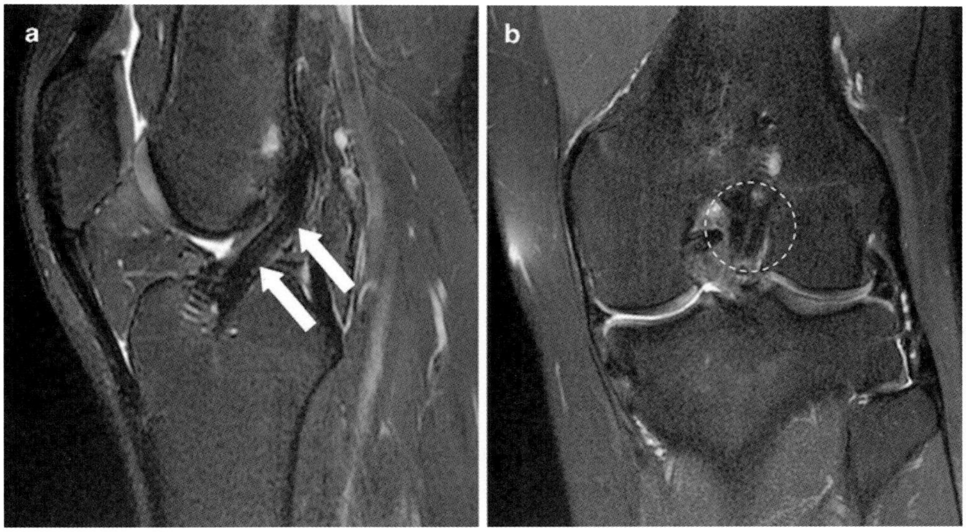

图 7.10 图（a）和（b）显示的为矢状位和冠状位完整的 ACL 移植物。图（a）显示了正常的低信号移植物（箭头）沿着 Blumensaat 线走行。（b）显示明显的双束重建的双束移植物（圆形区）

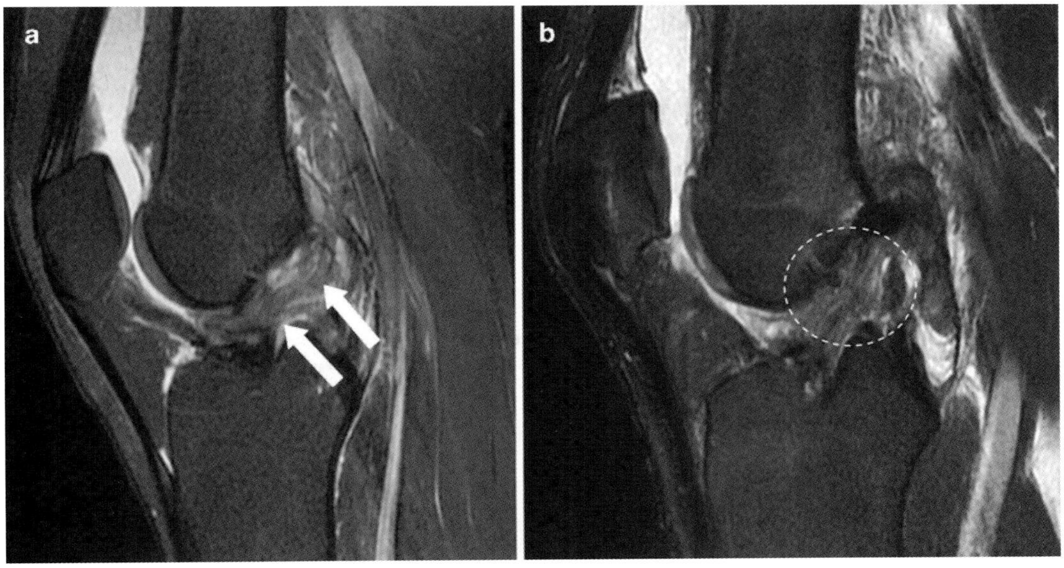

图 7.11 图（a）和（b）显示的为 2 个不同患者 ACL 中部实质部损伤，用箭头和圆形标记。可将其与正常的移植物（图 7.10a）比较

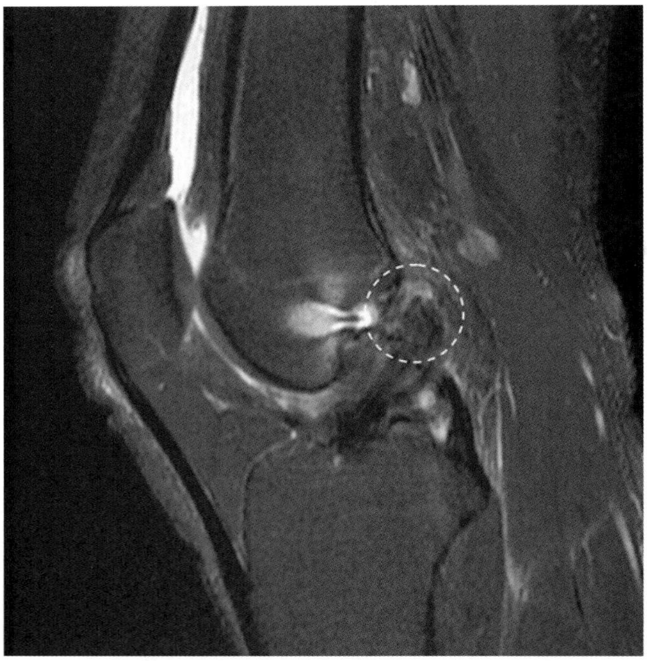

图 7.12　显示了经关节镜证实的近端 ACL 移植物损伤。注意在股骨附着点出现了一层薄薄的液状信号间隙（圆形区）

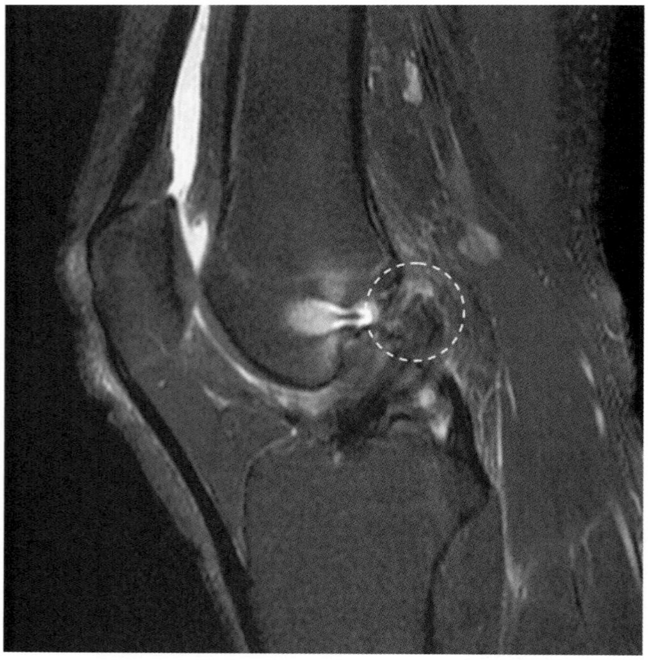

图 7.13　显示 PCL 双束重建移植物中的单束损伤。损伤位于前束近股骨附着点，后束完整（圆形区）。比较变弱的 PCL 移植物近端撕裂（圆圈）和远端双束完整的正常移植物的厚度（箭头）

于未损伤的移植 ACL 和 PCL，不同年龄的患者和不同移植物之间在 MRI 上的表现也不一样。例如，在采用髌韧带重建 ACL 后的 4 年内，移植物均会呈现一些非病理性信号改变 [16]。对于重建后移植物的部分或单束损伤、双束之间的液体或者移植物正常的成熟化过程，也会在 MRI 上移植物内部出现局部或矢状位升高的信号 [17,18]。这些异常信号的亮度和走向可以帮助鉴别是损伤还是正常的移植物成熟化。移植物中出现中等强度的信号而且随着时间的延长而不断降低，则为典型移植物成熟化改变 [16]。移植物中的液体高信号改变则更可能为移植物部分撕裂 [2]。此外，骨挫伤信号和骨道位置不正确导致的移植物撞击伤也提示存在移植物损伤的可能 [18-20]。当股骨髁间窝顶撞击到移植物时就会在移植物局部呈现异常的信号改变 [18,20,21]。

7.4 内外侧稳定结构

在膝关节的内外侧有很多层相互交错的结构来起稳定作用，包括后内侧和后外侧复合体。对于这些解剖结构的命名很多文献不一致，对于同一结构也有很多名称。有鉴于此，在放射医师和骨科医师之间统一影像学报告中所用的医学术语是十分必要的。在手术及影像学文献中，这些结构经常分别称作内侧副韧带（MCL）和外侧副韧带（LCL）。然而，这种叫法已经过时了，因为它不能体现每个人个体结构的复杂性和每个结构的重要性。随着最近对这些稳定结构的解剖和功能认识的不断加深，人们更倾向于将这些结构区分命名。

7.5 内侧稳定结构：正常解剖

在描述解剖结构对膝关节中部 1/3 稳定的作用时，Warren 首先介绍了分层的方法，以避免这些结构扩大到下关节前后 1/3 而混入其他结构。由浅层到深层分别为：第一层为缝匠肌筋膜，第二层为胫侧副韧带或内侧副韧带的浅层，第三层为内侧副韧带的深层或关节囊内侧 1/3。图 7.14 完整地显示了所有三层结构。MCL 深层是膝关节囊局部增厚形成的，在胫侧副韧带的深层可以分为两部分：较长、较薄的半月板股骨韧带和较短、较厚的半月板胫骨韧带（冠状韧带）[22,23]。在所有的三层结构中，最内层结构有时不能显影。由于其是从半月板向两侧骨附着部延伸，通常情况下很难在单独一张片子上完全显示。当损伤后软组织水肿达深层结构时才有可能从上面的胫侧副韧带将其区分出来。

7.6 后内侧复合体：正常解剖

内侧副韧带深层向后延伸为后内侧复合体的一部分，即后斜韧带（posterior oblique ligament，

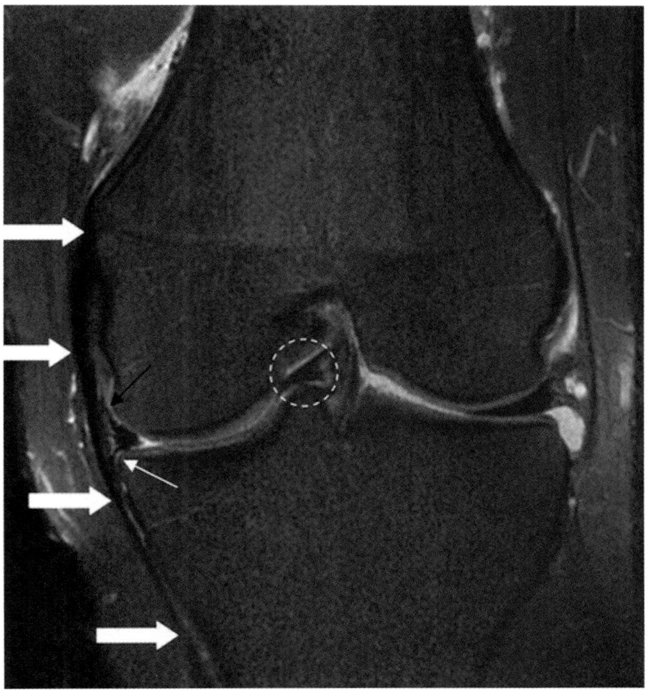

图 7.14 显示了维持膝关节正常内侧稳定的三层结构。可见低信号的 MCL 浅层（粗的白箭头）。在其下方的 MCL 深层分为股骨半月板束（小的白箭头）和胫骨半月板束（小的黑箭头），均与半月板相连。同时显示了半月板桶柄状撕裂（圆形区）

POL）[22-24]。实际上，POL 自身也由三个混合的韧带构成，然而在 MRI 上只能显示为一个韧带，参与构成了后内侧关节囊（图 7.15）。与深层 MCL 一样，POL 也可以分为半月板股骨韧带和半月板胫骨韧带两个部分，而且其与内侧半月板也有连结，对内侧半月板后角的稳定性也起一定的作用。在 MRI 上，可以通过韧带的相对位置关系和胫骨止点位置将 POL 与 TCL 区分开来 [11]。POL 更靠近后方，其胫骨止点更靠近近端。

后内侧复合体的第二个构成部分是半膜肌腱，其止于胫骨后内侧并成扇形散开。半膜肌腱在胫骨止点处分为两个主要分支，即前支和终支，可以在 MRI 上清楚地显示出来，很少发生损伤。前支于关节间隙水平向前延伸至膝关节内侧面，终支于稍低于关节间隙水平止于胫骨后内侧。这两支肌腱浅层的筋膜对关节囊亦起到加强的作用 [22-24]。

7.7 内侧和后内侧结构损伤的 MRI 表现及误区

对内侧稳定结构损伤的临床评估与其他韧带基本相似 [25,26]。很难将 MCL 损伤的临床分级同影像学分级联系起来，尤其是对于多发韧带损伤。主要是由于 MCL 损伤后有重叠倾向，而且不同的观察者之间的差异也较大 [27]。通常来说，其他韧带结构损伤的 MRI 分级标准也适用于内侧稳定结构 [28,29]，即 1 级损伤为韧带周围的信号改变，主要为水肿或出血信号，而韧带内无异常信号，连续性完整。2 级损伤除了有韧带周围的信号改变外，韧带实质内信号亦有改变，有时还伴有部分连续性受损。3 级损伤表现为韧带连续性的完全断裂，韧带常皱缩呈波浪样。图 7.16 至 7.21 显示了内侧和后内侧稳定结构不同等级损伤后的 MRI 表现。

此外，还应警惕内侧稳定结构损伤在影像学上的一些误区。首先，如出现韧带周围水肿信号，不能完全认为是 MCL 损伤，因为内侧半月板损伤、骨关节炎及 Baker 囊肿破裂时也会出现这些表现 [30,31]。

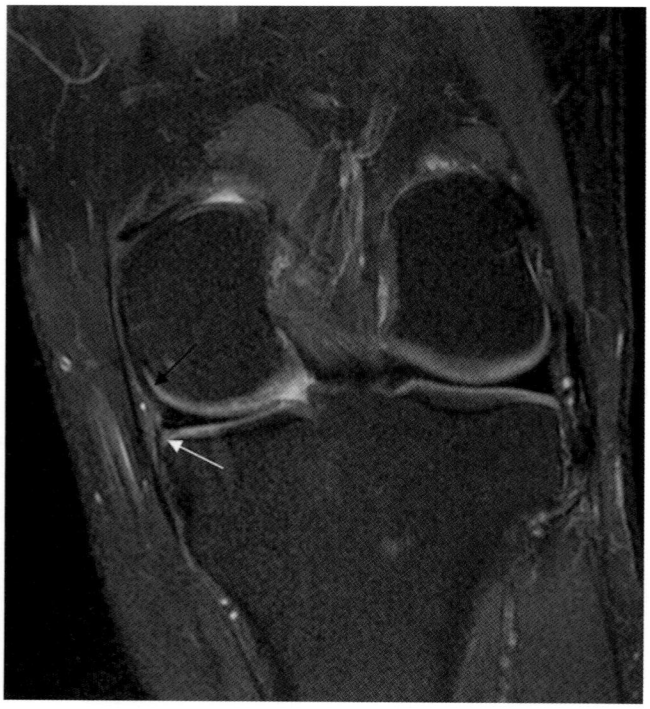

图 7.15 显示了在膝关节后 1/3 的正常的后斜韧带（POL）。正常的低信号 POL 韧带也有股骨半月板束（小的黑箭头）和胫骨半月板束（小的白箭头）部分，均比 MCL 深层更粗

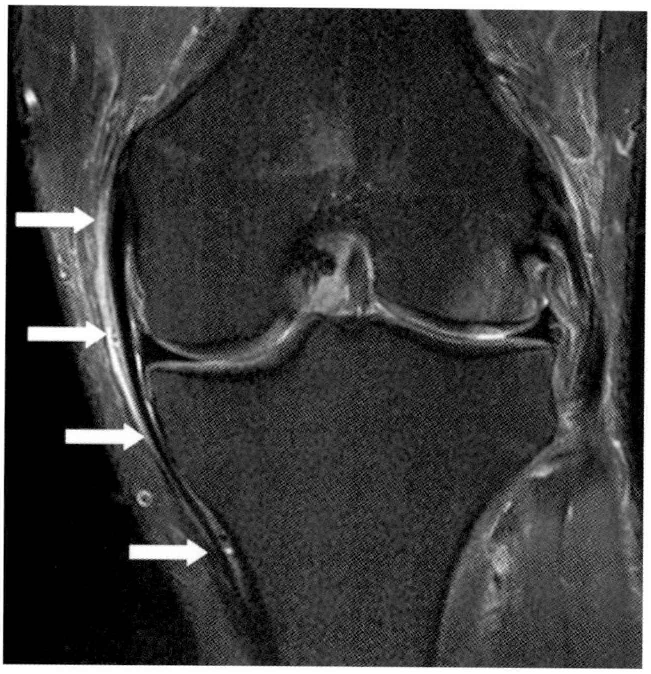

图 7.16 显示了内侧稳定组织 I 级损伤。可见 MCL 浅层（白箭头）和深层周围组织水肿，但不存在不连续和实质部分水肿

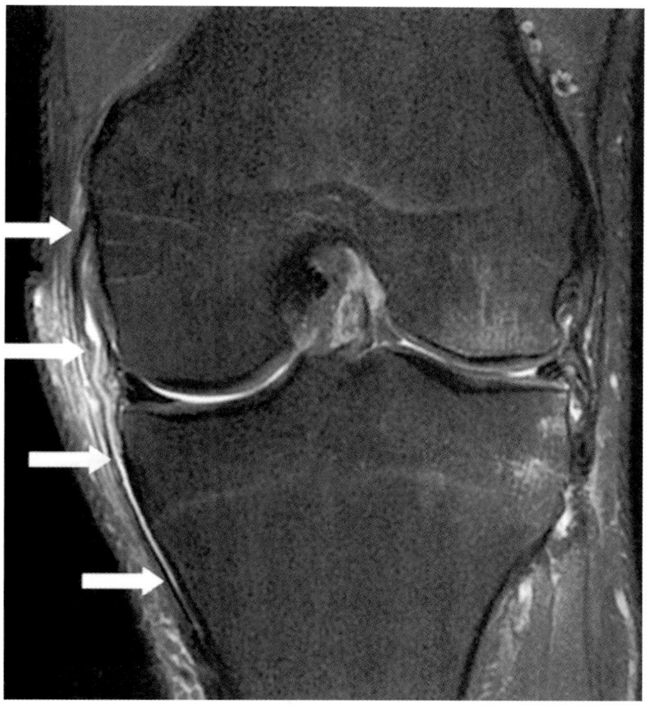

图 7.17 显示了内侧稳定组织的 2 级损伤。MCL 浅层出现浅波浪。MCL 浅层和深层的内部及周围出现异常信号。没有发现断裂的病变

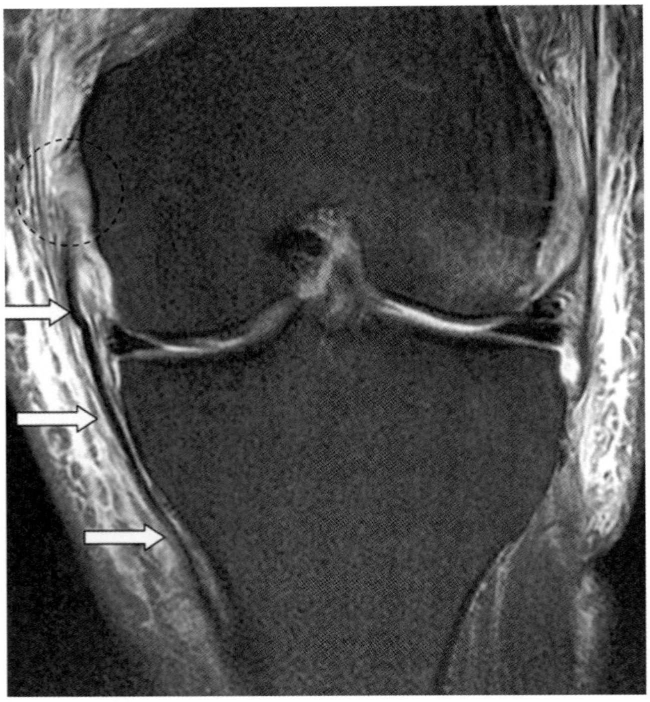

图 7.18 显示了内侧稳定结构的 3 级损伤。在 MCL 浅层（白色箭头）周围出现弥漫性水肿，伴股骨附着点损伤（黑圆圈）

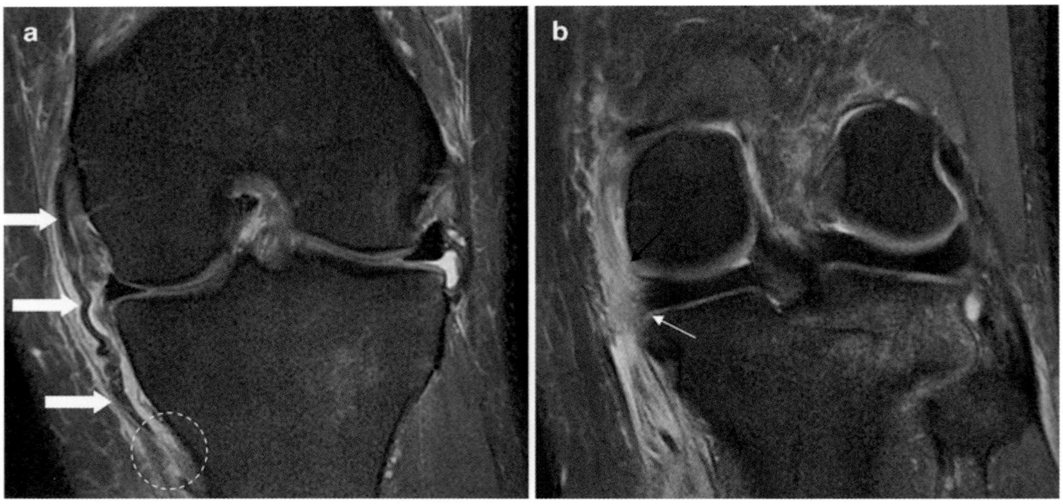

图 7.19 图（a）和（b）显示了内侧稳定组织及后内侧稳定组织（POL）3 级损伤。图（a）显示了 MCL（较大的白色箭头）浅层近端呈波浪形，并伴胫骨止点断裂（白圆圈）。MCL 深层不显影并且断裂。在图（b）中 POL 的半月板股骨束不显影（小黑线头），半月板胫骨束部分也不显影（小白箭头）

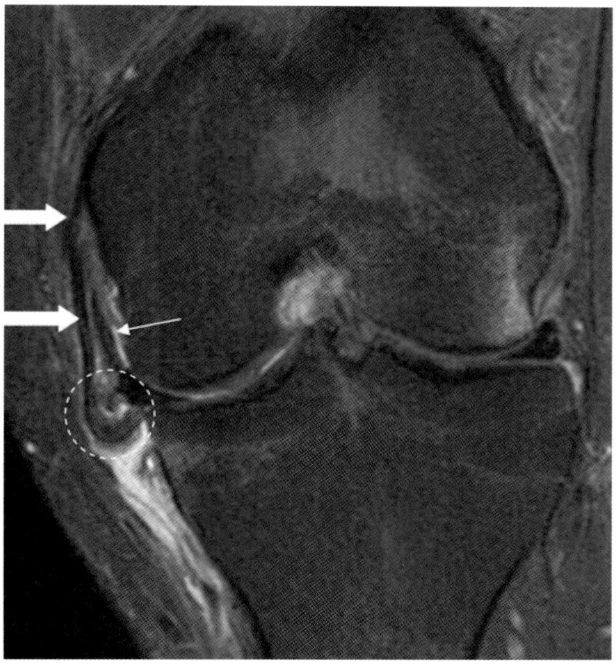

图 7.20 显示了 MCL 浅层 3 级损伤。MCL 浅层股骨附着点（较大的白色箭头）和半月板股骨韧带（较小的白色箭头）均增厚但是完整。两者的胫骨附着点均撕裂并且向近端收缩（白色箭头）

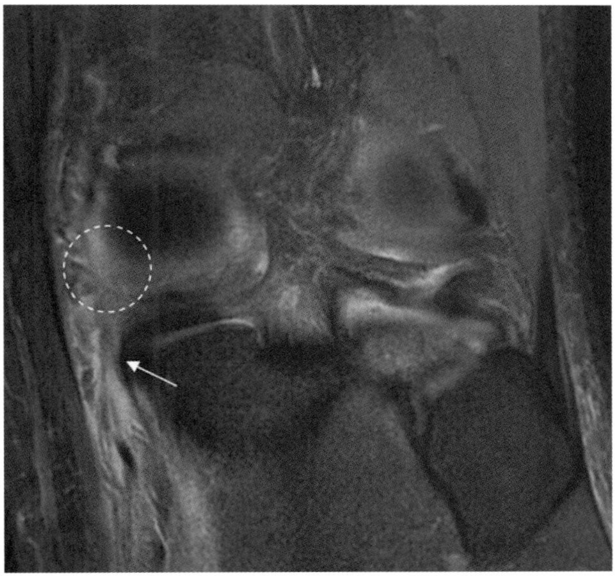

图 7.21 显示了 POL 半月板股骨部分高度损伤（圆形区）。POL 半月板胫骨部分完整（白色箭头）

另外，当存在髌骨脱位时 MCL 附近结构的损伤会显示为 MCL 浅层的水肿信号，此时有可能误诊为 MCL 损伤 [11]。当不容易鉴别这两种情况时，可以看是否存在髌骨内侧面和股骨髁前外侧的骨挫伤信号改变，若存在则提示为髌骨脱位。

7.8 后外侧复合体

膝关节外侧和后外侧稳定结构包括髂胫束（ITB）、股二头肌腱和腓侧副韧带（FCL）。这些结构均能在 MRI 上清楚地显示出来。然而，对于那些更细小的韧带来说，则显示得就不是很理想了，主要是因为这些韧带在解剖结构上的变化较多，走向较倾斜 [11]。尽管存在上述困难，但是通过三个平面上的 MRI 并借助对局部解剖的认识，仍可以很好地对 PLC 进行评估。在讨论 PLC 损伤的 MRI

表现之前，有两个重要的 X 线征象值得注意。第一个为腓骨头的撕脱骨折，又称“弓形征”[32]（图 7.22），其往往提示后外侧稳定结构的联合损伤，包括弓形复合体（腘腓韧带、弓状韧带和腓肠豆韧带）和（或）联合肌腱的止点[33,34]。另外一个为 Segond 骨折，尽管其并不是 PLC 损伤的直接征象，但是与交叉韧带和 PLC 损伤密切相关[33,34]。FCL 前方筋膜与 ITB 后方较薄的纤维相互混合，构成关节囊的一部分，并附着于胫骨平台外侧缘处。该处薄层的皮质撕脱骨折即为 Segond 骨折[35]。Segond 骨折在 X 线上表现很细微，但是在 MRI 上更不容易被发现（图 7.23）。

7.8.1 外侧和后外侧稳定结构：解剖和损伤

ITB 是阔筋膜张肌的终末延伸部分，分成五个联合层止于胫骨 Gerdy 结节[36]，然而各个层次在

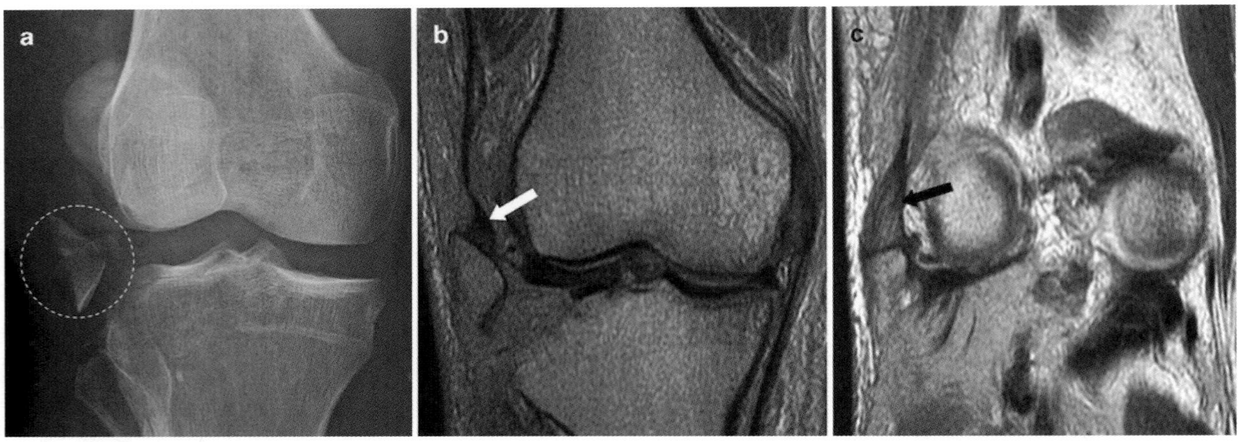

图 7.22 图（a）至（c）为 MRI 结合 X 线显示外侧和后外侧角的损伤。（a）X 线正位片显示 2 个重叠的自腓骨头止点的撕脱骨块（圆形区）。2 块中较小、更偏后和偏内的是腓骨头。这个撕脱性骨折显示出“弓形征”。较大的偏外侧的骨块是 Gerdy 结节。图（b）显示髂胫带上点 Gerdy 结节撕脱骨折（白色箭头）。（c）显示了腓骨头的撕脱骨折累及了联合腱（黑色箭头）

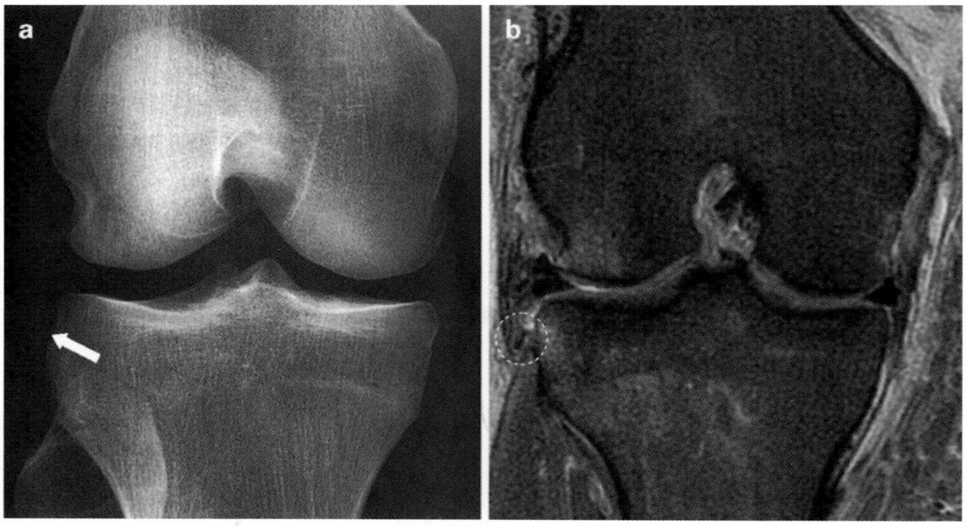

图 7.23 （a）和（b）MRI 结合 X 线显示 Segond 骨折。（a）显示外侧关节囊撕脱骨折（白色箭头）。（b）显示在 MRI 中骨皮质上很容易忽视的较小的线性低信号（圆型区）

标准的 MRI 上并不能被区分开来[11]。ITB 通常并不容易受到损伤。在 MRI 冠状位片上正常和受伤的 ITB 均能清楚地显示出来。

FCL 通常较粗大，倾斜走行，其和股二头肌腱在 MRI 冠状位片上均较容易识别（图 7.24）。FCL 的股骨止点大概位于关节线上 2cm，在股骨外侧髁腓肠肌外侧头起点的前方处。远端与股二头肌腱形成联合腱止于腓骨头的外侧[37,38]。

腘肌复合体由腘肌腱、腘腓韧带和半月板腘肌韧带构成。腘肌腱于关节内起自股骨外侧髁的沟槽内，位于 FCL 股骨止点的前下方[37,38]（图 7.25）。由于腘肌腱关节内的部分弯向后内侧，这样就形成

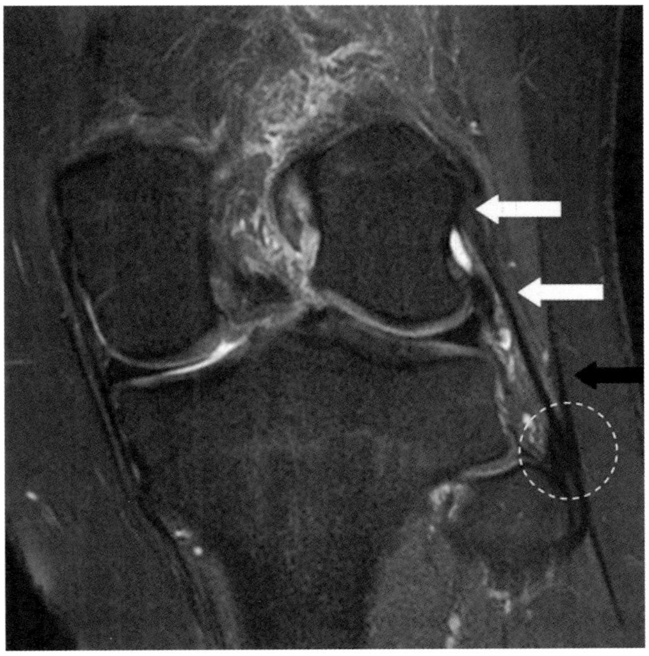

图 7.24 冠状位 MRI 显示正常的后外侧角解剖。白色箭头所指为从股骨止点到胫骨止点的正常 FCL。联合腱止点（圆形区）显示了部分股二头肌腱影像（黑色箭头）。FCL 表现为不正常的薄片样，主要是由于正常 FCL 的走行是倾斜的。如果出现这种表现，可能是由于 ACL 损伤导致的胫骨前向移位或技术错误（不正确的冠状位方向）

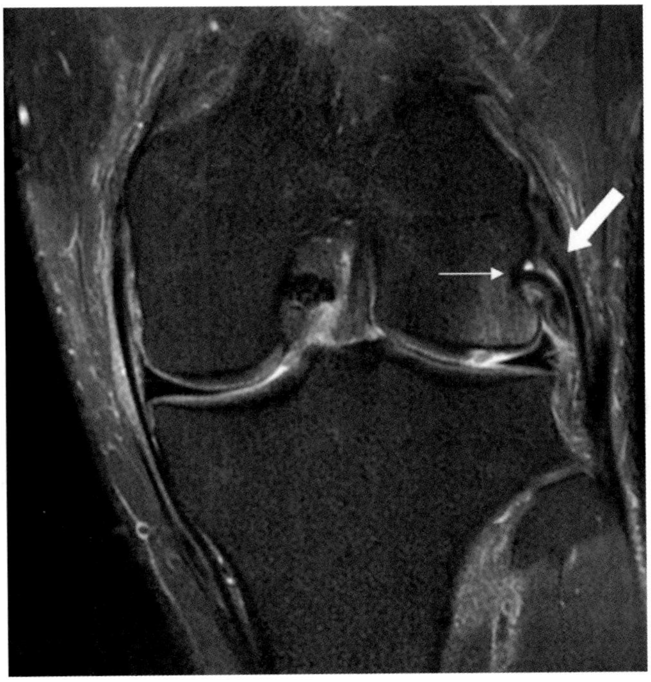

图 7.25 正常的腘斜韧带方向（较小的白色箭头）起自 FCL 股骨止点下方的凹陷中（较大的白色箭头）

了一条较细的前下束和一条较粗的后上束即半月板腘肌韧带。两者对外侧半月板的稳定性都起到了一定的作用[39]。研究表明，这两条纤维束的损伤与外侧半月板的损伤息息相关[40]。腘肌半月板韧带在MRI矢状位片上最容易识别，在冠状位片上也可以发现（图7.26）。这两条纤维束在腘肌腱弯向后内侧处将其包绕，分别形成腘肌腱管的底和顶[38,39,41,42]。腘肌腱裂口是腘肌腱自关节内转向关节外的分界[43]（图7.27）。

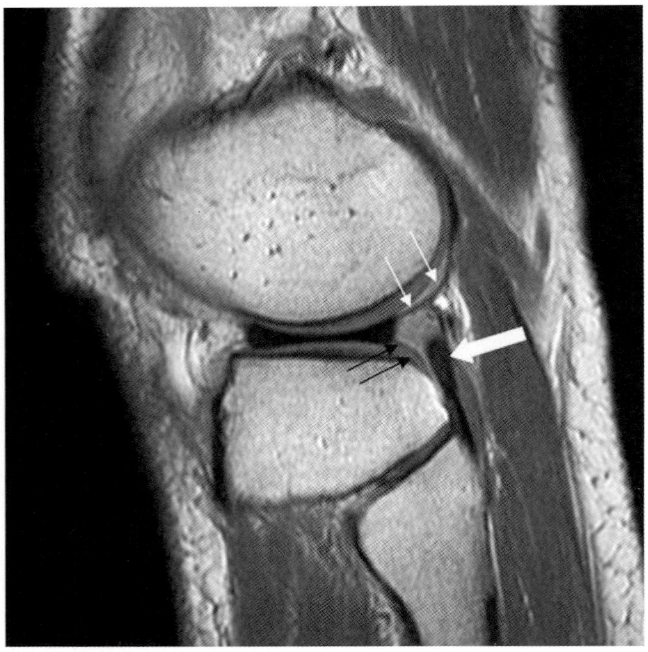

图 7.26　显示了正常的腘肌半月板束的浅层（较小的白色箭头）和深层（较小的黑色箭头）附着于外侧半月板后角。同样显示了邻近的腘肌腱（较大的白色箭头）

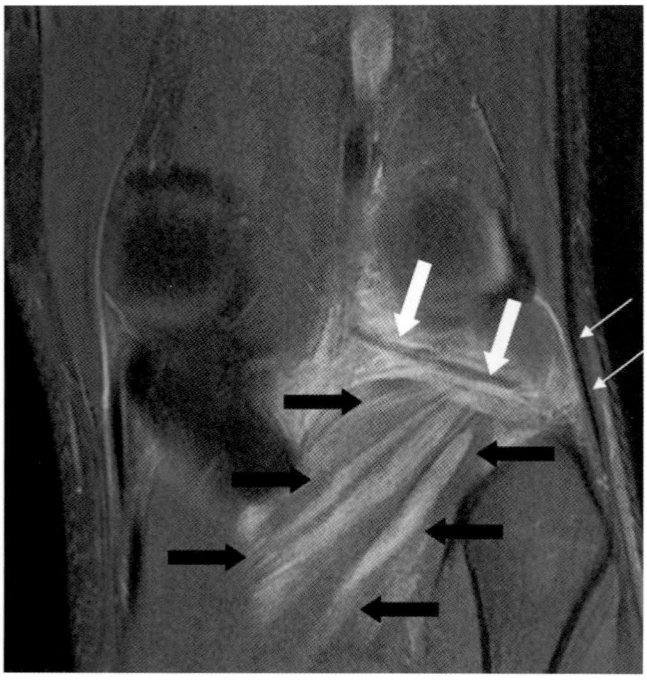

图 7.27　显示了中等紧张的腘肌和近端的肌腱交界处（黑色箭头）。软组织的肿胀很好地显示了后关节囊和弓状韧带的内侧分支，作为腘肌和腘肌腱裂口的连接（白色箭头）。同时可以看见股二头肌腱完整的一部分（较小的白色箭头）

腘肌腱自腘肌腱管口延伸出来后就从腱腹交界处发出分支止于腓骨头，形成腘腓韧带（图 7.28）。腘腓韧带腓骨的止点位于腓骨突上，腓肠豆腓骨韧带止点的内侧，弓状韧带止点的后方 [37,38,44]。尽管局部解剖总是能看到粗短、倾斜走行的腘腓韧带 [46]，但是在 MRI 上很难识别出来 [37,45]。大多数情况下腘腓韧带是一束纤维结构，但是也可以为走行方向不一样的多束结构 [37,38,41,47]。

腓肠豆腓骨韧带和弓状韧带参与形成膝关节后外侧的关节囊，对其稳定性起到强化作用。局部解剖发现并不是每个人都同时有这两条韧带，韧带的大小和厚度也有差异。在有些人这两条韧带是分离的，而在另一些人则合为一条联合韧带 [38,46,48-50]。如果两者同时存在，则腓肠豆腓骨韧带一般起自腓肠豆骨，沿腘腓韧带的前外侧走行并止于腓骨头基底部的外侧 [37]（图 7.29）。而弓状韧带于腓肠豆腓

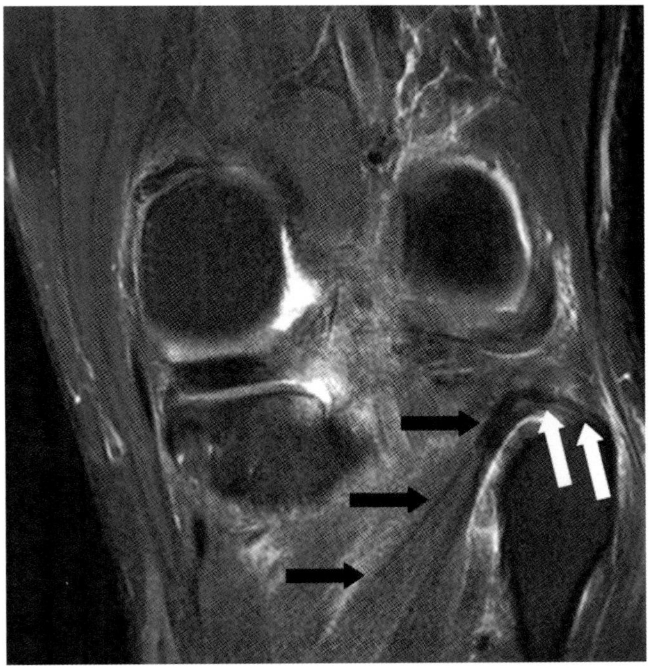

图 7.28 正常的腘肌腱关节外部分（黑色箭头）和完整的近平行走行的腘腓韧带（白色箭头）

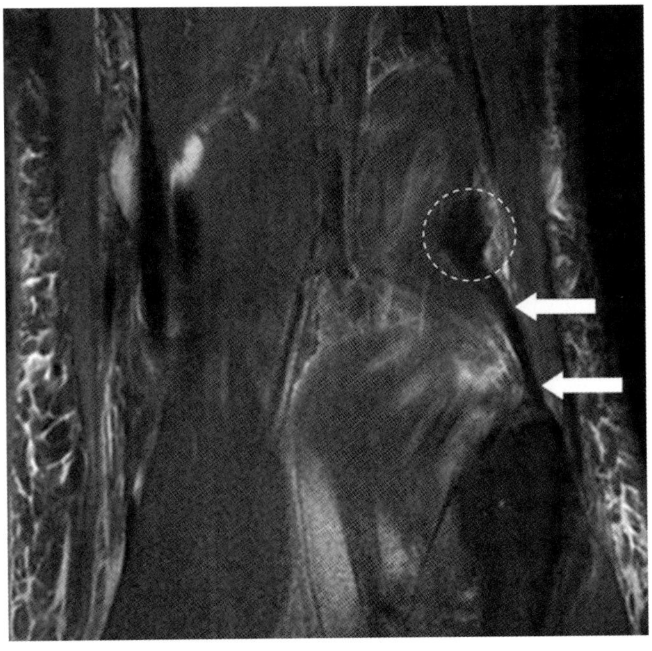

图 7.29 显示了正常的腓肠豆腓韧带（白色箭头）和非骨性的腓肠豆（圆形区）

骨韧带的前方自腓骨头发出，向上延伸一段后呈“Y”形分成两支，其中较粗大的外侧支向上直行止于股骨外侧髁，用于加强外侧关节囊[38]；内侧支于腘肌腱的浅层向内侧延伸，最后汇入腘斜韧带的纤维中，加强后方关节囊[38]。在 MRI 上大多数情况下只能看到弓状韧带的内侧支，而且通常仅在韧带较粗或者周围有明显水肿时才能识别（图 7.27、7.31 和 7.32）。

很少出现 ITB、FCL、股二头肌腱、腘肌腱复合体和后外侧关节囊单一结构的损伤，更多情况下是多个结构的联合损伤。外科医师应尽量将所有结构的损伤分别开来，虽然漏诊一些较小的关节囊损伤并不会导致严重的不良后果，但是对于 FCL、联合腱和腘腓韧带等这些较大的起主要稳定作用的结构应特别注意。在 MRI 冠状位片最容易识别 PLC 的损伤（图 7.30—7.34）。与 ACL 损伤出现轴移骨挫伤一样，出现腓骨头水肿强烈提示存在 PLC 损伤，则需要进一步详细地检查（图 7.35）。了解 PLC 腓骨头止点处的相对位置关系有助于鉴别是何种结构的损伤[43]。例如，当出现腓骨头内侧水肿时，应首先考虑到的是弓状复合体或腘腓韧带的损伤，而不是其他外侧附着联合腱的损伤。为了做出准确的诊断并同时将各个结构鉴别开来，最好结合三个平面的 MRI 表现来分析。即便如此，有时仍很难确定特定结构的损伤，因为有时医师不确定这些结构是因为解剖变异本身就不存在还是因为受伤而不显影[11]。当出现这些情况时，影像学报告通常会怀疑 PLC 损伤。尽管有时这些结构的损伤不是特异性的，本文主要是提醒外科医师，对于 PLC 损伤，需要进行仔细的临床检查，必要时可以在麻醉状态下进行。

7.9　结　论

阅读膝关节复杂损伤的 MRI 时，只有熟练地掌握膝关节的相关解剖结构，养成一丝不苟的读片习惯，才能作出准确的诊断。同时，高质量的图形成像也是十分重要的。当膝关节发生急性损伤时，MRI 对作出准确的诊断、制订良好的术前计划、确定损伤的结构、损伤程度以及肌腱韧带等的损伤部分均具有十分重要的意义。

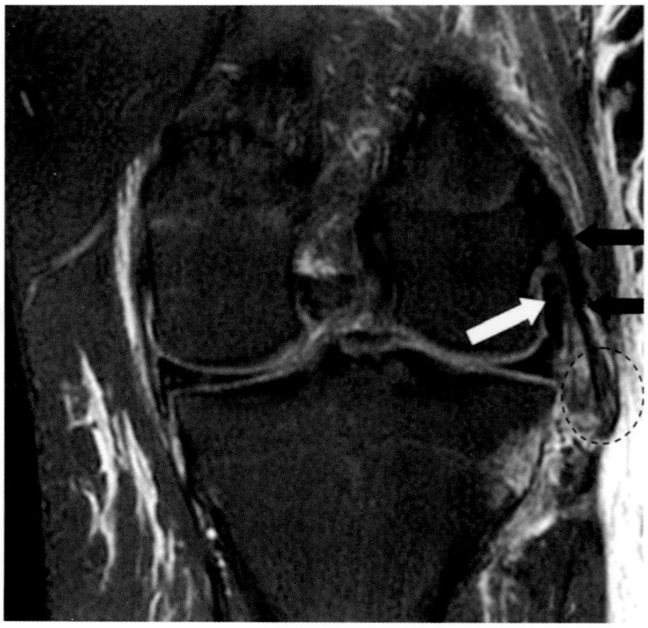

图 7.30　显示 FCL 近端完整（黑色箭头）。FCL 远端附着点完全损伤并向近端回缩（黑色圆圈）。本图还显示了邻近完整的腘肌腱（白色箭头）

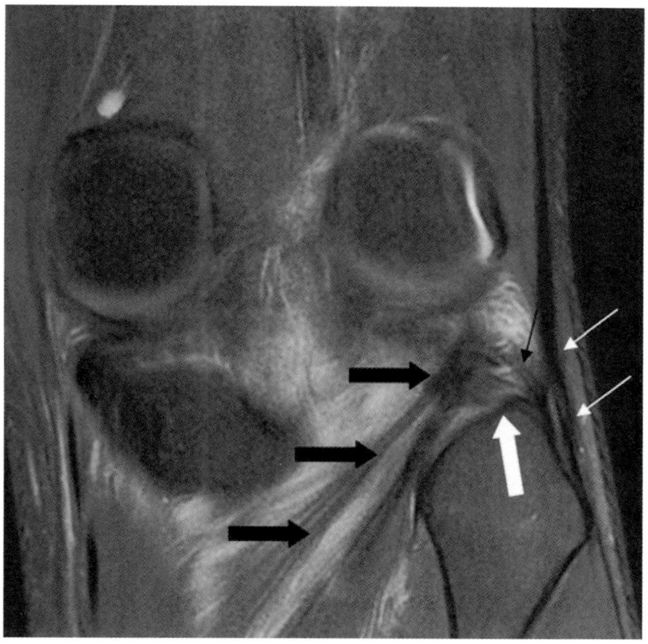

图 7.31 显示联合腱止点损伤（圆形区）。注意显示清晰和完整的弓状韧带（白色箭头）。黑色箭头显示了撕裂的腘腓韧带的预期止点。如果止点存在的话，应该位于弓状韧带的内侧

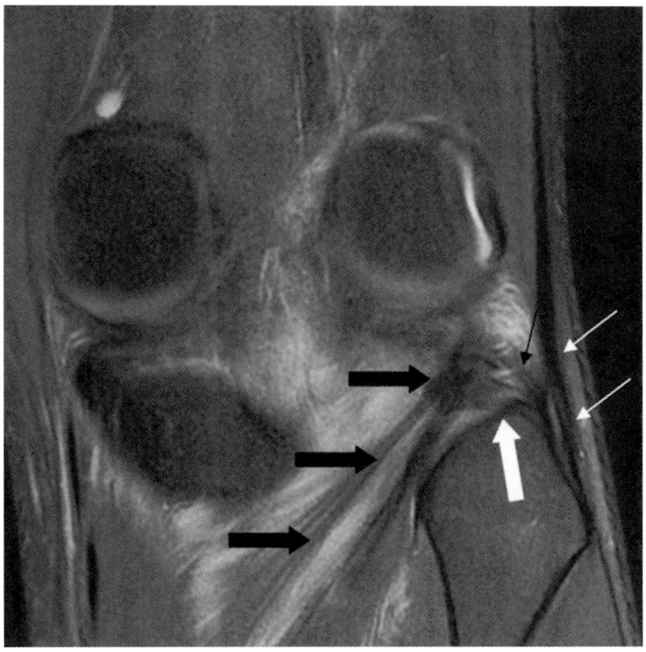

图 7.32 显示了中等紧张的腘肌腱（黑色箭头），在腓骨止点处有 1 ~ 2 级扭伤的腘腓韧带（较大的白色箭头）。可见联合腱止点处较小的线性信号（较小的白色箭头）。显示了完整的弓状韧带部分呈水肿高信号（较小的黑色箭头），位于腘腓韧带和联合腱之间

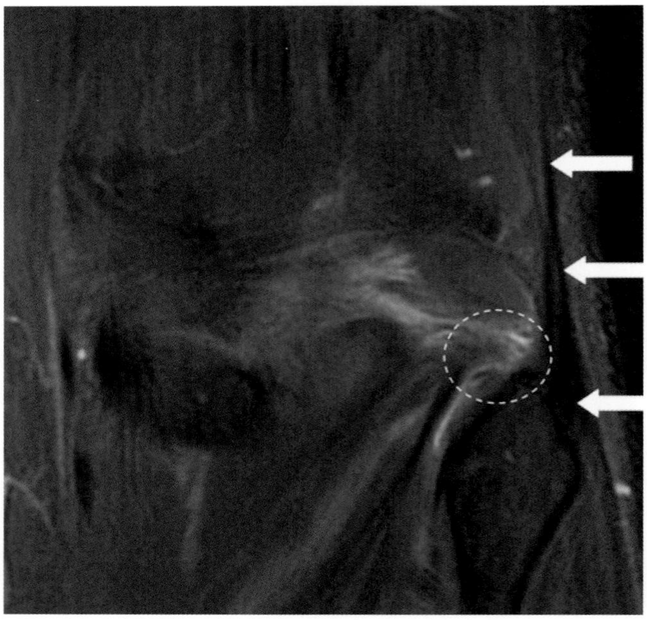

图 7.33 2 ~ 3 级腘腓韧带损伤（圆形区）。完整的联合腱止点（白色箭头）

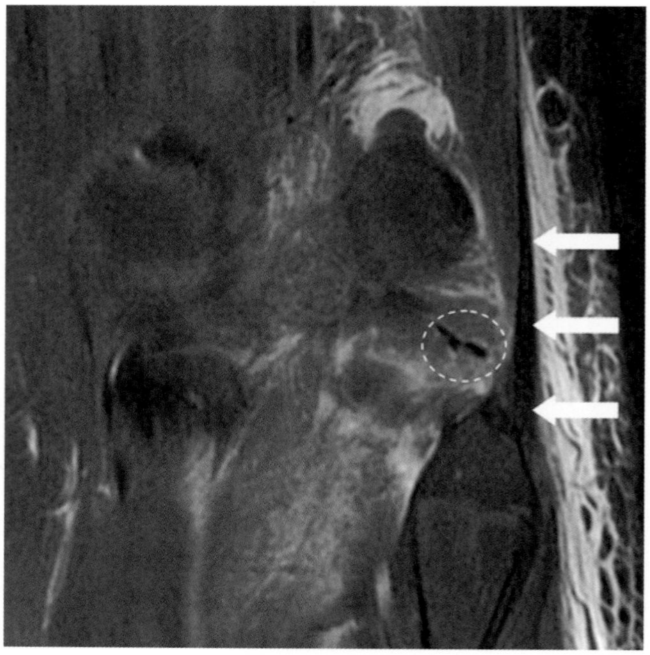

图 7.34 显示腘腓韧带损伤并向近端回缩（圆形区）和完整的联合腱止点（白色箭头）

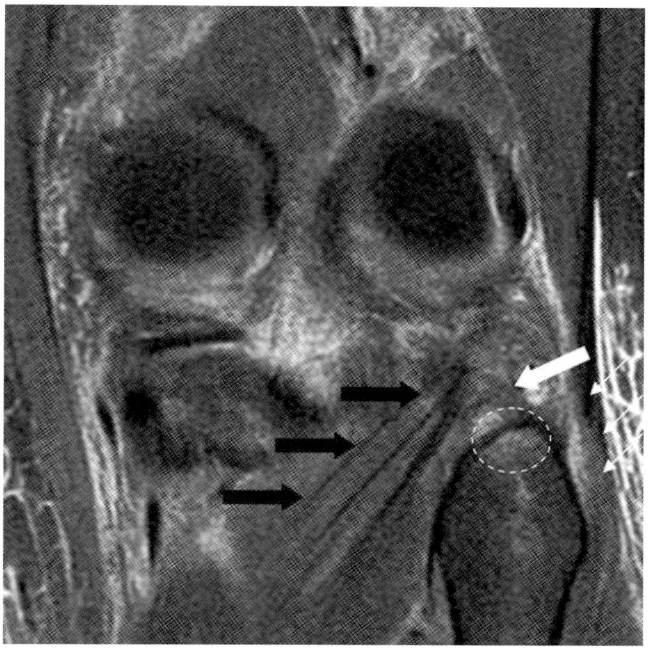

图 7.35 显示腓骨头腘腓韧带止点处水肿（圆形区）。可见腘腓韧带 2 级损伤（白色箭头），以及联合腱的 3 级损伤（较小的白色箭头）。腘肌腱关节外部分和肌腱交界处完整

（李 箭 陈旭旭 毛贝宁 毛云鹤 译）

参考文献

1. Kannus P. Nonoperative treatment of grade II and III sprains of the lateral ligament compartment of the knee. Am J Sports Med. 1989;17(1):83–8. Accessed 1, 17.
2. Recht MP, Parker RD, Irizarry JM. Second time around: evaluating the postoperative anterior cruciate ligament. Magn Reson Imaging Clin N Am. 2000;8(2):285–97. Accessed 2, 8.
3. Hughston JC, Andrews JR, Cross MJ, Moschi A. Classification of knee ligament injuries. Part II. The lateral compartment. J Bone Joint Surg Am. 1976;58:173–9.
4. Fleming Jr RE, Blatz DJ, McCarroll JR. Posterior problems in the knee. Posterior cruciate insufficiency and posterolateral rotatory insufficiency. Am J Sports Med. 1981;9(2):107–13. Accessed 2, 9.
5. Hughston JC, Jacobson KE. Chronic posterolateral rotatory instability of the knee. J Bone Joint Surg Am. 1985;67(3):351–9. Accessed 3, 67.
6. O'Brien SJ, Warren RF, Pavlov H, Panariello R, Wickiewicz TL. Reconstruction of the chronically insufficient anterior cruciate ligament with the central third of the patellar ligament. J Bone Joint Surg Am. 1991;73(2):278–86. Accessed 2, 73.
7. Sanders TG, Medynski MA, Feller JF, Lawhorn KW. Bone contusion patterns of the knee at MR imaging: footprint of the mechanism of injury. Radiographics. 2000;20:S135–51.
8. Colombet P, Robinson J, Christel P, et al. Morphology of anterior cruciate ligament attachments for anatomic reconstruction: a cadaveric dissection and radiographic study. Arthroscopy. 2006;22(9):984–92. Accessed 9, 22.
9. Duthon VB, Barea C, Abrassart S, Fasel JH, Fritschy D, Menetrey J. Anatomy of the anterior cruciate ligament. Knee Surg Sports Traumatol Arthrosc. 2006;14(3):204–13. Accessed 3, 14.
10. Roberts CC, Towers JD, Spangehl MJ, Carrino JA, Morrison WB. Advanced MR imaging of the cruciate ligaments. Magn Reson Imaging Clin N Am. 2007;15(1):73–86.
11. Malone WJ, Verde F, Weiss D, Fanelli GC. MR imaging of knee instability. Magn Reson Imaging Clin N Am. 2009;17:697–724.
12. Bergin D, Morrison WB, Carrino JA, Nallamshetty SN, Bartolozzi AR. Anterior cruciate ligament ganglia and mucoid degeneration: coexistence and clinical correlation. AJR Am J Roentgenol. 2004;182(5):1283–7. Accessed 5, 182.
13. Murphy BJ, Smith RL, Uribe JW, Janecki CJ, Hechtman KS, Mangasarian RA. Bone signal abnormalities in the posterolateral tibia and lateral femoral condyle in complete tears of the anterior cruciate ligament: a specific sign? Radiology. 1992;182(1):221–4. Accessed 1, 182.
14. Kaplan PA, Gehl RH, Dussault RG, Anderson MW, Diduch DR. Bone contusions of the posterior lip of the medial tibial plateau (contrecoup injury) and associated internal derangements of the knee at MR imaging. Radiology. 1999;211(3):747–53. Accessed 3, 211.
15. Sonin AH, Fitzgerald SW, Hoff FL, Friedman H, Bresler ME. MR imaging of the posterior cruciate ligament: normal, abnormal, and associated injury patterns. Radiographics. 1995;15(3):551–61. Accessed 3, 15.
16. Saupe N, White LM, Chiavaras MM, et al. Anterior cruciate ligament reconstruction grafts: MR imaging features at long-term follow-up–correlation with functional and clinical evaluation. Radiology. 2008;249(2):581–90. Accessed 2, 249.
17. Steiner ME, Hecker AT, Brown CHJ, Hayes WC. Anterior cruciate ligament graft fixation. Comparison of hamstring and patellar tendon grafts. Am J Sports Med. 1994;22(2):240–6. Accessed 2, 22.

18. Bencardino JT, Beltran J, Feldman MI, Rose DJ. MR imaging of complications of anterior cruciate ligament graft Reconstruction1. Radiographics. 2009;29:2115–26.
19. Streich NA, Friedrich K, Gotterbarm T, Schmitt H. Reconstruction of the ACL with a semitendinosus tendon graft: a prospective randomized single blinded comparison of double-bundle versus single-bundle technique in male athletes. Knee Surg Sports Traumatol Arthrosc. 2008;16(3):232–8. Accessed 3, 16.
20. Papakonstantinou O, Chung CB, Chanchairujira K, Resnick DL. Complications of anterior cruciate ligament reconstruction: MR imaging. Eur Radiol. 2003;13(5):1106–17. Accessed 5, 13.
21. Howell SM. Principles for placing the tibial tunnel and avoiding roof impingement during reconstruction of a torn anterior cruciate ligament. Knee Surg Sports Traumatol Arthrosc. 1998;6 Suppl 1:S49–55.
22. Warren LF, Marshall JL. The supporting structures and layers on the medial side of the knee: an anatomical analysis. J Bone Joint Surg Am. 1979;61(1):56–62. Accessed 1, 61.
23. LaPrade RF, Engebretsen AH, Ly TV, Johansen S, Wentorf FA, Engebretsen L. The anatomy of the medial part of the knee. J Bone Joint Surg Am. 2007;89(9):2000–10. Accessed 9, 89.
24. Hughston JC, Eilers AF. The role of the posterior oblique ligament in repairs of acute medial (collateral) ligament tears of the knee. J Bone Joint Surg Am. 1973;55(5):923–40. Accessed 5, 55.
25. Cham DM, Hsu CYC. Cartilage and ligament injuries in sports injuries. In: London: Oxford University Press; 1993. p. 54–70.
26. Cheryne S. Disorders of the knee. In: Dee R, Mango M, Hurst LC, editors. Principles of orthopaedic practice. Vol. 2. New York: McGraw-Hill; 1989. p. 1283
27. Reid DC. Sports injury assessment and rehabilitation. New York: Churchill Livingstone; 1992. p. 502–7.
28. Schweitzer ME, Tran D, Deely DM, Hume EL. Medial collateral ligament injuries: evaluation of multiple signs, prevalence and location of associated bone bruises, and assessment with MR imaging. Radiology. 1995;194(3):825–9. Accessed 3, 194.
29. Stoller DW. Magnetic resonance imaging in orthopaedics and sports medicine. Vol. 1. 3rd ed. Baltimore, MD: Lippincott Williams & Wilkins; 2007. p. 553–554.
30. Bergin D, Keogh C, O'Connell M, et al. Atraumatic medial collateral ligament oedema in medial compartment knee osteoarthritis. Skeletal Radiol. 2002;31:14–8.
31. Bergin D, Hochberg H, Zoga AC, Qazi N, Parker L, Morrison WB. Indirect soft-tissue and osseous signs on knee MRI of surgically proven meniscal tears. AJR Am J Roentgenol. 2008;191(1):86–92.
32. Shindell R, Walsh WM, Connolly JF. Avulsion fracture of the fibula: the "arcuate sign" of posterolateral knee instability. Nebr Med J. 1984;69(11):369–71.
33. Huang G, Yu JS, Munshi M, et al. Avulsion fracture of the head of the fibula (the "arcuate" sign): MR imaging findings predictive of injuries to the posterolateral ligaments and posterior cruciate ligament. AJR Am J Roentgenol. 2003;180(2):381–7.
34. Juhng S, Lee JK, Choi S, Yoon K, Roh B, Won J. MR evaluation of the "arcuate" sign of posterolateral knee instability. AJR Am J Roentgenol. 2003;180(2):381–7.
35. Campos JC, Chung CB, Lektrakul N, et al. Pathogenesis of the Segond fracture: anatomic and MR imaging evidence of an iliotibial tract or anterior oblique band avulsion. Radiology. 2001;219(2):381–6.
36. Terry GC, Hughston JC, Norwood LA. The anatomy of the iliopatellar band and iliotibial tract. Am J Sports Med. 1986;14(1):39–45.
37. Munshi M, Pretterklieber ML, Kwak S, Antonio GE, Trudell DJ, Resnick D. MR imaging, MR arthrography, and specimen correlation of the posterolateral corner of the knee: an anatomic study. AJR Am J Roentgenol. 2003;180(4):1095–101.
38. Diamantopoulos A, Tokis A, Tzurbakis M, Patsopoulos I, Georgoulis A. The posterolateral corner of the knee: evaluation under microsurgical dissection. Arthroscopy. 2005;21(7):826–33.
39. Peduto AJ, Nguyen A, Trudell DJ, Resnick DL. Popliteomeniscal fascicles: anatomic considerations using MR arthrography in cadavers. AJR Am J Roentgenol. 2008;190(2):442–8.
40. De Smet AA, Asinger DA, Johnson RL. Abnormal superior popliteomeniscal fascicle and posterior pericapsular edema: indirect MR imaging signs of a lateral meniscal tear. AJR Am J Roentgenol. 2001;176(1):63–6.
41. Staubli HU, Birrer S. The popliteus tendon and its fascicles at the popliteal hiatus: gross anatomy and functional arthroscopic evaluation with and without anterior cruciate ligament deficiency. Arthroscopy. 1990;6(3):209–20.
42. Cohn AK, Mains DB. Popliteal hiatus of the lateral meniscus. Anatomy and measurement at dissection of 10 specimens. Am J Sports Med. 1979;7(4):221–6.
43. Lee J, Papakonstantinou O, Brookenthal KR, Trudell D, Resnick DL. Arcuate sign of posterolateral knee injuries: anatomic, radiographic, and MR imaging data related to patterns of injury. Skeletal Radiol. 2003;32(11):619–27.
44. Brinkman J, Schwering PJA, Blankevoort L, Kooloos JG, Luites J, Wymenga AB. The insertion geometry of the posterolateral corner of the knee. J Bone Joint Surg Br. 2005;87(10):1364–8.
45. De Maeseneer M, Shahabpour M, Vanderdood K, De Ridder F, Van Roy F, Osteaux M. Posterolateral supporting structures of the knee: findings on anatomic dissection, anatomic slices and MR images. Eur Radiol. 2001;11(11):2170–7.
46. Watanabe Y, Moriya H, Takahashi K, et al. Functional anatomy of the posterolateral structures of the knee. Arthroscopy. 1993;9(1):57–62.
47. Ullrich K, Krudwig WK, Witzel U. Posterolateral aspect and stability of the knee joint. I. Anatomy and function of the popliteus muscle-tendon unit: an anatomical and biomechanical study. Knee Surg Sports Traumatol Arthrosc. 2002;10(2):86–90.
48. Maynard MJ, Deng X, Wickiewicz TL, Warren RF. The popliteofibular ligament. Rediscovery of a key element in posterolateral stability. Am J Sports Med. 1996;24(3):311–6.
49. Sudasna S, Harnsiriwattanagit K. The ligamentous structures of the posterolateral aspect of the knee. Bull Hosp Jt Dis Orthop Inst. 1990;50(1):35–40. Spring.
50. Seebacher JR, Inglis AE, Marshall JL, Warren RF. The structure of the posterolateral aspect of the knee. J Bone Joint Surg Am. 1982;64(4):536–41.

第四部分

非手术治疗

第 8 章

膝关节脱位的非手术治疗

John David Beck，Kaan Irgit，John T. Riehl

8.1 引 言

“膝关节脱位”主要用于定义伴有 2 条或 2 条以上侧副韧带或交叉韧带损伤的膝关节损伤[1]。从定义上理解，关节脱位指的是两个相关节的骨面完全分离或错位，这也适用于膝关节以外的其他关节脱位的定义。然而，很多膝关节脱位的患者在就诊时其膝关节并不处于明显的脱位状态，而是表现为受伤后膝关节疼痛。因此，对于任何膝关节疼痛并同时伴有至少 2 条韧带不稳的患者，应当按照隐匿性膝关节脱位进行治疗，因为在就诊前膝关节脱位可能已自行复位。因此，膝关节脱位的定义就必定比其他关节脱位包含了更加广泛的内容。在本章，膝关节脱位包含了多发韧带损伤和影像学上可见的膝关节脱位。

从历史上来看，膝关节脱位较为罕见，但它却是一种非常严重、需要及时诊断和治疗的膝关节损伤，约占住院患者的 1/100 000[2]。有文献报道膝关节脱位的发生率为 0.001% ~ 0.013%[3,4]，但实际上发病率更高，因为许多脱位会在伤后自行复位。在 20 世纪，膝关节脱位的发病率和发病机制都有所变化。梅奥诊所（Mayo Clinic）回顾了 1911—1960 年 200 万例住院患者，发现仅有 14 例膝关节脱位[5]。过去的 60 年中，随着汽车安全性的增加，高速车祸伤幸存患者中多发创伤伴膝关节脱位患者的数量也随之增加。此外，在美国，膝关节脱位也与肥胖症明显增加有关。Hangio 等报道了 7 例肥胖症患者于站立过程中自发性膝关节脱位的病例[6]。有研究发现体重指数（BMI）超过 35 是自发性膝关节脱位伴腘动脉损伤的一个特殊危险因素[7]。但即便是创伤治疗水平的提高和肥胖症的增加，膝关节脱位仍然是比较少见的损伤。因此，研究对象群体的病理基础较为复杂，治疗方案也不统一。随着 MRI 和关节镜等现代技术的运用，许多研究结果支持对膝关节脱位进行手术干预。随之而来的就是对膝关节脱位治疗的重要转变，即从最初的闭合非手术治疗或者截肢转变为现在的重建手术治疗。

8.2 相关损伤

要充分理解膝关节脱位的标准治疗从过去非手术治疗转变为现代重建治疗的进步，就必须认识到膝关节脱位不是一种孤立的损伤。对于各种复杂的膝关节脱位患者，从真正意义上理解膝关节脱位相关的病理改变对于选择治疗方案和改善预后是非常必要的。

膝关节脱位可以表现为多种组合的不同韧带损伤。前交叉韧带（ACL）和后交叉韧带（PCL）同时断裂比较常见，可伴或不伴侧副韧带以及后外侧或后内侧角损伤。尽管大量文章报道的膝关节脱位主要韧带断裂都少于 3 条，但是许多学者认为，对于明确的膝关节脱位，4 条主要的膝关节韧带中需要至少存在 3 条及以上韧带断裂 [8,9-10-12]。在 Fanelli 等的研究中，20 例患者中有 19 例患者存在 ACL 和 PCL 均断裂，同时伴有后外侧角或者内侧副韧带损伤 [9]。这样的变化就需要医师非常细致、小心地检查每一条韧带以确保诊断的准确性。随着分辨率的不断提高，MRI 已经成为急性膝关节脱位影像学检查的金标准。Bui 等通过对比了 20 例膝关节脱位患者术前 MRI 检查结果与术中实际发现来评估 MRI 检查的准确性。他们发现 4 例假阳性：术前 MRI 检查提示韧带完全断裂，但术中发现韧带仅部分断裂，或手术时韧带损伤已经愈合。同时也发现 2 例假阴性：2 例发现半月板撕裂，但 MRI 均未显示 [13]。Twaddle 等通过类似的研究发现 MRI 检查膝关节脱位预测软组织损伤的准确性为 85% ~ 100 %[14]。

膝关节脱位最危险的并发症是腘动脉损伤。由于腘动脉近端固定于收肌裂孔，远端固定于比目鱼肌肌腱弓筋膜，因此，膝关节脱位时，腘动脉很容易受到损伤 [15]。文献报道的血管损伤发生率为 16% ~ 64%，病理改变包括轻微挫伤、内膜撕裂和血管完全横断等 [3,5]。

必须尽早诊断并治疗腘动脉损伤，因为过去的研究表明膝降动脉提供的侧支循环不足以维持整个下肢的存活。1946 年，DeBakey 和 Simone 回顾了 2471 例二战期间存在腘动脉损伤的士兵，结果发现 72.5% 未行血管修复的士兵最终都需要截肢 [16]。

在后来的朝鲜战争和越南战争中，由于血管修复变得更加普及，腘动脉损伤后截肢率降至 32.5% [17]。进一步研究表明不仅血管修复很重要，修复时机的早晚对于保肢也非常重要。1977 年，Green 和 Allen 报道腘动脉损伤后 6 ~ 8h 内进行血管修复的截肢率为 11%，而超过 8h 后修复腘动脉的截肢率则为 86%[18]。下肢评估项目（Lower Extremity Assessment Project，LEAP）表明膝关节脱位后截肢患者的平均热缺血时间为 7.25h，而不需要截肢的患者平均热缺血时间为 4.7h。这一点也确认了 Green 和 Allen 的研究结果。该研究的结论是长时间热缺血是导致膝关节脱位患者截肢的主要因素 [19]。

这就说明了在膝关节脱位后及时、准确诊断与治疗血管损伤对预后的重要性。如前所述，腘动脉损伤后如果采取非手术治疗，其不良后果是可想而知的。神经损伤在急性膝关节脱位中也很常见。虽然胫神经和腓总神经不像腘动脉一样固定在周围的组织上，但其解剖学特点仍然导致它们容易受到损伤。腓总神经周围有一层较薄的神经外膜组织覆盖，使其容易受到牵拉伤。再加上它活动度有限（0.5cm），使腓总神经受到损伤的风险更大 [20,21]。胫神经或腓总神经麻痹的发生率为 10% ~ 50%，而报道中腓总神经单独损伤的发生率为 5% ~ 50%[2,3,22-24]。腓总神经麻痹在 PCL 断裂和后外侧角损伤的情况下最常见。

Niall 等对 55 例腓总神经麻痹的患者进行了神经功能康复训练，21% 的患者完全恢复了运动功能，29% 的患者恢复了部分运动功能，50% 患者的感觉或运动功能并没有明显的好转 [25]。因此，在患者最初就诊时，进行详细的临床体格检查是非常重要的。对于持续存在神经功能障碍的患者，可以使用踝足矫形器（ankle-foot orthoses，AFO）、行神经手术（神经松解、神经吻合或者神经移植术）、胫后肌腱转位或者后足融合术等进行治疗，但疗效差别较大。无论采取手术与否，神经功能完全恢复的预后都是不乐观的。这一点应该在早期评估和治疗中就与患者讨论并交代清楚。

随着对特定韧带、神经和血管损伤的识别和准确诊断能力的发展，其治疗方法也明显进步。在关节镜韧带重建技术发展成熟之前的几十年中对膝关节脱位患者的治疗可以为我们提供一些证据，从中我们可以得出结论——非手术治疗对于活动较多的人群仍然有效。接下来的内容是历史性回顾，主要介绍膝关节脱位治疗开始的年代、非手术治疗的效果以及促使膝关节外科医师对多发韧带损伤开展韧带重建的证据。

8.3 非手术治疗

1743 年，Lorenz Heister 在《普通外科系统学》（*A General System of Surgery*）一书涉及了膝关节脱位："如果不让骨复位或者遗留部分膝关节僵硬，就很难对膝关节脱位进行很好的治疗"[26]。这个观点体现了当时的一个假设，即可以采用非手术治疗，通过牺牲膝关节的运动功能而重获膝关节的稳定性。这种想法导致最初的膝关节脱位治疗方法主要为石膏固定术。1825 年，Astley Cooper 在其出版的图书中将其对膝关节脱位的诊治经验作为一个章节，名为"关节脱位和骨折"（*A Treatise on Dislocation and Fractures of the Joints*）。他发现对大多数膝关节脱位的患者，可以通过闭合复位和石膏固定进行治疗。但对于无法复位或开放性脱位的患者，他建议立刻截肢[27]。

这种治疗方法在 19 世纪的学者中较为普遍。20 世纪最主流的治疗方法则是用石膏固定 4 ~ 6 周[28]。随着时间的推移，外科医师逐渐开始意识到长时间固定制动后膝关节的活动度明显受限。1967 年，Myles 评估了 7 例膝关节脱位患者，发现患者最终关节活动度与固定时间长短成反比[29]。患者的活动功能受限使外科医师开始尝试手术治疗。1963 年，Kennedy 发表了一项研究结果。他对 22 例膝关节脱位患者中的 12 例采取制动治疗，5 例采取韧带重建，5 例采取早期截肢。通过当时的评价标准进行评估，显示重建组和非重建组患者都取得了较好的功能[2]。

8.4 过去的研究结果

1969 年，Shields 等报道了麻省总医院（Massachusetts General Hospital）治疗的 26 例膝关节脱位，这在当时是病例数最多的膝关节脱位研究报道。9 例患者（35%）采用闭合复位和石膏固定等非手术治疗，12 例患者（36%）采用闭合复位和切开韧带修复手术治疗，5 例患者需行膝上截肢。该研究发现，未行韧带修复术的患者需要更长时间的住院理疗，并且关节功能更差。他们由此得出结论：由于膝关节脱位造成的严重韧带损伤，非手术闭合治疗会影响愈合，因此，早期切开手术治疗将使患者获益更多[4]。

Meyers 和 Harvey 报道了一项对 18 例创伤性膝关节脱位的研究，其治疗结果根据患者的日常生活功能进行分级。结果分为优、良、中、差四个级别。优：患者能够重新回到原来的工作或者恢复受伤前的活动水平；良：日常活动有轻微不适；中：上楼或跑步有困难；差：日常活动中表现为严重的残疾。通过这种主观评分方法，发现非手术治疗的患者结果至少为"中"，尽管这一点很难解释清楚。实际上，在 18 例接受早期韧带修复术的患者中，仅有 3 例（16%）的结果为优或良[3]。

Taylor 等回顾了 1954—1970 年治疗的 42 例膝关节脱位病例，其中 26 例采取了闭合复位、固定及不同时长理疗的保守治疗方法。Taylor 等采用以下量表评估膝关节的功能。良好：膝关节稳定，无疼痛，屈膝不小于 90°；一般：膝关节用力时轻度不稳，但无疼痛，屈膝范围能达到 60° ~ 90°；差：

膝关节不稳、疼痛，或屈膝＜ 60°[30]。在比较了手术组与非手术组患者膝关节的稳定性、活动范围和疼痛等功能性结果后，他们建议在无神经和血管损伤等并发症的情况下，保守治疗是更好的选择 [30]。他们强调了保守治疗时缩短固定时间以减少膝关节僵硬风险的重要性。Thomsen 等在一项小规模膝关节脱位研究中采用了与上述相同的评价体系，发现手术组与非手术组的结果相同。但是他们只选择复位后相对稳定的膝关节进行非手术治疗 [23]。

20 世纪 80 年代中期，Sisto、Warren 以及 Roman 等分别发表了各自 20 例膝关节脱位的研究结果。Sisto 和 Warren 对 5 例患者采取非手术治疗，Roman 的研究中则有 4 例采取非手术治疗 [8,31]。这两项研究并未阐述清楚保守治疗以及理疗的具体情况，但都建议对于年轻及活动较多的膝关节脱位患者应该尽早开展手术治疗 [23]。

8.5 “结果良好”的定义

20 世纪 80 年代中期后，对于韧带损伤的临床和功能评估手段发生了改变，包含了更加复杂和客观的评分系统如 Lysholm 膝关节评分量表、IKDC 量表、HSS 评分和 Tegner 评分等 [32-35]。Lysholm 膝关节评分量表评估了跛行、支撑、上楼梯、下蹲、稳定性、卡锁、疼痛、肿胀以及是否需要支具等。该评分量表最高分为 100 分，95 ～ 100 分为优，84 ～ 94 分为良好，65 ～ 83 分为中等，64 分以下为差。同时，客观测试也更加标准化，重复性更好。以前膝关节松弛度是靠人手工牵拉测定的，现在则是通过 KT-1000 或 KT-2000 关节动度计（MEDmetric，San Diego，CA）来测定。因此，经过 20 年的发展，对于“结果良好”的定义已经变得更加严格和准确。

在膝关节脱位分类和治疗手段上出现了一些改变，这使对比过去和现在的膝关节脱位数据较为困难。首先，在过去，许多关于膝关节脱位的研究中包含了骨折脱位的病例 [4]。骨折脱位的患者总是伴有明显的膝关节不稳，因此，需要广泛的韧带重建和坚强的骨折固定。骨折脱位与单纯韧带损伤所致的膝关节脱位有本质的区别，将这两种类型的病例混淆会导致分析结果不准确 [36]。其次，早期研究中的手术治疗主要是采用切开手术直接修复或重建韧带，而且在大多数研究中韧带重建也仅限于 ACL 重建。现代关节镜技术的进步使外科医师可以同时重建 ACL 和 PCL，对软组织的损伤更小，从而减少水肿、血肿和僵硬等情况的发生。此外，随着时间的推移，PLC 在膝关节稳定性中的重要作用以及修复 PLC 的重要性已经越来越得到认可 [37]。另一个不同点在于康复的方法以及固定时间的长短。1743 年，Heister 认为应该牺牲部分膝关节活动度来获得膝关节稳定性。一直以来，这让许多外科医生都在长时间地对膝关节进行固定，希望通过促进瘢痕增生以争取达到更好的膝关节稳定性 [26,30,38]。当前，关节镜技术的进步以及更加安全的韧带固定方法为更加积极的物理治疗方案带来了可能，同时这也有助于手术效果的提高。

8.6 新的研究

在过去的 10 年中，少数研究对比了手术与非手术治疗膝关节脱位的效果 [33,34,38,40,41]。在 2002 年的一项对 89 例患者的病例系列研究中，Richter 等回顾性评估了手术和非手术治疗创伤性膝关节脱位的效果 [33]。89 例患者中有 463 例进行了交叉韧带重建或修复，26 例行非手术治疗。该组患者的平均随访时间为 8.2 年。除了临床评估，他们运用 KT-1000 关节动度计测量关节松弛度，用 Jager 和

Wirth 骨关节炎放射学量表评估影像学指标，用 Lysholm 量表、Tegner 量表和 IKDC 量表评价膝关节功能。结果显示手术组效果优于非手术组。年龄＜ 40 岁、低能量损伤并且接受重建手术及后续功能康复训练的患者术后效果最好。在此研究中，功能康复训练是获得良好预后最重要的影响因素。他们得出的结论是：手术获得充分的稳定性是继而进行功能康复训练的必要条件。

在 Rios 等的研究中，26 例患者被诊断为创伤性膝关节脱位，有 5 例行非手术治疗，其中 1 例拒绝手术，1 例手术区域皮肤感染，3 例因严重的胸、脑联合损伤而无法手术。随访评估手段包括 Lysholm 量表、Marshall 量表、Meyers 评分系统、基于 IKDC 评分的主观问卷、关节活动度、跛行以及关节稳定性等。他们认为，所有进行非手术治疗患者的效果均不满意，需二次手术解决非手术治疗的后遗症 [41]。

Wong 等在 6 年内一共治疗了 29 例膝关节脱位患者，其中 26 例获得随访 [42]。26 例患者中有 11 例（42.3%）行闭合复位和制动、石膏或外固定架固定，有 15 例（57.7%）进行手术治疗。他们比较了这两组患者膝关节的活动范围、屈曲挛缩、稳定性以及 IKDC 评分。结果发现，手术组患者比非手术组患者的屈曲挛缩大，活动范围小，但只有后者有统计学差异。但手术组的 IKDC 评分要更高一些。他们认为，尽管手术组患者的膝关节僵硬度有所增加，但这些改变并没有影响膝关节的整体功能或最终的膝关节稳定性。

Plancher 和 Siliski 回顾性评估了 48 例膝关节脱位患者，平均随访时间为 8.3 年 [34]。对 19 个膝关节进行了非手术治疗，包括石膏固定（n=10）、支具 / 夹板固定（n=5）及外固定（n=5）。在这项研究中，非手术组中有 32% 的患者治疗失败（4 例截肢，2 例关节融合）。他们采用 Lysholm 量表和改良 HSS 评分来比较两组患者的功能结果。与手术组相比，非手术组患者的膝关节屈曲度显著减小，静息痛显著增加。手术组患者的膝关节前方和内侧稳定性比非手术组好。在日常生活活动中非手术组患者出现症状的概率是手术组的 2 倍。整体而言，手术组在 Lysholm 量表和改良 HSS 评分量表方面都优于非手术组 [34]。

8.7　自然进程

Ⅲ度 PCL 损伤的患者易发生内侧间室和髌股关节软骨瘤 [43]。Torg 等认为：“明确来讲，膝关节 PCL 断裂但无相关其他韧带松弛的患者很可能没有症状。然而，当 PCL 断裂并伴有膝关节其他韧带不稳时，很可能发生患膝功能康复不理想。” [44,45] 动物实验表明，ACL 缺失会导致膝关节骨关节炎的发生 [46]。研究发现，对于 ACL 慢性损伤的患者，半月板损伤和软骨表面损伤的发生率增加 [47,48]。

尽管 Almekinders 和 Logan 的研究表明手术组与非手术组的膝关节脱位患者在 X 线片检查时并没有差异，但他们采取的手术方法为韧带修复。该技术不如韧带重建 [39]。最近的研究表明，对于膝关节脱位，采取非手术治疗比手术治疗更易发生严重的退行性改变 [33,34]。Plancher 证明，88% 的非手术治疗的患者有Ⅱ度或者更严重的软骨软化。相比之下，平均随访 8.3 年，手术患者的软骨软化发生率为 47.4%[34]。导致发生退行性改变风险降低的原因是尽早手术，手术技术的不断提高为患者提供了更好的稳定性以及术后允许更多的快速运动 [31,37]。

8.8　哪些患者该做手术：有哪些新观点？

1960—1995 年发表的文献一直存在着一个争论：对于膝关节脱位，非手术治疗还是手术治疗的效果更好。尽管存在争论，但对于下列合并多发韧带损伤的特殊膝关节创伤，明确需要即刻采取手术治疗：开放性脱位、无法复位的脱位、存在血管损伤以及筋膜室综合征[30,40]。这些合并损伤对于膝关节脱位患者的近期或远期效果均有很大的影响。实际上，大多数血管损伤和开放性脱位需要立即手术干预，因为这些损伤可能威胁到患肢存活甚至患者的生命。当膝关节后外侧结构受到损伤时，有些医师倾向于行腓总神经探查和早期神经松解手术[49]。随着同种异体肌腱移植物供应的增加，灭菌和储存技术的进步，移植物固定方法的改进，关节镜手术器械的发展，对膝关节解剖和运动学等认识的提高以及手术技术的进步，使医师可以在关节镜的辅助下更加微创地完成 ACL 和（或）PCL 重建手术。在过去的 20 年中，上述手术方面的创新和更积极的物理治疗方法帮助外科医师将膝关节脱位治疗标准从过去的保守治疗变为更具有侵入性的手术治疗[41,50]。

8.9 结 论

膝关节多发韧带损伤的发生率较低，且文献中缺乏前瞻性随机对照研究，因此一直难以确定最佳治疗方案。最初的标准治疗是采用长腿石膏固定。对膝关节长时间固定导致的关节功能障碍、僵硬和活动度降低，加之逐步提高的手术技术，使膝关节脱位的治疗标准变为关节镜辅助下韧带重建 / 修复术。虽然有一些设计较好的研究结果表明对膝关节脱位采取非手术治疗和手术治疗后患者在回归体育运动或伤前工作水平方面并没有差别，但仍有较强的证据表明在非手术患者关节不稳会逐渐增加，日常生活活动后疼痛会增加，功能恢复的效果更差，退行性关节炎的发生率更高。综合考虑上述所有证据，早期研究中选择非手术治疗的原因似乎与当时外科医师的偏好、缺乏治疗经验和技术支持有关。在我们看来，除了患有相关并发症而无法采取手术干预的患者外，目前对所有的膝关节脱位患者都应该采取手术治疗。

（李 箭 陈旭旭 林亦鹏 毛云鹏 译）

参考文献

1. Seroyer ST, Musahl V, Harner CD. Management of the acute knee dislocation: the Pittsburgh experience. Injury. 2008;39(7):710–8.
2. Kennedy JC. Complete dislocation of the knee joint. J Bone Joint Surg Am. 1963;45:889–904.
3. Meyers MH, Harvey Jr JP. Traumatic dislocation of the knee. A study of 18 cases. J Bone Joint Surg Am. 1971;53:16–29.
4. Shields L, Mital M, Cave EF. Complete dislocation of the knee: experience at the Massachusetts General Hospital. J Trauma. 1969;9:192–215.
5. Hoover NW. Injuries of the popliteal artery associated with fractures and dislocations. Surg Clin North Am. 1961;41:1099–124.
6. Hagino RT, DeCaprio JD, Valentine RJ, et al. Spontaneous popliteal vascular injury in the morbidly obese. J Vasc Surg. 1998;28:458–63.
7. Marin EL, Bifulco SS, Fast A. Obesity. A risk factor for knee dislocation. Am J Phys Med Rehabil. 1990;69:132–4.
8. Sisto DJ, Warren RF. Complete knee dislocation: a follow-up study of operative treatment. Clin Orthop Relat Res. 1985;198:94–101.
9. Fanelli GC, Gianotti BF, Edson CJ. Arthroscopically assisted combined posterior cruciate ligament/posterior lateral complex reconstruction. Arthroscopy. 1996;12(5):521–30.
10. Cooper DE, Speer KP, Wickiewicz TL, et al. Complete knee dislocation without posterior cruciate ligament disruption. Clin Orthop Relat Res. 1992;284:228–33.
11. Bratt HD, Newman AP. Complete dislocation of the knee without disruption of both cruciate ligaments. J Trauma. 1993;34(3):383–9.
12. Shelbourne KD, Pritchard J, Rettig AC, et al. Knee dislocations with intact PCL. Orthop Rev. 1992;21(5):607–8. 610–11.
13. Bui KL, Ilaslan H, Parker RD, Sundaram M. Knee dislocations: a magnetic resonance imaging study correlated with clinical and operative findings. Skeletal Radiol. 2008;37(7):653–61.
14. Twaddle BC, Hunter JC, Chapman JR, et al. MRI in acute knee dislocations: a prospective study of clinical, MRI, and surgical findings. J Bone Joint Surg Br. 1996;78:573–9.
15. Hegyes MS, Richardson MW, Miller MD. Knee dislocation: complications of nonoperative and operative management. Clin Sports Med. 2000;19:519–43.
16. DeBakey ME, Simeone FA. Battle injuries of the arteries in WWII. An analysis of 2,471 cases. Ann Surg. 1946;123:534–79.

17. Frassica FJ, Sim FJ, Staeheli JW, Pairolero PC. Dislocation of the knee. Clin Orthop. 1991;263:200–5.
18. Green NE, Allen BL. Vascular injuries associated with dislocation of the knee. J Bone Joint Surg. 1977;59A:236–9.
19. Patterson BM, Agel J, Swiontkowski MF, Mackenzie EJ, Bosse MJ, LEAP Study Group. Knee dislocations with vascular injury: outcomes in the Lower Extremity Assessment Project (LEAP) Study. J Trauma. 2007;63(4):855–8.
20. Haftek J. Stretch injury of peripheral nerve. J Bone Joint Surg Br. 1970;52:354–65.
21. Bok APL, Peter JC. Carotid and vertebral artery occlusion after blunt cervical injury: the role of MR angiography in early diagnosis. J Trauma. 1996;40:968–72.
22. Goitz RJ, Tomaino MM. Management of peroneal nerve injuries associated with knee dislocations. Am J Orthop. 2003;32(1):14–6.
23. Thomsen PB, Rud B, Jensen UH. Stability and motion after traumatic dislocation of the knee. Acta Orthop. 1984;55(3):278–83.
24. Liow RY, McNicholas MJ, Keating JF, Nutton RW. Ligament repair and reconstruction in traumatic dislocation of the knee. J Bone Joint Surg Br. 2003;85(6):845–51.
25. Niall DM, Nutton RW, Keating JF. Palsy of the common peroneal nerve after traumatic dislocation of the knee. J Bone Joint Surg Br. 2005;87(5):664–7.
26. Heister L. A general system of surgery. Translated into English from the Latin, ed 2, London: 1743.
27. Cooper A. A treatise on dislocations and fractures of the joints. 1st ed. Boston: Wells and Lilly; 1825. p. 142–57.
28. Mitchell J. Complete dislocation of the knee. J Bone Joint Surg Am. 1930;12:640642.
29. Myles J. Seven cases of traumatic dislocation of the knee. Proc R Soc Med. 1967;60:279.
30. Taylor A, Arden G, Rainey H. Traumatic dislocation of the knee: a report of forty-three cases with special reference to conservative treatment. J Bone Joint Surg Br. 1972;54(1):96–102.
31. Roman PD, Hopson CN, Zenni Jr EJ. Traumatic dislocation of the knee: a report of 30 cases and literature review. Orthop Rev. 1987;16(12):917–24.
32. Wong CH, Tan JL, Chang HC, Khin LW, Low CO. Knee dislocations-a retrospective study comparing operative versus closed immobilization treatment outcomes. Knee Surg Sports Traumatol Arthrosc. 2004;12(6):540–4.
33. Richter M, Bosch U, Wippermann B, Hofmann A, Krettek C. Comparison of surgical repair or reconstruction of the cruciate ligaments versus nonsurgical treatment in patients with traumatic knee dislocations. Am J Sports Med. 2002;30(5):718.
34. Plancher KD, Siliski J. Long-term functional results and complications in patients with knee dislocations. J Knee Surg. 2008;21: 261–8.
35. Lysholm J, Gillquist J. Evaluation of knee ligament surgery results with special emphasis on use of a scoring scale. Am J Sports Med. 1982;10(3):150.
36. Moore TM. Fracture-dislocation of the knee. Clin Orthop. 1981;156:128.
37. Montgomery TJ, Savoie FH, White JL, Roberts TS, Hughes JL. Orthopedic management of knee dislocations. Comparison of surgical reconstruction and immobilization. Am J Knee Surg. 1995;8(3):97–103.
38. Dedmond BT, Almekinders LC. Operative versus nonoperative treatment of knee dislocations: a meta-analysis. Am J Knee Surg. 2001;14(1):33–8.
39. Almekinders LC, Logan TC. Results following treatment of traumatic dislocations of the knee joint. Clin Orthop. 1992;284:203.
40. Fanelli GC, Orcutt DR, Edson CJ. The multiple-ligament injured knee: evaluation, treatment, and results. Arthroscopy. 2005;21(4):471–86.
41. Ríos A, Villa A, Fahandezh H, de José C, Vaquero J. Results after treatment of traumatic knee dislocations: a report of 26 cases. J Trauma. 2003;55(3):489.
42. Wong CH, Tan JL, Chang HC, et al. Knee dislocations—a retrospective study comparing operative versus closed immobilization treatment outcomes. Knee Surg Sports Traumatol Arthrosc. 2004;12:540–4.
43. Woo SLY, Vogrin TM, Abramowitch SD. Healing and repair of ligament injuries in the knee. J Am Acad Orthop Surg. 2000;8(6):364.
44. Torg JS, Barton TM, Pavlov H, Stine R. Natural history of the posterior cruciate ligament-deficient knee. Clin Orthop. 1989;246:208.
45. McDaniel W, Dameron T. Untreated ruptures of the anterior cruciate ligament. A follow-up study. J Bone Joint Surg. 1980; 62(5):696.
46. McDevitt C, Gilbertson E, Muir H. An experimental model of osteoarthritis; early morphological and biochemical changes. J Bone Joint Surg Br. 1977;59(1):24.
47. Kennedy J, Jackson M, O'Kelly P, Moran R. Timing of reconstruction of the anterior cruciate ligament in athletes and the incidence of secondary pathology within the knee. J Bone Joint Surg Br. 2010;92(3):362.
48. Murrell GAC, Maddali S, Horovitz L, Oakley SP, Warren RF. The effects of time course after anterior cruciate ligament injury in correlation with meniscal and cartilage loss. Am J Sports Med. 2001;29(1):9.
49. Johnson ME, Foster L, DeLee JC. Neurologic and vascular injuries associated with knee ligament injuries. Am J Sports Med. 2008;36(12): 2448–62. Review.
50. Levy BA, Fanelli GC, Whelan DB, Stannard JP, MacDonald PA, Boyd JL, Marx RG, Stuart MJ. Controversies in the treatment of knee dislocations and multiligament reconstruction. J Am Acad Orthop Surg. 2009;17(4):197.

第五部分

膝关节多发韧带损伤的手术治疗

第9章

膝关节多发韧带损伤中手术移植物的选择

Thomas J. Kremen，David R. McAllister

9.1 引　言

评估膝关节多发韧带损伤患者时需要考虑多种因素。这里我们概述一下影响膝关节韧带损伤处理的因素。膝关节多发韧带损伤患者可伴有身体其他重要部位的创伤，应将对重要脏器创伤的处理放在首位，并先于对膝关节韧带损伤的处理。

膝关节脱位和多发韧带损伤是非常复杂的损伤，经常出现颇具挑战性的临床问题。外科医师所选择的韧带移植物的类型对患者的临床处理和临床效果都有重要的影响。因此，外科医师有必要对多种可供选择的移植物有广泛的认识。然而，不幸的是，由于多种原因，许多外科医师对目前医院及外科中心可供选用的各种商业化韧带移植物并没有太多的具体认识[1]。在目前同种异体移植物供应中，关于移植物的来源、筛选流程以及灭菌过程都有很大的差异。此外，有多种不同的同种异体移植物组织类型可供膝关节韧带重建选择。本章我们将讨论目前应用于膝关节韧带重建的多种移植物在生物学和生物力学特性上的差异。

9.2 患者因素

在为患者制订治疗方案时，年龄是一个重要的参考因素。对于未成年患者，由于骨骺未闭合，仍可有明显生长，要求我们改变常规的重建手术方式或更换移植物，以减小骨骺阻滞和成角畸形的风险。对于中老年患者，想要避免因自体移植所带来的供腱区并发症、减小术后疼痛以及尽快恢复工作，同种异体移植可能是一个很好的选择。此外，患者期望恢复的运动水平、运动类型以及他们的职业要求也会影响术后管理和移植物的选择。

膝关节韧带损伤的程度也会影响重建方法的选择。对血供受损、骨筋膜室综合征、开放性损伤或者无法复位的关节脱位等，需要即刻手术干预，包括血管重建术、手术复位或骨筋膜室综合征减压。大多数作者倾向于伤后数天到数周，待周围软组织肿胀减轻后行延迟韧带重建术。总的来说，几篇文献报告均认为伤后 2 ～ 3 周行韧带修复和（或）韧带重建的效果更好[2-5]。有人主张对不同组合的韧带损伤实施手术的时间也有所不同，对伴有 ACL、PCL 和 PLC 损伤的患者，应该在伤后 2 ~ 3 周实施手术，ACL、PCL 和 MCL 损伤患者的手术时间应该推迟到伤后 6 周 [6,7]。慢性韧带损伤可能需要韧带重建联合一期截骨或分期截骨。这部分患者需要更多的影像学检查和深入的步态分析 [8,9]。

如患者有膝关节手术史，可能出现内固定物残留、自体移植物已被使用、之前做过隧道、隧道骨溶解以及存在之前手术的皮肤切口等。这些因素都能增加本次手术的难度和挑战。此外，患者的合并症、心理创伤以及伴随的中枢神经系统损伤也会影响手术方案的确定。

9.3 移植物因素

手术干预的目标是尽可能获得所有相关韧带和关节囊损伤的解剖修复或重建。用于韧带重建的移植物材料有几种选择，主要包括同种异体移植物或自体移植物。每种选择各自有很多优点和缺点，将在本章进行讨论。至关重要的一点是，手术医师必须对他们所能获得的特定移植物有足够的了解。因为如前所述，不同移植物供应商对移植物供体的选择、获取、筛查以及灭菌过程都不同。目前，关于自体和异体移植物韧带重建的优劣，文献中仍有争论。一些学者主张将自体移植物作为"金标准"，但也有人认为同种异体移植物与自体移植物相比，客观和主观临床效果相同，而采用同种异体移植物的患者疼痛和关节僵硬的发生率更低 [10-12]。尽管存在上述争议，但这两种移植物的效果均已被证明，并且都是很好的选择 [6,13-21]。

9.4 移植物的获取

临床上使用的自体或同种异体移植肌腱都是有限的。患肢解剖结构的损伤情况可能限制了自体肌腱移植物的获取，同时获取健侧下肢肌腱移植物则会不可避免地影响术后康复。此外，患肢软组织结构的破坏和污染也会大大限制自体移植物的获取。此外，一些医师也担心从同一侧膝关节取 2 条或更多的自体肌腱时会发生供区并发症。鉴于上述原因，许多学者主张使用同种异体移植物，尤其是处理膝关节多发韧带损伤时。然而，同种异体肌腱的获取也会受到限制，受不同地理区域的影响较大。供应商获取同种异体移植物的群体来源非常有限，而最理想的移植物是取自自己或者家庭成员自愿捐献组织并且经过正规筛选的年轻且非受伤供体 [1]。虽然移植物都经过了如乙型肝炎病毒（hepatitis B virus，HBV）、丙型肝炎病毒（hepatis C virus，HCV）和人类免疫缺陷病毒（human immunodeficiency virus，HIV）等传染性疾病的筛查，但它仍有可能传播上述或者其他疾病。

尽管美国尚未许可使用人工合成移植物，但在其他一些国家则可选择使用人工合成移植物代替自体或异体肌腱。理论上，人工合成移植物的主要优势有：有现成品可供直接使用，有更高的机械强度，减少自体移植物供区并发症以及降低同种异体移植物传播疾病的风险。对于碳纤维、涤纶、成束聚四氟乙烯（GORE-TEX ™）、ABC 碳、聚酯以及韧带增强装置等人工合成移植物，都已经在动物模型上进行了研究，甚至在 ACL 损伤患者的身上进行了临床研究。其中一些移植物表现出了理想的初步结果，然而，长期随访则发现了膝关节不稳定复发以及关节慢性肿胀和积液等灾难性失败，还有关节内慢性炎症反应、微小的碎屑形成或者韧带支架的生物特性较差 [22-32]。因此，目前并不推荐使用人工合成韧带，而且也没有任何一种人工合成韧带被美国食品和药品监督管理局（Food and Drug Administration，FDA）批准在美国使用。

在美国，目前生物工程韧带移植物没有被批准用于临床。然而，该技术在临床上正被积极推进，并显现出一定的可能性。希望生物工程韧带的使用在将来变得可行，以减小同种异体移植物和自体移植物所带来的潜在风险[33-39]。

9.5 自体移植物

膝关节多发韧带损伤的患者可选择患侧或健侧下肢的几种自体移植物，包括骨-髌腱-骨（bone-patellar tendon-bone，B-PT-B）、腘绳肌腱[半腱肌和（或）股薄肌腱]及股四头肌腱-髌骨（quadriceps tendon-patellar bone，QTB）。具体到ACL重建，B-PT-B自体移植物曾是最常用的一种移植物，也被作为与其他移植物比较的金标准[14,40]。尽管如此，仍有大量文献支持使用自体腘绳肌腱重建韧带，或用于膝关节单一韧带损伤的治疗，或与同种异体移植物联合使用治疗膝关节多发韧带损伤[41,42]。此外，Ohkoshi等对9例急性膝关节脱位伴多发韧带损伤患者用分阶段方式，先后使用对侧自体腘绳肌腱重建韧带，术后3个月再采用同侧腘绳肌腱和B-PT-B自体移植物重建其他韧带。系列研究结果证实，采用此方法后，患者术后膝关节的活动范围和稳定性都很好[43]。由于种种原因，QTB相比于其他移植物更少受欢迎，使用得也更少[44,45]。尽管如此，仍有报道表明初次ACL重建时选用QTB为移植物可获得较好的短期和长期效果[46,47]。最近，两项独立的回顾性病例对照研究表明：自体QTB与自体B-PT-B重建ACL相比较，两者在功能结果上并没有显著的统计学差异，其中一项研究使用的股四头肌腱移植物可能带或不带骨块。两项研究均显示，与自体B-PT-B相比，采用自体QTB重建ACL膝前疼痛发生率降低有统计学意义，这也支持自体股四头肌腱是膝关节韧带重建的最佳选择[48,49]。鉴于有如此多种的移植物可选，但并没有绝对理想的自体移植物，尤其是对于膝关节多发韧带损伤这种需要多个移植物的损伤。在生物力学特性、获取的难易度、并发症、愈合的生物学特点以及固定强度等多个方面，每种移植物都有各自的优点和缺点，这将在本章的后面更详细地讨论。

就韧带重建而言，自体移植比同种异体移植有一些优势。自体移植物几乎无传播疾病的风险。它们与邻近组织相融得更快，几乎没有免疫介导的组织排斥反应。此外，自体移植物不用消毒灭菌，也就避免了消毒灭菌对移植物的生物力学和（或）生物学特性的负面影响，这一点将在本章的后面进行讨论。

然而，自体肌腱移植物获取可能出现供腱区并发症，这是其一个明显的缺点。取自体腘绳肌腱可能并发有症状的神经瘤、皮肤麻木、关节病、内固定刺激症状、膝后方疼痛、隧道骨溶解、患膝屈曲畸形以及腘绳肌力量减弱等[50-55]。B-PT-B自体移植物供区则可能并发髌骨骨折、髌腱断裂、髌骨下极挛缩、关节活动范围受限、关节炎、髌腱炎以及钙化、股四头肌肌力减弱等，最重要的是膝前疼痛的发生率明显增加[21,45,51,56-64]。

自体QTB与B-PT-B供区有类似的并发症，但程度稍轻，主要包括小概率的关节活动受限、膝前麻木、膝前痛和术后残余松弛[48,49]。此外，自体移植取腱带来的皮肤及软组织切口增加、增长以及切骨等创伤会使原本受伤的组织遭受更大的创伤。虽然有些学者认为腘绳肌腱获取后可再生，而且并不是只有在自体B-PT-B移植中才会出现膝前痛，但毫无疑问，自体组织获取确实可能存在相关的并发症，需要外科医师恰当考虑并且与患者做好充分的术前交流[65-67]。正是因为这些原因，以及膝关节多发韧带损伤时可选的自体移植物非常有限，许多外科医师对于大多数这类患者都更倾向于采用同种异体移植物进行韧带重建。

9.6 同种异体移植物

据美国运动医学学会（American Orthopaedic Society for Sports Medicine，AOSSM）估计，仅 2005 年就有大约 60 000 例同种异体移植物被用于膝关节韧带重建术 [68]。用于膝关节韧带重建的同种异体移植物主要包括跟腱 - 骨（图 9.1、9.2 和 9.3）、胫前肌和胫后肌腱（图 9.4 和 9.5）、B-PT-B（图 9.6、9.7 和 9.8）、QTB（图 9.9）以及腘绳肌腱（图 9.10）。外科医师之所以愿意选择同种异体移植，是因为没有供腱区并发症以及存在获取自体移植物的一些其他风险。

此外，同种异体肌腱具有移植物尺寸多样化选择、手术和使用止血带时间较短以及手术切口少等优点 [15,19,69,70]。然而，同种异体移植物本身也有自身相关的一系列并发症，如传播传染性疾病的风险较低，移植物长入慢，以及可能存在的免疫排斥反应等 [1,14,26,40,71-76]。

9.7 传染病传播的风险

当移植入同种异体肌肉骨骼组织时，虽然传染病的传播极为罕见，但还是很有可能发生，许多案

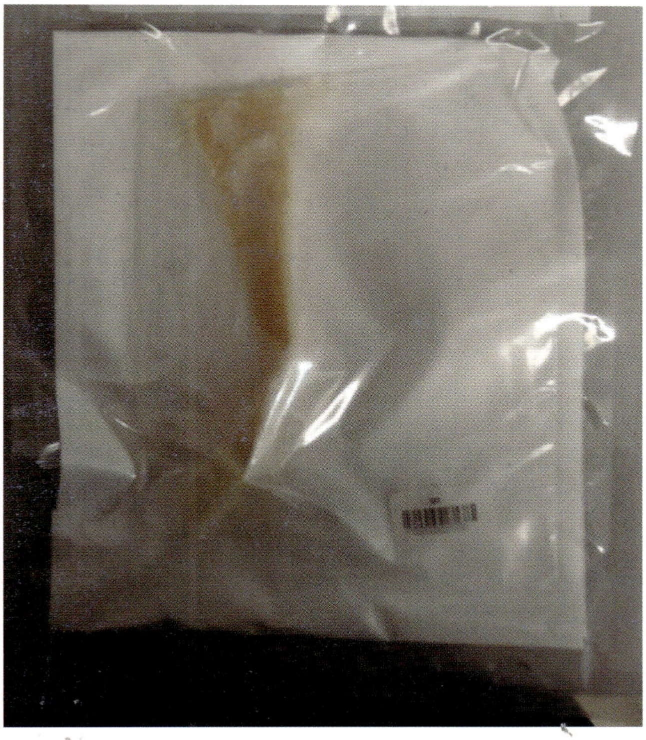

图 9.1 组织库包装的同种异体跟腱移植物 [Image kindly provided by Musculoskeletal Transplant Foundation（MTF）]

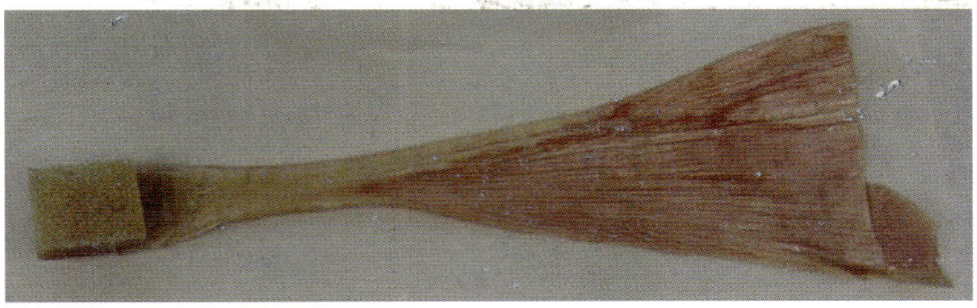

图 9.2 去包装的同种异体跟腱 - 骨 [（Image kindly provided by Musculoskeletal Transplant Foundation（MTF）]

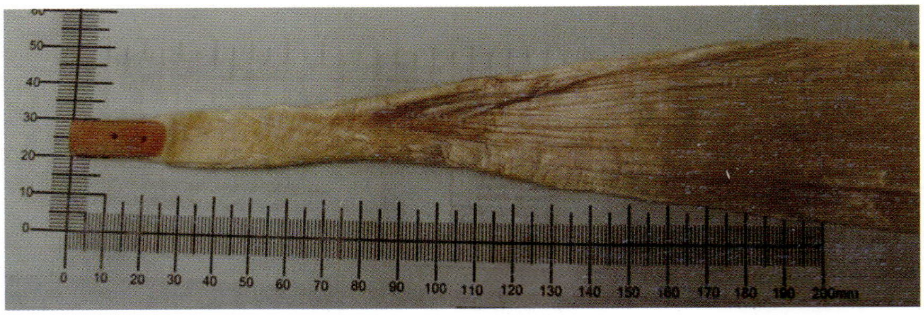

图 9.3　移植备用的同种异体跟腱 - 骨［Image kindly provided by Musculoskeletal Transplant Foundation（MTF）］

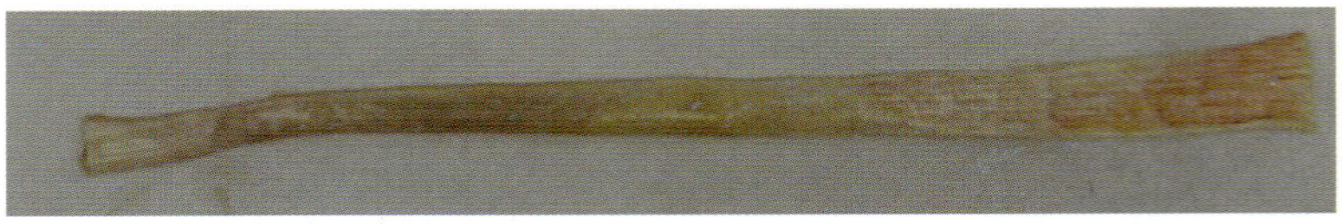

图 9.4　同种异体胫前肌肌腱移植物［Image kindly provided by Musculoskeletal Transplant Foundation（MTF）］

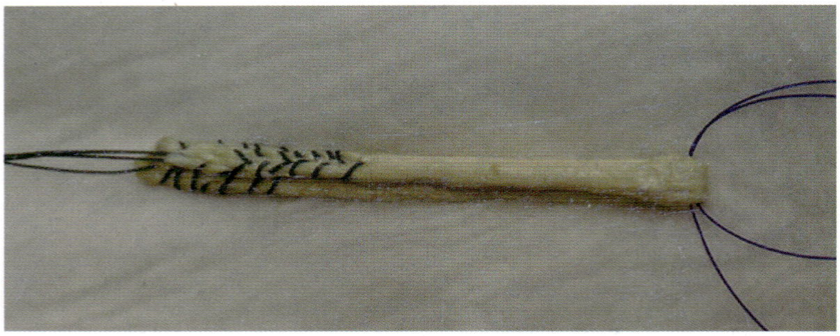

图 9.5　移植备用的同种异体胫前肌腱［Image kindly provided by Musculoskeletal Transplant Foundation（MTF）］

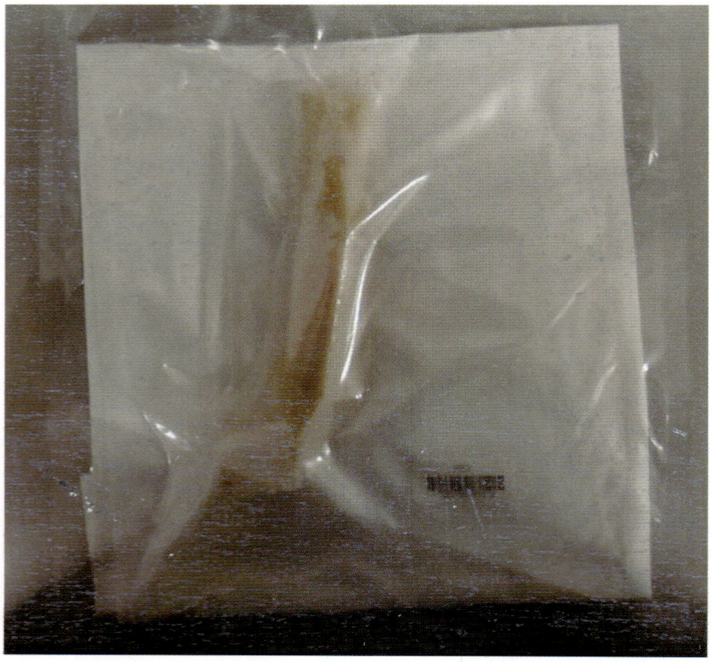

图 9.6　组织库包装的同种异体 B-PT-B 移植物［Image kindly provided by Musculoskeletal Transplant Foundation（MTF）］

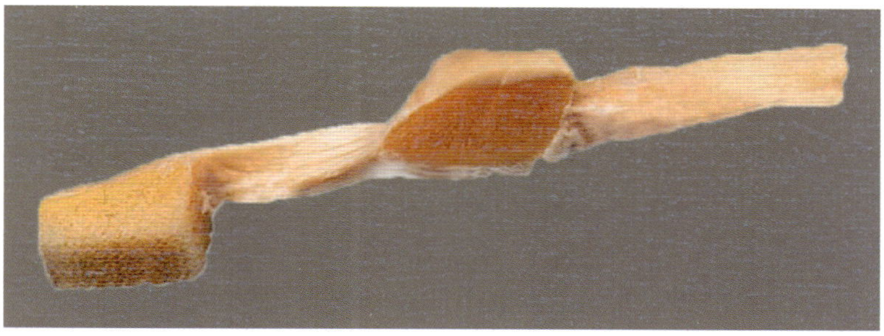

图 9.7 去包装的同种异体股四头肌腱 - 髌骨 - 髌腱 - 胫骨骨块移植物

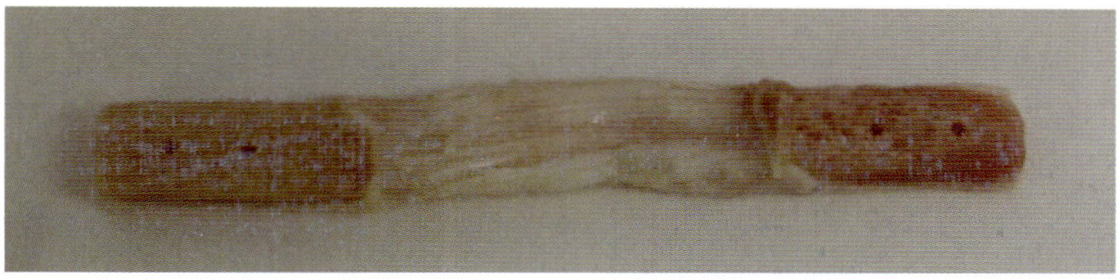

图 9.8 移植备用的同种异体 B-PT-B 移植物［Image kindly provided by Musculoskeletal Transplant Foundation（MTF）］

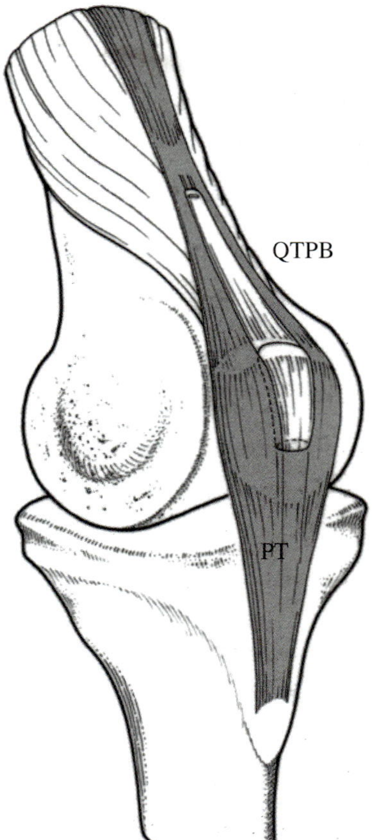

图 9.9 QTB 移植物获取示意图（From Dargel J et al，Arch Ortho Trauma Surg 2006；126：265-70. Reprinted with permission from Springer）

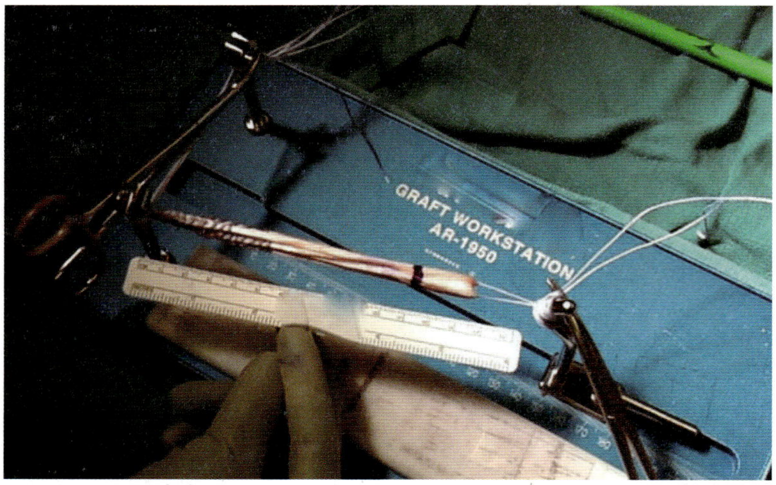

图 9.10　处理台上的同种异体腘绳肌腱移植物

例报道了此种情况下的疾病传播，有些甚至会导致患者死亡[1]。可能传播的疾病包括 1 型和 2 型人类免疫缺陷病毒、乙型病毒性肝炎病毒、丙型病毒性肝炎病毒以及细菌，如梭状芽胞杆菌或梅毒螺旋体（梅毒）、真菌、寄生虫、西尼罗河病毒（West Nile Virus，WNV）以及人类传染性海绵状脑病（朊病毒）。

经过正规筛选后的供腱中，发生 HIV 传播的风险为 1/17.3 万～ 1/10 万，相对应的未经处理的供腱组织发生 HCV 传播的风险为 1/42.1 万[1]。最受关注的同种异体韧带移植传播 HIV 的事件是：1986 年，一个未经二次消毒的新鲜冰冻同种异体 B-PT-B 被移植给了患者，而它的供者是一位没有已知危险因素、HIV-1 抗体检测阴性的年轻男性[71]。术后 3 周受体患者因流感样疾病行支持治疗时发现淋巴细胞减少。该患者一直未被诊断为 HIV，直到数年后，在调查确认另一例女性患者发生血清转化的原因时才发现造成其感染 HIV 的唯一危险因素就是接受了来自上述同一供者的同种异体骨组织。该供体提供的其他同种异体非肌肉骨骼组织也都导致了 HIV 传播。在发生此事件时，是通过检测供者是否有抗 HIV 抗体确定 HIV 感染的，但这可能需要数月才能从最近感染者的外周血液中检测出[71]。目前，美国组织库协会（American Association of Tissue Banks，AATB）要求对同种异体移植组织进行核酸检测（nucleic acid testing，NAT）。虽然 HIV 是反转录病毒，但在它感染的粒细胞中可检测到 DNA 合成，而且在供者死后 48h 内都可以进行有效的核酸检测。除此之外，已经至少有 2 篇独立文献报道了接受被感染供者提供的髌韧带导致丙型病毒性肝炎传播的情况[77,78]。这些事件的发生都是由于从抗 HCV 抗体阴性供者获取组织而并没有进行核酸检测。虽然无法明确具体哪些同种异体组织供体抗 HCV 抗体阴性而 HCV RNA 阳性，但已证明在 2003 年中这种血清情况在献血者中大约为 4/100 万[77]。虽然将在稍后讨论同种异体移植物的消毒灭菌，但现在应当指出，已有研究表明，尽管低温 - 干燥和放射可以降低原本就传播风险不高的 HIV 感染，但这些过程不可能完全消除 HIV 传播的风险[71,79,80]。

除了病毒传播外，也有一些细菌感染是因为同种异体肌肉骨骼组织移植造成的[1,81]。2001 年和 2005 年，厂商在所提供的同种异体移植物中出现了取材和保存等操作标准问题，促使 FDA 更加严格地监控同种异体组织的采购。因此，后来美国所有的组织库都要求在 FDA 注册登记，并遵循现行优良组织操作（Current Good Tissue Practice，CGTP）的要求，旨在减轻同种异体移植受者的风险[1,81]。这些案例表明了三点：①从供者携带病毒到我们现有技术能够检测出该病毒有明确的时间滞后（核酸检测为 7 ～ 10 天）。②二次灭菌会有很大的可能有效地降低病毒性疾病传播的风险。③然而，对患者而言，同种异体肌肉骨骼组织移植总会有一定的风险 [1,82]。

如前所述，同种异体移植传播 HIV 和 HCV 的风险很低，并且学者们也没有在供者的筛选以及核酸检测记录上发现传染病的记录。此外，Greenberg 等开展的大样本病例研究也没能证明同种异体组织移植会增加细菌性疾病传播的风险 [83]。这再次强调了医师应该清楚地了解每一个同种异体组织供应商采购及处理组织的过程，这样医师才能帮助患者对治疗作出明智的选择。

9.8 同种异体移植物的延迟愈合

韧带移植物的愈合分为三个阶段：炎症反应期、增殖期和重塑期。在炎症反应期，中性粒细胞和其他炎症细胞增多，移植物含水量增加，最终导致肌腱移植物的生物力学性能下降。然后移植物发生坏死。临床观察到，与刚重建时相比，重建后的韧带在生物力学强度方面发生了永久性降低，而移植物坏死被认为是强度降低的原因 [72]。接下来进入增殖期，在此期成纤维细胞和滑膜细胞从骨隧道浸润入移植物，血管肉芽组织逐步长入韧带基质。最后，散乱的成纤维细胞和细胞外基质团块重组成为拥有高度抗拉特性的多细胞组织。上述过程称为“韧带化”。虽然同种异体移植物和自体移植物在血管再生、移植物与宿主组织的愈合过程都相似，但文献明确表明自体移植愈合进程比同种异体移植物更快 [72-76]。同种异体移植要花 1.5 倍的时间才能完全重构并获得与自体移植类似的生物力学强度 [84]。ACL 重建术后的组织学活检研究表明同种异体移植的愈合过程会持续超过 2 年 [75]。尽管同种异体移植物的愈合速度较慢，但其最终的愈合结果与自体移植物几乎相同 [85,86]。造成愈合延迟的原因可能是移植物排斥反应。虽然关于同种异体肌肉骨骼移植的排斥反应已经有过报道，但很少影响临床效果 [87,88]。

9.9 同种异体移植物供体的组织采购

供体的筛选是非常严格的，因为这是预防疾病传播的第一道屏障。组织捐赠者或其亲属首先要填写问卷调查，详细了解其医疗、社会和性生活史等。调查内容包括他们是否有过吸毒、神经系统疾病、自身免疫性疾病（如类风湿关节炎、代谢性疾病和胶原蛋白病等）、疾病接触史以及无保护的性交或肛交史。上述任何阳性发现都会排除他们成为组织供者的可能。接着将会进行全面的体检，评估传染性疾病的体征，如性传播疾病、肝脾大、淋巴结肿大、鹅口疮以及皮肤病损。同样，任何阳性发现都将取消其作为移植物供者的机会。接下来就是血液检测。FDA 要求同种异体移植组织的 HIV-1 核酸检测、HCV 核酸检测以及乙肝核心抗体检测必须为阴性。AATB 认证组织库需要检测 HIV-1 和 HIV-2 抗体、乙型肝炎表面抗原、乙型肝炎核心抗原抗体（IgG 和 IgM）、HTLV- Ⅰ /HTLV- Ⅱ抗体、HCV 抗体、梅毒检测以及 HCV 和 HIV-1 的核酸检测。对于未冷藏供者，应在心脏停搏后 15h 内运用无菌技术获取组织；对于冷藏供者，应在心脏停搏后 24h 内运用无菌技术获取组织。需将标本在被转移至所需的深低温环境之前放置于冰块中运输，在冰块中最长的放置时间为 72h[1,81,82]。

9.10 同种异体移植物的灭菌

2006 年，美国骨科运动医学学会（AOSSM）对 365 个成员开展的调查显示，其中 86% 的成员使用同种异体移植物，然而，21% 的成员不清楚他们的同种异体移植物来源是否获得 AATB 认证 [1]。此外，大部分接受调查的医师认为灭菌过程会降低同种异体移植物的生物力学强度。用 1.5 mrad γ 射线照射联合抗生素浸泡是一种常用的灭菌方法。然而，消除 HIV 被认为需要大于 3.5 mrad 水平的 γ 射线照射 [80]。此外，已证明超过 3 mrad γ 射线照射最多能降低移植物最大失效载荷的 27% 以及应变能力强度的 40%。所以，目前推荐的防止移植物生物力学性能损害的 γ 射线照射剂量为低于 2.5 mrad[82,89]。为此，放射相关自由基清除剂研究正在致力于寻找预防传染性疾病传播和保留移植物生物力学特性的平衡点 [90]。

环氧乙烷是以前经常使用的灭菌技术。然而，在证明它可导致慢性炎症反应以及增加移植物失败之后，AATB 认证的组织库已经取消使用环氧乙烷进行组织消毒 [91,92]。

还有很多其他专门的灭菌技术，包括用水和 70% 变性乙醇、生物清洁剂、二甲基亚砜、抗生素或过氧化氢等连续交替浸泡。附加处理还包括超声、离心以及射线反复周期性照射等 [81]。一些组织库声称其专利灭菌技术不会破坏组织的完整性 [93]。然而，几项研究都发现灭菌移植物与临床结果较差有相关性 [94-96]。

9.11　同种异体移植物的储存

冷冻保存是一个缓慢降低移植物温度的过程，同时使用各种化学透析如二甲亚砜或甘油提取出细胞内的水。然后，控制降温速率对移植物进行降温至 −135°C，最终将移植物储存于 − 196°C，最长可保存 10 年。这种在细胞保护溶液中进行的控制性冰冻可以抑制冰晶体形成，从而保护胶原蛋白的完整性。但理论上，这也会保护细胞完整性，从而可能增加移植物排斥反应的风险。然而，Jackson 等证明同种异体韧带移植组织学炎症反应最小，而不像同种异体全厚皮肤移植后出现的快速排斥反应。同种异体肌腱移植术后 4 周完全检测不到供体 DNA，表明这些冰冻保存的同种异体肌腱移植物中的细胞存活很少 [96]。

同种异体移植物的新鲜冰冻处理是最常用的储存形式，包括快速冰冻移植物至 − 80°C 或 − 100°C 而不需额外的灭菌处理。这能消除导致同种异体组织免疫排斥反应的细胞成分 [73]。冰冻干样本的制作是首先需要清除标本中的骨髓和血液成分，然后将组织冷冻超过一定的检疫期。过了检疫期的同种异体组织标本还需要进行抗生素浸泡，并经过一系列乙醇漂洗以使其脱水。然后，将标本低压冻干后真空包装。

这样得到的同种异体移植物可以储存最长达 5 年。植入人体时几乎没有免疫原性反应。但是，与冻干骨不同的是，冻干肌腱的生物力学性能已被证明不如新鲜冰冻标本，并且传播病毒性疾病的可能仍然没有完全消除 [79,97,98]。

9.12　笔者的建议

很明显，同种异体移植物组织在膝关节多发韧带损伤的重建中有着重要的作用。无论使用哪家供应商的同种异体移植物，外科医师都应该熟悉它们的使用操作方法、协议文件以及可能的临床结果。一些同种异体移植物供应商们对移植物的要求甚至超越了 AATB 和美国 FDA 的要求。我们的建议是医师使用的移植物的处理和销售过程至少应符合 AATB 和美国 FDA 关于同种异体移植物处理的所有要求。此外，医师应该熟悉所使用的移植物的灭菌过程。由于灭菌过程可能对移植物的生物力学和生物学特性产生不良影响，作者现在只使用来自于 AATB 成员组织库的新鲜冰冻且未辐照过的同种异体移植物。一些医师曾建议在移植之前行同种异体移植物的拭子培养。然而，目前并不推荐这种做法，因为拭子培养结果与同种异体移植物导致的感染几乎没有相关性 [1,99]。

9.13 移植物的生物力学强度

膝关节主要韧带的最大负荷值见表 9.1，该表还提供了可用于韧带重建的各种移植物的相应生物力学数据。尽管每个研究得出的移植物生物力学强度绝对值有所不同，并且也没有任何一个研究用同一技术全面比较每个移植物的生物力学特性，但这些研究结果得出的总体趋势是一致的。

表 9.1 所列出的数值经常被文献引用，具有一定的代表性。这里应该再次指出的是，移植之后，已知的同种异体软组织移植物会发生坏死，因此其原有的内在强度会部分减弱 [72]。正是出于这个原因，大多数医师会选择比被重建的原有韧带生物力学特性更好的移植物。因此，单股或双股腘绳肌腱移植物对交叉韧带重建而言没有足够强的力学性能，所以才使用四股腘绳肌腱移植物替代。

供者年龄被认为是影响同种异体移植物生物力学强度的一个因素。然而，Flahiff 等已证明 55 岁以内不同年龄供者的同种异体移植物的生物力学特性没有统计学差异 [100]。另一个会影响重建韧带生物力学强度和移植物与骨隧道之间愈合的因素是骨 - 骨愈合还是软组织 - 骨愈合。根据动物实验结果，自体移植物重建韧带术后，骨 - 骨愈合所需要的时间为 6 ~ 8 周，与骨折基本愈合的典型时间一致 [101]。而在动物模型中，自体移植物重建韧带术后腱骨愈合需要的时间为 8 ~ 12 周 [102]。

临床上，Noyes 等对比了同种异体 B-PT-B 和同种异体阔筋膜重建 ACL 的效果。研究结论认为同种异体 B-PT-B 移植物能够更有效地恢复膝关节前后向稳定性 [103]。最近，对比自体腘绳肌腱和自体 B-PT-B 重建 ACL 结果的 Meta 分析也证明 B-PT-B 移植患者残余前向松弛更少，移植失败率更低 [51]。根据这些动物和临床研究结果，与有骨性成分的移植物相比，没有骨性成分的软组织移植物重建韧带术后应有不同的术后康复方案。

表 9.1 目前可选移植物的最大负荷和强度

	张力负荷（牛顿）	强度（牛顿 / 平方米）
ACL 自身	2160[104]	242
骨 - 髌腱 - 骨	2977[105]	620
胫骨前肌（双束）	4122[106]	460
胫骨后肌（双束）	3594[106]	379
第一束股薄肌	837[107]	160
第二束股薄肌	1550[107]	336
第一束半腱肌	1060[107]	213
第二束半腱肌	2330[107]	469
四股腘绳肌	4090[107]	776
股四头肌腱	2352[108]	463

9.14 特殊韧带重建的移植物选择

如前所述，同种异体移植物和自体移植物术后都会发生坏死，因此，许多医师对于重建韧带的移植物选择都是根据其生物力学特性（表 9.1）。据此，大多数学者更喜欢使用较大的移植物重建 PCL，包括股四头肌腱 - 骨（QTB）、双束胫骨肌腱或者跟腱 - 骨。其他的韧带重建也都有众多的移植物选择，并且这些选择可以互换，这在很大程度上取决于手术医师的偏好和经验水平。

9.15 手术技术

尽管根据皮肤切口和所期望获取的移植物尺寸不同，自体移植物的获取可以通过多种手术入路进行，但其所采用的基本技术都是相似的。现将获取各种特定自体移植物的简单手术技术简述如下：

9.15.1 髌 腱

沿髌骨下份中线稍偏内侧切开皮肤，解剖皮下并识别腱周组织。锐性切开腱周组织并牵开，暴露髌腱。从髌腱中央切取宽 9 ～ 11mm、长为髌腱全长的腱。使用摆锯和骨凿，在胫骨和髌骨上均取长 20 ～ 30mm 的骨栓 [109]。

9.15.2 腘绳肌腱

腘绳肌腱止于胫骨结节远端 2cm、内侧 2cm。做膝前内侧切口，解剖分离开皮下组织以显露缝匠肌腱膜。缝匠肌腱膜深面即是半腱肌腱和股薄肌腱，两者近端之间有间隔，更易区分。切开缝匠肌腱膜即可识别上述两条肌腱。仔细行钝性和锐性分离，进一步分开这两条肌腱及其周围组织。使用肌腱剥离器向近端上方将肌腱从肌肉上剥离 [110]。

9.15.3 股四头肌腱

通过髌骨上极延伸的正中纵向切口可获取股四头肌腱移植物。通过皮下组织解剖，分离并保护髌骨支持带。确定近端的股四头肌腱及其与股内侧肌斜束和股外侧肌斜束的连接部位（图 9.9）。在股四头肌腱上测量所需的肌腱移植物的宽度和长度。通过股四头肌腱全层或者部分层面做切口，注意保留肌腱的关节面和周围滑膜、髌骨上极硬化的骨质也是非常重要的。获取移植物时可带有髌骨上极骨栓，也可以不带 [46,111]。

（李 棋 舒 涵 林亦鹏 译）

参考文献

1. McAllister DR, Joyce MJ, Mann BJ, Vangsness Jr CT. Allograft update: the current status of tissue regulation, procurement, processing, and sterilization. Am J Sports Med. 2007;35(12):2148–58.
2. Levy BA, Dajani KA, Whelan DB, Stannard JP, Fanelli GC, Stuart MJ, et al. Decision making in the multiligament-injured knee: an evidence-based systematic review. Arthroscopy. 2009;25(4):430–8.
3. Tzurbakis M, Diamantopoulos A, Xenakis T, Georgoulis A. Surgical treatment of multiple knee ligament injuries in 44 patients: 2–8 years follow-up results. Knee Surg Sports Traumatol Arthrosc. 2006;14(8):739–49.
4. Harner CD, Waltrip RL, Bennett CH, Francis KA, Cole B, Irrgang JJ. Surgical management of knee dislocations. J Bone Joint Surg Am. 2004;86-A(2):262–73.
5. Fanelli GC, Orcutt DR, Edson CJ. The multiple-ligament injured knee: evaluation, treatment, and results. Arthroscopy. 2005;21(4):471–86.

6. Fanelli GC, Giannotti BF, Edson CJ. Arthroscopically assisted combined posterior cruciate ligament/posterior lateral complex reconstruction. Arthroscopy. 1996;12(5):521–30.
7. Fanelli GC, Giannotti BF, Edson CJ. Arthroscopically assisted combined anterior and posterior cruciate ligament reconstruction. Arthroscopy. 1996;12(1):5–14.
8. Ranawat A, Baker 3rd CL, Henry S, Harner CD. Posterolateral corner injury of the knee: evaluation and management. J Am Acad Orthop Surg. 2008;16(9):506–18.
9. LaPrade RF, Johansen S, Agel J, Risberg MA, Moksnes H, Engebretsen L. Outcomes of an anatomic posterolateral knee reconstruction. J Bone Joint Surg Am. 2010;92(1):16–22.
10. Anderson AF, Snyder RB, Lipscomb Jr AB. Anterior cruciate ligament reconstruction: a prospective randomized study of three surgical methods. Am J Sports Med. 2001;29(3):272–9.
11. O'Neill DB. Arthroscopically assisted reconstruction of the anterior cruciate ligament: a prospective randomized analysis of three techniques. J Bone Joint Surg Am. 1996;78(6):803–13.
12. Olsen EJ, Harner CD, Fu F, Silbey MB. Clinical use of fresh, frozen soft tissue allografts. Orthopedics. 1992;15:1225–32.
13. Rihn JA, Groff YJ, Harner CD, Cha PS. The acutely dislocated knee: evaluation and management. J Am Acad Orthop Surg. 2004;12(5): 334–46.
14. Harner CD, Olson E, Irrgang JJ, Silverstein S, Fu FH, Silbey M. Allograft versus autograft anterior cruciate ligament reconstruction: 3- to 5-year outcome. Clin Orthop Relat Res. 1996;324:134–44.
15. Wascher DC, Becker JR, Dexter JG, Blevins FT. Reconstruction of the anterior and posterior cruciate ligaments after knee dislocation. Results using fresh-frozen nonirradiated allografts. Am J Sports Med. 1999;27(2):189–96.
16. Fanelli GC, Tomaszewski DJ. Allograft use in the treatment of the multiple ligament injured knee. Sports Med Arthrosc. 2007;15(3):139–48.
17. Noyes FR, Barber-Westin SD. Reconstruction of the anterior and posterior cruciate ligaments after knee dislocation. Use of early protected postoperative motion to decrease arthrofibrosis. Am J Sports Med. 1997;25(6):769–78.
18. Noyes FR, Barber-Westin SD. The treatment of acute combined ruptures of the anterior cruciate and medial ligaments of the knee. Am J Sports Med. 1995;23(4):380–9.
19. Shapiro MS, Freedman EL. Allograft reconstruction of the anterior and posterior cruciate ligaments after traumatic knee dislocation. Am J Sports Med. 1995;23(5):580–7.
20. Shelton WR, Treacy SH, Dukes AD, Bomboy AL. Use of allografts in knee reconstruction: I. Basic science aspects and current status. J Am Acad Orthop Surg. 1998;6(3):165–8.
21. Buss DD, Warren RF, Wickiewicz TL, Galinat BJ, Panariello R. Arthroscopically assisted reconstruction of the anterior cruciate ligament with use of autogenous patellar-ligament grafts. Results after twenty-four to forty-two months. J Bone Joint Surg Am. 1993;75(9):1346–55.
22. Rushton N, Dandy DJ, Naylor CP. The clinical, arthroscopic and histological findings after replacement of the anterior cruciate ligament with carbon-fibre. J Bone Joint Surg Br. 1983;65(3):308–9.
23. Jenkins DH, McKibbin B. The role of flexible carbon-fibre implants as tendon and ligament substitutes in clinical practice. A preliminary report. J Bone Joint Surg Br. 1980;62-B(4):497–9.
24. Weiss AB, Blazina ME, Goldstein AR, Alexander H. Ligament replacement with an absorbable copolymer carbon fiber scaffold—early clinical experience. Clin Orthop Relat Res. 1985;196:77–85.
25. Mäkisalo S, Skutnabb K, Holmström T, Grönblad M, Paavolainen P. Reconstruction of anterior cruciate ligament with carbon fiber. An experimental study on pigs. Am J Sports Med. 1988;16(6):589–93.
26. Arnoczky SP, Warren RF, Minei JP. Replacement of the anterior cruciate ligament using a synthetic prosthesis. An evaluation of graft biology in the dog. Am J Sports Med. 1986;14(1):1–6.
27. Glousman R, Shields Jr C, Kerlan R, Jobe F, Lombardo S, Yocum L, et al. Gore-Tex prosthetic ligament in anterior cruciate deficient knees. Am J Sports Med. 1988;16(4):321–6.
28. Indelicato PA, Pascale MS, Huegel MO. Early experience with the GORE-TEX polytetrafluoroethylene anterior cruciate ligament prosthesis. Am J Sports Med. 1989;17(1):55–62.
29. Woods GA, Indelicato PA, Prevot TJ. The Gore-Tex anterior cruciate ligament prosthesis. Two versus three year results. Am J Sports Med. 1991;19(1):48–55.
30. Guidoin MF, Marois Y, Bejui J, Poddevin N, King MW, Guidoin R. Analysis of retrieved polymer fiber based replacements for the ACL. Biomaterials. 2000;21:2461–74.
31. Mody BS, Howard L, Harding ML, Parmar HV, Learmonth DJ. The ABC carbon and polyester prosthetic ligament for ACL-deficient knees. Early results in 31 cases. J Bone Joint Surg Br. 1993;75:818–21.
32. Kumar K, Maffulli N. The ligament augmentation device: an historical perspective. Arthroscopy. 1999;15(4):422–32.
33. Tovar N, Bourke S, Jaffe M, Murthy NS, Kohn J, Gatt C, et al. A comparison of degradable synthetic polymer fibers for anterior cruciate ligament reconstruction. J Biomed Mater Res A. 2010;93(2):738–47.
34. Farng E, Urdaneta AR, Barba D, Esmende S, McAllister DR. The effects of GDF-5 and uniaxial strain on mesenchymal stem cells in 3-D culture. Clin Orthop Relat Res. 2008;466(8):1930–7.
35. Petrigliano FA, McAllister DR, Wu BM. Tissue engineering for anterior cruciate ligament reconstruction: a review of current strategies. Arthroscopy. 2006;22(4):441–51.
36. Koski JA, Ibarra C, Rodeo SA. Tissue-engineered ligament: cells, matrix, and growth factors. Orthop Clin North Am. 2000;31(3):437–52.
37. Meaney Murray M, Rice K, Wright RJ, Spector M. The effect of selected growth factors on human anterior cruciate ligament cell interactions with a three-dimensional collagen-GAG scaffold. J Orthop Res. 2003;21(2):238–44.
38. Wolfman NM, Hattersley G, Cox K, Celeste AJ, Nelson R, Yamaji N, et al. Ectopic induction of tendon and ligament in rats by growth and differentiation factors 5, 6, and 7, members of the TGF-beta gene family. J Clin Invest. 1997;100(2):321–30.
39. Altman GH, Horan RL, Martin I, Farhadi J, Stark PR, Volloch V, et al. Cell differentiation by mechanical stress. FASEB J. 2002;16:270–2.
40. Fu FH, Bennet CH, Lattermann C, Ma B. Current trends in anterior cruciate ligament reconstruction: part 1: biology and biomechanics of reconstruction. Am J Sports Med. 1999;27:821–30.
41. Aune AK, Holm I, Risberg MA, Jensen HK, Steen H. Four-strand hamstring tendon autograft compared with patellar tendon-bone autograft for anterior cruciate ligament reconstruction. A randomized study with two-year follow-up. Am J Sports Med. 2001;29(6):722–8.
42. Fanelli GC, Edson CJ. Arthroscopically assisted combined anterior and posterior cruciate ligament reconstruction in the multiple ligament injured knee: 2- to 10-year follow-up. Arthroscopy. 2002;18(7):703–14.
43. Ohkoshi Y, Nagasaki S, Shibata N, Yamamoto K, Hashimoto T, Yamane S. Two-stage reconstruction with autografts for knee dislocations. Clin Orthop Relat Res. 2002;398:169–75.
44. Squires NA, West RV, Harner CD. Anterior cruciate ligament reconstruction: general considerations. In: ElAttrache NS, Harner CD, Mirzayan

R, Sekiya JK, editors. Surgical techniques in sports medicine. Philadelphia: Lippincott, Williams and Wilkins; 2007. p. 309–18.
45. West RV, Harner CD. Graft selection in anterior cruciate ligament reconstruction. J Am Acad Orthop Surg. 2005;13(3):197–207.
46. Fulkerson JP, Langeland R. An alternative cruciate reconstruction graft: the central quadriceps tendon. Arthroscopy. 1995;11(2):252–4.
47. Howe JG, Johnson RJ, Kaplan MJ, Fleming B, Jarvinen M. Anterior cruciate ligament reconstruction using quadriceps patellar tendon graft. Part I. Long-term followup. Am J Sports Med. 1991;19:447–57.
48. Han HS, Seong SC, Lee S, Lee MC. Anterior cruciate ligament reconstruction: quadriceps versus patellar autograft. Clin Orthop Relat Res. 2008;466(1):198–204.
49. Geib TM, Shelton WR, Phelps RA, Clark L. Anterior cruciate ligament reconstruction using quadriceps tendon autograft: intermediate-term outcome. Arthroscopy. 2009;25(12):1408–14.
50. Miller SL, Gladstone JN. Graft selection in anterior cruciate ligament reconstruction. Orthop Clin North Am. 2002;33(4):675–83.
51. Freedman KB, D'Amato MJ, Nedeff DD, Kaz A, Bach Jr BR. Arthroscopic anterior cruciate ligament reconstruction: a meta-analysis comparing patellar tendon and hamstring tendon autografts. Am J Sports Med. 2003;31(1):2–11.
52. L'Insalata JC, Klatt B, Fu FH, Harner CD. Tunnel expansion following anterior cruciate ligament reconstruction: a comparison of hamstring and patellar tendon autografts. Knee Surg Sports Traumatol Arthrosc. 1997;5(4):234–8.
53. Yasuda K, Tsujino J, Ohkoshi Y, Tanabe Y, Kaneda K. Graft site morbidity with autogenous semitendinosus and gracilis tendons. Am J Sports Med. 1995;23(6):706–14.
54. Tashiro T, Kurosawa H, Kawakami A, Hikita A, Fukui N. Influence of medial hamstring tendon harvest on knee flexor strength after anterior cruciate ligament reconstruction. A detailed evaluation with comparison of single- and double-tendon harvest. Am J Sports Med. 2003;31(4):522–9.
55. Nakamura N, Horibe S, Sasaki S, Kitaguchi T, Tagami M, Mitsuoka T, et al. Evaluation of active knee flexion and hamstring strength after anterior cruciate ligament reconstruction using hamstring tendons. Arthroscopy. 2002;18(6):598–602.
56. McCarroll JR. Fracture of the patella during a golf swing following reconstruction of the anterior cruciate ligament. A case report. Am J Sports Med. 1983;11(1):26–7.
57. Viola R, Vianello R. Three cases of patella fracture in 1,320 anterior cruciate ligament reconstructions with bone-patellar tendon-bone autograft. Arthroscopy. 1999;15(1):93–7.
58. Marumoto JM, Mitsunaga MM, Richardson AB, Medoff RJ, Mayfield GW. Late patellar tendon ruptures after removal of the central third for anterior cruciate ligament reconstruction. A report of two cases. Am J Sports Med. 1996;24(5):698–701.
59. Langan P, Fontanetta AP. Rupture of the patellar tendon after use of its central third. Orthop Rev. 1987;16(5):317–21.
60. Paulos LE, Rosenberg TD, Drawbert J, Manning J, Abbott P. Infrapatellar contracture syndrome: an unrecognized cause of knee stiffness with patellar entrapment and patella infra. Am J Sports Med. 1987;15:331–41.
61. Järvelä T, Paakkala T, Kannus P, Toivanen J, Järvinen M. Ultrasonographic and power Doppler evaluation of the patellar tendon ten years after harvesting its central third for reconstruction of the anterior cruciate ligament: comparison of patients without or with anterior knee pain. Am J Sports Med. 2004;32(1):39–46.
62. Rosenberg TD, Franklin JL, Baldwin GN, Nelson KA. Extensor mechanism function after patellar tendon graft harvest for anterior cruciate ligament reconstruction. Am J Sports Med. 1992;20(5):519–25. discussion 525–6.
63. Bach Jr BR, Levy ME, Bojchuk J, Tradonsky S, Bush-Joseph CA, Khan NH. Single-incision endoscopic anterior cruciate ligament reconstruction using patellar tendon autograft: minimum two-year follow-up evaluation. Am J Sports Med. 1998;26(1):30–40.
64. Ritchie JR, Parker RD. Graft selection in anterior cruciate ligament revision surgery. Clin Orthop. 1996;325:65–77.
65. Cross MJ, Anderson I, Roger G. Regeneration of the semitendinosus and gracilis tendons following their transection for repair of the anterior cruciate ligament. Am J Sports Med. 1992;20(2):221–3.
66. Rispoli DM, Sanders TG, Miller MD, Morrison WB. Magnetic resonance imaging at different time periods following hamstring harvest for anterior cruciate ligament reconstruction. Arthroscopy. 2001;17(1):2–8.
67. Shelton WR, Papendick L, Dukes AD. Autograft versus allograft anterior cruciate ligament reconstruction. Arthroscopy. 1997;13(4):446–9.
68. Eagan MJ, McAllister DR. Biology of allograft incorporation. Clin Sports Med. 2009;28(2):203–14.
69. Indelicato PA, Linton RC, Huegel M. The results of fresh-frozen patellar tendon allografts for chronic anterior cruciate ligament deficiency of the knee. Am J Sports Med. 1992;20(2):118–21.
70. Noyes FR, Barber-Westin SD. Reconstruction of the anterior cruciate ligament with human allograft. Comparison of early and later results. J Bone Joint Surg Am. 1996;78(4):524–37.
71. Simonds RJ, Holmberg SD, Hurwitz RL, Coleman TR, Bottenfield S, Conley LJ, et al. Transmission of human immunodeficiency virus type 1 from a seronegative organ and tissue donor. N Engl J Med. 1992;326(11):726–32.
72. Arnoczky SP, Tarvin GB, Marshall JL. Anterior cruciate ligament replacement using patellar tendon. An evaluation of graft revascularization in the dog. J Bone Joint Surg Am. 1982;64(2):217–24.
73. Arnoczky SP, Warren RF, Ashlock MA. Replacement of the anterior cruciate ligament using a patellar tendon allograft. An experimental study. J Bone Joint Surg Am. 1986;68(3):376–85.
74. Jackson DW, Grood ES, Goldstein JD, Rosen MA, Kurzweil PR, Cummings JF, et al. A comparison of patellar tendon autograft and allograft used for anterior cruciate ligament reconstruction in the goat model. Am J Sports Med. 1993;21(2):176–85.
75. Jackson DW, Corsetti J, Simon TM. Biologic incorporation of allograft anterior cruciate ligament replacements. Clin Orthop Relat Res. 1996;324:126–33.
76. Amiel D, Kleiner JB, Roux RD, Harwood FL, Akeson WH. The phenomenon of "ligamentization": anterior cruciate ligament reconstruction with autogenous patellar tendon. J Orthop Res. 1986;4(2):162–72.
77. Centers for Disease Control and Prevention (CDC). Hepatitis C virus transmission from an antibody-negative organ and tissue donor—United States, 2000–2002. MMWR Morb Mortal Wkly Rep. 2003;52:273–4. 276.
78. Conrad EU, Gretch DR, Obermeyer KR, Moogk MS, Sayers M, Wilson JJ, et al. Transmission of the hepatitis-C virus by tissue transplantation. J Bone Joint Surg Am. 1995;77(2):214–24.
79. Buck BE, Resnick L, Shah SM, Malinin TI. Human immunodeficiency virus cultured from bone. Implications for transplantation. Clin Orthop Relat Res. 1990;251:249–53.
80. Conway B, Tomford W, Mankin HJ, Hirsch MS, Schooley RT. Radiosensitivity of HIV-1—potential application to sterilization of bone allografts. AIDS. 1991;5(5):608–9.
81. Vangsness CT, Wagner PP, Moore TM, Roberts MR. Overview of safety issues concerning the preparation and processing of soft-tissue allografts. Arthroscopy. 2006;22(12):1351–8.
82. Branam BR, Johnson DL. Surgical principles: allograft tissues. In: Delee JC, Drez D, Miller MD, editors. Delee and Drez's orthopaedic sports medicine, principles and practice. 3rd ed. Philadelphia: Saunders Elsevier; 2010. p. 137–47.

83. Greenberg DD, Robertson M, Vallurupalli S, White RA, Allen WC. Allograft compared with autograft infection rates in primary anterio cruciate ligament reconstruction. J Bone Joint Surg Am. 2010;92(14):2402–8.
84. Cordrey LJ. A comparative study of fresh autogenous and preserved homogenous tendon grafts in rabbits. J Bone Joint Surg Br. 1963;45-B 182–95.
85. Shino K, Kawasaki T, Hirose H, Gotoh I, Inoue M, Ono K. Replacement of the anterior cruciate ligament by an allogeneic tendon graft: ai experimental study in the dog. J Bone Joint Surg Br. 1984;66:672–81.
86. Nikolaou PK, Seaber AV, Glisson RR, Ribbeck BM, Bassett 3rd FH. Anterior cruciate ligament allograft transplantation: long-term function histology, revascularization, and operative technique. Am J Sports Med. 1986;14:348–60.
87. Shino K, Inoue M, Horibe S, Hamada M, Ono K. Reconstruction of the anterior cruciate ligament using allogeneic tendon: long-tern followup. Am J Sports Med. 1990;15:457–65.
88. Rodeo SA, Seneviratne A, Suzuki K, Felker K, Wickiewicz TL, Warren RF. Histological analysis of human meniscal allografts. A prelimi nary report. J Bone Joint Surg Am. 2000;82-A(8):1071–82.
89. Gibbons MJ, Butler DL, Grood ES, Bylski-Austrow DI, Levy MS, Noyes FR. Effects of gamma irradiation on the initial mechanical anc material properties of goat bone-patellar tendon-bone allografts. J Orthop Res. 1991;9(2):209–18.
90. Seto A, Gatt Jr CJ, Dunn MG. Improved tendon radioprotection by combined cross-linking and free radical scavenging. Clin Orthop Rela Res. 2009;467(11):2994–3001.
91. Jackson DW, Windler GE, Simon TM. Intraarticular reaction associated with the use of freeze-dried, ethylene oxide–sterilized bone–patell tendon–bone allografts in the reconstruction of the anterior cruciate ligament. Am J Sports Med. 1990;18:1–10.
92. Rihn JA, Harner CD. The use of musculoskeletal allograft tissue in knee surgery. Arthroscopy. 2003;19 Suppl 1:51–66.
93. Jones DB, Huddleston PM, Zobitz ME, Stuart MJ. Mechanical properties of patellar tendon allografts subjected to chemical sterilization Arthroscopy. 2007;23(4):400–4.
94. Borchers JR, Pedroza A, Kaeding C. Activity level and graft type as risk factors for anterior cruciate ligament graft failure: a case-contro study. Am J Sports Med. 2009;37(12):2362–7.
95. Rappé M, Horodyski M, Meister K, Indelicato PA. Nonirradiated versus irradiated Achilles allograft: in vivo failure comparison. Am J Sport Med. 2007;35(10):1653–8.
96. Jackson DW, Simon TM, Kurzweil PR, Rosen MA. Survival of cells after intra-articular transplantation of fresh allografts of the patellar anc anterior cruciate ligaments: DNA-probe analysis in a goat model. J Bone Joint Surg Am. 1992;74:112–8.
97. Indelicato PA, Bittar ES, Prevot TJ, Woods GA, Branch TP, Huegel M. Clinical comparison of freeze-dried and fresh frozen patellar tendoı allografts for anterior cruciate ligament reconstruction of the knee. Am J Sports Med. 1990;18:118–21.
98. Jackson DW, Grood ES, Arnoczky SP, Butler DL, Simon TM. Freeze dried anterior cruciate ligament allografts. Preliminary studies in a goa model. Am J Sports Med. 1987;15(4):295–303.
99. Veen MR, Bloem RM, Petit PL. Sensitivity and negative predictive value of swab cultures in musculoskeletal allograft procurement Clin Orthop. 1994;300:259–63.
100. Flahiff CM, Brooks AT, Hollis JM, Vander Schilden JL, Nicholas RW. Biomechanical analysis of patellar tendon allografts as a function o donor age. Am J Sports Med. 1995;23(3):354–8.
101. Clancy Jr WG, Narechania RG, Rosenberg TD, Gmeiner JG, Wisnefske DD, Lange TA. Anterior and posterior cruciate ligament reconstruc tion in rhesus monkeys. J Bone Joint Surg Am. 1981;63(8):1270–84.
102. Rodeo SA, Arnoczky SP, Torzilli PA, Hidaka C, Warren RF. Tendon-healing in a bone tunnel. A biomechanical and histological study in thı dog. J Bone Joint Surg Am. 1993;75(12):1795–803.
103. Noyes FR, Barber SD, Mangine RE. Bone-patellar ligament-bone and fascia lata allografts for reconstruction of the anterior cruciate ligament. J Bone Joint Surg Am. 1990;72(8):1125–36.
104. Woo SL, Hollis JM, Adams DJ, Lyon RM, Takai S. Tensile properties of the human femur-anterior cruciate ligament-tibia complex. The effects of specimen age and orientation. Am J Sports Med. 1991;19(3):217–25.
105. Noyes FR, Butler DL, Grood ES, Zernicke RF, Hefzy MS. Biomechanical analysis of human ligament grafts used in knee-ligament repairs and reconstructions. J Bone Joint Surg Am. 1984;66(3):344–52.
106. Haut-Donahue TI, Howell SM, Hull ML, Gregersen C. A biomechanical evaluation of anterior and posterior tibialis tendons as suitable single-loop anterior cruciate ligament grafts. Arthroscopy. 2002;18:589–97.
107. Hamner DL, Brown Jr CH, Steiner ME, Hecker AT, Hayes WC. Hamstring tendon grafts for reconstruction of the anterior cruciate ligament: biomechanical evaluation of the use of multiple strands and tensioning techniques. J Bone Joint Surg Am. 1999;81(4):549–57.
108. Stäubli HU, Schatzmann L, Brunner P, Rincón L, Nolte LP. Mechanical tensile properties of the quadriceps tendon and patellar ligament in young adults. Am J Sports Med. 1999;27(1):27–34.
109. Miller BS, Wojtys EM. Anterior cruciate ligament reconstruction with patellar tendon autograft: surgical technique. In: ElAttrache NS, Harner CD, Mirzayan R, Sekiya JK, editors. Surgical techniques in sports medicine. Philadelphia: Lippincott, Williams and Wilkins; 2007. p. 327–35.
110. Cha PS, West RV, Fu FH. Anterior cruciate ligament reconstruction: hamstrings autograft/single and double bundle techniques. In: ElAttrache NS, Harner CD, Mirzayan R, Sekiya JK, editors. Surgical techniques in sports medicine. Philadelphia: Lippincott, Williams and Wilkins; 2007. p. 319–25.
111. Noyes FR, Barber-Westin SD. Anterior cruciate ligament revision reconstruction: results using a quadriceps tendon-patellar bone autograft. Am J Sports Med. 2006;34(4):553–64.

第六部分

前交叉韧带损伤为主的膝关节多发韧带损伤的手术治疗

第 10 章

急、慢性前交叉韧带合并膝关节内侧损伤的手术治疗

Michael J. Medvecky

10.1 引 言

本章将回顾前交叉韧带（ACL）和内侧副韧带（MCL）同时损伤时的评估和治疗。虽然 MCL 损伤是最常见的膝关节损伤，而且典型的 ACL 损伤发生机制常常为非接触性的，但这种较少见的 ACL 与 MCL 联合损伤通常更多的是通过接触或者撞击导致的，引起胫骨外旋和外翻。治疗方案通常要根据膝关节内侧损伤的严重性，以及损伤的相关结构如内侧半月板、内侧支持带或者内侧髌股韧带（medial patellofemoral ligament，MPFL）来决定。

治疗这种类型的联合损伤需要医师全面、彻底地认识膝关节内侧部分的复杂解剖结构，以及关键的生物力学原理，用于评估分辨单独或联合的膝关节损伤类型，包括 MCL 浅层、后斜韧带、半膜肌腱以及交叉韧带 [ACL 和（或）PCL]。

10.2 膝关节内侧解剖

最近有一项定量评估了膝关节内侧基本结构解剖附着点的研究，该研究同时对这些结构的解剖学进行定性回顾，有助于我们清晰、一致地认识膝关节内侧的骨性标志物以及韧带附着点（图 10.1a、b）[1]。

MCL 浅层是最主要的外翻应力稳定装置，也是膝关节内侧部分最大的结构 [1,2]。其股骨附着点位于股骨内上髁的稍近端（3.2mm）和稍后方（4.8mm）凹陷处。股骨端的附着方式为直接连接，即韧带纤维直接嵌入骨皮质。MCL 浅层在胫骨端有 2 个附着点。远端胫骨附着点较宽，位于胫骨的前内侧面，距离关节线 61mm，平行于胫骨后外侧嵴。近端胫骨附着点主要是以软组织方式附着于由后向前走行的半膜肌腱的前束。胫骨端的附着方式是一种间接连接，有较大面积的附着范围，浅层纤维斜行进入骨膜，深层通过 Sharpey 样纤维附着。MCL 浅层的深面是膝内下动脉和静脉 [1]。

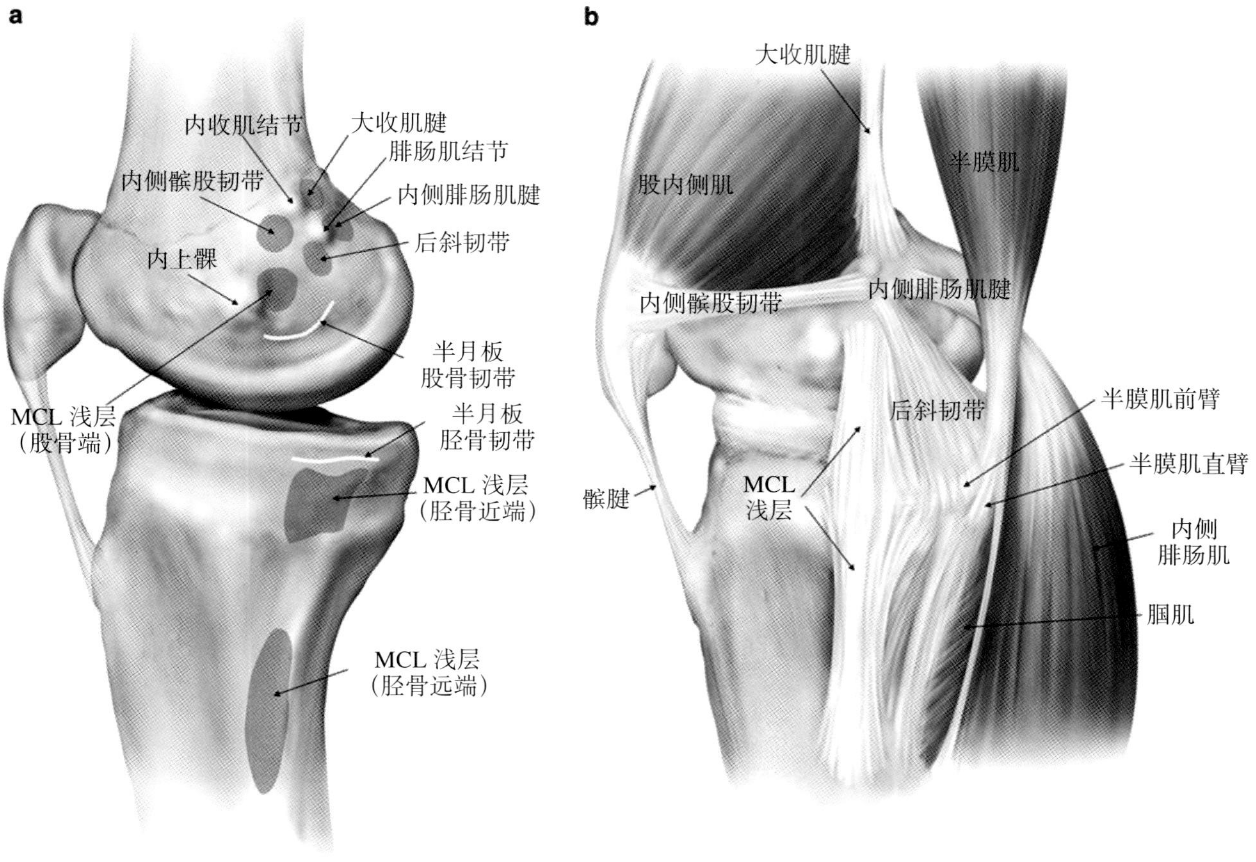

图 10.1 膝关节内侧的解剖结构[1]。（a）韧带附着点。（b）内侧韧带解剖（Reprint with permission）.

10.3 内侧副韧带深层（中 1/3 关节囊韧带）

MCL 深层主要是由内侧膝关节囊增厚形成的，它的前缘纤维平行于 MCL 浅层纤维，从前缘很容易辨认。MCL 深层包括 2 个不同的部分（半月板股骨韧带和半月板胫骨韧带）[1,3]。

10.4 后斜韧带

Hughston 曾描述过后斜韧带由 3 个不同的部分组成（浅表、中间及关节囊 3 束）（图 10.2）[4]。内侧腓肠肌结节是位于股骨内侧髁的骨性凸起[1]，后斜韧带股骨附着点位于腓肠肌结节以前 1.4mm 和以远 2.9mm 处。后斜韧带中最大的部分是中间束，前份与 MCL 浅层的后份纤维合并，远端附着于内侧半月板的后内侧、后内侧关节囊的半月板胫骨部分以及胫骨后内侧。关节囊束包括由半膜肌腱延伸而来的一个较薄的筋膜，与后内侧关节囊和腘斜韧带混合，无骨性附着[14]。

10.5 半膜肌腱的胫骨附着

最近证明，半膜肌在膝关节后方有 8 个附着点[5]（图 10.2）。一个详细的定性及定量分析发现膝

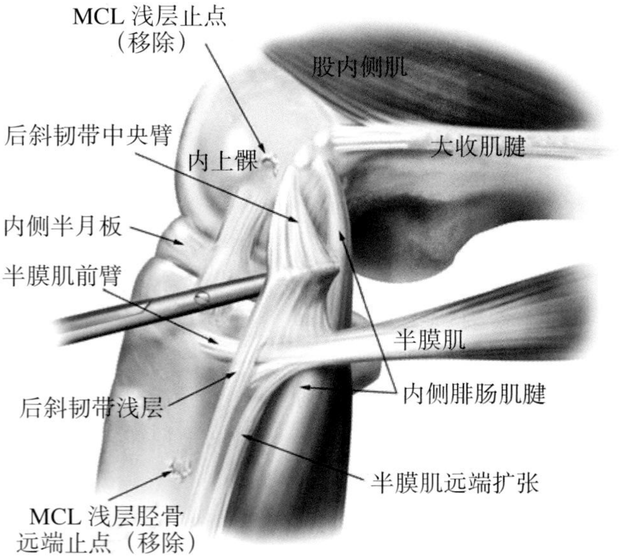

图 10.2 半膜肌腱的胫骨附着点[1].（Reprimed with permission）

关节后方的解剖结构与之前的描述有所不同[6]。以前的描述认为半膜肌包括 3 个附着：直接束、前束和腘斜韧带[3,4]。直接束附着于胫骨后内侧的骨性凸起，即肌腱结节。前束起源于直接束附着点处总肌腱的分支，行于 MCL 浅层近端胫骨附着处的深面。腘斜韧带是由半膜肌总肌腱的一个分支和后斜韧带的关节囊束合并而形成的。腘斜韧带没有直接附着于股骨外侧髁，而是附着于腓肠肌籽骨、后外侧关节囊、跖肌以及 PCL 胫骨附着点的外侧面。

10.6 内侧髌股韧带

内侧髌股韧带明显位于内侧关节囊的外层（图 10.1a）。内侧髌股韧带附着在髌骨内侧近端一半的位置，向内侧走行，并附着于股骨内上髁与收肌结节之间[1,5,7]。

10.7 临床评估

从患者处获取详细的病史，包括受伤机制，同时也应该详细描述所有的后续治疗。如果受伤机制或者临床表现符合膝关节多发韧带损伤，就需要迅速、仔细地评估韧带的稳定性、神经和血管情况，并且需要排除威胁肢体存活的损伤。

患者通常表现为膝关节积液和（或）软组织肿胀或瘀斑。体格检查通常因膝关节疼痛、肿胀或肌肉紧张而受限。全面的膝关节检查包括软组织评估、神经与血管情况、包含过伸在内的膝关节活动范围评估、髌股关节力线和稳定性、压痛区域、站立位下肢力线和步态，以及与对侧膝关节比较综合评估患侧膝关节活动的受限情况[8]。

10.8 损伤的分类

关于 MCL 损伤的文献显示用于损伤模式的分类系统差异很大，这就给比较不同治疗方案或临床结果的研究带来了很大困难[9-11]。美国医学会运动损伤命名标准（American Medical Association Standard Nomenclature of Athletic Injuries）是最早被提出的用于描述韧带损伤的分类系统[12]。损伤的分类是根据损伤的结构以及因此而出现异常的运动受限来划分的。MCL 1 度损伤指几条韧带纤维束损伤而无异常运动学改变；2 度损伤指韧带纤维的部分撕裂以及关节松弛度增加，但韧带组织功能终末点仍存在；3 度损伤导致完全韧带断裂并且无韧带功能终末点。

改良的分类系统经常会在许多关于 MCL 损伤的文章中看到。有些分类系统使用了膝关节内侧间隙的绝对张开程度来分级（1+、2+ 和 3+ 级）。其他分类系统则使用了分级系统（1、2 和 3 级），每一级表示膝关节内侧间隙异常增加了 5mm（1 级 = 0 ～ 5mm，2 级 = 6 ～ 10mm，3 级 =11 ～ 15mm）。作者使用的是 Noyes[11] 的 AMA 分类系统，即与对侧下肢相比内侧关节间隙增加的程度，以 mm 为单位。此分类系统来源于 Grood 等开展的体外生物力学和运动学研究，即通过选择性切断不同韧带测量关节间隙的变化（图 10.3）[2]。

10.9 临床生物力学

10.9.1 外翻应力和内侧间室活动受限

MCL 是限制膝关节内侧张开的最基本稳定结构[2,13,14]。屈膝 5° 时它占外翻总约束力矩的 57%，屈膝 25° 时占 78%。屈膝 5° 和 25° 时，同时由 ACL 和 PCL 提供的内侧限制作用大约为 14%。单纯切断 MCL 后，在屈膝 5° 和 25° 时膝关节内侧的关节间隙张开分别增加 1.25mm 和 4mm（图 10.4）。

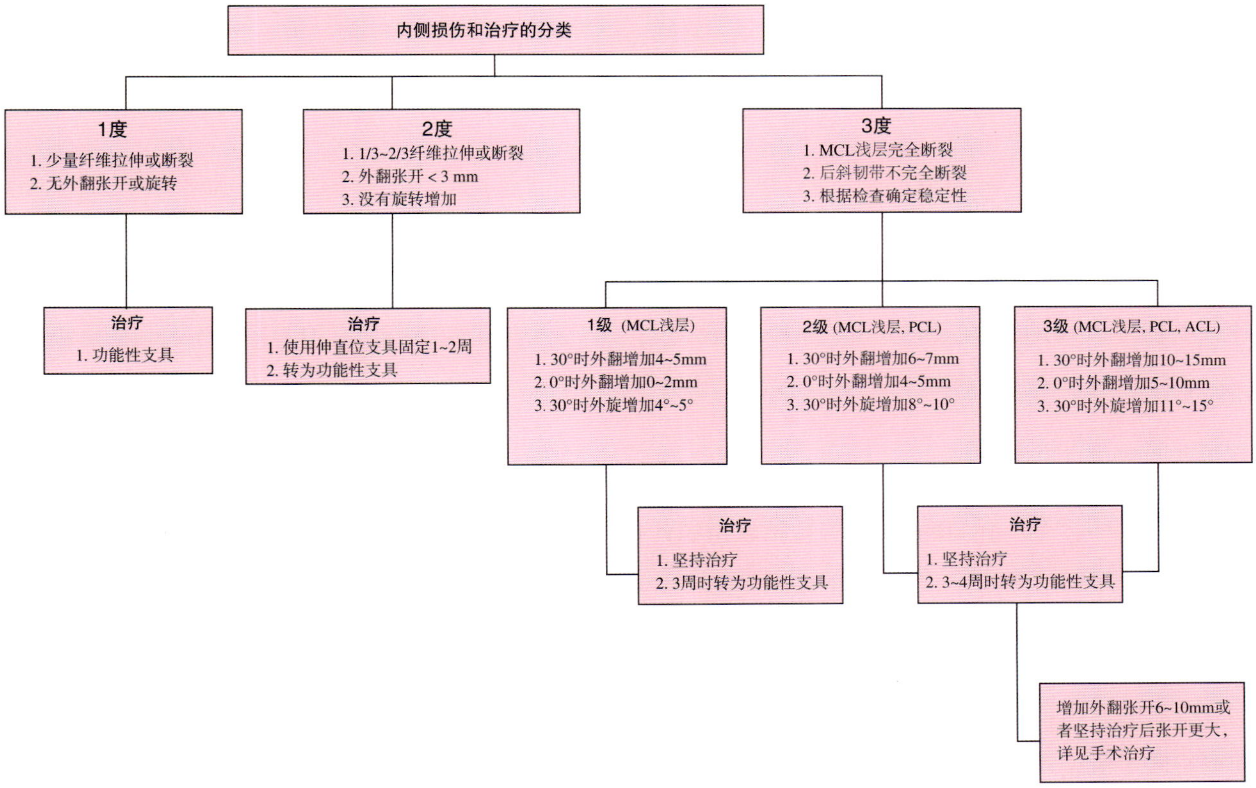

图 10.3 膝关节内侧损伤的分类[10]（From[10]. Printed with kind permission from Elsevier）

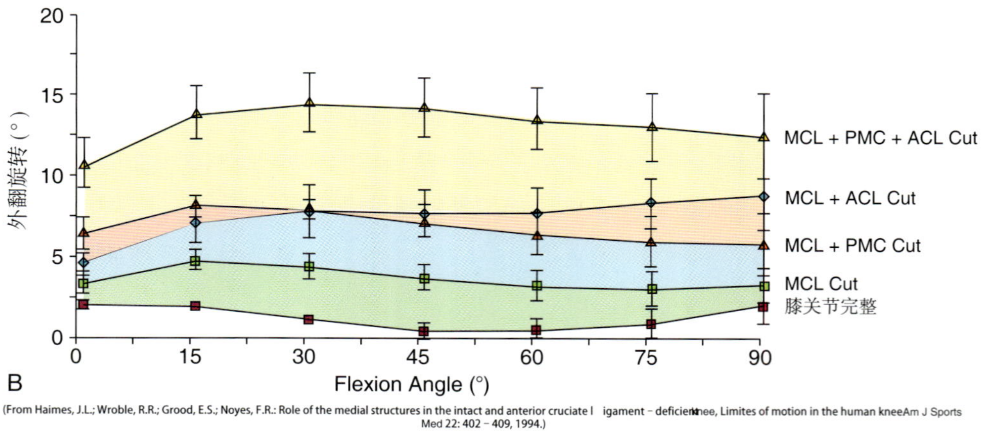

图 10.4 选择性切断韧带后出现的膝关节外翻（From[10] Reprinted with kindpermission from Elsevier）

这表明，即使膝关节内侧基本稳定结构完全损伤（3 度损伤），在临床体格检查中只会有很轻微的内侧关节间隙增宽。

当所有的内侧结构（MCL 和后斜韧带）均被切断，屈膝 30° 时内侧关节间隙大约增加 7mm。此时，交叉韧带就成为对抗外翻应力的基本稳定结构。进一步切除 ACL 后，内侧关节间隙可增宽至大约 14mm。

在膝关节完全伸直位，后斜韧带起了非常重要的外翻稳定作用 [2,13,14]。在 MCL- 后斜韧带合并损伤与 MCL-ACL 合并损伤这两种不同损伤的情况下，屈膝 30° 位时膝关节内侧间隙的张开程度无明显差异，而两者的差别在于 MCL- 后斜韧带合并损伤时，完全伸膝位内侧关节间隙张开大于 MCL-ACL 合并损伤。如 MCL- 后斜韧带合并损伤再加上 ACL 损伤，即 ACL-MCL- 后斜韧带合并损伤，则会导致完全伸膝位时更明显的内侧关节间隙张开（大约 9mm）。

10.9.2 前向移位

尸体研究表明，切断 ACL 后能导致屈膝 30° 时胫骨前向移位的增加大于屈膝 90° 时胫骨前向移位的增加 [15]，因而表明 Lachman 试验比前抽屉试验更能显示 ACL 损伤。在 ACL 断裂的膝关节，切断 MCL 能导致屈膝 90° 时胫骨前向移位明显增加，而在屈膝 30° 时无明显增加。如同时切断 MCL 和后斜韧带，则屈膝 30° 和 90° 时胫骨前向移位均会明显增加。在 ACL 完好的膝关节，切断 MCL 和后斜韧带后在任何屈膝角度都不会导致胫骨前向移位增加 [16]。

10.9.3 外向旋转限制

评估 ACL-MCL 联合损伤的拨号试验（dial test）的操作基本原理见图 10.5 所示 [16]。单独切断 ACL 不会增加胫骨外旋。切除 MCL 浅层会明显增加胫骨外旋，屈膝比伸膝时增加得更多。同时再切断后斜韧带可导致膝关节在任何屈膝角度胫骨外旋进一步增加。屈膝时外旋同样比伸膝时增加更明显。在此基础上，进一步切断 ACL 会导致胫骨外旋增加，主要是在屈膝 30° 时，屈膝 90° 时亦同样如此。有必要在仰卧位行拨号试验，此时的胫骨外旋增加是由于膝关节内侧胫骨平台以外侧间室为轴向前旋转半脱位产生的。上述的胫骨外旋增加与膝关节后外侧角损伤时的体征有所不同，后者是由于后外侧胫骨以内侧间室为中心向后外侧旋转半脱位所产生的。

10.9.4 内旋限制

后内侧关节囊的另一个重要作用是限制胫骨内旋（图 10.6）[16]。切断 MCL 浅层仅轻度增加胫骨内旋，同时切断 MCL 和 PMC 会导致胫骨内旋从 0° 增加到 45°。在此基础上，再切断 ACL 并不会导致屈膝 30° 或 90° 位时胫骨内旋明显增加。

10.10 影像学诊断

患者初次就诊评估时需行 X 线片检查。如果患者能够负重站立或者扶拐部分负重，我们则会行完全伸膝负重前后位 X 线片、屈膝 45° 后前位 X 线片、非负重髌股轴位片以及屈膝 30° 侧位片检查。外翻应力位 X 线片对膝关节慢性损伤的患者非常有用，但急性损伤时患者会因为非常疼痛而不能进行该项检查。LaPrade 等 [17] 的研究表明，临床检查采用的膝外翻应力具有较好的可重复性，单纯 3° MCL 浅层损伤可导致屈膝 20° 时内侧关节间隙增大 3.2mm，完全伸直位时增大 1.7mm。完全性的膝关节内侧损伤（MCL 浅层、MCL 深层和后斜韧带）会导致膝关节在屈曲 0° 和 20° 时内侧间隙分别增宽 6.5mm 和 9.8mm。完全性的膝关节内侧损伤合并 ACL 损伤会导致膝关节在屈曲 0° 和 20° 时内侧间隙分别增宽 8mm 和 14mm（图 10.7）。

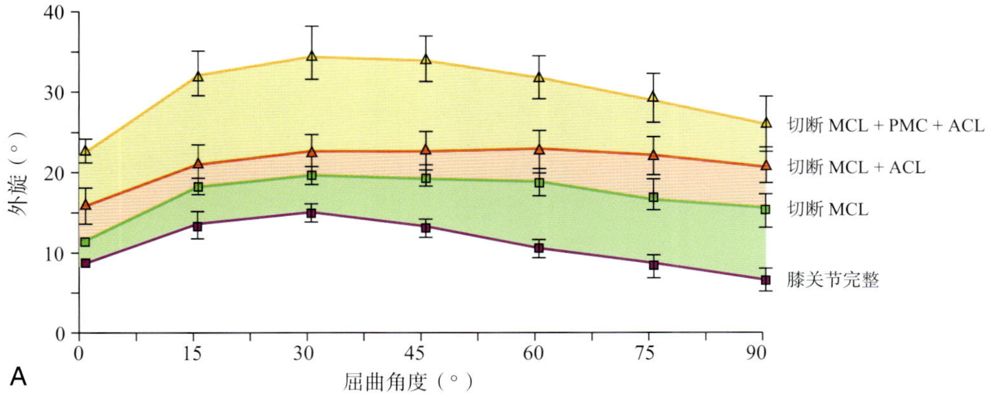

图 10.5 选择性切断韧带后的胫骨外旋 [10]（Reprinted with kind permission from Elsevier）

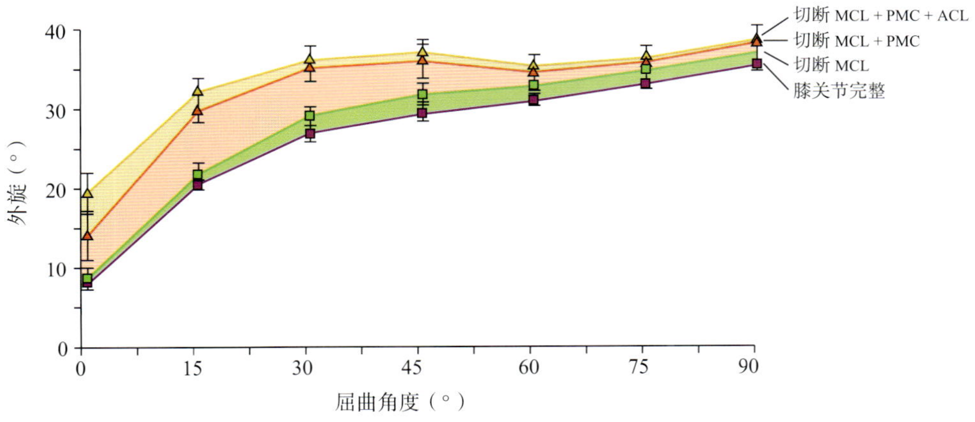

图 10.6 选择性切断韧带后的胫骨内旋（From[10]. Reprinted with kind permission from Elsevier）

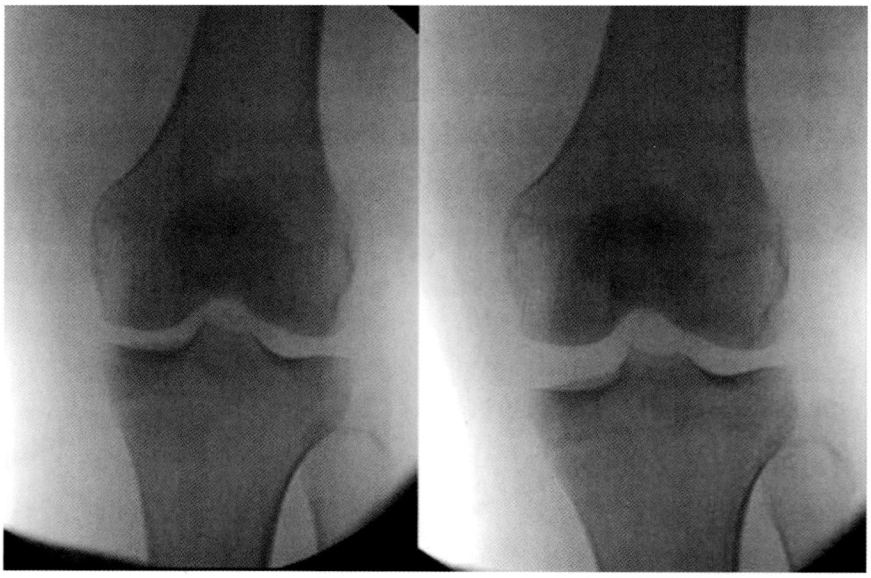

图 10.7　麻醉下体格检查的透视图像显示 MCL 浅层 3 度损伤，膝关节屈曲 30° 时内侧关节间隙过度增大

对于慢性损伤的治疗，尤其是考虑要行韧带重建手术时，我们会行双侧下肢全长站立位 X 线片检查，以评估患者下肢的机械轴和负重力线。这主要是为了排除下肢力线不正引起的膝外翻。对于膝外翻，应该在韧带重建前考虑先行截骨矫形术。

对于软组织损伤，应考虑行 MRI 检查，尤其是对运动要求较高的 3 度韧带损伤患者。对于有后内侧关节囊和交叉韧带明显损伤的相关临床表现的患者，应行 MRI 检查以明确韧带损伤部位，评估撕裂方式和残余组织形态，以及半月板或关节软骨损伤（图 10.8）[18-20]。

10.11　治疗方案

对 1 度和 2 度 MCL 损伤应采取非手术治疗，这一点是大部分文献已达成的共识 [21-25]。对于急性膝关节内侧韧带 3 度损伤，选择手术还是非手术治疗的确存在一些争议 [25-27]。然而，大部分研究结果都主张对膝关节内侧损伤采用非手术治疗。

对于膝关节内侧韧带 1 度和 2 度损伤，作者一般在韧带愈合早期大约 6 周以内采用铰链式膝关节支具固定伤膝，以获得患膝加压和冠状面内的稳定支撑。而对于 3 度损伤，作者仍主张使用非手术治疗，但是短期内需要采用 Noyes 推荐的石膏管形将患膝固定于完全伸直位 [10]。一些观点认为膝关节功能支具固定不足以对抗膝外翻和外旋的力量，无法保持患膝内侧间室的准确对线，最终可能导致内侧结构在不正常的力线下愈合。对于 3 度损伤，进行 MRI 检查可以迅速识别损伤范围，排查任何其他相关损伤，以及帮助判断是否有手术修复指征（图 10.3）[18,28,29]。

采用长腿石膏管形将膝关节固定于完全伸直位，患肢负重时要求全脚掌放平着地，同时避免行走时膝关节处于外旋位置（将膝关节的外翻 - 外旋力量降至最低），同时要求患者进行股四头肌等长收缩锻炼、直腿抬高以及踝泵练习。7 ～ 10 天后剖开石膏，开始物理治疗，包括关节活动度训练，每天 3 ～ 4 次，活动时膝关节保持力线正常，以减少内侧韧带的张力，即坐在轮椅上屈曲和外旋髋关

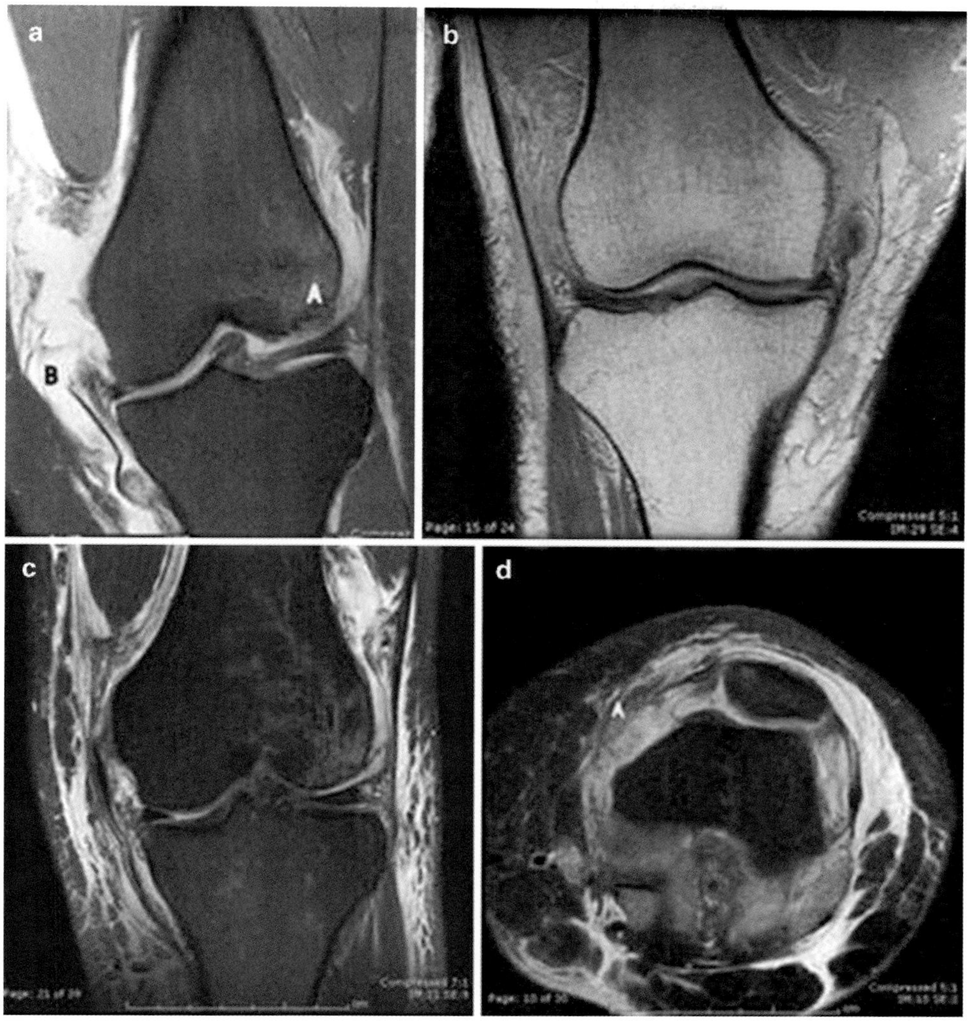

图 10.8 MRI 显示 MCL 深层股骨端撕脱和内侧髌股韧带撕脱。(a、b、c)冠状位 MRI 显示 MCL 浅层股骨端撕脱。(d)轴位 MRI 显示内侧髌股韧带撕脱

节，膝关节处于内翻位练习屈伸膝关节。患者也可以仰卧，膝关节处于"4"字试验位以锻炼屈伸膝。

用石膏固定 3 周后，换用短的橡胶铰链式膝关节支具或者长腿铰链式支具。支具的选择要根据患者韧带愈合的速度、关节活动或稳定性检查时的疼痛程度，以及股四头肌肌力减弱的程度而定。接下来 3 ~ 4 周逐渐增加患肢的负重训练，同时进行步态训练、冰敷和肌肉电刺激等，以控制疼痛和肿胀，提高股四头肌的反应性。继续进行"4"字试验位屈伸膝关节锻炼，以减少内侧韧带结构愈合的张力。

10.12 手术适应证

笔者认为对于急性膝关节内侧结构损伤的手术适应证非常有限。适应证包括半月板关节囊周缘撕裂并脱位，MCL 浅层撕裂后严重回缩或移位而导致其可能在非功能位愈合，新近描述的 MCL 和鹅足 Stener 样撕裂 [28]，MPFL 撕脱伤伴髌骨脱位，或者半膜肌腱附着点撕裂。一些作者认为，对于精英运

动员膝关节内侧韧带重度损伤的最好治疗方法是急性修复 [10]。

一些作者主张对累及 MCL 浅层和后斜韧带的膝关节内侧损伤进行急性韧带重建 [25]。但这一观点没有临床数据与急性期缝合修复作对比支持 [30]。

对于急性 MCL 浅层、后斜韧带联合 ACL 损伤，如果有指征行内侧韧带修复术，我们考虑二期行 ACL 重建术。如果软组织肿胀已较急性期明显消退，同时膝关节活动度至少能达到屈曲 90°，就可以考虑行半腱肌 / 股薄肌（semitendinosus/gracilis，STG）自体 ACL 重建。这是由于在急性膝关节损伤中，获取 STG 移植物相对于骨 - 髌腱 - 骨（bone-patellar tendon-bone graft，BTB）供区的并发症更少。

对急性严重的膝关节内侧损伤进行手术干预时，手术目标是恢复韧带的正常解剖结构连续性，包括恢复韧带的正常股骨或胫骨附着点。尽可能通过小切口完成手术，以减少对此区域的创伤，并且应保证韧带修复后有足够的完整性，以允许即刻进行关节活动锻炼。MRI 检查可提供非常有价值的信息，用于定位损伤区域以及帮助制订手术计划 [18]。

10.13 急性膝关节内侧韧带修复的手术策略

急、慢性膝关节内侧韧带损伤的手术策略及修复或重建的顺序极为相似。应由深层到浅逐层进行解剖结构的恢复 [1,31]。最深层的结构包括半月板股骨韧带、半月板胫骨韧带及其与内侧半月板的连接部分，如有损伤应积极修复。中间层结构包括后斜韧带和半膜肌附着（直接附着部和前束），然后是由 MCL 浅层构成的浅层结构。

根据 MRI 检查的结果，我们尽可能采用一个较小、准确的切口，但应保证充分显露手术区域，以便完整地评估受伤区域，特别是 MCL 浅层附着点、后内侧关节囊和半膜肌腱。术中仔细解剖，尽量降低损伤隐神经及其缝匠肌支和髌下支的风险 [32,33]。在股骨内上髁及股薄肌和半腱肌腱前方切开缝匠肌筋膜。向后方牵拉鹅足肌腱，以暴露 MCL 浅层的胫骨止点。仔细辨认所有的重要结构及其附着点。因为这些结构损伤可能位于实质部，也可能位于股骨和胫骨附着点。由深向浅逐层进行修复，采用可吸收和不可吸收缝线均可。可将可吸收缝合锚钉用于深层结构的骨性止点重建，例如半月板股骨韧带或者半膜肌腱前束等（图 10.9、10.10、10.11 和 10.12）。

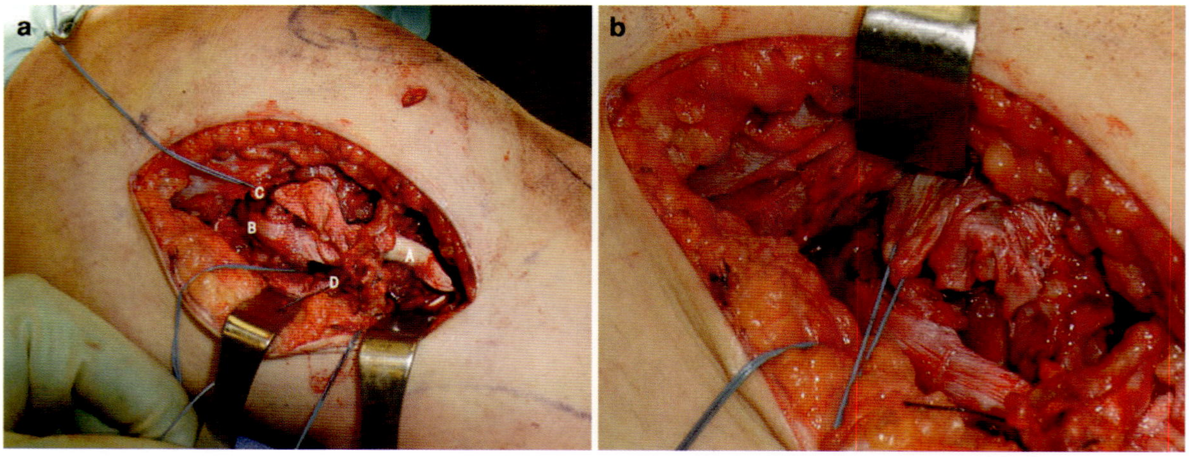

图 10.9 （A）MCL 浅层胫骨附着处，（B）MCL 浅层股骨附着处，（C）内侧髌股韧带，（D）隐神经髌下支，（a）手术显露膝关节内侧结构损伤。（b）置于内侧髌股韧带中的牵引线，准备采用抽出缝合法修复

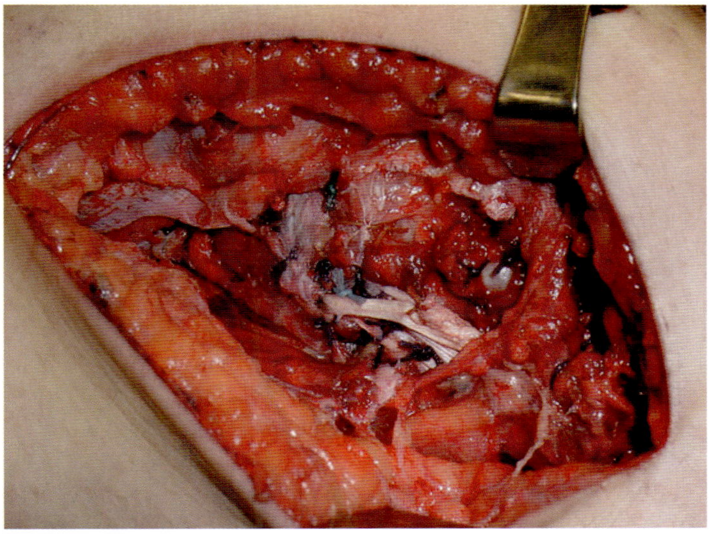

图 10.10 直接修复 MCL 浅层、内侧髌股韧带、后斜韧带和内侧支持带后的膝关节内侧结构

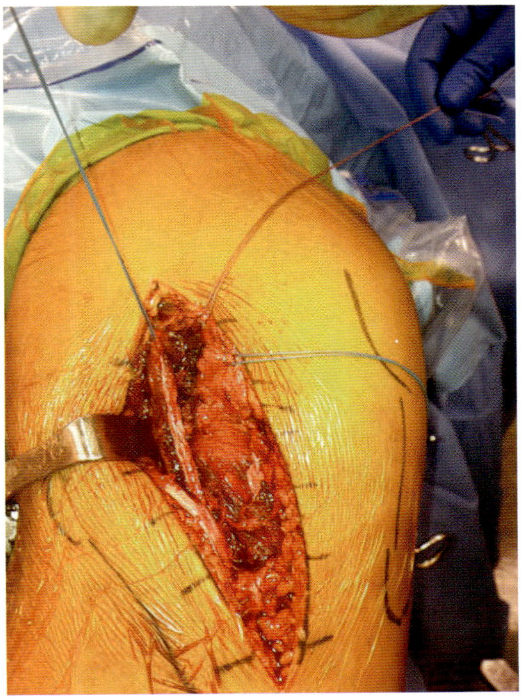

图 10.11 左膝关节术中图片显示 MCL 浅层从股骨附着点撕裂、内侧支持带撕裂、内侧髌股韧带撕脱以及半月板股骨韧带断裂

对于半膜肌止点撕脱损伤，可以先对肌腱进行 Krackow 扣锁缝合，然后通过半膜肌胫骨止点从前向后钻取骨隧道，将缝线自后向前穿过骨隧道并从胫骨前内面引出，打结固定于前方骨皮质或纽扣钢板上。抽出缝合法（图 10.13）也可用于 MCL 浅层、后斜韧带或者内侧髌股韧带股骨止点撕脱损伤的治疗。扣锁缝合需要贯穿于需要修复的结构内，将 Beath 针从内向外钻过骨皮质，在外侧皮质处拉紧缝线，然后打结固定于骨皮质桥或者小的纽扣上。如果可行的话，这种技术比缝合锚钉更常用，因为它的扣锁缝合能更好地把持撕脱结构，并且能提供更好的固定张力。如果有 2 条以上缝线需要穿过股骨，应先将所有的 Beath 针分别置于股骨髁相对应的位置，然后将所有的针钻穿股骨。因为如果依次分别穿过每个针和缝线，有可能切割之前已经穿过的缝线。我们通常先将缝线缝合在撕裂的结构上，由深到浅逐层修复。在屈膝约 25° 时候收紧 MCL 浅层。在屈膝 10° ~ 20° 时收紧后斜韧

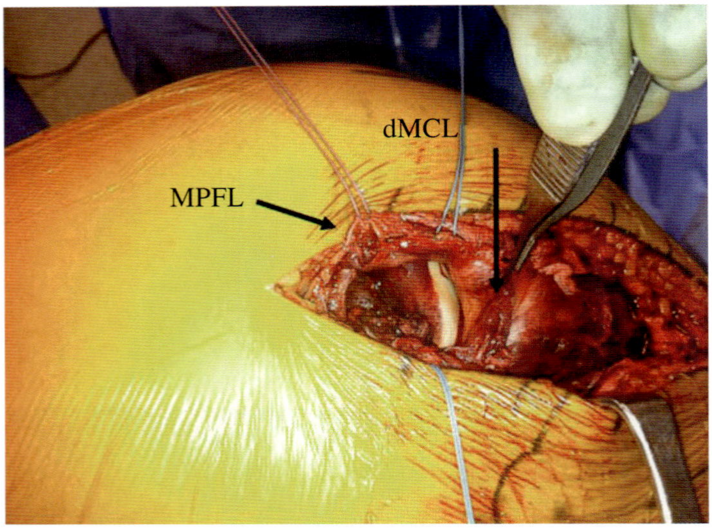

图 10.12 左膝关节术中照片显示内侧支持带、内侧髌股韧带和 MCL 深层断裂

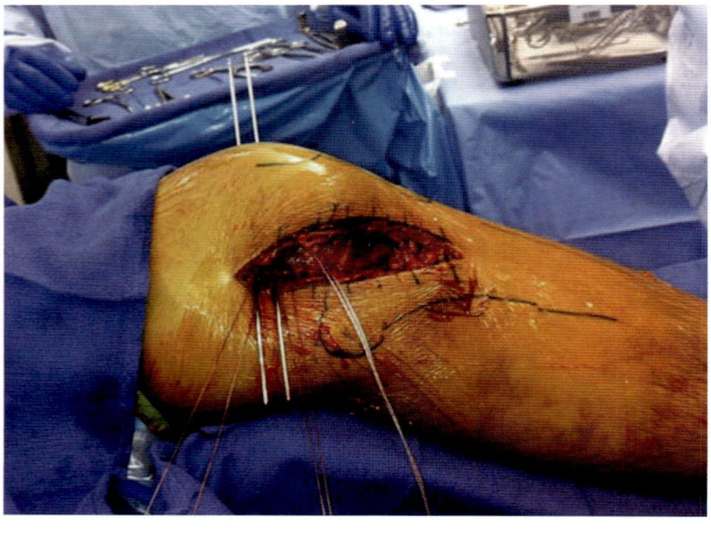

图 10.13 于内侧髌股韧带和 MCL 浅层股骨附着点植入 Beath 针，采用抽出法直接修复上述韧带，将抽出的缝线通过纽扣钢板打结固定于股骨外侧髁皮质外

带，以避免张力过高而导致膝关节伸直受限。对后斜韧带重叠缝合时通常需要直接将其前份缝合修复于 MCL 浅层后份。完成上述缝合后需要重新评估膝关节的稳定性。在大约屈膝 20° 时收紧缝线，然后将膝关节完全伸直以确保没有伸直障碍。如有伸直受限，则需要调整缝线张力和（或）缝线数量[4,10,31]。在关闭切口之前，需要在手术台上做膝关节全范围活动以验证关节活动度没有被过度限制。如果有内侧髌股韧带或内侧支持带撕裂，则在屈膝 20° 左右时收紧缝线，同样是为了避免过度限制髌股关节的活动。

在某些极少数的情况下，比如韧带撕裂非常严重，没有直接缝合修复的可能性，也需要患者同意可能使用同种异体组织。在重建 MCL 浅层和（或）后斜韧带时也应该考虑同时行有限的修复。这将在下一节描述。

应在松弛张力下修复缝匠肌筋膜，同时注意止血。进行皮下缝合时要尽量减少死腔，以及可能出现的术后血肿。对患肢用棉垫加压包扎，在完全伸直位采用双瓣管形石膏固定。我们通常要求患者在物理治疗师的指导下早期开始关节活动范围训练。最初的 3 周使用双瓣管形石膏固定，待患肢肿胀消除后换成铰链式膝关节支具固定。

10.14 陈旧性膝关节内侧韧带损伤

对于那些病史很长的严重膝关节损伤患者，或者既往有明确的严重膝关节内侧损伤的患者，需要进行全面的评估，以明确可能影响治疗方案的复杂情况。

负重位 X 线片可以评估患者可能存在的骨关节炎改变，同时应询问患者在一些特定活动水平时出现的疼痛和肿胀的严重程度。在有指征的情况下，应行站立位髋 - 踝全长 X 线片摄片，通过站立位力线评估是否存在骨骼力线异常。通过步态分析评估可能发生在站立相的膝关节动态外翻。由于受伤以后的时间或者伤后康复的程度不同，患者可能会存在肌肉萎缩或失调。如果考虑手术干预，则将影响患者的主观症状或者其康复潜力。如果患者表现出足够症状以评估膝关节内侧损伤，同样也很有可能伴有联合不稳，包括 ACL 和（或）PCL 损伤。

根据体格检查，我们将残余松弛程度归为 3 度损伤，并分为 3 个亚型（1 级、2 级和 3 级）（图 10.3）。

对于 ACL 合并 MCL 损伤，同时伴有膝关节内侧 1 度残余松弛（主要为 MCL 浅层损伤）的患者，我认为同时重建 MCL 和 ACL 会带来更大的手术创伤，术后并发关节活动度受限的风险会升高，而患者可能获得的收益并不一定会增加。到目前为止，尚未证实 MCL 浅层残余松弛是导致 ACL 重建失败的危险因素。除非患者明确感觉到因膝关节内侧松弛而明显影响活动。一般情况下，对这种 1 度 MCL 浅层残余松弛均采用非手术治疗，而仅行单纯 ACL 重建。

2 级和 3 级残余松弛的患者表现为在屈膝 0° 和 30° 位时内侧关节间隙张开更明显，以及轻微屈膝时外旋增加（图 10.3）。

先前关于陈旧性膝关节内侧损伤重建技术的报道都是小样本系列研究，或者是对手术技术的描述，而没有相应的生物力学评估[34,35]。最近的一项模拟 MCL 浅层和后斜韧带损伤后解剖重建膝关节内侧结构的体外测试结果显示恢复了膝关节的稳定性[30]。Feely 等也进行了相关的体外研究，结果显示与之前 2 项单束重建技术相比，他们的独立双束重建（解剖双束和改良 Bosworth）能够更好地恢复膝关节外翻和外旋稳定性，甚至接近正常水平[36]。之前的一些研究对不同术式 MCL 浅层股骨或胫骨止点提升收紧（韧带）后的生物力学变化进行了探索[37,38]。收紧 MCL 浅层胫骨止点可获得更加接近正常的韧带张力和等长效果，并且与收紧固定韧带时的膝关节屈曲角度关系不大。但另外一项小数量病例研究（7 例）显示，在股骨止点处收紧韧带可获得很好的临床效果 [39]。这些生物力学研究的结果对于指导我们治疗慢性膝关节内侧损伤非常有帮助。

首先通过关节镜检查评估关节软骨和半月板的情况。半月板胫骨韧带断裂可导致半月板从其胫骨附着处明显抬高，需要在开放手术时对其进行修复（图 10.14）。

根据 MCL 浅层原发损伤的部位，应将剩余组织相应地向近端或远端收紧。是否需要用生物可吸收缝合锚钉修复半月板胫骨韧带取决于关节镜下诊断以及 MRI 发现。如果 MCL 浅层的原发损伤位于近端，则应在其股骨止点处截取带止点的骨块，顺韧带纤维走行方向向近端移动骨块。收紧并固定骨块时膝关节处于屈曲 30°，将骨块用四叉钉或者小螺钉固定。也需要对原 MCL 浅层股骨附着点处固定，以缩短 MCL 浅层的功能长度 [10,39]。

对后斜韧带提升或者重叠缝合时需要屈膝 10° 左右，以避免过度限制膝关节完全伸直。根据 Hughston 所述的方法，通常将后斜韧带缝回至 MCL 浅层后方 [4]。

可采用 MCL 浅层双束重建对 MCL 浅层进行加强（图 10.15、10.16）[28,30]。该重建术的移植物取决于 ACL 重建时选用的移植物。与患者进行术前沟通时，应提到可能使用对侧下肢的自体半腱肌移植物，并且手术准备时应该进行双侧下肢消毒铺巾及双侧下肢的手术区域准备。否则就使用同种异体双束半腱肌腱移植物，或者考虑使用改良 Bosworth 重建。在半腱肌腱近端用开环取腱器进行剥离。将移植物近端缠绕于克氏针上，然后放置于 MCL 浅层股骨附着点处测量等距点，拉紧移植物并标记出 MCL 浅层远端附着点的位置 [36]。

如果进行远端收紧和增强重建手术，则在 MCL 浅层原股骨附着点的位置做一条股骨隧道，即位于股骨内上髁的近端和后方（图 10.1）。胫骨隧道位于关节线远端 6cm，沿 MCL 浅层远端足印区的后缘，以避免过于靠前以及造成屈膝功能障碍 [30]。如果进行近端收紧，则可将双束重建的移植物近端一同固定于收紧韧带所用的 U 形固定钉内 [10,30]。对于后斜韧带严重损伤，由于膝内侧组织缺损，没有足够的组织进行后斜韧带重叠缝合以及重建完全伸膝位的稳定性，则需采用上述技术进行修复 [10,31]。关闭切口和术后敷料包扎以及制动等如前所述。

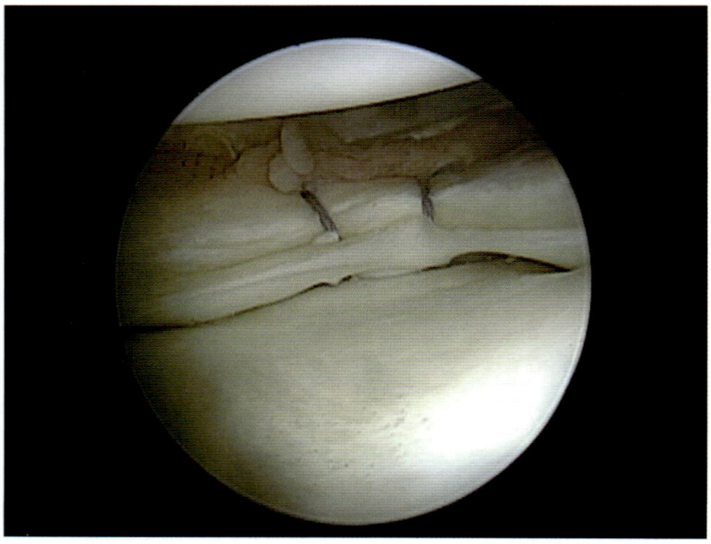

图 10.14 内侧间室间隙明显增宽，MCL 损伤。注意内侧半月板没有抬离胫骨平台，因此半月板胫骨韧带完好。需要在重建 MCL 浅层和 ACL 之前修复内侧半月板

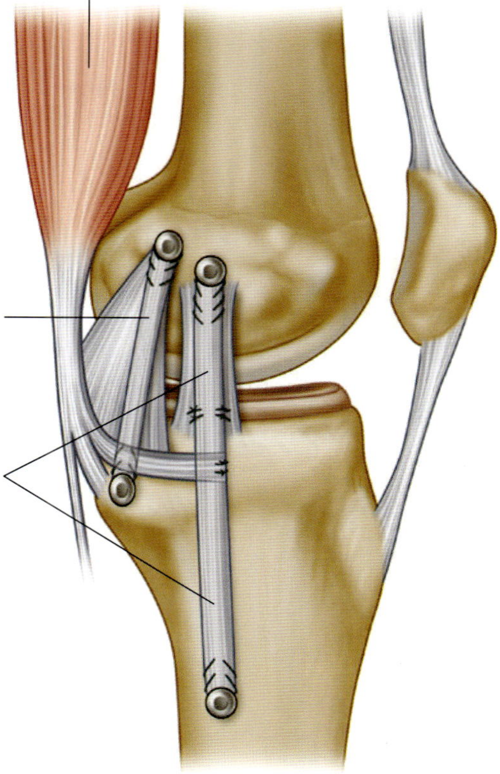

图 10.15 膝关节内侧韧带解剖重建 [30]（Reprinted with permission）

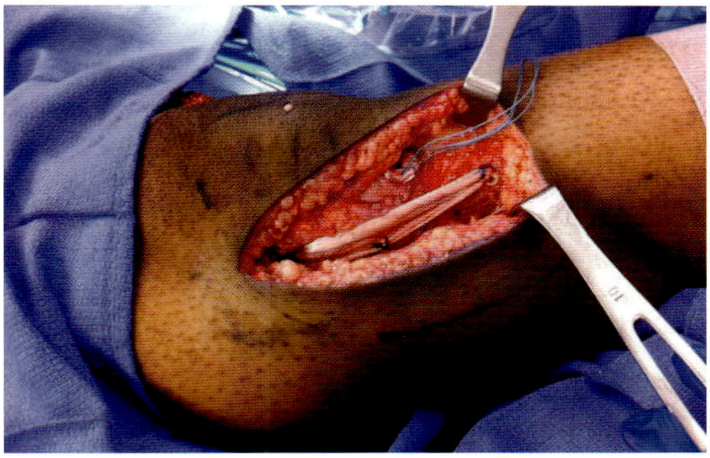

图 10.16 左膝 s/p ACL 自体股四头肌腱重建和 MCL 同种异体移植物重建

10.15 结 论

MCL 浅层损伤是常见的膝关节损伤，但与 ACL 撕裂合并的情况并不多见。对 MCL 浅层和后斜韧带损伤准确诊断至关重要，关系到制订最佳的治疗方案。通常情况下，对这种损伤有效的处理方案为采用非手术治疗处理内侧扭伤，延期进行 ACL 重建。但对于可能伴有 MCL 浅层 3 度损伤和后斜韧带损伤的患者，较早地进行 MRI 评估非常重要，以排除需要手术干预的损伤。

上述有关侧副韧带损伤的诊断和处理的文献缺乏对韧带损伤类型的准确判定标准（单独 MCL 浅层损伤与 MCL 浅层联合后斜韧带损伤，以及损伤的分度与分级），这也导致目前评估韧带损伤分型的差距，因而也限制了不同研究之间的比较分析。然而，最近的文献统一了我们关于膝关节内侧解剖的知识，支持用应力位摄片客观地评估膝关节内侧韧带损伤，以及为进行内侧韧带重建提供生物力学支持。我们希望通过强调统一膝关节韧带损伤诊断分型，来提高对不同类型膝关节韧带损伤的最佳治疗的临床研究。

（李　棋　舒　涵　林奕鹏 译）

参考文献

1. LaPrade RF, Engebretsen AH, Ly TV, et al. The anatomy of the medial part of the knee. J Bone Joint Surg Am. 2007;89(9):2000–10.
2. Grood ES, Noyes FR, Butler DL, et al. Ligamentous and capsular restraints preventing straight medial and lateral laxity in intact human cadaver knees. J Bone Joint Surg Am. 1981;63(8):1257–69.
3. Warren LF, Marshall JL. The supporting structures and layers on the medial side of the knee: an anatomical analysis. J Bone Joint Surg Am. 1979;61(1):56–62.
4. Hughston JC. The importance of the posterior oblique ligament in repairs of acute tears of the medial ligaments in knees with and without an associated rupture of the anterior cruciate ligament. Results of long-term follow-up. J Bone Joint Surg Am. 1994;76(9):1328–44.
5. Steensen RN, Dopirak RM, McDonald 3rd WG. The anatomy and isometry of the medial patellofemoral ligament: implications for reconstruction. Am J Sports Med. 2004;32(6):1509–13.
6. LaPrade RF, Morgan PM, Wentorf FA, et al. The anatomy of the posterior aspect of the knee. An anatomic study. J Bone Joint Surg Am. 2007;89(4):758–64.
7. Feller JA, Feagin Jr JA, Garrett Jr WE. The medial patellofemoral ligament revisited: an anatomical study. Knee Surg Sports Traumatol Arthrosc. 1993;1(3–4):184–6.
8. Shelbourne KD. The art of the knee examination: where has it gone? J Bone Joint Surg Am. 2010;92(9):e9.
9. Noyes FR, Grood ES, Torzilli PA. Current concepts review. The definitions of terms for motion and position of the knee and injuries of the ligaments. J Bone Joint Surg Am. 1989;71(3):465–72.
10. Noyes FR, Barber-Westin SD. Medial and posteromedial ligament injuries: diagnosis, operative techniques, and clinical outcomes. In: Noyes FR, editor. Knee disorders: surgery, rehabilitation, clinical outcomes. Philadelphia: Saunders/Elsevier; 2010. p. 659–91.
11. Noyes FR, Grood ES. The scientific basis for examination and classification of knee ligament injuries. In: Noyes FR, editor. Knee disorders: surgery, rehabilitation, clinical outcomes. Philadelphia: Saunders/Elsevier; 2010. p. 47–88.
12. American Medical Association, Committee on the Medical Aspects of Sports. Standard nomenclature of athletic injuries. Chicago: American Medical Association; 1966. p. 99–100.
13. Robinson JR, Bull AM, Thomas RR, et al. The role of the medial collateral ligament and posteromedial capsule in controlling knee laxity. Am J Sports Med. 2006;34(11):1815–23.
14. Robinson JR, Sanchez-Ballester J, Bull AM, et al. The posteromedial corner revisited. An anatomical description of the passive restraining structures of the medial aspect of the human knee. J Bone Joint Surg Br. 2004;86(5):674–81.
15. Butler DL, Noyes FR, Grood ES. Ligamentous restraints to anterior-posterior drawer in the human knee. A biomechanical study. J Bone Joint Surg Am. 1980;62(2):259–70.
16. Haimes JL, Wroble RR, Grood ES, et al. Role of the medial structures in the intact and anterior cruciate ligament-deficient knee. Limits of motion in the human knee. Am J Sports Med. 1994;22(3):402–9.
17. Laprade RF, Bernhardson AS, Griffith CJ, et al. Correlation of valgus stress radiographs with medial knee ligament injuries: an in vitro biomechanical study. Am J Sports Med. 2010;38(2):330–8.
18. Loredo R, Hodler J, Pedowitz R, et al. Posteromedial corner of the knee: MR imaging with gross anatomic correlation. Skeletal Radiol. 1999;28(6):305–11.
19. Miller MD, Osborne JR, Gordon WT, et al. The natural history of bone bruises. A prospective study of magnetic resonance imaging-detected trabecular microfractures in patients with isolated medial collateral ligament injuries. Am J Sports Med. 1998;26(1):15–9.
20. Yao L, Dungan D, Seeger LL. MR imaging of tibial collateral ligament injury: comparison with clinical examination. Skeletal Radiol. 1994;23(7):521–4.
21. Shelbourne KD, Patel DV. Management of combined injuries of the anterior cruciate and medial collateral ligaments. Instr Course Lect. 1996;45:275–80.
22. Halinen J, Lindahl J, Hirvensalo E, et al. Operative and nonoperative treatments of medial collateral ligament rupture with early anterior cruciate ligament reconstruction: a prospective randomized study. Am J Sports Med. 2006;34(7):1134–40.
23. Indelicato PA. Non-operative treatment of complete tears of the medial collateral ligament of the knee. J Bone Joint Surg Am. 1983;65(3):323–9.
24. Indelicato PA, Hermansdorfer J, Huegel M. Nonoperative management of complete tears of the medial collateral ligament of the knee in intercollegiate football players. Clin Orthop Relat Res. 1990;256:174–7.
25. Wijdicks CA, Griffith CJ, Johansen S, et al. Injuries to the medial collateral ligament and associated medial structures of the knee. J Bone Joint Surg Am. 2010;92(5):1266–80.

26. Miyamoto RG, Bosco JA, Sherman OH. Treatment of medial collateral ligament injuries. J Am Acad Orthop Surg. 2009;17(3):152–61.
27. Chen L, Kim PD, Ahmad CS, et al. Medial collateral ligament injuries of the knee: current treatment concepts. Curr Rev Musculoskelet Med. 2008;1(2):108–13.
28. Corten K, Hoser C, Fink C, et al. Case reports: a Stener-like lesion of the medial collateral ligament of the knee. Clin Orthop Relat Res. 2010;468(1):289–93.
29. Nakamura N, Horibe S, Toritsuka Y, et al. Acute grade III medial collateral ligament injury of the knee associated with anterior cruciate ligament tear. The usefulness of magnetic resonance imaging in determining a treatment regimen. Am J Sports Med. 2003;31(2):261–7.
30. Coobs BR, Wijdicks CA, Armitage BM, et al. An in vitro analysis of an anatomical medial knee reconstruction. Am J Sports Med. 2010;38(2):339–47.
31. Wymenga AB, Kats JJ, Kooloos J, et al. Surgical anatomy of the medial collateral ligament and the posteromedial capsule of the knee. Knee Surg Sports Traumatol Arthrosc. 2006;14(3):229–34.
32. Bertram C, Porsch M, Hackenbroch MH, et al. Saphenous neuralgia after arthroscopically assisted anterior cruciate ligament reconstruction with a semitendinosus and gracilis tendon graft. Arthroscopy. 2000;16(7):763–6.
33. Wijdicks CA, Westerhaus BD, Brand EJ, et al. Sartorial branch of the saphenous nerve in relation to a medial knee ligament repair or reconstruction. Knee Surg Sports Traumatol Arthrosc. 2010;18(8):1105–9.
34. Kim SJ, Choi NH, Shin SJ. Semitendinosus tenodesis for medial instability of the knee. Arthroscopy. 2001;17(6):660–3.
35. Kim SJ, Lee DH, Kim TE, et al. Concomitant reconstruction of the medial collateral and posterior oblique ligaments for medial instability of the knee. J Bone Joint Surg Br. 2008;90(10):1323–7.
36. Feeley BT, Muller MS, Allen AA, et al. Biomechanical comparison of medial collateral ligament reconstructions using computer-assisted navigation. Am J Sports Med. 2009;37(6):1123–30.
37. Bartel DL, Marshall JL, Schieck RA, et al. Surgical repositioning of the medial collateral ligament. An anatomical and mechanical analysis. J Bone Joint Surg Am. 1977;59(1):107–16.
38. Wirth CJ, Kussweter W. Biomechanic studies reinserting the medial collateral ligament to correct a chronic anteromedial instability of the knee joint. Arch Orthop Trauma Surg. 1980;96(3):171–6.
39. Shahane SA, Bickerstaff DR. Proximal advancement of the medial collateral ligament for chronic medial instability of the knee joint. Knee. 1998;5:191–7.

第 11 章

急、慢性前交叉韧带合并膝外侧损伤的手术治疗

Julienne Lippe，Robert A. Arciero

11.1 引 言

对多发韧带损伤所致膝关节不稳患者的处理是一个极具挑战性的问题。一些研究表明，在前交叉韧带（ACL）损伤的患者中，有 11% ～ 12.5% 伴有膝关节外侧 / 后外侧不稳 [1-3]。在美国，每年约有 10 万例 ACL 重建手术，因此，骨科医师必须能够识别和正确处理此类合并损伤的情况 [4]。

本章的目的是讨论膝关节前方不稳合并侧方不稳的诊治现状。本章首先回顾了 ACL 和膝外侧韧带相关的病理生理学和生物力学，为进一步讨论提供了框架。接下来是关于临床检查的讨论，包括病史的主要特点、体格检查、影像学检查和诊断性关节镜检查。这些将使外科医师能够更准确地评估损伤，为成功治疗打下基础。最后，再回顾 ACL 合并膝关节外侧韧带损伤的手术方案，并对急、慢性损伤患者分别推荐相应的治疗策略。

11.2 病理生理学 / 生物力学

膝关节的整体稳定性依赖于相互平衡的交叉韧带以及内、外侧韧带复合体的相互作用。ACL 最主要的作用是限制胫骨前移，在屈膝 30° 时，提供 82% ～ 89% 的前向限制作用 [5]。其他研究证明，在 ACL 功能丧失的情况下，会伴随出现胫骨内旋增加 [6-9]。ACL 之所以具有一定的限制旋转的作用，是因为胫骨平台的旋转轴接近 ACL [6,10,11]。膝关节周围韧带结构是限制其旋转的主要结构，尤其是后外侧复合体（PLC）[6]。Gollehon 通过尸体研究结果进一步支持上述观点。他的研究发现在切断 ACL 和后外侧复合体的标本中，胫骨内旋增加，但如单独切断 ACL，则胫骨内旋没有增加。

Seebacher 等首次报道了膝关节外侧和后外侧的解剖结构，共包含三层复合结构 [13]。从维持膝关节稳定性的临床角度来讲，其中最重要的结构是外侧副韧带和腘肌复合体。腘肌复合体包括腘肌腱和腘腓韧带 [14,15]。生物力学研究是通过选择性切断这些结构后再进行功能测试来完成的。结果表明，它们在抵抗胫骨后向移位、膝内翻和外旋作用上非常重要 [16,17]。

大多数关于膝关节韧带生物力学的尸体研究都将焦点集中在单独的 ACL、单独的 PLC，或者

ACL/PLC 联合损伤。在这些研究中，一些作者陈述了 ACL / PLC 合并损伤的模式 [12,16,18,19]。Veltri 等发现切断后外侧结构将主要增加膝内翻、外旋及后向移位。然而，随后的一项研究报道，同时切除 ACL 和 PLC 并不会导致胫骨外旋的增加 [16,18]。这与 Wroble 等的发现是相反的。Wroble 等通过类似的研究发现，同时切除 ACL 和 PLC 会增加胫骨外旋 [19]。尽管这些结论仍有冲突，但比较明确的是，ACL/ PLC 联合损伤会增加基本的前 / 后移位和内翻，伴随出现外旋，甚至可能增加内旋 [12,14,18,19]。

LaPrade 等检测了在后外侧结构缺失后施加在 ACL 移植物上的张力，从而证实了膝关节 ACL 和外侧结构联合损伤的重要性 [20]。在这项研究中，他们首先用中 1/3 骨 - 髌腱 - 骨移植物重建了 8 例新鲜冰冻尸体膝关节的 ACL，然后评估了切断后外侧结构前后作用在 ACL 移植物上的张力变化。结果发现，切断外侧副韧带（LCL）后，屈膝 0° 和 30° 且分别内翻膝关节时，ACL 移植物的张力明显升高；同时伴随的膝关节内翻和内旋活动也会增加 ACL 移植物上的张力。在进一步切断腘腓韧带和腘肌腱后，作用在 ACL 移植物上的张力继续增加。作者认为，如不对Ⅲ度膝关节后外侧损伤进行治疗，会使作用在 ACL 移植物上的张力更高，从而增加 ACL 重建失败的临床风险 [20]。

11.3 临床评估

对于膝关节韧带损伤的患者，正确的诊断是制订适合、成功的治疗方案的基础。进行完整的临床评估非常重要，其中包括完整、仔细的病史采集，全面的体格检查，以及适当的影像学检查。上述步骤全部完成之后，外科医师必须在患者进入手术室之前制订一个全面的术前计划。在我们的研究所里，这些准备工作均通过术前访视完成。

需要注意的是，ACL / PLC 联合损伤的临床发现都与其损伤机制直接相关。有学者报道，膝关节过伸位加内翻应力是最常见的膝关节后外侧结构的损伤机制 [21,22]。膝关节过伸位加内翻应力不仅牵拉外侧和后外侧结构，同时也包括 ACL。Ross 等通过对 13 例运动损伤患者的队列研究发现，所有病例 ACL / PLC 联合损伤的发生机制都是膝关节过伸内翻伤 [23]。

11.3.1 病史采集和体格检查

全面的病史采集和体格检查在膝关节多发韧带损伤患者的评估中有着不可低估的重要性。虽然往往通过受伤机制、病史采集和体格检查等就能快速诊断 ACL 损伤，但对伴随的膝关节外侧和后外侧损伤的漏诊并不少见，甚至一些作者报道的平均延迟诊断时间达到了 30 个月 [1,14,24-26]。如果未能正确认识和治疗 PLC 不稳，将对成功重建 ACL 带来负面影响。因此，早期发现这些合并伤是非常必要的 [1,2]。事实上，许多作者已经指出，导致 ACL 重建失败的主要原因之一是漏诊 PLC 损伤 [1,18,20,24,27]。

临床诊断膝关节前向和侧方结构联合损伤时首先要取得详细的受伤史。首先应直接询问患者受伤机制（高度怀疑是否有膝过伸加内翻暴力损伤），是否有膝关节“错位”的感觉，是否出现肿胀，持续时间，是否存在继发膝关节不稳或关节活动受限（通常是膝关节完全伸直困难）。

体格检查时要首先进行彻底的神经和血管功能检查。检查肢体远端脉搏和神经功能至关重要，尤其是对于明显不稳的膝关节损伤。在膝关节后外侧角损伤中，腓总神经损伤的发生率为 12% ~ 16% [21,22]。对下肢血管应该进行持续检查，以确保没有发生迟发性闭塞性血管病变。踝臂指数（ABI）对确定是否需要进一步评估和干预可能很有意义 [28]。运用 ABI 的关键点是测量血压时患者应仰卧，将患侧上肢血压作为分母，并要注意到如果患者存在外周动脉疾病或者血管钙化，ABI 可能是不可靠的。ABI

< 0.9 提示重要动脉损伤的可能性增加 [29]。

接下来应该在患者站立位时检查下肢力线。对任何不能归因于外侧结构损伤的内翻畸形，都应当行站立位髋 - 踝关节下肢全长 X 线片检查，以确认有无其他原因。医师应同时评估患者的步态模式，尤其应注意行走时有无膝内翻。这些体格检查都是非常重要的，因为它们可能表明是否伴有外侧和后外侧结构损伤，正如 Noyes 等所描述的“双重膝内翻和三重膝内翻”（图 11.1）[30]。对于伤前即存在膝内翻的患者，由于膝内翻会增加韧带重建移植物的张力，因而增加了移植物失败的风险。因此，胫骨高位截骨术联合韧带重建可能使这些患者获益 [20,27,30]

评估 ACL 完整性的重要体格检查包括 Lachman 试验和轴移试验。Lachman 试验是检查 ACL 损伤最敏感的体格检查，应在屈膝 20° ～ 30° 时进行 [31,32]。做这个检查的一个要点是确保近端的手只是简单地稳定大腿而不是刻意向后推，因为这样可以使远端手所感受到的胫骨前移程度减小。轴移试验的检查手法是在屈膝位对胫骨施加一个外翻和内旋力 [33]。随着膝关节屈曲度的增加，胫骨半脱位复位，检查者可能会感到一个明显的声响。轴移试验是 ACL 损伤最具特异性的检查，但它的灵敏性相对较差（一些报道为 32%）。这可能是由于在清醒状态下查体会给患者造成不适感，从而诱发肌肉紧张抵抗 [31]。

应充分强调的是，对每一位被怀疑 ACL 损伤的患者均需要进行膝关节 PLC 检查。应在膝关节屈

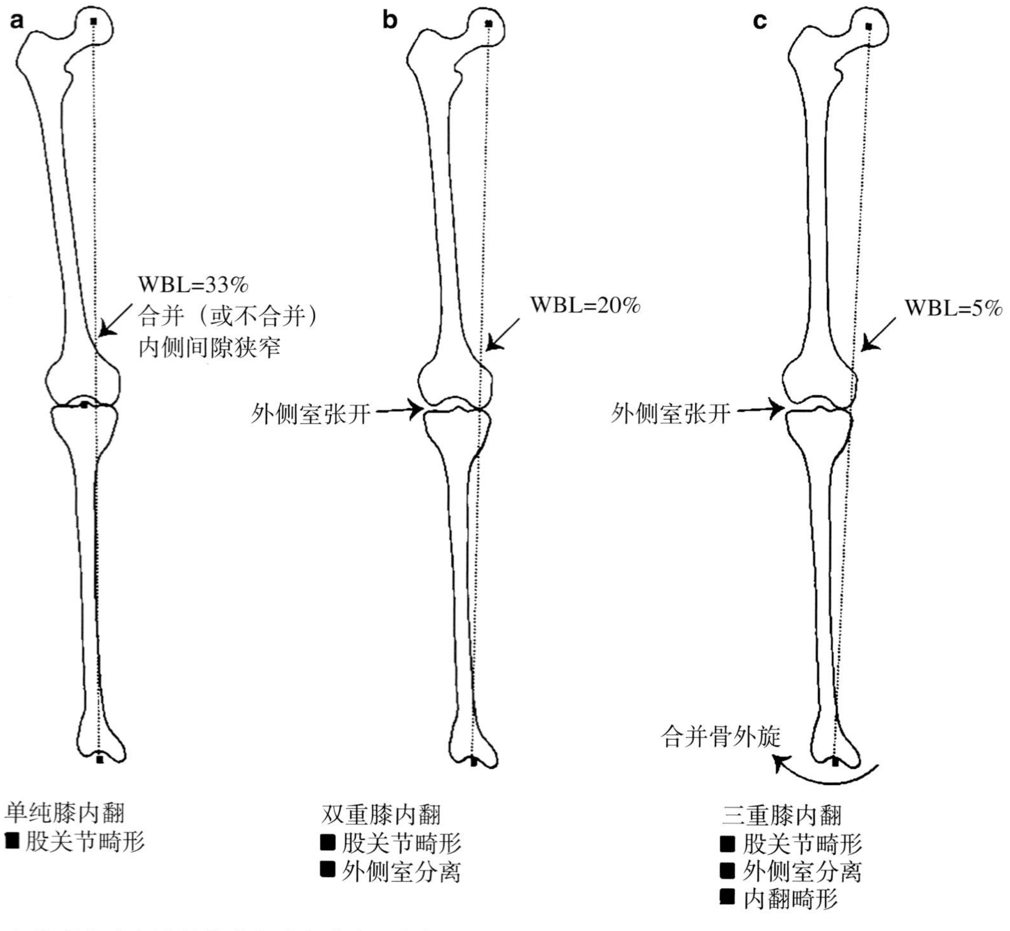

图 11.1　在临床基础上进行的内翻成角分类。(a) 胫股的几何原因包括内侧关节盘或关节软骨丢失。(b) 导致外侧结构分离的原因是外侧软组织缺乏。(c) 内翻反张包括后外侧韧带组织的慢性伸展或创伤性损伤（From [30]，reprinted by permission of SAGE Publications）

曲 0° 和 20° ～ 30° 位分别行膝内翻和外翻稳定性检查。屈膝 30° 时内外翻不稳定提示存在侧副韧带损伤，同时合并伸膝 0° 位内外翻不稳定则是并发交叉韧带损伤的征象。后外侧抽屉试验及外旋反屈试验在诊断膝关节后外侧角损伤中有一定的作用（图 11.2）[34]。后外侧抽屉试验在屈髋 45°、屈膝 80° 并外旋 10° ～ 15° 下进行 [8,35]。在 PLC 缺失的情况下，外侧胫骨平台绕 PCL 外旋，并在一个向后的力量作用下出现胫骨相对后向移位。外旋反屈试验被用于伸膝位评估 PLC。操作者分别握住患者的双脚踇指并将双腿提离床面 [8,35]。仔细观察，就会发现 PLC 损伤的患者会出现相对的胫骨内翻和膝关节过伸。最后，要做“拨号征”。在患者俯卧位或仰卧位时将腿悬吊在床上，对于区分 PLC 损伤和 PCL / PLC 联合损伤有很大意义 [36,37]。如果在膝关节屈曲 30° 位时发现患侧胫骨外旋增加 10° 或更多，即提示存在后外侧角损伤。如果膝关节在屈曲 90° 位同样出现上述患侧胫骨外旋增加，那么就可能存在 PCL / PLC 联合损伤。

除了上述具体的体格检查外，仔细触诊软组织和骨骼结构可能为全面诊断提供线索。如果触及腓骨头近端空虚，那么可能存在股二头肌撕裂 [23]。膝关节内部结构损伤通常伴有大量关节内积液。如果患者未出现明显的膝关节腔积液，则提示可能是完全的后外侧角损伤伴关节囊破裂 [23]。

11.3.2 影像学检查

膝关节 X 线平片不仅可以评估任何关节周围或关节内骨折，也可以发现膝关节韧带损伤的一些继发改变（图 11.3）。如存在腓骨头细小的撕脱骨折（称为弓形征），通常表明有膝关节后外侧结构损伤，特别是 LCL 和（或）股二头肌腱损伤 [38]。Juhng 等研究发现，在有这种征象的患者中 89% 的后外侧结构合并交叉韧带损伤，25% 的患者仅有 ACL 损伤 [38]。也可能发现外侧胫骨平台骨折，称为 Segond 骨折。这是在受伤过程中对侧关节囊的牵拉造成的，常见于 ACL 损伤 [39]。

如前所述，对临床上存在可疑内翻畸形或内翻步态的患者，有必要进行站立髋 - 踝关节下肢全长正位 X 线片检查。在力线正常的膝关节，从股骨头中心到踝关节中心的连线（机械轴）应通过膝关节横向连线从内至外 62% 的点（内侧为 0，外侧为 100%）[30,40]。

MRI 有助于评估损伤程度以及帮助制订手术计划。据报道，在膝关节多发韧带损伤中 MRI 识别急性Ⅲ度 ACL 损伤的敏感性达 92.3% [41]。MRI 在判断膝关节外侧损伤方面的表现也非常出色，尤其是 LCL 或者腘肌损伤，但评估腘腓韧带损伤稍微不准（准确率为 53% ～ 68%）[42,43]。LaPrade 等建

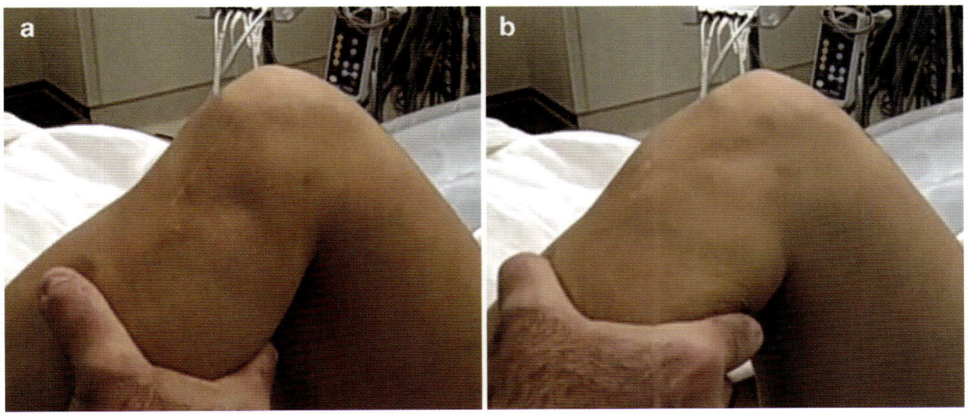

图 11.2 该照片显示通过后外侧抽屉试验来评估后外侧角损伤。(a) 注意，在膝关节屈曲 80° 并轻微外旋时再施加相应的向后的力。(b) 使膝关节恢复原位

议采用 T2 加权像斜冠状位扫描来帮助识别 PLC 损伤（图 11.4）[42]。

骨挫伤也是 MRI 的另一个发现，既能帮助外科医师了解受伤机制，还有助于预测损伤结构。71% ～ 88.6% 的 ACL 损伤患者发生骨挫伤，常见部位是前外侧股骨髁以及胫骨平台后外侧 [41,44]。在合并后 PLC 和交叉韧带损伤的患者中，经常伴有前内侧股骨髁骨挫伤。这提醒外科医师应高度怀疑上述损伤模式 [45,46]。Geeslin 等最近报道了一组 102 例急性 PLC 损伤的病例 [46]。在伴有 ACL 损伤的 38 例患者中，MRI 检查发现 50% 的患者（19 例）有前内侧股骨髁骨挫伤，29% 的患者（11 例）有胫骨平台后内侧骨挫伤（图 11.5）。他们建议在 ACL 损伤的情况下，如果在 MRI 上有上述骨挫伤表现，外科医师应该高度怀疑是否有继发的 PLC 损伤。

膝关节外侧损伤通常位于膝关节远端，即 LCL 和腘腓韧带从腓骨头处撕脱，关节囊则从胫骨近端撕裂 [23]。很有必要对这类患者评估股二头肌止点情况，因为在 ACL 合并膝外侧损伤的情况下股二

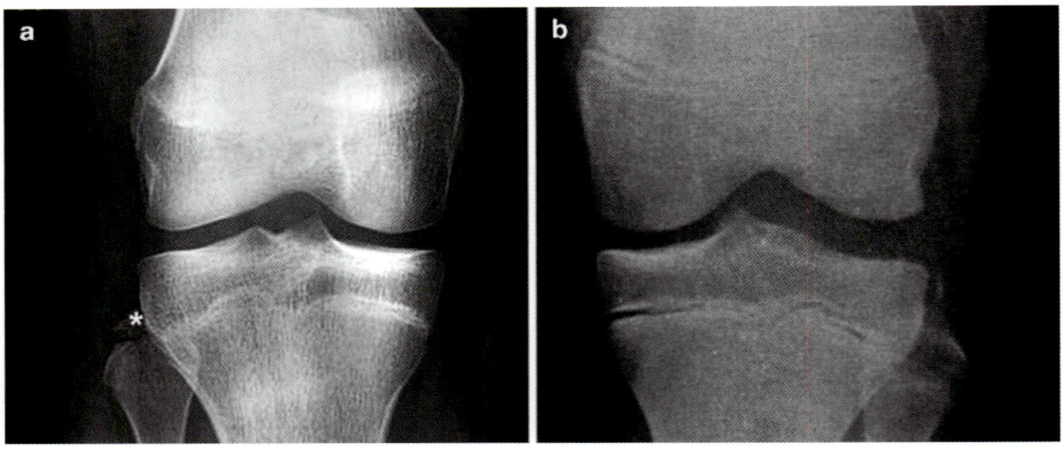

图 11.3　影像学检查显示了膝关节韧带损伤的继发改变。(a) 弓形征，提示后外侧结构损伤（星号）(From Malone WJ，Verde F，Weiss D，Fanelli GC. MR imaging of knee instability. Magn Reson Imaging Clin N Am，©2009，17：697-724，ⅵ - ⅶ .Reprinted with kind permission from Elsvier.)（b）Segond 骨折，提示存在 ACL 损伤

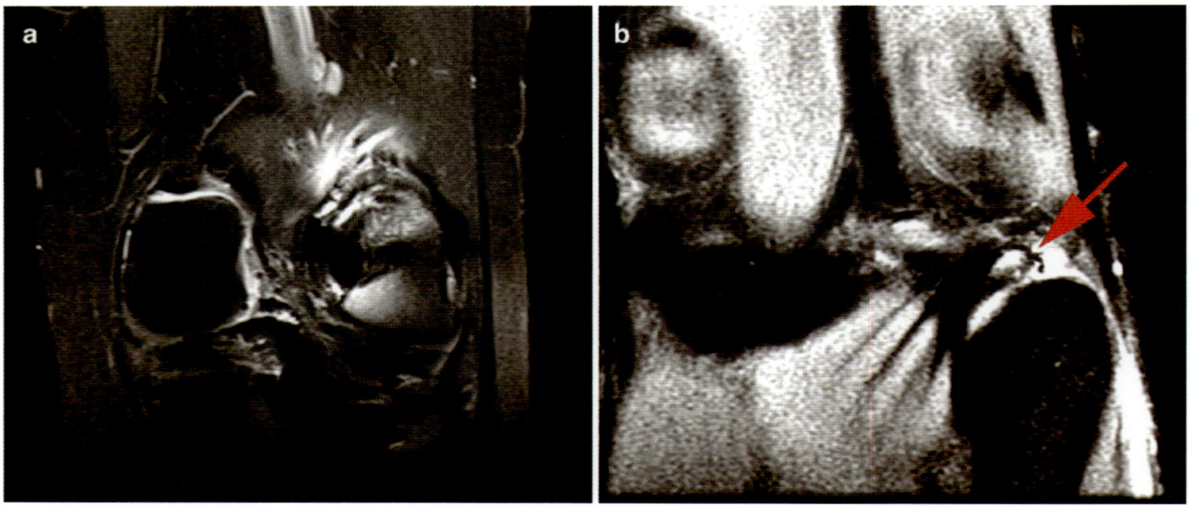

图 11.4　MRI T2 加权斜冠状位相显示膝腓韧带完整（a）以及韧带损伤（b. 箭头）

头肌止点的损伤率可达 46%[23]。术前这些发现至关重要，因为这种情况下有 89% 的概率会出现腓总神经前移，外科医师应该在做膝外侧切口时避免发生医源性神经损伤[47]。

11.3.3 诊断性关节镜检查

对 ACL 合并膝外侧损伤的患者进行关节镜检查时总会有一些发现。许多仅行 ACL 重建的患者如术前并没有怀疑存在膝关节后外侧损伤的可能，术中关节镜检查对这一类患者显得非常重要，因为这样可以避免遗漏合并的膝外侧损伤。通过外侧间室比较容易看见腘肌腱，但医师应该同时查看外侧沟，通过腘肌腱下表面向下走行的垂直纤维来评估腘腓韧带的情况（图 11.6）[48]。LaPrade 等描述，在屈膝 30° 位内翻膝关节时，如果外侧间隙＞ 1cm，则表示存在膝外侧结构Ⅲ度损伤，称之为关节镜

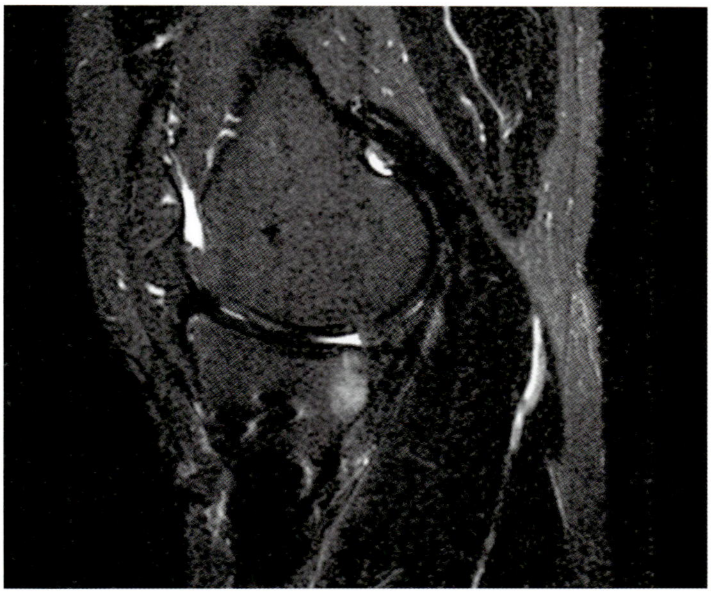

图 11.5 MRI T2 加权相显示胫骨平台后内侧骨挫伤，提示医师应高度怀疑是否存在 PLC 损伤

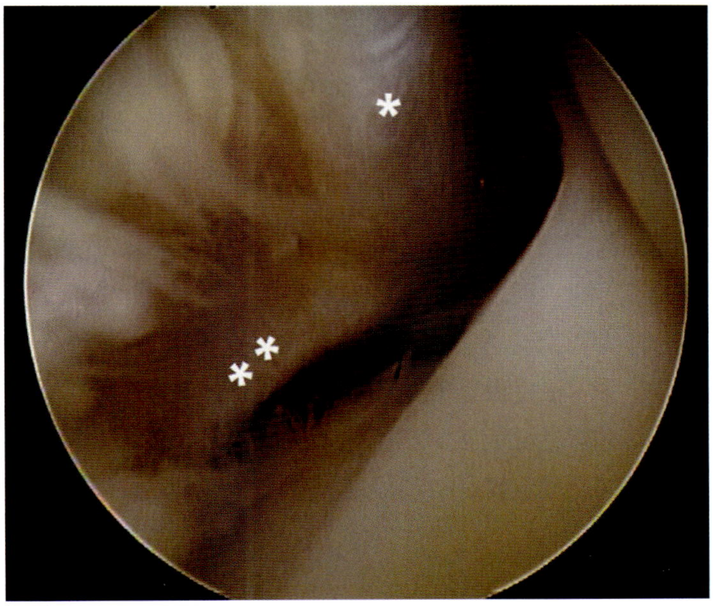

图 11.6 关节镜下通过外侧沟可见右膝关节腘肌（星号）和腘腓韧带（双星号）

下“通过”征[49]。“外侧沟通过”征是指由于外侧结构损伤，股骨外侧髁与腘肌腱之间的间隙增大，关节镜可以通过外侧沟进入后外侧室深处[50]。

11.4 非手术治疗

究竟采取手术治疗还是非手术治疗必须由患者和外科医师一起作出决定。需要综合考虑的重要因素包括患者的活动水平、合并症以及损伤的整体情况。非手术治疗可适用于年龄大、久坐不动、损伤较轻微且希望通过使用支具和物理治疗就能“应付”的患者。大多数研究表明，对于合适的患者，如单纯 ACL 损伤或单纯轻度到中度 PLC 损伤的患者，采用非手术治疗可得到一定的膝关节功能和主观的结果，但关于对膝关节前向合并侧方损伤患者采取非手术治疗效果方面的文献很少[51-54]。

然而，最近有证据表明采用非手术方式治疗 ACL 断裂会增加骨关节炎的患病风险[55]。Mihelic 等进行了一项 17 ～ 20 年的长期随访研究，发现 33 名 ACL 重建治疗的患者其骨关节炎的发生率明显低于 18 名非手术治疗的患者[55]。这些信息对于考虑采用非手术治疗的患者来说很重要。

Kannus 等评估了受伤 8 年后Ⅱ到Ⅲ度膝关节外侧不稳的患者[54]。所有的患者都采用的是非手术治疗方式，其中 6 位Ⅲ度膝关节外侧不稳患者还被发现存在 ACL 部分撕裂。根据损伤的程度，固定的时间在 2 ～ 7 周。所有患者都尽可能早地开始康复计划，并持续 6 个月。所有的 11 位Ⅱ度膝关节外侧不稳患者功能恢复优良，其中 82% 完全恢复了受伤前的活动。Ⅲ度膝关节外侧不稳患者的疗效相对一般或较差，其中 75% 的患者因为疼痛或者关节不稳而减少活动。由此他们得出结论，应将非手术治疗方法用于Ⅱ度或以下膝关节外侧不稳患者[54]。

许多患者选择 ACL 重建以维持积极的生活方式。Mihelic 等发现经 ACL 重建治疗的患者，17 ～ 20 年后 94% 的患者没有出现膝关节不稳的症状，而在没有采用重建治疗的患者中，84% 的患者膝关节出现异常或严重松弛[55]。与此一致的是，手术组患者主观 IKDC 评分显著高于非手术组（83 vs 64）。在膝关节前方和外侧联合损伤中，如果采用手术治疗 ACL 损伤，那么也应该同时处理膝关节外侧 / 后外侧损伤。LaPrade 等报道的尸体研究显示外侧韧带缺失使重建的 ACL 移植物承受的应力显著增大[20]。前面讨论过，如果在 ACL 重建的同时没有处理合并的后外侧角损伤或患者本身存在患膝内翻，那么移植物早期失败的风险将会增加[27]。

11.5 手术指征

依据我们的经验，对膝关节前方和外侧联合损伤的患者更倾向于采用手术治疗。对单纯性膝关节前或外侧损伤，采用非手术治疗就能取得较好的疗效，但采用非手术治疗两者联合损伤则会导致明显膝关节不稳，而致患者遗留症状。手术治疗的适应证包括经常参与旋转、变向或减速运动的患者。对年轻患者以及合并半月板、软骨病变、有机械症状或关节活动度丧失的患者，我们提倡采取手术治疗。非手术治疗后仍有关节不稳和（或）疼痛症状的患者应该接受手术治疗，以恢复关节稳定性。手术的相对禁忌证包括病态肥胖、高龄、损伤前关节活动受限，或者有其他明显外科手术禁忌证。对这些患者的处理应该是初步固定，积极进行康复训练，以及使用功能性支具。

表 11.1 手术适应证

有割伤或减速活动的患者
年轻患者
伴有半月板或软骨病变
具有机械症状
活动度消失
不能采取非手术治疗（持续性疼痛或不稳）

11.6 外科治疗

目前对于 ACL 和膝关节外侧复合损伤的外科治疗方式没有绝对统一的观点。治疗方式的选择通常基于急性损伤（< 3 周）或慢性损伤（> 3 周）而有所不同[56-58]。文献中对 ACL 合并 PCL 损伤的治疗反映出一个共识：如果进行了 ACL 重建，为了减少 ACL 移植物早期失败的风险，应同时外科治疗 PCL。一些外科医师提倡手术修复 PCL，而另一些医师则更提倡采用各种技术重建 PCL。这些将会在下面进行讨论。

11.6.1 前交叉韧带和膝外侧急性复合伤

对膝关节急性 ACL/PLC 损伤的早期处理包括固定制动、减轻软组织肿胀和关节内积液，以及术前最大限度地提高关节活动度等。笔者倾向于在伤后 2 周内行膝关节稳定性重建手术。在伤后 2 周内应该全部完成上述提到的术前准备，并制订好完整的手术计划。在此期间，应在术前确认同种异体移植物是否可行。确定最终的治疗计划时还需要考虑到患者的期望值、依从性、动机以及可利用的术后康复资源。

Ross 等对 9 例后外侧角早期修复并行 ACL 重建的患者进行了为期 30 个月的随访研究[23]。结果显示 3 例患者 IKDC 评分恢复正常，6 例接近正常，所有患者的满意度为 100%，其中 7 例患者恢复到伤前的活动水平。因此，他们推荐早期积极治疗 ACL 合并 PLC 损伤。最近的证据表明后外侧角修复较重建的失败率更高[56,58,59]，然而，Ross 等的报道未提及上述研究。Stannard 等进行了一项前瞻性研究，对 57 例后外侧角损伤患者采用早期修复或改良双尾法重建 PLC。结果显示早期修复组的失败率为 37%，重建 PLC 组则为 9%[58]。Levy 等也报道 PLC 修复的失败率为 40%，而采用经股骨腓骨双隧道重建 PLC 的失败率为 6%[56]。

因此，对于急性损伤（< 3 周），目前许多外科医师提倡采用移植物加强修复重建 PLC[27,56,58,59]。我们同意上述建议，因为在急性损伤期残余组织量通常不足，尤其是韧带实质部断裂时。PLC 重建可采用解剖重建和非解剖重建两种方式，两者都有相关的研究支持。

由 Clancy 等首次描述了股二头肌腱移位固定术，将完整的股二头肌腱固定到股骨外上髁来重建外侧副韧带，但同时却减弱了股二头肌肌力[60]。但由于这种方法并未处理后外侧结构，同时消除了股二头肌的动力作用，从而加剧了不稳定性。Fanelli 等对此方法提出了改进，即部分股二头肌腱转位术[61-63]。他们在 41 例 PCL/PLC 联合重建的患者中使用这种方法联合后外侧关节囊转位修复后外侧结构。结果发现后外侧的稳定性有所恢复，并且 71% 的患者术后膝关节比正常膝关节更紧[62]。在 Wascher 等的体外实验研究中也观察到了通过股二头肌腱固定术过度矫正异常外旋和内翻的现象[64]。虽然患者的功能结果评分良好，但这种非解剖修复重建手术获得的表面上的过度稳定是否会随着时间推移变得正常甚至逐渐减弱至松弛，我们尚不得而知，而且，过度的张力是否对其他关节内结构有影响我们也不得而知。

腘腓韧带已被证实对维持膝关节外侧稳定性有重要作用，因此，除了外侧副韧带重建以外，当前还强调腘腓韧带重建 [16]。Veltri 和 Warren 描述了用分束的髌韧带或跟腱移植物来重建腘肌和腘腓韧带，将移植物骨块固定在共同的股骨隧道上，将另一端两束移植物分别通过近端胫骨和腓骨隧道固定（图 11.7）[65]，然后再单独处理外侧副韧带。Stannard 等描述了所谓的“改良式双尾”技术，即将胫骨同种异体肌腱通过胫骨和腓骨隧道紧拉，并使用螺钉和 Spiked-washer 钉固定于股骨外侧髁等长点（图 11.8）[66]。与 Veltri 的方法不同，这种重建术式采用从前外侧到后内侧方向进行腓骨隧道的方式来重建腘肌、腘腓韧带和外侧副韧带。观察到的 22 例患者中包括 7 例采用 ACL/PLC 联合重建，术

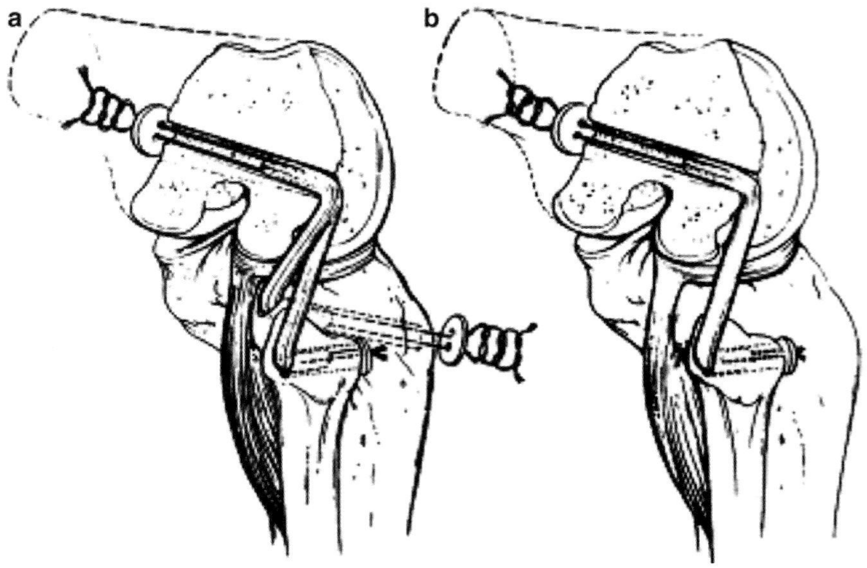

图 11.7 腘肌的重建。(a) 使用分束的髌腱移植物（也可使用跟腱异体移植物）进行腘肌和腘腓韧带胫骨端附着点的重建。将移植物的一端固定于股骨外侧髁，将分束的两端分别固定在胫骨和腓骨骨隧道内。(b) 单独重建腘腓韧带（From[65]，reprinted with kind permission from Elsevier）

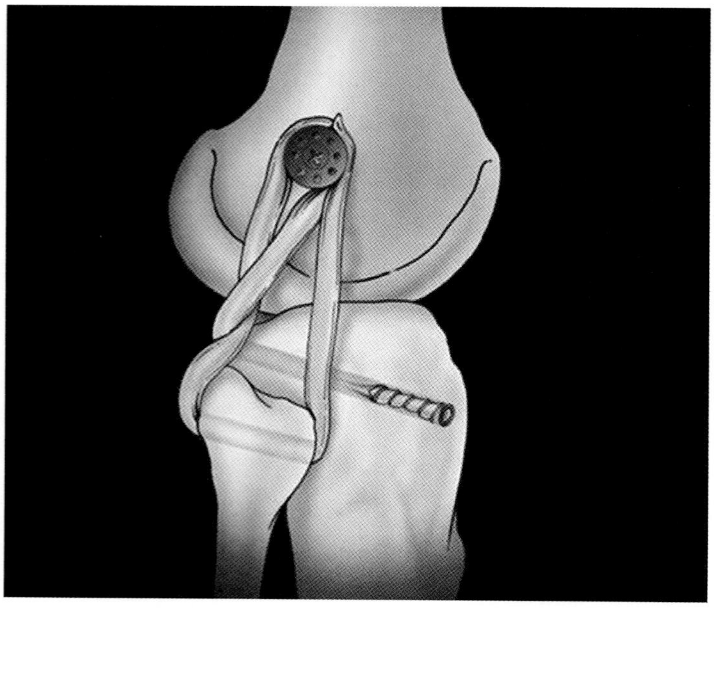

图 11.8 采用改良“双尾法”重建后外侧角，同时重建腘肌、腘腓韧带和外侧副韧带（From[48]，reprinted by permission of SAGE Publications）

后膝关节功能恢复好，术后 2 年的总体失败率为 9%[66]。

许多外科医师主张淘汰胫骨隧道，只利用经腓骨隧道。Rauh 等最近发表的生物力学研究支持这一观点。研究表明经腓骨隧道与胫腓双隧道对恢复外旋和内翻稳定性的作用等效[67]。这种手术不仅技术上更简单，也减少了胫骨上总的骨隧道量，特别是膝关节多韧带重建中可能已经存在 ACL 和（或）PCL 多个胫骨隧道。其他文献表明经单一腓骨隧道较经胫骨隧道重建 PLC 的患者术后膝关节旋转稳定性更好，并发症少，手术时间更短[68]。

最近 Lee 等回顾了用自体腘绳肌腱联合重建 ACL/PLC 的 44 例患者。所有患者均采用改良的前下至后上斜行腓骨隧道重建后外侧悬吊装置（图 11.9）[1]。随访最少 2 年，显示 89% 的患者 IKDC 评分正常或趋近正常，91% 的患者膝关节旋转稳定性与对侧相同或更好。然而，这项技术是非解剖重建，在等长点只有一个股骨隧道。他们认为斜行腓骨隧道能够恢复 ACL/PLC 复合伤的旋转稳定性。

几位学者的研究显示对后外侧角进行解剖重建能获得非常好的临床效果，它需要建立双股骨骨隧道，不仅解剖重建外侧副韧带的股骨止点，同时恢复外侧副韧带前方及下方 18.5mm 处的腘肌腱解剖止点[69-72]。Ho 等证明，与非解剖单股骨隧道技术相比，双股骨隧道的后外侧角解剖重建更能提升膝关节的旋转稳定性和后移抵抗力，从而改善膝关节的运动功能[73]。我们最近发表了一篇文章，报道了 24 例后外侧角和交叉韧带联合解剖重建的患者 39 个月的随访结果[72]，显示 70% 的患者为良好至优秀，其中包括 7 例行 ACL 和后外侧角联合重建的患者。

现介绍一下资深学者的首选技术。在急性损伤中，最好是在 2 ~ 3 周内进行手术干预，同时进行 ACL 和后外侧角的重建，以最大程度地一期修复增强后外侧角。解剖重建原则应贯穿于 ACL 和后外侧角的重建中[74,75]。

在膝关节多发韧带损伤中，移植物的选择非常重要。对于年轻的高水平运动员，我们选择自体骨 - 髌腱 - 骨移植物单束重建 ACL。最近的一篇文献也支持这一观点：在年轻的高运动水平人群中，与自体移植物相比，异体移植物 ACL 重建有着更高的失败率[76]。对于年长的喜爱运动的患者来说，可选择所有的移植物，但我们倾向于推荐自体腘绳肌或带骨块异体跟腱（或股四头肌腱），将骨块固定于股骨侧。为了减轻获取多个移植物造成的供区并发症，我们采用异体胫骨后肌腱移植物重建

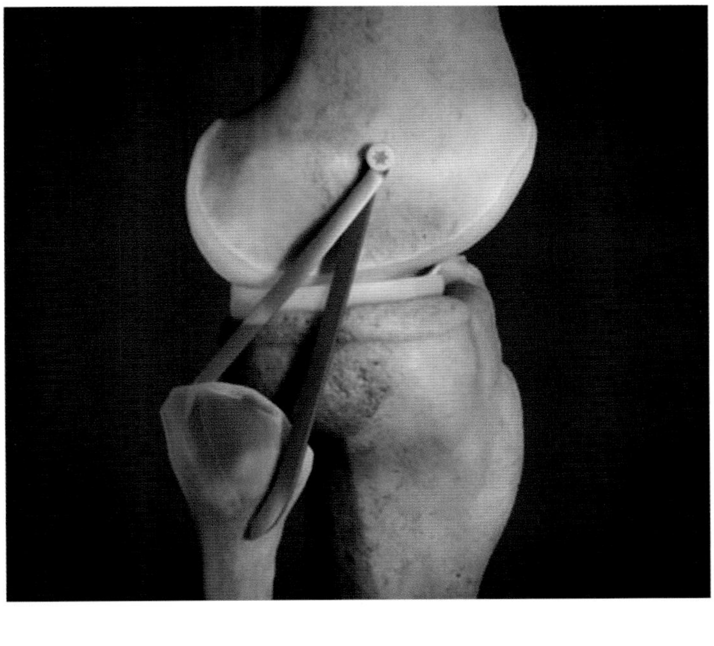

图 11.9 通过改良后外侧悬吊技术重建后外侧角，采用斜行腓骨隧道和等距点股骨单隧道[11]（With kind permission from Springer Science+Business Media[11]）

PLC，因为它很容易获得并且很强壮。

准备移植物时有几个关键点。自体骨 - 髌腱 - 骨自体移植物的直径为 10 ~ 11mm，骨块长 22 ~ 23mm。用压骨钳压缩、修整边缘以使边缘圆滑（图 11.10）。将每个骨块钻一小孔，穿过一根 2 号纤维丝线（Arthrex，Naples，FL）。再用一根 2 号纤维丝线穿进髌骨骨块，然后在髌腱 - 骨连接处作一锁边缝合，再返回通过钻孔。由于此末端将被置入胫骨隧道，这样做在一定程度上提供了保护，以免拉紧移植物时造成骨块骨折。胫骨侧骨块有自然的骨性支架，在股骨隧道内应将其朝前放置，用于同界面螺钉接触，这样就可保护位于隧道后方的胶原纤维。如果使用异体跟腱或股四头肌腱，可以用与上述胫侧骨块同样的方法准备骨块以将其固定于股骨隧道。对软组织末端可使用 2 号纤维丝线行两针锁边缝合。对双束自体腘绳肌腱则用 2 号纤维丝线在两端行锁边缝合。之后，将它们穿过一个闭环 EndoButton 或 RetroButton，折叠后形成四股移植物，借助上述微钢板固定于外侧股骨皮质。用于 PLC 重建的异体胫骨后肌腱移植物的长度应为 24cm，并且两端都用 2 号纤维丝线行锁边缝合。所有移植物均在 10 号预张台上预张 10min。

使患者处于仰卧位，使用软垫靴子或脚蹬支撑小腿。在大腿根部放置非灭菌止血带，术中使用时将气压设置为 250mmHg。文献报道使用止血带不会影响膝关节韧带术后 6 个月时患肢的力量或功能 [77]。如果术前怀疑有半月板撕裂，可以将手术侧肢体置于膝关节固定器内。这能保证术中有足够的内外翻应力显露内外侧间室，否则可仅使用大腿外侧挡板。

手术开始后先取自体移植物组织，手术医师继续进行诊断性关节镜检查时助手可以准备移植物（表 11.2）。清理撕裂的 ACL 组织，以便清晰地确认股骨过顶点，以及 ACL 止点的解剖足印区。我们更倾向于在股骨及胫骨两端足印区各留一部分 ACL 组织以帮助准确定位。同时处理明确诊断的半月板损伤。如果可以尝试修复半月板，就进行修复，因为有证据表明切除半月板后会明显增加 ACL 上的应力 [78]。

使用低频钻孔器从低位前内侧入路钻取股骨隧道，保证骨隧道位于足印区的中心，并且预留一根导引线穿过骨隧道（图 11.11）。在这步操作中非常重要的是保持膝关节极度屈曲，保证定位针在股骨外侧的出口位于侧方中线以上，以避免神经和血管损伤（图 11.12）。然后通过胫骨侧足印区中心顺行

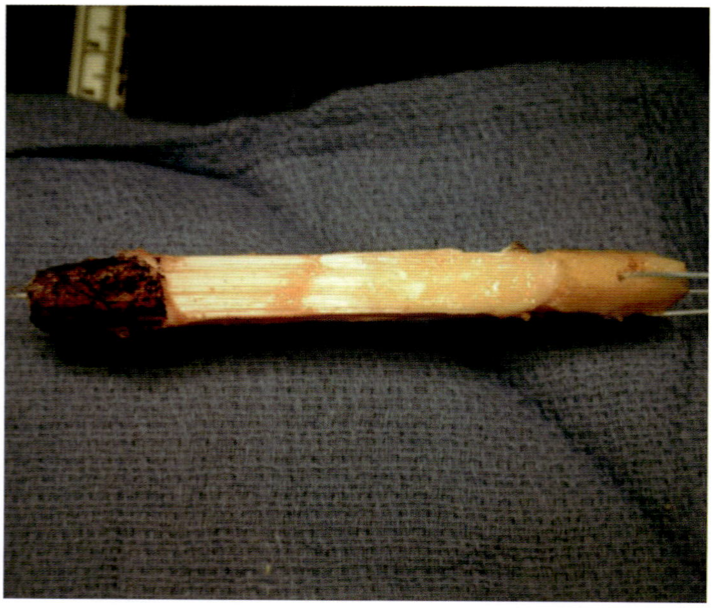

图 11.10 制备好的骨 - 髌腱 - 骨自体移植物。注意，移植物左端的骨块支架（用标记笔涂黑的部分）可保护移植物在置入螺钉时免受损伤

表 11.2 ACL 和膝关节外侧韧带联合解剖重建的关键步骤

准备移植物（如果使用骨 - 髌腱 - 骨移植物，保留胫侧骨块“支架”，当使用界面螺钉固定在股骨上时可以保护 ACL 移植物）
修复任何可以修复的半月板损伤，而不是切除
清理髁间窝（保留一些 ACL 残端组织在足印区，有助于清晰地定位）
使用低速钻孔器从低位前内侧入路钻取股骨隧道（极度屈曲膝关节，以避免损伤神经和血管）
钻取胫骨侧 ACL 隧道
引 ACL 移植物入骨隧道并固定于股骨侧
做后外侧切口，松解腓总神经
钻取腓骨头隧道（从前外侧向后内侧）
钻取股骨 LCL 骨槽（至内侧皮质）
钻取股骨腘肌腱骨槽（最深至 30mm）
将 PLC 移植物穿过腓骨头，并用生物固定螺钉固定在腘肌腱骨槽内
在膝关节屈曲 20° 时固定 ACL 移植物的胫骨端
在膝关节屈曲 30°、旋转中立位并轻度外翻状态时，使用生物界面螺钉将 PLC 移植物固定到 LCL 骨槽

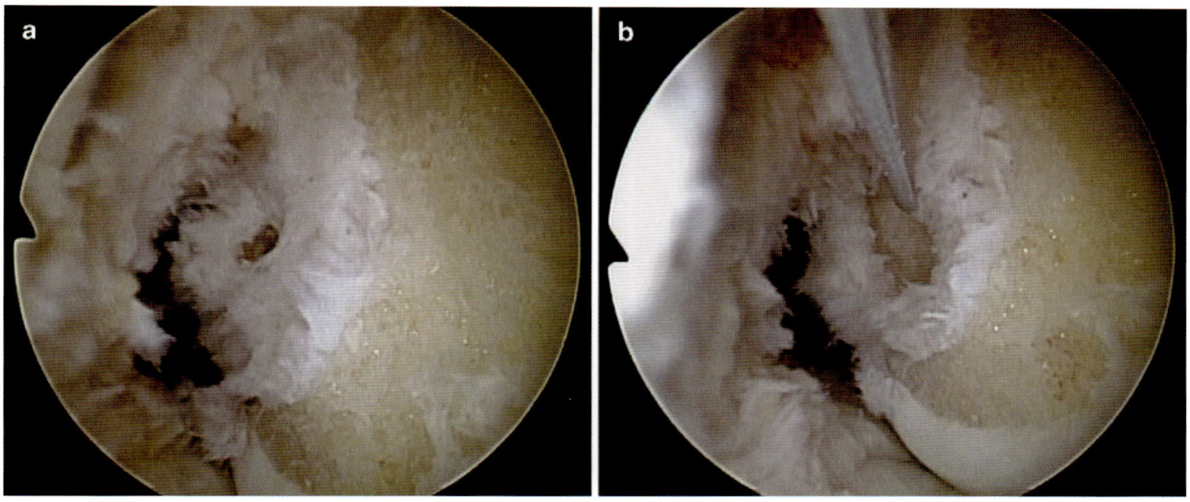

图 11.11 ACL 股骨隧道。(a) 用锥孔标记 ACL 股骨止点解剖足印区中部。不完全清除足印区软组织可帮助定位。图 (b) 示制作完成的股骨隧道，有一根缝线从内穿出

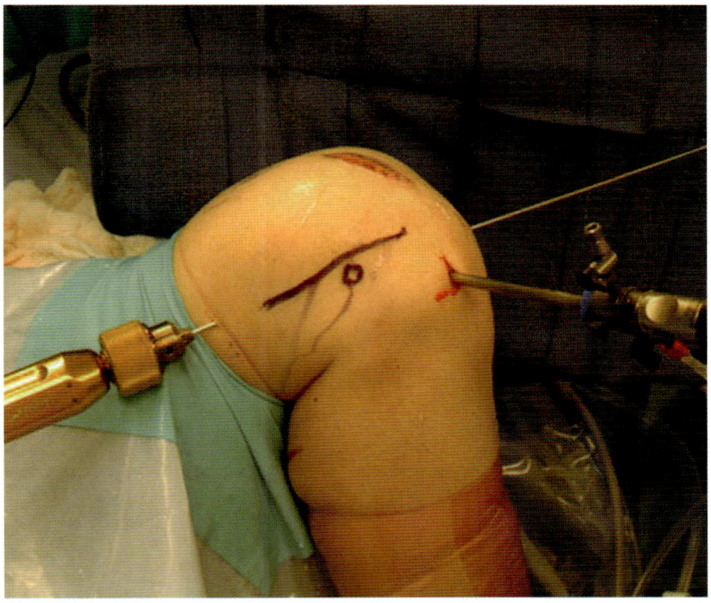

图 11.12 钻取股骨隧道时应极度屈曲膝关节，以找到导针的合适轨迹

钻取胫骨隧道，将预置在股骨隧道中的导引线向下拉并穿过胫骨隧道，然后通过导引线将移植物向上拉进股骨隧道，并使用一枚金属界面螺钉固定（图 11.13）。

Terry 和 LaPrade 所述的 PLC 重建的手术入路[79]需要一个弧形皮肤切口，同时需要 3 个筋膜切口。第一个筋膜切口位于股二头肌后方，暴露并分离腓总神经，以便在随后的操作中保护腓总神经。从腓骨头后方提起腓肠肌肌纤维，用一只手指可感受到腓骨后内侧面有一骨沟。用导针自 LCL 腓骨止点远端向此沟钻取斜行的腓骨骨隧道（由前外向后内）（图 11.14）。扩孔后成为直径 6 ~ 7mm 的隧道，并预置一带圈缝线。第二个筋膜切口位于髂胫束与股二头肌短头肌腱之间，暴露外侧关节囊，切开关节囊并重叠缝合。第三个筋膜切口经过髂胫束到达股骨外上髁，主要用于确定及重建腘肌腱及 LCL 的股骨止点。在 LCL 股骨止点的前方钻一个直径 7 ~ 8mm 的骨槽，注意需要钻至内侧骨皮质（但不要钻穿），接着预置一条带圈缝线。接着在腘肌止点的远端及前方钻一个 7 ~ 8mm 的骨槽，具

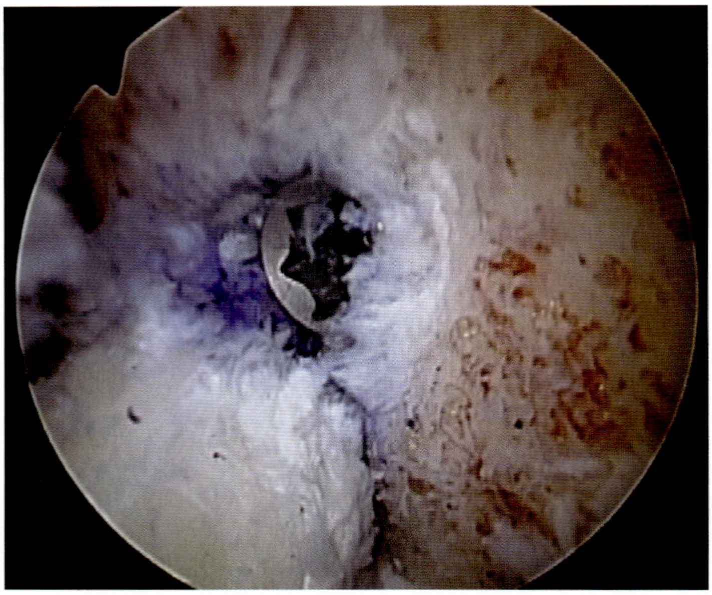

图 11.13 用金属界面螺钉将骨 - 髌腱 - 骨 ACL 移植物固定于股骨。注意移植物骨块的骨帽向前以接触界面螺钉，从而保护后方的肌腱胶原纤维

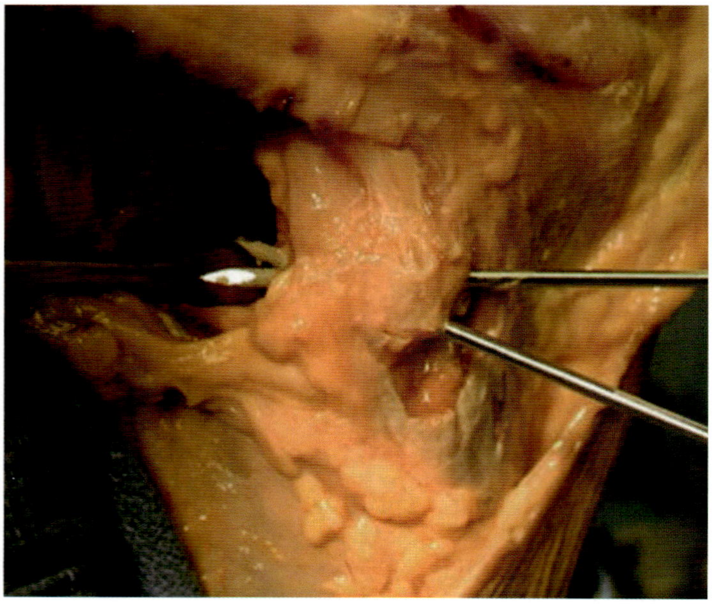

图 11.14 图示腓骨斜行隧道（注意与传统前后向放置的导针之间的差异）

体定位为距 LCL 起点远端和前方 18.5mm 处。应当注意此骨槽只能钻至 30mm 深，以避免钻入髁间窝（图 11.15）。

在弯钳的辅助下，将制备好的胫骨肌腱同种异体移植物由前向后穿过腓骨隧道，从后方穿过腘肌腱裂孔，再将移植物向上拉至股骨上的腘肌骨隧道，并用一个 7mm 或 8mm×23mm 的生物腱固定螺钉固定（一种可吸收界面螺钉）。使移植物的前支通过骨隧道穿过股二头肌深面，在 LCL 腓骨止点附近穿出，通过牵引线将移植物拉入位于 LCL 股骨止点的骨槽。屈膝 10° ~ 20°，拉紧 ACL 移植物的胫骨端并用螺钉和垫片固定（图 11.16）。最后，屈膝 30°、旋转中立位并稍外翻膝关节，牵拉移植物 LCL 端牵引缝线，将一枚 7mm 或 8mm×20mm 的生物界面螺钉插入 LCL 股骨止点骨槽中（图 11.17）。

这种技术能解剖重建 ACL 及后外侧角，恢复膝关节的稳定性。对于这种多发韧带重建技术，股骨外侧髁骨隧道会聚的问题（ACL 股骨隧道与 LCL 及腘肌腱隧道）也引起了关注[80]。Shuler 等报道，当轴向角在 0° ~ 40° 时，25mm 外侧隧道的会聚频率为 29% ~ 43%，30mm 隧道的会聚频率为

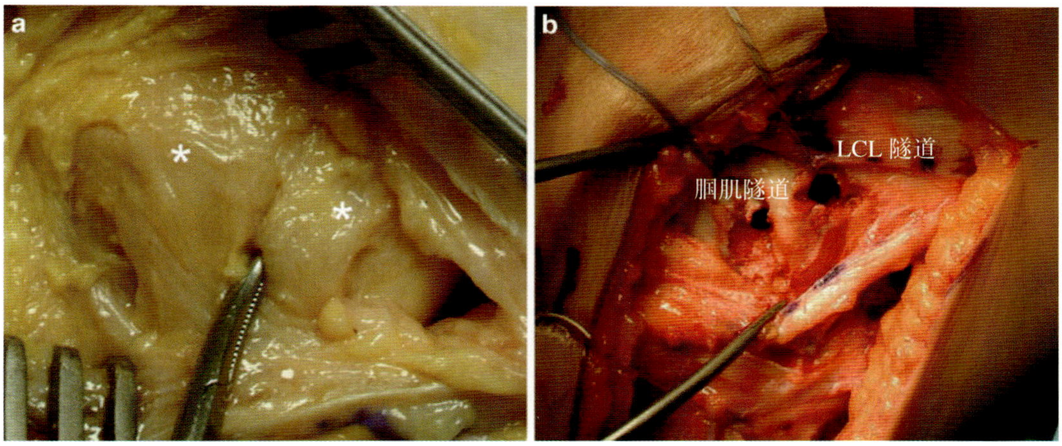

图 11.15 后外侧角解剖重建。(a) 图示 LCL 和腘肌腱位于股骨的解剖附着点（星号），注意腘肌腱的止点位于 LCL 止点远端、前方 18.5mm 处。(b) 术中图示股骨双隧道（From[27]，reprinted with kind permission from Elsevier）

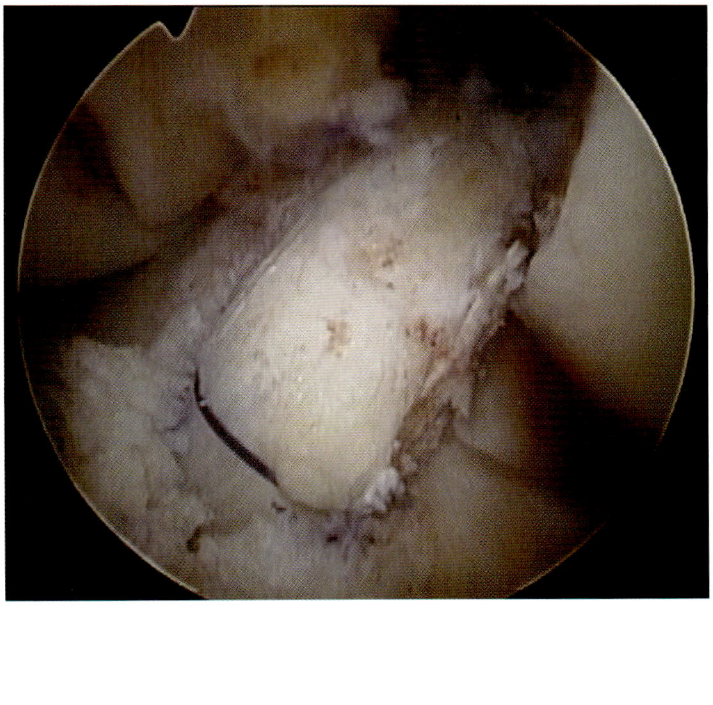

图 11.16 关节镜下显示重建后的 ACL

43% ~ 86%[80]。因为我们有一些技术上的小窍门，故没有遇到这种现象。我们钻制的 PCL 股骨隧道直径为 7 ~ 8mm，而 Shuler 等的隧道直径为 10mm。我们经低位前内侧入路钻取 ACL 股骨隧道，隧道更加水平。而在 Shuler 等的研究中，ACL 股骨隧道较陡峭（30°），类似于经胫骨技术钻取的股骨隧道。我们也按照他们的建议将 LCL 股骨隧道定位稍向前移。这些技巧使 PCL 股骨隧道避开了 ACL 股骨隧道。

11.6.2 前交叉韧带合并膝关节外侧慢性损伤

ACL 合并 PCL 损伤的患者延误治疗的情况并不少见。这些慢性损伤（> 6 周）可能是因为初诊时漏诊或者非手术治疗失败造成的。当然，这些患者也可能处于损伤的亚急性期（> 6 周，> 3 周）。这种情况下，患者可表现为膝关节明显肿胀和活动受限，需要借助拐杖行走。对于膝关节急性损伤的患者，如果膝关节伸直缺失 > 5° 或者屈曲缺失 > 100°，则需要通过有效的治疗重获膝关节活动度和正常步态，之后才能考虑手术治疗恢复膝关节的稳定性。对僵硬、肿胀的膝关节进行手术治疗时，可能引起患者术后膝关节活动度明显丧失。

在慢性损伤，通常软组织的质量较差，因此不能行修复术，而需要行 PCL 重建术。对慢性膝关节不稳需行手术治疗，具体的手术治疗指南与前述的膝关节急性损伤相同。必须强调的是，对于慢性膝关节多发韧带损伤的患者，彻底评估肢体的力线非常重要，因为由于长期膝关节不稳而导致患者出现“三重膝内翻”的情况并不少见 [30]。对于这些患者，开放式胫骨高位楔形截骨术联合韧带重建治疗的效果较好。在 Noyes 等的一项研究中，对 41 例慢性损伤患者行 ACL 重建联合 HTO，其中 18 例为“三重膝内翻”，需行后外侧角重建。结果显示 71% 的患者效果良好或非常好，85% 患者的膝关节不稳得到了纠正 [30]。这些患者在接受 Noyes 的重建手术之前平均已有过 4 次手术，而最终的重建手术平均时间为伤后 4 年。Noyes 等建议对于那些复杂的慢性膝关节前侧合并外侧损伤的患者，在重建术的同时应行截骨术 [30]。

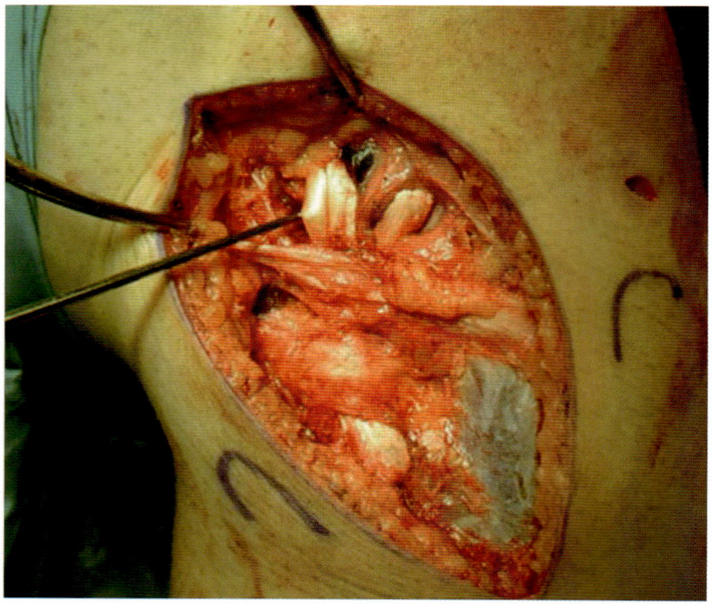

图 11.17 后外侧角解剖重建完成（From[27], reprinted with kind permission from Elsevier）

11.7 术后康复治疗

ACL 联合 PCL 重建后，患侧膝关节需完全伸直位固定 3 ～ 4 周。在制动期间，患者可借助拐杖患肢部分负重 20 磅，同时可行股四头肌静力练习和四方向直腿抬高练习。在治疗中，支具可开放 0° ～ 90° 的活动范围，在治疗师的控制及指导下可行关节活动度锻炼。4 周后，患者可以在可忍受的情况下患肢全负重，并在 2 周内逐步恢复全关节活动度。8 周时患者脱掉铰链式膝关节支具，佩戴膝关节功能性支具，与此同时开始闭链等速肌力练习。如果有必要，患者还可以进行屈膝 30° ～ 60° 的开链训练。需在术后 6 个月才能开始腘绳肌肌力练习，直至患膝力量恢复至健侧下肢力量的 80% 时方可停止康复治疗。术后 4 个月时患者可进行直线慢跑运动，术后 4 ～ 6 个月可提高至特殊运动针对性训练，术后 9 个月时可进行无限制的体育活动。我们建议患者在恢复运动的第 1 年内佩带支具参加活动。

11.8 并发症

膝关节前方合并外侧损伤手术治疗的可能并发症包括伤口感染、血肿、术后膝关节活动度丧失、重建失败合并反复疼痛和（或）不稳及内置物刺激症状等 [14]。在手术入路或者重建过程中可能损伤腓神经，手术医师在切开及分离时必须警惕，特别是在处理股二头肌腱撕脱伤时，因为此时可能出现腓总神经前移 [47]。Lee 等报道，伤后平均 5 个月行 ACL/ 膝关节外侧联合重建，并发症的发生率为 11.4%（5/44 患者）[1]。在他的研究中，并发症包括关节纤维化 2 人，术后再损伤 1 人，化脓性关节炎 2 人。Stannard 等报道了一项 15 例膝关节多发韧带重建研究，其中 7 例为 ACL/PCL 联合重建，伤口并发症的发生率为 20%（包括 1 例血肿，1 例感染，以及 1 例瘘），术后关节纤维化的发生率为 27%，需要在关节镜下粘连松解 [66]。

11.9 结　论

在处理膝关节韧带损伤时有几个关键点。首先，外科医师应注重诊断的准确性。怀疑多发韧带损伤时，应行仔细、全面的体格检查和恰当的影像学检查。

在处理 ACL 损伤时，一定不要漏诊合并的 PCL 损伤或膝内翻畸形。这一点至关重要，因为漏掉这些合并损伤可能导致 ACL 重建失败。作者认为 PCL 重建应该包括单腓骨隧道（用于重建 LCL 和腘腓韧带）以及双股骨隧道，因为这些因素对于控制膝内翻和外旋非常重要。

（李　棋　杨　磊　黄华强　译）

参考文献

1. Lee SH, Jung YB, Jung HJ, Song KS, Ko YB. Combined reconstruction for posterolateral rotatory instability with anterior cruciate ligament injuries of the knee. Knee Surg Sports Traumatol Arthrosc. 2010;18:1219–25.
2. O'Brien SJ, Warren RF, Pavlov H, Panariello R, Wickiewicz TL. Reconstruction of the chronically insufficient anterior cruciate ligament with the central third of the patellar ligament. J Bone Joint Surg Am. 1991;73:278–86.

3. Stäubli HU, Birrer S. The popliteus tendon and its fascicles at the popliteal hiatus: gross anatomy and functional arthroscopic evaluation with and without anterior cruciate ligament deficiency. Arthroscopy. 1990;6:209–20.
4. Prodromos CC, Han Y, Rogowski J, Joyce B, Shi K. A meta-analysis of the incidence of anterior cruciate ligament tears as a function of gender, sport, and a knee injury-reduction regimen. Arthroscopy. 2007;23:1320–5. e6.
5. Dienst M, Burks RT, Greis PE. Anatomy and biomechanics of the anterior cruciate ligament. Orthop Clin North Am. 2002;33:605–20. v.
6. Zantop T, Schumacher T, Diermann N, Schanz S, Raschke MJ, Petersen W. Anterolateral rotational knee instability: role of posterolateral structures. Winner of the AGA-DonJoy Award 2006. Arch Orthop Trauma Surg. 2007;127:743–52.
7. Amis AA, Scammell BE. Biomechanics of intra-articular and extra-articular reconstruction of the anterior cruciate ligament. J Bone Joint Surg Br. 1993;75:812–7.
8. Hughston JC, Andrews JR, Cross MJ, Moschi A. Classification of knee ligament instabilities. Part I. The medial compartment and cruciate ligaments. J Bone Joint Surg Am. 1976;58:159–72.
9. Lipke JM, Janecki CJ, Nelson CL, et al. The role of incompetence of the anterior cruciate and lateral ligaments in anterolateral and anteromedial instability. A biomechanical study of cadaver knees. J Bone Joint Surg Am. 1981;63:954–60.
10. Amis AA, Bull AMJ, Lie DTT. Biomechanics of rotational instability and anatomic anterior cruciate ligament reconstruction. Oper Tech Orthop. 2005;15:29–35.
11. Mannel H, Marin F, Claes L, Dürselen L. Anterior cruciate ligament rupture translates the axes of motion within the knee. Clin Biomech (Bristol, Avon). 2004;19:130–5.
12. Gollehon DL, Torzilli PA, Warren RF. The role of the posterolateral and cruciate ligaments in the stability of the human knee. A biomechanical study. J Bone Joint Surg. 1987;69:233.
13. Seebacher JR, Inglis AE, Marshall JL, Warren RF. The structure of the posterolateral aspect of the knee. J Bone Joint Surg Am. 1982;64: 536–41.
14. Covey DC. Injuries of the posterolateral corner of the knee. J Bone Joint Surg Am. 2001;83:106–18.
15. Kanamori A, Sakane M, Zeminski J, Rudy TW, Woo SL. In-situ force in the medial and lateral structures of intact and ACL-deficient knees. J Orthop Sci. 2000;5:567–71.
16. Veltri DM, Deng XH, Torzilli PA, Maynard MJ, Warren RF. The role of the popliteofibular ligament in stability of the human knee. A biomechanical study. Am J Sports Med. 1996;24:19–27.
17. Shahane SA, Ibbotson C, Strachan R, Bickerstaff DR. The popliteofibular ligament. An anatomical study of the posterolateral corner of the knee. J Bone Joint Surg Br. 1999;81:636–42.
18. Veltri DM, Deng XH, Torzilli PA, Warren RF, Maynard MJ. The role of the cruciate and posterolateral ligaments in stability of the knee. A biomechanical study. Am J Sports Med. 1995;23:436–43.
19. Wroble RR, Grood ES, Cummings JS, Henderson JM, Noyes FR. The role of the lateral extraarticular restraints in the anterior cruciate ligament-deficient knee. Am J Sports Med. 1993;21:257–62. discussion 263.
20. LaPrade RF, Resig S, Wentorf F, Lewis JL. The effects of grade III posterolateral knee complex injuries on anterior cruciate ligament graft force. A biomechanical analysis. Am J Sports Med. 1999;27:469–75.
21. Baker CL, Norwood LA, Hughston JC. Acute posterolateral rotatory instability of the knee. J Bone Joint Surg Am. 1983;65:614–8.
22. DeLee JC, Riley MB, Rockwood CA. Acute posterolateral rotatory instability of the knee. Am J Sports Med. 1983;11:199–207.
23. Ross G, DeConciliis GP, Choi K, Scheller AD. Evaluation and treatment of acute posterolateral corner/anterior cruciate ligament injuries of the knee. J Bone Joint Surg Am. 2004;86-A Suppl 2:2–7.
24. Ranawat A, Baker CL, Henry S, Harner CD. Posterolateral corner injury of the knee: evaluation and management. J Am Acad Orthop Surg. 2008;16:506–18.
25. Pacheco RJ, Ayre CA, Bollen SR. Posterolateral corner injuries of the knee: a serious injury commonly missed. J Bone Joint Surg Br. 2011;93:194–7.
26. Hughston JC, Jacobson KE. Chronic posterolateral rotatory instability of the knee. J Bone Joint Surg. 1985;67:351.
27. Arciero RA. Pearls and pitfalls in the management of the chronic multiple ligament-injured knee. Oper Tech Sports Med. 2010;18:250–66.
28. Levy BA, Fanelli GC, Whelan DB, et al. Controversies in the treatment of knee dislocations and multiligament reconstruction. J Am Acad Orthop Surg. 2009;17:197–206.
29. Mills WJ, Barei DP, McNair P. The value of the ankle-brachial index for diagnosing arterial injury after knee dislocation: a prospective study. J Trauma. 2004;56:1261–5.
30. Noyes FR, Barber-Westin SD, Hewett TE. High tibial osteotomy and ligament reconstruction for varus angulated anterior cruciate ligament-deficient knees. Am J Sports Med. 2000;28:282–96.
31. Prins M. The Lachman test is the most sensitive and the pivot shift the most specific test for the diagnosis of ACL rupture. Aust J Physiother. 2006;52:66.
32. Torg JS, Conrad W, Kalen V. Clinical diagnosis of anterior cruciate ligament instability in the athlete. Am J Sports Med. 1976;4:84–93.
33. Fetto JF, Marshall JL. Injury to the anterior cruciate ligament producing the pivot-shift sign. J Bone Joint Surg Am. 1979;61:710–4.
34. Hughston JC, Norwood LA. The posterolateral drawer test and external rotational recurvatum test for posterolateral rotatory instability of the knee. Clin Orthop Relat Res. 1980;147:82–87.
35. Hughston JC, Andrews JR, Cross MJ, Moschi A. Classification of knee ligament instabilities. Part II. The lateral compartment. J Bone Joint Surg Am. 1976;58:173–9.
36. Cooper DE. Tests for posterolateral instability of the knee in normal subjects. Results of examination under anesthesia. J Bone Joint Surg Am. 1991;73:30–6.
37. Cooper JM, McAndrews PT, LaPrade RF. Posterolateral corner injuries of the knee: anatomy, diagnosis, and treatment. Sports Med Arthrosc. 2006;14:213.
38. Juhng SK, Lee JK, Choi SS, Yoon KH, Roh BS, Won JJ. MR evaluation of the “arcuate” sign of posterolateral knee instability. AJR Am J Roentgenol. 2002;178:583–8.
39. Goldman AB, Pavlov H, Rubenstein D. The Segond fracture of the proximal tibia: a small avulsion that reflects major ligamentous damage. AJR Am J Roentgenol. 1988;151:1163–7.
40. Dugdale TW, Noyes FR, Styer D. Preoperative planning for high tibial osteotomy. The effect of lateral tibiofemoral separation and tibiofemoral length. Clin Orthop Relat Res. 1992;274:248–264.
41. Halinen J, Koivikko M, Lindahl J, Hirvensalo E. The efficacy of magnetic resonance imaging in acute multi-ligament injuries. Int Orthop. 2009;33:1733–8.
42. LaPrade RF, Gilbert TJ, Bollom TS, Wentorf F, Chaljub G. The magnetic resonance imaging appearance of individual structures of the posterolateral knee. A prospective study of normal knees and knees with surgically verified grade III injuries. Am J Sports Med. 2000;28:191–9.

43. Yu JS, Salonen DC, Hodler J, Haghighi P, Trudell D, Resnick D. Posterolateral aspect of the knee: improved MR imaging with a coronal oblique technique. Radiology. 1996;198:199–204.
44. Graf BK, Cook DA, De Smet AA, Keene JS. "Bone bruises" on magnetic resonance imaging evaluation of anterior cruciate ligament injuries. Am J Sports Med. 1993;21:220–3.
45. Ross G, Chapman AW, Newberg AR, Scheller AD. Magnetic resonance imaging for the evaluation of acute posterolateral complex injuries of the knee. Am J Sports Med. 1997;25:444–8.
46. Geeslin AG, LaPrade RF. Location of bone bruises and other osseous injuries associated with acute grade III isolated and combined posterolateral knee injuries. Am J Sports Med. 2010;38:2502–8.
47. Bottomley N, Williams A, Birch R, Noorani A, Lewis A, Lavelle J. Displacement of the common peroneal nerve in posterolateral corner injuries of the knee. J Bone Joint Surg Br. 2005;87:1225–6.
48. Aronowitz ER, Parker RD, Gatt CJ. Arthroscopic identification of the popliteofibular ligament. Arthroscopy. 2001;17:932–9.
49. LaPrade RF. Arthroscopic evaluation of the lateral compartment of knees with grade 3 posterolateral knee complex injuries. Am J Sports Med. 1997;25:596–602.
50. Feng H, Zhang H, Hong L, Wang XS, Zhang J. The "lateral gutter drive-through" sign: an arthroscopic indicator of acute femoral avulsion of the popliteus tendon in knee joints. Arthroscopy. 2009;25:1496–9.
51. Kessler MA, Behrend H, Henz S, Stutz G, Rukavina A, Kuster MS. Function, osteoarthritis and activity after ACL-rupture: 11 years follow-up results of conservative versus reconstructive treatment. Knee Surg Sports Traumatol Arthrosc. 2008;16:442–8.
52. Streich NA, Zimmermann D, Bode G, Schmitt H. Reconstructive versus non-reconstructive treatment of anterior cruciate ligament insufficiency. A retrospective matched-pair long-term follow-up. Int Orthop. 2010;35:607–13.
53. Ellingson CI, Kurtz CA, Sekiya JK. Nonsurgical management of lateral side injuries of the knee. Sports Med Arthrosc. 2006;14:20–2.
54. Kannus P. Nonoperative treatment of grade II and III sprains of the lateral ligament compartment of the knee. Am J Sports Med. 1989;17:83–8.
55. Mihelic R, Jurdana H, Jotanovic Z, Madjarevic T, Tudor A. Long-term results of anterior cruciate ligament reconstruction: a comparison with non-operative treatment with a follow-up of 17–20 years. Int Orthop. 2011;35:1093–7.
56. Levy BA, Dajani KA, Morgan JA, Shah JP, Dahm DL, Stuart MJ. Repair versus reconstruction of the fibular collateral ligament and posterolateral corner in the multiligament-injured knee. Am J Sports Med. 2010;38:804–9.
57. Noyes FR, Barber-Westin SD. Posterolateral knee reconstruction with an anatomical bone-patellar tendon-bone reconstruction of the fibular collateral ligament. Am J Sports Med. 2007;35:259–73.
58. Stannard JP, Brown SL, Farris RC, McGwin G, Volgas DA. The posterolateral corner of the knee: repair versus reconstruction. Am J Sports Med. 2005;33:881–8.
59. Howells NR, Brunton LR, Robinson J, Porteus AJ, Eldridge JD, Murray JR. Acute knee dislocation: an evidence based approach to the management of the multiligament injured knee. Injury. 2010;42:1198–204.
60. Clancy WG, Sutherland TB. Combined posterior cruciate ligament injuries. Clin Sports Med. 1994;13:629–47.
61. Fanelli GC, Feldmann DD. Management of combined anterior cruciate ligament/posterior cruciate ligament/posterolateral complex injuries of the knee. Oper Tech Sports Med. 1999;7:143–9.
62. Fanelli GC, Edson CJ. Combined posterior cruciate ligament-posterolateral reconstructions with Achilles tendon allograft and biceps femoris tendon tenodesis: 2- to 10-year follow-up. Arthroscopy. 2004;20:339–45.
63. Fanelli GC. Surgical treatment of lateral posterolateral instability of the knee using biceps tendon procedures. Sports Med Arthrosc. 2006;14:37–43.
64. Wascher DC, Grauer JD, Markoff KL. Biceps tendon tenodesis for posterolateral instability of the knee. An in vitro study. Am J Sports Med. 1993;21:400–6.
65. Veltri DM, Warren RF. Operative treatment of posterolateral instability of the knee. Clin Sports Med. 1994;13:615–27.
66. Stannard JP, Brown SL, Robinson JT, McGwin Jr G, Volgas DA. Reconstruction of the posterolateral corner of the knee. Arthroscopy. 2005;21:1051–9.
67. Rauh PB, Clancy WG, Jasper LE, Curl LA, Belkoff S, Moorman CT. Biomechanical evaluation of two reconstruction techniques for posterolateral instability of the knee. J Bone Joint Surg Br. 2010;92:1460–5.
68. Jung YB, Jung HJ, Kim SJ, et al. Posterolateral corner reconstruction for posterolateral rotatory instability combined with posterior cruciate ligament injuries: comparison between fibular tunnel and tibial tunnel techniques. Knee Surg Sports Traumatol Arthrosc. 2008;16:239–48.
69. Kim JG, Ha JG, Lee YS, Yang SJ, Jung JE, Oh SJ. Posterolateral corner anatomy and its anatomical reconstruction with single fibula and double femoral sling method: anatomical study and surgical technique. Arch Orthop Trauma Surg. 2009;129:381–5.
70. LaPrade RF, Johansen S, Wentorf FA, Engebretsen L, Esterberg JL, Tso A. An analysis of an anatomical posterolateral knee reconstruction: an in vitro biomechanical study and development of a surgical technique. Am J Sports Med. 2004;32:1405–14.
71. Markolf KL, Graves BR, Sigward SM, Jackson SR, McAllister DR. How well do anatomical reconstructions of the posterolateral corner restore varus stability to the posterior cruciate ligament-reconstructed knee? Am J Sports Med. 2007;35:1117–22.
72. Rios CG, Leger RR, Cote MP, Yang C, Arciero RA. Posterolateral corner reconstruction of the knee: evaluation of a technique with clinical outcomes and stress radiography. Am J Sports Med. 2010;38:1564–74.
73. Ho EP, Lam MH, Chung MM, et al. Comparison of 2 surgical techniques for reconstructing posterolateral corner of the knee: a cadaveric study evaluated by navigation system. Arthroscopy. 2011;27:89–96.
74. Arciero RA. Anatomic posterolateral corner knee reconstruction. Arthroscopy. 2005;21:1147.
75. Bicos J, Arciero RA. Novel approach for reconstruction of the posterolateral corner using a free tendon graft technique. Sports Med Arthrosc. 2006;14:28–36.
76. Borchers JR, Pedroza A, Kaeding C. Activity level and graft type as risk factors for anterior cruciate ligament graft failure: a case-control study. Am J Sports Med. 2009;37:2362–7.
77. Arciero RA, Scoville CR, Hayda RA, Snyder RJ. The effect of tourniquet use in anterior cruciate ligament reconstruction. A prospective, randomized study. Am J Sports Med. 1996;24:758–64.
78. Spang JT, Dang AB, Mazzocca A, et al. The effect of medial meniscectomy and meniscal allograft transplantation on knee and anterior cruciate ligament biomechanics. Arthroscopy. 2010;26:192–201.
79. Terry GC, LaPrade RF. The posterolateral aspect of the knee. Anatomy and surgical approach. Am J Sports Med. 1996;24:732–9.
80. Shuler MS, Jasper LE, Rauh PB, Mulligan ME, Moorman CT. Tunnel convergence in combined anterior cruciate ligament and posterolateral corner reconstruction. Arthroscopy. 2006;22:193–8.

第 12 章

急、慢性前交叉韧带合并膝内外侧损伤的手术治疗

Bradley R，Wasserman，Rdobin V.West

12.1 引 言

处理膝关节多发韧带损伤的第一步是进行详细的病史采集和体格检查。血管和神经损伤在膝关节多发韧带损伤中并不少见，必须及时发现并给予相应的治疗。如果对膝关节脱位进行复位，那么在复位前后均必须进行彻底的神经和血管检查。一旦处理完所有威胁肢体存活的损伤，必须重复进行体格检查，以确保发现所有相关的损伤。本章的目的是讲述如何处理前交叉韧带（ACL）合并膝内侧损伤，以及 ACL 合并膝外侧损伤。没有发现伴随的后交叉韧带（PCL）以及后外侧角（PLC）损伤是导致 ACL 重建失败的常见原因之一。此外，如果没有认识到 ACL 合并内侧副韧带（MCL）损伤，可能导致术后膝关节僵硬以及外翻不稳复发，当然这取决于 MCL 撕裂的部位和严重程度。

12.2 ACL/MCL/ 后内侧角合并损伤

估计 ACL 和 MCL / 后内侧角合并损伤的发生率在所有的膝关节韧带损伤中占 6.7%[1]，并且在高能量或低能量损伤中均可发生。

MCL 浅层是屈膝 30° 时抵抗膝外翻应力最主要的结构。要想评估 MCL 是否完好，需要在屈膝 30° 以及完全伸直位分别进行外翻应力试验。行屈膝 30° 外翻应力试验时，内侧关节间隙张开＜ 5mm 为 MCL I 度损伤，5 ～ 10mm 为 MCL Ⅱ度损伤，＞ 10mm 为 MCL Ⅲ度损伤。在完全伸直状态下行膝关节外翻应力试验，内侧关节间隙张开 5 ～ 10mm 表明存在 ACL 合并膝关节内侧损伤，内侧关节间隙张开＞ 10mm 表明 ACL、PCL 合并膝内侧损伤。除了交叉韧带损伤，髌骨不稳以及股内侧斜肌撕裂伤（vastus medialis obliquus，VMO）都与伸膝位关节不稳有关。

12.3 影像学检查

X 线平片用于评估骨折和胫股关节半脱位或脱位。急性期初步检查应包括膝关节前后位（AP）

和侧位 X 线片。如果就诊时已过了急性期，且患肢可以负重，应拍摄屈膝 45° 后前位（PA）平片，以更精确地评估胫股关节间隙，通过髌骨轴位片评估髌股关节[2]。MRI 对体格检查难以评估的患者是一种非常好的手段，它对软组织结构的敏感性较高。MRI 能提供半月板、交叉韧带、MCL 浅层、后斜韧带、后内侧复合体以及半膜肌腱损伤等的详细信息。它同时有助于明确骨软骨损伤，也可在术前定位 MCL 撕裂的位置，从而确定手术切口的大小。

12.4 非手术治疗

当制订治疗计划时，必须考虑许多因素，包括损伤严重程度、受伤位置、受伤时间以及合并损伤。没有特定的公式能适用于所有的患者，我们需要进行个体化的治疗，而治疗计划应该基于临床检查、并存疾病（如果存在）、职业和运动需求等。MCL 是关节外韧带，具有自我愈合的能力。ACL 是由类纤维软骨细胞组成的，而 MCL 是由类成纤维细胞组成的，这可能是 MCL 具有较强的自我愈合能力的另一个原因。MCL 和 ACL 复合伤与单纯 MCL 损伤是完全不同的。虽然可对单纯 MCL 断裂采取非手术治疗已达成共识，但对于 MCL 合并 ACL 损伤的最佳治疗方法仍有争议。伴有 ACL 撕裂的 MCL 损伤的非手术治疗适应证为：非专业运动员的 MCL 体部断裂，MCL Ⅰ度损伤，MCL 股骨侧Ⅱ度损伤，以及运动量较少患者的股骨侧Ⅲ度损伤。对于上述情况，活动较多的患者应在伤后 6 周 MCL 愈合后再进行 ACL 重建手术。

初始非手术治疗包括使用下肢铰链式支具保护膝关节于伸直位，扶拐患肢部分负重。我们鼓励采用休息、冰敷以及抬高患肢的方式来缓解肿胀。将患膝固定一段时间后（笔者倾向于股骨侧损伤休息 1 周，胫股侧损伤休息 2 ~ 3 周），应重新做外翻应力试验。当膝关节肿胀消退后，MCL 的稳定性恢复良好，应将支具解锁，对患者进行屈伸膝关节以及股四头肌和腘绳肌训练。当患者不跛行时即可弃拐，并根据具体情况开始固定自行车锻炼。如果患者希望回归急停急转的运动（如篮球、橄榄球、足球和排球等），或者他们的工作需要膝关节稳定（如体力劳动者、军人、消防员和高空作业工人等），或者患者希望保持积极的生活方式，都需要进行 ACL 重建手术。当这些患者的关节活动度完全恢复以后即可进行 ACL 重建手术。另外，如果此时外翻应力试验仍有残留松弛度，也可同时手术治疗 MCL 损伤。

12.5 手术治疗

关于 ACL 撕裂伴随的 MCL/ PMC 损伤的手术指征仍存在争议。三个主要的外科治疗方案包括：对两根韧带同时重建或修复，对 ACL 重建而对 MCL 行非手术治疗，以及对 MCL 行手术治疗而对 ACL 行非手术治疗（图 12.1）。另一个存在争议的问题是对 ACL 重建的时机究竟应该是在早期还是晚期。总的来说，ACL 撕裂伴随的 MCL/ PMC 损伤的手术指征包括：MCL 股骨、胫骨止点撕裂；Stener 损伤，即 MCL 远端撕裂后翻转于鹅足肌腱表面；喜爱运动的患者 MCL Ⅱ或Ⅲ度撕裂。对于 ACL 撕裂伴随 MCL 股骨或胫骨止点撕裂，最好一期完成手术治疗，包括 ACL 重建以及对 MCL 止点进行解剖修复。该修复手术最好采用螺钉和带齿垫圈来完成。通常没有必要对 MCL 止点撕裂伤行增强修复或重建手术。应在屈膝 30° 位时进行修复手术。临床检查表现为明显不稳，其手术方案选择包括：MCL 重建、MCL 胫骨止点远端移位和（或）股骨止点修复。

膝关节内侧结构的相关临床解剖知识对于 MCL 重建术后功能恢复结果非常重要。膝关节内侧结构分为三层（图 12.2）[3]：第一层是缝匠肌和缝匠肌筋膜；第二层是 MCL 浅层的平行纤维、后斜韧带（POL）和半膜肌；第三层是 MCL 深层和后内侧关节囊。股薄肌和半腱肌位于第一层和第二层之间，而第二层后份与第三层融合形成后内侧角。LaPrade[4] 等对膝关节内侧解剖结构进行了尸体标本研究。他们注意到股骨远端内侧有三个骨性突起：股骨内上髁、内收肌结节和腓肠肌结节。MCL 浅层是膝关节内侧最大的结构，附着于股骨内上髁近端 3.2mm，后方 4.8mm，平均长度为 10 ～ 12mm。MCL 远端附着处多数位于鹅足滑囊深面，后份常与半膜肌腱远端融合，远端距离关节线平均 61.2mm。POL 是关节囊韧带的增厚部分。它起源于内收肌结节远端约 8mm 和后方 6mm，向

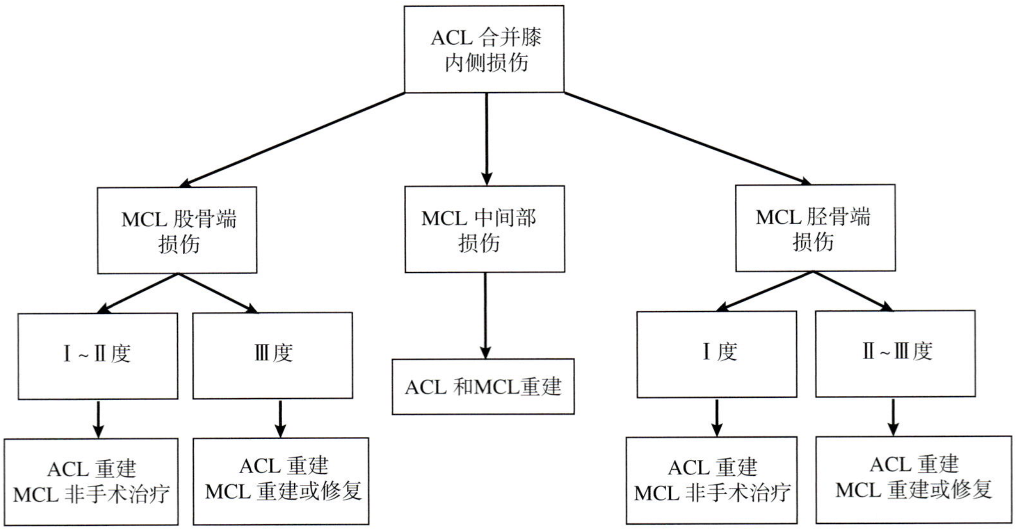

图 12.1　ACL 损伤合并膝关节内侧损伤的处理方法

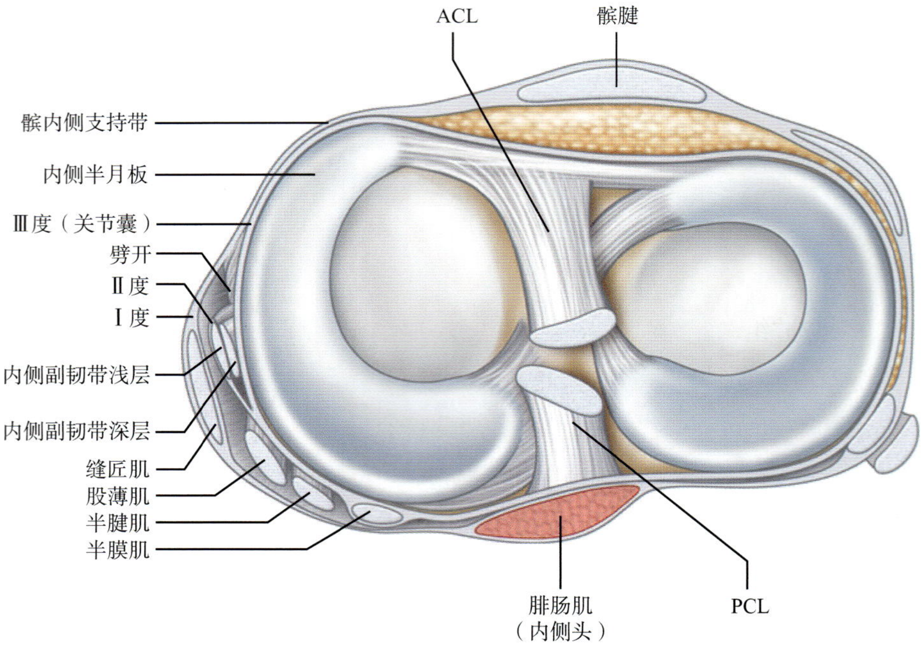

图 12.2　横截面显示膝关节内侧的三层结构（Reprinted with permission from Warren LF，Marshall JL. The supporting structures and layers on the medial side of the knee：an anatomical analysis. J Bone Joint Surg Am，1979，61：56-62）

远端分为三束：①胫骨束，连于胫骨关节面后缘；②上束（或关节囊），与后方关节囊连续并与腘斜韧带汇合；③远端束，定义不清，通常连接半膜肌腱和胫骨 [5]。MCL 深层从股骨髁延伸至半月板（半月板股骨韧带），再从半月板延至胫骨（半月板胫骨韧带）。

12.6 笔者优选的技术

12.6.1 ACL 重建

我们通常使用三入路技术进行 ACL 单束解剖重建，并在 ACL 重建手术中常常不使用止血带。前外侧入路为观察通道，用于关节镜下诊断，对半月板的修复和切除，以及重建 ACL 时胫骨隧道的钻取。前内侧入路有两个作用：其一，为半月板手术的工作通道；其二，为辨认髁间窝 ACL 股骨止点足印区和钻股骨隧道。根据我们的经验，前内侧入路能提供观察股骨外侧髁内侧面的最佳视野。我们利用一个辅助前内侧入路（accessory anteromedial，AAM）来钻取股骨隧道。钻取股骨隧道时应极度屈曲膝关节，以获得较长的股骨隧道。移植物的选择是由外科医师决定的。对年轻患者我们更倾向于使用自体腘绳肌腱（股薄肌 - 半腱肌对折）行单纯 ACL 重建。然而，对于合并Ⅱ度或Ⅲ度 MCL 损伤伴内侧不稳的患者，我们则选择骨 - 髌腱 - 骨（BPTB）移植物重建 ACL，因为担心这些患者残留外翻松弛的可能。如下所述，如果我们计划同时重建 MCL，则倾向于选择同种异体组织重建 MCL。对于老年患者或运动需求较少，尤其是无变向运动需求的患者，我们更倾向于使用同种异体移植物重建 ACL，手术技术同前述。

12.6.2 MCL/PMC 重建

除了对 MCL 股骨或胫骨止点撕脱伤我们采用螺钉和带齿垫圈，或带线缝合锚进行止点修复外，对其他的 MCL 损伤我们多采用双束重建技术，即将股骨内上髁作为双束起点，分前后两束止于胫骨止点。如有必要，我们同时对 POL 进行重叠缝合修复。我们倾向于使用同种异体胫骨前肌或半腱肌腱重建 MCL。我们将移植物对折，将对折端采用锁边缝合 3cm，将另两个游离端采用锁边缝合 2cm。我们的重建技术与 Borden[6] 等描述的类似。触及股骨内上髁，并以其为中心作 2 ～ 3cm 纵行皮肤切口，暴露 MCL 浅层的股骨止点。以 2mm 克氏针自内侧向外侧钻入股骨止点中心，并穿透外侧皮质。接下来确定 MCL 浅层的胫骨止点。通过钻取与 ACL 胫骨隧道相同的皮肤切口，切开缝匠肌筋膜。沿股薄肌腱上缘分离，暴露第二层的 MCL 浅层及其附着于胫骨前方的纤维。用手指或钳子沿着第二层结构钝性分离以建立软组织隧道，可以观察到该隧道沿 MCL 纤维方向走行。

为了保证重建韧带的等距性，将一根缝线绕在股骨髁克氏针上，然后将缝线穿过刚才钝性分离的软组织隧道，随后拉紧缝线，并将一端固定于 MCL 胫骨止点，全范围屈伸膝关节，判断是否是等距点。判断胫骨等距点的位置是膝关节屈伸活动时缝线长度很少或根本没有变化。接下来的一步为钻取骨隧道。通过上述克氏针钻取股骨隧道，其直径与对折后移植物的直径相同。之后再钻取胫骨隧道，隧道直径与移植物两单束游离端的直径相同。钻孔时勿穿透外侧皮质，以减少腓总神经损伤的概率。如果移植物两单束游离端的直径不同，我们倾向于使用更粗的一束重建 MCL 前束。使用带线导针引导移植物通过股骨隧道，到达股骨外侧。采用可吸收螺钉固定移植物股骨端（通常为 25mm）。将移植物的另一端通过先前建立的软组织隧道固定于胫骨。我们采用 Arthrex（Naples，FL）肌腱固定螺钉固定胫骨隧道移植物。通过使用这种技术，我们避免使用导引针穿透胫骨近端的前外侧皮质而损伤神经血管束。MCL 后束从内侧向外侧通过胫骨，在屈膝 60° 位轻微内旋时用可吸收螺钉将其固定[6]。对前束则采用类似的方式在屈膝 30° 位轻微内旋时固定（图 12.3）。随后进行全范围的屈伸膝关节活动，以确保 MCL 前束和后束有足够的张力。探查 POL，如果触诊发现其松弛，或在外翻应力作用下膝关节表现松弛，我们会采用重叠缝合法收紧 POL。最后按解剖层次缝合，关闭切口。

如果需要同时重建 ACL 和 MCL，我们首先进行关节镜检查，在钻取 MCL 隧道前先钻取 ACL 股骨和胫骨隧道。由于 MCL 胫骨隧道为盲钻（不穿透外侧皮质），因此我们向 ACL 胫骨隧道放入扩髓器，以减少 MCL 胫骨隧道与 ACL 胫骨隧道的融合概率。如果 MCL 胫骨隧道钻入了 ACL 胫骨隧道，扩髓器将限制钻头进一步进入，然后按需重新定向。对于先行非手术治疗 MCL 损伤的患者，如果在进行 ACL 重建时发现轻度外翻松弛，Jari 和 Shelbourne 等建议沿 MCL 纵行走向锐性打孔以促进其进一步愈合。作者认为，这种技术可以使 MCL 收紧并且不影响膝关节的活动度[1]，然而我们对这种技术并没有经验。

12.7　术后处理

术后康复包括将膝关节用铰链支具置于伸直位最多固定 2 周，之后解锁支具，允许逐渐进行关节活动度锻炼。然而，有学者主张伸膝位固定超过 3 周[7]。作者认为应该让患者在伸直位固定 6 周，同时在患者可承受的情况下进行负重锻炼。当患肢能够完全负重行走时弃拐，并开始闭链运动锻炼。通常术后 9 个月时，当患者的肌力和本体感觉完全恢复后，即可允许进行体育运动和（或）重体力劳动。在复杂的膝关节韧带重建手术后，10° ~ 15° 的屈曲受限是可以接受的。

尽管对膝关节多发韧带损伤的治疗有了长足的进步，但我们只找到一篇有关 ACL 损伤合并Ⅲ度

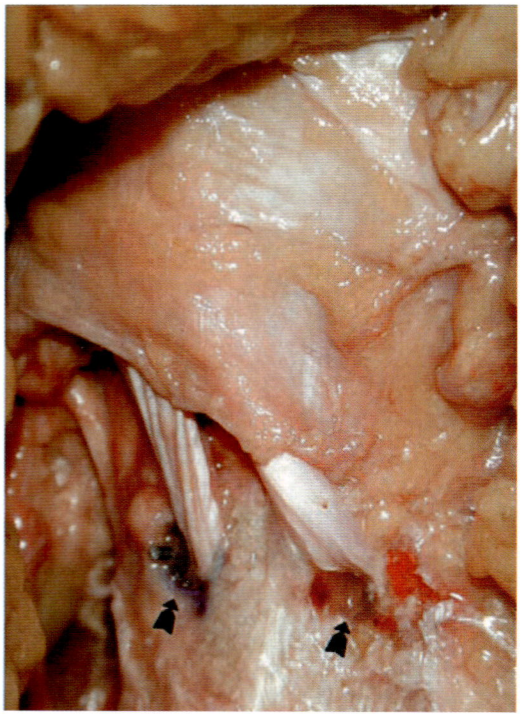

图 12.3　MCL 重建胫骨侧前、后束的位置，用可吸收螺钉固定，如箭头所示通过双股技术对 MCL 采用自体移植（Reprinted with permission from Borden PS，Kantaras AT，Caborn DNM）

MCL 损伤治疗的前瞻性随机对照研究。2006 年，Halinen 等对 47 例 ACL 损伤合并Ⅲ度 MCL 损伤患者的治疗措施进行了前瞻性随机对照研究 [8]。所有患者均行早期 ACL 重建（伤后 3 周内）。其中 23 例接受 MCL 手术治疗，24 例接受非手术治疗。结果显示两组患者在 Lysholm 膝关节功能评分、主观功能、膝关节稳定性以及关节活动等方面结果相似。作者得出结论：当行早期 ACL 重建时，对Ⅲ度 MCL 损伤可进行非手术治疗。

据我们所知，对于合并 ACL 撕裂的 MCL 损伤的治疗，目前没有前瞻性研究直接比较 MCL 修复与重建两种方法的效果。Stannard 等回顾性分析了 73 例膝关节脱位合并后内侧损伤患者的治疗效果 [9]。对 25 名患者行后内侧角修复术，其中 5 例（20%）失败，需要翻修；27 例患者行自体移植物重建，1 例（3.7%）失败；21 例患者行同种异体移植物重建，只有 1 例（4.8%）失败。后内侧角修复组失败率与重建组失败率相比，差异具有统计学意义（$P = 0.042$）。作者得出结论，对于膝关节脱位的患者，后内侧角修复的效果不如重建。研究同时发现，ACL 重建和 MCL 修复后关节活动度恢复的不同与 MCL 损伤的部位有关。Robins 等 [10] 回顾性分析了 20 例患者，其中 13 例 MCL 损伤位于关节间隙或近端，7 例位于关节间隙远端。他们发现，MCL 损伤部位位于关节间隙远端的患者，膝关节屈伸活动恢复更快，其中屈曲为 8° 多（具有统计学意义），伸直为 3° 多（无统计学意义）。此外，MCL 近端损伤组的患者（其中 5 名患者接受了 8 次处理）通常需要更多的后续处理（伸直位石膏、手法松解和手术松解），而 MCL 远端损伤组患者则没有接受后续处理（$P = 0.053$）。

12.8 ACL 合并膝外侧损伤

在所有的膝关节韧带损伤中，ACL 合并膝外侧损伤占 0.4%，ACL 合并 PCL 及外侧损伤占 0.3%[1]。Miyasaka 等报道称，在膝关节病理性不稳中，Ⅲ度 ACL 损伤合并后外侧旋转功能障碍的发生率占 1.2%[11]。单纯膝外侧损伤非常罕见，因此医师在评估患者时，应该高度注意是否合并其他韧带损伤。据报道，在 ACL 合并膝后外侧损伤的患者中，腓总神经损伤率为 27%[12]。因此，临床医师在处理膝关节多发韧带损伤时，必须高度怀疑血管和神经损伤。膝外侧结构包含静力及动态稳定结构。对抗内翻应力的主要静力稳定结构是外侧（腓侧）副韧带（LCL）。其他静力稳定结构包括腘腓韧带（PFL）和后外侧关节囊。腘肌和腘肌腱既是膝关节后外侧的静力稳定结构，同时也是动力稳定结构。在屈膝 30° 时，腘腓韧带是限制膝关节外旋的主要稳定结构，同时腘肌也可提供一部分稳定性。后外侧关节囊能部分抵抗膝关节外旋、过伸以及内翻应力 [7]。研究证实，当外侧副韧带功能不全时，股二头肌长短头、髂胫束（ITB）和腓肠肌外侧头也可以提供膝关节内翻稳定。

LCL 和（或）PLC 损伤会导致膝关节后外侧不稳，最常见的受伤机制包括膝关节前内侧遭受直接撞击、非接触暴力而导致膝关节内翻，或者膝关节过伸损伤。综上所述，上述受伤机制的共同点为应力作用于包含后外侧复合体在内的限制膝关节内翻旋转和后外侧旋转的解剖结构。此外，过伸暴力作用于完全伸直或近似完全伸直的膝关节时，会使胫骨后移，导致后外侧复合体受损。膝关节外侧损伤常是多发韧带损伤，因此评估患者的后外侧损伤时，详细的体格检查非常关键。在评估 LCL 或 PLC 的功能时，应用特殊的体格检查评估特定的解剖结构。应在完全伸直和屈膝 30° 位分别进行内翻应力试验。与对侧相比，外侧关节间隙开口增加在 5mm 以内为Ⅰ级损伤，增加 6 ～ 10mm 为Ⅱ级损伤，增加超过 1cm 为Ⅲ级损伤。在屈膝 30° 时，Ⅰ～Ⅱ级损伤表示单纯 LCL 撕裂，Ⅲ级损伤表明 LCL 完全撕裂，同时也可能包括其他维持内翻稳定的结构损伤 [13]。完全伸膝位时外侧张开预示 LCL

存在严重损伤，同时可能包括外侧关节囊损伤及腘肌损伤、ACL 损伤和（或）PCL 损伤和（或）髂胫束的浅层损伤。外旋反屈试验可检测是否合并 ACL 和 PLC 损伤。阳性结果表现为膝关节反屈及内翻，同时胫骨结节向外旋转时可见膝关节过度外旋。屈膝 30° 拨号试验可检查是否有单纯 PLC 损伤。与对侧相比，外旋＞ 10° 预示 PLC 损伤，而屈膝 90° 拨号试验阳性预示 PCL 合并 PLC 损伤 [14]。后外侧抽屉试验也可用于评估后外侧的稳定性，比较胫骨相对于股骨外侧髁的外旋和后移。屈膝 80° 和屈髋 45° 后，检查者固定患者的脚，将膝关节外旋时胫骨向后移位增加提示存在腘肌损伤或 PLC 损伤。而当膝关节处于中立位或内旋时，胫骨向后移位增加则是 PCL 损伤的特征。

和膝关节内侧损伤一样，了解膝关节后外侧结构的附着点对于修复和（或）重建都非常重要。LCL 起自股骨，位于距外上髁近端平均 1.4mm、后方 3.1mm 处。远端止于腓骨尖远端平均 28.4mm，腓骨头前面的后方平均 8.2mm 处 [15]。腘肌起自胫骨近端后内侧面，向近端外侧走行，转为肌腱后进入膝关节内，包绕股骨外侧髁的后面，在止于腘肌腱沟前走行于 LCL 的内侧。腘肌腱股骨止点位于 LCL 在股骨起始部的前方和远端，两者的平均距离为 18.5mm（图 3.1B）。腘腓韧带分为前束和后束 [15]，均起自腘肌腱腹交界处的近侧和外侧。腘腓韧带的前束附着点位于腓骨尖远端平均 2.8mm 处的前内斜坡上，而后束附着在距离腓骨尖远端平均 1.6mm 处的后内斜坡上。LaPrade 等在 10 具尸体上解剖出膝后外侧结构，并报道所有解剖尸体的腘腓韧带后束均大于前束。

12.9　影像学检查

与 ACL 合并膝内侧损伤一样，当怀疑有膝外侧损伤时，需进行 X 线平片评估是否存在骨折以及胫股关节半脱位或脱位。在急性期应行正位和侧位 X 线片检查。我们同时拍摄双下肢全长 X 线片来评估下肢力线并与对侧肢体比较。如果患者受伤后较长时间才就诊，且患肢能够承重，应加摄屈膝 45° 后前位片和髌骨轴位片。如果患者由于伤后疼痛保护反射造成临床查体困难，则建议行 MRI 检查，因为 MRI 对软组织损伤的敏感性较高。同时，由于 MRI 能具体确定 PLC 哪些结构存在损伤，因此对于术前制订手术计划至关重要 [16]。内翻和外翻应力位 X 线片可以评估关节间隙的张开程度，但并非常规检查。

12.10　非手术治疗

除了患者的血流动力学不稳定或者不在医院而不能进行手术外，对于其他情况的 ACL 合并膝外侧损伤，非手术治疗的效果很有限。Krukhaug 等报道对轻度（1+）单纯内翻不稳患者采用非手术治疗的效果很好 [17]。经过平均 7.5 年的随访，在 7 名轻度（1+）单纯膝关节外侧不稳的患者中，有 6 名患者内翻应力试验结果完全稳定。对其中 1 名膝关节外侧始终存在 1+ 不稳的患者采取的最初治疗为石膏固定 6 周，而其余 6 例稳定性恢复较好的患者则采用的是维持基础活动。他们得出结论，对于单纯 1+ 内翻不稳的患者，治疗方法主要是维持基础活动，而严重（2+ 和 3+）内翻不稳患者发生多韧带损伤的概率更大，应采取手术治疗。此外，Kannus 报道，对伴或者不伴部分交叉韧带损伤的 2+ 和 3+ 膝内翻不稳患者，如采用非手术治疗，会持续膝内翻不稳甚至加重 [18]。我们倾向于采用非手术治疗轻度（1+）单纯膝内翻不稳（不在本章讨论），而对于 2+ 或 3+ 膝内翻不稳或者膝外侧损伤合并交叉韧带损伤采用手术治疗（图 12.4）。

12.11 手术治疗

许多膝关节多发韧带损伤的患者同时合并其他脏器损伤。因此，手术时机可能由其他一些因素决定，如血流动力学不稳定、闭合伤或开放伤、肢体血管损伤和（或）肢体皮肤条件等。文献中有很多关于 PLC 的手术技术，大致分为一期修复、加强修复和重建术三类。然而，目前尚不清楚对 PLC 损伤的最佳治疗方法。与慢性损伤相比，急性 PLC 损伤手术治疗后功能恢复得更好 [17,19-22]。如对 PLC 损伤的患者在伤后 3 周内手术，一些学者主张一期修复能取得很好的疗效 [17,19-21]。对于急性损伤，如严重软组织毁损而无法直接修复，可采用自体移植物（腘绳肌腱、股二头肌腱和髂胫束）或同种异体移植物。另外，也可以采用解剖重建（图 12.4）。对于 PLC 慢性损伤，解剖重建的效果优于修复 [9,23]。对于 ACL 合并后外侧损伤，我们倾向于待软组织肿胀消退后尽早手术处理。在急性期（损伤 3 个星期内），可行同种异体肌腱重建 ACL，随后直接修复外侧损伤。这些损伤一般是典型的 LCL、腘肌腱和（或）股二头肌腱撕脱伤，或腓骨头骨折。如有腓总神经功能不全，则进行神经松解。一些患者的软组织损伤无法修复，我们则用异体组织解剖重建 PLC。对于慢性损伤，我们首选进行 ACL 及 PLC 解剖重建 [24]。

12.12 作者首选的技术

12.12.1 急性损伤

对于急性损伤，我们首先用关节镜确定软组织及软骨损伤情况。使用低流或低压关节镜，以避免在急性外侧损伤及关节囊损伤的情况下灌注液外漏而发生骨筋膜室综合征。紧接着我们采用膝关节后外侧标准手术入路（如下所述），为 PLC 修复做准备。如果 LCL 或腘肌腱从股骨上撕脱，对撕脱端采用 2 号不可吸收线进行锁边缝合。一旦标记完受伤的结构，接着进行 ACL 解剖重建，钻取股骨和胫骨隧道，并将 ACL 移植物股骨隧道端固定，而在 PLC 修复后，再处理胫骨隧道的 ACL 移植物。

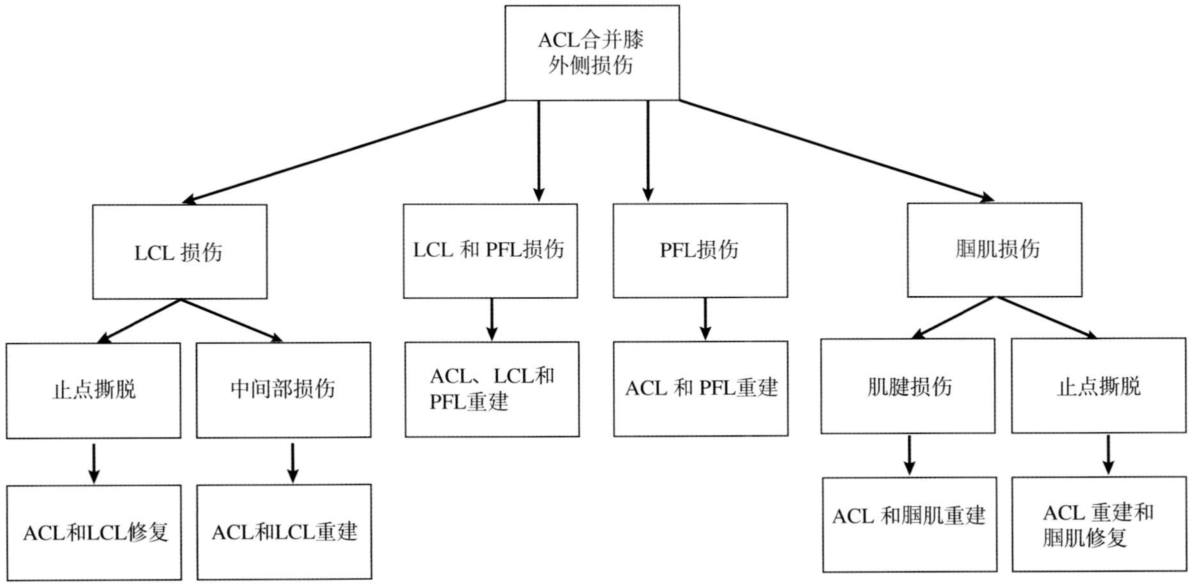

图 12.4 膝关节 ACL 和外侧损伤的处理方法

如果检查发现后外侧损伤结构的组织质量好，足够把持缝线，且长度足够，则用交叉韧带重建定位器通过 LCL 或者腘肌腱的解剖附着点钻入导针（根据具体损伤情况决定）。将导针由外侧钻向内侧，从股骨内上髁和收肌结节近端的皮质钻出。沿股内侧肌斜束远端边缘作皮肤切口，向近端牵拉皮肤及软组织，暴露股骨内侧皮质，以便于放置缝线及将聚乙烯纽扣板固定于肌肉深面的皮质外。在导针的引导下用直径 5 ~ 6mm 的空心钻扩孔，深度为 1cm。将带导引线的 Beath 针从股骨外侧穿向内侧，并从内侧拉出导引线。使膝关节完全伸直，小心确认撕脱的结构被拉入隧道中。在收紧缝线之前，我们需要固定 ACL 移植物 [12]。重建 ACL 后进行 Lachman 试验，证实胫骨前移改善，随后再完成 PLC 的修复。将膝关节屈曲 30° 并施加外翻应力，使缝线穿过纽扣板并收紧，将损伤的 LCL 或腘肌腱撕脱端拉入骨隧道并打结固定于股骨内侧皮质外。逐层缝合关闭切口。对于 LCL 或腘肌腱体部撕裂，我们优选 PLC 重建。

12.12.2 慢性损伤

对于慢性 ACL 合并 PLC 损伤或急性 PLC 损伤，软组织损伤严重，无法把持缝线，我们均采用异体移植物（半腱肌腱或跟腱）解剖重建 PLC[25]。因为这种异体移植物的力学性能强大，并且无供区并发症。我们处理的顺序是先进行 ACL 重建，然后再进行 PLC 重建 [24]。我们的目标是重建 LCL、腘肌腱和腘腓韧带。我们的切口与 Terry 和 LaPrade 所描述的切口类似 [26]，为外侧“曲棍球棒”样弧形切口，切开至髂胫束（ITB），之后需要行三个筋膜切口。第一个切口是切开髂胫束浅层暴露 LCL 和腘肌腱的股骨附着处（图 12.5）。自腓骨前方纵向切开关节，显露外侧半月板、腘 - 半月板筋膜和腘肌。第二个筋膜切口紧贴并平行于股二头肌后方，显露胫骨后外侧面和腓骨茎突。钝性分离腓肠肌外侧头和比目鱼肌，可见腘腓韧带在腓骨茎突的止点和后方腘肌沟。第三个筋膜切口位于股二头肌长头的后方，我们可以确认位于股二头肌长头肌腱后内侧的腓总神经，并行常规腓总神经松解。用烟卷式引流条标记腓总神经（图 12.5），并在手术过程中加以保护。

我们的 PLC 重建技术与 LaPrade 等所述的类似 [27]。用导针在腓骨头 LCL 止点处钻孔，方向朝向腓骨茎突的后内侧面，用于重建腘腓韧带。可通过进入股二头肌长头和 LCL 之间进入滑囊，确认 LCL 在腓骨上的附着点。沿导针用 7mm 空心钻扩孔。接下来用交叉韧带重建导向器定位，自 Gerdy 结节向胫骨后面腘肌沟由前向后钻取胫骨隧道，后方出口正对腘肌腱腹交界处，目的是重建腘肌腱

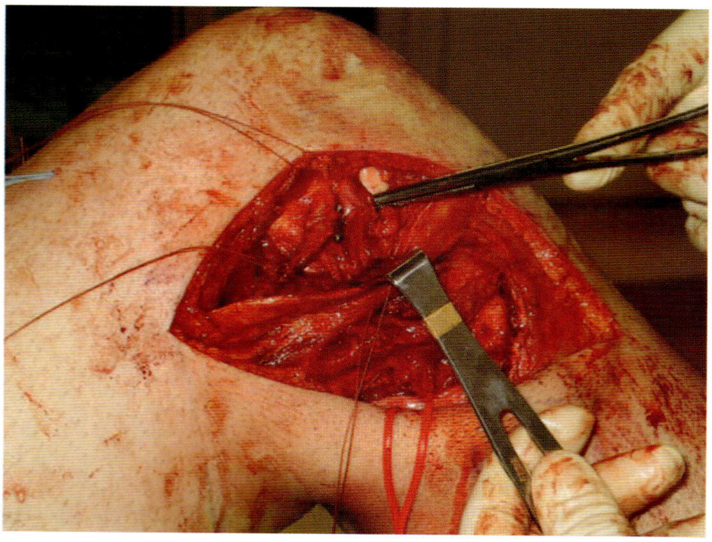

图 12.5 图示第一层筋膜切口，将拉钩位于股二头肌的前方，向后牵拉股二头肌显示后方结构。用钳子显露腘肌腱。在腓总神经周围放置烟卷式引流条

（参见图 3.11）。沿导针用 9mm 空心钻钻取胫骨隧道。仅当有腘肌腱损伤时才需要准备胫骨隧道。否则，只需通过腓骨隧道采用“8”字形重建 LCL 和腘腓韧带，然后钻取 LCL 和腘肌在股骨解剖止点的隧道。在之前已确认的 LCL 和腘肌股骨解剖附着点处从外向内钻入两枚 Beath 针。确认解剖点位置正确后，我们测量了两点之间的距离，约为 18.5mm。钻入导针时调整其方向，使内侧出针点位于股骨内上髁和收肌结节近端内侧。用与移植物骨块直径相同的空心钻沿导针扩孔，将骨块引入各自的骨隧道，并各用一枚界面螺钉固定。异体移植物的游离端通过腘裂孔向远端及内侧走行，并由后向前引入胫骨隧道重建腘肌腱（假定腘肌腱损伤）。第二个移植物起自 LCL 股骨附着处，被用于重建 LCL 和腘腓韧带。移植物位于 ITB 浅层的深面，股二头肌长头的前方，沿正常 LCL 方向走行。将移植物从外侧向后内侧穿过腓骨头，屈膝 30° 并轻微外翻（减少外侧关节间隙），收紧移植物，在腓骨头骨隧道内用可吸收挤压螺钉固定移植物重建 LCL。对 LCL 移植物余下的部分，从后向前穿过胫骨隧道重建腘腓韧带。固定移植物时，将膝关节内旋并屈曲 60°，将可吸收螺钉自胫骨前方向后置入。为了加强固定，可用 U 形钉将移植物的游离末端固定在胫骨前面。在麻醉状态下，进行内翻、外旋和后外侧旋转检查以确认关节稳定性的恢复。逐层缝合关闭切口。将股二头肌长头肌腱前部重新固定于腓骨上，用可吸收线缝合关闭外侧的关节囊及髂胫束切口，整齐缝合皮下组织，皮内缝合关闭皮肤切口。

12.13 术后处理

同时行 ACL 重建及 PLC 重建 / 修复术后，患肢佩戴铰链式支具保持伸膝位 1 周，6 周不负重。加强直腿抬高和股四头肌静力训练。1 周后可开始轻微的膝关节被动活动度训练，并根据患者的耐受度增加。术后 6 周患者逐步负重，也是根据患者的耐受度增加重量。当患者的步态正常稳定时弃拐。术后 3 个月可开始低冲击度锻炼和闭链练习。术后 3 ～ 4 个月内避免开链腘绳肌练习，以减小对修复后 PLC 的作用力。术后 9 个月，ACL 合并膝外侧损伤的患者通常可以完全恢复运动。

据我们所知，迄今为止只有一项关于膝关节后外侧解剖重建术后效果的研究。LaPrade 等回顾分析了 64 例 PLC 解剖重建的患者，其中对 22 例患者同时进行了 ACL 重建，平均随访 4.3 年 [28]。改良 Cincinnati 评分总分平均为 65.7 分，其中症状评分平均为 32 分，功能评分平均为 34 分。结果显示单纯膝关节后外侧重建与多发韧带重建在三项评分上无统计学差异。患者在 IKDC 评分的屈膝 20° 内翻时外侧关节间隙张开度、屈膝 30° 外旋、反向轴移试验和单腿跳等几项方面的改善有统计学意义（所有项目中 $P < 0.001$）。作者的结论为，膝关节后外侧解剖重建能明显改善存在慢性后外侧不稳及多发韧带损伤的膝关节功能。

12.14 结　论

膝关节多发韧带损伤手术治疗的原则包括诊断与治疗所有相关的病理改变，如半月板和关节面损伤、侧副韧带损伤、关节囊和交叉韧带损伤等。移植物植入点的解剖定位与移植物牢固固定及术后个性化的康复治疗相结合，才能保证术后获得良好的稳定功能。手术前制订个体化的治疗方案时必须考虑到手术时机、患肢血管状态、软组织活力和其他器官系统的损伤情况等诸多因素。

（李　棋　杨　磊　张凯博　译）

参考文献

1. Jari S, Shelbourne K. Nonoperative or delayed surgical treatment of combined cruciate ligaments and medial side knee injuries. Sports Med Arthrosc Rev. 2001;9:185–92.
2. Rosenberg TD, Paulos LE, Parker RD, Coward DB, Scott SM. The forty-five-degree posteroanterior flexion weight-bearing radiograph of the knee. J Bone Joint Surg Am. 1988;70(10):1479–83.
3. Warren LF, Marshall JL. The supporting structures and layers on the medial side of the knee: an anatomical analysis. J Bone Joint Surg Am. 1979;61(1):56–62.
4. LaPrade RF, Engebretsen AH, Ly TV, Johansen S, Wentorf FA, Engebretsen L. The anatomy of the medial part of the knee. J Bone Joint Surg Am. 2007;89(9):2000–10.
5. Singhal M, Patel J, Johnson D. Medial ligament injuries. Delee and Drez's orthopaedic sports medicine. Principles and practice. 3rd ed. 2010. p. 1624–1637.
6. Borden PS, Kantaras AT, Caborn DNM. Medial collateral ligament reconstruction with allograft using a double-bundle technique. Arthroscopy. 2002;18(4):E19.
7. Fanelli GC, Stannard JP, Stuart MJ, et al. Management of complex knee ligament injuries. J Bone Joint Surg Am. 2010;92(12):2235–46.
8. Halinen J, Lindahl J, Hirvensalo E, Santavirta S. Operative and nonoperative treatments of medial collateral ligament rupture with early anterior cruciate ligament reconstruction: a prospective randomized study. Am J Sports Med. 2006;34(7):1134–40.
9. Stannard JP, Volgas DA, Azbell CH. Posteromedial corner injury in knee dislocations. Paper presented at: 35th annual meeting of the American orthopaedic society for sports medicine; Jul 9–12, 2009; Keystone, CO.
10. Robins AJ, Newman AP, Burks RT. Postoperative return of motion in anterior cruciate ligament and medial collateral ligament injuries. The effect of medial collateral ligament rupture location. Am J Sports Med. 1993;21(1):20–5.
11. Miyasaka K, Daniel D, Stone M. The incidence of knee ligament injuries in the general population. Am J Knee Surg. 1991;4:3–8.
12. LaPrade RF, Hamilton C, Engebretsen L. Treatment of acute and chronic combined anterior cruciate ligament and posterolateral knee ligament injuries. Sports Med Arthrosc Rev. 1997;5:91–9.
13. LaPrade RF, Terry GC. Injuries to the posterolateral aspect of the knee. Association of anatomic injury patterns with clinical instability. Am J Sports Med. 1997;25(4):433–8.
14. Noyes FR, Stowers SF, Grood ES, Cummings J, VanGinkel LA. Posterior subluxations of the medial and lateral tibiofemoral compartments. An in vitro ligament sectioning study in cadaveric knees. Am J Sports Med. 1993;21(3):407–14.
15. LaPrade RF, Ly TV, Wentorf FA, Engebretsen L. The posterolateral attachments of the knee: a qualitative and quantitative morphologic analysis of the fibular collateral ligament, popliteus tendon, popliteofibular ligament, and lateral gastrocnemius tendon. Am J Sports Med. 2003;31(6):854–60.
16. LaPrade RF, Gilbert TJ, Bollom TS, Wentorf F, Chaljub G. The magnetic resonance imaging appearance of individual structures of the posterolateral knee. A prospective study of normal knees and knees with surgically verified grade III injuries. Am J Sports Med. 2000;28(2):191–9.
17. Krukhaug Y, Mølster A, Rodt A, Strand T. Lateral ligament injuries of the knee. Knee Surg Sports Traumatol Arthrosc. 1998;6(1):21–5.
18. Kannus P. Nonoperative treatment of grade II and III sprains of the lateral ligament compartment of the knee. Am J Sports Med. 1989;17(1):83–8.
19. Baker CL, Norwood LA, Hughston JC. Acute posterolateral rotatory instability of the knee. J Bone Joint Surg Am. 1983;65(5):614–8.
20. Baker CL, Norwood LA, Hughston JC. Acute combined posterior cruciate and posterolateral instability of the knee. Am J Sports Med. 1984;12(3):204–8.
21. DeLee JC, Riley MB, Rockwood CA. Acute posterolateral rotatory instability of the knee. Am J Sports Med. 1983;11(4):199–207.
22. Hughston JC, Jacobson KE. Chronic posterolateral rotatory instability of the knee. J Bone Joint Surg Am. 1985;67(3):351–9.
23. Stannard JP, Brown SL, Farris RC, McGwin G, Volgas DA. The posterolateral corner of the knee: repair versus reconstruction. Am J Sports Med. 2005;33(6):881–8.
24. Covey DC. Injuries of the posterolateral corner of the knee. J Bone Joint Surg Am. 2001;83-A(1):106–18.
25. Schechinger SJ, Levy BA, Dajani KA, Shah JP, Herrera DA, Marx RG. Achilles tendon allograft reconstruction of the fibular collateral ligament and posterolateral corner. Arthroscopy. 2009;25(3):232–42.
26. Terry GC, LaPrade RF. The posterolateral aspect of the knee. Anatomy and surgical approach. Am J Sports Med. 1996;24(6):732–9.
27. LaPrade RF, Johansen S, Wentorf FA, Engebretsen L, Esterberg JL, Tso A. An analysis of an anatomical posterolateral knee reconstruction: an in vitro biomechanical study and development of a surgical technique. Am J Sports Med. 2004;32(6):1405–14.
28. LaPrade RF, Johansen S, Agel J, Risberg MA, Moksnes H, Engebretsen L. Outcomes of an anatomic posterolateral knee reconstruction. J Bone Joint Surg Am. 2010;92(1):16–22.

第 13 章

前交叉韧带损伤为主的膝关节多发韧带损伤的修复

Seth A. Cheatham，Darren L. Jhonson

前交叉韧带（ACL）损伤常见于长期运动的人群。在过去的 30 年里，ACL 损伤的患者数量急剧增加。原因如第 9 章所提到的，在高中生中男性运动群体基本不变，但女性群体增加了接近 10 倍（从 30 万增加到了 320 万）[1]。在高中和大学女性运动员中 ACL 损伤的患者每年多于 5 万。研究表明，青少年参与竞技性运动的年龄更加年轻化，全年的竞技性训练、练习赛和比赛都增加了膝关节受损的可能性。婴儿潮时期出生的人在 60 岁甚至 70 岁时在运动上仍较为活跃。事实上，ACL 重建术已经成为了目前骨科医师最常见的手术之一。在过去的几十年里，每年的 ACL 重建数量稳定上升。据估计，在美国每年约有超过 25 万的 ACL 损伤患者，其中大部分实施了 ACL 重建术。根据美国骨科委员会（American Board of Orthopaedic Surgery）手术部的统计数据，大多数的 ACL 重建术是由年均实施 ACL 重建手术不超过 20 例的医师完成的。另一个需要注意的问题是，据我们所知，有接近 60% 的患者存在半月板病变，但只有少于 20% 的患者在进行 ACL 重建手术时修复了半月板。显然，这些通过现代半月板修复技术可以修复的半月板损伤很有可能在手术中被切除了。

已经证明一期 ACL 重建术能成功地保持大多数患者的膝关节稳定性，维持膝关节的功能。虽然诊断、重建和康复等技能让我们更好地认识到了 ACL 损伤膝关节的自然病程和功能改变，但如果我们批判性地看待目前所取得的结果，会发现仍有很大的提升空间。我们极大地提高了各种技能，使大多数 ACL 损伤的运动员术后重返赛场，然而不幸的是，只有很少一部分人能恢复受伤前的竞技水平。有证据表明，可能仅有 40% 的患者恢复了所谓“正常”的膝关节功能（按照 IKDC 指南的定义）。更重要的是，有研究显示超过 90% 的患者在接受初次 ACL 重建术后的 7 年内出现了骨关节炎的影像学表现。我们目前评估重建术效果的方法可能已经过时，并且对判断术后远期是否真正成功也不够敏感。目前需要解决的问题是对比短期效果与远期效果：即对比早期回归赛场与远期出现不可逆的骨关节炎。我们认为，在诊断室进行的专科查体可以客观地衡量膝关节前外侧松弛，但实际上它们缺乏敏感性、特殊性和可靠性，还不能作为有效、客观的评价方法。虽然大多数 ACL 重建后可以获得明显的 Lachman 试验和前抽屉试验终末阻挡感，但无论在诊室还是实验室都缺乏一种可靠、可重复的方法来检测旋转稳定性。如果仅以获得明显的 Lachman 试验或抽屉试验终末阻挡感作为判断 ACL 重建成功的标准是不对的。事实上，ACL 重建的根本目的是为了消除膝关节的轴移活动和前外侧病理性不稳。

我们需要清楚地界定到底什么是“失败的 ACL 重建”。并非所有 ACL 重建失败的患者都有相同的症状及主诉。大多数学者认为，失败的 ACL 重建临床表现为反复发作的膝关节不稳，或膝关节稳定性存在但功能受限。部分学者认为，重建术后膝关节活动时出现的持续慢性疼痛也是手术失败的一种表现。另外，患者也可能主观感觉手术失败。对于优秀运动员，如果术后没能恢复到术前相同的运动强度和频率等，也可能对手术结果不满意。虽然体格检查没有发现明显的手术失败的客观征象或症状，但患者可能主观上认为是手术失败的，因为他们没有能恢复受伤之前的运动水平。由于对 ACL 重建术是否失败缺乏广泛认可的评定标准，所以很难统计实际的失败数或失败率。根据评定标准的不同，文献报道的 ACL 重建术失败率从 3% 到 52% 不等 [2-4]。虽然导致 ACL 重建术失败的原因很多，但主要有以下四类：①复发的病理性松弛或不稳。②关节活动受限或纤维粘连。③持续的疼痛。④伸膝装置功能障碍。我们将主要讨论的 ACL 重建失败是由于忽视关节囊和韧带损伤造成的膝关节病理性松弛复发，并讨论如何正确地进行手术处理。

ACL 损伤常同时伴发关节囊和其他韧带损伤。真正单纯的 ACL 损伤极为少见。这些合并损伤可能继发胫骨前移和病理性旋转松弛。如果忽视或进行了不恰当的处理，术后容易使 ACL 移植物受到过度的拉伸应力而造成早期的手术失败。这种情况常出现在 ACL 重建术后的早期，主要是由于移植物承受了过大的非生理性应力。在移植物愈合的早期，作用于移植物的病理性应力会影响胶原纤维的愈合，并最终降低移植物的强度。后外侧不稳是最容易忽视的并发损伤。有报道称 10% ～ 15% 的慢性 ACL 损伤伴有后外侧不稳 [5]。对于 ACL 损伤的患者，内侧副韧带、内侧半月板后角、后方关节囊和后斜韧带可提供次级稳定性 [6]，因此，必须仔细评估这些结构是否损伤。上述理论强调了麻醉状态下彻底查体的重要性。为了避免翻修手术再次失败，外科医师需要在 ACL 翻修手术时纠正这些结构损伤所带来的膝关节不稳。

13.1 后外侧复合体损伤

后外侧复合体对膝关节的稳定性具有重要意义，它和交叉韧带的相互作用也被越来越多的人所认识 [7]。后外侧复合体损伤可以造成膝关节后外侧旋转不稳。当外旋力量作用于膝关节时，这种病理性后外侧不稳可以引起胫骨后外侧半脱位 [8]。单纯的后外侧复合体损伤很少见，而是常常伴发于交叉韧带损伤（29% ～ 89%）[9]。然而，除非根据患者的资料高度怀疑该区域有损伤，对后外侧复合体损伤的诊断很困难。为了说明这一点，一项近期的研究发现后外侧复合体损伤的诊断相对于受伤时平均延迟了 30 个月 [10]。总之，72% 的后外侧复合体损伤在受伤当时没有被发现。包括后外侧复合体损伤在内，只对 50% 的患者在接受专科医师检查时作出了准确的诊断。后外侧复合体损伤诊断的不准确可能造成 ACL 移植物受力过大，从而导致潜在手术失败的可能。

近年来的解剖和生物力学研究更加清楚地阐述了组成后外侧复合体的各种解剖结构。这些结构包括髂胫束、外侧副韧带、腘肌腱复合体、腘腓韧带和后外侧关节囊 [11]。PLC 的股骨止点位于股骨外上髁后方及近端，即外上髁和髁上结节之间的凹陷内。外侧副韧带远端附着于腓骨头最前方后侧约 8.2mm 处 [12,13]。腘肌腱复合体包括腘肌 - 肌腱复合体和腘肌腱与腓骨近端、胫骨、半月板连接的韧带样结构。腘肌起于胫骨近端的后内侧，向上外走行进入关节内，穿过冠状韧带的腘肌腱裂孔，止于股骨外侧髁的腘肌腱凹。根据 LaPrade 等的描述，腘肌腱的股骨止点固定地位于外侧副韧带股骨止点的前方及远端[13]。此外，髂胫束由多层构成，其纤维与股二头肌短头交织汇合，在膝关节前外侧形成了一个吊带样结构。股二头肌长头和短头可为膝关节提供动力稳定，豆腓韧带使远端关节囊边缘增厚，并与股二头肌长短头相连[11]。腓总神经位于股二头肌长头后缘[13]。

后外侧复合体的基本作用是限制内翻旋转、胫骨外旋和胫骨后移[7]。生物力学研究采用选择性切断 PLC 的每一个结构并施加相应负载的方法，帮助我们发现了 PLC 的整体功能与外侧副韧带、腘肌腱和腘腓韧带等每个组成结构基本功能之间的相关联系[14]。外侧副韧带是限制膝内翻的基本静力稳定结构。LaPrade 等[14]的一项尸体研究表明，在屈膝 0° ~ 30° 时外旋膝关节，外侧副韧带的平均负荷明显高于腘肌腱和腘腓韧带。相反，屈膝 > 30° 时外旋膝关节，腘肌腱和腘腓韧带的负荷更高，在屈膝 60° 时达到峰值。综上所述，外侧副韧带、腘肌腱和腘腓韧带在维持外旋稳定性上起到了协同的作用。当膝关节屈曲角度较小时，外侧副韧带起主要作用；当膝关节屈曲角度较大时，腘肌腱复合体起主要作用。

有学者用尸体模型来研究在后外侧复合体损伤和完好的不同情况下，不同外旋负荷对 ACL 和 PCL 负荷的影响。研究发现，切断 PLC 会增加内翻和胫骨内旋应力在 ACL 上的负荷。LaPrade 等[15]通过进一步研究探讨了Ⅲ度后外侧复合体损伤（依次切断外侧副韧带、腘腓韧带和腘肌腱）对 ACL 移植物所承担负荷的影响。他们发现切断外侧副韧带后，在内翻和内旋胫骨时会增加 ACL 移植物的负荷，而进一步切断腘腓韧带和腘肌腱时，ACL 移植物承受的负荷会进一步加大。

13.2 后内侧复合体损伤

膝关节后内侧复合体损伤与单纯内侧副韧带损伤在解剖学和生物力学上是完全不同的。后内侧复合体指内侧副韧带内后方的所有结构，包括后斜韧带、半膜肌腱、内侧半月板后角和邻近关节囊。与后外侧复合体损伤相比，对后内侧复合体损伤的研究很少，可能是由于其与内侧副韧带损伤共同存在或被认为与内侧副韧带损伤等同。新的解剖学和生物力学研究更新了我们对膝关节内侧动态和静态稳定结构的认识，同时也包括它们在多发韧带损伤中的作用。特别是持续的外翻不稳可以增加重建 ACL 移植物上的应力，从而导致手术失败。学术界通常认为，膝内侧结构损伤不需要手术就能自愈，即使伴有 ACL 损伤[16]。Indelicato 定义了单纯的内侧副韧带损伤，但他所指的患者仅限于那些完全伸膝时没有外翻不稳，没有半月板、ACL 或 PCL 损伤的患者。根据他的定义，这是一个有限的患者人群，不包括后内侧复合体或其他韧带损伤的患者。然而，对后内侧复合体损伤不进行手术修复或重建可能不会自愈，特别是伴发多发韧带损伤时。在进行 ACL 重建前准确识别这些损伤是十分重要的，这样才能在 ACL 重建的同时恰当地修复或重建后内侧复合体和内侧副韧带。

不同的学者对内侧副韧带复合体有不同的命名。后内侧复合体可以定义为内侧副韧带浅层纵向纤维后缘与后交叉韧带内侧缘之间的组织结构。在这个区域内重要的结构有后斜韧带、半膜肌扩张部、腘斜韧带和内侧半月板后角。

后斜韧带由紧贴内侧副韧带浅层后份的半膜肌腱向后延伸的筋膜构成，它可能是限制胫骨向后方移位的次要稳定结构。后斜韧带附着于腓肠肌内侧头前下方的股骨上，包括三层结构：浅层、中间层或胫骨层和关节囊层。浅层纤维起始部分在前方与内侧副韧带浅层的后缘融合，向后下方移行融入后斜韧带其他层。中间层是后斜韧带的主要部分，起始于半膜肌腱的实质部，增强了深层的内侧副韧带，止于后方关节囊和半月板后方，与半膜肌融合附着于胫骨上。关节囊层源于半膜肌腱的远端，在大收肌的上方止于关节囊的半月板 - 股骨部和腓肠肌内侧头 [19]。

半膜肌腱广泛地附着于胫骨上，为后内侧复合体的动力装置，起动态稳定作用。它还可能防止膝关节屈曲对后内侧半月板的撞击。半膜肌腱前层附着于内侧副韧带浅层近端深面的胫骨上，其余的附着于内侧胫骨嵴的后方 [18,19]。

根据 Warren 和 Marshall 对膝关节内侧三层结构的描述，后斜韧带属于第二层的后方结构。再往后，第二层和第三层融合包绕半膜肌。在另一个解剖研究中，无法将后斜韧带从关节囊上分离，只有当后内侧复合体受到张力时才能明显看到 [17]。

从生物力学的角度，后内侧复合体和后斜韧带与内侧副韧带浅层起不同的作用。膝关节伸直时，后内侧复合体是主要的稳定装置，提供了大约 1/3 的外翻限制力 [21]。当膝关节屈曲时，后内侧复合体松弛，内侧副韧带浅层成为屈曲膝关节时对抗外翻应力的主要稳定装置。近期的一些生物力学研究进一步阐明了后斜韧带的功能：在膝关节屈曲时，后斜韧带是防止膝关节内旋的主要稳定装置 [22]，但在完全伸直时受到的负荷最大。在膝关节完全伸直时，即使 PCL 完整，后斜韧带仍有助于限制胫骨后向移动、外展和外翻。在胫骨内旋时，由于后斜韧带和关节囊纤维的走行方向，胫骨的后向移动将有所增加 [21]。

膝关节内侧多个结构损伤可以解释膝关节前内侧旋转不稳（anteromedial rotatory instability，AMRI）现象，即内侧胫骨平台前向半脱位和相对于股骨外旋。在 Hughston 关于前内侧旋转不稳的系列研究中，显示患者存在内侧副韧带浅层和深层中间部的损伤，或后斜韧带损伤，而且常伴发 ACL 损伤 [24]。在生物力学研究中，同时切断后内侧复合体、内侧副韧带浅层和深层，对胫骨外旋的影响远大于只切断其中 1 ～ 2 个结构 [21]。在有前内侧旋转不稳症状的患者中，内侧结构的损伤大多包含了后斜韧带的损伤，有些基本损伤模式会变得十分明显。在后斜韧带损伤的队列研究中，70% 出现了半膜肌的损伤，30% 出现了半月板周围部分的撕裂。在这些患者中，19% 为合并损伤，同时存在半膜肌和半月板周围部分的损伤 [18]。Ⅲ度内侧副韧带损伤常与 ACL 损伤同时发生，成为“三联征”的一部分。这些患者还容易伴有后内侧复合体损伤。在一项手术治疗内侧副韧带和 ACL 损伤的研究中，基本上所有的患者（23 例中的 22 例）都出现了后斜韧带的损伤，其中 8 例为后内侧复合体完全损伤 [25]。

13.3 ACL 重建的翻修

我们认为在 ACL 足印区条件允许的情况下，ACL 翻修获得解剖重建的最好方法是双束重建。已有研究表明双束重建相对于单束重建更能恢复膝关节的正常运动功能 [26]。此外，双束重建提供了更多的组织量和胶原纤维来抵抗继发损伤（如半月板、侧副韧带和关节囊）造成的关节松弛。这些损伤在翻修时也要同时处理。然而，有些情况下双束重建是不可能或不适合的。例如，髁间凹太小而不能提供充分的骨面来完成双束重建。因此，应该对那些 ACL 止点太小和骨骼发育不成熟的患者进行单束重建。在这些病例中，我们建议选择解剖单束重建。值得一提的是，双束重建是一种技术上要求较高的手术，需要逐步学习。

13.4 术前规划

为了设计一个成功的 ACL 翻修手术方案，需要弄清之前韧带重建失败的主要原因。在这种情况下，失败的原因是没有认识到后外侧复合体或后内侧复合体损伤，从而导致了 ACL 移植物早期断裂。随后进一步评估患者目前的活动水平，更重要的是了解其期望达到的活动强度，以及评估患者可能恢复的现实目标和期望。ACL 翻修多中心研究（Multicenter ACL Revision Study，MARS）的数据显示只有接近 10% 的患者在进行翻修手术时半月板和关节软骨是正常的 [27]。了解患者初次受伤和手术的详细信息，包括手术记录和术中照片，对制订翻修手术计划是十分重要的。同时要了解患者前一次手术后处理、并发症和康复过程也有助于制订翻修方案。患者的主诉可能变化较大，从疼痛到不稳都有可能。了解此点很重要，因为如果患者的主诉仅为疼痛，则可能不需要进行 ACL 翻修。全面考虑所有的因素可以帮助术者充分地规划翻修手术的预期过程、手术需要的设备以及手术中可能遇到的陷阱，包括骨缺失和内固定问题，以及需要同时处理的造成关节不稳的其他因素。

13.5 体格检查

应该对患肢进行全面的体格检查，包括全面的主观和客观的检查，定性和定量地分析病理性松弛，以及可能会影响翻修手术的其他病理因素。其中应包括对 ACL、半月板、后外侧复合体和后内侧复合体的评估。我们的经验认为，诊断室的查体结果常常与麻醉状态下的查体结果不同，特别是在进行轴移试验来估计病理性旋转松弛度时。行解剖双束重建的另一个好处是可以消除查体时忽略或低估的旋转不稳。同时应该注意既往手术切口部位的情况，避免软组织损伤。

13.6 影像学检查

术前必须做影像学检查，因为影像学检查为翻修手术提供了宝贵的信息。我们需要采集膝关节前后位、侧位 X 线片和屈膝 45° 负重后前位 X 线片，站立位下肢全长片可以帮助判断下肢的力线。术前需要确定有无过大的内翻或外翻角。如果存在过大的内翻或外翻角，可能需要手术处理，因为其可使 ACL 移植物受到异常应力的作用而失效。在翻修手术前，应记录膝关节退变的进展程度，并告知患者这些发现可能改变手术的方式和预期结果。

术前应通过影像学资料评估金属钉的位置是否会影响翻修手术的操作、隧道位置和隧道宽度。并非一定需要取出前一次手术的金属内固定物。如果新的骨隧道不受之前金属内固定物的影响，则无须取出它们。此时如果取出内固定会造成骨质丢失，可能需要进一步处理。如果必须取出金属内固定物，则在进行翻修手术时必须准备一套完整的取钉器。通常我们需要一些特殊的器械，如环钻、铣刀、凿子、刮匙和万能螺丝刀。

虽然不易发现细小的骨隧道位置偏差，但明显的骨隧道偏移在标准的影像学资料上还是显而易见的（图 13.1）。在膝关节前后位 X 线片上，胫骨隧道应在胫骨平台中点处穿过关节面。在侧位片上，Harner 等 [28] 将胫骨平台前后平均分为四个部分。胫骨隧道应从第二部分的后 1/3 进入关节。侧位片对股骨隧道位置的评估作用较小，可以通过正位片评估移植物的倾斜度。

最后，应评估骨隧道是否扩大以及骨丢失量。初次手术时，如果股骨隧道过于靠后，则可能造成骨隧道后壁破裂，从而限制了翻修手术的内固定选择。如果平片不足以确定骨隧道扩大的程度，CT 扫描（普通扫描或三维重建）可以提供骨隧道的位置和骨缺损的详细信息。MRI 也是有用的辅助工具，但有时可能受到金属信号的影响。即便如此，通过 MRI 仍然可以获得许多重要信息，如移植物

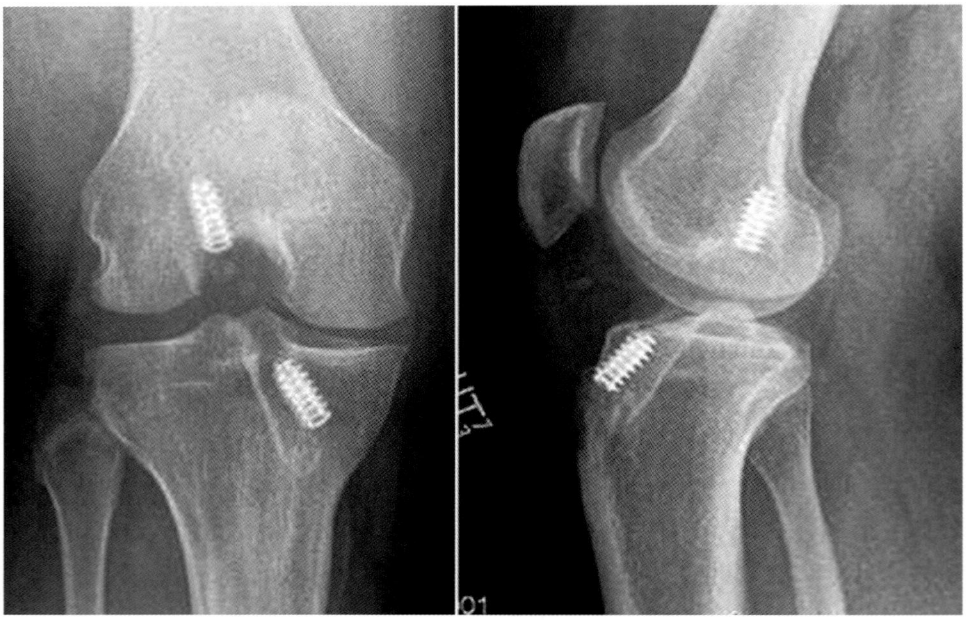

图 13.1 正位和侧位 X 线片显示初次 ACL 移植后移植物“垂直”

的完整性、半月板、软骨和次级稳定结构的损伤情况（如后内侧复合体和后外侧复合体），进而在术中对这些情况进行处理。

13.7 分期手术

有时无法一期完成 ACL 重建翻修。如发现下列情况，无论是术前或术中，都必须分期完成翻修手术：无法完成 ACL 解剖重建，无法牢固固定移植物，关节活动度不完全，或者存在明显的下肢力线异常。例如，因骨溶解形成过大的骨隧道（> 15mm），造成不能在解剖位置稳定地固定移植物，关节纤维化造成活动范围受限，严重的下肢力线偏移导致 ACL 重建失败。对于这些病理情况都应该先纠正，从而为翻修手术提供良好的环境。为了获得更好的结果，医师和患者都应该做好分期手术的准备。如果需要分期翻修手术，患者进行与 ACL 相关的活动将会延迟到 1 年以上。

13.8 麻醉状态下查体

完成股神经阻滞麻醉和全身麻醉后，需要对患侧和正常的膝关节进行完整的查体，应特别注意 Lachman 试验和轴移试验的松弛程度。麻醉状态下查体的重要性在于，对于 Lachman 试验阴性以及明显终末阻挡感的病例，麻醉下轴移试验可发现其单纯旋转不稳。在这种情况下，术者可以选择单纯重建后外侧束的“增强 ACL 重建”来加强原有移植物（通常是前内侧束），而不是完全整体翻修重建。如前所述，同时也需要评估其他韧带结构的情况。需要分别在伸直位和屈曲 30° 位检查外侧副韧带和内侧副韧带，在屈曲 30° 和 90° 时分别检查后外侧和后内侧的稳定性。如果发现其他病理性不稳，我们建议同时处理。忽视和不处理同时存在的病理性松弛会导致 ACL 重建的再次失败。

13.9 患者体位

手术时，作者习惯于使用脚托架托住患肢大腿，适度屈曲髋关节，从而可极度屈曲膝关节。我们所建议的 ACL 解剖重建或翻修术式需要通过附加的前内侧入路钻取股骨隧道以及固定移植物。如果使用关节镜大腿托架，则手术医师必须确定术中膝关节至少可以屈曲 130°。使正常的腿处于截石位，最大程度地外展、外旋并置于脚托架上，使其远离手术区域。这样提供了充足的操作空间来处理同时出现的内外侧病变。

13.10 移植物的选择

应选择适合患者的移植物，并会受到初次手术的影响。对于高中和大学的运动员来说，如果想要继续参加高强度的比赛，在同种异体移植物失败后，应选择自体组织。对于这些患者，我们建议用直径 8 ～ 9mm 的骨 - 髌韧带 - 骨移植物重建前内侧束，用直径 5 ～ 6mm 的股薄肌或者半腱肌腱重建后外侧束。对于业余运动员和 25 岁以上强度较低的患者，或者自体移植物重建失败的患者，行翻修手术时可以使用同种异体跟骨 - 跟腱移植物。因为这种同种异体移植物的体积较大，并可以灵活处理，可以将其分开来重建两束韧带，从而降低了患者、医院和手术中心的费用。我们通常使用同种异体半腱肌腱重建后外侧和后内侧结构。

13.11 入路选择和关节镜

一期关节镜手术的入路可能不理想，翻修时需要建立新的入路。入路不佳会增加手术的难度，造成视野不佳而不便于观察韧带的解剖止点。首先紧贴髌骨下极和髌韧带建立一个较高的前外侧入路。通过此入路可以从外侧高处观察 ACL 的胫骨止点，获得最佳的视野。在硬膜外穿刺针的定位下，紧贴髌韧带，在半月板横韧带上方建立低位前内侧入路，指向 ACL 胫骨足印区。接着进行全面的关节镜检查，需要特别注意关节软骨、半月板、初次手术的 ACL 移植物以及代表次要稳定结构松弛的间接征象，如“通过”征（“drive-through”sign）和“缺口”征（“gap”sign）阳性。为了扩大视野，常需要清除前方的脂肪垫。

对于初次手术完全失败的韧带移植物，需要从股骨外侧髁的内侧壁将其完全切除。为了清楚地观察到重要的解剖标志如外侧髁间嵴等，需要进行充分的髁间窝成形术。需要注意的是，不应过度清理韧带解剖止点处的骨质，从而不改变 ACL 的正常长度。如果有必要，可同时取出前一次手术的金属物，但应注意要最大限度地减少骨丢失。取出金属内固定后，骨缺损处可以用同种异体跟骨 - 跟腱移植物的多余骨质填充。如果金属内固定不影响翻修手术时钻取新的股骨隧道，则不必取出。保留金属内固定可以减少植骨的需求量，保持股骨外侧髁的完整性。随后，屈膝 90°，建立一个较远的附加内侧入路。用硬膜外穿刺针定位，以确保股骨内侧髁周围有充足的空间，同时在股骨外侧髁上找到建立 ACL 股骨解剖止点的合适位置和方向。我们建议采用水平方向建立该内侧入路，因为手术器械通过该入路时是从内侧到外侧方向走行的。

13.12 隧道的位置

将关节镜置于前内侧入路，以直接观察股骨外侧髁内侧壁的情况。屈膝 90°，通过附加前内侧入路用锥子在股骨外侧髁内侧面上标记前内侧束和后外侧束的解剖位置。使用附加的前内侧入路以及在屈膝 90° 位确定股骨隧道的解剖位置是至关重要的。我们发现，如果没有前内侧入路这个观察通道，很难或者不可能找到 ACL 股骨止点的解剖位置。

从附加前内侧入路置入定位器，首先在屈膝 110° 时钻取直径 5 ～ 6mm 的后外侧束隧道，然后在屈膝 130° 时钻取直径 7 ～ 9mm 的前内侧束隧道。通过极度屈曲膝关节，可以在很大程度上减少股骨隧道后壁爆裂的风险，并增加隧道长度。通过使用这种技术，我们发现在几乎所有解剖重建的病例中，后外侧束股骨隧道通常长 24 ～ 28mm，前内侧束隧道长 34 ～ 40mm。通过不同的屈曲角度钻取两条骨隧道，使隧道分开，有利于移植物与隧道愈合。使用半凹槽的空心钻钻取股骨隧道，可以减少股骨内侧髁关节面损害的风险。随后，可以通过附加的前内侧入路观察，验证隧道的完整性和位置。接着，用刨刀从附加前内侧入路清理残余的骨碎屑，将隧道边缘修整得更平滑，以避免磨损移植物。如果之前手术的股骨隧道对翻修的股骨隧道有影响或重叠，通常是在靠近前内侧束股骨隧道的位置，我们建议间断扩大隧道来作为新的前内侧束股骨隧道。当两次手术的隧道可能重叠时，也可以用切口，从外向内钻取新的前内侧束股骨隧道。ACL 翻修手术需要术者熟练掌握多种 ACL 重建技术，包括经胫骨隧道钻取股骨隧道技术、双切口技术、从外向内逆向钻取股骨隧道技术以及远端附加前内侧入路钻取股骨隧道技术。

完成股骨隧道后再钻取胫骨隧道。如果有必要，可以取出金属内固定，但应小心进行以保持骨的完整性，并清除隧道内的软组织。从前内侧入路置入 ACL 胫骨定位器，设定角度为 55° ～ 60°，建立前内侧束隧道。通常情况下，胫骨侧初次重建 ACL 隧道可以作为翻修时前内侧束的隧道。可以用手慢慢地通过初次 ACL 胫骨隧道放置一根导针，并确保导针的尖部在股骨髁的顶部，这样就可以获取理想的翻修胫骨隧道。用空心钻等来扩宽骨隧道。由于初次移植物放得过于靠后，通常需要向前扩宽骨隧道。在进行后外侧束重建时，将定位器从远端附加前内侧入路置入，有利于手术医师定位时达到胫骨内侧。钻取后外侧束隧道时，将定位器的角度设置为 45°，并以内侧的胫骨嵴作为参照，入针点位于前内侧束隧道口的内侧，靠近内侧副韧带胫骨干骺端止点的前方。通过关节镜可以观察到两条翻修的胫骨隧道在关节水平面可能与初次的胫骨隧道汇合，有时甚至是汇成一条隧道。根据我们的经验，这并不影响移植物的置入、固定和张力。

13.13 移植物的置入和固定

采用标准方式将移植物用导针和导线引入骨隧道。将膝关节分别屈曲到钻取股骨隧道时的角度，从附加前内侧入路穿入导针并穿过股骨隧道。这时，通过导针皮肤出口可以确定隧道是否为解剖位置。导针穿出皮肤的点应该沿髂胫束与远端股骨外侧平行，两出针点相距约 1cm。使前内侧束和后外侧束分别通过各自的胫骨隧道，将穿过各自股骨隧道的导线环反向拉出胫骨干骺端。如为双束解剖重建，则需先将后外侧束固定在股骨上，然后再引入较粗大的前内侧束。后外侧束股骨侧固定常用 15mm 的纽扣钢板（Smith & Nephew），前内侧束股骨端固定则根据移植物的不同而有不同选择（纽扣钢板或空心界面螺钉等）。屈伸膝关节，分别判断每一个重建移植物的等长性，同时进行移植物预张。

我们建议在伸膝位收紧和固定后外侧束胫骨端，屈膝 30° ～ 60° 位收紧和固定前内侧束胫骨端。用可吸收空心软组织界面螺钉进行固定，备用固定物通常为 U 形钉或带齿垫圈螺钉。最后，再次进行关节镜检查，确认完全伸膝时移植物与股骨髁间窝顶无撞击，在不同的屈曲角度下两束韧带的张力适度（图 13.2）。

13.14 后外侧复合体损伤的修复

完成 ACL 翻修手术并固定好移植物后，需要注意后外侧复合体的松弛情况。内翻膝关节时，可以在镜下看到外侧间室的“通过”征。根据损伤程度的不同，可能看得到也可能看不到腘肌腱。由于这些损伤通常为慢性损伤，不易看见急性出血。

沿着髂胫束的后缘作一膝外侧曲棍球杆样弧形切口。随后通过三个筋膜切口充分暴露外侧副韧带、腘肌和腘腓韧带的股骨和腓骨止点：①沿股二头肌的后方暴露腓总神经。②在髂胫束和股二头肌间找到腓骨头。③在股骨外侧髁沿着髂胫束中份作一纵向切口。该筋膜切口从 Gerdy 结节近侧向近端延伸至外侧肌间膜的远端。在股二头肌长头前缘，腓骨头外侧面近端约 1cm 处作一水平切口，打开腓侧副韧带的滑囊。通过滑囊可以找到外侧副韧带的腓骨止点。找到并保护腓总神经，以避免在重建手术过程中造成损伤。

关键问题是要考虑移植物的等长性。所有韧带重建手术的基本原则是选择关节屈伸活动中移植物长度变化最小的起止点进行重建。但多数情况下腘肌腱和腘腓韧带的起止点是非等长的。这是因为腘肌是由肌肉和肌腱共同构成的，可以根据肌肉长度的变化调整整个腘肌 - 肌腱系统的长度和张力，而重建手术的移植物是只有一定纤维长度的静态结构。Sigward 等 [29] 报道，如重建腘肌腱和腘腓韧带的移植物通过其股骨生理止点中心，屈伸膝关节时移植物的相对长度改变为 3.7mm 和 5.0mm。这说明使用静态移植物进行简单的腘肌腱和腘腓韧带解剖重建是不可行的。相反，另一项研究发现通过外侧副韧带解剖止点的重建可获得满意的等长重建效果。

基于腓骨隧道的后外侧复合体重建很常见，因为它简单、有效。与 Noyes 和 Barber-Westin 描述的相似 [30]，向腓骨植入单束体积较大的移植物是首选技术。这项技术的价值在于植入的移植物体积相对较大。该移植物重建了外侧副韧带。将移植物两端分别固定于外侧副韧带股骨止点的隧道内和腓

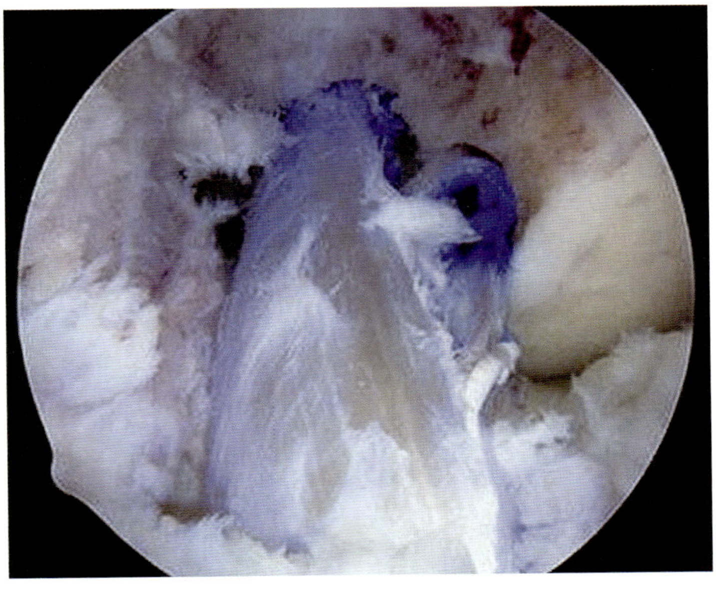

图 13.2 膝关节屈曲 90° 时从前内侧入路观察到的两束重建

骨头顶端的隧道内（图 13.3）。有多种技术可用于腓骨端固定，如挤压螺钉和“对接”技术。股骨端固定可以用挤压螺钉或带齿垫圈螺钉，或通过缝线从骨道拉出内侧皮质固定（图 13.4）。

在后外侧复合体存在体陈旧性损伤的患者，其膝关节内翻和外旋松弛度可能会逐渐增加。在这种情况下，需要专门使用一个移植物来重建胫骨后方的腘肌腱。有一种处理方法：采用同种异体带骨块的跟腱移植物，将骨块植入股骨外侧髁的外侧副韧带止点处。而移植物的软组织端可分成两束。将其中一束置入胫骨后外侧的隧道内，隧道位于胫骨后方的腘肌腱 - 腹交界处。用缝线固定另一束于腓骨

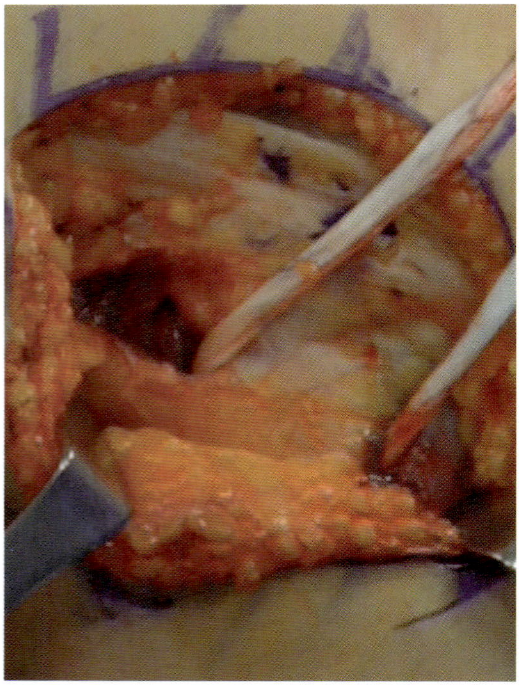

图 13.3　基于腓骨隧道的后外侧复合体重建，使移植物通过腓骨隧道后的图像

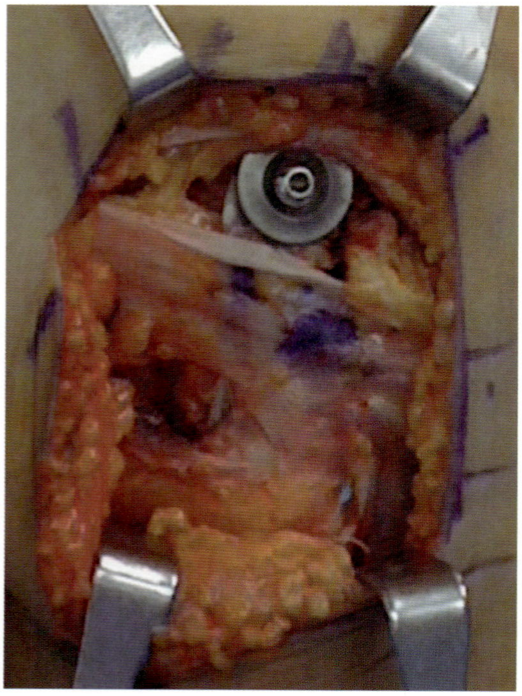

图 13.4　基于腓骨隧道的后外侧复合体重建，用带齿垫圈螺钉固定股骨端后的最终图像

头的顶端以重建外侧副韧带。另一种可供选择的技术是将双束移植物的一端固定于腘肌的股骨止点，其中一束通过如前所述的腓骨隧道重建腘腓韧带，然后向上绕，回到并固定于股骨重建外侧副韧带。将第二束移植物置入胫骨后方隧道重建腘肌的胫骨后方止点。但是，这样的腘肌和腘腓韧带止点都是非等长性的。

13.15 后内侧复合体损伤的修复

麻醉状态下查体和关节镜检查对评估后内侧复合体损伤同样有效。根据后内侧复合体损伤部位的不同，可能造成半月板周缘完全分离，或外翻时半月板从胫骨上被掀起，即所谓的内侧“通过”征阳性。也有人称之为“自旋”征，指当半月板 - 胫骨连接撕裂后，胫骨平台移动时半月板和股骨不移动；或当半月板 - 股骨连接撕裂后，股骨移动时半月板和胫骨不动 [31,32]。

许多学者建议用自体或同种异体软组织重建内侧副韧带浅层，并将后斜韧带增强修复于内侧副韧带浅层或深层上 [31,32]。由于后斜韧带在解剖上本来就与内侧副韧带浅层和深层紧密相对，因此，上述两种方法可以恢复局部解剖关系。在内侧副韧带的股骨和胫骨止点处分别钻取骨隧道，用挤压钉或穿骨缝线固定移植物。重要的是移植物应保持一定的张力，在膝关节屈曲 30° 轻度内翻时进行固定。用不可吸收线将后斜韧带缝合于浅层或深层内侧副韧带，采用叠瓦式缝合技术来维持后内侧复合体的张力 [32,33]。

下面介绍三种技术重建内侧副韧带和后斜韧带 [34-36]。其中两种技术采用自体半腱肌，保持其鹅足止点完好，随后将移植物固定于内侧副韧带浅层的股骨止点，用剩余肌腱的游离端来重建后斜韧带。将半腱肌游离端环绕半膜肌胫骨止点 [35]，或在半膜肌止点的后外侧胫骨关节面下方 10mm 处穿骨隧道固定 [36]。第三种重建内侧副韧带和后斜韧带的方法与前两种不同，它采用游离软组织移植物来重建内侧副韧带浅层和后斜韧带（图 13.5）。所有的移植物都通过骨隧道 / 挤压钉固定于内侧副韧带及后斜韧带的股骨和胫骨生理止点处。先固定股骨止点，随后屈膝 30° 并保持膝关节旋转中立位，固定

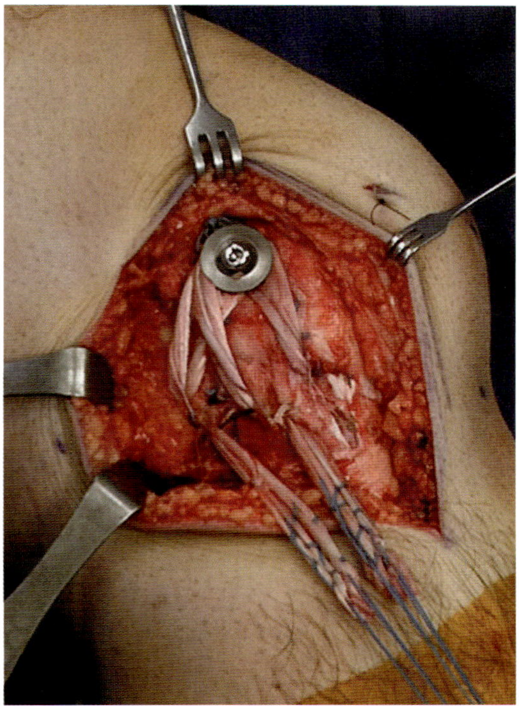

图 13.5 后内侧复合体陈旧性损伤的患者，对其采用同种异体移植物重建内侧副韧带和后斜韧带

远端的内侧副韧带浅层胫骨止点。最后在伸膝位固定后斜韧带。虽然还没有关于这项技术的临床随访报道，但是生物力学数据表明完成上述重建后可恢复膝外翻、旋转和前后向的稳定性[34]。

13.16 术后康复

在手术室时患者即应佩戴铰链式膝关节支具，并锁定于伸直位。术后 6 周内不负重。笔者强调早期保护性活动膝关节，并采用激进的康复以减少术后膝关节僵硬的发生。手术 6 周后患者部分恢复了髋关节、大腿和下肢的神经和肌肉控制功能，就不再锁定支具。术后 7 ~ 10 周可以循序渐进地进行负重锻炼。在物理治疗师的指导下可以循序渐进地进行闭链运动。通常术后 8 ~ 12 周可以不再使用支具和拐杖。患者应充分意识到康复过程很长，重新恢复体育运动和活动能力可能需要 9 ~ 12 个月。关于预防深静脉血栓，我们不建议常规预防用药，因为对于这种手术来说其风险大于收益。

13.17 小 结

随着一期 ACL 重建手术持续增加，失败的病例也相应增多。多种因素都有可能造成 ACL 重建的失败。复发的病理性松弛、关节活动受限、移植物失败、持续疼痛和伸膝装置功能障碍，这些都是导致患者对重建手术效果不满意而重返医院的原因。为了成功地进行翻修手术，了解重建手术失败的确切原因是首要且最重要的一步。

近年的文献表明，只有 60% 的患者在 ACL 单束翻修重建后能够恢复体育运动[37]。但这些回归运动的患者大多不能达到受伤以前的水平、强度和耐力。更重要的是，超过 50% 的患者在初次 ACL 重建术后 5 年即可出现早期退变性关节炎的表现。我们相信非解剖重建和忽略合并的次级稳定结构松弛是出现上述情况的主要原因。不是所有的膝关节内侧损伤都可以通过非手术治疗自愈。忽略后外侧复合体损伤是导致 ACL 重建失败的常见原因之一。对后内侧复合体和后外侧复合体损伤的处理不恰当可能造成部分残余松弛或 ACL 重建失败。

我们认为，在 ACL 翻修手术时采用双束解剖重建，并同时处理次级稳定结构的损伤，可以提高膝关节的运动状态，改善整体手术效果。恢复 ACL 的解剖结构及原有功能可能会降低膝关节的退变，但这还需要长期随访的数据来支持。在过去的 3 年里，笔者通过上述方法进行了超过 100 例 ACL 翻修，没有出现僵硬、骨折或固定失败等情况，只有 2 例患者需要进行分期手术处理。我们进行的解剖双束翻修技术在短期内取得了较好的功能效果。通过正式的评估，患者的满意度及恢复到受伤以前的运动水平均较高。

（李 棋 张 忠译）

参考文献

1. Maday MG, Harner CD, Fu FH. Revision ACL surgery: evaluation and treatment. In: Feagin JA, editor. The crucial ligaments. New York: Churchill-Livingston; 1994. p. 711–23.
2. Harter RA, Osternig LR, Singer KM, et al. Long-term evaluation of knee stability and function following surgical reconstruction for anterior cruciate ligament insufficiency. Am J Sports Med. 1988;16:434–43.
3. Holmes PF, James SL, Larson RL, et al. Retrospective direct comparison of three intraarticular anterior cruciate ligament reconstructions. Am J Sports Med. 1991;19:596–600.

4. Kornblatt I, Warren RF, Wickiewicz TL. Long-term follow-up of anterior cruciate ligament reconstruction using the quadriceps tendon substitution for chronic anterior cruciate ligament insufficiency. Am J Sports Med. 1988;16:444–8.
5. Gersoff WK, Clancy Jr WG. Diagnosis of acute and chronic anterior cruciate ligament tears. Clin Sports Med. 1988;7:727–38.
6. Harner CD, Giffin JR, Dunteman RC, Annunziata CC, Friedman MJ. Evaluation and treatment of recurrent instability after anterior cruciate ligament reconstruction. Instr Course Lect. 2001;50:463–74.
7. Gollehon DL, Torzilli PA, Warren RF. The role of the posterolateral corner and cruciate ligaments in the stability of the human knee. A biomechanical study. J Bone Joint Surg. 1987;69:233–42.
8. Albright JP, Brown AW. Management of chronic posterolateral rotatory instability of the knee: surgical technique for the posterolateral corner sling procedure. Inst Course Lect. 1998;47:369–78.
9. Hughston JC, Jacobson KE. Chronic posterolateral rotatory instability of the knee. J Bone Joint Surg. 1985;67(3):351–9.
10. Pacheco RJ, Ayre A, Bollen SR. Posterolateral corner injuries of the knee. J Bone Joint Surg (Br). 2011;93B(2):194–7.
11. Ranawat AS, Baker III CL, Henry S, et al. Posterolateral corner injury of the knee: evaluation and management. J Am Acad Orthop Surg. 2008;16:506–18.
12. Brinkman JM, Schwering PJ, Blankevoort L, et al. The insertion geometry of the posterolateral corner of the knee. J Bone Joint Surg (Br). 2005;87:1364–8.
13. LaPrade RF, Ly TV, Wentorf FA, et al. The posterolateral attachment of the knee. Am J Sports Med. 2003;31:854–60.
14. LaPrade RF, Tso A, Wentorf FA. Force measurements on the fibular collateral ligament, popliteofibular ligament, and popliteus tendon to applied loads. Am J Sports Med. 2004;32:1695–701.
15. LaPrade RF, Resig S, Wentorf FA, et al. The effects of grade III posterolateral knee complex injuries on anterior cruciate ligament graft force: a biomechanical analysis. Am J Sports Med. 1999;27:469–75.
16. Indelicato PA. Non-operative treatment of complete tears of the medial collateral ligament of the knee. J Bone Joint Surg. 1983;65:323–9.
17. Robinson JR, Sanchez-Ballester J, Bull AMJ, Thomas Rde WM, Amis AA. The posteromedial corner revisited: an anatomical description of the passive restraining structures of the medial aspect of the human knee. J Bone Joint Surg (Br). 2004;86:674–81.
18. Sims WF, Jacobson KE. The posteromedial corner of the knee: medial-sided injury patterns revisited. Am J Sports Med. 2004;32:337–45.
19. LaPrade RF, Engebretsen AH, Ly TV, Johnasen S, Wentorf FA, Engebretsen L. The anatomy of the medial part of the knee. J Bone Joint Surg. 2007;89:2000–10.
20. Warren LF, Marshall JL. The supporting structures and layers on the medial side of the knee: an anatomical analysis. J Bone Joint Surg. 1979;61:56–62.
21. Robinson JR, Bull AMJ, Thomas RR, Amis AA. The role of the medial collateral ligament and posteromedial capsule in controlling knee laxity. Am J Sports Med. 2006;34:1815–23.
22. Griffith CJ, LaPrade RF, Johansen S, Armitage B, Wijdicks CA, Engebretsen L. Medial knee injury: part 1. Static function of the individual components of the main medial knee structures. Am J Sports Med. 2009;37:1762–70.
23. Griffith CJ, Wijdicks CA, LaPrade RF, Armitage B, Johansen S, Engebretsen L. Force measurements on the posterior oblique ligament and superficial medial collateral ligament proximal and distal divisions to applied loads. Am J Sports Med. 2009;37:140–8.
24. Norwood LA, Hughston JC. Combined anterolateral-anteromedial rotatory instability of the knee. Clin Orthop Relat Res. 1980;147:62–7.
25. Halinen J, Lindahl J, Hirvensalo E, Santavirta S. Operative and non-operative treatment of medial collateral ligament rupture with early anterior cruciate ligament reconstruction: a prospective randomized study. Am J Sports Med. 2006;34:1134–40.
26. Yagi M, Kuroda R, Nagamune K, et al. Double-bundle ACL reconstruction can improve rotational stability? Clin Orthop Relat Res. 2007;454:100–7.
27. The MARS Group. Descriptive epidemiology of the Multicenter ACL Revision Study (MARS) cohort. Am J Sports Med. 2010;38(10):1979–86.
28. Harner CD, Mark PH, Fu FH, Irrgang JJ, Silby MB, Mengato R. Anterior cruciate ligament reconstruction: endoscopic versus two-incision technique. Arthroscopy. 1994;10(5):502–12.
29. Sigward SM, Markolf KL, Graves BR, et al. Femoral fixation sites for optimum isometry of posterolateral corner reconstruction. J Bone Joint Surg. 2007;89(11):2359–68.
30. Noyes FR, Barber-Westin SD. Posterolateral knee reconstruction with an anatomical bone-patellar tendon-bone reconstruction of the fibular collateral ligament. Am J Sports Med. 2007;35(2):259–73.
31. Jackson JB, Ferguson CM, Martin DF. Surgical treatment of chronic posteromedial instability using capsular procedures. Sports Med Arthrosc. 2006;14:91–5.
32. Jacobsen KE, Chi FS. Treatment of chronic injuries to the medial side of the knee. Tech Knee Surg. 2007;6:106–11.
33. Fanelli GC, Harris JD. Surgical treatment of acute medial collateral ligament and posteromedial corner injuries of the knee. Sports Med Arthrosc. 2006;14:78–83.
34. Coobs BR, Wijdicks CA, Armitage BM, et al. An in vitro analysis of an anatomical medial knee reconstruction. Am J Sports Med. 2010;38:339–47.
35. Kim SJ, Lee DH, Kim TE, Choi NH. Concomitant reconstruction of the medial collateral and posterior oblique ligaments for medial instability of the knee. J Bone Joint Surg (Br). 2008;90:1323–7.
36. Lind M, Jakobsen BW, Lund B, Hansen MS, Abdalla O, Christiansen SE. Anatomical reconstruction of the medial collateral ligament and posteromedial corner of the knee in patients with chronic medial collateral ligament instability. Am J Sports Med. 2009;37:1116–22.
37. Diamantopoulos AP, Lorbach O, Paessler HH, et al. Anterior cruciate ligament revision reconstruction: results in 107 patients. Am J Sports Med. 2008;36:851–60.

第七部分

后交叉韧带损伤为主的膝关节多发韧带损伤的手术治疗

第 14 章

膝关节多发韧带损伤的关节镜下一期修复

Micah Lissy，Christopher J. Dy，Anil S. Ranawat，Gregory S. DiFelice

14.1 引 言

膝关节多发韧带损伤较为少见，在所有骨科损伤中患病率占 0.2% ~ 2%[1-4]。由于仅能对较少的临床病例进行研究，科学文献证据绝大部分被限制为Ⅲ级和Ⅳ级。此外，其中许多回顾性研究和连续病例报告评估的患者的膝关节损伤病理范围很广，有异质性，包括各种不同程度的后外侧和后内侧角损伤、血管和神经损伤以及骨软骨损伤 [1,5-8]。由于相对贫乏高质量证据，在有关如何最好地处理这些困难和复杂损伤方面缺乏共识 [9]。

在膝关节多发韧带损伤已有的治疗中存在许多争议。这些争议包括（但不局限）：非手术治疗的作用 [10-15]、手术时机的选择 [5]、分期手术 [2]、急性修复的效果 [3]、移植物的选择 [16-18] 以及关节镜的相对开放式手术 [19-22]。虽然以往急性期修复是外科治疗的主体 [23-27]，但近期文献不支持对前交叉韧带（ACL）、后交叉韧带（PCL）或侧副韧带行一期修复 [19,20,27]。而反对侧副韧带一期修复的意见是有循证依据的 [28]，反对交叉韧带一期修复的争论则来自于不确定证据的专家意见 [2,8,29]。我们认为对交叉韧带的一期修复，在外科处理膝关节多发韧带损伤患者中有着重要作用。

以往对交叉韧带一期修复时采用的是开放方式手术 [6,23,24,30]。一期开放修复的好处包括自体组织的利用，可保存交叉韧带的本体感觉和固有功能 [6,31]。此外，行一期交叉韧带修复可以降低成本和避免某些疾病，如同种异体骨移植感染或自体移植物原位的潜在发病率。Owens 等的研究结果更加支持一期修复，在 25 名患者中有 23 名接受开放式一期修复，术后都能在轻微或完全没有功能障碍下进行以前的活动 [32]。

现代关节镜技术可以利用有限切口完成一期交叉修复，这样有助于缩短手术时间并避免开放式关节手术的发生率 [33]。此外，可以较容易地检查整个膝关节，并可以利用关节镜工具精确、严格地重建韧带的嵌入角度。最后，如果一期修复不能成功地恢复稳定性，通常不会影响后期重建。

本章的目的是：对 ACL 和 PCL 止点的原位撕脱进行定义，通过在其解剖足印区钻孔或骨性锚钉的内部锁定缝线进行一期修复。资深作者（Gregery S. DiFelice，GD）将演示在选取的患者中进行 ACL 和 PCL 一期修复。修复时可以做关节镜，也可根据损伤情况做开放式手术。本章将回顾我们对膝关节多发韧带损伤行关节镜下一期交叉修复的方案，以取得最大化的成果。另外，我们将讨论合适的适应证、必要的手术设备和技术以及我们的术后康复理念。最后，我们将回顾成果文献，并提供部分案例进行分析。

14.2 手术适应证与影像学检查

适当及精确的适应证对于确定最有可能受益于 ACL 和（或）PCL 一期修复的患者是至关重要的。采集完整的病史和进行体格检查是必要的。对相关神经、血管和软组织损伤的理解可以指导手术技术与时机。常对开放性损伤行急性期修复。此外，对于大面积关节囊损伤，可能需要延迟进行手术以防止液体外渗。最重要的是，外科医师应意识到在损伤 3 周后行关节镜下一期修复的难度。由于手术延迟、瘢痕组织形成以及软组织回缩，可能会使修复手术受限，或在修复手术后康复效果不佳 [3,5,6]。所以我们理想的康复时间是伤后 10 ~ 21 天。

有必要行影像学检查，这包括标准的膝关节正、侧位 X 线片，必要时复位后拍 X 线片，有时需要行侧位 X 线片检查。骨损伤，如关节骨折或撕脱骨折，应使用 CT 行进一步评估。在考虑进行急性一期修复或延迟重建时，应考虑到关节骨折对重建隧道位置选择的影响，或者重建隧道时是否会引起骨折，从而造成不必要的风险。除了 X 线片，MRI 在确认交叉韧带损伤是否适合急性修复上更有帮助。

MRI 可以准确地显示交叉韧带的损伤 [34-36]。当韧带止点的一端或大部分韧带实质部分保持相对完整而另一端没有附着在止点时，就需要确认是否有交叉韧带从胫骨止点（图 14.1 和 14.2）或从股骨止点（图 14.3 和 14.4）处撕脱或软组织剥离伤。对这类撕裂行急性一期修复效果最好。相反，对 ACL（图 14.5）和 PCL 中间实质部撕裂的患者，在大部分韧带结构混乱或游离时，行“端 - 端”一

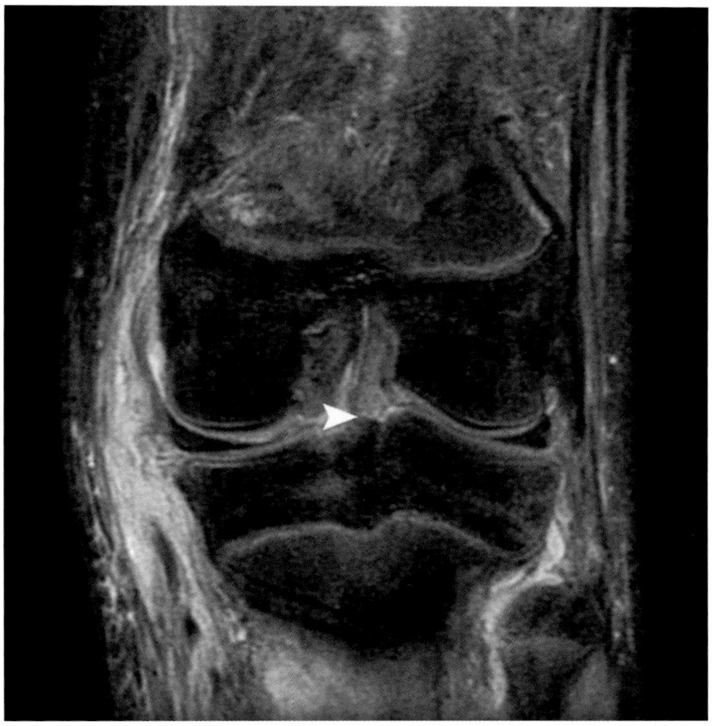

图 14.1 饱和脂肪质子密度加权冠状位 MRI 图像显示 ACL 胫骨撕脱。白色箭头显示的是在胫骨止点处的不连续性肌腱

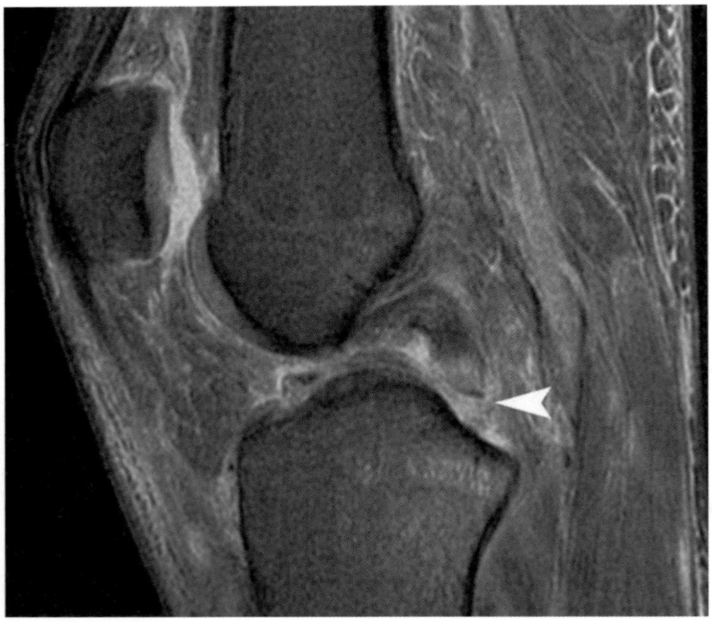

图 14.2　短 TI 反转恢复（short TI inversion recovery，STIR）脂肪抑制矢状位 MRI 图像显示 PCL 胫骨撕脱。白色箭头指向韧带的撕脱端。注意 PCL 为波浪形，股骨起点相对完整，并且要注意韧带不嵌入胫骨

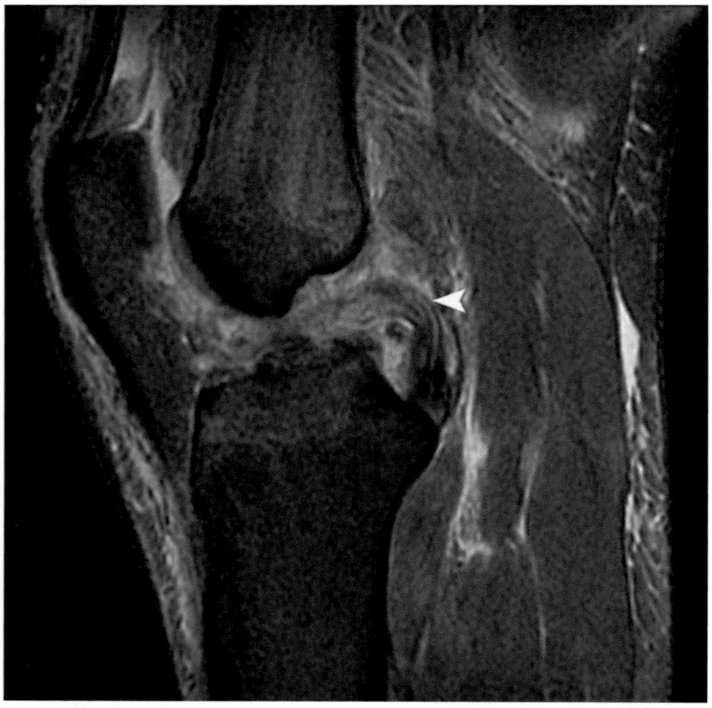

图 14.3　STIR 脂肪抑制矢状位 MRI 图像显示 PCL 从股骨撕脱。白色箭头指向韧带的撕脱端。注意 PCL 为波浪形，胫骨止点相对完整，并且要注意韧带未连接到股骨起点

期修复的效果最差。MRI 也可通过韧带中间实质部的信号改变评估韧带实质部的损伤。修复的成功依赖于韧带组织的质量能否承受缝合修复。然而，我们的经验发现可以通过 MRI 影像显示的韧带撕脱的相对长度预测修复的可能性，而韧带内部结构损伤的 MRI 表现则不能预测组织保留缝合的能力。同时，MRI 也可用来明确膝关节合并软组织损伤，如后外侧角和后内侧角损伤。在评估膝关节多发韧

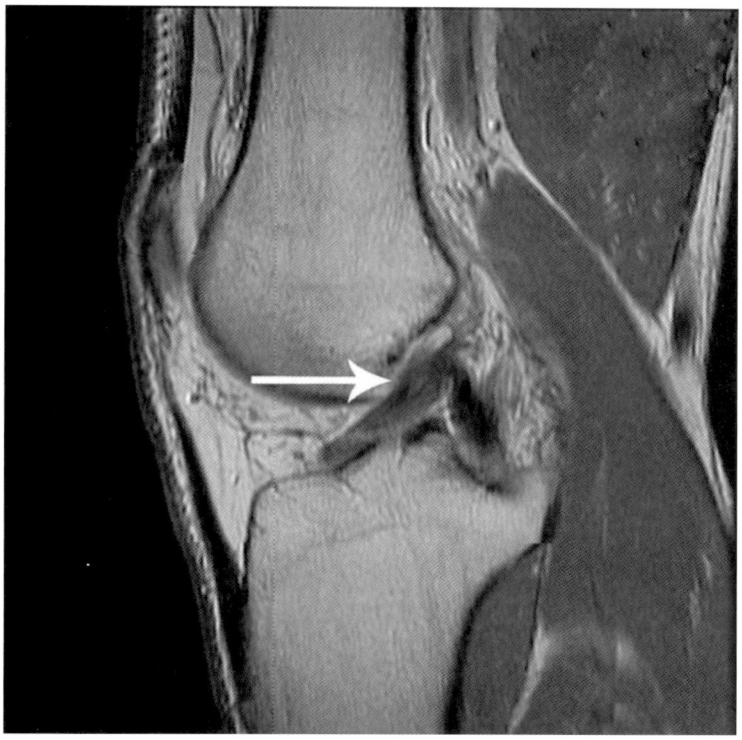

图 14.4 T1 加权矢状位 MRI 图像显示 ACL 从股骨撕脱。白色箭头指向 ACL 股骨端撕脱点。注意胫骨止点相对完整，而韧带并没有达到股骨起点

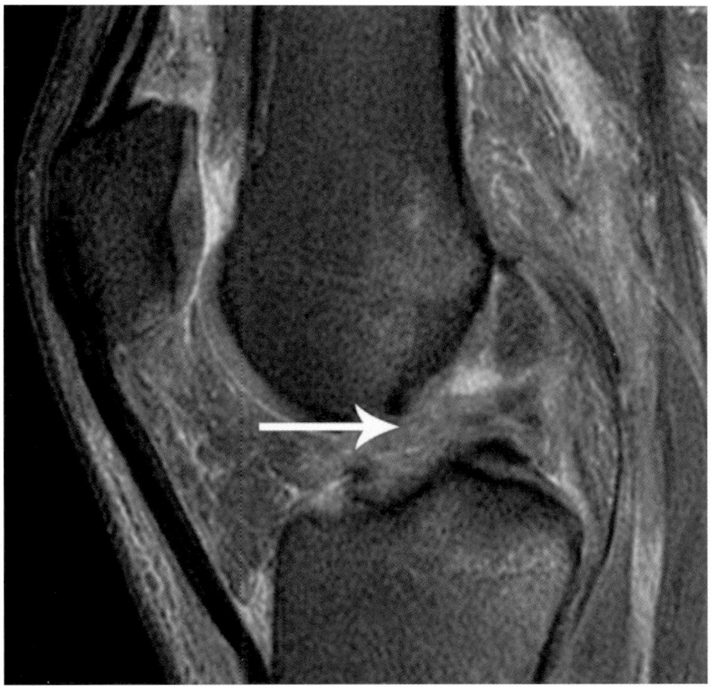

图 14.5 脂肪抑制加权矢状位 MRI 图像显示 ACL 中间实质部断裂。注意大多数韧带是游离的或无定形（白色箭头）

带损伤的一期修复适应证中，对伴随损伤的诊断和整体损伤模式的认识至关重要。

最后，必须要对患者及其对于膝关节的需求有充分的了解。那些难以应对的、疼痛阈值较低或需求低且不愿继续进行严格康复训练的患者，在损伤模式符合条件时行微创的全关节镜下修复则更为有利。表 14.1 列出了拟行关节镜下交叉修复的手术适应证。

表 14.1 拟行关节镜下交叉修复的手术适应证

交叉韧带止点一端的软组织剥离或有撕脱骨折的影像学证据
损伤后 10 ~ 21 天
关节囊完整以维持关节液

14.3 手术技术

关节镜下进行交叉韧带一期修复的目标是重建解剖位置，以最大限度地恢复关节的生物力学功能，减少关节僵硬和关节不稳。如果损伤类型符合条件，则可以同时修复 ACL 和 PCL。但更常见的情况是在急性期修复 ACL 或 PCL，并且延迟重建另一条交叉韧带。关节镜下进行韧带一期修复的理想时机是在受伤后的 2 周以内。影响手术时机的因素可能超出了外科医师的控制范围。如果合并膝关节的骨折或其他软组织结构的损伤，可能会延迟手术修复，还包括在创伤中受到了全身性损伤。

外科医师准确、迅速地进行关节镜下交叉韧带修复的能力很大程度上取决于现代化的关节镜仪器。外科医师必须确保合适的关节镜设备以及移植物的可用性。通常使用标准膝关节镜设备，但常常传统的肩关节镜设备也可以方便地用于膝关节韧带修复。其中包括一个大口径套管（如 PassPort Cannula—Arthrex，Naples，FL）、可调整缝合通过设备（如 Scorpion—Arthrex，Naples，FL）、聚酯纤维缝线（如 #2 FiberWire—Arthrex，Naples，FL）、韧带纽扣（如纽扣钢板—Arthrex，Naples，FL）、有结 / 无结锚钉（如 PEEK FT Corkscrews 或 Vented SwiveLocks—Arthrex，Naples，FL）以及空心钻头（比如 RetroDrill—Arthrex，Naples，FL）在进行 ACL 和 PCL 一期修复中很有帮助。

标准前内侧和前外侧入路用于完成诊断性膝关节镜检查。仔细检查和动员需要被修复的交叉韧带，并轻柔地清理所有的瘢痕组织。通过关节镜下抓取器评估韧带游离端，以确保一期修复时其有足够的长度和质量保证。如果认为组织是合适的，那么需要在关节镜下清理干净，从而为修复创造一个较好的骨床（图 14.6）。当评估韧带的长度时，确保膝关节恰当复位，以及在矢状面上没有关节畸形或 ACL 或 PCL 没有功能不全是特别重要的。大多数情况下，在膝关节处于屈曲 90° 时胫骨前方应该定位在股骨外侧髁前方 1cm。

如果需要，也应创建辅助入路，以方便修复。对于 PCL 胫骨止点撕脱骨折，常规建立后内侧和（或）外侧入路。对 PCL 股骨端损伤或 ACL 两端损伤，通常需要建立内侧辅助入路。一个可延展的大口径套管在前内侧入路可能非常有帮助。一旦做好所有的入路，下一步就需要决定固定方法。如果使用打结锚钉，那么就可以放置锚钉了。如果使用无接头锚钉或钻孔技术，那么则将缝线穿过韧带。如果使用缝合锚钉，这时我们优先使用无结锚钉，可避免组织缝合后影响最初的固定张力。

将缝线穿过韧带是修复过程中对技术要求最高和最困难的一步。在韧带实质部植入一个可反复通过缝线的套管，可以在高张力缝线牵拉下尽可能保证韧带的完整。将缝线两端再次反向经套管通过韧带实质部，并将其拉向韧带游离端。这就形成了一个 Bunnell 缝合方式，将缝线通过三个骨隧道并相互打结，以增加拉出的强度并收紧组织。在进行下一个缝合时应该特别注意避免切割之前已穿过的缝线。注意缝合组织的强度，以确保没有从先前的缝线穿过。如果易于分辨 ACL 和（或）PCL 的各个束，则对每个束分别进行处理，否则缝线将通过所有不可分辨的韧带束。一般来说，每次修复时采用两条缝线，在单束修复时有 4 个缝合线末端（图 14.7），在双束修复时有 8 个缝合线末端（图 14.8）。认识每一个缝合作用是至关重要的。一旦所有的缝线都穿过韧带，它们就通过辅助入路或在前内侧入路被引出，并通过可延展套管来保护韧带和缝线。此时，因为韧带上没有张力，可以再次使用关节镜磨钻，从而在韧带附着点处创建一个较好的出血骨床并安全地从附着点撤回。

下一步就是将空心钻定位到 ACL 和（或）PCL 解剖足印区，是否用引线取决于钻头的类型。对交叉韧带的解剖结构定位的理解是至关重要的。请读者参考前面关于交叉韧带解剖细节的章节。一旦钻头通过，使镍钛合金引线穿过套管并将修复缝线向下引出（图 14.9）。在钻头进入的地方做一个小的切口以方便固定。如果套管设备不可用，可使用标准的 2.4mm 钻孔，并用腰椎穿刺针传递镍钛诺丝。建议在缝合之前完成钻孔，以避免对来自钻头的后续通道的骨内缝线造成损坏。

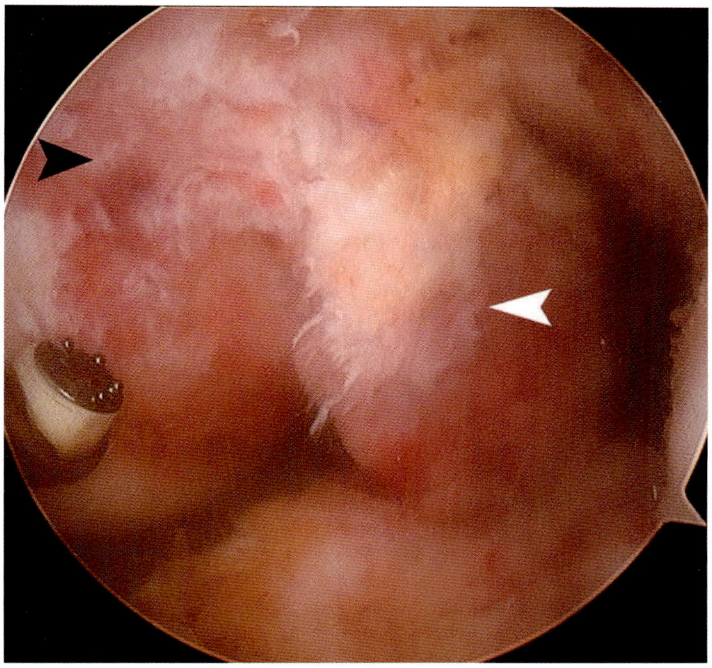

图 14.6 白色箭头指向 PCL 创面残端。黑色箭头示 PCL 在内侧股骨髁的足印区。PCL 足够长以满足修复

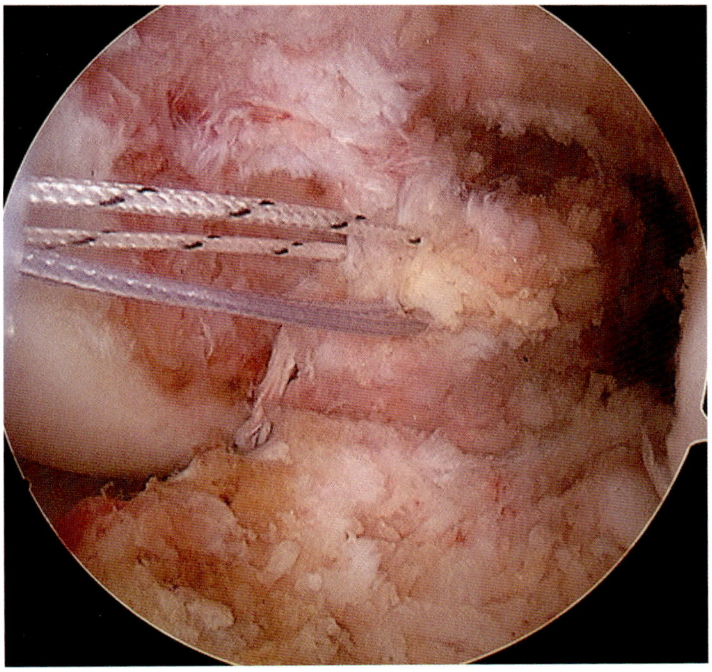

图 14.7 可见 PCL 残端在两根新一代聚酯缝合线从残端出来的四个线端中间。通常每根线由三小根制成，开始时尽可能接近完整的止点，通过相反的方向，朝向韧带的游离端实现 Bunnell 式缝合

另一种方法是使用一个 RetroDrill 或 FlipCutter（Arthrex，Naples，FL）来创建一小凹用于拉入韧带。这在增加表面积促进韧带愈合并能允许更多的张力上具有理论优势。然而，我们的经验显示这样的埋头孔不需要达到腱骨愈合。另外，通常撕脱的韧带不具有足够的长度来做埋头孔。

由于这些修复通常同时与其他手术一起进行（如外侧手术），在这个位置可将修复缝线通过并停在配套的套管，先对其余部分进行处理。在适合进行修复时，则拉紧韧带。对于 PCL 修复，将膝关

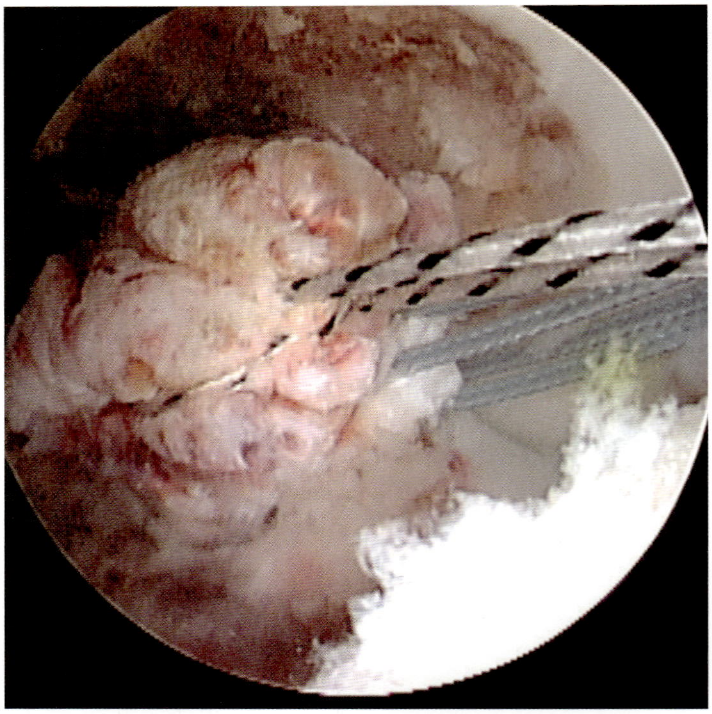

图 14.8 关节镜下见 PCL 的双束修复，每束有 2 根缝线 4 个线端，总共有 8 根线端

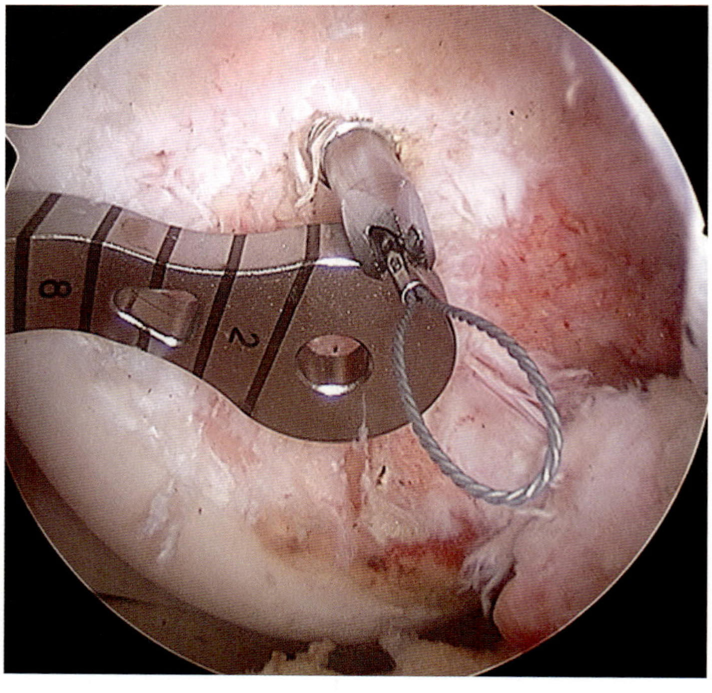

图 14.9 可观察到内侧股骨髁 PCL 足印区。也可见到 PCL 股骨导管，也能看见空心钻里带有镍钛记忆合金线穿过套筒

节屈曲 90° 时施加一个向前的力，使胫骨解剖性复位。对于 ACL 修复，将膝关节屈曲 30°。将缝合线成对拉紧，并在隧道的骨桥之间打结固定。笔者更喜欢使用韧带纽扣，以减少软组织在骨桥处的受压以及减少未来韧带因为蠕变而发生松弛，也可以用螺钉和垫圈来作为拴桩固定。将韧带复位至止点处在拉紧时应该用关节镜监视（图 14.10）。将交叉韧带修复拉紧后，在大约膝关节 30° 时给一个内翻或外翻的力，以及在必要时旋转足部来收紧侧方结构。最后，通过轻柔的前和（或）后抽屉检查和 Lachman 检查来评估已修复韧带的完整性。表 14.2 强调了外科技术要点。

另一个可以选择的进行韧带修复的技术是不建立经骨隧道，而是使用无结缝合锚钉（如 BC Vented SwiveLock——Arthrex，Naples，FL）。使用这种技术时还是采用之前描述的缝线穿线方式。通过这些设备的标准技术将无结缝合锚钉置入韧带足印区从而固定在骨上。这是资深作者（GD）目前更倾向采用的技术。应该指出的是，资深作者（GD）最初使用这种修复技术是针对合并其他损伤的患者，包括关节骨折或有较高的关节纤维化风险（在 PCL 的案例中发现），这使得标准重建不能实施。然而，有了这样的经验和持续的成功修复技术，进行韧带重建的适应证扩大到包括仅仅在 MRI 上有损伤的患者。目前，如果在术前 MRI 判断损伤类型属于设定的多发韧带损伤类型，那么手术计划是能在关节镜下进行韧带修复就不进行重建。如果病案的特殊性使韧带修复可能较低（比如组织太差而不能维持缝合），那么手术计划则将改为行韧带重建。

表 14.2　手术技术要点

首先评估组织的长度和质量
辅助入路对缝合的管理非常有用，并能为缝线、锚钉和（或）引导鞘插入获得理想的角度
现代化的关节镜设备非常有用，比如缝合设备、套管以及各种各样的有结无结锚钉
在穿过几个缝线臂的咬合后检查缝线在韧带咬合的长度，以最大限度缝合和尽量减少组织损伤
通过“停放”在辅助入路或切口，保护缝线臂避免掉落以及再通过缝合口
在确定韧带长度和拉紧修复时确保膝关节已复位

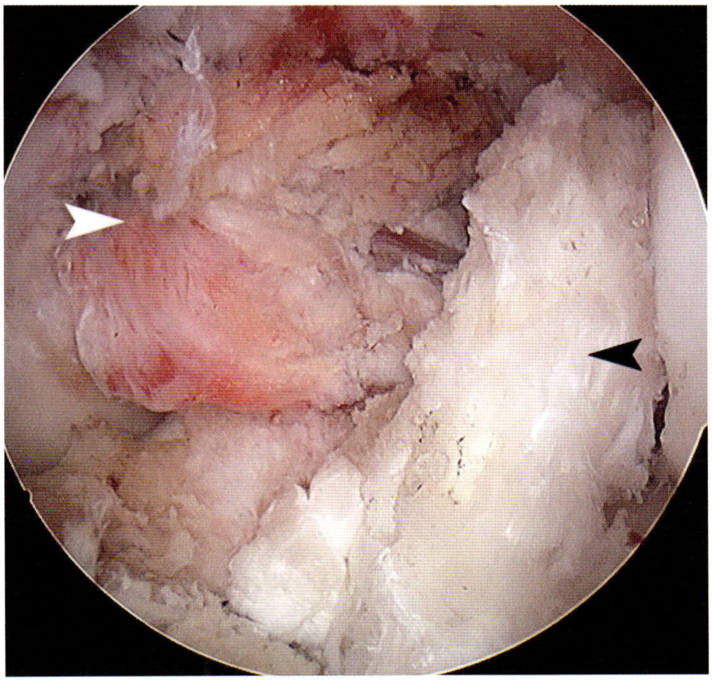

图 14.10　可见关节镜下完全修复。白色箭头指向修复的 PCL，被收紧至足印区，拴在一个韧带纽扣上。黑色箭头指向重建完整的 ACL，显示的是 PCL 修复后的情况

14.4　术后康复

采取标准的术后止痛及围手术期抗感染治疗。根据具体病情采取局部神经阻滞。术后第一天开始在铰链式膝关节支具伸直位固定的保护下下地行走，具体负重情况视伴随损伤的结构及重建方案而定。对于交叉韧带损伤修复的患者制订一套统一的康复方案是比较困难的，因为大部分患者常伴有其他韧带，甚至存在骨性结构的损伤而需要修复或者重建。但是，通常患者是可以在术后的几个星期内部分负重，并逐渐增加负重的。术后 1 星期需要进行常规伤口检查。术后即在铰链式膝关节支具伸直位固定的保护下开始股四头肌等长锻炼。术后 3 周评估患肢直腿抬高肌力。术后 2 ～ 4 周开始进行不剧烈的膝关节活动度锻炼，根据承受能力逐渐增加活动度。我们通常鼓励进行膝关节活动度锻炼，因为术后僵硬是急性膝关节损伤行手术治疗的一个常见并发症。需要完全禁止开链肌肉活动，避免使修复结构损伤甚至失效。术后 6 ～ 8 周开始行闭链锻炼，同样需视伴随损伤结构或者手术方案而定。术后 3 个月及 6 个月评估患膝活动度及肌肉力量。术后 6 ～ 9 个月评估患膝功能情况。若股四头肌和腘绳肌肌力恢复到 4 级以上或者 5 级，主动伸膝能完全伸直，主动屈膝与健侧比相差在 15° 内，则允许患者逐渐开始体育活动。

14.5　结　局

文献中评价膝关节多发韧带损伤疗效的证据主要是Ⅲ级和Ⅳ级证据。缺乏交叉韧带急性期修复术后的疗效指标。由于膝关节多发韧带损伤的发生率相对较低，并且在现有研究中不同患者的损伤具有异质性，因此，目前关于膝关节多发韧带损伤的最佳治疗方案尚存在争议 [2,7,9]。

在解读最近的关于膝关节多发韧带损伤治疗的系统回顾 [3] 和专家意见 [29] 时必须谨慎仔细。同先前的文献类似，这些文献 [3,29] 中涉及修复还是重建的争议主要在于后外侧角损伤，其次才是交叉韧带的治疗。Stannard 等的研究 [28] 在关于膝关节多发韧带循证治疗讨论中常被提及，因为他们的研究是关于这类损伤中少有的前瞻性队列研究。Stannard 等的研究表明对于后外侧角损伤，重建后外侧角的疗效优于修复后外侧角。在他们的研究中，主刀医师根据损伤类型选择修复或者重建，对于损伤不严重的通常选择修复后外侧角。进一步评估时，在 67 例行后外侧角治疗的患者中，25 例患者还伴有 ACL 和 PCL 损伤，需行手术治疗。在这 25 例患者中，没有患者行 ACL 和 PCL 联合修复手术。2 位患者行 PCL 修复和 ACL 重建手术，其余 23 位患者行 ACL 和 PCL 联合重建手术。研究者认为 2 例行 PCL 修复和 ACL 重建手术的患者手术很成功。在我们的解读中，Stannard 的研究结果支持对后外侧角重建优于修复，但是没能提供确切的证据反对交叉韧带修复。在最近的一篇关于手术治疗还是保守治疗、重建还是修复、早期手术还是择期手术的系统回顾文献中，Levy 等 [3] 认为，早期手术治疗的疗效更好。而且，与修复后外侧角相比，重建后外侧角的翻修率更低。在最近的一篇专家意见中，Levy 等 [29] 建议关节镜下重建 ACL 和 PCL。

文中提及的膝关节多发韧带损伤中 ACL 和 PCL 的循证治疗大多数都是基于回顾性研究采集的数据。在一项纳入了 23 个膝关节的 IV 级回顾性研究中，Mariani 比较了对 ACL 合并 PCL 损伤的患者，行直接 ACL 和 PCL 联合修复、ACL 重建和 PCL 修复以及 ALC 和 PCL 联合重建之间的疗效。结果表明，在 ACL 和 PCL 联合修复组，屈曲活动度丧失和后方松弛的概率高于其他两组，而且术后恢复

14.6.2 案例 2：ACL 胫骨止点修复

一位 15 岁的自行车骑手受到一辆摩托车撞击后造成创伤性脑损伤、闭合性锁骨骨折（已行非手术治疗）及闭合性膝关节内侧脱位（未累及血管和神经）。复位后检查显示膝关节对前后应力以及伸直位时外翻应力均表现明显松弛。MRI 检查提示 PCL 实质中部损伤、ACL 胫骨止点撕脱（图 14.17 和 14.18）、内侧副韧带胫骨止点撕脱以及内外侧半月板根部撕脱。由于存在创伤性脑损伤，推迟到受

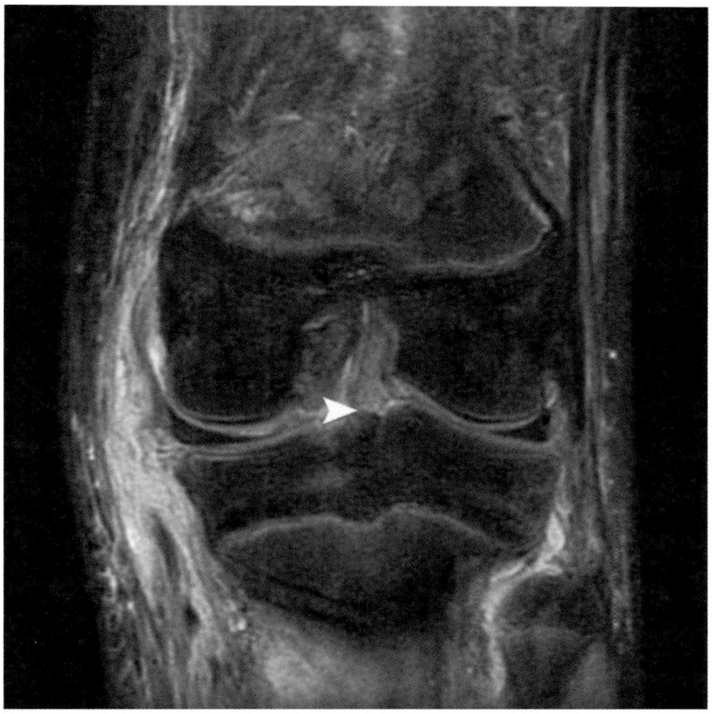

图 14.17 病例 2 的脂肪饱和质子密度加权像冠状位 MRI 片示 ACL 从胫骨上撕脱。白色箭头显示了肌腱在胫骨止点处不连续

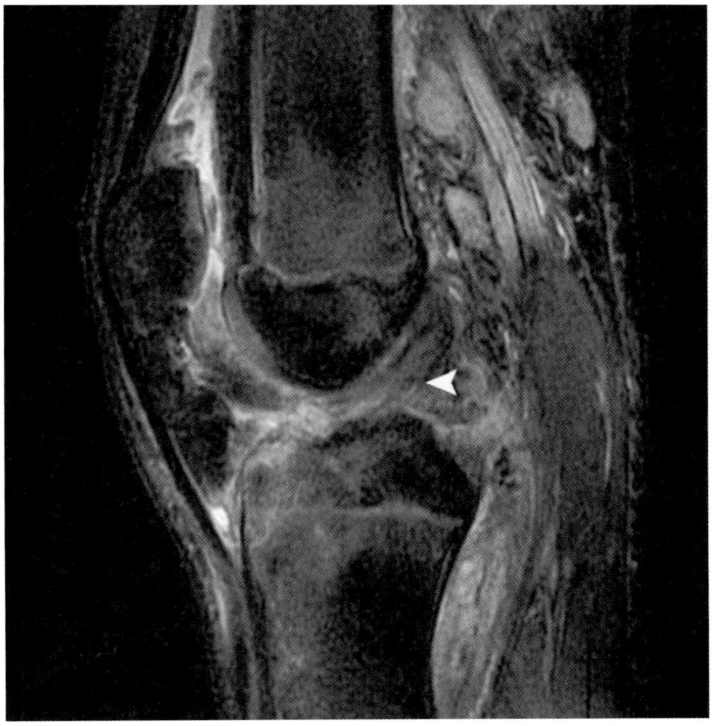

图 14.18 脂肪饱和质子密度加权像冠状位 MRI 片也显示了 ACL 从胫骨上撕脱。白色箭头显示了韧带相对完整的部分

伤后 3 周进行膝部手术。

术前计划进行关节镜下 ACL 修复与 PCL 重建，必要时行半月板根部及内侧副韧带修复。初始关节镜下 ACL 的评估显示从胫骨止点分离的部分带有极好的组织质量和长度（图 14.19）。将两根带锁缝线穿过 ACL 实质中部并分别固定于不同的穿刺切口，以在处理其他结构时起到保护作用（图 14.20 和 14.21），随后进行全内 PCL 异体移植重建（Arthrex，Naples，FL），对半月板根部以及内侧副韧带均使用缝合锚钉进行修复。之后将两根缝线分别穿过经 ACL 原始止点的钻孔（图 14.22），并在远端使用韧带纽扣固定于骨桥上。将 PCL、内侧副韧带和半月板根部拉紧后，再拉紧 ACL（图 14.23）。

对该患者用铰链式膝关节支具固定膝部，并嘱其进行非承重运动以避免影响到半月板根部的修复。术后立即开始行股四头肌等长收缩训练。术后 2 周开始进行被动活动度训练。术后 6 周该患者的承重状态、主动活动度、闭链强化锻炼以及抵抗运动都得到了明显改善。术后将近 3 年，患膝活动度与健侧对比正常对称，后抽屉试验与 Lachman 试验均为阴性。Lysholm 膝关节评分为 95 分，改良 Cincinnati 膝关节评分为 92 分。患者可完全不受限制地重返休闲体育竞赛。MRI 检查确认 ACL 已解剖愈合于胫骨止点。

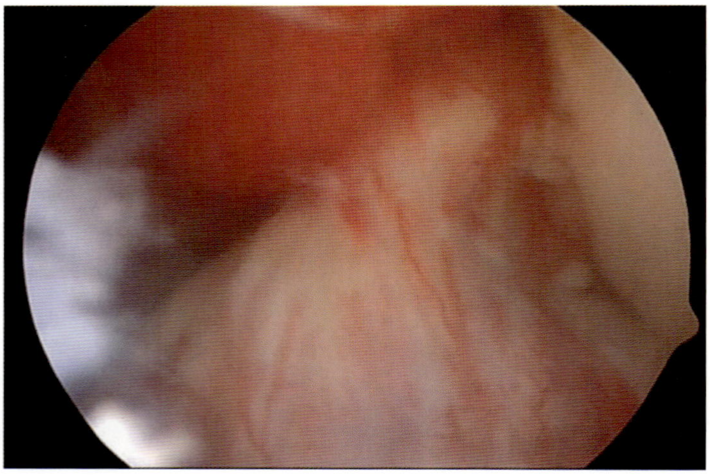

图 14.19 关节镜下显示病例 2 的 ACL 胫骨撕脱，展示有足够的组织质量和长度。对止点处进行探查后，显示软组织撕脱确实存在

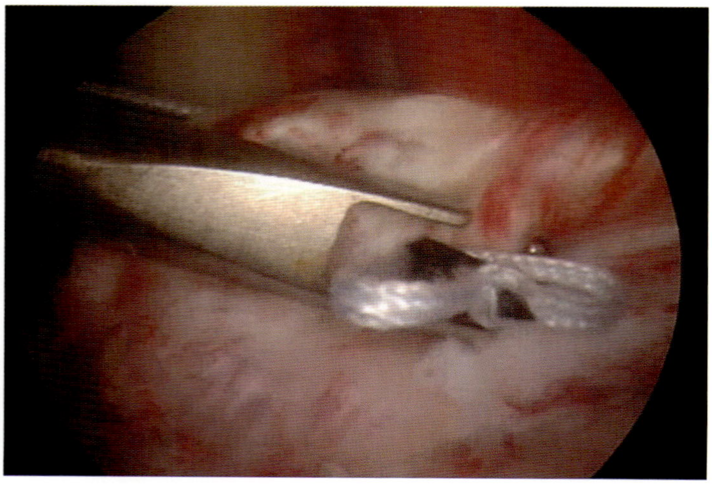

图 14.20 用可重装的缝线通过器（Scorpion—Arthrex，Naples，FL）使聚酯缝线通过 ACL 的残端

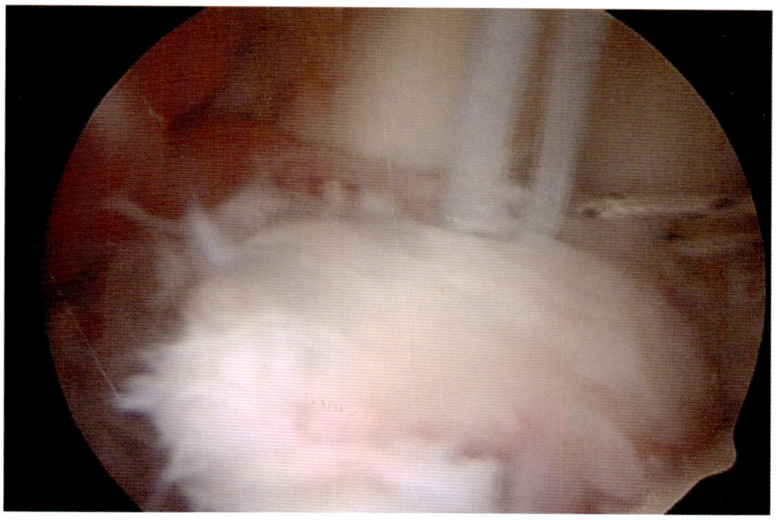

图 14.21 完整的 Bunnell 式缝合，显示在 ACL 线端两束线的四个线端

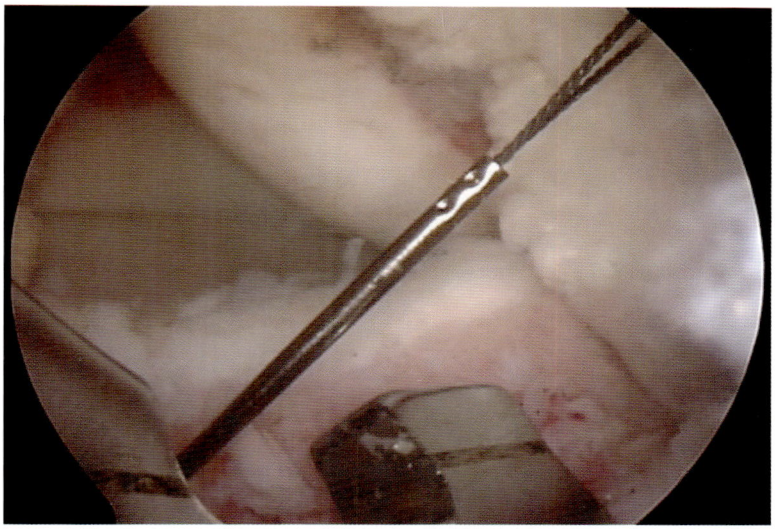

图 14.22 放置 ACL 胫骨钻导向至 ACL 胫骨足印处。将镍钛合金线通过钻孔进入关节，引出两根线端至关节外

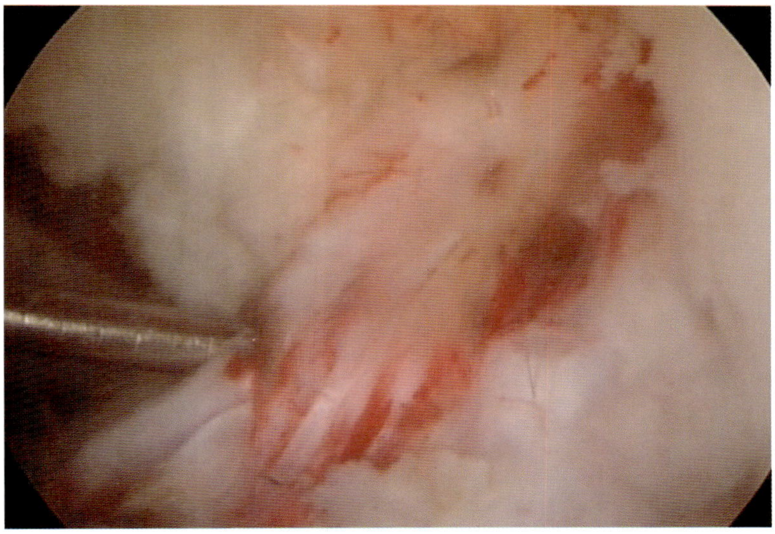

图 14.23 将线端拴至韧带纽扣，可见 ACL 完全修复。用探钩评估恰当的固定和张力

14.7　结　论

膝关节多发韧带损伤给骨科医师带来了很大挑战。在有限的文献报道中，由于患者的异质性，导致缺乏决定性的指南来指导医师如何最佳管理膝关节多发韧带损伤患者。由于大多数交叉韧带在实质中部断裂，异体移植物重建仍是此类损伤的治疗选择。然而，随着诊断影像学和关节镜技术的进步，可以发现更多的软组织撕裂伤，并能成功地进行初期关节镜下修复。进行初期关节镜下修复可以避免开放入路相关并发症、供体部位并发症、潜在的移植物反应以及感染，并且在以后如有可能行翻修手术时不会产生技术障碍。在外科医师治疗膝关节多发韧带损伤患者的医疗设备中，初期关节镜下修复 ACL 和（或）PCL 应作为一项工具。当软组织撕裂伤发生在恰当挑选出的患者人群中时，有经验的医师可以应用此技术来治疗。

（李　祺　张　忠 译）

参考文献

1. Engebretsen L, Risberg MA, Robertson B, Ludvigsen TC, Johansen S. Outcome after knee dislocations: a 2–9 years follow-up of 85 consecutive patients. Knee Surg Sports Traumatol Arthrosc. 2009;17(9):1013–26.
2. Howells NR, Brunton LR, Robinson J, Porteus AJ, Eldridge JD, Murray JR. Acute knee dislocation: an evidence based approach to the management of the multiligament injured knee. Injury. 2011;42:1198–204.
3. Levy BA, Dajani KA, Whelan DB, et al. Decision making in the multiligament-injured knee: an evidence-based systematic review. Arthroscopy. 2009;25(4):430–8.
4. Rihn JA, Groff YJ, Harner CD, Cha PS. The acutely dislocated knee: evaluation and management. J Am Acad Orthop Surg. 2004;12(5):334–46.
5. Liow RY, McNicholas MJ, Keating JF, Nutton RW. Ligament repair and reconstruction in traumatic dislocation of the knee. J Bone Joint Surg Br. 2003;85(6):845–51.
6. Mariani PP, Santoriello P, Iannone S, Condello V, Adriani E. Comparison of surgical treatments for knee dislocation. Am J Knee Surg. 1999;12(4):214–21.
7. Noyes FR, Barber-Westin SD. Treatment of complex injuries involving the posterior cruciate and posterolateral ligaments of the knee. Am J Knee Surg. 1996;9(4):200–14.
8. Richter M, Bosch U, Wippermann B, Hofmann A, Krettek C. Comparison of surgical repair or reconstruction of the cruciate ligaments versus nonsurgical treatment in patients with traumatic knee dislocations. Am J Sports Med. 2002;30(5):718–27.
9. Hammoud S, Reinhardt KR, Marx RG. Outcomes of posterior cruciate ligament treatment: a review of the evidence. Sports Med Arthrosc. 2010;18(4):280–91.
10. Cross MJ, Powell JF. Long-term followup of posterior cruciate ligament rupture: a study of 116 cases. Am J Sports Med. 1984;12(4):292–7.
11. Dandy DJ, Pusey RJ. The long-term results of unrepaired tears of the posterior cruciate ligament. J Bone Joint Surg Br. 1982;64(1):92–4.
12. Fowler PJ, Messieh SS. Isolated posterior cruciate ligament injuries in athletes. Am J Sports Med. 1987;15(6):553–7.
13. Keller PM, Shelbourne KD, McCarroll JR, Rettig AC. Nonoperatively treated isolated posterior cruciate ligament injuries. Am J Sports Med. 1993;21(1):132–6.
14. Shelbourne KD, Davis TJ, Patel DV. The natural history of acute, isolated, nonoperatively treated posterior cruciate ligament injuries. A prospective study. Am J Sports Med. 1999;27(3):276–83.
15. Torisu T. Isolated avulsion fracture of the tibial attachment of the posterior cruciate ligament. J Bone Joint Surg Am. 1977;59(1):68–72.
16. Poehling GG, Curl WW, Lee CA, et al. Analysis of outcomes of anterior cruciate ligament repair with 5-year follow-up: allograft versus autograft. Arthroscopy. 2005;21(7):774–85.
17. Chen CH, Chen WJ, Shih CH. Arthroscopic posterior cruciate ligament reconstruction with quadriceps tendon-patellar bone autograft. Arch Orthop Trauma Surg. 1999;119(1–2):86–8.
18. Chen CH, Chuang TY, Wang KC, Chen WJ, Shih CH. Arthroscopic posterior cruciate ligament reconstruction with hamstring tendon autograft: results with a minimum 4-year follow-up. Knee Surg Sports Traumatol Arthrosc. 2006;14(11):1045–54.
19. Fox JM, Sherman OH, Markolf K. Arthroscopic anterior cruciate ligament repair: preliminary results and instrumented testing for anterior stability. Arthroscopy. 1985;1(3):175–81.
20. Kim SJ, Shin SJ, Choi NH, Cho SK. Arthroscopically assisted treatment of avulsion fractures of the posterior cruciate ligament from the tibia. J Bone Joint Surg Am. 2001;83-A(5):698–708.
21. Yerys P. Arthroscopic posterior cruciate ligament repair. Arthroscopy. 1991;7(1):111–4.
22. Strand T, Molster A, Hordvik M, Krukhaug Y. Long-term follow-up after primary repair of the anterior cruciate ligament: clinical and radiological evaluation 15–23 years postoperatively. Arch Orthop Trauma Surg. 2005;125(4):217–21.
23. Meyers MH, Moore TM, Harvey Jr JP. Traumatic dislocation of the knee joint. J Bone Joint Surg Am. 1975;57(3):430–3.
24. Hughston JC, Bowden JA, Andrews JR, Norwood LA. Acute tears of the posterior cruciate ligament. Results of operative treatment. J Bone Joint Surg Am. 1980;62(3):438–50.
25. Moore HA, Larson RL. Posterior cruciate ligament injuries. Results of early surgical repair. Am J Sports Med. 1980;8(2):68–78.

26. Pournaras J, Symeonides PP. The results of surgical repair of acute tears of the posterior cruciate ligament. Clin Orthop Relat Res. 1991;267:103–7.
27. Strand T, Molster AO, Engesaeter LB, Raugstad TS, Alho A. Primary repair in posterior cruciate ligament injuries. Acta Orthop Scand. 1984;55(5):545–7.
28. Stannard JP, Brown SL, Farris RC, McGwin Jr G, Volgas DA. The posterolateral corner of the knee: repair versus reconstruction. Am J Sports Med. 2005;33(6):881–8.
29. Levy BA, Fanelli GC, Whelan DB, et al. Controversies in the treatment of knee dislocations and multiligament reconstruction. J Am Acad Orthop Surg. 2009;17(4):197–206.
30. Odensten M, Lysholm J, Gillquist J. Suture of fresh ruptures of the anterior cruciate ligament. A 5-year follow-up. Acta Orthop Scand. 1984;55(3):270–2.
31. Schultz RA, Miller DC, Kerr CS, Micheli L. Mechanoreceptors in human cruciate ligaments. A histological study. J Bone Joint Surg Am. 1984;66(7):1072–6.
32. Owens BD, Neault M, Benson E, Busconi BD. Primary repair of knee dislocations: results in 25 patients (28 knees) at a mean follow-up of four years. J Orthop Trauma. 2007;21(2):92–6.
33. Richmond JC. Complications associated with treatment of multiligament-injured/dislocated knee. Sports Med Arthrosc Rev. 2001;9:255–60.
34. Bellelli A, Mancini P, Polito M, David V, Mariani PP. Magnetic resonance imaging of posterior cruciate ligament injuries: a new classification of traumatic tears. Radiol Med. 2006;111(6):828–35.
35. Gross ML, Grover JS, Bassett LW, Seeger LL, Finerman GA. Magnetic resonance imaging of the posterior cruciate ligament. Clinical use to improve diagnostic accuracy. Am J Sports Med. 1992;20(6):732–7.
36. Sonin AH, Fitzgerald SW, Hoff FL, Friedman H, Bresler ME. MR imaging of the posterior cruciate ligament: normal, abnormal, and associated injury patterns. Radiographics. 1995;15(3):551–61.
37. Peterson 2nd CA, Warren RF. Management of acute and chronic posterior cruciate ligament injuries. New approaches. Am J Knee Surg. 1996;9(4):172–84.
38. Inoue M, Yasuda K, Kondo E, Saito K, Ishibe M. Primary repair of posterior cruciate ligament avulsion fracture: the effect of occult injury in the midsubstance on postoperative instability. Am J Sports Med. 2004;32(5):1230–7.

第 15 章

急、慢性后交叉韧带合并外侧结构损伤的手术治疗

M. Mustafa Gomberawalla，Jon K. Sekiya

15.1 引　言

后交叉韧带（PCL）损伤常常合并有其他韧带断裂。后外侧结构（PLC）与 PCL 往往会同时损伤。在制订治疗计划时，及时、正确地识别这些联合损伤是极为重要的，同时，对这些损伤处置不当可能会导致持续性不稳定和早期创伤性关节炎。具体来说，早期识别急性 PCL 功能不全和 PLC 损伤可以及时进行手术治疗，慢性损伤则适合重建。虽然手术重建是膝关节多发韧带损伤的主要治疗方法，但如果对合并有不确定 PLC 损伤的 PCL 损伤进行的修复或重建，将会导致治疗早期失败。目前来说，关于复合伤的临床知识在不断增长，一些重建技术也已在文献中得以描述。尽管对于这些难治性损伤，不同治疗方式的选择仍存在争议，但对于 PCL/PLC 复合伤，我们首选的外科技术和处理已超出了所提出的基本原理。

15.2 解剖学

深入了解 PCL、PLC 以及膝关节外侧部复杂的解剖结构有助于对这些结构损伤进行治疗。PCL 起于股骨内侧髁外侧面，在前交叉韧带（ACL）后方斜向后外侧穿过，附着于胫骨近端后方。PCL 位于关节囊内，被后关节囊的滑膜反折所包裹 [1]。PCL 由两组不同的束组成，分别为前外侧和后内侧束。这些束的紧张程度由膝关节的屈曲角度决定 [2]。PCL 的中间部分最为狭窄，呈扇形展开于股骨和胫骨的附着点。这两束以规律的前后方式在股骨形成一个半圆形附着部，同时在胫骨后方的内外侧胫骨平台后髁间窝之间形成一个梯形附着部。

膝关节 PLC 由几种结构组成，包括腘肌腱（PT）、腘腓韧带（PFL）和腓侧副韧带（FCL），以有助于维持膝关节的稳定性。FCL（也称外侧副韧带）始于股骨外上髁后方，附着于腓骨头外侧，距腓骨茎突远端约 28mm。PT 始于胫骨后内侧的腘肌肌腹，在关节内移行于腘窝，然后移行到 FCL 内侧，于 FCL 附着处前下方附着于股骨腘窝沟。PFL 始于腘肌肌肉肌腱联合，并附着于腓骨茎突，它分为前、后份 [3]。其他构成 PLC 的结构还有：后外侧关节囊、腓肠豆腓侧韧带、股二头肌长头、髂

胫束（IT）和腓肠肌外侧头。

15.3 生物力学

膝关节的 PCL 和外侧结构发挥了独特而综合的生物力学作用，确切地说，突出表现于联合韧带损伤。在股骨处，完整的 PCL 是约束胫骨后移的主要结构。其他约束胫骨移动的结构包括后关节囊以及内侧副韧带（MCL）。PCL 的双束（前外侧和后内侧束）都起到防止胫骨后移的作用[4]。此外，PLC 主要有两种生物力学功能：在膝关节，FCL 主要抵抗内翻应力；而相对于股骨，腘肌腱和 PFL 则主要是限制胫骨外旋。

一些尸体模型研究已证实，PCL 和 PLC 在控制膝关节后倒和旋转上有协同作用。Noyes 等证明，与单纯的 PCL 功能缺陷相比，在 PCL 缺损的膝关节中 PLC 的断裂会加重胫骨后移[5]。相反，Grood 等注意到在 PCL 缺陷的膝关节中切断 PLC 会加重胫骨外旋，在屈曲 90° 时最为显著[6]。然而，在 PLC 完整时，单纯的 PCL 断裂没有表现出外旋方面的差异。

在复合伤病例中尝试单纯的修复或重建时，PCL 和 PLC 之间这种生物力学的重要性已得到进一步的证实。在 PCL 和 PLC 缺陷的膝关节中，进行单纯的 PCL 重建手术会导致 PCL 移植早期失效[7]。此外，尸体研究已经表明，在 PLC 损伤（尤其是前外侧束）的病例中，重建 PCL 的难度可高达 150%[8]。这些研究结果强调，在重建膝关节的生物力学功能和防止 PCL 与 PLC 复合伤患者移植失败中，恢复正常解剖结构的重要性。

15.4 初步评估与治疗

对疑似 PCL 和 PLC 损伤患者进行临床评估时应时重点关注病史，包括受伤时间、受伤机制及先前的外科治疗史。如果采取了非手术治疗，则应了解固定时间。了解患者的功能需求，包括以往和预期的运动水平（如参与体育活动），有助于指导治疗及调整患者的期望。许多患者会提到与体育或高运动量相关的膝关节损伤。

体格检查应从检查积液或肿胀的存在、外伤或皮肤损害开始，接着应检查活动及强度范围。后倒征（posterior sag sign）的存在可能提示检查者存在 PCL 损伤。韧带的稳定性是通过各种试验进行评估的，包括 Lachman 试验、轴移试验、后抽屉试验、反向轴移试验以及测量试验等，应将各参数与对侧相比较。损伤的程度可在胫骨平台后移（对于 PCL）和内翻松弛（对于 LCL/ PLC）增加的程度基础上来分级。在测量试验中，如旋转松弛度在屈膝 30° 和 90° 时增加，则提示存在 PCL 和 PLC 联合损伤。此外，在尸体模型上已证明后抽屉试验Ⅲ级高度提示有 PCL 和 PLC 损伤[9]。在已知或疑似膝关节脱位的病例中，对神经和血管的彻查应作为评估的重要部分。

最初的影像学检查应包括膝关节标准的 X 线片（双侧负重屈曲前后位、侧位以及水平成像）。可通过应力位片来评价胫骨后移，其中胫骨后移＞ 10mm 可提高检查者对 PCL/PLC 复合伤的怀疑（图 15.1）[9]。在慢性膝关节多发韧带损伤病例中，下肢全长片被用于评估下肢力线。此外，MRI 常用来确定损伤的诊断以及评估其他关节内病变，如半月板和软骨损伤（图 15.2 和 15.3）。

如果在损伤后即刻发现患者处于急性期，主动学习康复项目可能改善运动范围和减少肿胀。参与体育活动不能阻止失稳的进一步发展。

外科干预的时机会对治疗方案产生重大影响。如果在急性期对患者进行评估（从损伤之日起不超过 3 周），可以进行手术治疗。急性期 PCL 的愈合潜力取决于剩余纤维的增强或重建。此外，PLC 的早期治疗疗效较好，虽然决定是否急性修复或重建外侧结构仍存在争议，但在急性期，我们建议要联合进行 PCL 重建 / 增强以及 PLC 修复 / 重建。然而，有很多因素影响急性期干预，如皮肤坏死、动脉损伤或患者有其他外伤而阻止膝关节进行手术治疗。

如果损伤超过 3 周，明显的瘢痕收缩通常会使 PCL 更难早期修复。同样，在慢性病例 PCL 的愈合潜力将丧失。在这种情况下，我们建议继续膝关节的康复以恢复运动范围并减轻肿胀，延迟联合重建 PCL 和 PLC。

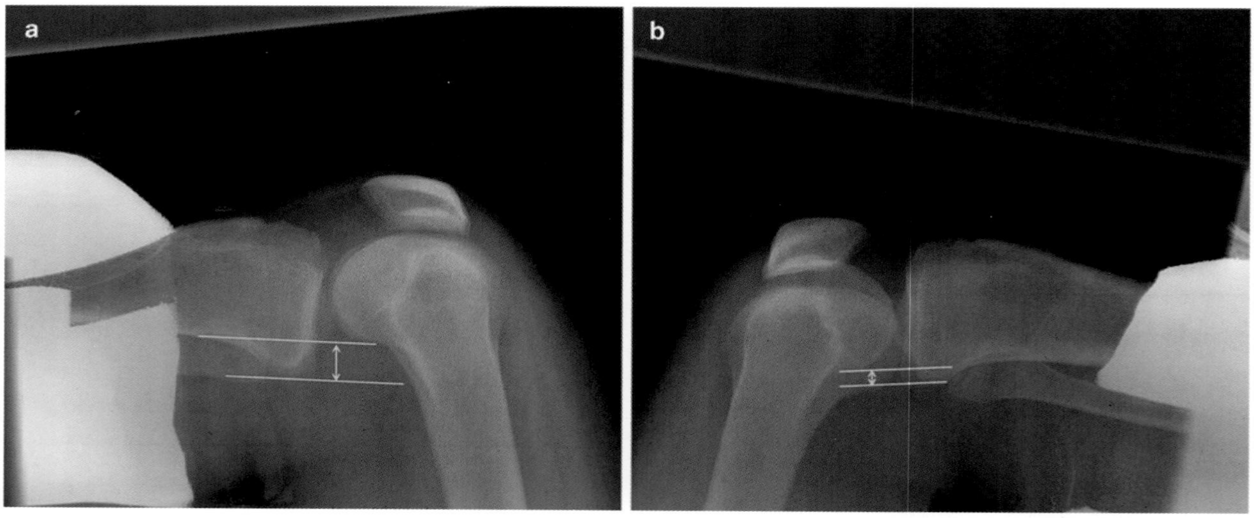

图 15.1 应力位片显示，与正常的膝关节相比（图 b），在 PCL 缺陷的膝关节中胫骨后脱位 15mm（图 a）

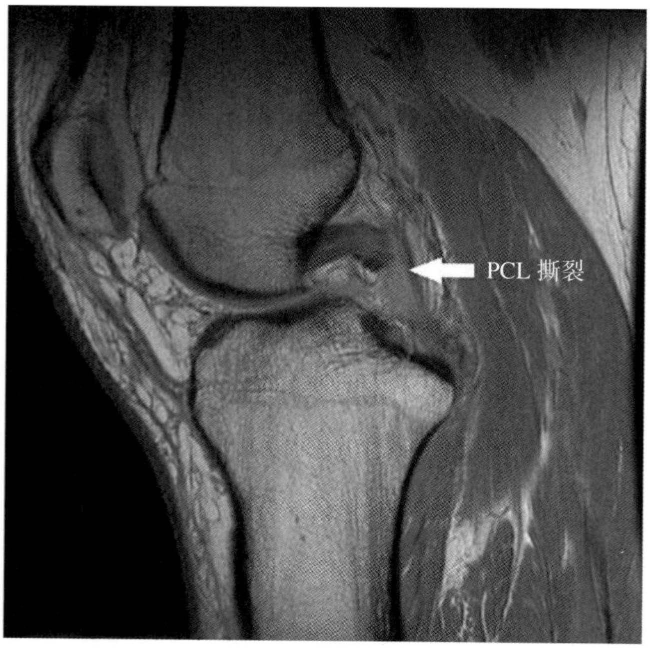

图 15.2 MRI（T1 加权像，矢状面）显示膝关节 PCL 完全撕裂

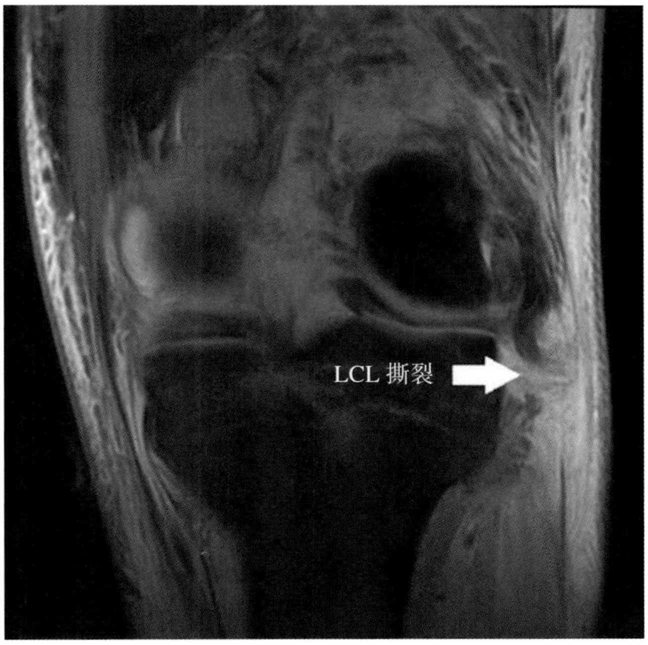

图 15.3 MRI（T2 加权像，冠状面）显示膝关节 LCL 完全撕裂

15.5 手术方法：PCL 重建

随着对 PCL 作用认识的提高，我们的手术方法也有所改善。已证明重建可以改善膝关节的稳定性，同时修复不再是一个可靠的选择。随着我们重建方法的演变，进行单束重建时，以修复前外侧束为目标。在最终重建膝关节的解剖和生物力学方面，双束重建已超过单束技术 [10-12]。双束重建的两种常用方法是开放性胫骨嵌入和关节镜下经胫骨隧道技术。开放的嵌入技术是将移植骨直接用螺钉固定在胫骨足印区。这种方法固定较牢，且暴露风险小，继发血管和神经的损伤率低，从而提供了更好的生物力学稳定性。然而，由于后囊膜切开术是从膝关节后方进入的，将使定位和暴露变得困难，并增加并发症的发生率。通过胫骨隧道将移植物直接牵引至胫骨足印区，可以使用螺钉进行固定，这一步骤可在关节镜下完成。关节镜技术的好处包括减少患者的发病率，避免关节囊切开术，并易于在手术过程中定位。然而，采用经胫骨隧道的方法，使移植物从胫骨到股骨隧道形成一锐角（通常被称为“杀手转角”），由于磨损和循环牵拉，将导致移植失败。目前，与其他技术相比，双束技术没有明确的临床优势 [13]。

我们已经开发了一种全关节镜下胫骨嵌入固定 PCL 双束重建技术 [14]。它综合了前述两种技术的优点，利用了嵌入技术的生物力学稳定性进行关节镜下重建，从而可以避免开放手术行后关节囊切开的并发症。这种关节镜下嵌入技术提供了与开放性嵌入技术相类似的生物力学强度 [15,16]。

首先，患者仰卧在手术台上，将一个沙袋贴在床脚，帮助支持膝关节屈曲 80°（图 15.4）。在麻醉状态下对两膝进行常规检查。通过寻找胫骨后凹征，进行后抽屉试验和测量试验评估 PCL。如果膝关节受损，很可能表现出内翻不稳定，外旋超过 90°，或后抽屉试验为Ⅲ级，提示 PCL 有极大的可能存在外侧结构复合伤。检查结束后，将一条未消毒但衬垫好的止血带放置在术侧大腿上部，虽然在操作中通常不会使用。

关节镜诊断手术采用的是标准的前外侧入口。应使前内侧入口尽可能靠近髌腱，以方便进入后内侧关节间隙。如果存在半月板或软骨的病理改变，应首先处理。然后切开一个 8mm 的后内侧入口以便于关节镜进入胫后（图 15.5）。用关节镜刨刀切除受损的 PCL。应保留胫骨后 PCL 足迹的前方以作为嵌入的一个参考点，交替使用 30° 和 70° 镜以最大化提高可视度。

我们的首选是双束异体跟腱移植物。跟腱应该至少有 7 ~ 8cm 长。移植物通过跟腱的深、浅层纤维而分为两束。相应地，移植物分为宽、窄臂，分别作为前外侧束及后内侧束。移植物带 1cm 内的跟骨骨栓。将花状的不可吸收 2 号缝线对每个臂进行锁边缝合。接下来，用取芯钻做一个 12mm 圆

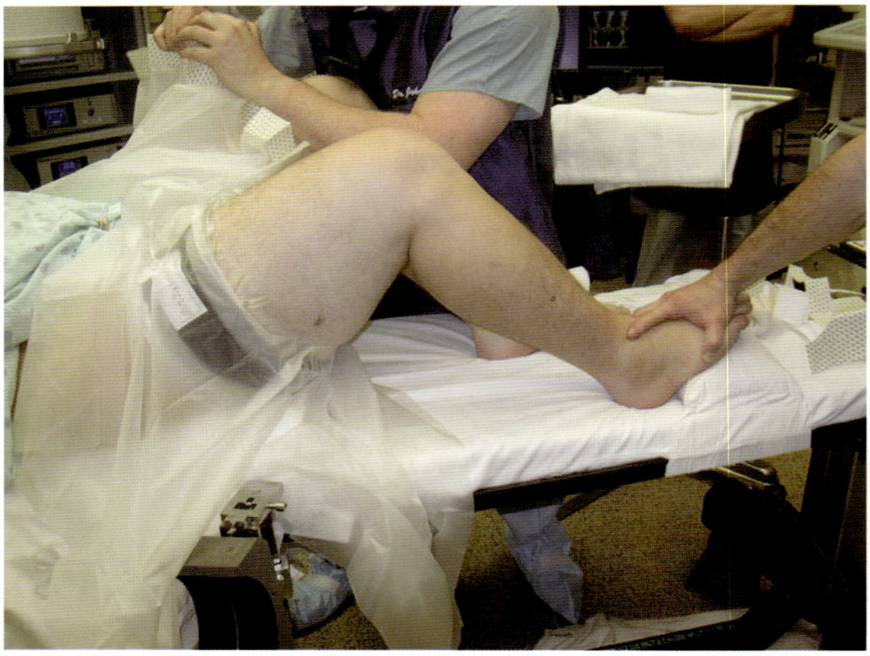

图 15.4 一例双束重建 PCL 患者定位。注意将沙袋绑在手术台上，从而有助于保持膝关节弯曲 80°

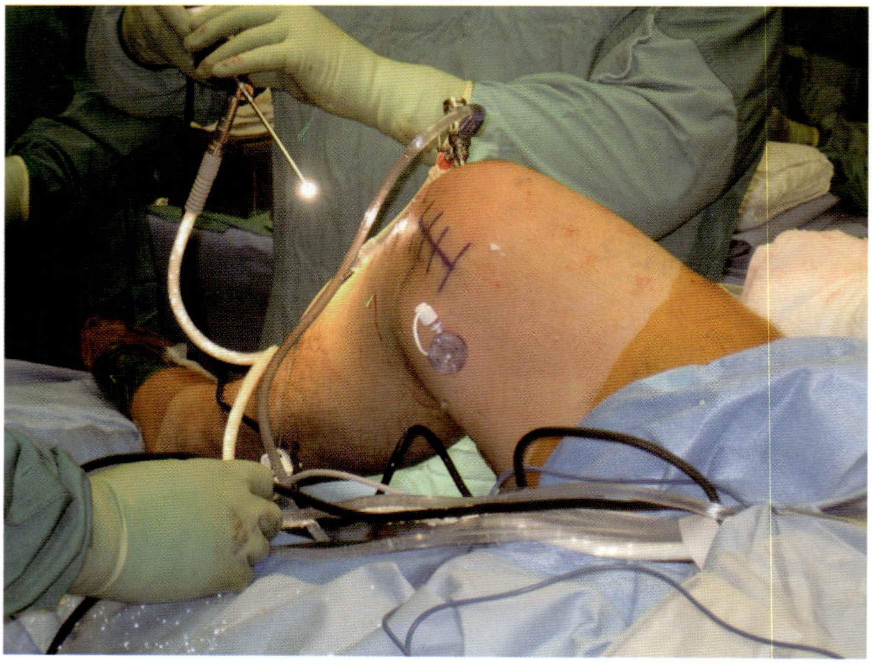

图 15.5 图片显示了在关节镜下嵌入重建 PCL 过程中的后内侧入口位置

筒状的骨栓，以在胫骨上做一个 13mm 的孔。用空心钻在中央做一个 3.5mm 的隧道。用 2 号可吸收缝线将保留的 1cm 连续跟腱缝合于骨栓附近，并且使缝线两端通过骨皮质于骨松质侧穿过骨栓。此外，用 5 号可吸收线包绕在骨栓周围，并穿过隧道固定在 2 号缝线尾部之间。这种圆柱形构造提供了类似于之前 8 字构造所描述的生物力学性能 [17]。使用两种缝线以增加将骨栓固定在胫骨的稳定性：使用 2 号线在骨 - 腱接头处加强固定，使用 5 号线牵引骨栓镶嵌以增加骨栓的稳定性。压配与缝线固定的联合运用提供了独特的生物力学稳定性，以利于早期活动（图 15.6）[14,18]。

然后，弯曲膝盖，使后方的神经和血管结构远离关节间隙，并制备好镶嵌孔。用 PCL 导向器定位，将导向器设置为 35° ~ 40°，以便于导针以正确的角度进入向后倾斜的胫骨。将内侧半月板后角附着部与 PCL 足印区作为解剖标志，以确保导针的正确放置。应将导针从下到胫后 7mm、上至 PCL 足印区最边缘的地方穿出，并用 3.5mm 的空心钻扩孔。透视监测钻孔的过程，特别是快接近后皮质时，将 70° 关节镜放置在后方，可以直观地确认皮质被穿透的情况，然后换 FlipCutter（Arthrex，Naples，FL）。该装置穿过之前创建的隧道，在监视下抵达胫后（图 15.7）。接着使刀片“翻转”。此

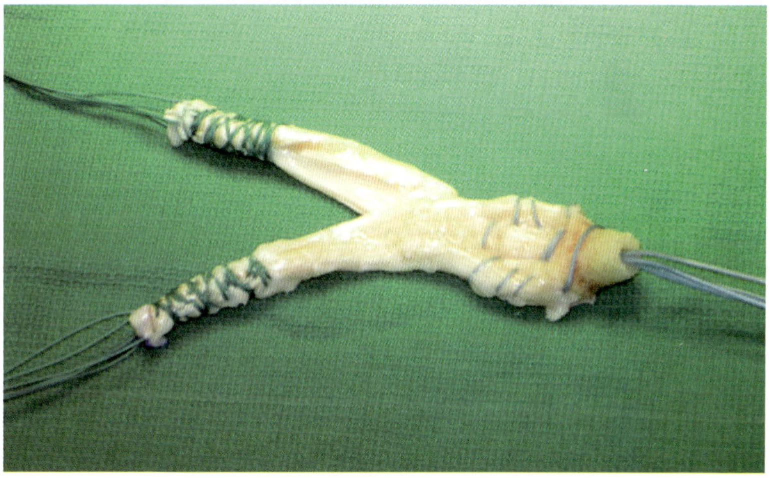

图 15.6 关节镜下双束嵌入重建 PCL 制备异体跟腱移植物

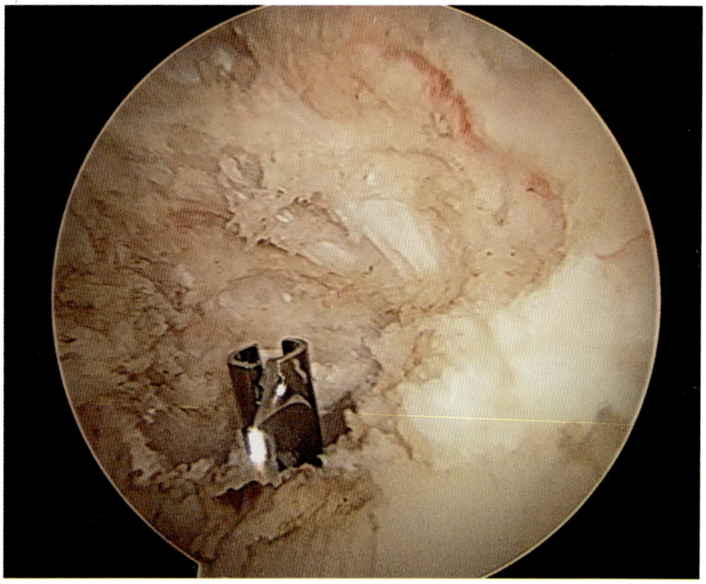

图 15.7 将 FlipCutter 引入 PCL 胫骨止点处的关节镜视图。注意刀片目前正在运转

时，刀片垂直于该装置的轴。随后，以逆行的方式转一个 13mm 宽的胫骨孔，深度达 10 ~ 12mm（图 15.8 和 15.9）。完成后，将 FlipCutter 刀片再次“翻转”折叠，使刀片与轴相平行，并撤出隧道。

接下来对股骨进行操作。我们倾向于采用“由外向内”技术来钻股骨隧道，因为这可以带来很多益处。首先，通过由外向内技术使隧道的转角不会太大[19]。此外，由于胫骨部分固定在前，利用由外向内技术，可以更好地控制移植物的紧张度并固定股骨双束。将 PCL 导针放置在股骨内侧髁，其定位与 PCL 双束的解剖足印相匹配。采用空心钻创建前外侧和后内侧隧道（图 15.10）。

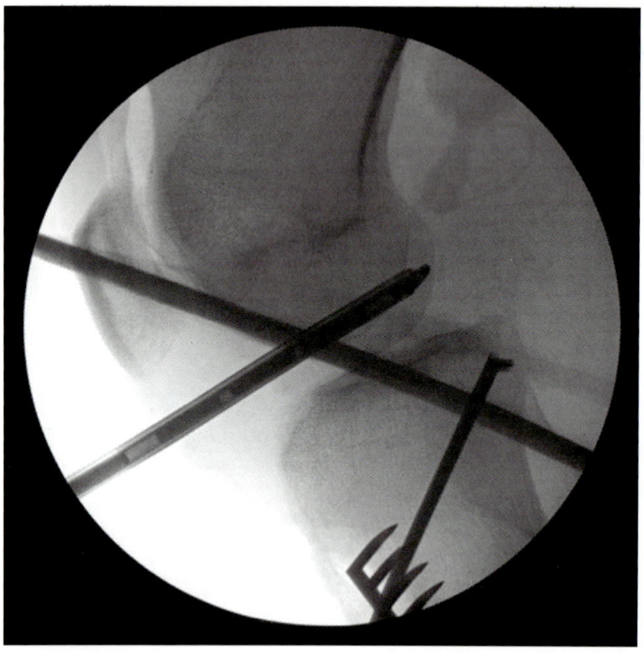

图 15.8　用 FlipCutter 刀片在胫后钻孔的关节镜视图

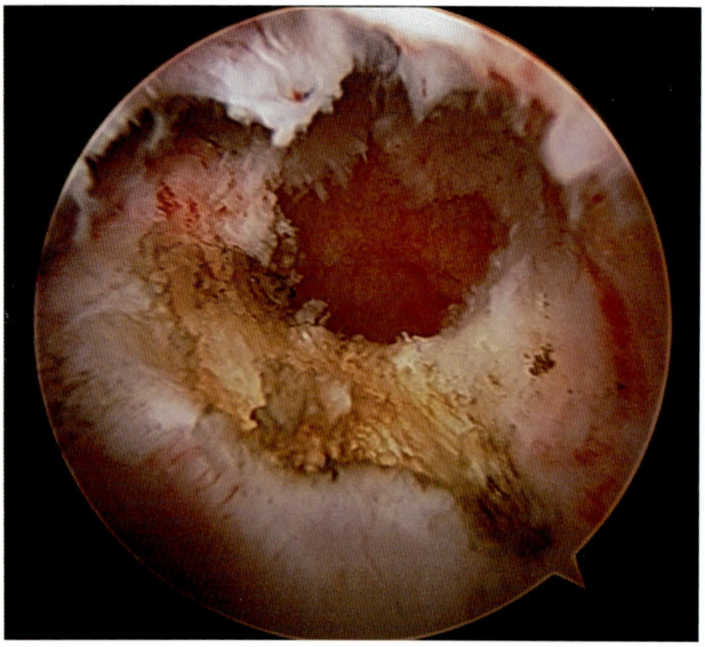

图 15.9　制备好的胫骨后方骨槽的关节镜视图

此时，就制备好了移植隧道。将膝前外侧通道稍扩大，并首先将移植物胫骨部分引入关节内。利用缝线环将移植物引向胫后，将骨栓嵌入胫骨孔，并用关节镜和透视确保其正确安放（图 15.11）。一旦完成压配，先将缝线收紧，经四孔塑料纽扣固定在胫骨前方。然后，将股骨束拉入各自的隧道，进行循环负载。然后，在膝关节屈曲 90° 时将两束利用可吸收螺钉固定于股骨。应首先固定前外侧束，其次是后内侧束。如果需要，可以做进一步固定。移植的最后一步是用关节镜直视下确认其位置正确。

15.6 手术方法：PCL 增强

相比于 ACL，PCL 具有良好的血管分布、较广的滑膜覆盖以及更大的愈合潜力[20]。利用 PCL 的愈合潜力，增强术可用来治疗急性 PCL 损伤。这种治疗方法适用于后抽屉试验 Ⅱ 级松弛，或关节镜

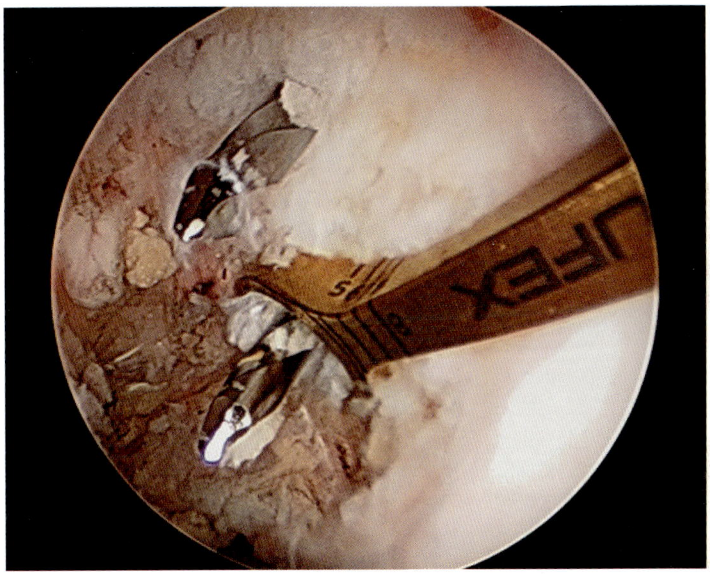

图 15.10 关节镜下显示在双束重建 PCL 中由外向内钻制两条股骨隧道

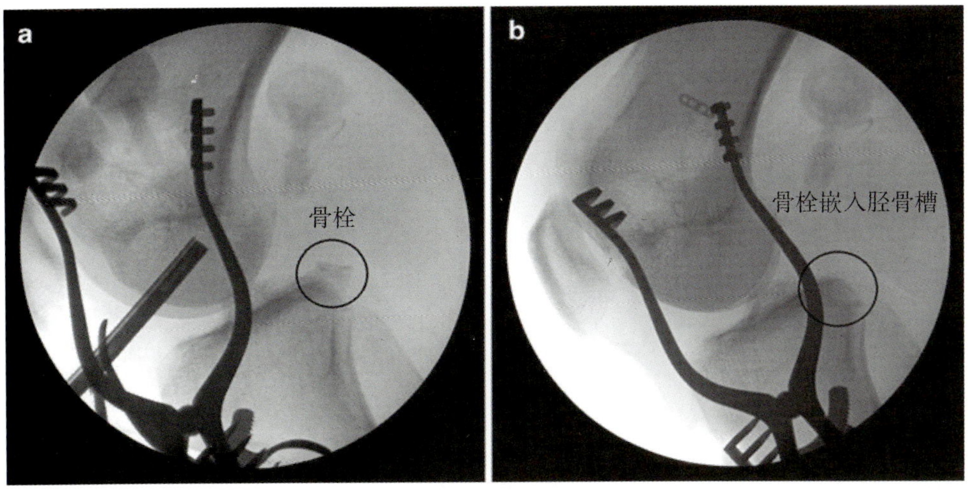

图 15.11 PCL 移植物朝向胫后的骨栓（圆圈中）（图 a）。将骨栓插入到骨槽内（圆圈中）（图 b）

下确定 PCL 局部撕裂的情况。采用软组织移植（双折胫前肌腱移植或四折自体腘绳肌腱），通过单束技术重建受损的纤维。用 2 号可吸收缝线缝合移植物的两端备用。理想的移植物是 7 ~ 8mm 宽，以利于在不损伤正常 PCL 纤维的情况下加强重建。

在完成关节镜诊断性检查后，可识别出 PCL 的损伤部分。可用探针检查每束的张力，区分损伤及未损伤的韧带部分。对断裂部分的韧带纤维要仔细清创，而其余完整纤维则可保持不动。在部分撕裂的情况下，往往前外侧束中断，而后内侧束完好。将胫骨和股骨隧道创建在相应位置，以避免损伤韧带的完整部分。通常，将胫骨隧道定位在 PCL 止点最下缘的远端，在透视及关节镜引导下使用 PCL 定位器经胫骨钻孔。在股骨侧，将股骨隧道定位在前外侧束最前部和上部附近，并以由外向内技术钻孔（图 15.12）。如果只有后内侧束损伤而前外侧束是完好的，应对隧道定位调整以确保剩余的纤维不分开。在准备好隧道后，用牵引线将移植物从胫骨隧道向股骨隧道牵引（图 15.13）。将股骨侧缝

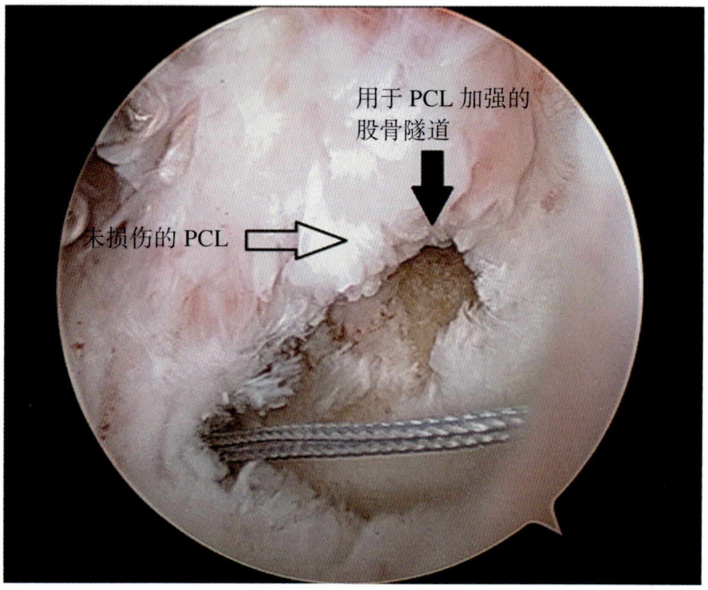

图 15.12　关节镜下在 PCL 加强重建中股骨隧道定位的位置（黑色箭头）。注意隧道相对于完整的 PCL 纤维的位置（透明箭头）

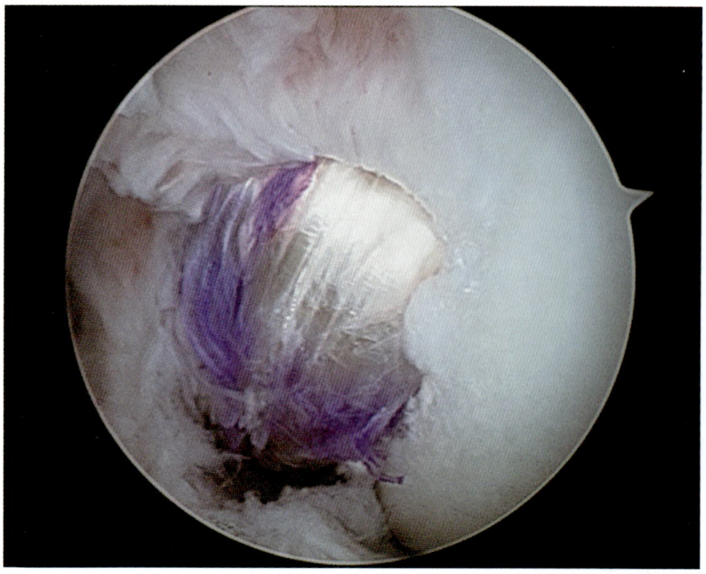

图 15.13　置入 PCL 加强移植物后的关节镜视图。移植物位于原 PCL 纤维的前方

线绑在纽扣上。于膝关节屈曲 90° 位将胫骨侧移植物用螺钉和鞘固定。在固定时应对胫骨施加前向力以确保膝关节复位。如有必要，可以用栓桩加强固定。

15.7 手术方法：后外侧角（急性）

最好在损伤后 14 天内进行 PLC 修复，一般不迟于 3 周，以得到最好的早期治疗效果 [21]。在损伤 3 周以后，软组织的挛缩和瘢痕形成将使 PLC 的识别和一期修复变得困难。虽然在急性期修复或重建仍存在争议，我们建议在必要时用移植物增强行一期修复。

患者呈仰卧位，并将患侧髋关节垫高。将止血带置于大腿根部，但在手术过程中一般不使用。使膝外侧的皮肤切口沿髂胫束后方行至腓骨头与 Gerdy 结节之间。显露髂胫束与股二头肌之间的间隙，暴露 PLC。急性损伤时，通常通过极小的切口便可轻易地识别受损结构（图 15.14）。仔细辨别并处理近端、中间及远端部分的 PLC 损伤。在股骨外侧，可辨认出 LCL 和腘肌腱分别起源于外上髁和腘沟。如果任一结构从股骨近端附着部撕脱，可用 6.5mm 螺丝作缝合后修复，并用垫圈帮助固定。另一种近端固定的方法是从止点部位向股骨内侧皮质钻一 7mm 的隧道。在 LCL 或腘肌的末端缝合牵引线，并穿至内侧部（图 15.15）。将缝线用栓桩或纽扣固定。如果 LCL 的中间部分撕裂，虽然中间部分损伤通常需要移植物增强，但也可用缝线以“尾对尾”的方式修复。在远端，继续切开至显露腓骨头的近端部分。如果 LCL 从远端附着部撕脱，可用缝合锚进行复位或经骨缝合于腓骨近端，并包缝受损的韧带。如果 PFL 从腓骨撕脱，可以进行类似的修复。

任何受损结构的一期修复有赖于原有组织的强度。对同种异体移植物加强时应考虑组织强度下降或不能恢复足够的稳定性等情况。我们倾向于用胫骨前肌移植物以增强其强度。首先，在腓骨近端从后上到前下钻一 7mm 的斜行隧道。在 LCL 止点处建立的股骨隧道起源于股骨外侧髁。使同种异体移植物通过腓骨骨隧道并采用可吸收螺钉或缝线栓桩固定于股骨侧。

在整个过程中，应保护腓总神经以避免神经损害。在腓骨头周围进行操作时，我们常规地解剖并避开神经。应使神经处于直视下，并且没有任何粘连或缩窄。最后，检查股二头肌、髂胫束以及后外侧囊是否有损伤而需要被修复。在关闭切口前，验证膝关节屈曲 0°、30° 和 90° 的内翻 / 旋转稳定性。

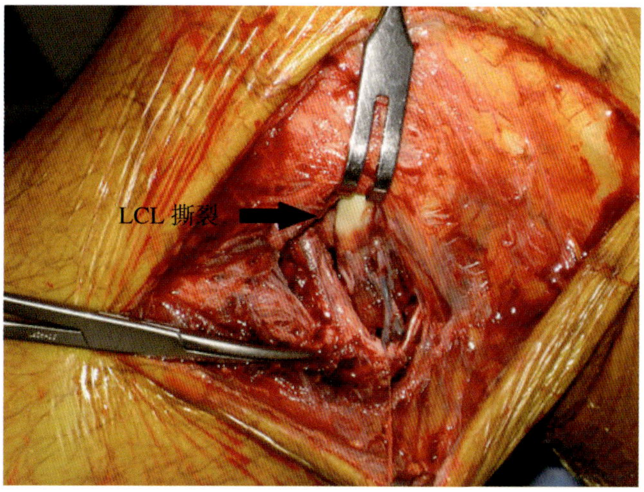

图 15.14 急性 LCL 损伤的术中照片

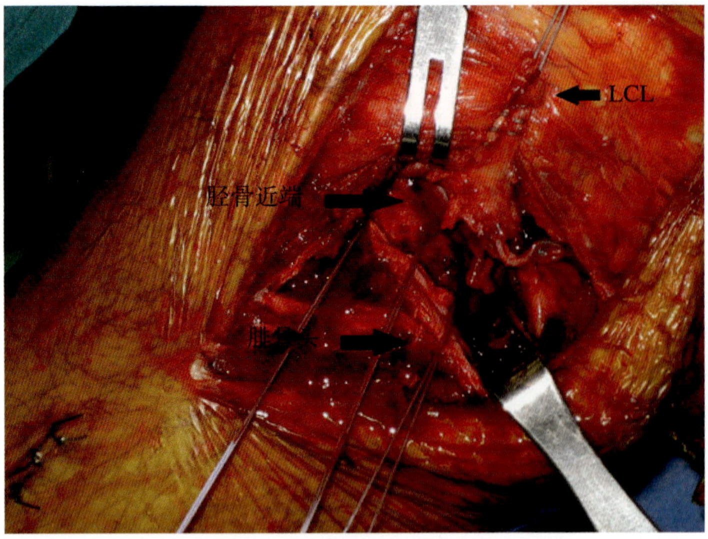

图 15.15　PLC 急性期修复的照片。LCL 的近端部分已包缝，缝合锚已被置入胫骨近端以修复外侧关节囊和外侧半月板

15.8　手术方法：PLC（慢性）

对 PLC 的重建应考虑自受伤日起的时间是否超过 3 周。现已研究出了若干种 PLC 的重建技术。最初使用非解剖技术，如股二头肌、骨块提升或用髂胫束悬挂。Fanelli 等通过 2 ～ 10 年的随访描述了一种涉及股二头肌与后外侧囊移位的 PCL 和 PLC 联合重建，并且膝关节稳定性得到了明显改善[22]。其他作者描述了基于腓骨的重建技术[21,23]。最近，注意力已经转向了基于胫骨和腓骨的复合技术，以及重建三个关键性稳定结构：PFL、PT 和 LCL 的目标[24,25]。

我们已研究了利用双股骨隧道单异体跟腱解剖重建的技术。这是我们重建 PLC 的首选方法，因为它允许单移植物解剖重建 PFL、PT 和 LCL（图 15.16）[26]。

首先，患者仰卧在手术台上。将一个沙袋贴在床脚以帮助支持膝关节屈曲 70°。将一条无菌止血带放于大腿根部，但在操作中通常不充气。进行诊断性关节镜检查。预先做一个外侧临时标记并做好记录（图 15.17）。此时，应处理任何额外的病理改变，包括半月板和软骨损伤。

在患者摆体位的同时，应在后台开始移植物准备。应将异体跟腱的骨栓做成适合于 10mm 的隧道。在骨栓上钻孔，并穿过缝线以助于牵引进入移植通道。在骨栓末端起始 3mm 处，肌腱分为两束，测量每束的直径 6 ～ 7mm。这两束包括一较长的前臂和一较短的后臂，将它们分别用于 LCL/ PFL 移植和绕过腘窝。前臂应尽可能为 LCL 的移植部分留出足够的长度。后臂可较短，以在绕过腘窝后不至于穿出胫骨，并且可将缝线绑在一个纽扣上。将分裂的肌腱末端用 2 号不可吸收线包缝。将移植物用抗菌溶液保持湿润并放在后面的桌子上，直到它被植入（图 15.18）。

一旦关节内病变得以解决，注意力应转向膝关节外侧。皮肤切口应沿股骨干外侧面，起至外上髁近端 2mm，并且远达 Gerdy 结节和腓骨头之间的中点。存在两个可用于进入膝关节后外侧的间隔：髂胫束与股二头肌之间，或是股二头肌与腓总神经之间。我们更倾向于后者，以便于到达腓骨头后方和胫后。此外，腓总神经可通过该间隔而识别并被保护，从而减少神经损伤的风险。一旦股二头肌与腓总神经之间的间隔被确定和分开，则 PLC 的结构可被确定。确定 LCL 和 PT 在股骨外侧的附着点后，将它们作为一个整体，应用 2 号可吸收线包缝。将不同的导针放在 LCL 和腘肌腱的解剖止点之

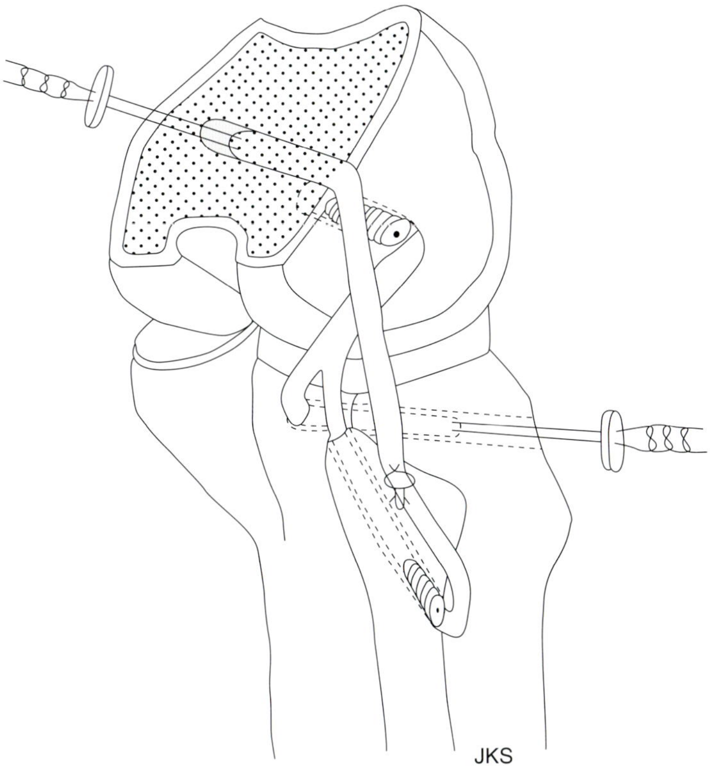

图 15.16 双束同种异体跟腱解剖重建 PLC 的示意图（Reprinted from permission from[26]）

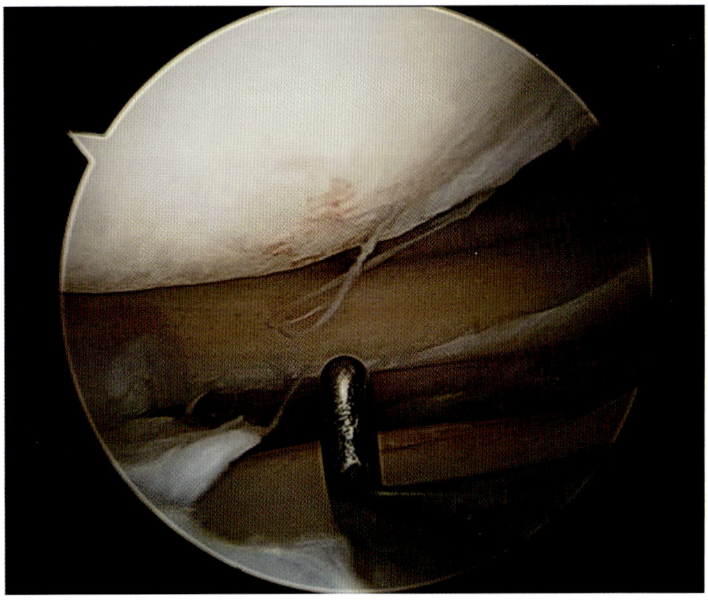

图 15.17 外侧“通过征”的关节镜视图，表示存在副韧带损伤

间，旨在接近股骨内侧髁。用 10mm 的钻孔器，越过腘肌腱，创建一个 35mm 深的隧道。越过 LCL，使用 7mm 钻，并将隧道扩展到股骨内侧骨皮质。

暴露出腓骨头的后外侧并识别 PFL。在远端，劈开胫前筋膜，腓骨头前面没有软组织覆盖。在腓骨头周围操作时应保护腓总神经。一旦腓骨近端软组织被清理干净，将导针由后到前置于 PFL 附件处。应保持足够的骨桥，以防止腓骨头发生撕脱骨折。采用由后到前的方式钻一 6 ~ 7mm 的隧道。

识别 LCL 的腓骨附着部，并将缝合钉置于解剖止点。刮干净附着点远端的区域以提供愈合区。

随后，扩张腓肠肌外侧头和后关节囊之间的间隙以显露胫骨后外侧。将半月板拉钩放置在腓肠肌外侧头前方，以在置钉和钻隧道期间保持操作空间和保护后方的神经和血管结构（图 15.19）。从 Gerdy 结节放置导向器定以瞄准腘肌肌肉肌腱结合部。我们推荐用标准的 ACL 导向器，用 6 ～ 7mm 钻扩孔。

此时，已做好了移植物的引入准备。在股骨上，将缝线与原腘肌缝线一同经跟腱骨栓穿过腘肌隧道。用挤压螺钉防止骨栓松动（图 15.20）。将移植物穿过远端的深部组织，并且移植物在 PFL 的 PT 起始端分束。必须在股二头肌下方将移植物向远端推进，以保证它可以待在 PFL 和腘肌的正常解剖平面。使长臂（用于 PFL 重建）通过腓骨隧道，短臂（用于绕过腘窝）通过胫骨隧道。使两臂均采用由后到前的方式通过。收紧移植物的两臂，循环地屈伸膝关节。为了便于固定，膝关节应在内旋应

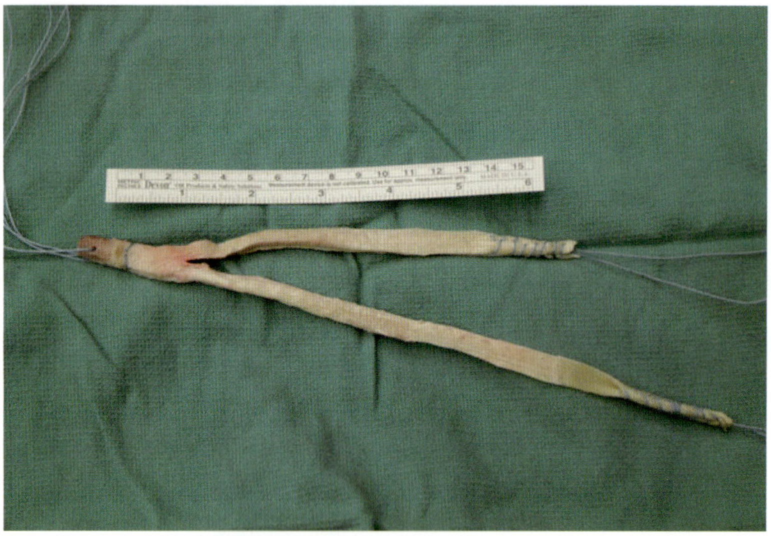

图 15.18 照片显示为解剖重建 PLC/LCL 所制备的双束同种异体跟腱移植物

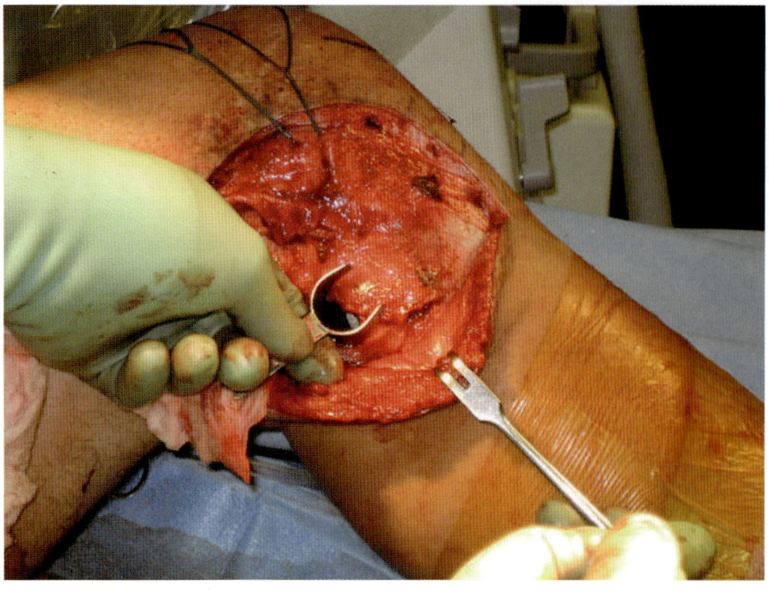

图 15.19 照片显示在重建 PLC / LCL 时后外侧关节囊后方半月板拉钩的位置

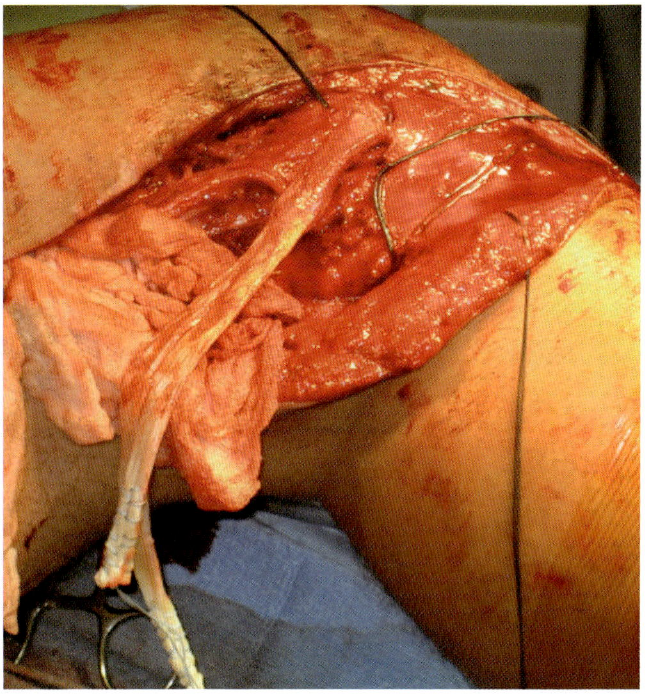

图 15.20 照片显示重建 PLC 的移植物位置。移植物的近端部分被固定到 LCL 和腘肌腱股骨附着部。两臂将重建 PFL 和 LCL 并作腘动脉旁路

力下屈曲 30°。通过收紧缝线将腘肌移植物用纽扣固定在胫前。使用介入螺钉将 PFL 移植物固定在腓骨。使余下的前臂用作 LCL 移植物，将其拉向近端，并在股骨外侧髁上方穿过 LCL 隧道，通过内侧皮质并从单独做的内侧皮肤切口穿出。用之前放置在 LCL 腓侧附着点的锚钉带的缝线以水平褥式通过移植物，并将其系紧。收紧近端 LCL 移植物缝线，对膝关节做循环的屈伸运动。将膝关节外翻内旋，在膝关节屈曲 30° 时，将近端缝线通过纽扣钢板在内侧股皮质处收紧。从外向内放置的介入螺钉可作为 LCL 固定的备份。系紧 LCL 腓骨附着部的锚线，以保护移植物的远端部分，并以 8 字缝合方式增强包绕缝合移植物。最后，在股骨内侧皮质上方并排系紧缝合原 LCL 和腘肌腱残端的缝线。

一旦移植牢固，要在 0°、30° 和 90° 下验证稳定性。应评估内翻及外旋。如果稳定性恢复不足，有必要再收紧移植物。完全屈曲与伸展位都应验证，并注意在膝关节屈曲时，LCL 与腘肌移植物的解剖滑动。

我们相信这种技术提供了一些独特的优势，尤其是在重建 PLC 的正常解剖结构方面 [26]。首先，它允许利用单移植物重建 PLC 的所有主要结构，在腓骨头上直接解剖重建 PFL 结构。此外，由于移植重建的全过程是一个整体，它更精确地复制了 PT 和 PFL 的连接。另外，腓骨头上的缝合锚重建了 LCL 的远端解剖附着区。最后，利用双股骨隧道技术允许在股骨上进行更好的腘肌腱和近端 LCL 结构的解剖重建。

15.9 术后康复

患者需立即佩戴一个铰链式膝关节支具。启动可控的关节活动度训练程序，并在前 6 周内被动屈曲到 90°。佩戴支具时允许部分负重，因为支具可以减轻从股骨到胫骨的负荷。不允许主动屈曲，实施被动屈曲是为了防止后向力影响 PCL 和 PLC 的愈合。

6 周后开始完全负重。取下支具以便于关节完全活动。在集中的物理治疗计划下开始等长收缩和

闭链式股四头肌锻炼。开始零阻力的静止蹬车运动（没有脚带）。

3 个月后，应实现步态平稳并且进一步进行闭链式加强锻炼。可逐渐进行带阻力的蹬车训练，并可以开始在平整的地面上快走。

5 ~ 6 个月之后，继续加强抗阻锻炼，可以开始慢跑训练。然而，应避免敏捷性训练如弹跳或旋转等。

7 ~ 8 个月后，从功能锻炼过渡到恢复运动，允许跳跃和旋转。此阶段强调体育专项训练。

预期可在 10 ~ 12 个月后回归无限制的活动和体育锻炼。在膝关节多发韧带损伤后，要注意回归高强度旋转运动的预期结果。此时，患者相比于对侧可展示出 90% 的强度。在跑步、跳跃或旋转活动时患者的膝关节无积液或跛行。同时，在患者完全恢复运动之前应进行临床稳定性检查。

15.10 结 论

膝关节 PCL 和外侧结构复合伤为骨科医师提出了独特的挑战。PCL 和 PLC 的协同生物力学关系要求它们在联合损伤的情况下同时得到治疗。对这些损伤的治疗方案已演变为我们对解剖结构的理解，并且完善了对膝关节生物力学的认知。在急性期，我们建议联合 PCL 增强或重建，同时修复外侧结构和 PLC。在慢性期，应着手联合 PCL / PLC 重建。对于 PCL 重建，我们已研究出了一种关节镜下双束嵌入重建技术。对于 PLC 和 LCL，我们研究出了解剖重建技术来处理 LCL、PFL 和 PT 损伤。识别和处理这些复合伤对于恢复正常的膝关节功能和防止复发性不稳定是至关重要的。

（李 祺 张 忠 译）

参考文献

1. Harner CD, Xerogeanes JW, Livesay GA, et al. The human posterior cruciate ligament complex: an interdisciplinary study: ligament morphology and biomechanical evaluation. Am J Sports Med. 1995;23:736–45.
2. Girgis F, Marshall J, Monajem A. The cruciate ligaments of the knee joint. Anatomic, functional, and experimental analysis. Clin Orthop Relat Res. 1975;106:216–31.
3. LaPrade RF, Ly TV, Wentorf FA, Engebretsen L. The posterolateral attachments of the knee: a qualitative and quantitative morphologic analysis of the fibular collateral ligament, popliteus tendon, popliteofibular ligament, and lateral gastrocnemius tendon. Am J Sports Med. 2003;31:854–60.
4. Ahmad CS, Cohen ZA, Levine WN, Gardner TR, Ateshian GA, Mow VC. Codominance of the individual posterior cruciate ligament bundles: an analysis of bundle lengths and orientation. Am J Sports Med. 2003;31:221–5.
5. Noyes F, Stowers S, Grood E, Cummings J, VanGinkel L. Posterior subluxations of the medial and lateral tibiofemoral compartments: an in vitro ligament sectioning study in cadaveric knees. Am J Sports Med. 1993;21:407–14.
6. Grood E, Stowers S, Noyes F. Limits of movement in the human knee: effect of sectioning the posterior cruciate ligament and posterolateral structures. J Bone Joint Surg Am. 1988;70:88–97.
7. Noyes F, Barber-Westin S. Surgical restoration to treat chronic deficiency of the posterolateral complex and cruciate ligaments of the knee joint. Am J Sports Med. 1996;24:415–26.
8. Mauro C, Sekiya J, Stabile K, Haemmerle M, Harner C. Double-bundle PCL and posterolateral corner reconstruction components are codominant. Clin Orthop Relat Res. 2008;466:2247–54.
9. Sekiya J, Whiddon D, Zehms C. A clinically relevant assessment of posterior cruciate ligament and posterolateral corner injuries. Evaluation of isolated and combined deficiency. J Bone Joint Surg Am. 2008;90:1621–7.
10. Harner C, Janaushek M, Kanamori A, Yagi M, Vogrin T, Woo S. Biomechanical analysis of a double-bundle posterior cruciate ligament reconstruction. Am J Sports Med. 2000;2:144–51.
11. Whiddon D, Zehms C, Miller M, Quinby J, Montgomery S, Sekiya J. Double compared with single-bundle open inlay posterior cruciate ligament reconstruction in a cadaver model. J Bone Joint Surg Am. 2008;90:1820–9.
12. Wiley W, Askew M, Melby 3rd A, Noe D. Kinematics of the posterior cruciate ligament/posterolateral corner-injured knee after reconstruction by single- and double-bundle intra-articular grafts. Am J Sports Med. 2006;34:741–8.
13. Sekiya JK, Kurtz CA, Carr DR. Transtibial and tibial inlay double-bundle posterior cruciate ligament reconstruction: surgical technique using a bifid bone–patellar tendon–bone allograft. Arthroscopy. 2004;20:1095–100.
14. Campbell R, Jordan S, Sekiya J. Arthroscopic tibial inlay for posterior cruciate ligament reconstruction. Arthroscopy. 2007;23:1356.e1–4.
15. Whiddon D, Sekiya J. Double-bundle posterior cruciate ligament reconstruction with a bifid bone-patellar tendon-bone allograft. Oper Tech

Sports Med. 2005;13:233–40.
16. Zehms CT, Whiddon DR, Miller MD, et al. Comparison of a double bundle arthroscopic inlay and open inlay posterior cruciate ligament reconstruction using clinically relevant tools: a cadaveric study. Arthroscopy. 2008;24(4):472–80.
17. Ruberte RA, Campbell RB, Amendola A, Sekiya JK. Biomechanical comparison of figure-of-8 versus cylindrical tibial inlay constructs for arthroscopic posterior cruciate ligament reconstruction. Arthroscopy. 2010;26(7):977–83.
18. Salata MJ, Sekiya JK. Arthroscopic PCL tibial inlay: surgical technique that may influence rehabilitation. Sports Health. 2011;3:52–8.
19. Handy M, Blessey PB, Miller M. Measurement of the tibial tunnel/graft angle and the graft/femoral tunnel angle in posterior cruciate ligament reconstruction: a cadaveric study comparing two techniques for femoral tunnel placement. Arthroscopy. 2003;19:36 (supp).
20. Surendran S, Choi N, Yoon K, Han C. Arthroscopic posterior cruciate ligament augmentation using an autogenous hamstring tendon graft and the posterior-posterior triangulation technique. Arthroscopy. 2007;23(4):444.e1–6.
21. Veltri D, Warren R. Operative treatment of posterolateral instability of the knee. Clin Sports Med. 1994;13:615–27.
22. Fanelli G, Edson C. Combined posterior cruciate ligament–posterolateral reconstructions with Achilles tendon allograft and biceps femoris tendon tenodesis: 2- to 10-year follow-up. Arthroscopy. 2004;20:339–45.
23. Larson R. Isometry of the lateral collateral and popliteofibular ligaments and techniques for reconstruction using a free semitendinosus tendon graft. Oper Tech Sports Med. 2001;9:84–90.
24. Noyes F, Barber-Westin S. Posterolateral knee reconstruction with an anatomical bone-patellar tendon-bone reconstruction of the fibular collateral ligament. Am J Sports Med. 2007;35:259–73.
25. LaPrade R, Johansen S, Wentorf F, Engebretsen L, Esterberg J, Tso A. An analysis of an anatomical posterolateral knee reconstruction: an in vitro biomechanical study and development of a surgical technique. Am J Sports Med. 2004;32:1405–14.
26. Sekiya JK, Kurtz CA. Posterolateral corner reconstruction of the knee: surgical technique utilizing a bifid Achilles tendon allograft and a double femoral tunnel. Arthroscopy. 2005;21:1400.e1–5.

第 16 章

急、慢性后交叉韧带合并内侧结构损伤的手术治疗

Jeffrey M. Tuman，Mark D. Miller

16.1 引 言

膝关节多发韧带损伤相对较为少见。然而，患者能否取得最理想的结果，取决于早期、正确的诊断 [1]。对于膝关节损伤的正确诊断和处理保持高度怀疑是至关重要的 [2]。膝关节多发韧带损伤处理方式的进步与对膝关节重要解剖结构及其与膝关节稳定性关系的认识的加深以及外科手术进步有关。然而，对于后交叉韧带（PCL）和膝关节内侧结构，包括内侧副韧带（MCL）和后内侧角（PMC）复合伤的处理，仍然是一个备受争议的话题。具体而言，对哪类损伤应该采取手术治疗，手术的最佳时机如何，什么类型的修复或重建手段是最有利的，对于这些问题还不太清楚。本章将对急性和慢性 PCL、MCL 和 PMC 复合伤进行讨论。将会讨论相关的解剖学、临床评估、治疗方法以及急性和慢性损伤的手术方法。

16.2 解剖学

16.2.1 PCL

之前的章节已很好地描述了 PCL 的解剖。PCL 主要限制胫骨后移 [3]。PCL 位于膝关节旋转中心附近 [4]，起至股骨内侧髁前外侧面，距关节面大约 1cm。PCL 在胫骨后方嵌入中央沟，距离胫骨平台后缘 1 ~ 1.5cm。PCL 在解剖和功能学上分为两束。前外侧束提供了主要的约束作用并限制屈曲，而后内侧束则是限制伸展（图 16.1）。以往的解剖学研究证实后内侧束对于稳定性提供了更重要的贡献 [5-8]。

16.2.2 MCL

MCL 主要是保证膝关节内侧的稳定，对外翻贡献了 78% 的抵抗力，特别是在膝关节屈曲 30° 时。此外，MCL 辅助限制异常的胫骨外旋 [9]。MCL 包括 MCL 浅层、MCL 深层以及由半膜肌腱囊性附着所形成的后斜韧带（图 16.2）[10]。

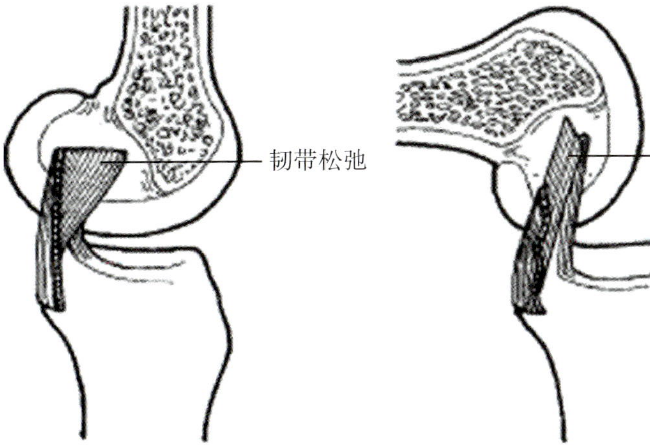

图 16.1 PCL 的前外侧束提供了主要的约束作用并限制屈曲，后内侧束则是限制伸展（From Siliski JM，Traumatic disorders of the knee. Springer；1994. p. 17. Reprinted with permission）

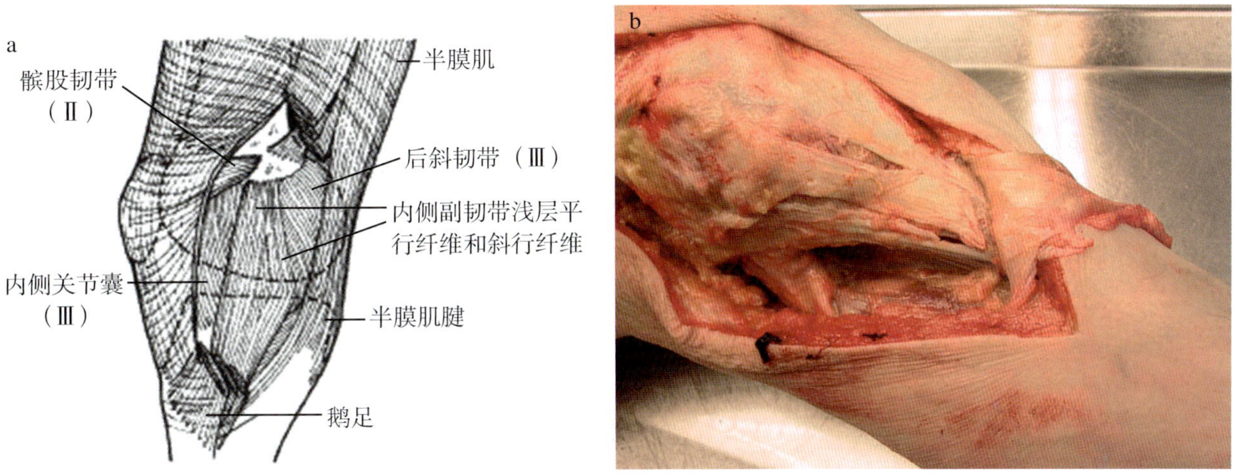

图 16.2 膝关节内侧的解剖。(a) 示意图。(b) 照片（From Siliski JM，Traumatic disorders of the knee. Springer；1994. p. 17. Reprinted with permission）

MCL 浅层是 MCL 复合结构最大和最厚的部分，有一处股骨附着和两处胫骨附着。股骨附着部大约位于股骨内侧髁近端的 3.2mm 以及后方的 4.8mm 处。两处不同的胫骨附着，一个直接位于半膜肌前臂（软组织附着），另一个位于胫骨后内侧嵴（骨连接）稍前处。MCL 浅层的胫骨附着位于关节远端 4 ~ 5mm，在鹅足囊内，形成了囊后层很大的一部分。前部分主要在屈曲时收紧，而后部分主要在伸展时收紧。MCL 浅层结构的起源和止点的知识及识别对于 MCL 的一期解剖修复至关重要。

MCL 深层通常被认为是内侧关节囊的增厚，往往与后斜韧带没有截然的区分。MCL 深层在膝关节屈曲时收紧，而在完全伸膝时松弛。此外，半月板股骨韧带和半月板胫骨韧带是 MCL 深层的组成结构。内侧半月板牢固地附着在 MCL 深部。

16.2.3 PMC

与膝关节后外侧角复合体类似，除了前述的 MCL 解剖成分外，PMC 还由一系列关节囊和肌腱附着构成。具体而言，PMC 的解剖结构组成包括鹅足肌腱、后内侧关节囊、MCL 浅层、后斜韧带、半膜肌腱、MCL 深层和内侧腓肠肌腱。与后外侧角类似，PMC 对防止病理性旋转起着关键的作用。

后斜韧带对于膝关节内侧的稳定性至关重要。如前所述，该韧带包括三个分支（浅支、胫骨 / 中心支和关节囊支）。在解剖学上，LaPrade 等描述这些筋膜组织源于半膜肌腱并分别附着于止点[10]。后斜韧带的中央支最厚，对稳定性也是最重要的，形成了后斜韧带附着于股骨的主要部分。它同时稳定半月板股骨韧带和半月板胫骨韧带，并直接附着于内侧半月板的后内侧面。这些分支常融合，以加强后内侧关节囊。由于上述原因，膝关节后内侧角受到损伤后，后斜韧带中央支是需要修复或重建的最重要的解剖结构。

16.3　临床评估

16.3.1　病史和体格检查

对膝关节多发韧带损伤及时诊断很重要，其次是了解潜在的相关疾病，包括神经和血管损伤。对膝关节进行临床评估是迅速识别这些损伤的关键，尤其是多发伤患者。由于患者在被送往急救中心之前膝关节脱位常常自发性复位，以至于常常遗漏了对急性膝关节脱位的最初评估。一般来说，在检查膝关节时，如有明显的畸形、内侧皮肤凹陷、肢体远端无血管或神经以及韧带不稳定，均提示存在膝关节脱位和潜在的多发韧带损伤。一套完整的血管评估在这类损伤的初步评估中非常重要[11]。

对于 PCL 和膝关节内侧复合体，详细检查有助于了解这些结构的损伤。主动的后抽屉试验阳性时（在膝关节屈曲 90° 时后向结构应力作用于胫骨近端），胫骨相对于股骨远端后移则提示存在 PCL 损伤（图 16.3）。正常胫骨位于股骨髁前方 1cm。Ⅲ度后抽屉试验阳性（胫骨后移 1cm 至股骨髁后）提示可能为 PCL 和后外侧角（PLC）联合损伤[12]。将膝关节屈曲到 90°，同时固定脚跟，胫骨出现明显的后倒征也可提示 PCL 损伤（图 16.4）。膝关节外翻应力试验被用于评估膝关节内侧部，如屈曲 30° 时不稳定则表明存在 MCL 损伤（图 16.5）。如果在完全伸展时不稳定，则可能有 MCL 和交叉韧

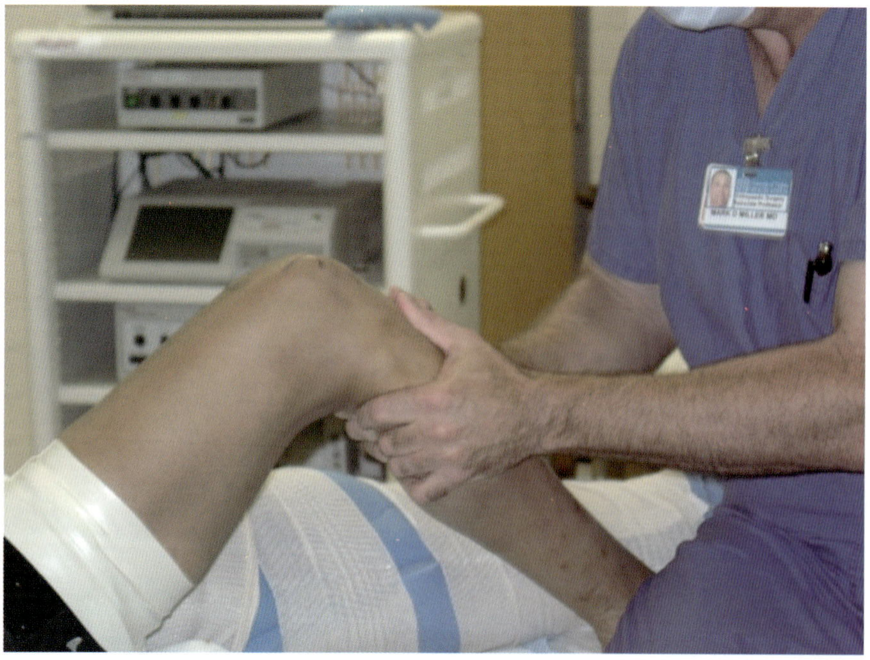

图 16.3　后抽屉试验被用于 PCL 损伤的临床诊断

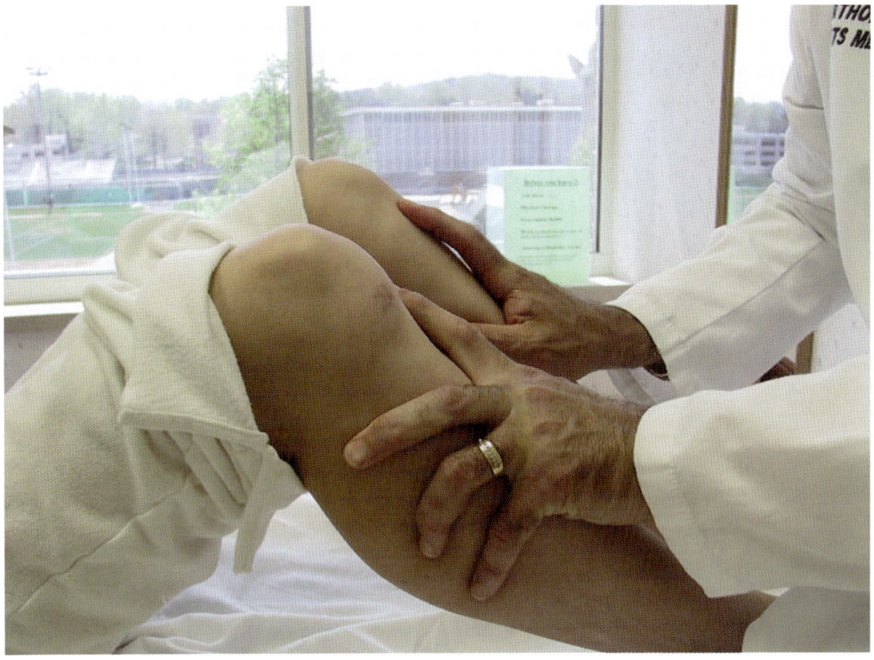

图 16.4　后倒征提示 PCL 重度损伤

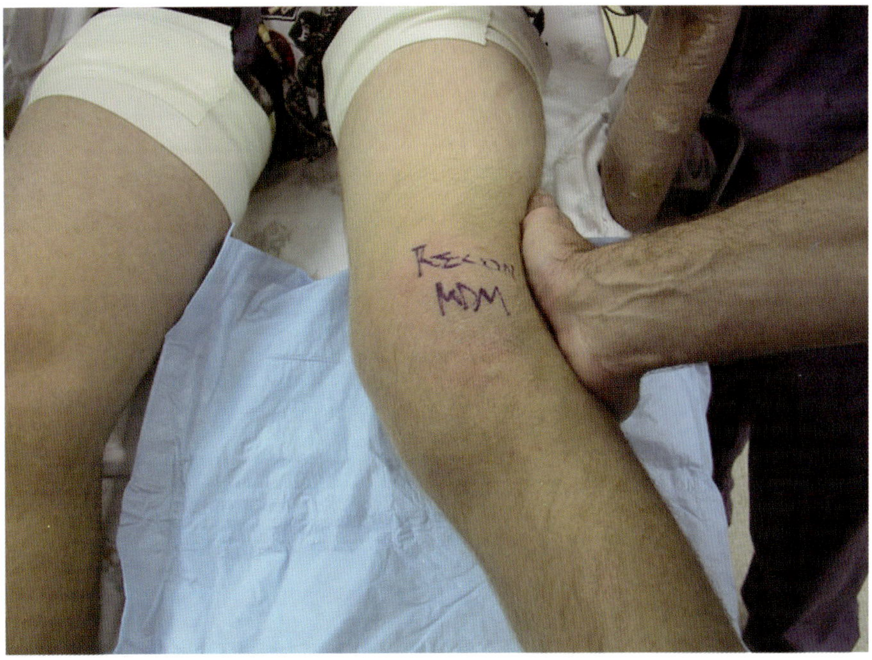

图 16.5　屈曲 30° 时外翻不稳定提示 MCL 损伤

带联合损伤。Slocum 试验被用于评估后内侧角复合结构。在 Slocum 试验中，将足外旋 15°，行抽屉试验时胫骨前移，则提示阳性 [13]。

16.3.2　影像学评估

膝关节多发韧带损伤的初始影像可能是正常的，但是应力位片可以用来评估损伤的程度。膝关节侧位 X 线片显示胫骨后移大于 10 ~ 12mm 则提示存在 PCL / PLC 复合伤（图 16.6）[12]。在外翻应力作用下，如内侧关节间隙扩大＞ 3.2mm 则提示 MCL 损伤（图 16.7）[14]。MRI 得到的结果经常用来帮助完整地评估膝关节和制订术前计划（图 16.8）。往往 MRI 检查可发现半月板和软骨损伤。

16.4 治疗方法：PCL / 膝关节内侧复合体损伤的非手术治疗

一直以来，对单独的 PCL 或 MCL 损伤，最开始都进行非手术治疗。但是，非手术治疗复合伤的适应证并不明确。通常这些损伤是由高能量机制导致的，如车祸、运动损伤以及轻度 PCL 和 MCL / PMC 复合伤。一般而言，对于轻度 PCL 损伤合并轻度 MCL 撕裂可以采取保守治疗，包括外固定、逐步负重、关节活动度训练以及物理治疗。临床评估对改善膝关节的稳定性是很重要的。对这类轻度

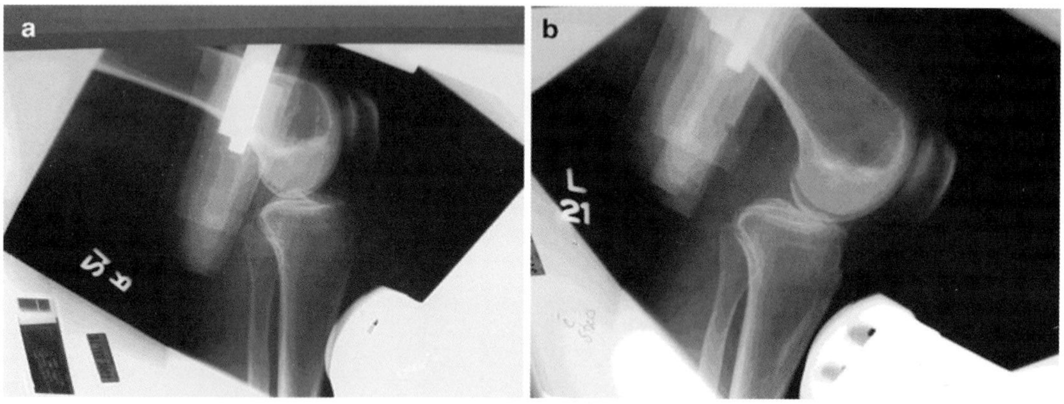

图 16.6 后向应力位片。(a) 股骨远端和胫骨平台之间的正常关系。(b) 胫骨后移＞ 10mm，提示存在膝关节 PCL 损伤

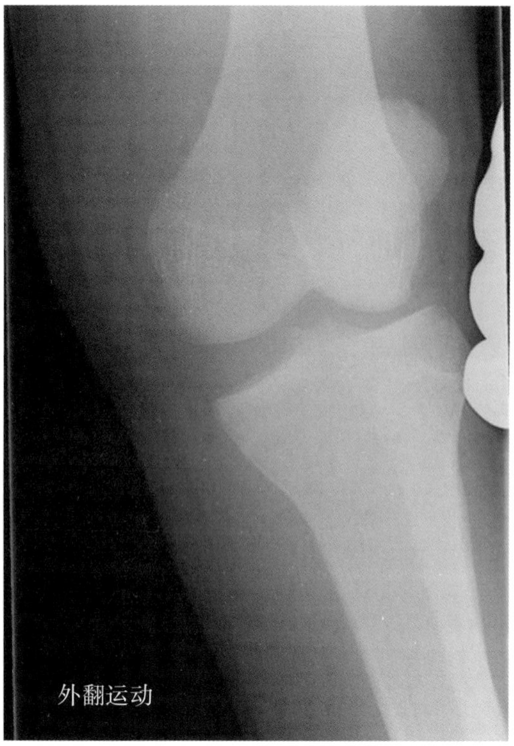

图 16.7 MCL 损伤的外翻应力位片显示内侧关节间隙病理性扩大

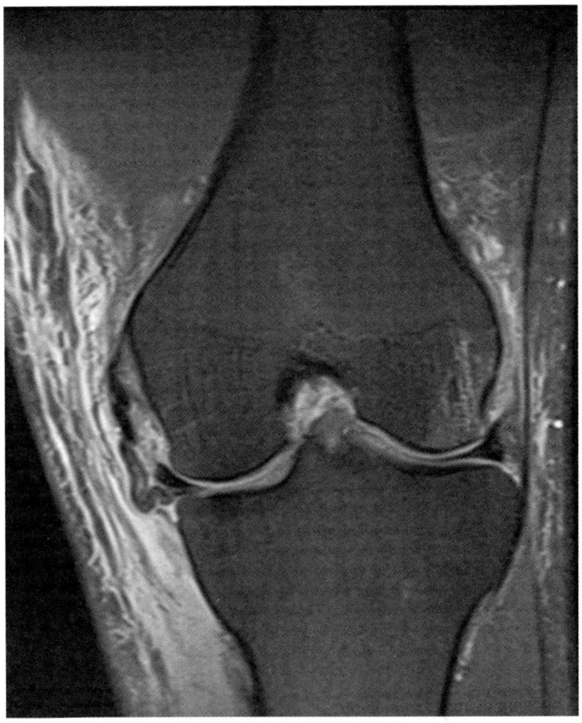

图 16.8 膝关节 MRI 冠状位 T2 加权像显示 MCL 胫骨侧撕脱伤。这种损伤可以对 MCL 进行一期修复而没有必要进行重建

复合伤可采取多种多样的非手术治疗方式。通常情况下，最初的治疗包括小腿后侧充分伸展并支撑固定以及避免负重 2 周。使用膝关节外固定器并增加活动范围，重点是加强股四头肌锻炼。一旦膝关节在良好的股四头肌运动控制下能屈曲 90°，则允许完全负重。提高强度和活动水平，如闭链训练和慢跑有助于改善关节活动度和股四头肌的力量。要想完全回归体育运动，则依赖于对临床稳定性的反复评估、关节活动度的恢复以及力量的提高。

16.5 PCL / 膝关节内侧复合体损伤手术治疗时的注意事项

大多数复合 PCL 及膝关节内侧结构的多发韧带损伤需要手术干预，以防止持续急性或者潜在慢性的功能性不稳，以及退行性变化。关于这类损伤的治疗方法存在许多争论。有很多关于手术时机的争论。常需要讨论手术时间、交叉韧带不同程度损伤的延迟修复以及急性和慢性损伤的具体手术方式。

关于手术时机以及是否分期完成膝关节多发韧带损伤治疗（包括 PCL / 膝关节内侧复合结构损伤）是有争议的。基于文献和术者的经验，膝关节脱位研究小组（The Knee Dislocation Study Group）建议对所有受损的韧带结构进行急性期手术治疗 [15]。最近，关于膝关节多发韧带损伤的循证医学系统评价有类似的结论 [16]。本章的资深作者（MDM）赞成应尽早对 PCL 和内侧角损伤进行一期手术干预。最好在损伤的 2 周内完成，这样有助于避免瘢痕组织形成，保持正常组织的结构，并有利于在某些情况下进行一期修复。通常内侧角的状况决定了手术时机。对于能单独进行非手术治疗的重度 PCL 和 MCL 损伤（如 1 或 2 级 MCL 损伤），本章资深作者建议延迟手术干预，一直到获得基本正常的关节活动度。这也适用于慢性 PCL/MCL/PMC 损伤＞ 3 周的病例。因为此时通常有丰富的瘢痕组织，进行一期修复是不可能的。这种情况下，除了其他因素（如下肢力线良好），良好的术前膝关节活动度也变得极为重要。

16.6 PCL/MCL/PMC 复合伤的手术方法：急性期

对于 PCL/MCL/PMC 复合伤（通常指 2 周以内的损伤）应行急性期外科手术。具体的损伤形式决定手术方法。外科医师对交叉韧带和 MCL / PMC 复合损伤的手术方式多种多样，具体选择取决于其所受的训练、经验以及喜好。在处理 PCL、MCL 和 PMC 复合伤时，急性期手术方式存在较大差异。

对于 PCL 损伤，是直接修复还是重建，应由损伤类型决定。这些 PCL 损伤绝大多数是实质部撕裂而不适合直接修复 [17]。但是，对胫骨附着部“剥离”或撕脱则主要进行修复 [18]。患者仰卧在可透射线的手术床上。皮肤切口和剥离类似于下面描述的胫骨嵌入技术。通过垂直切口，可识别并复位撕脱的胫骨骨块和附着的 PCL。一般用 4mm 皮质骨螺钉或 6.5mm 松质骨螺钉和垫圈原位固定。然后行术中透视验证复位情况。另外，可将不可吸收缝线用于非常小的撕脱骨块。将缝线穿过骨道，绑扎收紧于股骨外侧皮质的骨桥上。

在 PCL 完全断裂的情况下，推荐采取 PCL 重建，而不是修复。事实上，合并内侧部损伤时，PCL 重建存在不同的手术方法。有研究者认为，存在膝关节内侧部损伤时关节镜灌注液会发生外渗 [11]。所以建议分期行交叉韧带重建或使用干式关节镜技术 [2]。然而，这个问题可以通过一个允许液体从膝关节自由排出的引流口解决。

虽然最近描述的胫骨嵌入技术也是一个选择，但许多外科医师仍喜欢采用传统的经胫骨隧道技术。这些技术的不同之处将在下面讨论。

经典的经胫骨隧道技术重建 PCL 是比较成熟的（图 16.9）[19]。支持者认为，在膝关节多发韧带损伤中使用这一技术重建 PCL 可以降低血管损伤的风险并减少软组织剥离 [1]。Fanelli 等最近的一篇综述文章讨论了经胫骨隧道双束重建 PCL 的手术方法和结果 [19]。其强调的是移植物的选择、隧道位置、移植物张力及移植物固定，并讨论了单束和双束技术的对比。

同种异体移植物是理想的膝关节多发韧带损伤的重建材料，可避免移植后相关并发症。腘绳肌腱移植物可被用于重建 MCL / PMC。骨 - 髌腱 - 骨和异体跟腱常被用于重建 PCL。多项研究表明，不论是单束还是双束重建 PCL，效果均较好 [19-22]。单束技术通常用于重建 PCL 前外侧束。然而，正如前面所讨论的，PCL 是由两个不同的功能束组成的，使用双束技术重建这两束可以获得更接近正常的膝

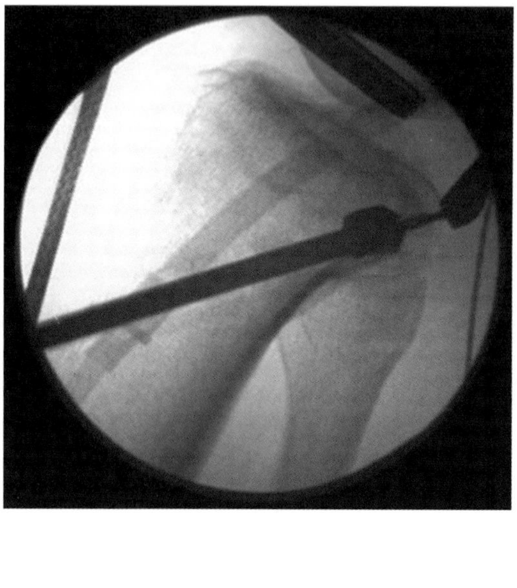

图 16.9 在经胫骨隧道技术重建 PCL 时所做的胫骨隧道定位

关节功能。研究集中于传统的经胫骨隧道技术，主要报道了“杀手转弯”所致的移植物磨损率和失败率。因为在出胫骨隧道时，移植物以锐角形式绕过胫骨后唇。MacGillivray 等所做的临床研究已经证明，经胫骨隧道技术和嵌入技术之间结果没有差异[23]。然而，生物力学研究表明，使用经胫骨隧道技术增加了循环测试的失败率，导致移植物的细化和延长。我们需要长期的尸体和临床研究来进一步了解使用这两种重建技术潜在的差异。

本章资深作者（MDM）喜欢使用嵌入技术单束重建 PCL。首选移植物是同种异体髌腱，或者在某些情况下也使用自体对侧髌腱。将胫骨侧移植物使用双皮质空心螺钉固定，而股骨侧移植物使用界面螺钉固定（图 16.10）。PCL 重建通常优先于损伤的囊外结构，如 MCL/PMC。对患者使用止血带并

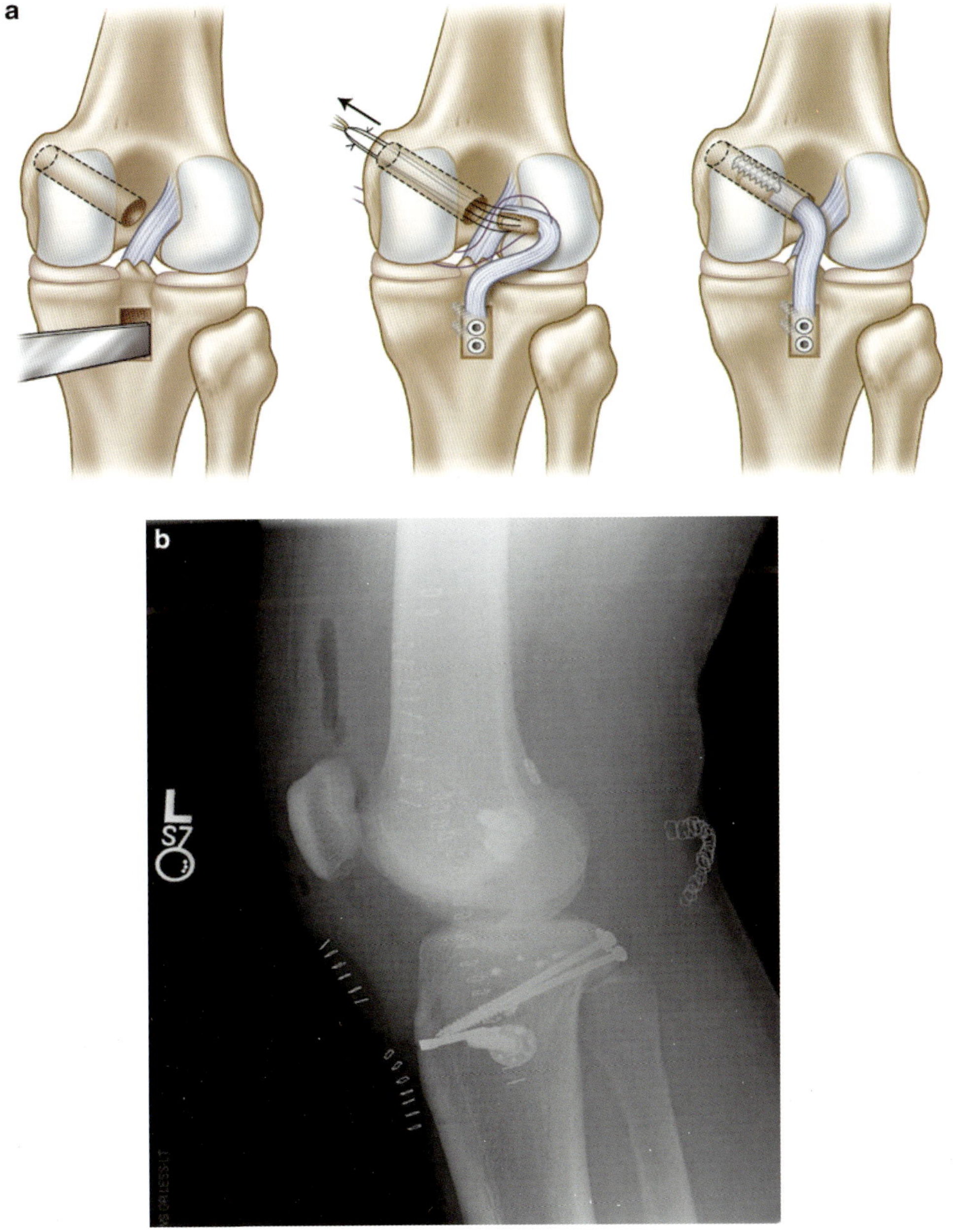

图 16.10 应用胫骨嵌入技术重建 PCL。(a) 示意图。(b) X 线片显示了如何实现双皮质空心螺钉固定胫骨侧移植物，以及用界面螺钉固定股骨侧移植物

使其仰卧在手术台上。利用标准的关节镜入路探查膝关节。清除残余的 PCL 残端。使用 PCL 导向器由外向内制备股骨隧道。用关节镜确认导针的位置在股骨内侧髁的 PCL 足印区。将导针置于约 1：30 的位置（右膝），距关节面边缘 6 ~ 8mm。然后通过导针钻取 PCL 隧道。将一个环形 18-G 光滑钢丝穿过隧道以便引导移植物。这种技术复制了 PCL 前外侧束。如果不存在同侧 ACL 损伤，则将注意力转向嵌入重建，行开放的后方入路。在腘窝做一横切口，并钝性分离，用于识别腓肠肌内侧头的外侧面。将其拉向内侧以保护神经和血管结构。用光滑的斯氏针钻入胫骨后皮质以牵开软组织。用电刀清理 PCL 沟，并用高速的磨刀做一胫后骨槽。骨槽尺寸匹配 PCL 移植物所带的骨栓。然后用 2 枚 4.5mm 空心双皮质螺钉固定骨栓。用预先放置的环形 18-G 钢丝将移植物拉入关节内（图 16.11）。采用合适的关节切口以便于引导移植物。将 PCL 嵌入骨块固定在胫侧。完成侧方或后角移植韧带引导或结构修复后，再收紧 PCL 并行股骨端固定，这将在下文中谈到。固定时，将膝关节屈曲 90° 并收紧 PCL，将其固定在股骨侧。将一个斯氏钉连接到 T 形手柄钻入胫前，以在 PCL 收紧时施加前向力，将胫骨拉向前方。然后将注意力转向等距测试，调整张力，并固定 MCL/PMC。

如前所述，对于严重的 MCL/PMC 损伤，应首选急性期手术治疗。在急性期，修复 MCL 撕脱伤时，主要是准备骨床并用缝合锚钉或螺钉及垫圈固定（图 16.12）。切口位于内侧关节线的中心。纵向劈开深方的缝匠肌腱膜，暴露 MCL 浅层。然后沿 MCL 后缘与 POL 前缘之间的间隙做一垂直切口，暴露 MCL 深层。通常可以分开 MCL 浅层和深层，从而可以修复 MCL 深层，收紧 POL。这样也有利于内侧胫骨平台的显露，以及之后在关节线水平暴露并修复 MCL 深层。根据外科医师的偏好，选择螺钉和垫圈或缝合锚用于股骨侧和胫骨侧的固定。对于急性实质部撕裂，除了一期修复，还要求重建。本章资深作者首选的重建方法是改良的 Bosworth 技术。利用这种技术，可获取自身同侧半腱肌腱，保留完整的胫骨侧附着点。将肌腱环绕并于股骨内侧髁用螺钉及垫圈固定。然后用第二枚螺钉及垫圈固定远端（图 16.13）。如果自体移植物不可取，可用同种异体半腱肌腱。对于 PMC 损伤，重建 POL 功能对稳定性是很重要的。这是采用 MCL 移植物后肢环绕在半膜肌腱周围而实现的。Kim 等已描述过类似的手术，对于膝关节内侧不稳定，MCL 和 POL 重建有很好的效果 [24]。

使用放置在各自股骨固定点的导针测试 MCL / PMC 修复或重建的等距性。这个过程应该在使用螺丝 / 垫圈固定移植物之前进行。在屈伸膝关节时，移植物相对于导针应该无移动。在膝关节屈曲 30° 时轻度内翻位固定内侧结构。

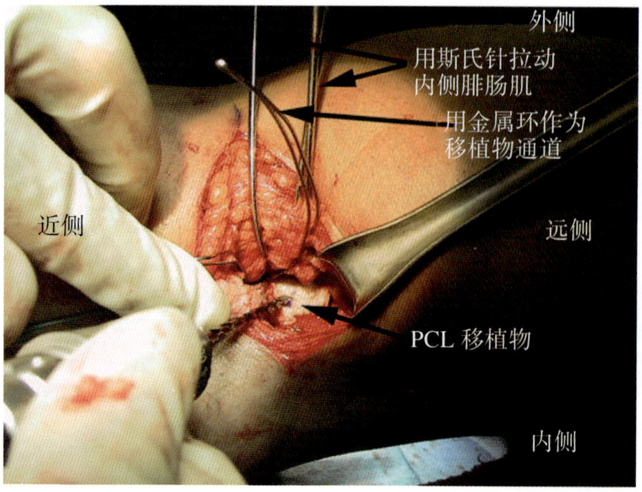

图 16.11 在采用胫骨嵌入技术重建 PCL 的过程中，斯氏针可用于牵开腓肠肌的内侧软组织，以保护神经血管束。这为定位胫骨骨槽和随后引入移植物提供了良好的视野和操作空间

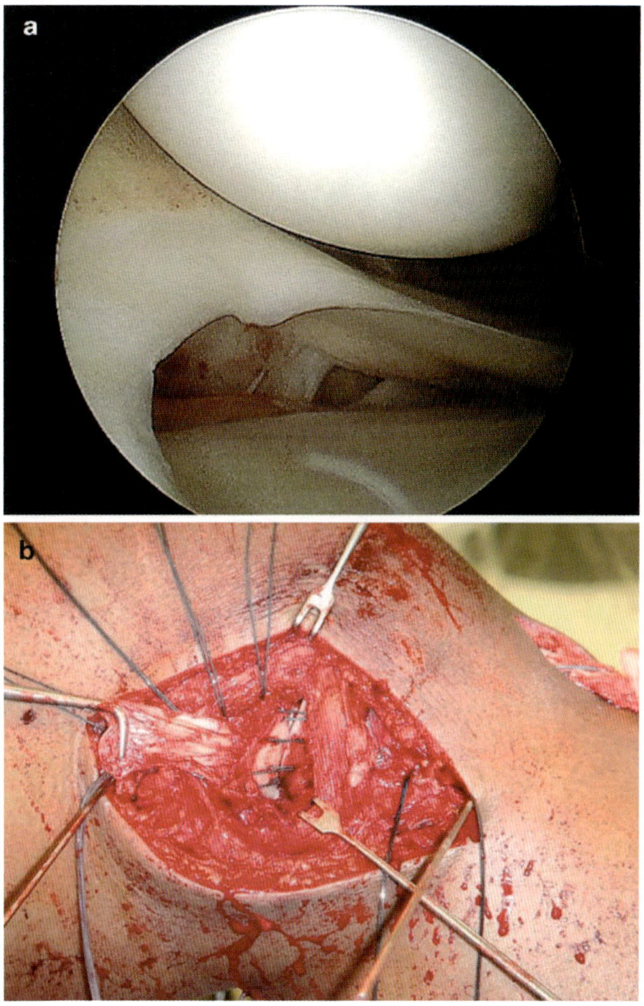

图 16.12 MCL 撕脱伤。(a) 关节镜检查显示外翻应力下关节囊呈撕裂状态，半月板“停留”在股骨侧。(b) 用缝合锚钉对内侧半月板、关节囊和 MCL 行一期修复

16.7 PCL / MCL / PMC 复合伤的手术方法：慢性期

对于慢性 PCL / MCL / PMC 复合伤（通常指 2 周以上的损伤），PCL 重建类似于上述的急性期重建。对于慢性期，若要取得可接受的手术效果，最关键的是术前具有良好的关节活动度。这可通过手术前积极的关节活动度训练和物理治疗来实现。

当处理慢性膝关节 MCL / PMC 损伤时，如上所述，必须进行重建。组织瘢痕越重，层次越不清晰，一期修复的难度就越大，也就越不可靠。在这种情况下，改良 Bosworth 技术提供了一个很好的选择。

16.8 术后管理

膝关节多发韧带损伤的术后护理与康复存在多种策略。这常常由损伤模式、合并症和患者的依从性来决定。围手术期抗生素的使用时间不尽相同，但通常包括术后 24h 静脉使用抗生素，然后是不同时限的口服抗生素。应用连续压迫装置和（或）TED 弹力袜机械性预防深静脉血栓（deep vein thrombosis，DVT）。根据手术情况及相关危险因素对术后患者使用血栓预防性药物。

术后，在不影响韧带重建的情况下维持关节活动度是成功的关键。康复计划因外科医师而异。现

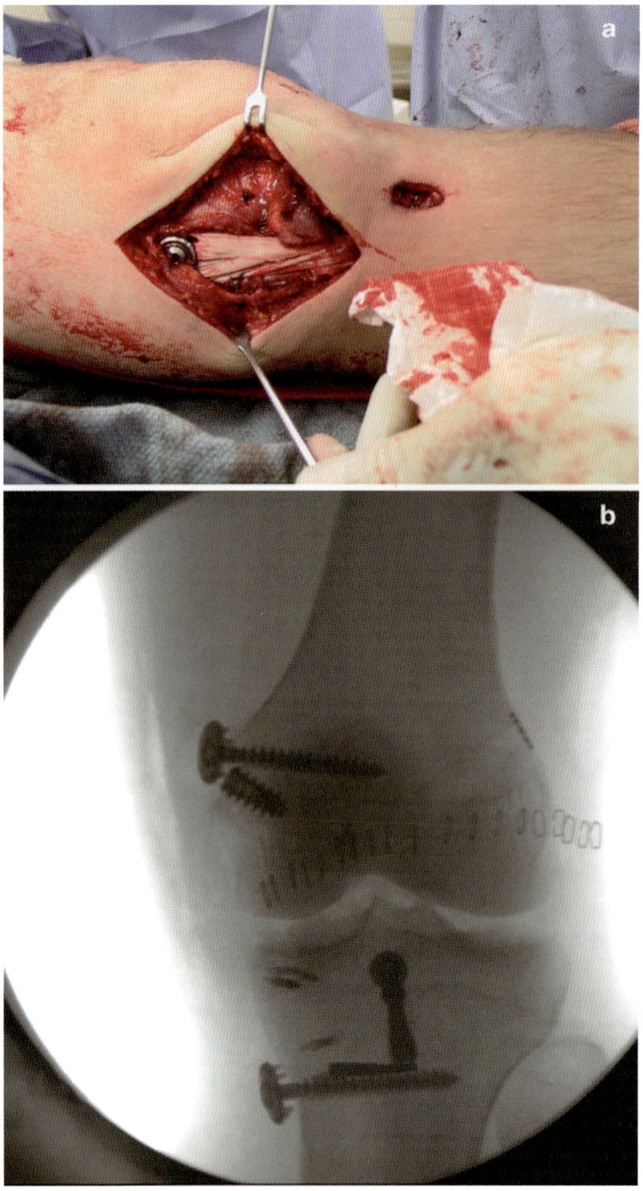

图 16.13　采用改良的 Bosworth 技术重建 MCL。(a) 半腱肌腱的胫骨止点是完整的，在股骨内侧髁环绕螺钉和垫圈。(b) 用螺钉及垫圈固定 MCL 重建移植物的近端和远端。该图也显示了应用胫骨嵌入技术重建 PCL 股骨和胫骨端的固定

介绍本章资深作者的首选方案。6 周内将膝关节伸展位负重限制在 50% 内。术后 2 天内开始被动关节活动度锻炼。用铰链式支具固定膝关节于伸直位。在伸直固定下开始股四头肌力量训练。术后 2 周，将解锁支具维持在 0° ~ 90° 固定，开始家庭练习。第 6 周，开始完全负重。随后的康复重点是增强力量、本体感觉训练以及关节活动度训练。这个过程是个体化的，但通常允许 3 个月后在跑步机上慢跑，并于术后 4 ~ 5 个月开始专项运动训练。完全恢复运动通常是在手术后 6 ~ 9 个月。

（陈　刚　王　飞　王凯博　译）

参考文献

1. Rihn JA, Groff YJ, Harner CD, Cha PS. The acutely dislocated knee: evaluation and management. J Am Acad Orthop Surg. 2004;12:334–46.
2. Fanelli GC, Orcutt DR, Edson CJ. The multiple-ligament injured knee: evaluation, treatment, and results. Arthroscopy. 2005;21:471–86.

3. Butler DL, Noyes FR, Grood ES. Ligamentous restraints to anterior-posterior drawer in the human knee. A biomechanical study. J Bone Joint Surg Am. 1980;62:259–70.
4. Van Dommelen BA, Fowler PJ. Anatomy of the posterior cruciate ligament. A review. Am J Sports Med. 1989;17:24–9.
5. Edwards A, Bull AM, Amis AA. The attachments of the fiber bundles of the posterior cruciate ligament: an anatomic study. Arthroscopy. 2007;23(3):284–90.
6. Lopes Jr OV, Feretti M, Shen W, et al. Topography of the femoral attachment of the posterior cruciate ligament. J Bone Joint Surg Am. 2008;90:249–55.
7. Harner CD, Xerogeanes JW, Livesay GA, et al. The human posterior cruciate ligament complex: an interdisciplinary study. Ligament morphology and biomechanical evaluation. Am J Sports Med. 1995;23:735–45.
8. Markolf KL, Feeley BT, Tejwani SG, et al. Changes in knee laxity and ligament force after sectioning the posteromedial bundle of the posterior cruciate ligament. Arthroscopy. 2006;22:1100–6.
9. Grood ES, Noyes FR, Butler DL, et al. Ligamentous and capsular restraints preventing straight medial and lateral laxity in intact human cadaver knees. J Bone Joint Surg Am. 1981;63:1257–69.
10. LaPrade RF, Engebretsen AH, Ly TV, et al. The anatomy of the medial part of the knee. J Bone Joint Surg Am. 2007;89:2000–10.
11. Levy BA, Fanelli GC, Whelan DB, et al. Controversies in the treatment of knee dislocations and multiligament reconstruction. J Am Acad Orthop Surg. 2009;25(4):197–206.
12. Sekiya JK, Whiddon DR, Zehms CT, et al. A clinically relevant assessment of posterior cruciate ligament and posterolateral corner injuries. Evaluation of isolated and combined injuries. J Bone Joint Surg. 2008;90:1621–7.
13. Slocum DB, Larson RL. Rotatory instability of the knee. Its pathogenesis and a clinical test to demonstrate its presence. J Bone Joint Surg. 1968;50:211–25.
14. LaPrade RF, Bernhardson AS, Griffith CJ, et al. Correlation of valgus stress radiographs with medial knee ligament injuries: an in vitro biomechanical study. Am J Sports Med. 2010;38:330–8.
15. Levy BA, Fanelli GC, Whelan DB, et al. Controversies in the treatment of knee dislocations and multiligament reconstruction. J Am Acad Orthop Surg. 2009;17:197–206.
16. Levy BA, Dajani KA, Whelan DB, et al. Decision making in the multiligament-injured knee: an evidence based systematic review. Arthroscopy. 2009;25(4):430–8.
17. Spinder KP, Walker RN. General approach to ligament surgery. Knee Surg. 1994;1:643–65.
18. Richter M, Kiefer H, Hehl G, Kinz L. Primary repair for posterior cruciate ligament injuries: an eight year followup of fifty-three patients. Am J Sports Med. 1996;24:298–305.
19. Fanelli GC, Beck JD, Edson CJ. Double bundle posterior cruciate ligament reconstruction. Surgical technique and results. Sports Med Arthosc Rev. 2010;18(4):242–8.
20. Fanelli GC, Edson CJ, Reinheimer KN, et al. Arthroscopic single bundle v. double bundle posterior cruciate ligament reconstruction. Arthroscopy. 2008;24:e26.
21. Cooper DE, Stewart D. Posterior cruciate ligament reconstruction using single bundle patella tendon graft with tibial inlay fixation: 2 to 10 year follow-up. Am J Sports Med. 2004;32:346–60.
22. Fanelli GC, Edson CJ. Arthroscopically assisted combined ACL/PCL reconstruction: 2–10 year follow-up. Arthroscopy. 2002;18:703–14.
23. MacGillivray JD, Stein BE, Park M. Comparison of tibial inlay versus transtibial techniques for isolated posterior cruciate ligament reconstruction: minimum 2 year follow-up. Arthroscopy. 2006;22:320–8.
24. Kim SJ, Lee DH, Kim TE, Choi NH. Concomitant reconstruction of the medial collateral and posterior oblique ligaments for medial instability of the knee. J Bone Joint Surg Br. 2008;90(10):1323–7.

第 17 章

急、慢性后交叉韧带合并内外侧结构损伤的手术治疗

James P. Stannard，Hyun Min Mike Kim

17.1 分 类

Schenk 解剖学分类法（Schenk anatomic classification，表 17.1）[1] 是一种被广泛采用的分类方法，它是基于受伤部位的解剖结构而不是错位的方向来分类的。KD Ⅰ型损伤表示一侧膝关节脱位而同侧一条或两条交叉韧带完整，伴有侧副韧带不同程度的损伤。一侧膝关节脱位而同侧前交叉韧带（ACL）完整伴其他三条韧带结构损伤也可被归为 KD Ⅰ型损伤。但根据我们以往的经验，这类损伤与 KD Ⅲ型损伤相比非常少见。

17.2 损伤机制

膝关节多发韧带损伤可由各种类型的损伤造成，其中绝大多数是高能量创伤导致的，例如车祸伤 [2]。高能量创伤最常见的原因是汽车碰撞事故（52%）、摩托车碰撞事故（17%）和汽车碰撞行人事故（16%）。低能量运动损伤也能导致膝关节脱位，通常是由膝关节的过伸伤所致。足球和骑马损伤是低能量创伤最常见的两个原因 [2]。

17.3 初步评估

患者通常表现为多发损伤，这些损伤可能威胁生命，并经常涉及同侧肢体。这使在急诊室对自发性复位的膝关节脱位的诊断变得困难。如果膝关节处于脱位状态，则在患者身体状况允许的情况下应尽快实施镇静下的闭合复位术。通常平缓地纵向牵引就能够复位。然而，偶尔发生的软组织嵌入使膝关节不能完全复位，这种情况则需要在手术室实施切开复位。在急性膝关节脱位中，复位后最重要的一件事是进行完整的神经和血管检查。复位后使用一个膝关节固定器、夹板或铰链式膝关节支具将膝关节固定在轻微的屈曲状态。

当膝关节周围有一处开放性创伤时，则需要怀疑存在开放性膝关节脱位的可能。开放性创伤最

常见的部位是在腘窝。对于开放性脱位，应在患者身体状况允许的情况下尽快在手术室进行冲洗和清创。如果有明显的开放性软组织损伤，则需要使用跨越式外固定器。

表 17.1 Schenck 解剖学膝关节脱位分类法

KD Ⅰ	一条交叉韧带撕裂伴一条或两条侧副韧带撕裂
KD Ⅱ	ACL 与 PCL 撕裂，侧副韧带完整（少见）
KD Ⅲ -M	ACL、PCL 和内侧副韧带撕裂
KD Ⅲ -L	ACL、PCL 和外侧副韧带撕裂
KD Ⅳ	ACL、PCL、内侧副韧带和外侧副韧带撕裂
KD Ⅴ	骨折 - 脱位
C（添加至上述）	合并动脉损伤
N（添加至上述）	合并神经损伤

需要检查足背动脉和胫后动脉的搏动并与健侧相比较。也需要留意一些细微的体征，比如皮肤温度、颜色和毛细血管再充盈，但远不及动脉搏动检查那么重要。在复位后，需要再一次评估神经和血管的结构并且完整地记录下来。所有膝关节脱位的患者需要住院至少 48h，以进行仔细的观察和一系列神经和血管检查。没有必要进行常规的动脉血管造影或获取踝臂指数（ABI）。进行完整的体格检查并记录双侧对称的足动脉搏动就足够了[2,3]。在复位前和复位后 0h、4 ～ 6h、24h 和 48h 各检查一次足背动脉搏动并与健侧相比较。如果任何一次检查显示搏动不足（即搏动消失或搏动强度减弱），需要进行紧急血管造影检查并请血管外科会诊。已经证实用于诊断腘动脉损伤的“选择性动脉血管造影”方案是可靠、安全的[2]。也应该进行完整的神经检查。由于腓总神经的损伤率较高，应对其着重检查。

在急性损伤病例中，由于损伤部位的疼痛、肿胀以及存在同侧肢体损伤等因素，检查韧带时通常比较困难。对于之后的韧带修复或重建，对膝关节不稳定模式的精确诊断变得至关重要，它需要在麻醉下进行仔细的检查来确定。现将对四条膝关节韧带结构的诊断试验总结在表 17.2 中。在同侧肢体骨折（如胫骨平台、股骨远端和髋臼）手术固定后应仔细记录韧带检查结果，这对以后的韧带重建非常重要。

表 17.2 膝关节韧带损伤的诊断试验

韧带	诊断试验	阳性结果：解释
MCL 和 PCL	30° 和 0° 屈曲时的外翻应力试验	内侧关节开放 仅在 30° 阳性：单纯的 MCL 损伤 在 30° 和 0° 均阳性：MCL+PMC+ 交叉韧带损伤
	90° 屈曲时胫骨外旋试验	胫骨平台内侧股骨髁前下半脱位 MCL + PMC 损伤
FCL 和 PLC	0° 和 30° 屈曲时的内翻应力试验	外侧关节开放 仅在 30° 阳性：单纯的 FCL 损伤 在 30° 和 0° 均阳性：FCL+PLC+ 交叉韧带损伤
	30° 和 90° 屈曲时的拨号试验	外旋转角度比健侧增加＞ 10° 仅在 30° 时为阳性：FCL+PLC 损伤在 30° 和 90° 均为阳性： FCL+ PLC+ 交叉韧带损伤

6 ~ 7mm。将较大的束支制成前外侧支，将较小的束支制成后内侧支。必须要保证较大的前外侧支是在移植物骨块的孔部朝向前方时由移植物的外侧部分制成（图 17.2）。对每一束支都用双线连锁缝法留置一根永久 2 号缝线。为了在之后的手术中能准确和快速地确认前外侧支和后内侧束支，我们使用两根不同颜色的缝线。将骨块制成长方形，长度不少于 15mm，宽度不少于 10mm，厚度不少于 10mm。其中骨块的厚度不少于 10mm 尤其重要，它在固定螺钉被拧紧后可使骨块骨折的风险降到最低。在骨块中心钻一个 4.5mm 的孔，轻微地从后内侧向前外侧偏移，以便之后螺钉的拧入。

之后在膝关节下放置一个垫子，使腿悬在手术台外并使膝关节屈曲约 90°。将关节镜从前外侧入口进入，从前内侧入口导入 PCL 定位器（Arthrex，Inc.，Naples，FL），将钻头导针从外向内钻进股骨内侧髁。首先钻入前外侧隧道的导针。将定位器置于髁间切迹关节软骨后方约 10mm 处（图 17.3）。它通常在左膝定位于 11 点处，在右膝定位于 1 点处。在膝关节上内侧面行一个穿刺切口，并将导针钻进股骨内侧髁。在钻完前外侧隧道后，将定位器向下移动来定位后内侧隧道。后内侧隧道位于前外侧隧道导针的正下方（图 17.3）。将两个导针隔开非常重要，目的是在两条隧道之间形成一个

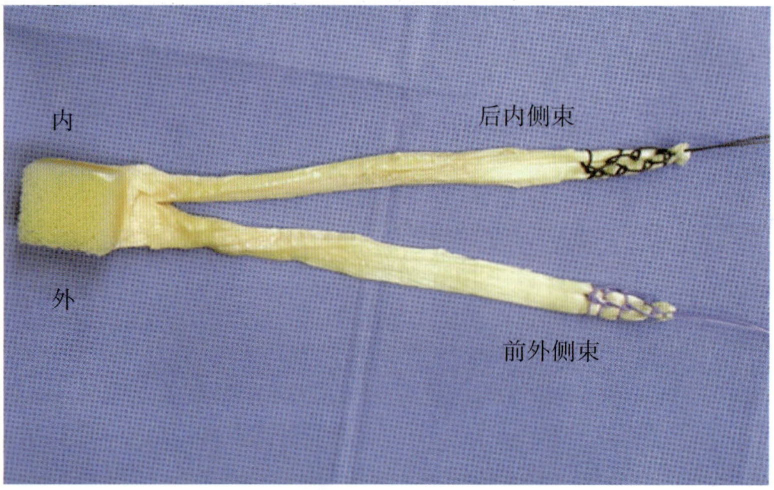

图 17.2　用于解剖学双束嵌入式 PCL 重建的同种异体跟腱 - 骨移植物。将移植物的腱性部分纵向分开，制成较大的前外侧束和较小的后内侧束。较大的前外侧束必须是在移植骨块的孔朝向前方时由移植物的外侧部分制成。此移植物被用于左膝关节 PCL 的重建。我们使用两条不同颜色的缝线，以便能在手术时准确、快速地确认前外侧和后内侧束支

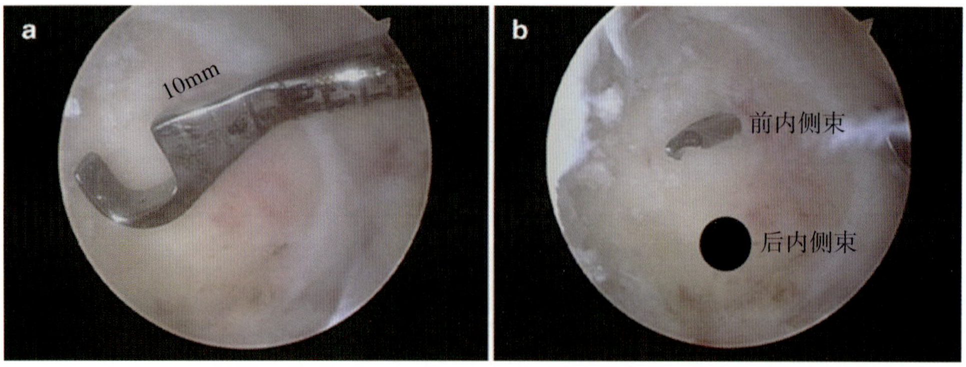

图 17.3　用于 PCL 重建的两条股骨隧道的定位。前外侧隧道定位在膝关节屈曲 90° 时髁间切迹近关节软骨后方约 10mm 处。(a）它通常在左膝定位于 11 点处，在右膝定位于 1 点处。后内侧隧道直接位于前外侧隧道的下方。(b）隔开两导针非常重要，目的是在两条隧道之间形成一个至少 4mm 宽的骨桥（Adapt with permission from[5]）

至少 4mm 宽的骨桥。调整定位器，使两个导针分散开，前外侧隧道的方向是从上内侧朝向下外侧，而后内侧隧道的方向几乎与地面平行。现在在皮肤上做一个 8cm 长的切口，用于开放性手术部分，并用来钻入后内侧隧道的导针。切口从股骨内上髁的内侧副韧带股骨附着点开始，一直向下延伸到胫骨近端的后内侧边缘（图 17.4）。钻出的隧道大小要与之前准备的前外侧和后内侧束支移植物一致。通常较大的移植物分为一个 9mm 的前外侧束支和一个 7mm 的后内侧束支，较小的移植物分为一个 8mm 的前外侧束支和一个 6mm 的后内侧束支。需要用刨削刀或射频清除掉隧道两端的软组织，以便移植物穿过。将每条隧道都置入一根导线，并且用与钻孔尺寸一样大的接头接上。

将患者的腿摆放成“4”字姿势，以便于开放性手术操作。为后内侧隧道钻孔所做的皮肤切口可向近端和远端进行延伸，以此作为膝关节后内侧入路。此切口也可用于之后的后内侧角重建。切口长度为 8 ~ 10cm，并以膝关节为中心。进行皮下分离，直到看到鹅足肌腱，之后继续分离至鹅足肌腱近端以及胫骨后内侧缘的后方。在分离的过程中可能会碰到半膜肌，可以将它向上或向下牵开，或者将它松解并在之后修复。使用 Cobb 骨撬将腘肌从胫骨的后侧面分离，并使用一个 Hohmann 钝性牵引器使腘肌和腓肠肌处于医师与神经和血管结构之间（图 17.5）。使足部向外旋转，以便于清楚地呈现胫骨后侧面。在 PCL 胫骨止点的部位，用一个半弯的骨刀从胫骨关节面中线下方 5 ~ 10mm 处开始挖一个骨槽。将移植物的骨块置于骨槽之上，然后用 4.5mm 的空心螺钉的导针穿过骨块的钻孔并从后向前钻进胫骨近端。测量其深度，之后拧入带有垫圈的 4.5mm 全螺纹空心螺钉。应注意避免螺钉过长，否则会导致突出的尖端穿过前方皮质。在继续进行手术之前应使用 X 线透视检查来确定螺钉的位置是否正确（图 17.6）。如果后关节囊没有已经存在的孔，则使用 Kelly 钳在后关节囊作一个孔。

从前外侧入口置入关节镜进行观察，从前内侧入口和后关节囊开口塞入 Hewson 过线器。应注意确保过线器是从 ACL 和股骨内侧髁之间穿过。将后内侧束（较小的束支）的缝线穿过过线器的环并拉进膝关节。之后用关节镜钳将缝线和移植物拉进后内侧隧道。对前外侧束支亦采用同样的方法，并保证它在后方关节囊内位于后内侧束的外侧（图 17.7）。将两条束支经过隧道从股骨内侧髁拉出。将移植物暂时放在一边，等到两侧角的移植物被引入但还未收紧时再继续。在最后固定时，通过屈伸膝关节 20

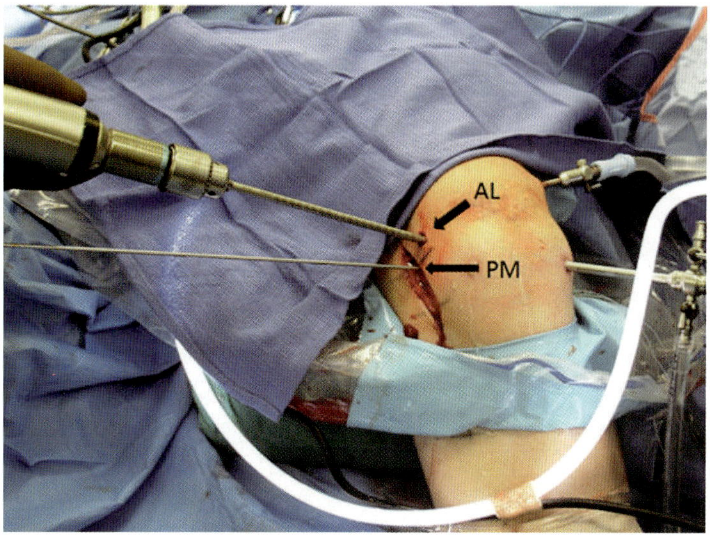

图 17.4 容纳移植物穿过 PCL 重建中两条股骨隧道的切口。较小的切口用于前外侧束支通道（图中钻头穿过的切口）。用于后内侧隧道的切口包含在膝关节后内侧入路的切口中（图中引导针放置的长切口），此切口也用于 PCL 骨块的置入。切口从股骨内上髁的内侧副韧带股骨附着点开始，一直向下延伸到胫骨近端的后内侧缘

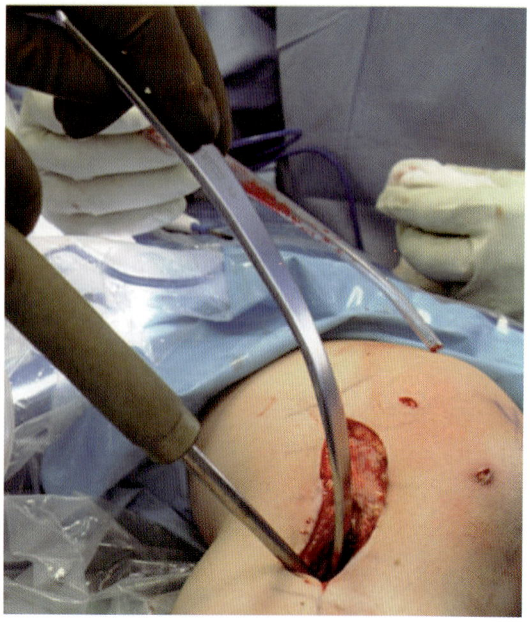

图 17.5 PCL 重建的膝关节后内侧入路。此入路也可用于后内侧角的重建。使用 Cobb 骨撬将腘肌从整个胫骨后侧面分离出，并使用一个 Hohmann 钝性牵引器使腘肌和腓肠肌处于医师与神经和血管结构之间

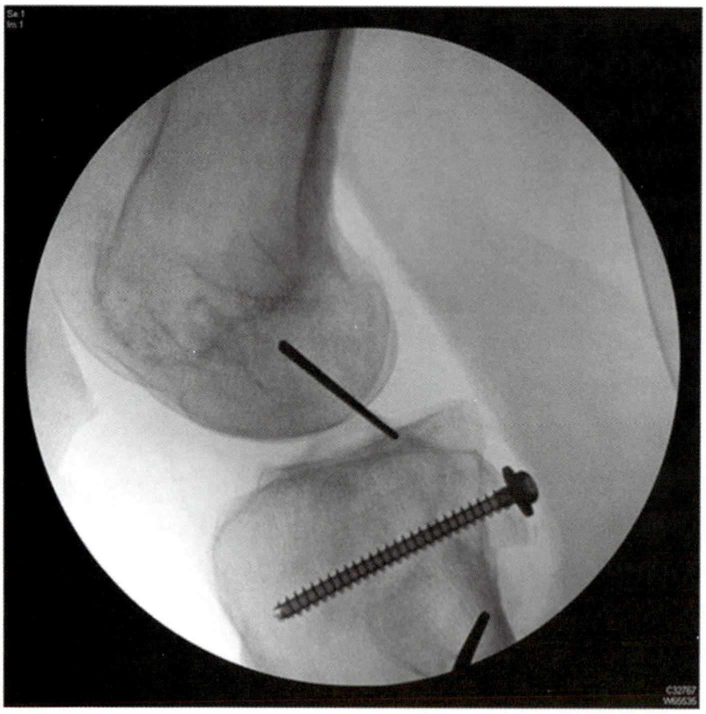

图 17.6 术中 X 线透视影像显示置入了一根带有垫片的 4.5mm 全螺纹空心螺钉，以固定同种异体 PCL 移植物骨块。注意骨块处于胫骨关节面下方 5 ~ 10mm 的一个小槽内。注意不要使螺钉过长，否则可能会穿出前方皮质

次使 PCL 移植物预拉伸。在移植物固定期间，将膝关节移出手术台的侧边，并在膝关节下面放一个垫子，以在固定移植物时给膝关节一个前抽屉的负荷。在膝关节屈曲 70° ~ 80° 时固定前外侧束支，在膝关节屈曲约 15° 时固定后内侧束支，这样可使张力作用在移植物上。将两条束支都用大小与隧道直径相同的生物可吸收性界面螺钉固定。不同的螺钉之间在长度上有微小差异，但最常使用的是 23mm 螺钉。当螺钉被拧紧时应感觉到螺钉的大小刚好合适。应将螺钉完全拧进隧道内，并需要剪掉多出的移植物。

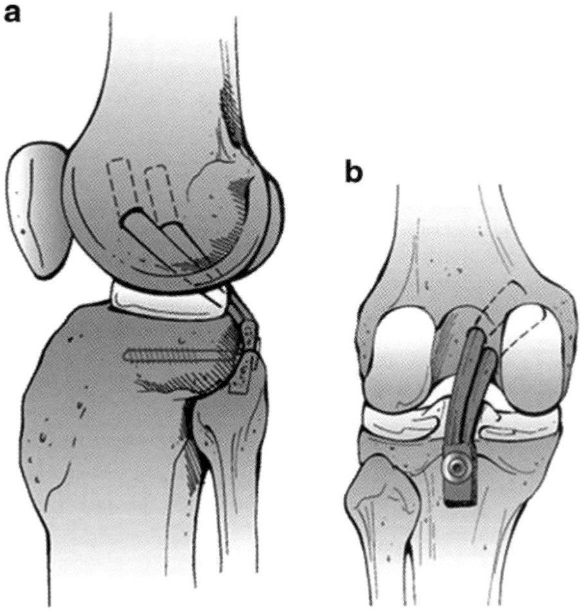

图 17.7 双束嵌入式解剖学 PCL 重建移植物最终位置的示意图。前外侧束位于后内侧束的外侧（Reprinted with permission from Stannard JP，Schenck RC Jr. Knee dislocations and ligamentous injuries. In：Stannard JP，Schmidt AH，Kregor PJ，eds. Surgical Treatment in Orthopaedic Trauma. New York：Thieme，2007：687-712）

17.6.2 后内侧角：使用同种异体移植物（胫骨前肌或两根半腱肌腱）进行后内侧角重建

将一根同种异体胫骨前肌移植物分为两根直径为 5 ~ 6mm 的移植物。将每根移植物的末端留置锁边缝线以便于移植物通过。使用与 PCL 重建相同的后内侧切口，经 X 线透视检查在股骨内侧髁上定位一个等长点。调整膝关节，以获得理想的侧方视角，等长点位于股骨后皮质的延长线与 Blumensaat 线的交点（图 17.8）。将一根 2.4mm 的导针钻入股骨内侧髁。将 7mm 或 8mm 的空心钻经导针钻入 25mm 的深度。将两根带锁边缝线的移植物穿进装有生物肌腱固定螺钉的螺丝刀（Arthrex Inc.，Naples，FL）。根据移植物的大小不同，使用不同尺寸的螺钉，但 7mm × 23mm 或 8mm × 23mm 是最常使用的尺寸。随着肌腱固定螺钉进入隧道，移植物也被拉紧到隧道内（图 17.9）。以半腱肌腱

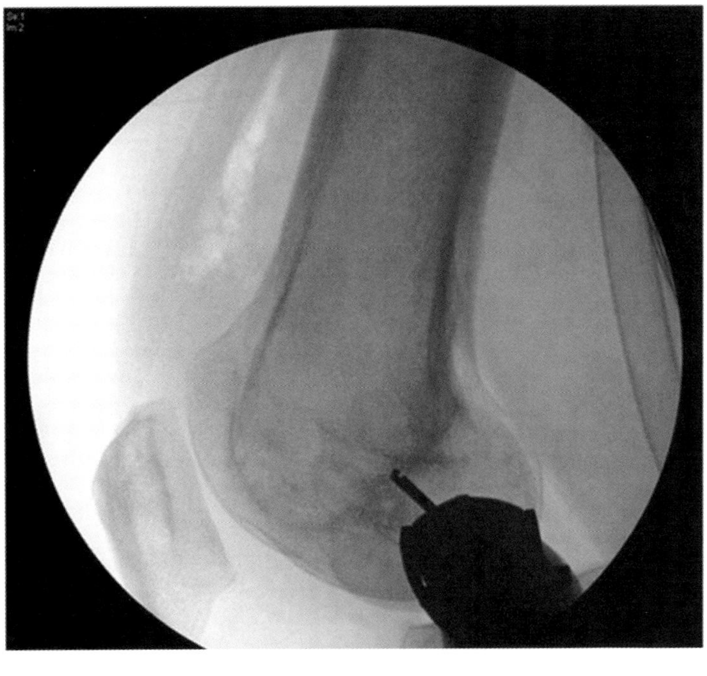

图 17.8 术中 X 线透视显示后内侧角重建中的等长点的位置。在两侧股骨髁完全重叠下获得膝关节理想的侧位图。等长点位于股骨后皮质的延长线与 Blumensaat 线的交点，在图中为 3.2mm 的钻头所指示的位置

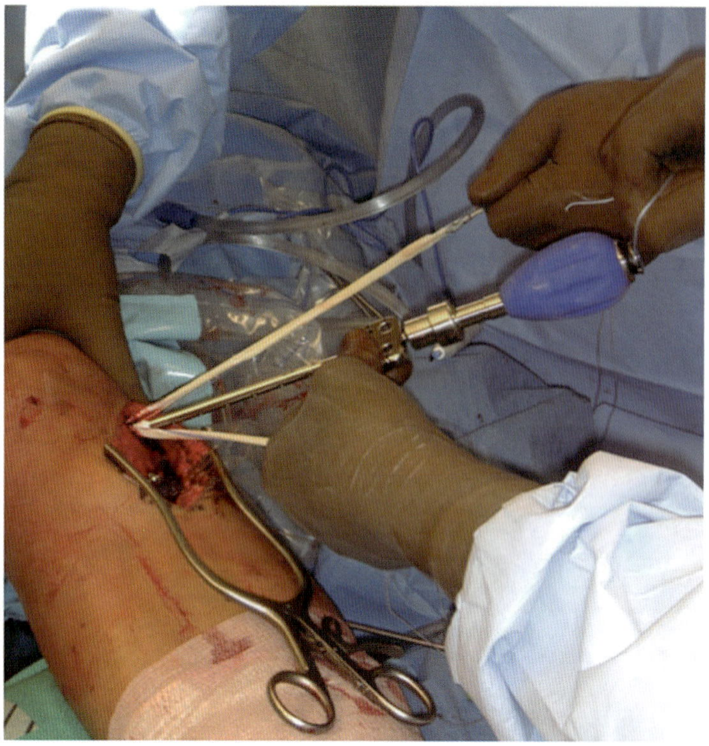

图 17.9　在后内侧角重建中使用生物肌腱固定螺钉进行股骨侧的移植物固定。将移植物折叠一半并形成一个环，然后在环上放置一根 2 号缝线。将缝线穿进带有生物肌腱固定螺钉的螺丝刀。在保持两根移植物张力的状态下，移植物被拉紧到隧道内

的止点为起点，用 3.2mm 的钻头穿过胫骨钻出第二个孔。将一个 4.5mm 的双皮质螺钉和带尖的韧带垫圈置于孔内。使一根移植物从半膜肌下方向后行走，然后转弯并被引到胫骨螺钉和垫圈处。此移植物被用于重建后斜韧带。借助一个钝性 Kelly 钳从胫骨螺钉部穿至股骨螺钉部，将另一根移植物在膝关节内侧的筋膜和软组织下面穿过（图 17.10）。此移植物也被带到胫骨螺钉和垫圈处。然后在膝关节屈曲约 40° 时将移植物拉紧。通过使用永久缝线将两根移植物在胫骨螺钉近端缝在一起，以增加额外的稳定性。这项操作会更进一步绷紧后内侧角。

17.6.3　后外侧角：后外侧角重建——改良双尾技术

使用同种异体胫骨前肌腱或者胫骨后肌腱移植物。移植物的最小长度需要为 27cm，但为了安全起见，我们选择 30cm 或更长的移植物。此操作解剖重建后外侧角三个重要的组成部分：腘肌腱、腘腓韧带和腓侧副韧带。在膝关节下放置一个垫子，将膝关节垂放在手术台外。在膝关节屈曲 90° 时经后外侧入路暴露后外侧角，可松解并保护腓总神经。经过腓骨头水平，向近端和远端作一直切口。确认股二头肌腱、髂胫束以及上覆筋膜等结构。使用剪刀将股二头肌腱后方的深筋膜沿肌腱的方向剪开，确认腓总神经的结构并从腓骨颈部分离（图 17.11）。套一个 Penrose 引流管用于平缓地牵拉神经（图 17.12）。由于在手术过程中对神经的牵拉可能会导致永久性损伤，因此，在 Penrose 引流管上不能放置手术钳或其他手术器械。在神经充分松解后，整个腓骨近端也变得易于操作。钝性解剖确认腓肠肌外侧头前方的平面。可使用一根手指轻易地触及胫骨与腓骨的后侧面以及 PCL 骨块。千万不要深入腓肠肌外侧头后方，以免伤及腘血管及神经结构。之后，在股二头肌腱与髂胫束之间沿着肌纤维的方向分出间隔以评估腓侧副韧带和腘肌腱（图 17.13）。腘肌腱沿腓侧副韧带深部走行，并附着在腓侧副韧带附着点前下方 1 ～ 2cm 的股骨止点上。

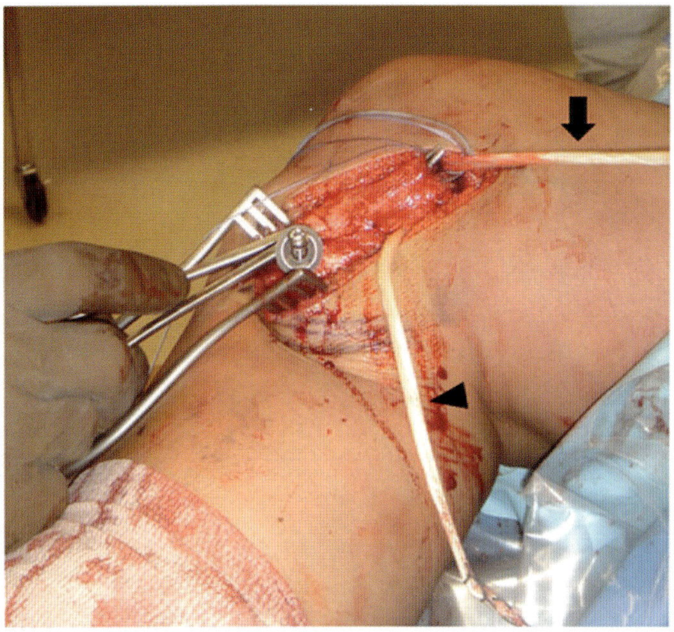

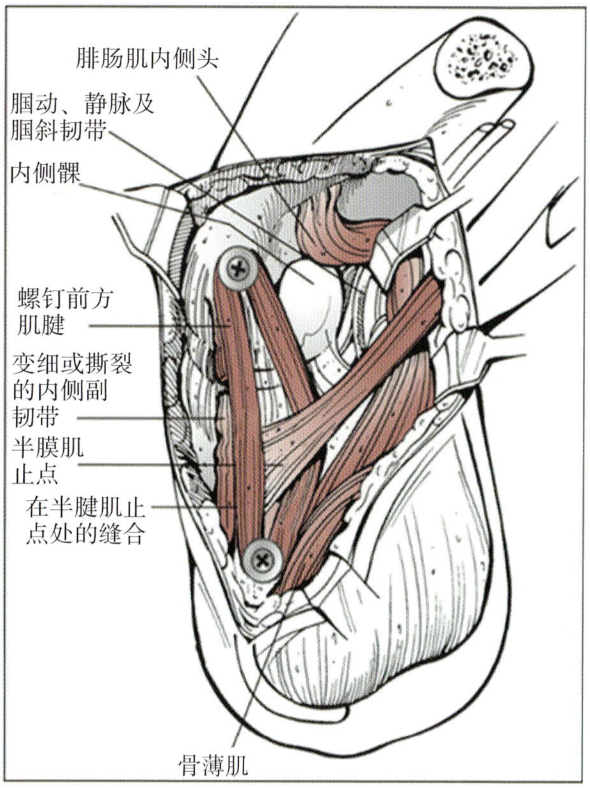

图 17.10 为后内侧角重建准备的移植物通路。(a) 用一个 Kelly 钳穿过筋膜和软组织下方带回一根移植物（箭头）。移植物已经被固定在股骨内侧髁的等长点上。这根移植物将沿直线向下直到胫骨螺钉来重建内侧副韧带深层。已将另一根移植物从半膜肌的下方穿过，用来重建腘斜韧带（三角形）。(b) 重建后内侧角移植物最终位置的示意图。用于在股骨髁上固定移植物的螺钉和垫片现在被生物肌腱螺钉所替代（Reprinted with permission from Stannard JP，Schenck RC Jr. Knee dislocations and ligamentous injuries. In：Stannard JP，Schmidt AH，Kregor PJ，eds. Surgical Treatment in Orthopaedic Trauma. New York：Thieme，2007：687-712）

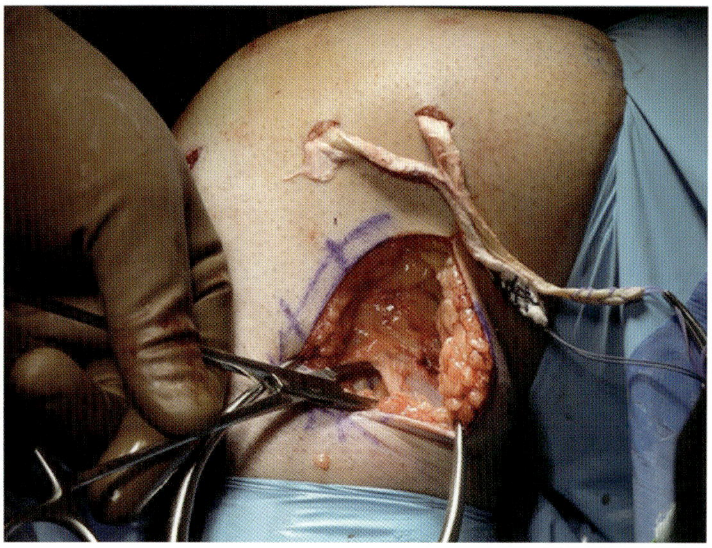

图 17.11 左膝关节后外侧角重建的后外侧入路。经过腓骨头水平，向近端和远端延伸作一直切口。确认股二头肌腱、髂胫束以及上覆筋膜等结构。在股二头肌后方沿肌腱方向放一把剪刀来打开深筋膜，确认腓总神经结构并从腓骨颈处将其游离。注意：此图中从股骨外侧髁出来的移植物是用于此特殊患者 ACL 的重建

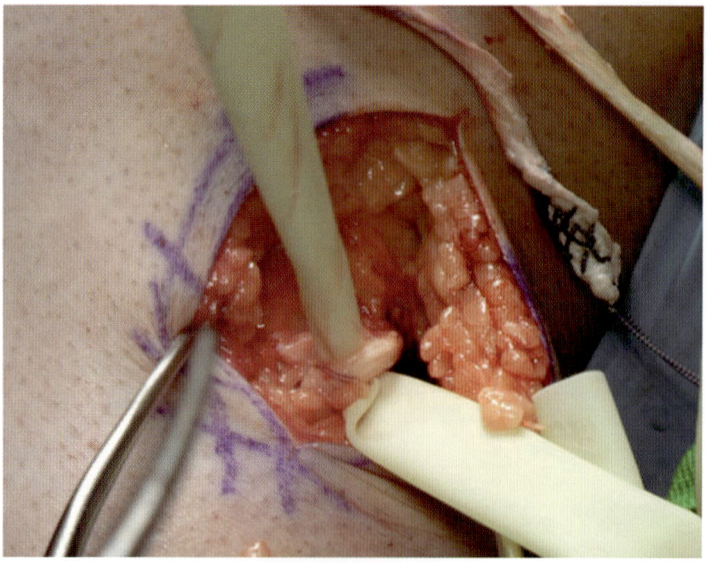

图 17.12 在膝关节后外侧入路中环绕腓总神经周围的 Penrose 引流管

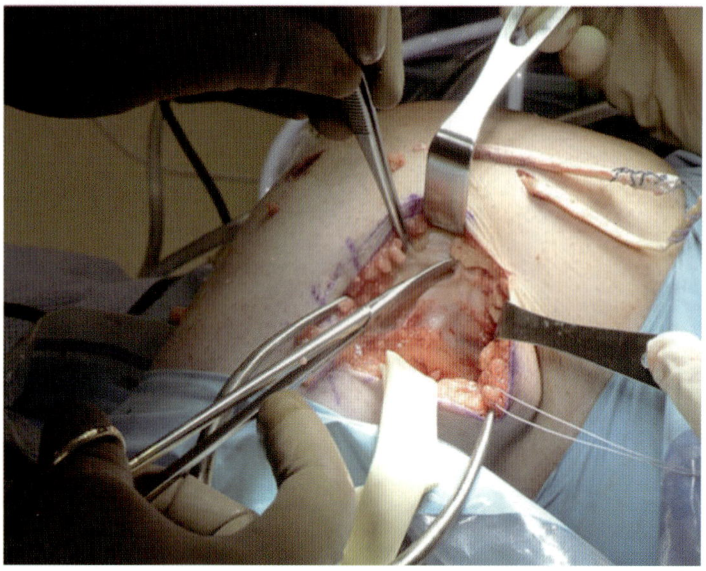

图 17.13 在股二头肌腱与髂胫束之间沿着肌纤维方向分出间隔。此间隔可用于评估腓侧副韧带和腘肌腱的状态，并有助于之后股二头肌和髂胫束下方移植物的通过

等长点大致位于这两个附着点之间的中点。有时需要在腓侧副韧带的股骨附着点附近松解髂胫束，以便于放置移植物。如果松解了髂胫束，则需要在手术结束时修复。腘腓韧带从腓骨头后侧面横穿至腘肌腱。在膝关节脱位的患者中，正常的解剖结构经常被破坏。与后内侧角重建的方法类似，使用 X 线透视来定位股骨外侧髁上的等长点。调整膝关节，以获得理想的侧位视角，然后定位等长点于股骨后皮质的延长线与 Blumensaat 线的交点。用 3.2mm 的钻头在等长点钻孔，将一个 4.5mm 的双皮质螺钉和尖形韧带垫圈从外向内置于孔内。应注意使这根螺钉的走行方向约向前倾斜 30°，向近端倾斜 30°，以避免穿过股骨隧道，否则会影响将来 ACL 重建股骨隧道的建立（图 17.14 和图 17.15）。使用骨刀去除螺钉周围的骨皮质，以便于异体肌腱与腓侧副韧带和腘肌附着点的骨质实现愈合。

用一个 5mm 的钻头穿过胫骨外侧从前向后钻一个孔。使钻头从前外侧关节镜入口正下方或关节线之下进入，并从 PCL 移植骨块外侧的胫骨后皮质穿出。这与腘肌腱穿过关节后方的区域一致。钻孔时使用徒手技术，包括将非惯用手的示指穿过前文所述的间隔来定位胫骨后外侧缘，大约在离关节线远端 1cm 处（图 17.16）。将胫骨隧道扩到 7mm，并用一个 Hewson 过线器将移植物从后向前穿进胫骨隧道。最后用一枚 7mm × 30mm 可吸收性界面螺钉将移植物固定在胫骨隧道内。

穿过腓骨头从前外侧到后内侧钻再钻一个 5mm 的孔，目的在于重建腓侧副韧带和腘腓韧带（图 17.17）。从髂胫束、股二头肌腱以及相邻的筋膜深部穿过移植物（图 17.18）。移植物从胫骨后侧发出，向上环绕螺钉和垫圈，再向下穿过腓骨隧道，之后再向上至螺钉和垫圈（图 17.19）。在足轻微内旋转和膝关节屈曲约 40° 时将移植物收紧并固定在股骨侧的螺钉和垫圈上。

在某些情况下，患者只有腓侧副韧带和腘腓韧带损伤，而腘肌腱完整。这些患者表现为膝关节屈曲 30° 时内翻应力试验阳性，而拨号试验为阴性。在这些患者中，需要行腓侧副韧带和腘腓韧带的重建。基于此目的，使用异体移植物行“8”字重建是一项快速而又成功的技术。移植物的制备几乎完

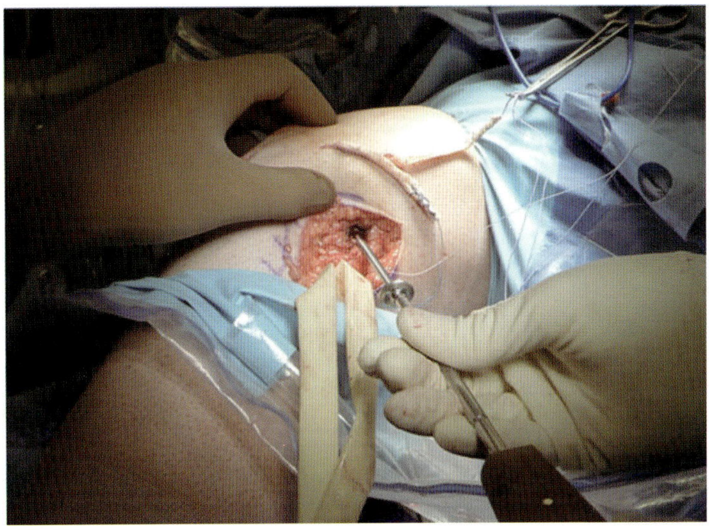

图 17.14 一根带有尖齿韧带垫圈的 4.5mm 的双皮质螺钉被钉入股骨外侧髁上的等长点，用于固定一根后外侧角的移植物。应注意使这根螺钉走行方向约向前倾斜 30°，向近端倾斜 30°，以避免穿过股骨隧道，否则会影响将来 ACL 重建股骨隧道的建立

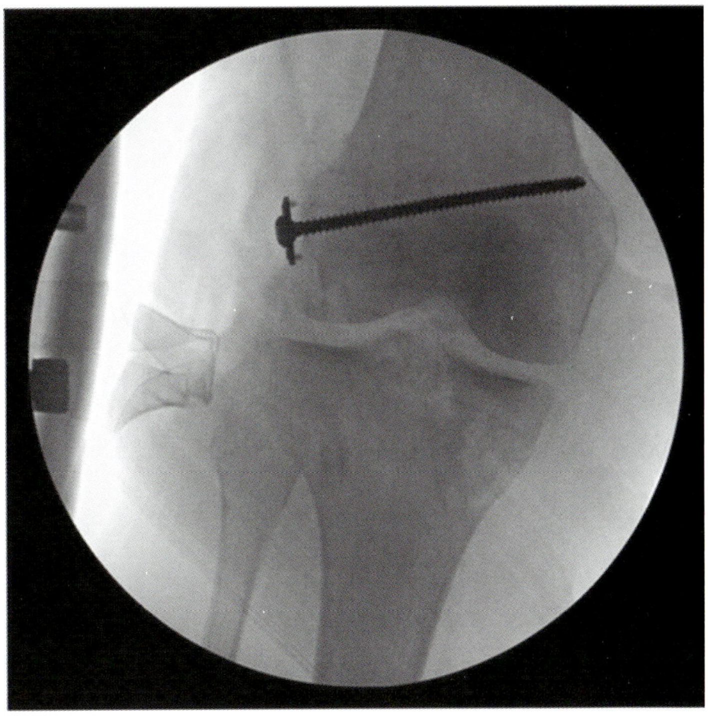

图 17.15 术中 X 线透视显示用于后外侧角重建的股骨侧螺钉的放置。螺钉的走行方向约向前倾斜 30°，向近端倾斜 30°，以避开将来用于 ACL 重建的潜在股骨隧道

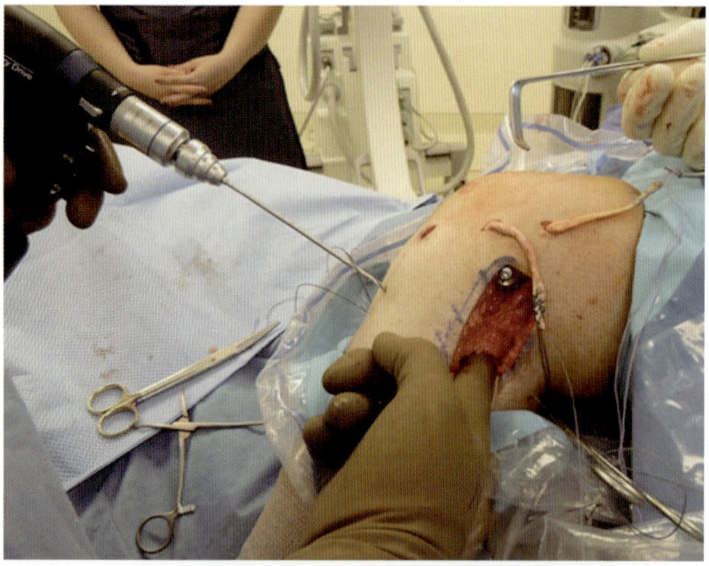

图 17.16 在后外侧角重建中使用徒手技术创建胫骨隧道。将非惯用手的示指放在胫骨后外侧缘，用一个 5mm 的钻头穿过胫骨外侧由前向后钻一个孔。使钻头从 PCL 骨块外侧的胫骨后方皮质穿出，这与腘肌腱穿过关节后方的区域一致

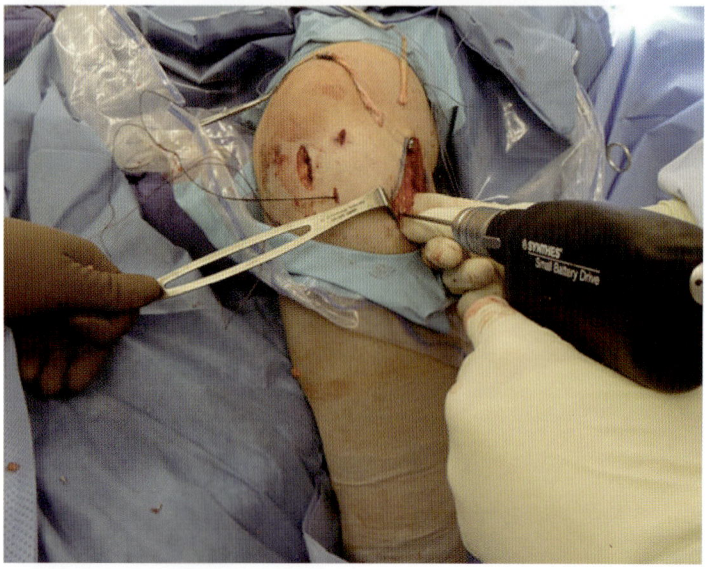

图 17.17 在后外侧角重建中创建腓骨头隧道。注意钻头方向是从前外侧到后内侧，以复制腓侧副韧带和腘腓韧带的走行

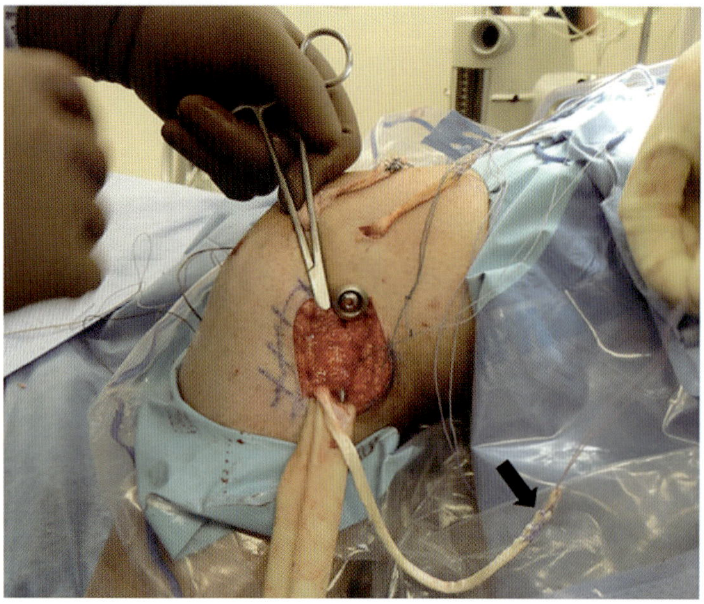

图 17.18 后外侧角重建中的移植物通路。用一个 Kelly 钳穿过髂胫束、股二头肌腱以及相邻筋膜的深部来夹回已经穿过胫骨隧道的移植物（箭头）。移植物将穿过这些组织的下方并被带到股骨侧的螺钉和垫圈处

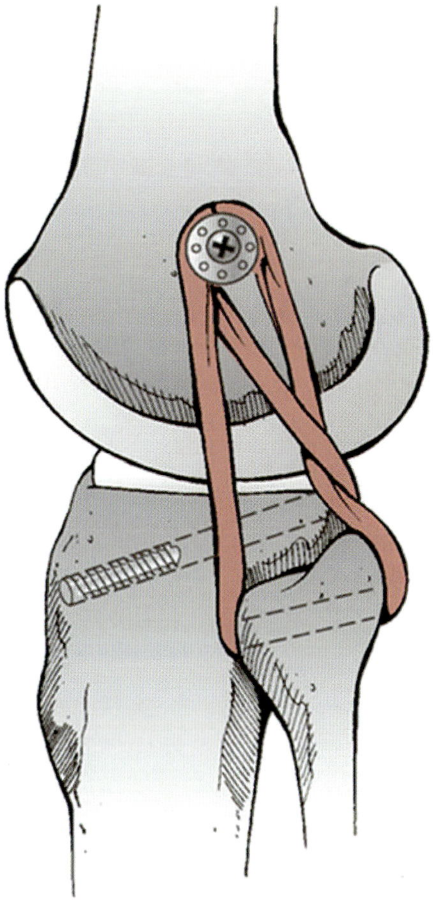

图 17.19 使用改良双尾技术进行后外侧角重建（Reprinted with permission from Stannard JP，Schenck RC Jr. Knee dislocations and ligamentous injuries. In：Stannard JP，Schmidt AH，Kregor PJ，eds. Surgical Treatment in Orthopaedic Trauma. New York：Thieme，2007：687-712）

全相同，除了长度不需要 30cm。与前文所述的方法一致，仅需要钻股骨侧的等长点和腓骨隧道用于移植物的通道。不需要钻胫骨隧道。将移植物环绕在螺钉和垫圈周围且两分支相交叉。其中一支穿过腓骨隧道，然后再回到螺钉和垫圈。必须注意，应将移植物从髂胫束、股二头肌腱以及相邻的筋膜深部穿过。在足轻微内旋转和膝关节屈曲约 40° 时，将移植物拉紧后再将螺钉和垫圈拧紧。

17.7 术后护理

大多数经过多韧带重建的患者需要 3 ~ 4 天的住院治疗。首先需要给患者抗生素预防感染，但在手术后 24h 内停药。为了预防深静脉血栓形成，在住院治疗期间可为患者同时进行机械性预防（如连续加压装置）和药物性预防（低分子肝素。皮下注射 30mg 依诺肝素，一天 2 次）。在出院时，嘱咐患者每日服用一片阿司匹林用于预防深静脉血栓形成，直至患者完全恢复正常的负重活动。

对于 PCL 和后角重建的患者，术后第一天使用铰链式膝关节支具，以将膝关节锁定在完全伸直位，嘱患者拄拐杖进行耐受范围内的负重。术后第一天嘱患者开始尝试屈曲 0° ~ 30°，并在耐受范围内逐渐增加。为了使移植物在隧道内和固定点早期愈合，应注意不要过快增加运动量。3 周时，可在负重活动期间将护具解锁。2 周后开始进行物理治疗。初始阶段主要的焦点是获得并且维持膝关节的运动度。同时，髌骨的活动度在这一阶段也是很重要的，因为膝关节多发韧带损伤后的关节纤维粘连通常与髌骨有关。到 6 周后，预计能实现膝关节 0° ~ 90° 的主动及被动运动、髌骨良好的活动性以及不拄拐杖时步态正常。一旦这些目标都已实现，则开始进入强化阶段。6 ~ 8 周后，当患者能达到膝关节 0° ~ 120° 的主动运动、30s 单腿平衡以及无过伸步态正常时则可去掉支具。

术后 6 ~ 12 个月期间患者可逐步回归重体力劳动和体育运动。对于膝关节多发韧带损伤的患者，完全恢复通常需要 12 ~ 18 个月。回归重体力劳动和体育运动的评判标准依据患者期望达到的活动水平不同而相应变化，但通常当患者证明已经恢复膝关节正常的稳定性、运动性和力量时，即可进行剧烈运动。

17.8 临床结果

在对 54 名患者近 5 年的随访中，解剖学重建 PCL 的总体失败率是 7%（4/54）[5]。剩下 50 名患者的后抽屉试验均为阴性，其中 44 人（88%）为后抽屉试验 0 级，6 人（12%）为后抽屉试验 1+。在膝关节屈曲 30° 和 70° 时使用 KT-2000 关节测量器在前后方向上测量其稳定性，结果都很理想。伤侧膝关节比健侧在 30° 时紧 0.07mm，在 70° 时松 1.08mm。在我们已经发表的研究中，后外侧角重建的失败率为 7% ~ 8%。在我们还未发表的研究中，相比于后内侧角修复 20% 的失败率，后内侧角重建的失败率为 4%。

在 PCL 和其他韧带重建之后，90% 的患者能够回归工作 [5]。76% 的患者回归到之前的全职工作，8% 的患者找了一份新的全职工作，6% 的患者仅能做简单的工作，而 10% 的患者不能回到工作中。50% 的患者能够回到之前的娱乐活动水平，25% 的患者能回到较低的活动水平。

17.9 结 论

多发韧带损伤给骨科医师带来了严峻的挑战。神经和血管结构可能存在损伤并威胁肢体存活。如伴发同侧肢体损伤，可使诊断和治疗更加复杂。临床结果通常令人气馁，而并发症也时常发生。对患者来说，慢性疼痛、僵硬、残留不稳定和早期的创伤后关节炎等症状并不少见。PCL 合并后内侧角及后外侧角损伤时，应该手术重建每条韧带结构。对于 PCL 的重建，使用异体跟腱行解剖双束嵌入式技术是一个可靠且能复制的方法。此技术可以消除急转角，被认为与移植物的牵拉和失效有关。对后内侧角通过使用异体移植物重建内侧副韧带和后斜韧带来进行重建。使用改良双尾技术重建后外侧角三个重要的组成部分——腓侧副韧带、腘肌腱和腘腓韧带来实现后外侧角重建。随着对患者评估以手术技术改进的经验积累，近年来临床结果已经呈现出稳定的改善趋势。

（陈 刚 王 飞 蒋 海 译）

参考文献

1. Schenk RC. Knee dislocations. In: Schafer M, editor. Instructional course lecture, vol. 43. Rosemont: American Academy of Orthopaedic Surgeons; 1994. p. 127–36.
2. Stannard JP, Sheils TM, Lopez-Ben RR, McGwin Jr G, Robinson JT, Volgas DA. Vascular injuries in knee dislocations: the role of physical examination in determining the need for arteriography. J Bone Joint Surg Am. 2004;86-A(5):910–5.
3. Hollis JD, Daley BJ. 10-year review of knee dislocations: is arteriography always necessary? J Trauma. 2005;59(3):672–5. discussion 675–676.
4. Stannard JP, Brown SL, Farris RC, McGwin Jr G, Volgas DA. The posterolateral corner of the knee: repair versus reconstruction. Am J Sports Med. 2005;33(6):881–8.
5. Stannard JP, Mckean RM. Anatomic PCL reconstruction: the double bundle inlay technique. Oper Tech Sports Med. 2009;17:148–55.

第 18 章

前交叉韧带、后交叉韧带和膝关节内侧损伤

Bruce A. Levy，Michael J. Stuart

18.1 引 言

关于膝关节多发韧带损伤的最佳治疗策略仍有争议。目前普遍接受的观点认为，膝关节中轴结构，包括前交叉韧带（ACL）和后交叉韧带（PCL）的最佳治疗方法为手术重建。然而，对内侧副韧带（MCL）的治疗仍有争议。内侧副韧带损伤的类型和位置可能会影响手术时机以及修复或重建手术的选择。

18.2 分 类

对于多发韧带损伤，通常使用改良 Schenck 分型法来描述特异性损伤模式。根据此分类方法，ACL、PCL 和内侧副韧带损伤属于第Ⅲ型 [1]。

18.3 解 剖

膝关节内侧通常被分为三层。第一层由缝匠肌和筋膜组成。第二层包括浅层内侧副韧带、后斜韧带和半膜肌腱。股薄肌和半腱肌腱处于第一层和第二层中间。第三层包括深层内侧副韧带和后内侧关节囊。第一层和第二层在前部发生融合，第二层和第三层在后部发生融合 [2]。

近年来 LaPrade 等描述了股骨远端内侧明显的骨性突起结构，以及它们与重要韧带和肌腱附着点的关系（图 18.1）。这些突起包括股骨内上髁、腓肠肌结节和内收肌结节。浅层内侧副韧带附着在股骨内上髁稍后上方。后斜韧带附着在股骨腓肠肌结节稍远处及前下方 [3]。更具体地说，内侧副韧带的起点是在股骨内上髁向近端偏移 3.2mm，向后方偏移 4.8mm。其胫骨止点在关节线向远端偏移 61.2mm（大约 6cm）。深层内侧副韧带穿过半月板股骨韧带和半月板胫骨韧带，其止点恰好在胫骨平台上关节软骨的远端。后斜韧带股骨止点在内收肌结节向远端偏移 7.7mm，向后方偏移 6.4mm（图 18.2）。

这些韧带附着点也与 X 线片上的标志有关。在手术过程中 X 线透视检查是一项很有用的工具，

它可以确保解剖修复或重建的成功。沿股骨后皮质的后缘作一条直线（1 线），经 Blumensaat 线近端再作一条垂线（2 线）。两条线的交点有助于确定内侧副韧带和后斜韧带止点的位置（图 18.3）[4]。

18.4 诊　断

ACL、PCL 和 MCL 复合伤的机制通常是在膝关节伸直时施加了一个使膝关节外翻的应力。需要紧急进行详细的体格检查、膝关节 X 线和 MRI 检查。在麻醉或非麻醉状态下，双侧 X 线检查对精确诊断也非常有帮助。标准的体格检查包括：Lachman 试验和轴移试验用于检查 ACL，后倒征、后抽屉试验和股四头肌收缩试验用于检查 PCL，以及膝关节在完全伸直和屈曲 30° 时采用外翻应力试验检查内侧副韧带。如在膝关节完全伸直时关节内侧间隙超过 10mm，则考虑存在 MCL、ACL、PCL 和后斜韧带断裂。

18.5 X 线检查

仔细阅读 X 线片，检查是否有关节内游离体，内侧或外侧关节间隙是否变宽，以及是否伴发相关的关节旁骨折。即使关节内侧间隙有微小变宽，也可能是多发韧带损伤伴内侧副韧带撕裂的一个线索。

a

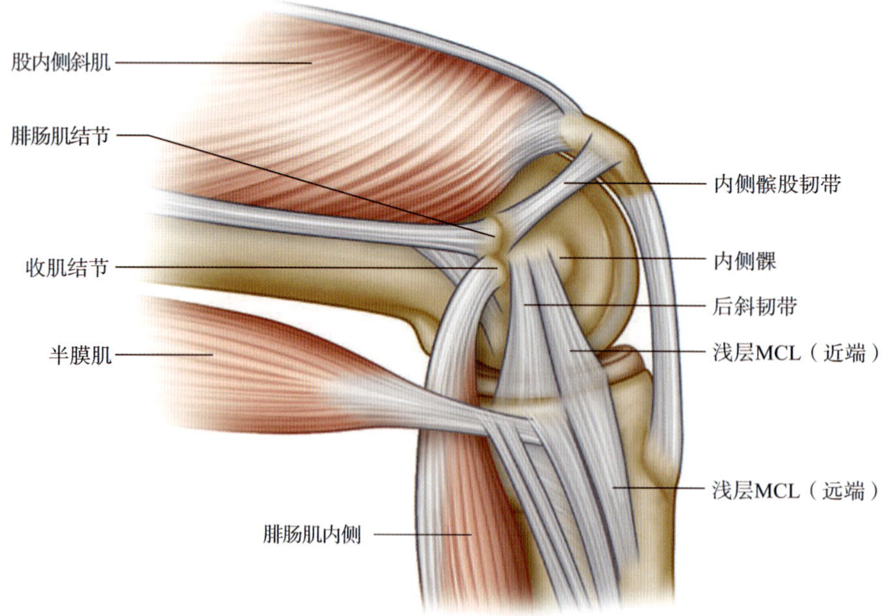

图 18.1　MCL 和后斜韧带的解剖 [From Wijdicks CA，Griffith CJ，LaPrade RF，et al. Radiographic identification of the primary medial knee structures. J Bone Joint Surg Am. 1 Mar 2009；91（3）：521-529. Reprinted with kind permission from JBJS，Inc]

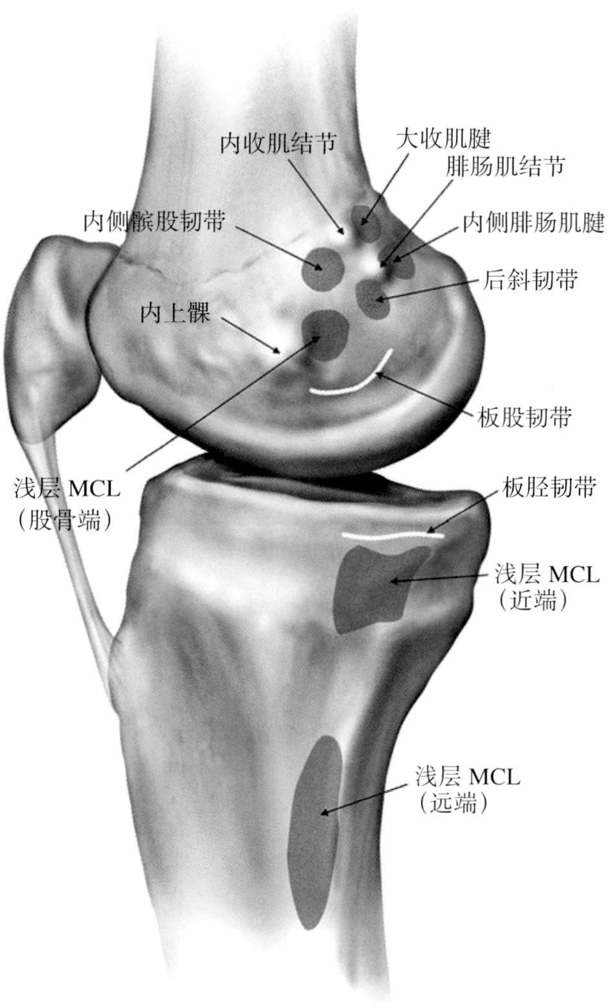

图 18.2 膝关节内侧韧带结构止点的解剖［From LaPrade RF，Engebretsen AH，Ly TV，Johansen S，Wentorf FA，Engebretsen L. The anatomy of the medial part of the knee. J Bone Joint Surg Am. Sep 2007；89（9）：2000-2010.］

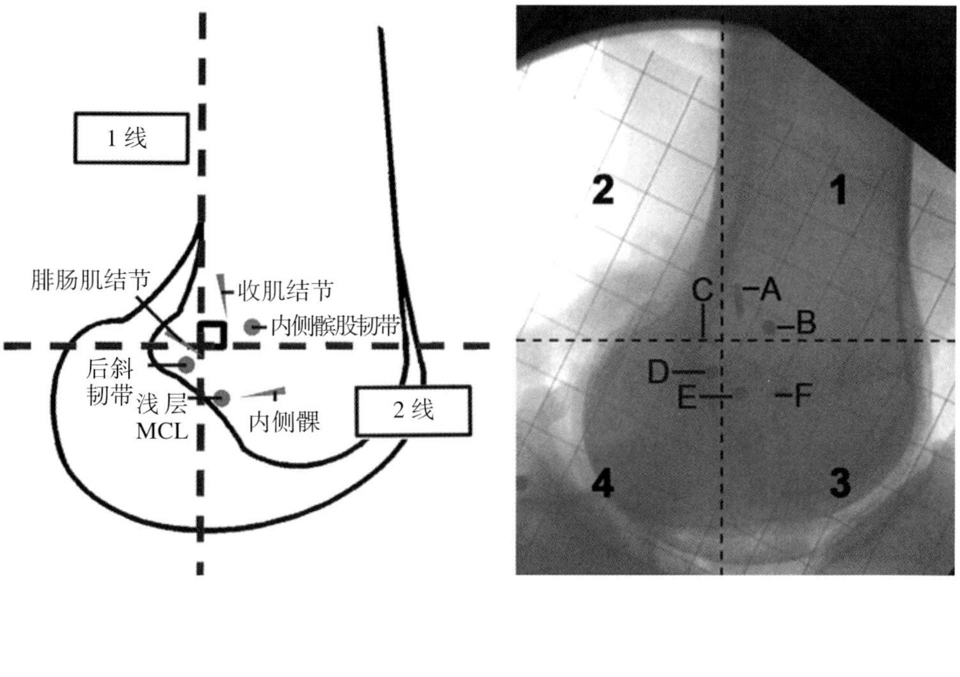

图 18.3 定位MCL股骨止点的X线透视图和形象图［From Wijdicks CA，Griffith CJ，LaPrade RF，et al. Radiographic identification of the primary medial knee structures. J Bone Joint Surg Am. 1 Mar 2009；91（3）：521-529 Perinted with kind permission from JBJS，Inc］

18.6 MRI 检查

MRI 是影像学检查中具有诊断价值的检查，因为它能同时描绘出关节内和关节外的损伤，包括软骨、半月板、骨和韧带。精确的影像学检查能确认 MCL 撕裂（包含半月板股骨和半月板胫骨韧带）的位置和程度，也能确认所谓的内侧副韧带“Stener”病变。“Stener”病变指鹅足肌腱嵌入到浅层 MCL 与其胫骨止点之间。

18.7 手术时机

手术时机可分为三个阶段：急诊期、急性期（1 ~ 3 周）和慢性期（> 3 周）。

18.8 急诊期

当存在动脉损伤需要修复或旁路移植、骨筋膜室综合征、开放性膝关节脱位或者不能复位的膝关节脱位时，需要进行急诊手术。对于有任何上述指征的患者，在为其进行急诊手术时，可同时进行切开内侧结构修复手术。

18.9 急性期（1 ~ 3 周）

如果软组织的顺应性较好，可以考虑对广泛性膝关节内侧损伤行早期手术治疗。如在受伤后 3 周内采取手术治疗，会更容易辨认并修复损伤的结构。可以用或不用移植物增强。当移位时内侧半月板撕裂阻碍了膝关节的活动，或存在“Stener”病变（即 MCL 远端向上翻至鹅足肌腱的上方时），建议急性期手术治疗。图 18.4 是“Stener”病变的 MRI 冠状位 T2 加权像。浅层 MCL 实际上被嵌在了内侧胫骨平台边缘骨折内。

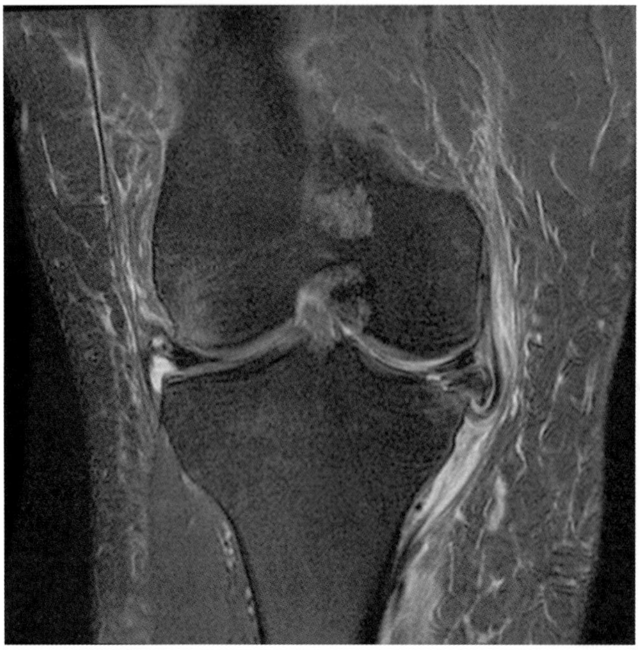

图 18.4 冠状位 MRI T2 加权像显示浅层 MCL 被嵌在了内侧胫骨平台边缘骨折内

18.10 慢性期（> 3 周）

当患者和（或）其肢体情况不适宜手术操作时，应将手术推迟至少 3 周。这些情况包括重要的相关损伤（如颈椎骨折）、伴或不伴深静脉血栓的严重腿部肿胀、需要监测的近期血管修复手术（图 18.5）、需要多次清创的脱套伤，以及软组织覆盖不佳或存在同侧下肢骨折。图 18.6 中的患者被诊断为膝关节脱位合并急性开放性胫骨上段骨折、上胫腓关节脱位和腓骨颈骨折。需要对此患者多次清创以及开放复位内固定。延期手术也可作为 MCL 股骨止点撕脱伤的一个选择，因为这些股骨侧低度损伤有强大的自愈能力。使用一段时间支具后，反复的体格检查和应力位 X 线检查对判断恢复有一定的帮助。如果内侧副韧带已经愈合，ACL 和 PCL 重建手术可在受伤后 6 ~ 8 周进行。

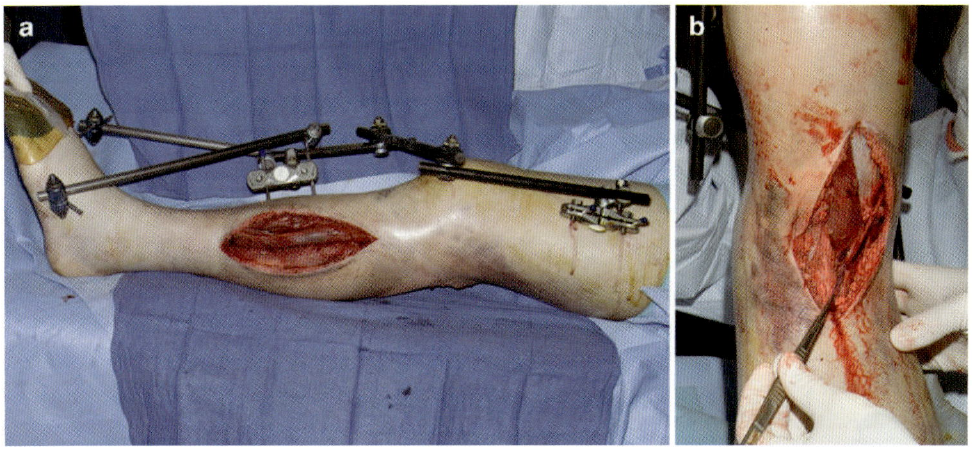

图 18.5 膝关节脱位后急性软组织肿胀的侧视（a）和俯视（b）照片，需要对患者行血管修复手术和筋膜室切开术

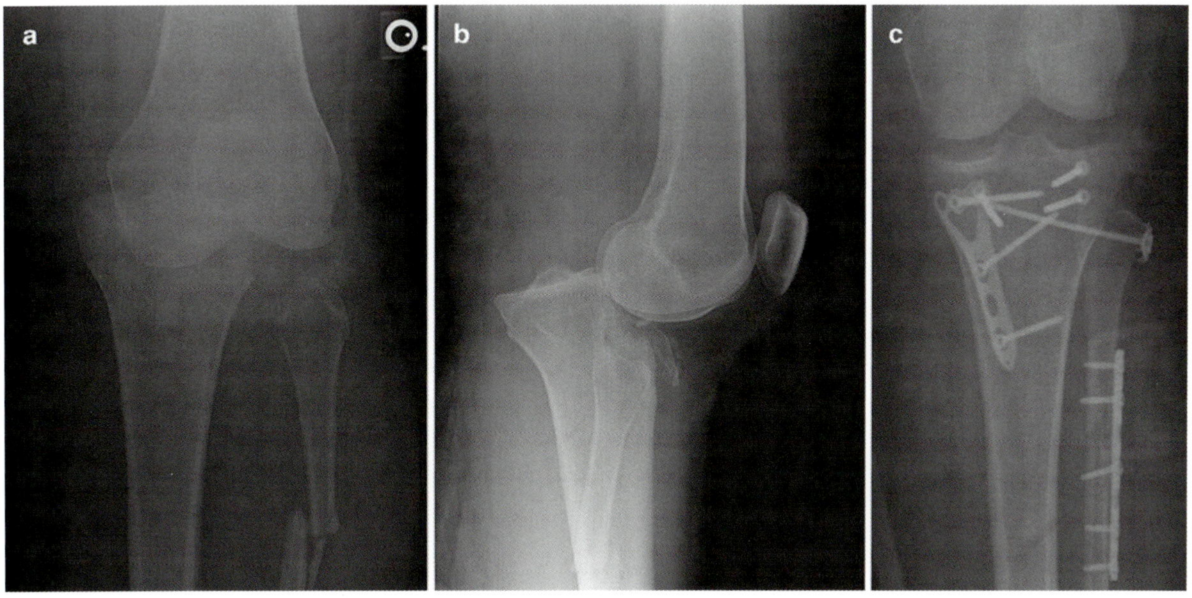

图 18.6 开放性胫骨平台骨折、上胫腓关节脱位和腓骨颈骨折患者的前后位（a）和侧位（b）X 线片。对该患者需要多次清创以及行开放复位内固定（c）

符合延期重建手术标准的患者在膝关节复位后使用支具限制关节活动范围。在使用支具时，进行包括前后位和斜位的膝关节X线检查对确保关节成功复位非常有必要。

18.11 手术方式

对膝关节多发韧带损伤进行重建手术时，首先进行麻醉下双侧膝关节应力位X线检查。小心地摆放和准备患肢，以防关节脱位以及神经和血管损伤，此时通常使用未充气的止血带。首先利用关节镜确定半月板撕裂和骨软骨损伤，然后辅助修复半月板，准备ACL和PCL重建的骨隧道。我们首选的用于ACL重建的技术是使用一个补充富含血小板纤维蛋白基质的同种异体髌韧带移植物，并用股骨和胫骨螺钉将其固定。对PCL重建的前外侧束支通常使用一个富含血小板纤维蛋白基质的单股异体跟腱移植物。在股骨侧对移植物使用一枚螺钉固定，在胫骨侧使用一枚生物可吸收螺钉和一个骨锚固定。

在重建完成ACL与PCL之后，从近端延长前内侧皮肤切口达到皮肤全层。通过此切口可暴露并完成内侧副韧带的修复或重建，也可进行如前文所述的半月板、髌股韧带和腓肠肌内侧头的修复。

18.12 膝关节内侧修复/重建

18.12.1 急性期

在MCL股骨止点撕脱伤的病案中，我们使用如Schenck所述的缝线和韧带垫圈装置，将MCL重新连接到其股骨解剖止点上。对于MCL胫骨止点撕脱伤但组织质量良好的患者，我们使用缝合锚将MCL深层重新接到关节水平，并使用缝线和韧带垫圈装置修复MCL浅层（图18.7）。通常在膝关节屈曲30°、内翻伴轻度外旋的状态下，将其拉紧。在膝关节完全伸直位时使用缝合锚重新接上深层MCL。如果内侧半月板受到挤压，则使用缝合锚沿着胫骨平台修复冠状韧带。

根据损伤的部位，使用缝合锚将后内侧关节囊重新接到股骨和（或）胫骨后内侧。在膝关节处于完全伸直位时，将后斜韧带以非重叠的方式缝合到MCL后缘。

18.13 MCL重建

18.13.1 慢性期

在慢性损伤病例中，我们通常推荐使用异体跟腱移植物或自体半腱肌移植物。对于跟腱移植技术，将一根克氏针在肉眼和X线透视引导下插在MCL的股骨止点处[4]。通过半腱肌和股薄肌腱下方剩余的纤维组织确认MCL的胫骨止点。在起点和止点将一根环状缝线或Mersilene线带置于克氏针周围，以检查屈曲和伸直状态时检查是否等距。用一个钻孔器在股骨侧钻一个小槽（直径9mm，长度25mm）。将骨块嵌入槽内，并用8mm × 25mm的金属螺钉固定。将两个缝合锚放置在胫骨平台内侧边缘，并将缝线穿过移植物，暂不缝合。将一条非吸收性锁边缝线置于移植物的胫骨末端。使膝关节处于屈曲 30° 状态，伴内翻及轻度外旋，然后将移植物拉紧并用双皮质螺钉 / 韧带垫圈固定到胫骨上，并用缝线沿螺钉周围缝合。此装置向胫骨附着点四周展开，提供了安全的双重固定。在膝关节处于完全伸直位时将深层 MCL 缝线（胫骨平台边缘的缝合锚）缝合。图 18.8 和图 18.9 展示了跟腱移植物用于 MCL 重建的 ACL/PCL/MCL 重建病例。

在内侧自体腘绳肌腱移植技术中，保留了半腱肌和肌薄肌腱远端的附着点。确认股骨上的等长点并放置一根克氏针。将肌腱环绕在克氏针周围并确定等距。使用一个 3.5mm 双皮质螺钉和蜘蛛垫圈将移植物的一端固定在股骨上。同时使用螺钉 / 韧带垫圈和缝线装置将移植物的另一端固定在胫骨侧。

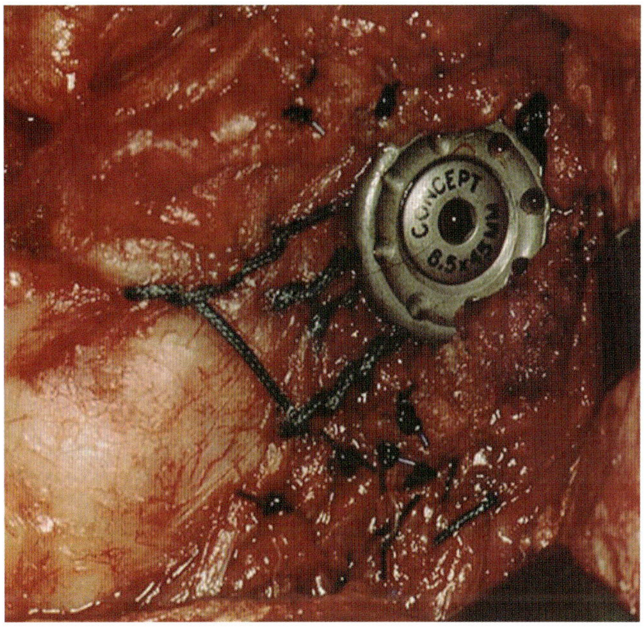

图 18.7 缝线和韧带垫圈装置

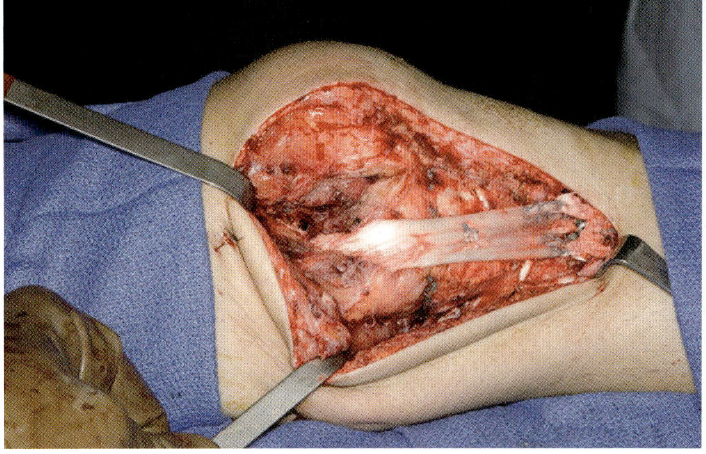

图 18.8 使用跟腱行 MCL 重建手术

根据损伤的区域，将后斜韧带缝合修复到股骨或胫骨上。在 MCL 的后缘和后斜韧带的前缘之间作一个后内侧关节囊的垂直切口。使用褥式缝合法将 MCL 下方的后斜韧带叠成瓦状，以消除冗余部分。也可将半膜肌的松弛囊臂缝合到后斜韧带上。图 18.10—18.13 展示了一个用自体肌腱移植物进行 MCL 重建和内侧半月板移植的 ACL/PCL/MCL 重建病例。

在 ACL、PCL 和 MCL 损伤的情况下，我们将确定韧带重建顺序的现行策略总结在表 18.1 中。

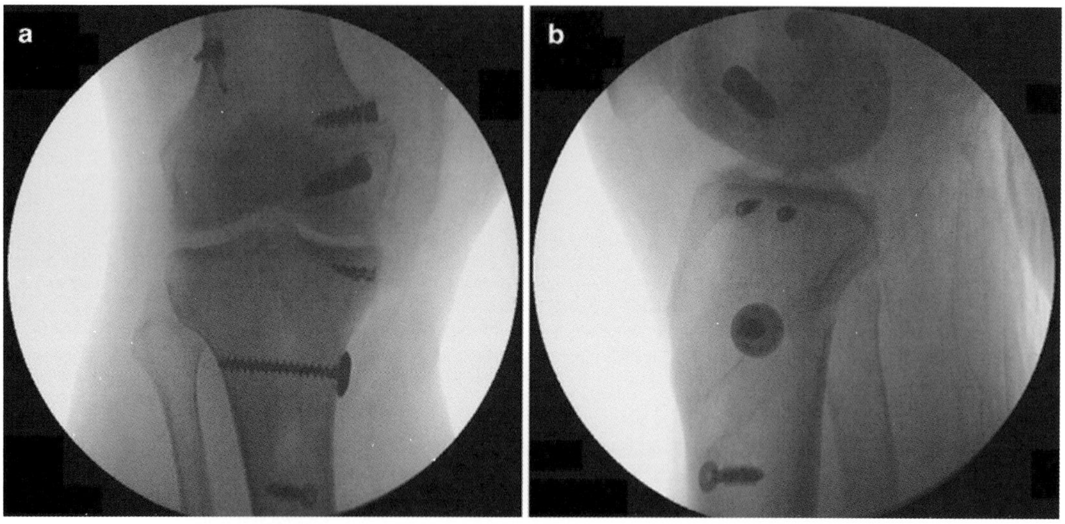

图 18.9 使用跟腱移植物用于 MCL 重建的 ACL/PCL/MCL 重建术后的前后位（a）和侧位（b）X 线片

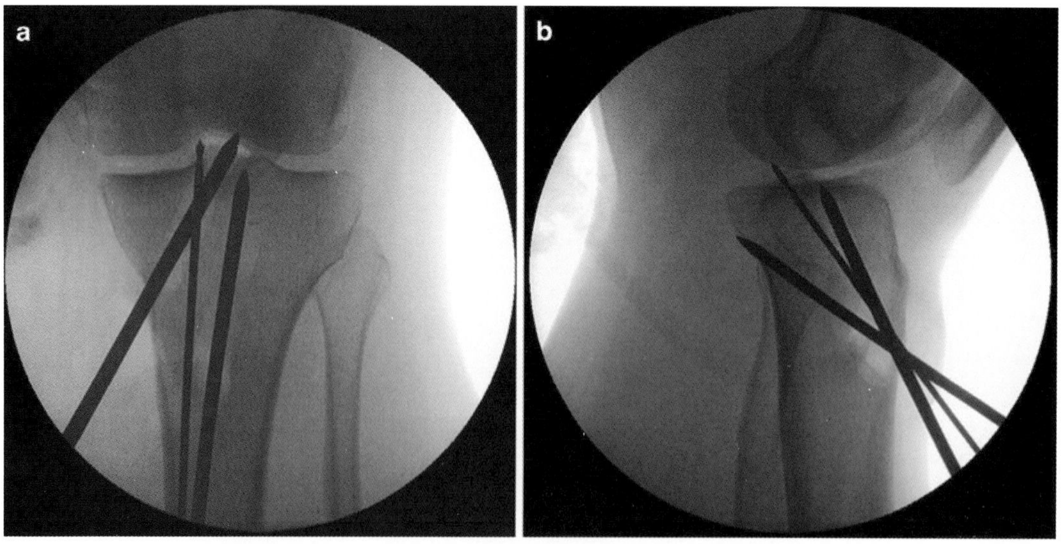

图 18.10 使用同种异体移植重建 ACL/PCL/MCL/ 半月板的术中前后位（a）和侧位（b）X 线片。注意用于 ACL 和 PCL 隧道的套管位置，以及用于内侧半月板后角的导针位置

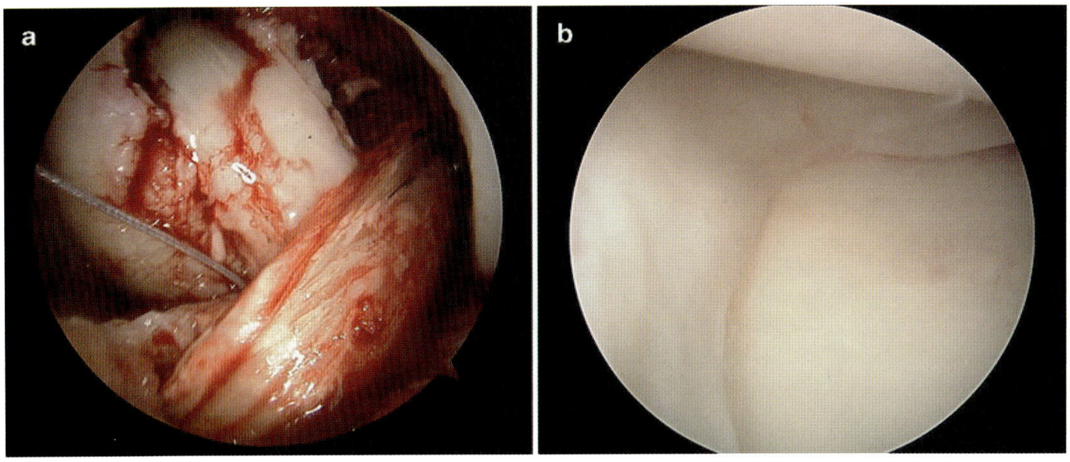

图 18.11　ACL/PCL 单束重建（a）和半月板移植（b）的关节镜视野

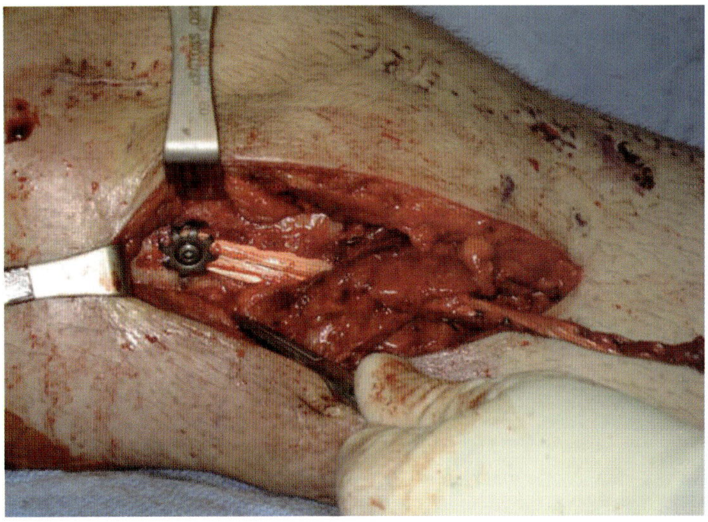

图 18.12　自体跟腱移植重建 MCL

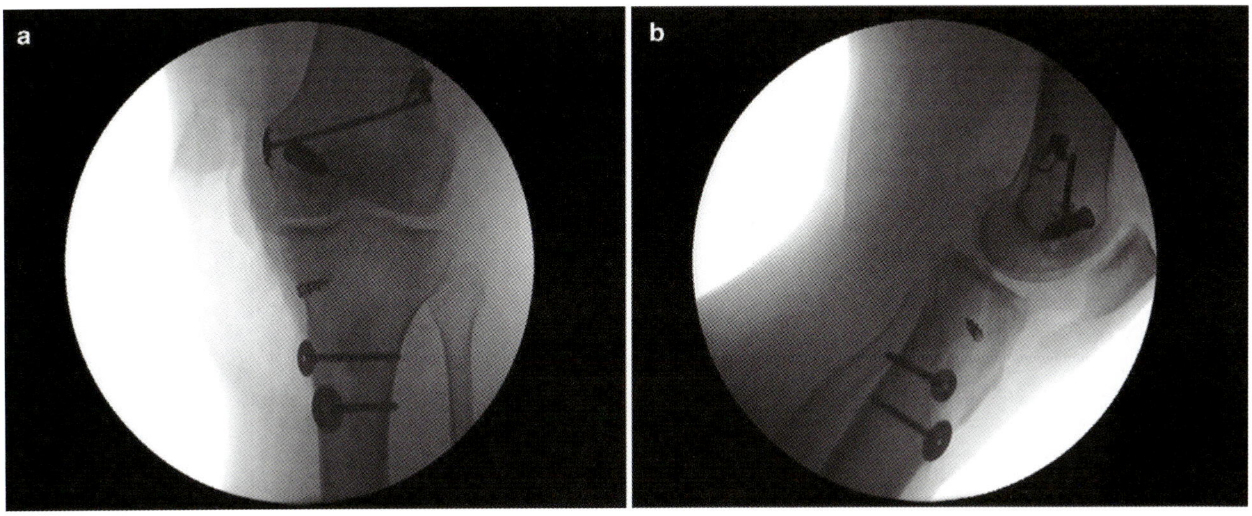

图 18.13　使用自体跟腱移植重建 MCL 的 ACL/PCL/MCL 重建术后的前后位（a）和侧位（b）X 线片

表 18.1　韧带重建顺序总结

（1）诊断性关节镜检查和半月板及关节软骨损伤的治疗
（2）PCL 胫骨隧道
（3）PCL 股骨隧道
（4）ACL 胫骨隧道
（5）ACL 股骨隧道
（6）PCL 移植物在完全伸直位拉紧，在屈曲 80° 时固定
（7）ACL 移植物在完全伸直位拉紧和固定
（8）修复、增强或重建 MCL 的深层和浅层
（9）在屈曲 30° 内翻伴轻微外旋时收紧 MCL
（10）修复后斜韧带和后内侧关节囊
（11）在接近完全伸直位收紧后斜韧带和后内侧关节囊

18.14　术后康复

我们遵循了 Edson 和 Fanelli 所描述的康复方案 [5]。使用一个带内翻模具的康复支具并在完全伸直位固定 3 周。指导患者用拐杖进行负重训练、踝泵锻炼、股四头肌收缩训练和直腿抬高训练。3 周后，允许患者进行部分负重训练和被动俯卧屈膝至 90°。8 周后，患者可借助拐杖进行耐受范围内的负重，并在除洗澡外的任何时间内戴一个带有内翻模具的定制减荷支具。允许患者行轻度抗阻和闭链力量运动，但尽量避免开链腘绳肌训练。6 个月后，患者可完全负重，脱离拐杖，并可进行所有关节活动范围的锻炼以及进一步的抗阻闭链力量练习。

18.15　目前文献

对于 1978—2008 年这 30 年之间的膝关节多发韧带损伤病例中 MCL 的手术治疗，我们进行了一次循证医学系统性回顾。我们只纳入了多发韧带损伤病例中有 MCL 修复或重建结果数据的研究。我们找到了 8 个相关的研究，其中 5 个研究采取修复，3 个研究采取重建，所有的研究都是Ⅳ级证据。我们认为修复和重建的结果都令人满意，所以我们不能只推荐其中一个而不用另一个。我们没有找到有关 MCL 修复或重建与非手术治疗相比较的前瞻性研究，也未找到将 MCL 重建与修复直接比较的前瞻性研究 [6]。

在报道膝关节多发韧带损伤中 MCL 修复的研究中，我们总共确认了 55 例韧带修复病例，其 Lysholm 评分平均值为 84 分。Lbrahim 等报道了 18 例进行 MCL 修复及 ACL、PCL 重建手术的患者。其 Lysholm 评分平均值为 79 分，其中 89% 的患者外翻稳定 [7]。Owens 报道了 11 例进行所有韧带（包括 ACL、PCL 和 MCL）初次修复手术的患者。尽管没有患者表现为外翻不稳定，但有 27% 的进行 MCL 修复的患者发展成术后僵硬，并且需要关节镜下松解以及手法治疗 [8]。在 10 例膝关节脱位患者经急性期 MCL 修复以及 ACL/PCL 延期重建手术治疗后，Bin 等报道其 Lysholm 评分平均值为 89.6 分，并且其中 70% 的患者在应力 X 线检查中没有表现出外翻不稳定 [9]。

在报道膝关节多发韧带损伤中 MCL 重建的研究中，只有 2 组研究符合我们的纳入标准。Yoshiya 等发表了一篇 22 例的包含 MCL 在内的膝关节联合韧带损伤患者的报道。他们使用半腱肌和股薄肌自体移植物重建 MCL。22 例患者中只有 3 例为 2 根交叉韧带损伤伴 MCL 断裂，这 3 例患者在最终的随访中均恢复到接近正常的膝关节功能。Ibrahim 等报道了 15 例经多韧带重建手术治疗的患者，其中对 MCL 使用人工韧带重建。通过对比临床应力检查，93% 的患者被认为外翻稳定 [11]。

关于膝关节多发韧带损伤中 MCL 重建与非手术治疗的比较，我们也找到了一篇回顾性研究。Fanelli 等报道了 35 例患者，其中 15 例有 MCL 损伤。在这 15 例患者中，8 例使用自体或异体半腱肌腱移植物进行重建，而剩余 7 例进行了非手术治疗。两组结果无明显差异。此研究主要的不足为其回顾性的设计以及缺乏随机性 [12]。

近年来，Lind 等报道了对 14 例慢性 MCL 不稳定的患者采用保留远端止点的自体半腱肌腱重建 MCL 和后斜韧带，以此进行 MCL 和后内侧角的解剖重建。基于国际膝关节评分委员会（IKDC）、膝关节损伤与骨关节炎评分（KOOS）和患者满意评分，他们认为临床结果可接受 [13]。

据我们所知，目前还没有关于 MCL 修复与重建比较的前瞻性随机对照研究。然而，Stannard 等报道了 73 例平均年龄 36 岁的膝关节脱位伴 MCL/ 后内侧角损伤的患者，并对其平均随访了 43 个月。其中 25 例进行了 MCL 修复，27 例进行了自体移植物重建，23 例进行了异体移植物重建。修复的失败率为 20%，自体移植的失败率为 3.7%，异体移植的失败率为 4.8%。*P* 值为 0.04，差异有统计学意义。作者总结认为，在膝关节多发韧带损伤的病例中，MCL/ 后内侧角重建优于修复 [14,15]。

尽管目前没有可利用的临床数据，但膝关节内侧的"解剖学"重建手术正在发展中。Coobs 等使用 10 例尸体膝关节进行了一项 MCL 和后斜韧带重建技术的体内分析。通过比较 MCL 完整、韧带切除和韧带重建的膝关节，结果显示使用移植物重建韧带可恢复几乎正常的膝关节稳定性，并且避免了过度受限 [16]。

18.6 结 论

对膝关节 ACL/PCL/MCL 损伤的成功治疗依赖于精确的解剖学诊断、安全且合适的手术干预时机、ACL 和 PCL 的异体移植物重建、MCL 和后内侧结构的修复、增强或重建，以及有指导性的、受控制的康复程序。

由于缺乏更高级的证据来帮助指导治疗，我们目前推荐对膝关节 ACL/PCL/MCL 损伤进行个体化治疗，以适应特定的损伤类型以及患者的需求。

（陈 刚 黄华强 译）

参考文献

1. Wascher DC, Becker JR, Dexter JG, Blevins FT. Reconstruction of the anterior and posterior cruciate ligaments after knee dislocation. Results using fresh-frozen nonirradiated allografts. Am J Sports Med. 1999;27(2):189–96.
2. Insall JN, Scott WN, eds. Surgery of the Knee. Philadelphia: Churchhill Livingstone; 2001:1560.
3. LaPrade RF, Engebretsen AH, Ly TV, Johansen S, Wentorf FA, Engebretsen L. The anatomy of the medial part of the knee. J Bone Joint Surg Am. 2007;89(9):2000–10.
4. Wijdicks CA, Griffith CJ, LaPrade RF, et al. Radiographic identification of the primary medial knee structures. J Bone Joint Surg Am. 2009;91(3):521–9.

5. Edson CJ. Rehabilitation of the multiligament-reconstructed knee. Sports Med Arthrosc. 2001;9:247–54.
6. Kovachevich R, Shah JP, Arens AM, Stuart MJ, Dahm DL, Levy BA. Operative management of the medial collateral ligament in the multi-ligament injured knee: an evidence-based systematic review. Knee Surg Sports Traumatol Arthrosc. 2009;17(7):823–9.
7. Ibrahim SA. Primary repair of the cruciate and collateral ligaments after traumatic dislocation of the knee. J Bone Joint Surg Br. 1999;81(6):987–90.
8. Owens BD, Neault M, Benson E, Busconi BD. Primary repair of knee dislocations: results in 25 patients (28 knees) at a mean follow-up of 4 years. J Orthop Trauma. 2007;21(2):92–6.
9. Bin SI, Nam TS. Surgical outcome of 2-stage management of multiple knee ligament injuries after knee dislocation. Arthroscopy. 2007;23(10):1066–72.
10. Yoshiya S, Kuroda R, Mizuno K, Yamamoto T, Kurosaka M. Medial collateral ligament reconstruction using autogenous hamstring tendons: technique and results in initial cases. Am J Sports Med. 2005;33(9):1380–5.
11. Ibrahim SA, Ahmad FH, Salah M, Al Misfer AR, Ghaffer SA, Khirat S. Surgical management of traumatic knee dislocation. Arthroscopy. 2008;24(2):178–87.
12. Fanelli GC, Edson CJ. Arthroscopically assisted combined anterior and posterior cruciate ligament reconstruction in the multiple ligament injured knee: 2- to 10-year follow-up. Arthroscopy. 2002;18(7):703–14.
13. Lind M, Jakobsen BW, Lund B, Hansen MS, Abdallah O, Christiansen SE. Anatomical reconstruction of the medial collateral ligament and posteromedial corner of the knee in patients with chronic medial collateral ligament instability. Am J Sports Med. 2009;37(6):1116–22.
14. Stannard J. Paper presented at: Association of Orthopaedic Surgery and Sports Medicine (AOSSM) Annual Meeting, 2009; Keystone, CO.
15. Stannard JP. Medial and posteromedial instability of the knee: evaluation, treatment, and results. Sports Med Arthrosc. 2010;18(4):263–8.
16. Coobs BR, Wijdicks CA, Armitage BM, et al. An in vitro analysis of an anatomical medial knee reconstruction. Am J Sports Med. 2010;38(2):339–47.

第 19 章

急、慢性前交叉韧带、后交叉韧带合并膝外侧损伤的手术治疗

Jonathan P. Marsh，Peter B. MacDonald

19.1 介 绍

虽然膝关节多发韧带损伤不常见，但给患者和外科医师带来了巨大的挑战。它们在所有的骨科创伤中所占的比例低于 0.02%，但通常与可能危及下肢的神经及血管损伤有关 [1,2]。漏诊膝关节后外侧角（PLC）损伤会导致膝关节慢性不稳、步态异常和内侧间隙关节炎，而且还是导致交叉韧带重建失败的原因之一 [3,4]。

由于 PLC 复杂的解剖和损伤的异质性，目前针对 PLC 损伤的治疗方案尚未达成一致意见。过去对这些损伤都是采取保守治疗，但近些年开始转向手术治疗。目前，对于 3 周内的急性损伤，很多外科医师建议早期重建 [5-8]。外科干预的目标在于恢复稳定且无畸形的膝关节，从而使患者能实现行走功能。虽然大多数患者能恢复到满意的功能水平，但期望恢复到较高的运动水平通常还是被认为是不太可能的。

关于涉及前交叉韧带（ACL）、后交叉韧带（PCL）和外侧结构复合伤的治疗，仍有很多未解决的问题。关于最佳手术时机，采取修复还是重建受损结构，移植物的选择，哪些韧带需要重建，手术方式和术后康复方案等都存在争议。在这一章，我们旨在解决其中一些有争议的话题，同时介绍一下我们的治疗方法。

19.2 解剖和生物力学

19.2.1 交叉韧带

膝关节的中心轴是由 ACL 和 PCL 组成的（图 19.1）。它们都是关节内滑膜外韧带，均由两大纤维束构成，血供来自膝中动脉。神经支配来自胫神经的关节后支。由于它主要负责本体感受的反馈，这也可能是患者受伤后导致功能变化的原因。

ACL 附着在股骨外侧髁内侧面和胫骨前棘。它由一束粗大的前内侧束和一束较小的后外侧束组

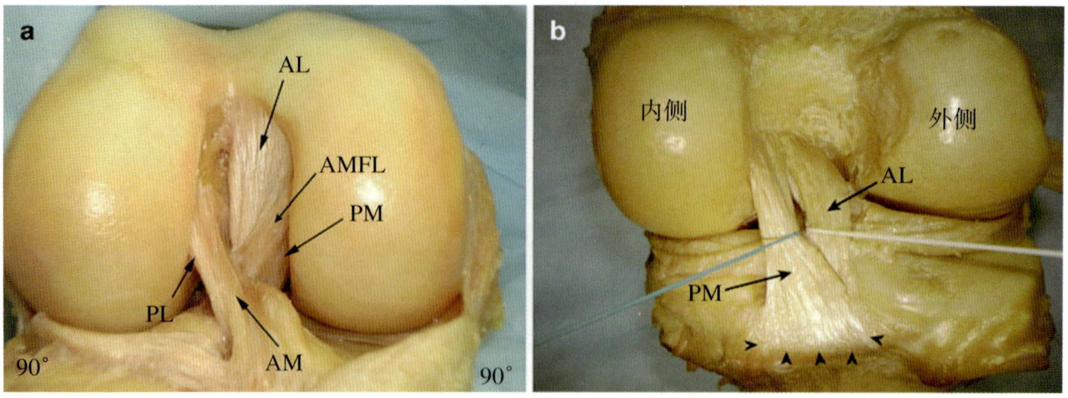

图 19.1　膝关节尸体解剖的前面观（a）和后面观（b），示 PCL 的前外侧束（AL）和后内侧束（PM），ACL 的前内侧束（AM）和后外侧束（PL），以及前半月板股骨韧带（AMFL）的附着点（From[7] Reprinted with permission from JBJS，Rockwater）

成，其中前内侧束在膝关节屈曲时紧张，后外侧束在膝关节伸展时紧张。ACL 的纤维束在膝关节屈曲的所有角度都能提供主要的限制胫骨前移的作用力和一个次要的限制胫骨内旋及内 / 外翻的作用力。这个限制在膝关节完全伸直时最大。

PCL 起于股骨内侧髁外侧面，以较大的接触面附着于胫骨近端后面。与 ACL 类似，PCL 也由两束组成：一束较大的前外侧束（在膝关节屈曲时紧张）以及一束较小的后内侧束（在膝关节伸直时紧张）。它们共同提供了主要的限制胫骨后移的作用力和次要的限制胫骨外旋及内 / 外翻的作用力。

19.2.2　后外侧结构

因为各种原因，膝关节后外侧角的解剖极其令人感到困惑。文献中的命名并不一致，加上实体解剖结构变异，以及近 60 年来均缺乏关于腘腓韧带（PFL）的文献，这些因素导致一些研究者将后外侧角称为“膝关节的暗面”。除了这些因素外，通过对受损膝关节外侧结构的解剖，发现很少与图谱上描绘的一致。很多生物力学研究试图确定每一条韧带的作用，但应该认识到后外侧结构是作为一个整体在发挥作用的。这一点很重要，它的主要作用是限制膝内翻和胫骨外旋，次要作用是限制胫骨前后移位 [3,4,10-14]。

后外侧角在解剖上通常被分成三层 [15]。浅层是股二头肌和髂胫束，分别止于腓骨头和 Gerdy 结节。中层前部为股四头肌支持带，后部为髌股韧带和髌骨半月板韧带。深层结构最为复杂，也是手术重建的主要焦点（图 19.2）。它由后外侧关节囊、数条韧带和关节囊组成，有三个主要结构与手术重建的关系最为密切：①外侧副韧带（LCL），附着在股骨外上髁的后面及腓骨头的外上面。它主要限制膝内翻。②腘肌，起于胫骨近端的后内侧面，其肌腱位于 LCL 的深面，向上、前、外走行，穿过位于外侧半月板的腘肌腱裂孔进入膝关节，止于股骨外上髁的前面。它主要限制胫骨外旋。③腘腓韧带，附着于腘肌腱的肌腱移行部及腓骨头的后面，主要限制胫骨外旋。近来，腘腓韧带成为生物力学研究的热点。一些研究者认为腘腓韧带是一个关键的结构，在重建后外侧角时应该高度重视 [12,16-18]。

很多关于膝关节生物力学的认识都来自于尸体研究时切断相关结构进行检测获得的 [10,11,16,19]。切断所有的后外侧角结构可导致膝关节内翻及胫骨外旋，并在膝关节屈曲 30° 时最为明显。后外侧角的

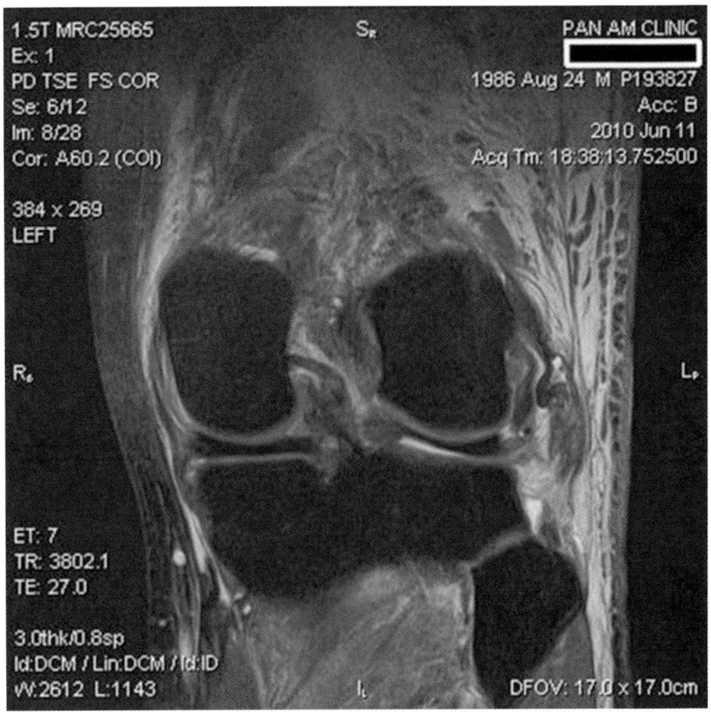

图 19.2 MRI 检查显示急性后外侧韧带撕脱

次要作用在于限制胫骨前后方向移位，但单独切断这些结构仅引起极少移位。同时切断后外侧角和 PCL 后，在膝关节屈曲任何角度时胫骨后移都显著增加，屈曲 30° 时膝关节明显内翻，屈曲 30° 和 90° 时胫骨外旋明显。同时切断后外侧角和 ACL，胫骨前移及外旋增加，在膝关节屈曲 30° 时最为显著。很多研究已经证明切断后外侧角会增加作用于交叉韧带上的应力 [4,20,21]。同时证明，不处理后外侧角损伤会导致 ACL 和 PCL 重建失败。这也进一步显示了全面认识创伤的重要性。

19.3 病史采集和体格检查

大多数多发韧带损伤与膝关节脱位有关。这些损伤大多是高能量机制所致，比如机动车事故中的挡板伤，尽管有研究表明多达 75% 的膝关节多发韧带损伤系低能量机制所致 [22]。这些低能量损伤一般来源于运动损伤，比如有关于站立位摔倒可引起膝关节脱位和多发韧带损伤的报道（尤其是在肥胖的患者中）[23]。后外侧角和交叉韧带复合伤通常系膝关节极度过伸、内翻或者胫骨外旋所致。

在膝关节损伤的急性期，即使关节已经自行复位，也必须要考虑到这些损伤存在的可能性。患者常描述急性膝关节疼痛、肿胀及重度畸形，以及由于膝关节不稳定或不适而不能负重。多达 41% 的后外侧角及交叉韧带损伤的患者常合并腓神经损伤，因此，应该仔细询问关于神经症状的病史 [24]。在慢性期，患者常诉膝关节后外侧疼痛、不明确的关节不稳以及不能参加体育运动。

对于一位急性膝关节多发韧带损伤的患者，体格检查的目标应该是识别威胁患肢的病情，然后诊断损伤的类型。有报道表明血管损伤在膝关节脱位的病例中占 20% ~ 40%，而缺血 8h 以上则截肢率达 86%，这也说明了早期诊断的重要性 [25,26]。一个包括了 63 例患者的病例分析表明，对于创伤性腘动脉损伤，6h 内血管重建的截肢率为零 [27]。伤后的 48h 内，应该每 4h 行神经和血管检查，包括踝臂指数（ABI）和骨筋膜室检查，因为它们具有高度敏感性和特异性 [28]。如果高度怀疑血管损伤，应紧急安排血管影像学检查，比如计算机断层血管造影（computed tomography angiogram，CTA），同时请血管外科医师会诊。应注意是否为膝关节开放性损伤，其感染率为 43%，截肢率为 15%[29]。

PLC 和交叉韧带的复合损伤引起胫骨的前后向移位增加，这可由前后抽屉试验和 Lachman 试验检查出来。在做后抽屉试验时可能会观察到胫骨外旋和膝关节后倒征。踇趾背曲时膝关节可能外旋和反屈。膝内翻和胫骨外旋在膝关节屈曲 30° 时最明显。当合并 PCL 损伤时，还会导致膝关节屈曲 90° 时胫骨外旋增加。反向轴移试验对多发韧带损伤仍然非常敏感，尽管在正常人群中阳性率高达 35%[30]。使膝关节屈曲，在逐渐伸展膝关节的同时，施加一个外翻力并使胫骨外旋，当向后脱位的胫骨外侧平台复位时，代表反向轴移试验为阳性。对照检查双下肢的意义更大。慢性损伤的患者可表现为内翻步态，伴膝关节过伸。站立时为了避免膝关节过伸，这些患者可能保持膝关节于屈曲位。

19.4 影像学检查

膝关节平片对于识别骨折及评估膝关节力线是必不可少的，而且可以观察膝关节脱位复位后是否残余半脱位。胫骨前棘撕脱骨折提示存在 ACL 损伤。胫骨近端后部撕脱骨折反映 PCL 损伤。LCL 损伤可引起腓骨头或者胫骨外上髁撕脱骨折。前外侧关节囊从胫骨撕脱还可能引起 Segond 骨折。在急性期识别这些损伤很重要，因为临床上需要首先修复它们。还应该拍 X 线平片评估骨性膝内翻，因为它可能影响手术治疗（图 19.3）。

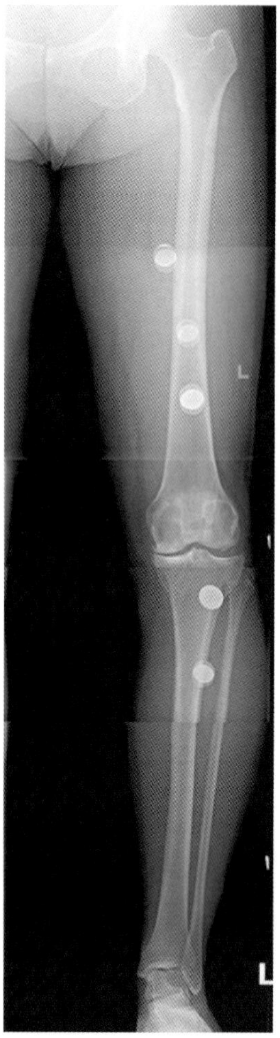

图 19.3 三足立位 X 线检查显示因膝内翻导致的 ACL 重建失败案例

膝关节 CT 扫描对于进一步评估骨性结构有一定意义。它们通常被用于股骨远端和胫骨近端骨折时切开复位内固定的术前计划。存在浮膝时，外科医师必须高度怀疑韧带来源的不稳定，其发生率高达 53%[31]。

有多种血管成像模式可用，包括 CTA、核磁共振血管造影（MRA）、超声多普勒和常规血管造影。尽管大多数检查都非常特异和敏感，但并不是每一例急性膝关节多发韧带损伤的患者都需要行血管成像。如果患者存在踝臂指数异常或血管检查异常，都需要行血管影像学检查，除非腿部已经明显缺血。在这种情况下，很多血管外科医师选择立即血管重建，避免因影像检查而耽误手术治疗。与常规血管成像相比，CTA 有几大优势，这使其成为了我们医院的首选：CTA 的辐射少，且为非侵袭性，放射科医师不需要直接暴露。即便如此，对于不同的医疗机构来说，还是应该选择本机构条件下最易实施的血管影像方法 [32]。

MRI 检查是显示膝关节软组织最佳的影像方法之一。对于膝关节多发韧带损伤，如果可能的话，都应该安排 MRI 检查。除了对诊断韧带损伤至关重要外，MRI 还可显示软骨缺损、骨挫伤、半月板撕裂和肌腱撕脱等 [22]。理论上，应该在植入金属内固定物之前进行 MRI 检查，因为它会造成金属伪影。如果需要外固定器，则应该使用带碳纤维棒的 MRI 兼容的外固定器。

19.5 初步诊疗

在初步处理急性膝关节多发韧带损伤时，首先应识别威胁生命的损伤。这些损伤可能与骨骼肌肉创伤同时存在。应该提供适当的高级创伤生命支持，然后再次检查识别其他损伤。

对膝关节复位是最重要的，应该在治疗过程的早期实施，甚至应该在拍膝关节平片之前进行。应该用伸展支具固定膝关节，复位后应该再拍 X 线片。使用外固定器的指征有：①使用支具时无法维持膝关节复位。②存在血管损伤需要修复。③开放性脱位，便于伤口处理 [8]。对开放性伤口应该早期使用抗生素，冲洗并清创，注射破伤风疫苗，以及使用无菌敷料覆盖。如果对膝关节使用了外固定器，则必须使骨钉的植入部位远离手术切口，以减少感染的风险。

通过彻底的体格检查来评估下肢血管的完整性。如前所述，应检查包括骨筋膜室检查及连续的踝臂指数监测，应在伤后的 48h 内每 4h 检查一次。如果下肢有血流灌注，但踝臂指数＜ 0.9，则需要安排急诊 CTA 并请血管外科医师会诊。如果下肢明显缺血，则应该立即将患者送进手术室，使用外固定器初步固定并行血管重建。在血管重建之前还是之后使用外固定器存在争议，所以与血管外科医师交流决定每一项治疗的时机极其重要。血管重建后常需要筋膜切开以预防术后筋膜室综合征。

文献中没有关于预防静脉血栓的共识，据报道膝关节脱位发生深静脉血栓（DVT）的概率为 3.5%[33]。美国胸科医师协会（American College of Chest Physicians）推荐，对于膝关节周围的骨科创伤或者多发伤的患者，应该预防 DVT[34]。必须权衡抗凝治疗的风险与获益，如果没有禁忌证，我们常预防性地使用低分子量肝素。使用预防措施后，外科医师应警惕血肿形成及筋膜室综合征的出现。

19.6 手术注意事项

过去，膝关节多发韧带损伤的治疗一直被“忽视” [8]。然而，在过去的 25 年里，随着外科技术、康复治疗方案以及我们对膝关节生物力学认识的提高，手术治疗成了主流的治疗方法。

包括了一篇 Meta 分析在内的 4 项最近的研究比较了手术治疗和非手术治疗膝关节多发韧带损伤的差异 [35-38]。研究表明，手术治疗组的国际膝关节评分委员会（IKDC）评分、改良 Lysholm 评分以及 Tegner 评分更高。手术治疗的患者更有可能恢复工作和运动水平，但在活动度方面两者并无差异。

19.6.1 手术时机

虽然通常明显需要采取手术治疗，但是还不能确定理想的手术时机，而这也一直是本领域最具有争议性的话题之一。早期手术通常指伤后 3 周内的手术治疗，延期手术则指超过 3 周的手术治疗。支持早期手术的机制在于：在早期，损伤结构可能一期修复，而且此时瘢痕组织尚未形成，容易识别组织界面 [7]。延期手术的支持者认为，早期手术所导致的关节纤维化的概率较高，这是不能接受的，而这已被早期单独 ACL 重建相关研究所证实 [39-41]。此外，早期关节镜检查时关节液经急性撕裂的关节囊溢出，理论上有引起医源性筋膜室综合征的风险，虽然在受伤 2 周后此风险会降低。

有 5 项研究对比了早期手术与延期手术的差异。研究表明，在膝关节疗效调查（Kneed Outcome Survey）中，虽然包括膝关节最终活动度在内的大多数参数没有明显的差异，但早期治疗组的 Lysholm 评分和体育活动评分更高 [42-46]。这使很多研究者建议在伤后 3 周内进行早期手术治疗 [7]。

19.6.2 相关骨折

在膝关节多发韧带损伤的患者中，相当数量的患者同时有胫骨平台、股骨远端、胫骨和腓骨的骨折 [47]。如果有必要对这些骨折切开复位内固定，则建议先处理骨折，后期再重建受损的韧带。为了定位合适的隧道，通常应在骨折愈合后取出固定物。

19.6.3 骨性膝内翻

应对慢性后外侧角损伤的患者评估骨性膝内翻的情况。这可能是先天的，或者是内侧胫骨平台骨折的结果。膝内翻超过 3° 会增加作用于外侧移植物上的张力，在考虑行韧带重建之前应该先处理膝内翻。已证明不处理骨性膝内翻会增加后外侧角重建的失败率 [48]。我们推荐通过开放性胫骨高位楔形截骨术治疗超过 3° 的膝内翻，待骨愈合后，再行韧带重建（图 19.4）。一些患者，特别是要求较低者，可能对截骨术后的治疗效果满意，而不再要求韧带重建。

19.6.4 修复与重建

过去，对膝关节多发韧带损伤采取手术治疗的目的是修复损伤的组织。然而，Stannard 近来的研究表明，与应用改良的“双尾”技术重建相比，急性期修复后外侧结构有较高的失败率 [12]。这项研究的批评者认为，患者早期接受了过于激进的康复方案，这可能使修复结构承受过度的张力。然而，目前大多数研究者还是认为急性期重建优于修复 [5,6,8]。

19.6.5 重建技术

已介绍过多种膝关节外侧结构重建技术，根据后外侧角正常解剖结构恢复的准确性，这些重建技术可以分为解剖重建和非解剖重建。在评估后外侧角手术失败原因的系列研究中，Noyes 把解剖重建描述为“将移植物牢固固定在韧带的解剖附着处” [48]。关节囊加强术、缝合修补术、关节外髂

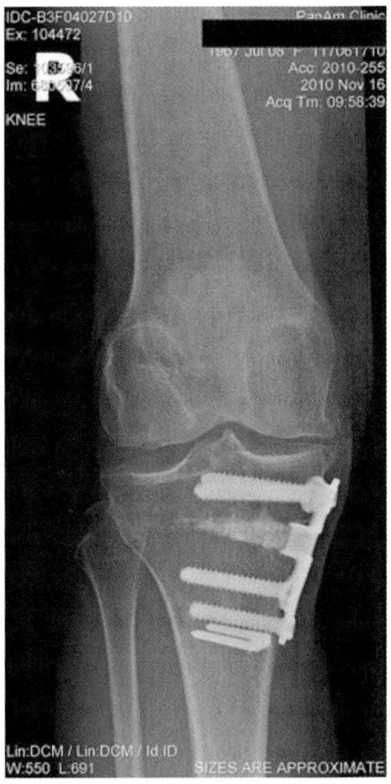

图 19.4　开放性胫骨高位楔形截骨

胫束加强术及股二头肌腱转位等方法被认为是非解剖重建，会引起较高的失败率。可解剖重建重塑 LCL、腘肌和腘腓韧带，或者所有这些结构。已经报道基于腓骨的技术被用于重建 LCL 和部分腘腓韧带。将移植物经腓骨隧道固定在股骨的等长点上。另一种选择是将移植物的一端固定在 LCL 股骨的解剖附着点上，另一端固定在腘肌止点上。其他重建技术试图通过增加胫骨骨道更加精确地解剖重建 PLC。损伤的异质性、患者个体及康复治疗方案的差异使不同手术技术的对照研究很困难。然而，很多研究者认为解剖重建越精确则疗效越好 [5]。Stannard 和 Laprade 已经介绍了我们医院很流行的两种重建技术，这在“作者首选的技术”部分有详细的讨论 [49,50]。

另一个有争议的部分是 ACL 重建的时机。单独 ACL 损伤早期重建后关节纤维化及膝关节活动受限的发生率较高，使一些研究者主张对于膝关节多发韧带损伤应延期重建 ACL。他们选择先重建后外侧角，只有当患者抱怨膝关节持续不稳定时再重建 ACL。应当在患者重获完全的膝关节活动度并且肌力改善时进行 ACL 重建。然而，有研究者认为，如果不同时重建 ACL，由于交叉韧带的功能不全，可能会增加后外侧角移植物上的张力，从而导致较高的失败率 [48]。

19.6.6　移植物的选择

多发韧带重建时有多种移植材料可供选择。首先应该考虑的是选择自体移植物还是选择来自尸体的同种异体移植物。单独重建 ACL 时，大多数外科医师选择使用腘绳肌腱或者骨 - 髌腱 - 骨自体移植物。然而，膝关节多发韧带损伤对使用自体移植物带来了不同的挑战。在急性期，膝关节周围的组织已经受损，进一步切开以获取自体移植组织在技术上可能比较困难，导致并发症增多及止血带的使用时间延长 [42,46,51-53]。同种异体移植物可以满足不同尺寸的需要。然而，如 ACL 文献中所报道的，使用任何同种异体移植物都可能伴有较小的传染疾病风险和较高的移植失败风险 [54-56]。

随着时间的推移，人工合成移植物经历了从被冷落到受欢迎的过程。起初，人工合成移植物被认为与滑膜炎、感染及不融合的高发生率有关。然而，近来越来越多地使用人工合成移植物重建

ACL 表明其大有前景。但人工合成移植物在多韧带重建中扮演更重要的角色之前尚有很多工作需要完成 [57-60]。

目前，对于膝关节多韧带重建，大多数外科医师选择同种异体移植物。我们倾向于选择带骨块的同种异体跟腱重建 PCL，使用同种异体胫骨前肌腱重建 ACL。它们都是强健的移植物，并且有不同的尺寸可供选择。对于外侧结构重建，移植物的选择取决于重建的方式，但我们倾向于选择同种异体胫骨前肌腱，或者带骨块的双束同种异体跟腱。

最终，移植物的选择取决于优质同种移植物或自体移植物的可获得性、所需要的移植物数量、重建方式、同种异体移植物的费用以及医师与患者的偏好。

19.7 作者首选的技术

急性损伤后，根据病情使用伸展夹板或者外固定器固定患者的膝关节。将手术推迟至伤后 2 ～ 3 周。这样可以有时间检查神经和血管的情况，同时在某种程度上有利于关节囊愈合，从而有利于开展关节镜检查。推迟手术还为急性炎症消退提供了时间，有利于手术切开及减小伤口闭合的相关问题。

如果最初使用了外固定架，应该在手术前 1 周拆掉，并且应对打钉的部位进行冲洗及清创。这通常是在伤后 2 周开展的，此时对膝关节已可以使用伸展夹板维持复位状态。打钉的部位应用敷料覆盖并保持开放以利于愈合，这样有利于减少术后感染的风险。除了之前提到的情况，应该尽可能地避免使用外固定器。

如果手术被延迟超过 3 周，则急性修补损伤结构和缝合固定撕脱骨折可能不再有效。如果无法在 3 周内进行手术处理，则患者应该使用铰链式膝关节支具。为了减少术后关节纤维化的发生，应该等膝关节重获完全的活动度再行手术 [47,61]。如果此时患者诉有持续的关节疼痛或者不稳，就应该行二期手术重建。

在手术室里，使患者处于仰卧位，在麻醉下仔细地行体格检查。这可以验证 MRI 检查时发现的情况，并且有助于制订手术计划。应该在上止血带前 30min 使用术前抗生素 [62]。如果患者曾经做过血管重建，则不应该使用止血带，因为这会增加血管旁路闭塞的风险。行诊断性膝关节镜检查时需要一个低位的前外侧入口、一个高位的前内侧入口和一个股内侧肌下的引流口。清理 ACL 和 PCL 的残端，并根据病情修整或者修补撕裂的半月板。首先重建 PCL，接着重建 ACL，最后重建外侧结构。

19.7.1 后交叉韧带的重建

对于单独交叉韧带损伤，尽管很多外科医师使用双束技术重建，但对于膝关节多发韧带损伤，我们倾向于使用单束重建。这样做是为了减少缺血性坏死和骨隧道融合的风险，以及避免可能发生的骨隧道骨折，这些在文献中有报道过 [63]。

我们通过关节镜辅助、使用单束同种异体跟腱移植物，经胫骨隧道重建 PCL。为了更好地显示胫骨近端后部，以便钻取胫骨隧道并使后关节囊松弛，我们会做一个后内侧入路。使患者屈膝 90°，在腘绳肌腱上方的柔软点插入一根 18 号的腰椎穿刺针。通过关节镜直视，确定好合适的位置，用 11 号手术刀做一个皮肤切口，接着插入 8mm 的关节镜套管。这样做有利于液体从膝关节内流出，从而降低发生医源性骨筋膜室综合征的风险。经后内侧入口插入刨刀，将后关节囊从胫骨近端分离开。如果膝关节为慢性半脱位，则松解关节囊对于膝关节复位通常是必要的，并且有利于直视下钻取胫骨隧道。如果患者做过血管重建，可将此入口定位于后外侧以避开内侧的旁路搭桥。使膝关节屈曲至 90°，将入口定位于股骨外侧髁的正后方及股二头肌的前方，这样可以避开腓总神经。

将胫骨定位器经前外侧入口插入，并使其位于 PCL 最远端及最外侧纤维的止点处。此点位于关节面下 1 ~ 1.5cm 及胫骨中线处。最常见的错误为骨隧道的出口太靠内侧并太接近近端，从而使移植物承受过多的压力。通过关节镜经后内侧入口确定定位器的位置。在前面，将定位器定位于胫骨结节稍外侧，以减小移植物的“杀手转弯”。将导针经定位器插入，并从后方的出口撤出。可经后内侧入口直视。在前内侧入口放置一个弯曲的刮匙，从而在导针和钻头穿过胫骨后方时保护神经和血管。我们使用机械动力转入定位导针和钻头，但用手钻穿透后方骨皮质。除了这个方法外，还可以使用后内侧安全切口，在导针和钻头穿过胫骨时能触碰到。最后，在钻直径为 10 ~ 11mm 的胫骨隧道前，应行术中透视检查以确认导针的位置。如果需要重新定位，可使用平行导针技术。

早期的文献将股骨隧道的位置含糊地描述为“PCL 的解剖止点”[64,65]。然而，近来越来越多的研究建议将隧道打在股骨附着点的远端和前部，这样可以重建更强有力的前外侧束[66]。对于股骨隧道，我们使用由外而内技术以减少移植物在股骨端的“杀手转弯”。将定位器定位于股骨内侧髁距关节面 6 ~ 8mm 的内侧壁与顶部的连接处。在内上髁与关节面之间将导针插入内侧髁。确定导针的位置合适后，钻取一个 10 ~ 11mm 的股骨隧道。在解剖位置上钻取隧道时必须小心，这在向后半脱位的膝关节上会比较困难。在多韧带重建时，我们在钻取 PCL 和 ACL 隧道之后再引入移植物，以避免因疏忽而损伤移植物。

19.7.2 ACL 的重建

我们在关节镜的辅助下使用同种异体胫骨前肌腱行单束重建 ACL。除非 PCL 明显撞击，否则不必常规做髁间窝成形。做一个低位前内侧辅助入口以钻取股骨隧道。将导针经此入口插入，并将其定位于 ACL 股骨端附着点的 10 点钟方位。屈膝 120°，使用靶心解剖重建系统（ConMed Linvatec，Largo，FL）将导针经外侧髁向上穿出外侧骨皮质。在导针穿过外侧骨皮质、经软组织并穿出大腿外侧之前，测量隧道的深度。另一种可替代的技术是先钻胫骨隧道，接着使用经胫骨隧道技术钻股骨隧道。我们使用 XO 纽扣（ConMed Linvatec，Largo，FL）将 ACL 移植物固定在股骨端，好处是在钻 8 ~ 9mm 股骨隧道时，可以完整地保留股骨外侧 15 ~ 20mm 的骨质。将钻头插入膝关节时必须小心避免损伤股骨内侧的关节软骨。

将 Howell 胫骨定位器（Arthrotek，Warsaw，IN）设定为 65°，定位于胫骨近端前内侧缘，通常位于胫骨结节内侧 2cm。将定位器经前内侧入口插入，定位于胫骨平台外侧半月板前角后缘及内侧胫骨棘水平，大概位于 PCL 前面约 7mm 处。接着将导针插入胫骨，可通过前外侧入口看见其进入膝关节。在钻胫骨隧道前，可以透视以评估导针的位置。接着钻取一个 8 ~ 9mm 的胫骨隧道，使用一个弯曲的刮匙以保护股骨侧的关节软骨。

在穿入移植材料前，使用打磨头将所有的隧道边缘磨光滑。修整同种异体跟骨骨栓，使之适合 PCL 股骨隧道。将带线圈的缝线经 PCL 胫骨隧道引入膝关节，接着经 PCL 股骨隧道穿出。将同种异体跟腱移植物经股骨隧道引入膝关节，接着穿过胫骨隧道，使跟骨骨栓留在股骨隧道内，使用金属螺钉将移植物固定在股骨端。

将线圈和纽扣固定在同种异体胫骨前肌移植物上，牵拉它们穿过胫骨隧道，接着经股骨隧道穿出。翻转纽扣，将移植物固定在股骨端。完成外侧重建之后再固定 ACL 和 PCL 移植物的胫骨端。

19.7.3　外侧手术路径

屈膝 90°，以使腓总神经向后松弛，做一个弧形的皮肤切口。该切口起于 Gerdy 结节与腓骨头之间，向膝关节近端延伸，平行于髂胫束后缘并越过外上髁。逐层切开皮下至深筋膜，用剪刀小心地剪开深筋膜。在股二头肌后方可触及腓总神经向远端走向腓骨颈。最好在近端分离腓总神经，用橡胶引流管轻轻牵拉腓总神经，同样处理远端（图 19.5）。

必须识别和保护腓总神经，因为已经报道过腓总神经医源性神经损伤，而且对患者的结局可能是毁灭性的。如果受伤时合并有腓总神经损伤，则应行手术探查及神经减压。虽然大多数神经损伤都是牵拉所致的轴突中断伤，但如果存在神经横断，则断端应该由整形医师缝合修复或行神经移植 [24]。

钝性分离腓肠肌外侧头前面与胫骨后面。如对腓肠肌后面的结构不熟悉，可能会使膝关节后方的神经和血管处于危险中。识别 LCL 在腓骨端的附着点，接着向后上找到它在股骨端的附着点。在 LCL 前面找到腘肌在股骨上的止点，可以看见后外侧关节囊。尽管腘腓韧带在膝关节的生物力学中发挥着重要的作用，并且在解剖文献中对其有仔细的描述，但在膝关节外侧损伤中并不常见。

19.7.4　急性期外侧结构重建

在急性期采用 Stannard 介绍的双尾技术，我们使用胫骨前肌同种异体移植物重建膝关节外侧 [50]。钝性分离股二头肌与腓总神经，以便获取通往胫骨近端后方的路径。将导针由前向后插入穿过胫骨外侧，使它平行于胫骨关节面，在关节线以远 2cm 处走行。前面的插入点应该位于胫骨 PCL 隧道的近端和外侧。由于胫骨近端的宽度明显较关节线远端 2cm 处的胫骨平台狭窄，在放置导针时必须小心，以免从骨组织上滑落。接着用 5mm 钻头钻取胫骨隧道，必须小心位于后面的腘动脉、腘静脉及胫神经。使用骨膜剥离器保护神经和血管结构，最后应徒手穿透后方骨皮质。接着经腓骨头由前外侧向后内侧钻取另一个 5mm 的骨隧道。

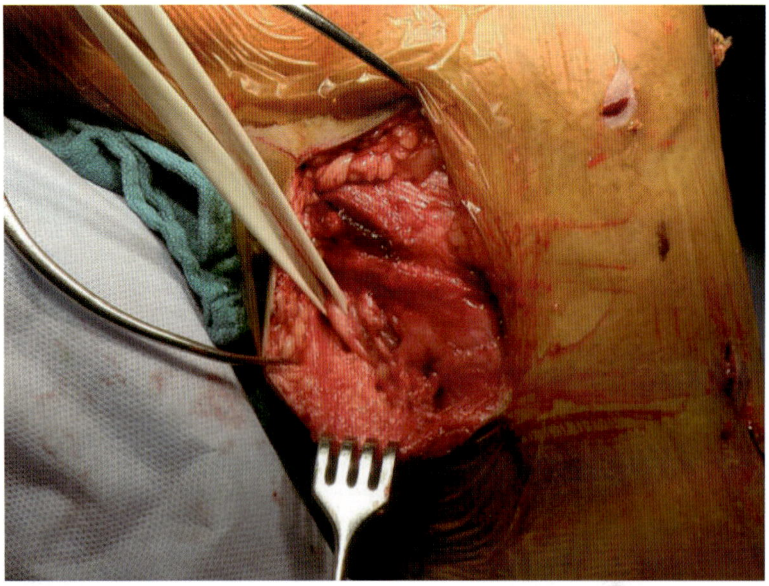

图 19.5　切开膝关节外侧，已找到腓总神经并用橡胶引流管标记

在 LCL 与腘肌腱的交叉点前面找到股骨的等长点，在此点插入一根斯氏针。经腓骨隧道穿一根缝线，绕过斯氏针，接着活动膝关节。通过膝关节屈曲和伸展确定股骨上的等距点，根据需要调整斯氏针。在 X 线片上，此点位于后方骨皮质线与 Blumensaat 线的交点。我们推荐术中透视检查，以精确定位等距点。

修整同种异体胫骨前肌腱以适应骨隧道，将移植物由后向前穿过胫骨隧道。使用一个 7mm 生物可吸收螺钉将移植物固定在胫骨端。将一个螺钉和垫圈插入股骨隧道，但不拉紧。将移植物由胫骨后面向上牵出，从前向后绕过股骨上的螺钉和垫圈，接着向远端牵向腓骨，由后向前穿腓骨隧道，并牵回到位于股骨上的螺钉和垫圈的前面（图 19.6）。直到拉紧 ACL 和 PCL 移植物后才能收紧外侧移植物。

19.7.5 慢性期外侧的重建

我们鼓励患者先恢复膝关节完全的活动度并改善股四头肌、腘绳肌的肌力之后再重建韧带。对于先天的或者胫骨内侧平台压缩性骨折引起的骨性膝内翻，我们可以使用立位全长腿部平片评估力线。如果内翻角度＞ 3°，在考虑韧带重建之前，我们会做胫骨内侧高位楔形截骨术。骨性膝内翻除了是一个已知的、引起外侧重建失败的因素外，一些患者还反映截骨术后他们的膝关节不稳消失了，而且最终也不再要求韧带重建 [48]。只截骨而不重建韧带可能对那些要求比较低的患者是可行的。

对于慢性、有症状的要求手术重建的膝关节外侧损伤患者，我们采用 LaPrade 介绍的技术使用同种异体跟腱移植物重建 [49,67]。这项技术常被认为是最精确的解剖重建（图 3.11）。

胫骨隧道和腓骨隧道的准备如前面采用 Stannard 技术急性期重建所描述的一样，但腓骨隧道应该为 7mm，胫骨隧道应该为 9mm[50]。这项技术需要做两个股骨隧道。将一个带金属环的导针插在 LCL

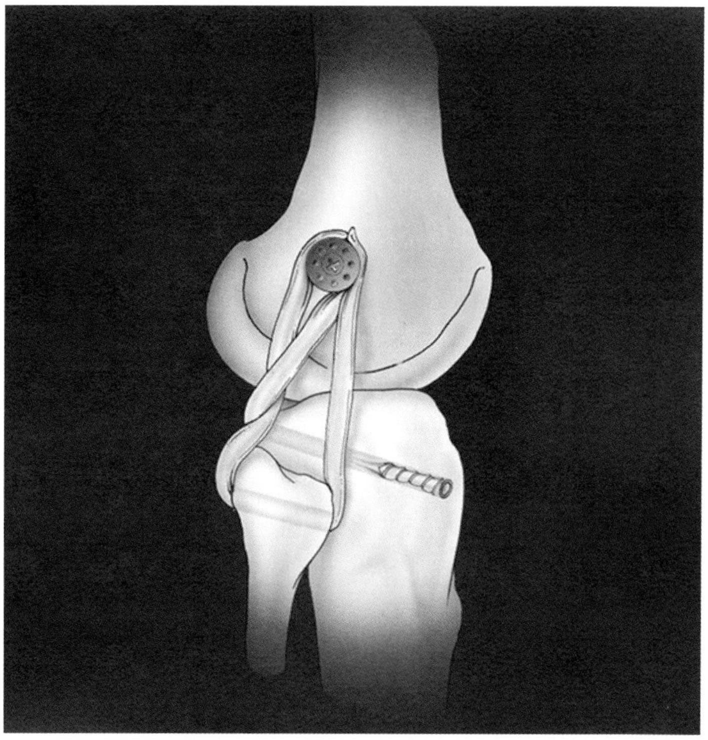

图 19.6 Stannard 的改良双尾膝关节后外侧重建［From：Stannard JP，Brown SL，Farris RC，McGwin G，Jr.，Volgas DA. The posterolateral corner of the knee：repair versus reconstruction. Am J Sports Med. 2005；33（6）：881-8. Reprinted with permission from Sage Publications］

在股骨上的附着点上，将另一个插在腘肌腱在股骨上的止点。使两个导针都朝向前内侧，穿过股骨，在内侧穿出皮肤。用一个 9mm 的钻头经导针钻制一个深为 20mm 的隧道。

将同种异体跟腱纵向劈开，修整骨栓，以使其适应股骨隧道。将缝线穿过骨栓，牵引缝线，使骨栓进入股骨隧道，并使用 7mm 螺钉固定。使位于腘肌沟的移植物走向后方和远端，穿过腘肌空隙，到达胫骨后方，发挥腘肌腱的功能。使位于 LCL 附着点的移植物走向远端，位于髂胫束的深面到达腓骨头，以重建 LCL。接着由前向后穿过腓骨隧道，向内侧缠绕朝向胫骨，以重建腘腓韧带。接着，将两移植物一起由后向前穿过胫骨隧道。

19.7.6　收紧移植物

重建所有的韧带后收紧移植物。首先收紧 ACL，要求膝关节完全伸直，使用一个生物可吸收螺钉固定胫骨端。接着，使膝关节屈曲 90°，用手向前托胫骨，使内侧胫骨平台相对于内侧股骨髁产生正常前向阶梯时拉紧 PCL。使用一个 35mm 生物可吸收螺钉将 PCL 固定在胫骨上，螺钉较隧道大 1mm。使用一个螺钉和一个垫圈加强固定。

收紧 ACL 和 PCL 后，再处理外侧重建。如果采用 Stannard 技术，应使膝关节屈曲 30° 且稍内旋胫骨，再收紧外侧移植物。应该小心，避免过度内旋从而导致移植物过紧。使用生物可吸收螺钉将移植物固定在腓骨和胫骨上。如果采用 LaPrade 技术，应使膝关节屈曲 30°、不旋转且受到一个轻度的外翻应力，再拉紧移植物的 LCL 部分。使用一个 7mm 生物可吸收螺钉将移植物固定在腓骨上。接着，使膝关节屈曲 60°，不旋转，向前托住胫骨，拉紧腘肌和腘腓韧带。使用一个 9mm 生物可吸收螺钉将两移植物固定在胫骨上。

在所有的移植物都被拉紧及固定后，检查膝关节的活动度以确保膝关节不至于过紧。如果可能的话，修复或加强缝合后外侧关节囊，这在急性期重建中尤为重要。缝合修复所有急性损伤的结构，包括腘肌腱、腘腓韧带、LCL、股二头肌和髂胫束。在关闭深筋膜和皮肤之前，将多余的外侧移植物缝合到自身上以增加重建强度。

19.8　术后康复

尽管很多研究者详细介绍了多种康复方案，但没有证据证明哪种方案最优。复发性关节不稳是膝关节多发韧带损伤重建后最令人担忧的问题之一，这使大多数外科医师选择保守的康复方案。然而，必须平衡关节僵硬的风险，而这可能是致残性的。因此，膝关节康复的原则在于保护重建或修复结构的同时允许早期膝关节活动 [8]。

大多数外科医师术后给患者配戴铰链式膝关节支具。然而，位于伯明翰阿拉巴马大学的一项前瞻性研究比较了膝关节脱位后使用铰链式膝关节支具和铰链式外固定器的效果。初始数据表明使用铰链式外固定器组复发膝关节不稳的概率显著低于前者 [68]。

我们采用的康复方案与 Fanelli 和 Edson 介绍的相似。他们的康复方案已经被证明疗效很好 [69,70]。所有的患者在最初 6 周膝关节不负重。鼓励急性损伤的患者术后即开始轻柔的活动度锻炼。慢性期重建的患者伸直位固定 3 周后再采用开放支具开始活动度锻炼。第 7 周时在戴支具的情况下开始逐渐负重。第 9 周时，开始在固定自行车上行闭链力量锻炼。术后 18 周开始开链锻炼，一旦伤腿重获未伤腿 70% 的力量，则可以开始直线慢跑和本体感受锻炼。通常术后 10 ～ 12 个月才能恢复体育运动。

19.9 小 结

涉及膝关节外侧结构的多发韧带损伤是一个极具挑战的问题。它们通常与膝关节脱位以及一经出现就必须紧急处理的、威胁下肢安全的情况有关。使用外固定器时要有指征。我们倾向于在重建前 1 周取出外固定器。在受伤后 3 周内的早期重建效果最好。如果无法早期重建，则在重建之前需先处理骨性膝内翻。很多解剖重建技术已经被介绍了，但没有哪一项优于其他种类。术后制订一套保守康复方案，大多数患者能重获满意的功能水平，但很多患者不能恢复高水平运动。

（陈 刚 黄华强 译）

参考文献

1. Kennedy JC. Complete dislocation of the knee joint. J Bone Joint Surg Am. 1963;45:889–904.
2. Rihn JA, Groff YJ, Harner CD, Cha PS. The acutely dislocated knee: evaluation and management. J Am Acad Orthop Surg. 2004;12(5):334–46.
3. LaPrade RF, Muench C, Wentorf F, Lewis JL. The effect of injury to the posterolateral structures of the knee on force in a posterior cruciate ligament graft: a biomechanical study. Am J Sports Med. 2002;30(2):233–8.
4. LaPrade RF, Resig S, Wentorf F, Lewis JL. The effects of grade III posterolateral knee complex injuries on anterior cruciate ligament graft force. A biomechanical analysis. Am J Sports Med. 1999;27(4):469–75.
5. Fanelli GC, Stannard JP, Stuart MJ, et al. Management of complex knee ligament injuries. J Bone Joint Surg Am. 2010;92(12):2235–46.
6. Levy BA, Dajani KA, Morgan JA, Shah JP, Dahm DL, Stuart MJ. Repair versus reconstruction of the fibular collateral ligament and posterolateral corner in the multiligament-injured knee. Am J Sports Med. 2010;38(4):804–9.
7. Levy BA, Dajani KA, Whelan DB, et al. Decision making in the multiligament-injured knee: an evidence-based systematic review. Arthroscopy. 2009;25(4):430–8.
8. Levy BA, Fanelli GC, Whelan DB, et al. Controversies in the treatment of knee dislocations and multiligament reconstruction. J Am Acad Orthop Surg. 2009;17(4):197–206.
9. Andrews JB, Baker CL, Curl WW. Surgical repair of acute and chronic lesions of the lateral capsular ligamentous complex of the knee. In: Feagin JA, editor. Injuries about the knee. New York: Churchill Livingstone; 1988. p. 425–38.
10. Gollehon DL, Torzilli PA, Warren RF. The role of the posterolateral and cruciate ligaments in the stability of the human knee. A biomechanical study. J Bone Joint Surg Am. 1987;69(2):233–42.
11. Grood ES, Stowers SF, Noyes FR. Limits of movement in the human knee. Effect of sectioning the posterior cruciate ligament and posterolateral structures. J Bone Joint Surg Am. 1988;70(1):88–97.
12. Stannard JP, Brown SL, Farris RC, McGwin Jr G, Volgas DA. The posterolateral corner of the knee: repair versus reconstruction. Am J Sports Med. 2005;33(6):881–8.
13. Veltri DM, Warren RF. Anatomy, biomechanics, and physical findings in posterolateral knee instability. Clin Sports Med. 1994;13(3):599–614.
14. Watanabe Y, Moriya H, Takahashi K, et al. Functional anatomy of the posterolateral structures of the knee. Arthroscopy. 1993;9(1):57–62.
15. Seebacher JR, Inglis AE, Marshall JL, Warren RF. The structure of the posterolateral aspect of the knee. J Bone Joint Surg Am. 1982;64(4):536–41.
16. Maynard MJ, Deng X, Wickiewicz TL, Warren RF. The popliteofibular ligament. Rediscovery of a key element in posterolateral stability. Am J Sports Med. 1996;24(3):311–6.
17. Shahane SA, Ibbotson C, Strachan R, Bickerstaff DR. The popliteofibular ligament. An anatomical study of the posterolateral corner of the knee. J Bone Joint Surg Br. 1999;81(4):636–42.
18. Veltri DM, Deng XH, Torzilli PA, Maynard MJ, Warren RF. The role of the popliteofibular ligament in stability of the human knee. A biomechanical study. Am J Sports Med. 1996;24(1):19–27.
19. Veltri DM, Deng XH, Torzilli PA, Warren RF, Maynard MJ. The role of the cruciate and posterolateral ligaments in stability of the knee. A biomechanical study. Am J Sports Med. 1995;23(4):436–43.
20. Harner CD, Vogrin TM, Hoher J, Ma CB, Woo SL. Biomechanical analysis of a posterior cruciate ligament reconstruction. Deficiency of the posterolateral structures as a cause of graft failure. Am J Sports Med. 2000;28(1):32–9.
21. Markolf KL, Wascher DC, Finerman GA. Direct in vitro measurement of forces in the cruciate ligaments. Part II: the effect of section of the posterolateral structures. J Bone Joint Surg Am. 1993;75(3):387–94.
22. Bui KL, Ilaslan H, Parker RD, Sundaram M. Knee dislocations: a magnetic resonance imaging study correlated with clinical and operative findings. Skeletal Radiol. 2008;37(7):653–61.
23. Peltola EK, Lindahl J, Hietaranta H, Koskinen SK. Knee dislocation in overweight patients. AJR Am J Roentgenol. 2009;192(1):101–6.
24. Niall DM, Nutton RW, Keating JF. Palsy of the common peroneal nerve after traumatic dislocation of the knee. J Bone Joint Surg Br. 2005;87(5):664–7.
25. Green NE, Allen BL. Vascular injuries associated with dislocation of the knee. J Bone Joint Surg Am. 1977;59(2):236–9.
26. Henrichs A. A review of knee dislocations. J Athl Train. 2004;39(4):365–9.
27. Downs AR, MacDonald P. Popliteal artery injuries: civilian experience with sixty-three patients during a twenty-four year period (1960 through 1984). J Vasc Surg. 1986;4(1):55–62.
28. Mills WJ, Barei DP, McNair P. The value of the ankle-brachial index for diagnosing arterial injury after knee dislocation: a prospective study. J Trauma. 2004;56(6):1261–5.

29. King 3rd JJ, Cerynik DL, Blair JA, Harding SP, Tom JA. Surgical outcomes after traumatic open knee dislocation. Knee Surg Sports Traumatol Arthrosc. 2009;17(9):1027–32.
30. Cooper DE. Tests for posterolateral instability of the knee in normal subjects. Results of examination under anesthesia. J Bone Joint Surg Am. 1991;73(1):30–6.
31. Szalay MJ, Hosking OR, Annear P. Injury of knee ligament associated with ipsilateral femoral shaft fractures and with ipsilateral femoral and tibial shaft fractures. Injury. 1990;21(6):398–400.
32. Marsh JP, Turgeon T, Guzman R. Acute limb ischemia following closed reduction of a hip arthroplasty dislocation. Orthopedics. 2010;33(10):768.
33. Engebretsen L, Risberg MA, Robertson B, Ludvigsen TC, Johansen S. Outcome after knee dislocations: a 2–9 years follow-up of 85 consecutive patients. Knee Surg Sports Traumatol Arthrosc. 2009;17(9):1013–26.
34. Geerts WH, Bergqvist D, Pineo GF, et al. Prevention of venous thromboembolism: American College of chest physicians evidence-based clinical practice guidelines (8th edition). Chest. 2008;133 Suppl 6:381S–453.
35. Dedmond BT, Almekinders LC. Operative versus nonoperative treatment of knee dislocations: a meta-analysis. Am J Knee Surg. 2001;14(1): 33–8. Winter.
36. Richter M, Bosch U, Wippermann B, Hofmann A, Krettek C. Comparison of surgical repair or reconstruction of the cruciate ligaments versus nonsurgical treatment in patients with traumatic knee dislocations. Am J Sports Med. 2002;30(5):718–27.
37. Rios A, Villa A, Fahandezh H, de Jose C, Vaquero J. Results after treatment of traumatic knee dislocations: a report of 26 cases. J Trauma. 2003;55(3):489–94.
38. Wong CH, Tan JL, Chang HC, Khin LW, Low CO. Knee dislocations-a retrospective study comparing operative versus closed immobilization treatment outcomes. Knee Surg Sports Traumatol Arthrosc. 2004;12(6):540–4.
39. Harner CD, Irrgang JJ, Paul J, Dearwater S, Fu FH. Loss of motion after anterior cruciate ligament reconstruction. Am J Sports Med. 1992;20(5):499–506.
40. Mohtadi NG, Webster-Bogaert S, Fowler PJ. Limitation of motion following anterior cruciate ligament reconstruction. A case-control study. Am J Sports Med. 1991;19(6):620–4. discussion 4-5.
41. Shelbourne KD, Wilckens JH, Mollabashy A, DeCarlo M. Arthrofibrosis in acute anterior cruciate ligament reconstruction. The effect of timing of reconstruction and rehabilitation. Am J Sports Med. 1991;19(4):332–6.
42. Fanelli GC, Giannotti BF, Edson CJ. Arthroscopically assisted combined posterior cruciate ligament/posterior lateral complex reconstruction. Arthroscopy. 1996;12(5):521–30.
43. Harner CD, Waltrip RL, Bennett CH, Francis KA, Cole B, Irrgang JJ. Surgical management of knee dislocations. J Bone Joint Surg Am. 2004;86-A(2):262–73.
44. Liow RY, McNicholas MJ, Keating JF, Nutton RW. Ligament repair and reconstruction in traumatic dislocation of the knee. J Bone Joint Surg Br. 2003;85(6):845–51.
45. Tzurbakis M, Diamantopoulos A, Xenakis T, Georgoulis A. Surgical treatment of multiple knee ligament injuries in 44 patients: 2–8 years follow-up results. Knee Surg Sports Traumatol Arthrosc. 2006;14(8):739–49.
46. Wascher DC, Becker JR, Dexter JG, Blevins FT. Reconstruction of the anterior and posterior cruciate ligaments after knee dislocation. Results using fresh-frozen nonirradiated allografts. Am J Sports Med. 1999;27(2):189–96.
47. Fanelli GC, Edson CJ, Reinheimer KN. Evaluation and treatment of the multiligament-injured knee. Instr Course Lect. 2009;58:389–95.
48. Noyes FR, Barber-Westin SD, Albright JC. An analysis of the causes of failure in 57 consecutive posterolateral operative procedures. Am J Sports Med. 2006;34(9):1419–30.
49. LaPrade RF, Johansen S, Wentorf FA, Engebretsen L, Esterberg JL, Tso A. An analysis of an anatomical posterolateral knee reconstruction: an in vitro biomechanical study and development of a surgical technique. Am J Sports Med. 2004;32(6):1405–14.
50. Stannard JP, Brown SL, Robinson JT, McGwin Jr G, Volgas DA. Reconstruction of the posterolateral corner of the knee. Arthroscopy. 2005;21(9):1051–9.
51. Indelicato PA, Linton RC, Huegel M. The results of fresh-frozen patellar tendon allografts for chronic anterior cruciate ligament deficiency of the knee. Am J Sports Med. 1992;20(2):118–21.
52. Noyes FR, Barber-Westin SD. Reconstruction of the anterior cruciate ligament with human allograft. Comparison of early and later results. J Bone Joint Surg Am. 1996;78(4):524–37.
53. Cole BJ, Harner CD. The multiple ligament injured knee. Clin Sports Med. 1999;18(1):241–62.
54. Barrett GR, Luber K, Replogle WH, Manley JL. Allograft anterior cruciate ligament reconstruction in the young, active patient: Tegner activity level and failure rate. Arthroscopy. 2010;26(12):1593–601.
55. Reinhardt KR, Hetsroni I, Marx RG. Graft selection for anterior cruciate ligament reconstruction: a level I systematic review comparing failure rates and functional outcomes. Orthop Clin North Am. 2010;41(2):249–62.
56. Romanini E, D'Angelo F, De Masi S, et al. Graft selection in arthroscopic anterior cruciate ligament reconstruction. J Orthop Traumatol. 2010;11(4):211–9.
57. Gao K, Chen S, Wang L, et al. Anterior cruciate ligament reconstruction with LARS artificial ligament: a multicenter study with 3- to 5-year follow-up. Arthroscopy. 2010;26(4):515–23.
58. Ibrahim SA, Ahmad FH, Salah M, Al Misfer AR, Ghaffer SA, Khirat S. Surgical management of traumatic knee dislocation. Arthroscopy. 2008;24(2):178–87.
59. Brunet P, Charrois O, Degeorges R, Boisrenoult P, Beaufils P. Reconstruction of acute posterior cruciate ligament tears using a synthetic ligament. Rev Chir Orthop Reparatrice Appar Mot. 2005;91(1):34–43.
60. Li B, Wen Y, Wu H, Qian Q, Wu Y, Lin X. Arthroscopic single-bundle posterior cruciate ligament reconstruction: retrospective review of hamstring tendon graft versus LARS artificial ligament. Int Orthop. 2009;33(4):991–6.
61. Shelbourne KD, Porter DA, Clingman JA, McCarroll JR, Rettig AC. Low-velocity knee dislocation. Orthop Rev. 1991;20(11):995–1004.
62. Prokuski L. Prophylactic antibiotics in orthopaedic surgery. J Am Acad Orthop Surg. 2008;16(5):283–93.
63. Konan S, Haddad FS. Femoral fracture following knee ligament reconstruction surgery due to an unpredictable complication of bioabsorbable screw fixation: a case report and review of literature. J Orthop Traumatol. 2009;11(1):51–5.
64. Hughston JC, Degenhardt TC. Reconstruction of the posterior cruciate ligament. Clin Orthop Relat Res. 1982;164:59–77.
65. Hughston JC, Norwood Jr LA. The posterolateral drawer test and external rotational recurvatum test for posterolateral rotatory instability of the knee. Clin Orthop Relat Res. 1980;147:82–7.
66. Harner CD, Xerogeanes JW, Livesay GA, et al. The human posterior cruciate ligament complex: an interdisciplinary study. Ligament morphology and biomechanical evaluation. Am J Sports Med. 1995;23(6):736–45.

67. LaPrade RF, Johansen S, Agel J, Risberg MA, Moksnes H, Engebretsen L. Outcomes of an anatomic posterolateral knee reconstruction. J Bone Joint Surg Am. 2010;92(1):16–22.
68. Thompson KJ, Stannard JP, Robinson JT, Lopez R, McGwin GJ, Volgas DA. Stabilization of knee dislocations using a hinged external fixator: a prospective randomized study. Proceedings of the 73rd annual meeting of the American academy of orthopaedic surgeons. Rosemont, IL: American Academy of Orthopaedic Surgeons; 2006. p. 783–4
69. Fanelli GC, Edson CJ. Arthroscopically assisted combined anterior and posterior cruciate ligament reconstruction in the multiple ligament injured knee: 2- to 10-year follow-up. Arthroscopy. 2002;18(7):703–14.
70. Fanelli GC, Edson CJ. Combined posterior cruciate ligament-posterolateral reconstructions with Achilles tendon allograft and biceps femoris tendon tenodesis: 2- to 10-year follow-up. Arthroscopy. 2004;20(4):339–45.
71. Forsythe B, Harner C, Martins CA, Shen W, Lopes Jr OV, Fu FH. Topography of the femoral attachment of the posterior cruciate ligament. Surgical technique. J Bone Joint Surg Am. 2009;91(Suppl 2 Pt 1):89–100.

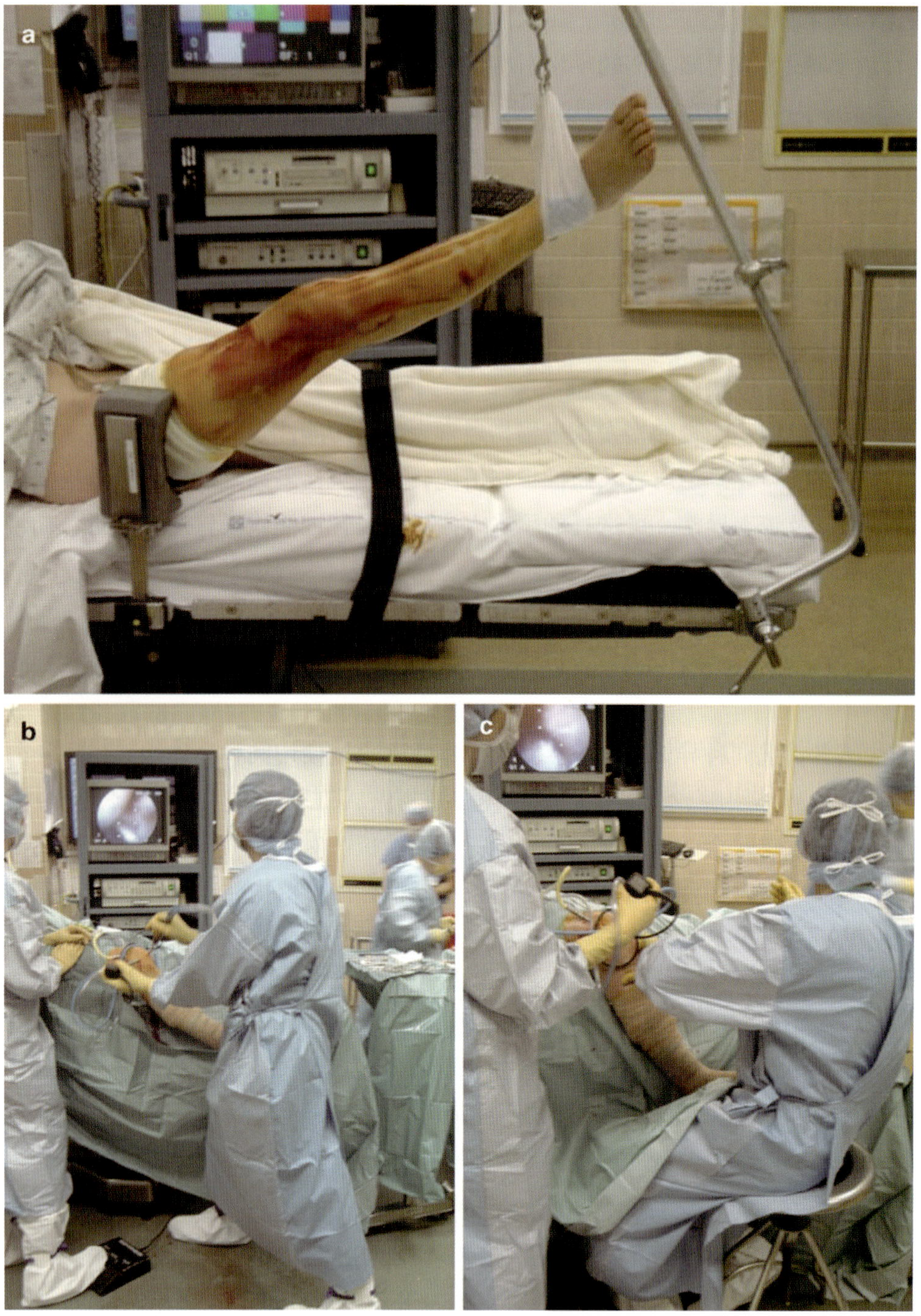

图 20.1　患者体位。(a) 患者躺在充分伸展的手术台上，使用一个外侧柱以控制手术侧下肢。手术医师站立完成基础关节镜操作 (b)，并坐着重建 PCL、ACL 和膝关节外侧结构 (c)

使用弯曲的过顶 PCL 器械 (Biomet Sports Medicine，Warsaw，IN) 逐渐松解膝关节后面的粘连，将关节囊从胫骨后脊提起来。这样可以精确定位 PCL-ACL 导钻及纠正胫骨隧道的定位 (图 20.4)。

将 PCL-ACL 定位器 (Biomet Sports Medicine，Warsaw，IN) 的臂经髌骨内下入口插入。将定位器的尖端定位于 PCL 解剖止点的外下份，位于胫骨后脊之下和 PCL 解剖止点的外侧。使定位器的外部定位于胫骨近端前内侧面介于胫骨后内缘与胫骨前脊之间，位于或者低于胫骨结节平面的一点上

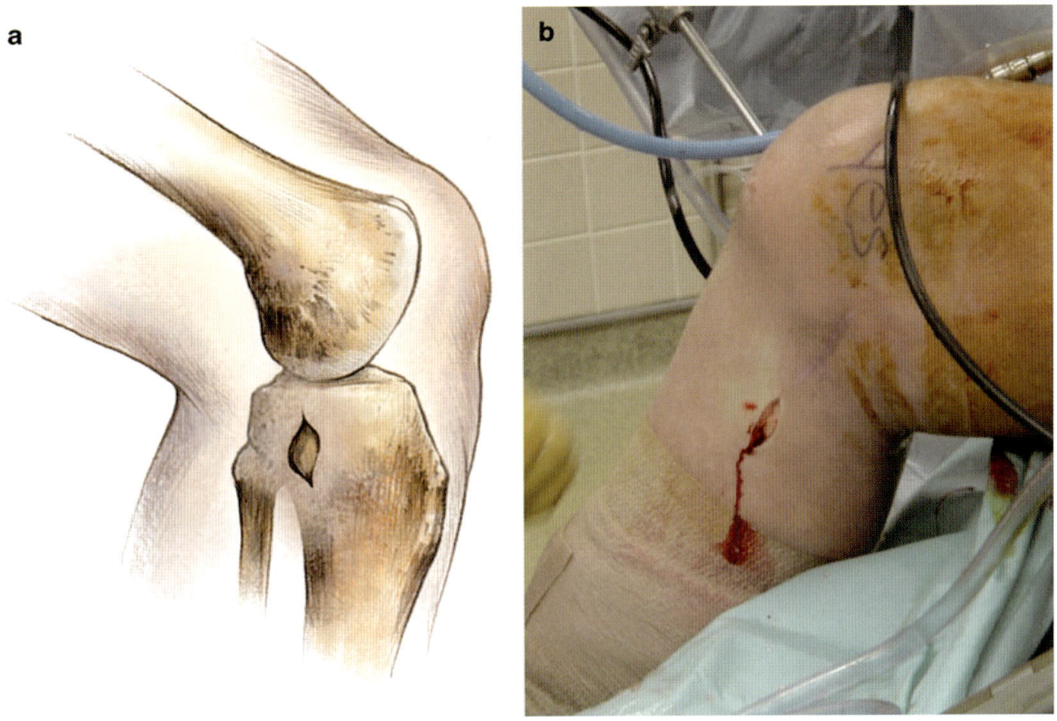

图 20.2 （a）关节外囊外后内侧安全切口（From Fanelli GC. Rationale and surgical technique for PCL and multiple knee ligament reconstruction. Second Edition. Biomet Sports Medicine，Warsaw，IN，2008. Reprinted with permission.）（b）术中照片显示后内侧安全切口

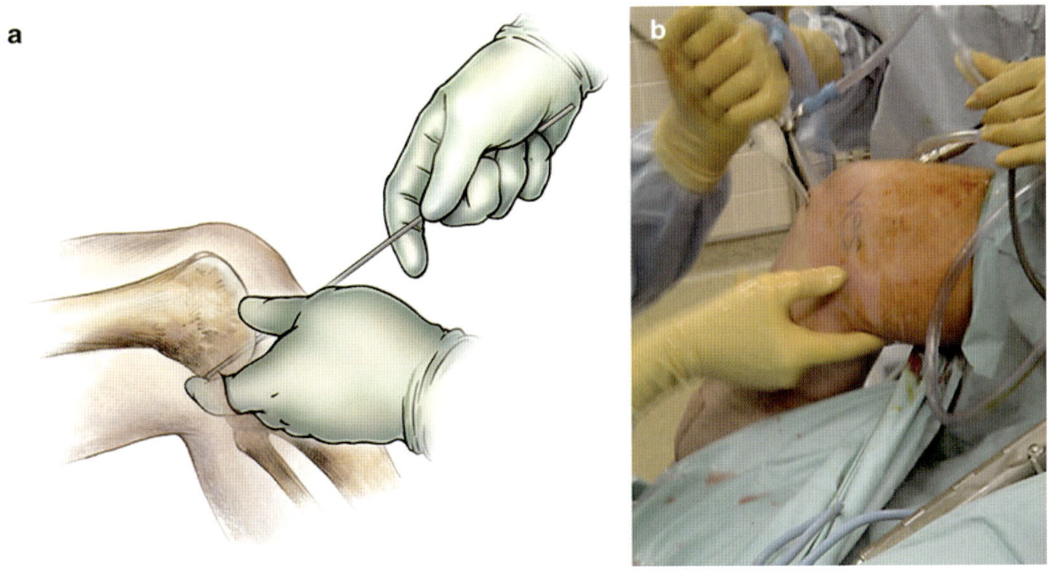

图 20.3 （a）手术医师通过关节外囊外后内侧安全切口触及胫骨的后面，从而能够精确定位导丝的位置、钻胫骨隧道以及保护神经和血管结构（From Fanelli GC. Rationale and surgical technique for PCL and multiple knee ligament reconstruction. Second Edition.Biomet Sports Medicine，Warsaw，IN，2008. Reprinted with permission）（b）术中照片显示，将手术器械放入膝关节后方时，医师的手指位于后内侧安全切口内

（图 20.5）。这样可以使移植物在胫骨后面转两个很光滑的 45° 角（图 20.6）。手术医师经后内侧安全切口用手指确认位于胫骨后面的定位器尖端的位置。可以在术中进行前后位和侧位 X 线透视，然而，作者并不常规进行术中透视。当将 PCL-ACL 定位器定位在预定区域后，将导丝由前向后钻入。手术医师用手指经后内侧安全切口确认导丝的位置。

使用尺寸合适的标准管状钻头钻制胫骨隧道。手术医师用手指经后内侧切口检查导丝的位置。当钻头进入骨质时，将导丝反转过来，使钝端指向后，以保证患者的安全。继续钻，直至到达胫骨后皮

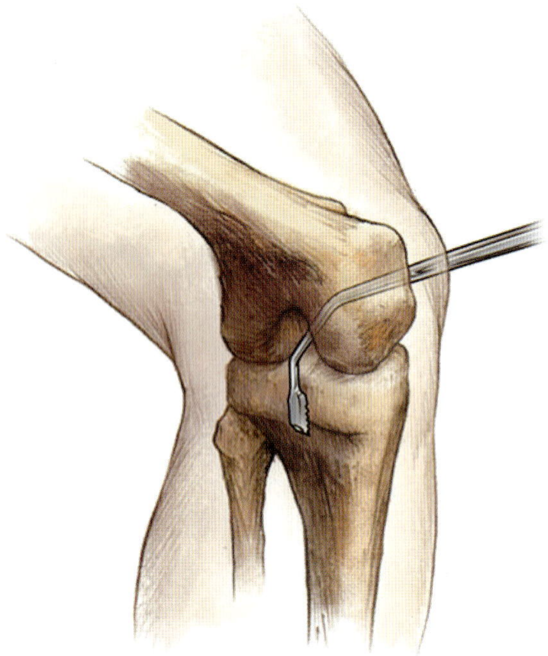

图 20.4 推移后关节囊（From Fanelli GC. Rationale and surgical technique for PCL and multiple knee ligament reconstruction. Second Edition. Biomet Sports Medicine，Warsaw，IN，2008. Reprinted with permission）

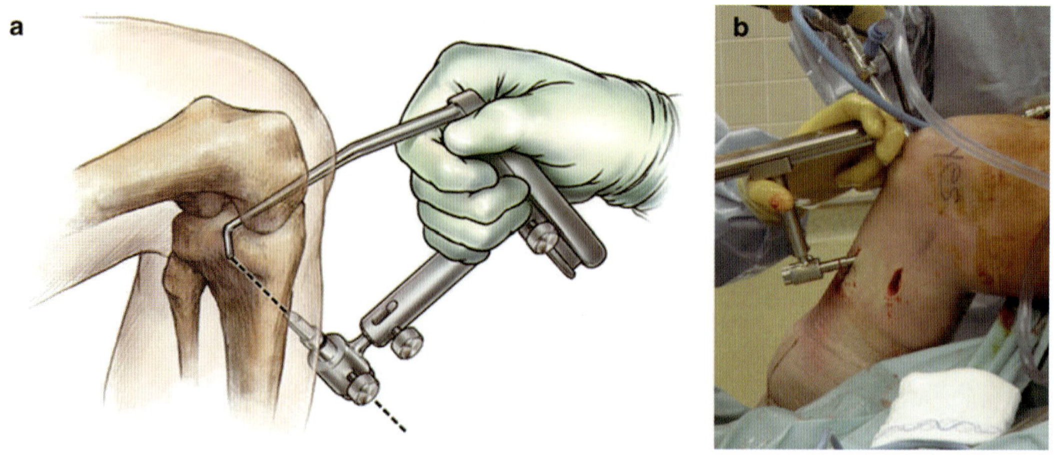

图 20.5 （a）定位 PCL-ACL 导钻，放置导丝，钻制 PCL 胫骨隧道（From Fanelli GC.Rationale and surgical technique for PCL and multiple knee ligament reconstruction. Second Edition. Biomet Sports Medicine，Warsaw，IN，2008. Reprinted with permission）（b）术中照片显示放置导针，钻取 PCL 胫骨隧道

质。将卡盘从电钻上松开，继续手动完成胫骨隧道的钻制（图 20.7）。

使用双束瞄准器由内而外制作单束或者双束 PCL 股骨隧道，或者使用内镜钻头作为瞄准装置（Biomet Sports Medicine，Warsaw，IN）。将合适尺寸的双束瞄准器或内镜钻头经低位髌骨前外侧关

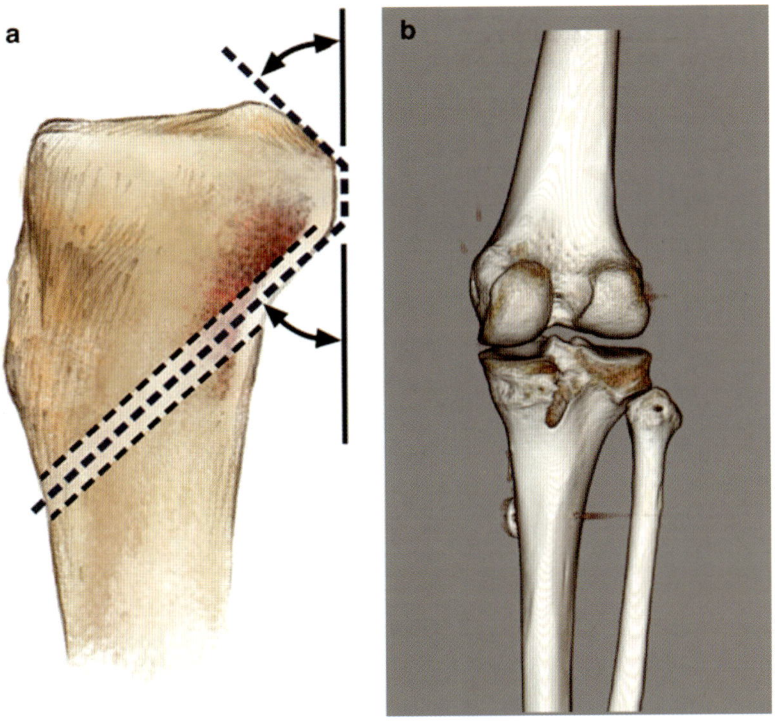

图 20.6 （a）绘图示钻制胫骨隧道后 PCL 移植物预期转的角度（From Fanelli GC. Rationale and surgical technique for PCL and multiple knee ligament reconstruction. Second Edition. Biomet Sports Medicine，Warsaw，IN，2008. Reprinted with permission）（b）三维 CT 扫描说明了 PCL 胫骨隧道的理想定位。注意 PCL 移植物转折处的光滑角度

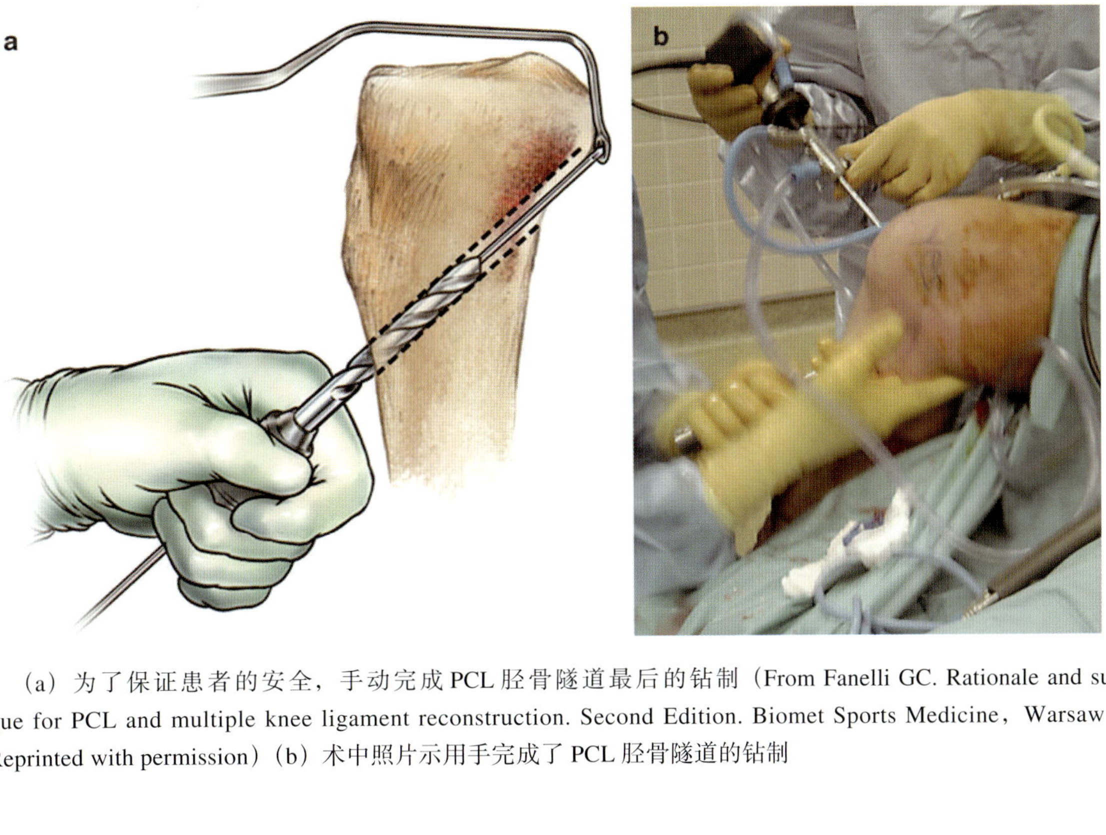

图 20.7 （a）为了保证患者的安全，手动完成 PCL 胫骨隧道最后的钻制（From Fanelli GC. Rationale and surgical technique for PCL and multiple knee ligament reconstruction. Second Edition. Biomet Sports Medicine，Warsaw，IN，2008. Reprinted with permission）（b）术中照片示用手完成了 PCL 胫骨隧道的钻制

节镜入口插入，制作 PCL 前外侧束股骨隧道。将双束瞄准器或者内镜钻头直接定位于 PCL 前外侧束股骨止点处（图 20.8）。将合适尺寸的导丝经瞄准器或者内镜钻头钻穿骨头，并经过一个小的皮肤切口穿出。小心避免损伤关节面。撤掉双束瞄准器，使用内镜钻头由内而外钻制 PCL 前外侧束股骨隧道（图 20.9）。手术医师选择双束双股骨隧道 PCL 重建时，PCL 后内侧束的操作与上述前外侧束的过

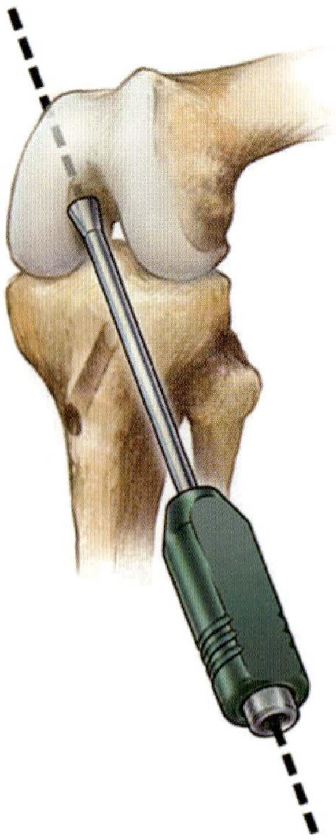

图 20.8 定位双束瞄准器，钻入导丝，钻制 PCL 前外侧束隧道（From Fanelli GC. Rationale and surgical technique for PCL and multiple knee ligament reconstruction. Second Edition. Biomet Sports Medicine, Warsaw, IN, 2008. Reprinted with permission）

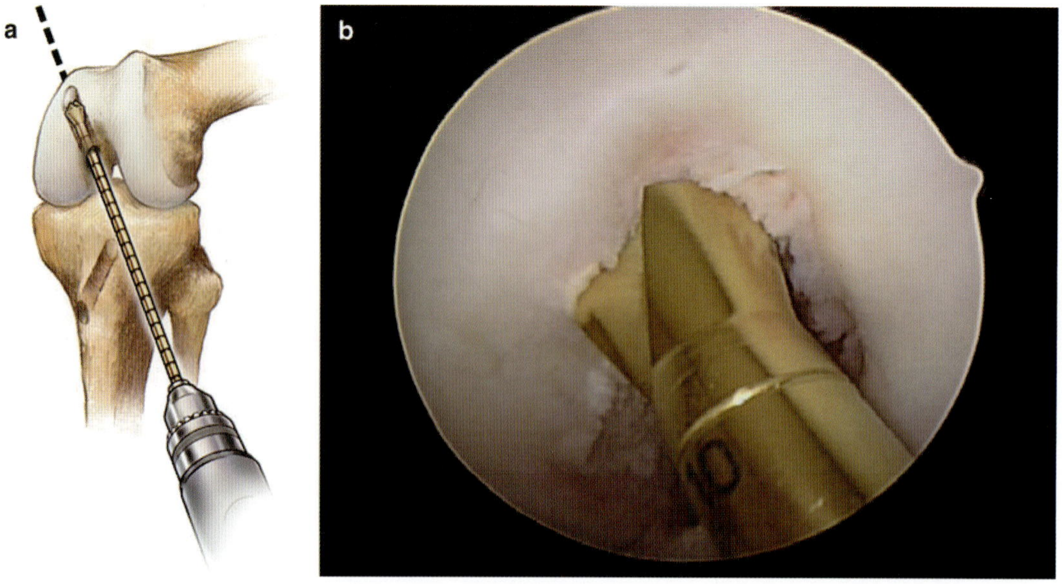

图 20.9 （a）使用内镜钻头经低位髌骨前外侧入口制作 PCL 前外侧束股骨隧道（From Fanelli GC. Rationale and surgical technique for PCL and multiple knee ligament reconstruction. Second Edition. Biomet Sports Medicine, Warsaw, IN, 2008. Reprinted with permission）（b）术中视野：定位内镜钻头，制作 PCL 前外侧束股骨隧道

程一样（图 20.10）。在钻隧道之前，必须小心确保在两个股骨隧道之间有足够的骨桥（约 5mm）。这是通过标刻度的探针和直接关节镜显示 PCL 股骨解剖止点实现的（图 20.11）。

笔者首选由内而外制作 PCL 股骨隧道的手术技术的原因有两个。采用由内而外的方法，在 PCL 股骨隧道与股骨内侧髁关节面之间可有较大的距离和安全边界（图 20.12）。此外，在笔者看来，可以更精确地定位 PCL 股骨隧道的位置，因为可以在直视下将双束瞄准器或者内镜钻头置于 PCL 前外侧或者后内侧束的止点上（图 20.13）。

将 Magellan 过线器（Biomet Sports Medicine，Warsaw，IN）经胫骨隧道引入膝关节，再经股骨隧道引出（图 20.14）。将移植物的牵引线系在 Magellan 过线器的环上，将移植物拉入合适的位置。通过使用生物可吸收界面螺钉做初级固定，带聚乙烯线束的固定纽扣作补充固定，将移植材料固定于股骨端。

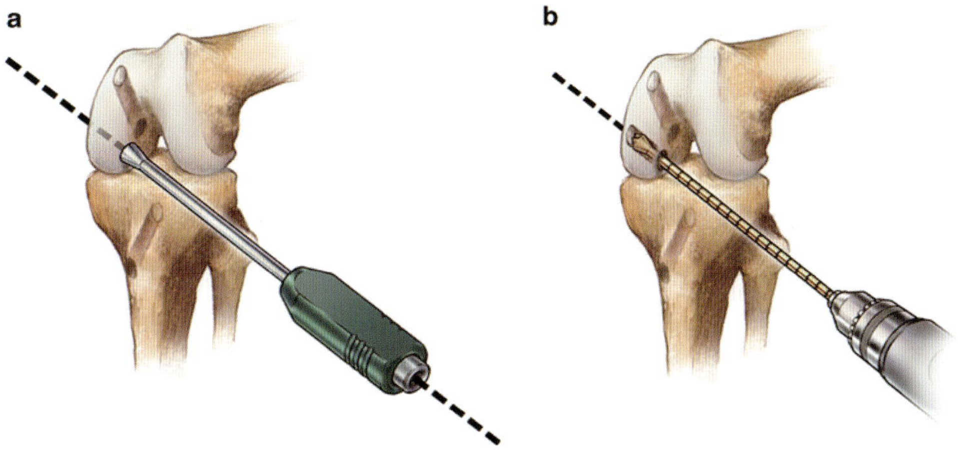

图 20.10 （a）经低位髌骨前外侧入口定位双束瞄准器，使用导丝钻制 PCL 后内侧束股骨隧道。（b）使用内镜钻头制作 PCL 后内侧束股骨隧道。在隧道之间留有 5mm 的骨桥（From Fanelli GC. Rationale and surgical technique for PCL and multiple knee ligament reconstruction. Second Edition.Biomet Sports Medicine，Warsaw，IN，2008. Reprinted with permission）

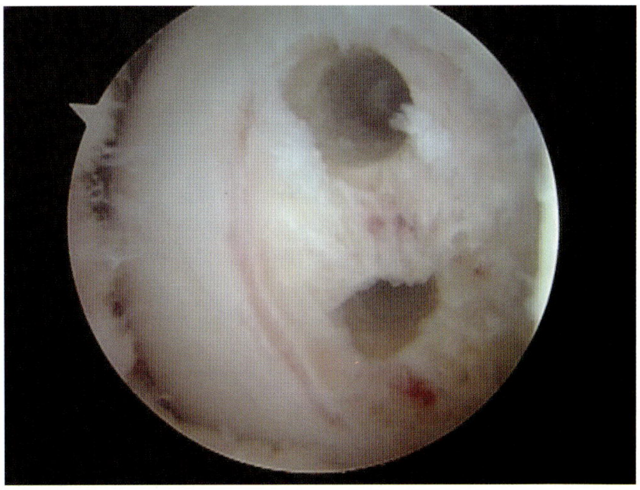

图 20.11 已完成的 PCL 前外侧束和后内侧束隧道占据 PCL 的解剖附着点。在隧道之间留有 5mm 的骨桥

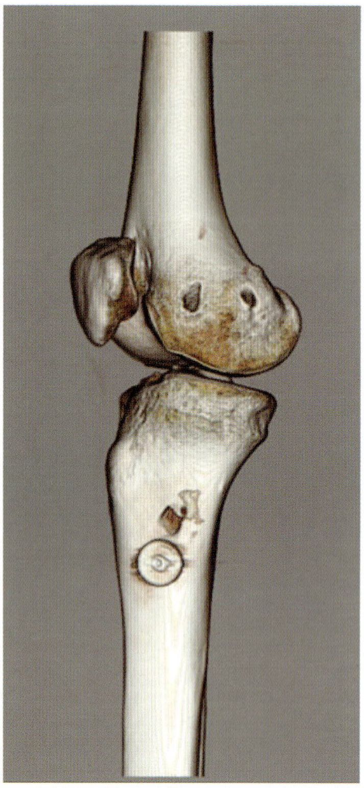

图 20.12　三维 CT 扫描显示由内而外制作 PCL 股骨隧道后，出口点位置合适。注意股骨隧道出口点与股骨远端内侧髁关节面之间的距离

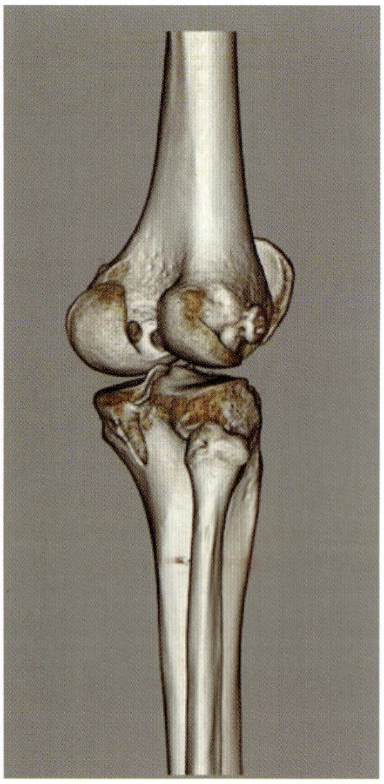

图 20.13　三维 CT 扫描显示由内而外制作 PCL 股骨隧道后，关节内 PCL 股骨隧道的位置合适。可以更精确地定位 PCL 股骨隧道的位置，因为可以在直视下将双束瞄准器或者内镜钻头置于 PCL 前外侧或者后内侧束的止点上

借助 Biomet 移植物拉紧装置收紧 PCL 和 ACL 移植物[20]。这种收紧方法在本书的第 22 章有讨论。使用 Biomet 移植物收紧器将拉力作用于 PCL 移植物的远端（Biomet Sports Medicine，Warsaw，IN）（图 20.15）。屈膝 0°（完全伸直），复位胫股关节，逐渐施加拉力。这样可恢复胫骨的台阶。多次全范围循环活动膝关节以预收紧移植物。重复这一过程，直至设定在移植物拉紧装置转矩不再改变为止。屈膝 70° ~ 90°，通过使用生物可吸收螺钉作初步固定、双皮质螺钉及带尖端的韧带垫圈或者聚乙烯韧带固定纽扣作补充固定而将 PCL 移植物固定在胫骨端（图 20.16）。

屈膝接近 90°，使用导钻制作 ACL 胫骨隧道。作者首选的 ACL 重建方法是内镜下经胫骨隧道制

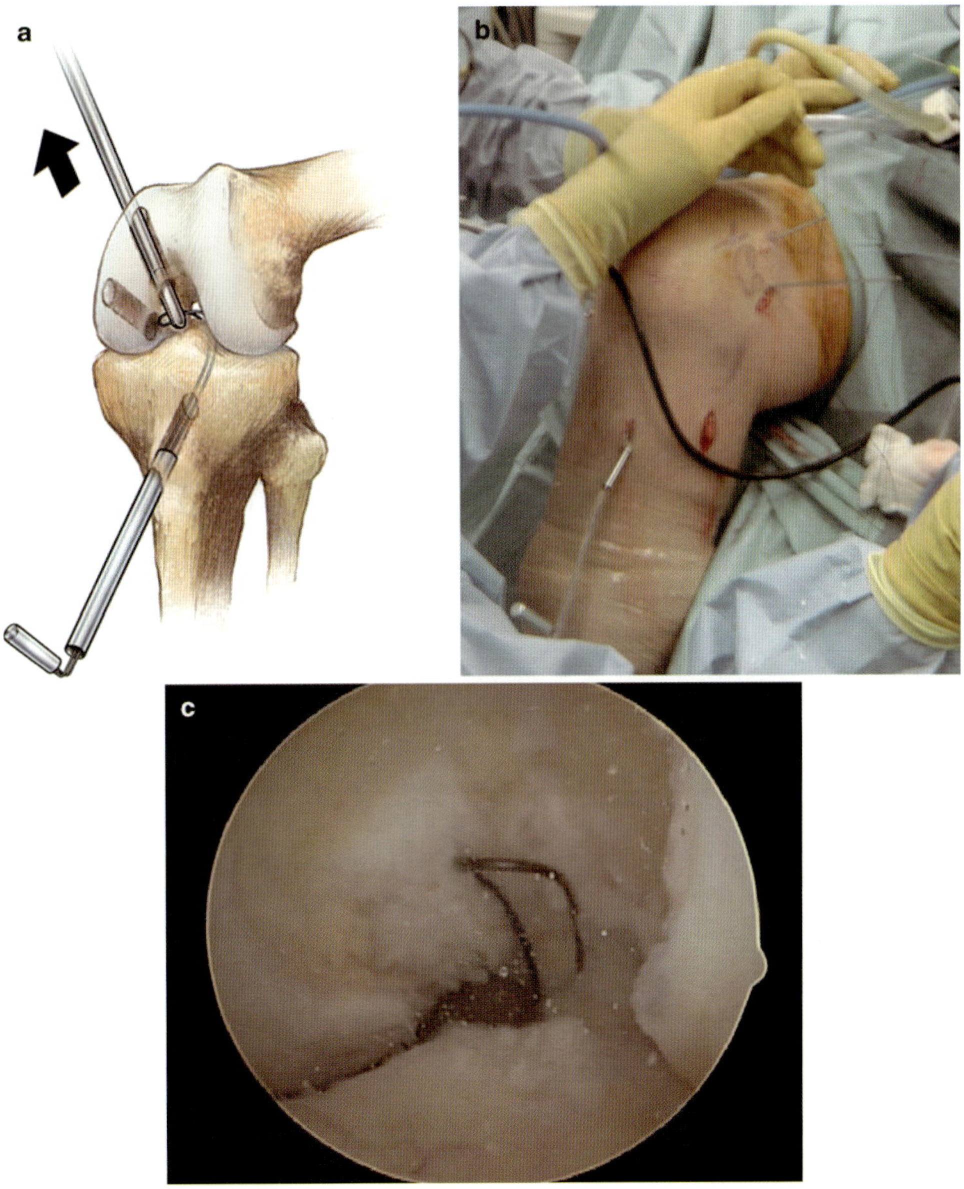

图 20.14 （a）Magellan 过线器（From Fanelli GC. Rationale and surgical technique for PCL and multiple knee ligament reconstruction. Second Edition. Biomet Sports Medicine，Warsaw，IN，2008. Reprinted with permission）（b 和 c）术中体外和关节镜下视图说明 Magellan 缝线和移植物通过过线器的位置

作股骨隧道技术。导钻的臂经髌骨内下入口进入膝关节（图 20.17）。将导钻的外部置于胫骨近端前内侧介于胫骨后内侧缘和胫骨前脊之间，并且刚好位于胫骨结节平面上的一点。在 PCL 和 ACL 胫骨隧道之间留出 1cm 甚至更大的骨桥。将导丝经定位器定位，这样制作 ACL 胫骨隧道后，移植物基本位于 ACL 在胫骨端的解剖止点上。使用一个标准的空心钻头制作胫骨隧道。

屈膝 90° ~ 100°，将一个过顶点的股骨瞄准器引入胫骨隧道，并用它将导丝定位于股骨外侧髁的内侧壁，以便制作一个接近 ACL 解剖学止点的股骨隧道（图 20.18）。置入 ACL 移植物，并通过使用生物可吸收螺钉作初步固定，并使用聚乙烯韧带固定纽扣作补充固定，将其固定在股骨端。

通过使用 Biomet 移植物拉紧靴采用循环动力学的方法拉紧 ACL 移植物（Biomet Sports Medicine，Warsaw，IN）[20]。屈膝 0°，使牵引力作用于 ACL 移植物的缝线上，并逐渐施加拉力，使胫股关节复位。接着做多次循环运动，充分屈伸膝关节，使移植物固定。重复此过程，直至设定在移植物拉紧装置上的扭矩不再变化以及 Lachman 试验和轴移试验为阴性为止。屈膝约 30°，通过使用生物可吸收螺钉作初步固定，并使用聚乙烯韧带固定纽扣作补充固定，将 ACL 移植物固定在胫骨端（图 20.19）。

20.5 外侧 – 后外侧结构重建

对于后外侧重建，笔者最常采用的外科技术是利用同种异体半腱肌腱或者其他同种异体软组织移植材料行“8”字重建（图 20.20）。此手术要求近端胫腓关节是完好的，并且膝关节无严重的过伸、外旋和反屈等畸形。这项技术结合了关节囊修复和后外侧关节囊移位，模拟了腘腓韧带和外侧副韧带的功能，收紧了后外侧关节囊，使用同种异体移植材料加强了后外侧角。如果近端胫腓关节受损或者膝关节存在严重的过伸、外旋和反屈畸形，则除了转移后外侧关节囊外，还应行双尾（腓骨头和胫骨

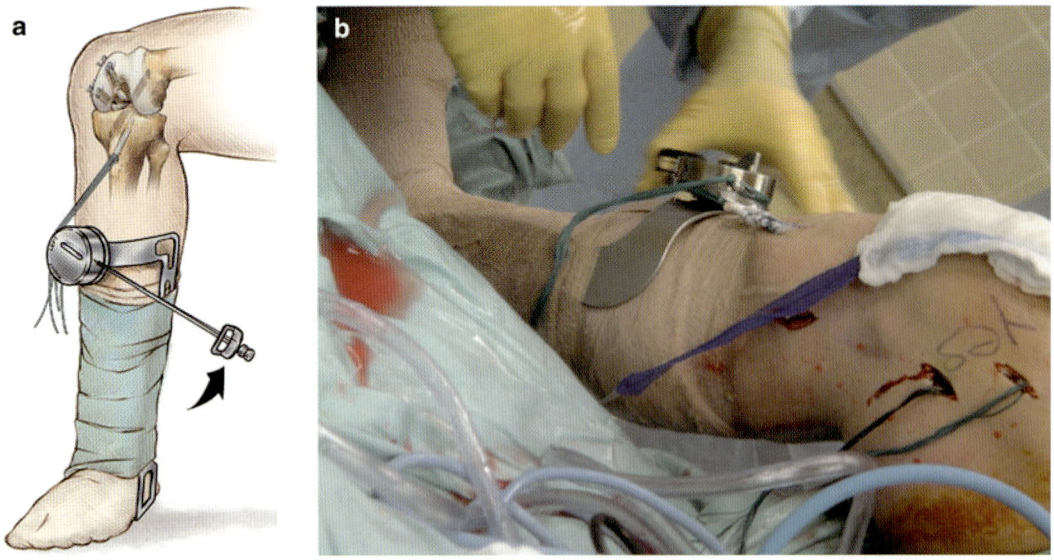

图 20.15 （a）使用膝关节韧带收紧器拉紧 PCL 移植物。这种机械拉紧器使用一个带齿轮扭矩扳手协助手术医师拉紧移植物（From Fanelli GC. Rationale and surgical technique for PCL and multiple knee ligament reconstruction. Second Edition. Biomet Sports Medicine，Warsaw，IN，2008. Reprinted with permission）（b）术中照片示将 Biomet 拉紧靴穿在胫骨上以拉紧 PCL 重建移植物

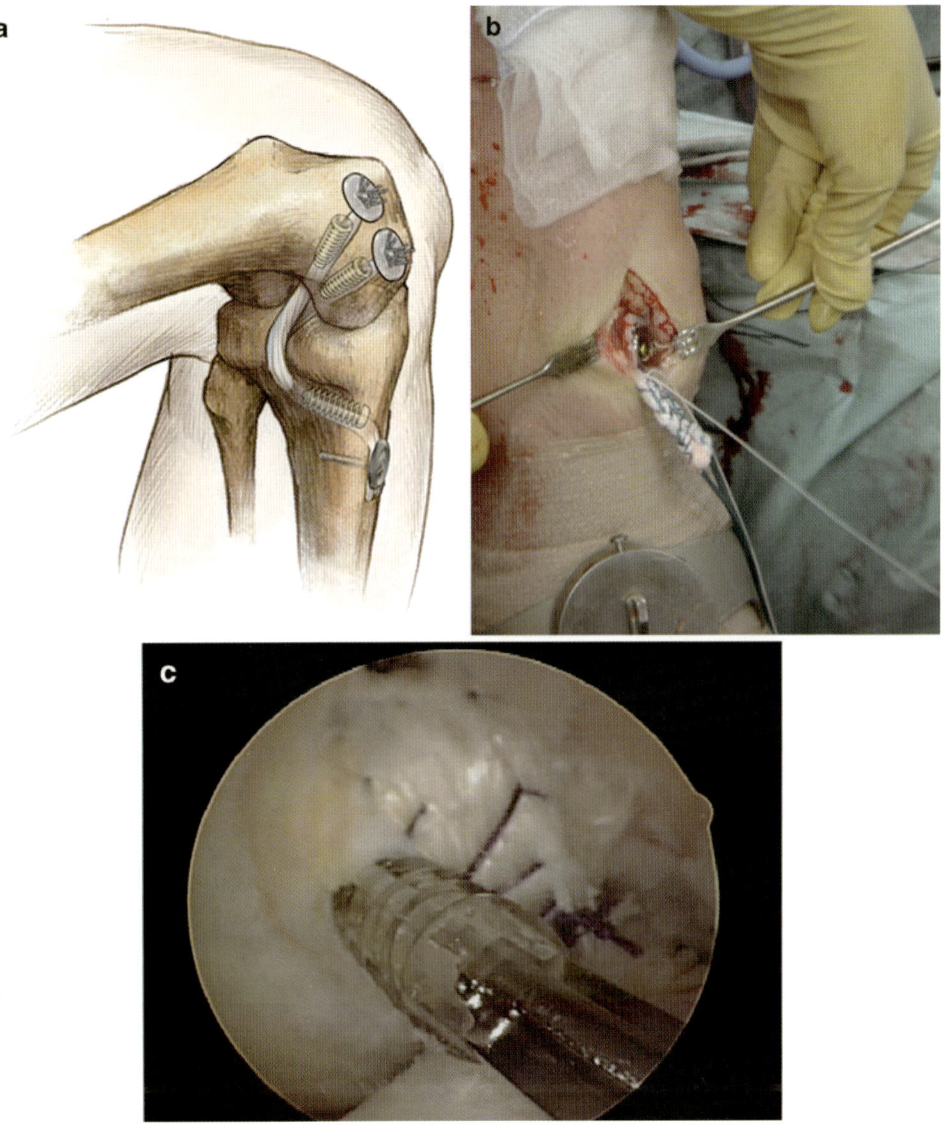

图 20.16 （a）使用初步固定和补充固定完成 PCL 的最终固定（From Fanelli GC. Rationale and surgical technique for PCL and multiple knee ligament reconstruction. Second Edition. Biomet Sports Medicine，Warsaw，IN，2008. Reprinted with permission）（b）对 PCL 的最后固定。（c）将 PCL 移植物固定在股骨隧道

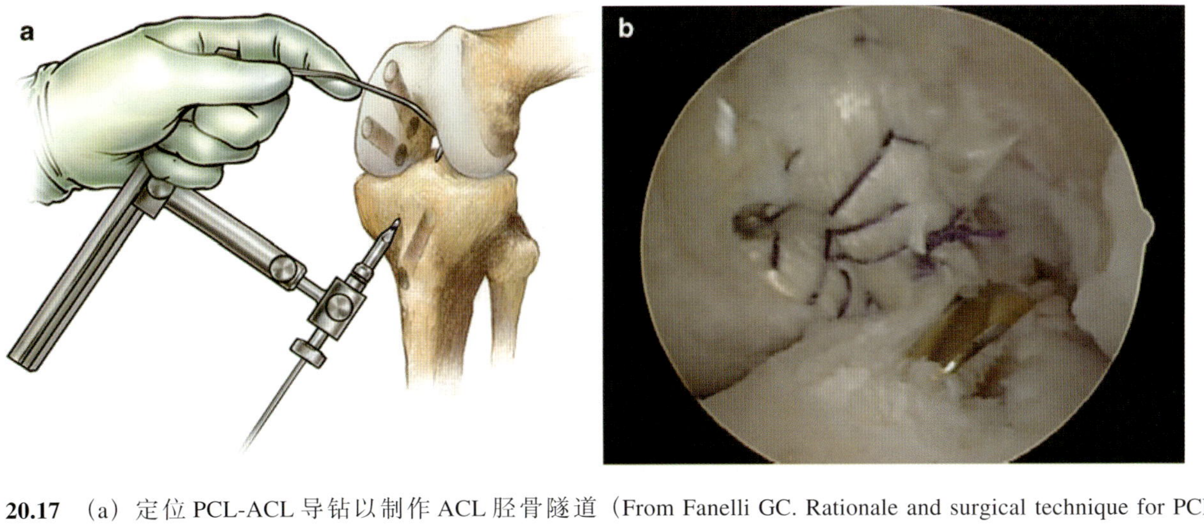

图 20.17 （a）定位 PCL-ACL 导钻以制作 ACL 胫骨隧道（From Fanelli GC. Rationale and surgical technique for PCL and multiple knee ligament reconstruction. Second Edition. Biomet Sports Medicine，Warsaw，IN，2008. Reprinted with permission）（b）ACL 胫骨隧道基本位于 ACL 在胫骨和股骨的解剖学止点

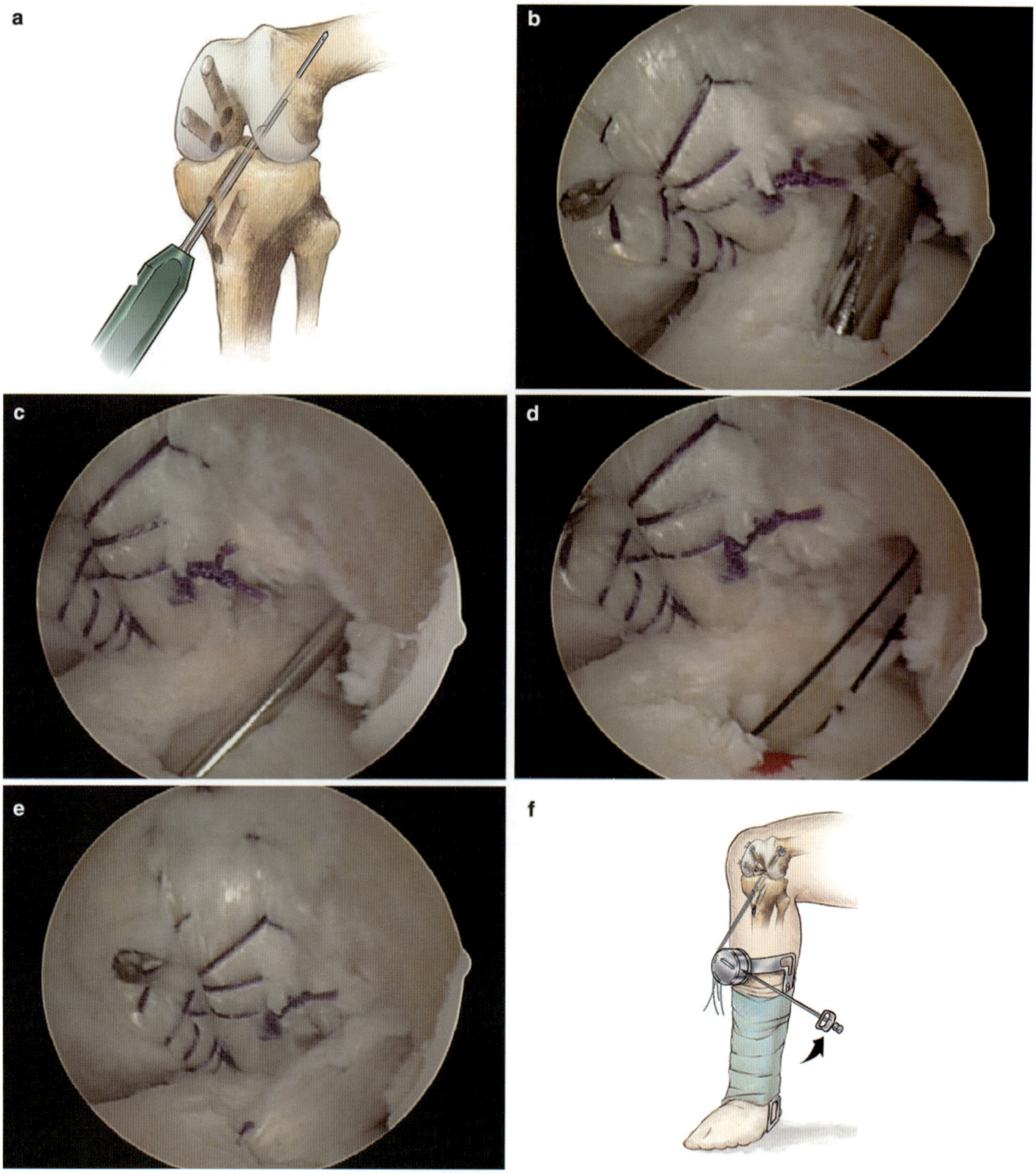

图 20.18 （a）借助过顶点股骨瞄准器接近 ACL 在股骨端的止点，经胫骨隧道制作 ACL 股骨隧道（From Fanelli GC. Rationale and surgical technique for PCL and multiple knee ligament reconstruction. Second Edition. Biomet Sports Medicine，Warsaw，IN，2008. Reprinted with permission.）（b）关节镜下示过顶点股骨瞄准器定位，穿入导针，制作 ACL 股骨隧道。（c）置入导针以制作 ACL 股骨隧道。（d）ACL 股骨隧道接近 ACL 解剖止点处。（e）最终重建的 ACL。（f）最后使用 Biomet 移植物拉紧器拉紧 ACL 移植物（From Fanelli GC. Rationale and surgical technique for PCL and multiple knee ligament reconstruction. Second Edition. Biomet Sports Medicine，Warsaw，IN，2008. Reprinted with permission）

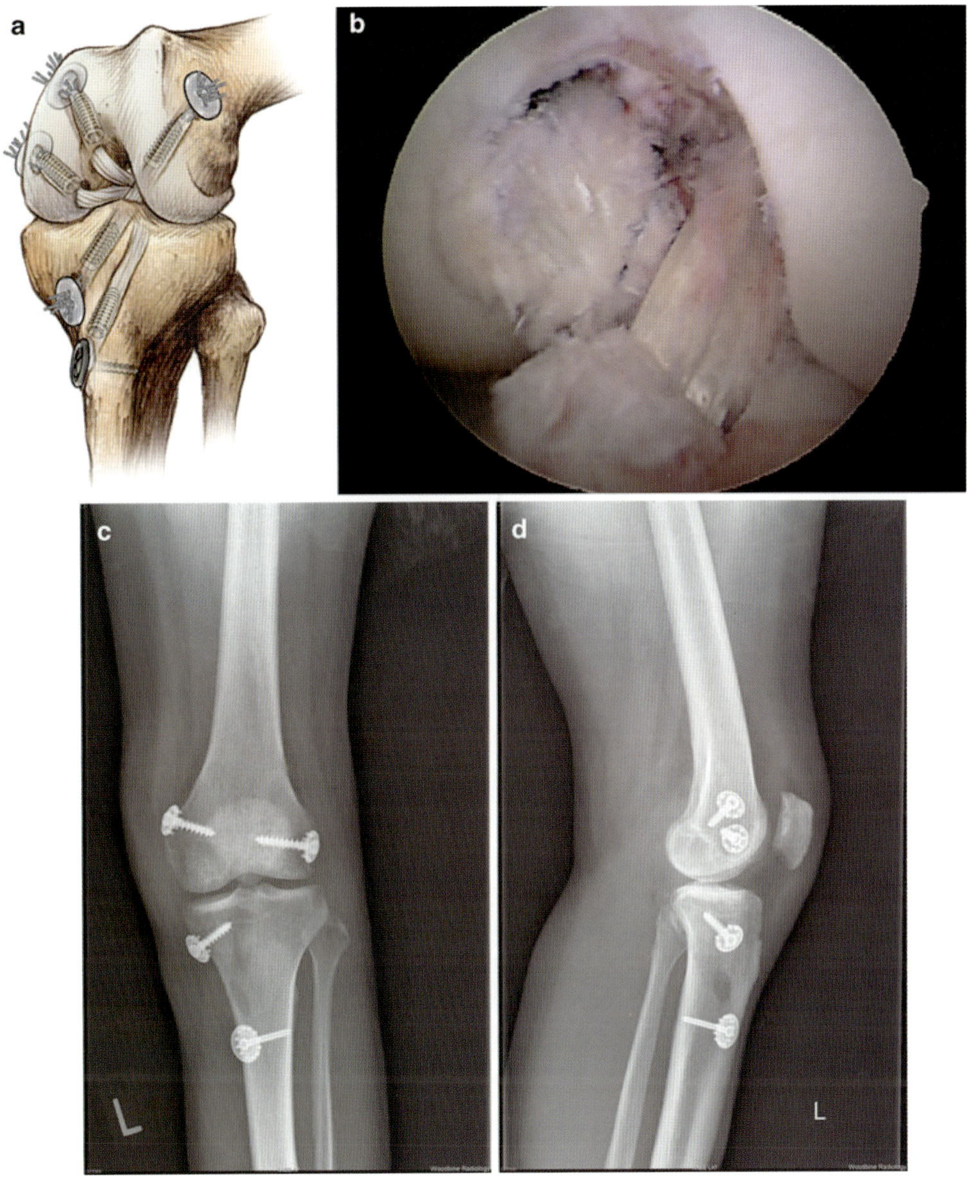

图 20.19 （a）ACL 和 PCL 移植物的最终固定图例。标注了每个移植物的主要固定方式和辅助加强固定方式（From Fanelli GC. Rationale and surgical technique for PCL and multiple knee ligament reconstruction. Second Edition. Biomet Sports Medicine，Warsaw，IN，2008.Reprinted with Permission）（b）ACL 和 PCL 重建后的关节镜下影像。（c、d）ACL 和 PCL 重建后的正、侧位 X 线片

近端）后外侧结构重建（图 20.21）。

在急性损伤病例，使用缝合锚钉、螺钉、垫圈和永久缝线（如果需要的话）初步修复所有损伤的外侧结构（图 20.22）。接着使用同种异体移植物重建以强化初步修复。利用半腱肌腱或者其他同种异体移植物采用“8”字重建后外侧结构。在膝关节外侧做一个弧形切口，从 Gerdy 结节与腓骨头之间延伸至外上髁，接着沿着髂胫束走行。松解腓总神经，手术全程中注意保护腓总神经。识别腓骨头，在腓骨头直径最大的区域由前向后制作一个隧道。先插入一根导针，接着插入直径 7mm 的空心钻头制作此隧道。在制作隧道和整个手术过程中注意保护腓总神经。将移植物穿过腓骨头上的孔。沿着髂胫束的纤维做一个切口，以暴露股骨远端的外上髁区域。将移植肌腱经髂胫束内侧穿过作为腓侧副韧

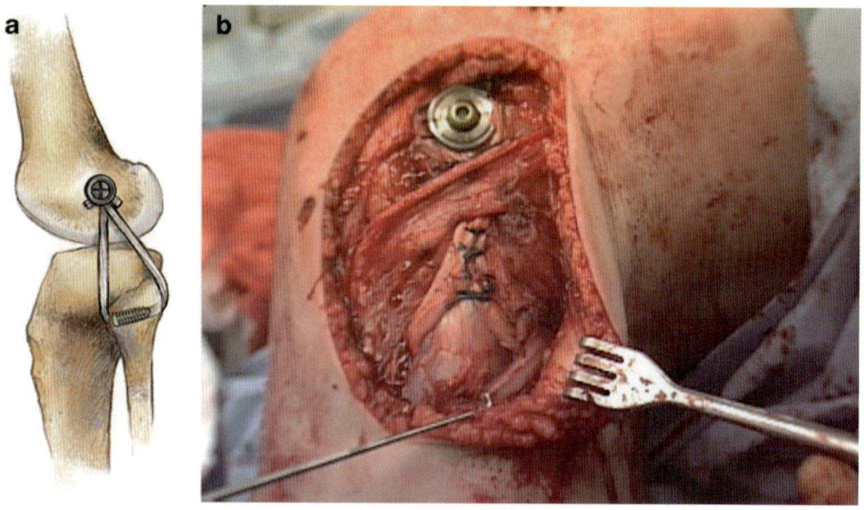

图 20.20 （a）基于腓骨头的“8”字同种异体移植物后外侧重建（From Fanelli GC. Rationale and surgical technique for PCL and multiple knee ligament reconstruction. Second Edition. Biomet Sports Medicine，Warsaw，IN，2008. Reprinted with Permission）（b）采用半腱肌移植物进行的基于腓骨头的外侧重建术中图片。图中探针所示为松解的腓总神经。这是一个非常重要的手术步骤

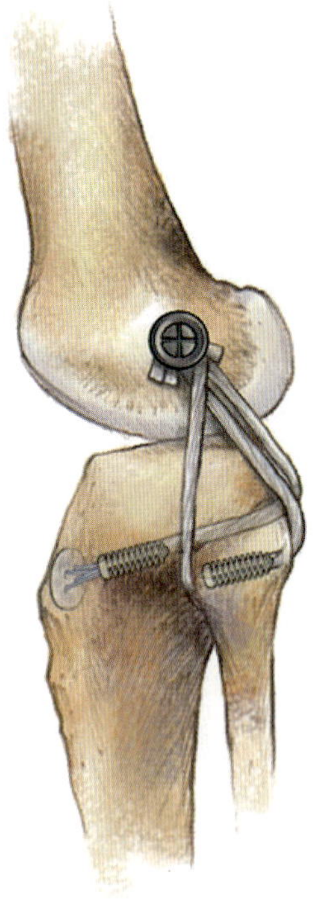

图 20.21 基于腓骨头的“8”字同种异体移植物后外侧重建和基于胫骨的同种异体移植物腘肌腱重建（From Fanelli GC. Rationale and surgical technique for PCL and multiple knee ligament reconstruction. Second Edition. Biomet Sports Medicine，Warsaw，IN，2008. Reprinted with Permission）

带支，将移植肌腱经股二头肌腱和髂胫束内侧穿过作为腘肌腱的腘腓韧带支。将移植物的两个支交叉以形成一个“8”字结，使腓侧副韧带位于腘肌腱的外侧。钻一个 3.2mm 的孔，以容纳直径 6.5mm 的全螺纹松质骨螺钉。此螺钉的长度为 30 ～ 35mm。将孔定位于股骨远端的外上髁区域，以便在放置一个 17 ～ 20mm 的垫圈和一个上述的螺钉后，此垫圈能恰好在腓侧副韧带和腘肌腱各自位于股骨

外上髁的止点处固定同种异体移植物的两支。此孔位于腓侧副韧带股骨止点前约 1cm 处。在外侧关节囊上腓侧副韧带后方做一个纵行切口。屈膝 30° ~ 40°，拉紧移植物，在上述点使用一个螺钉和一个带尖齿的韧带垫圈固定。将之前切开的后外侧关节囊转移并缝合到“8”字结移植组织上，以消除多余的后外侧关节囊（图 20.23）。将移植物的两支缝合在一起以强化及绷紧此结构。屈膝 30° ~ 40°，使膝关节轻度外翻并使胫骨轻度内旋。最后拉紧移植物。关闭髂胫束上的切口。设计上述过程是为了消除后外侧轴向旋转以及内翻旋转不稳。使用 2 号爱惜邦缝线将移植物的两尾在垫圈的近端缝合起来以防止滑动，同时还将同种异体移植物缝合到关节囊的深层以进一步强化。

如果近端胫腓关节存在损伤，或者存在过伸、外旋和反屈畸形，则采用双尾（腓骨头，胫骨近端）后外侧重建联合后外侧关节囊转移。在外侧胫骨平台下约 2cm 处经导针钻制一个 7mm 或者 8mm 的孔。将同种异体胫骨前肌或其他移植物穿过此胫骨孔，沿着腘肌腱的走行抵达腘肌位于股骨外髁区域的止点。注意保护神经和血管。使用一个缝合锚钉和多根 2 号编织不可吸收缝线将胫骨前肌或者其

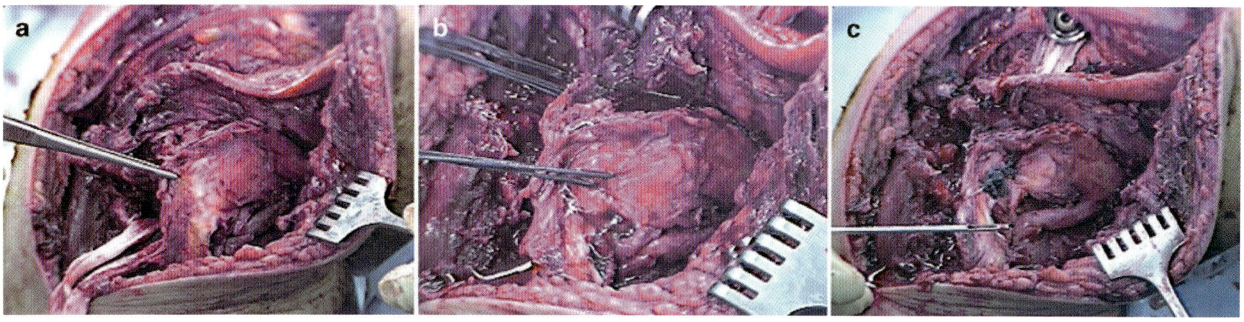

图 20.22 （a）急性期严重的外侧损伤。（b）采用缝合锚钉及穿骨缝线进行后外侧的一期修复。（c）采用基于腓骨头的“8”字同种异体半腱肌腱进行后外侧重建，以加强后外侧的一期修复

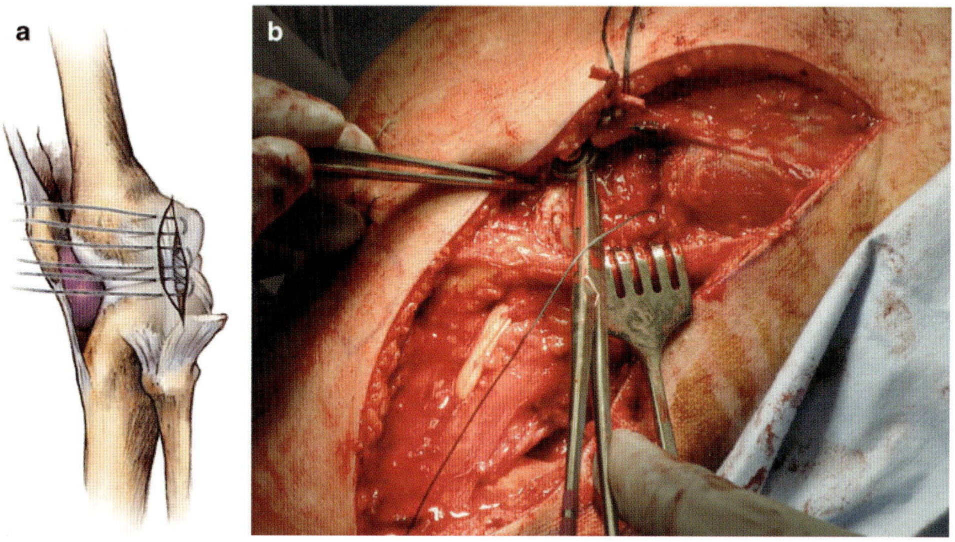

图 20.23 （a）通过后外侧关节囊移位来减少移植物重建造成的连接处的关节囊的折叠（From Fanelli GC. Rationale and surgical technique for PCL and multiple knee ligament reconstruction. Second Edition. Biomet Sports Medicine，Warsaw，IN，2008.Reprinted with Permission）（b）采用 2 号爱惜邦缝线进行关节囊移位的术中照片

他同种异体移植物固定在腘肌腱在股骨端的解剖止点上。反复循环运动，充分地屈伸膝关节，接着屈膝 90°，使胫骨轻度内旋，在膝关节上施加轻度的外翻应力。拉紧移植物，使用生物可吸收螺钉和聚乙烯韧带固定组扣将移植物固定在胫骨隧道。接着如上述行基于腓骨头的重建和后外侧关节囊转移。使用 2 号爱惜邦缝线将移植物的两尾在垫圈的近端缝合起来以防止滑动，同时将同种异体移植物缝合到深层的关节囊上以进一步强化。

20.6　中部后内侧重建

将患肢置于可拓展的手术床上，保持在被动屈膝位，通过内侧弧形切口进行后内侧和内侧重建，注意保持切口间皮桥的合适宽度。在急性期，所有的内侧损伤结构都可以使用缝合锚钉、螺钉、垫片以及不可吸收缝线通过上述的钻孔技术来一期修复，也可以通过同种异体移植物的重建来加强（图 20.24）。对于陈旧性损伤的后内侧重建，分离缝匠肌可显露内侧副韧带浅层及后内侧关节囊。从内侧副韧带后缘后方做纵向切开（图 20.25）。在切开关节囊时要注意不要损伤内侧半月板。关节囊的修复

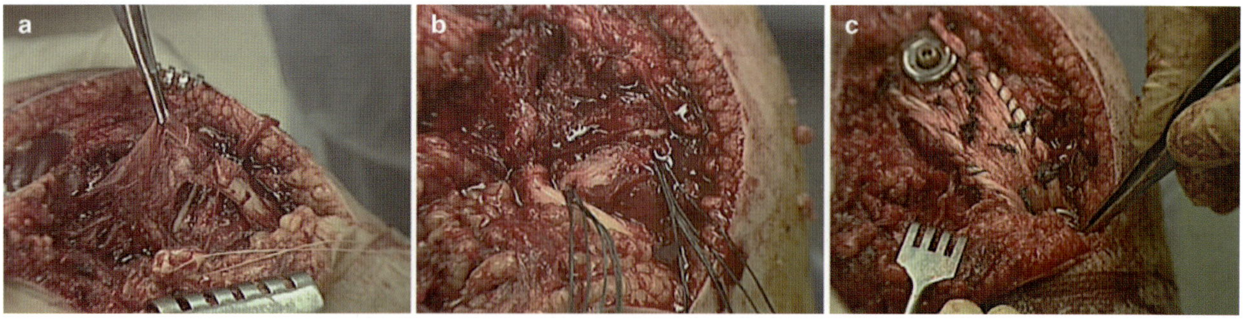

图 20.24　(a) 急性期严重内侧损伤。(b) 采用缝合锚钉及穿骨缝线进行后内侧一期修复。(c) 通过同种异体移植物的重建来加强一期修复

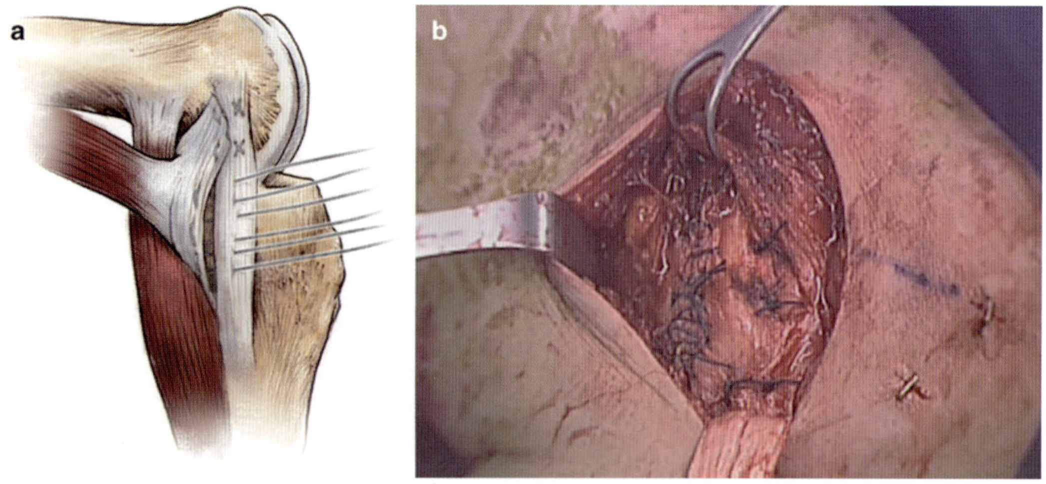

图 20.25　(a) 在后内侧结构重建过程中进行后内侧关节囊的重建（From Fanelli GC. Rationale and surgical technique for PCL and multiple knee ligament reconstruction. Second Edition. Biomet Sports Medicine，Warsaw，IN，2008. Reprinted with Permission）(b) 采用 2 号爱惜邦缝线进行关节囊移位的术中照片

主要是用带可吸收缝线锚钉和 2 号爱惜邦缝线。在后内侧关节囊与内侧半月板之间分离出间隙，将后内侧关节囊向前上方向移位，将半月板重新修复到关节囊新的位置上，然后使用 3 根 2 号爱惜邦缝线将移位后的关节囊以水平方式缝合到内侧副韧带上，然后再加强缝合。

按照上述程序，完成关节囊的修复和移位后，使用同种异体移植物修复重建内侧副韧带浅层（图 20.26）。使用螺钉及缝合锚钉或带齿垫圈将异体移植物固定在内侧副韧带浅层的股骨和胫骨解剖止点上。最终在屈膝 30° ~ 40° 时固定移植物。推荐先固定胫骨端，然后再调整张力并完成股骨端的固定。使用 2 号爱惜邦缝线将移植物尾部缝至垫片附近从而起到防滑作用，并将其缝至深层关节囊以加强固定。

20.7 移植物的张力调整及固定

首先进行 PCL 的重建，接着重建 ACL，然后进行后外侧重建，最后进行后内侧的重建。在股骨端进行 ACL 和 PCL 重建移植物的最终固定。使用 Biomet 膝韧带张力调整器（Biomet Sports Medicine，Warsaw，IN）拉紧 PCL。这会减少完全伸直位胫骨相对股骨的后移。通过膝关节多次全范围活动来进行移植物的预张和固定。将膝关节置于屈曲 70° ~ 90°，采用可吸收界面螺钉加带齿垫圈栓桩或聚乙烯韧带固定扣固定 PCL 移植物的胫骨端。然后再使用 Biomet 膝韧带张力调整器（Biomet Sports Medicine，Warsaw，IN）拉紧 ACL。在完全伸直时逐渐拉紧移植物。通过膝关节多次全范围活动进行移植物的预张和固定。将膝关节置于屈曲 30°，然后采用可吸收界面螺钉加聚乙烯韧带固定扣完成最后的固定。然后彻底冲洗并逐层关闭切口。接下来，需要注意膝关节外侧即上述后外侧结构重建，收紧固定的部位。彻底冲洗并逐层关闭外侧切口。最后按照上述方法进行后内侧结构的重建、拉紧和固定。最后在手术床上进行膝关节全范围活动以确认重建后的膝关节活动度。

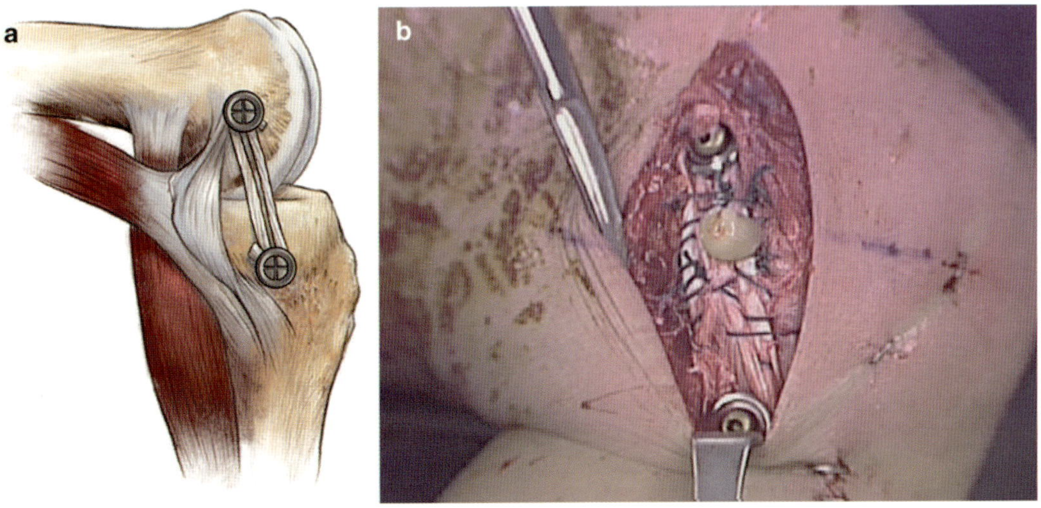

图 20.26 （a）对于严重的后内侧不稳，可采用同种异体移植物进行内侧结构重建并联合后内侧关节囊移位（From Fanelli GC. Rationale and surgical technique for PCL and multiple knee ligament reconstruction. Second Edition. Biomet Sports Medicine，Warsaw，IN，2008. Reprinted with Permission）（b）采用同种异体移植物进行内侧副韧带浅层重建。在重建的同时联合后内侧关节囊移位来控制膝关节外翻及旋转稳定性

20.8　附加技术理念

后内侧安全切口可保护邻近的血管和神经，准确定位 PCL 的胫骨隧道位置，从而使手术过程更加顺畅。明确股骨和胫骨隧道的方向以及保留隧道之间足够的骨桥都是非常重要的，这样可以降低胫骨骨折的发生率。我们发现采用主要固定联合加强固定是非常重要的。在交叉韧带重建中，主要固定方式为可吸收界面螺钉，而加强固定为螺钉加带齿垫圈栓桩固定以及韧带固定纽扣。可靠的固定是本手术成功的关键。内外侧重建的主要固定方式为螺钉加带齿垫圈栓桩固定，备用固定采用多根 2 号爱惜邦缝线加强缝合。从我们的经验来看，膝关节伸直位的机械牵张以及屈膝 70° ～ 90° 时修复解剖学上的胫骨后移是建立良好 de 胫股关系的可重复操作的方法。在手术台上进行膝关节全范围活动以确认活动度未受到重建的影响。

20.9　术后康复

术后将膝关节在非负重状态下伸直位固定 5 周。术后 6 ～ 10 周循序渐进行膝关节屈伸活动。术后 6 周开始逐渐进行负重训练，在 6 ～ 10 周内负重量每周增加体重的 20%。术后 11 周开始逐渐、缓慢地进行闭链运动、本体感觉训练以及持续的关节活动训练。第 10 周后去掉可活动长腿支具，并在后续的所有活动中佩戴全向松弛功能支具来保护膝关节。术后 9 个月后，当肌力、活动范围及本体感觉功能都恢复之后才能重返赛场或进行重体力劳动 [3,4,21-23]。仔细观察这些复杂膝关节韧带损伤的患者并理解个体化的膝关节是非常重要的。外科医师在必要时可能需要调整并制订个体化的康复方案。必要时在全麻下进行仔细、轻柔的关节活动对于这些复杂的膝关节韧带损伤的患者是非常有用的。本书的第 32 章中有关于术后康复的详细介绍。

20.9.1　研究结果

在膝关节多发韧带损伤治疗中未使用机械移植物张力调整的研究结果如下。本研究对 35 例关节镜辅助下 ACL 和 PCL 的患者进行了 2 ～ 10 年（24 ～ 120 个月）的随访。观测指标包括术前及术后 Lysholm 评分、Tegner 评分、HSS 膝关节评分量表、KT-1000 膝关节稳定度测试、膝关节应力位照片以及体格检查。

本研究纳入的患者中有男性 26 例，女性 9 例；急性损伤 19 例，慢性损伤 16 例。韧带损伤的类型包括 ACL-PCL 损伤 19 例，ACL-PCL-MCL 不稳 9 例，ACL-PCL-MCL 联合后外侧不稳 6 例，ACL-PCL 不稳 1 例。所有病例术前都存在Ⅲ度 ACL-PCL 不稳，所有病例术前和术后均进行了 3 项不同的膝关节评分量表、膝关节稳定度测试、膝关节应力位照片以及体格检查。关节镜辅助下 ACL 和 PCL 重建采用单切口镜下 ACL 重建技术以及单股骨隧道经胫骨隧道单束重建 PCL 技术。PCL 重建移植物包括异体跟腱移植物（26 例）、自体 BTB（7 例）和自体腘绳肌腱（2 例）。ACL 重建移植物包括自体 BTB（16 例）、异体 BTB（12 例）、异体跟腱移植物（6 例）和自体腘绳肌腱（1 例）。对 MCL 损伤采用支具保护或切开重建手术治疗。对后外侧不稳采用股二头肌腱转位，根据具体情况确定是否行一期修复及后外侧关节囊移位。本组病例均未使用 Biomet Sports Medicine 公司移植物张力调整器（Biomet Sports Medicine，Warsaw，IN）。

术后查体结果显示后抽屉试验 / 胫骨后移正常的为 16/35 例（46%），Lachman 试验及轴移试验正常的为 33/35 例（94%）。外旋试验结果显示后外侧不稳恢复正常的为 6/25 例（24%），后外侧过紧的为 19/25 例（76%）。膝关节 30° 内翻应力试验正常的为 22/25 例（88%），一度松弛为 3/25 例（12）。膝关节 30° 外翻应力试验结果显示 MCL 损伤手术治疗后正常的为 7/7 例（100%），支具治疗后正常的为 7/8 例（87.5%）。术后膝关节动度测量仪检测结果显示与健侧对比平均为 2.7mm（PCL）、2.6mm（后移）和 1.0mm（前移），与术前对比改善具有统计学意义（*P*= 0.001）。术后屈膝 90° 应力位与健侧对比照片，在近端向后施加 32 磅应力时 0 ～ 3mm 为 11/21 例（52.3%），4 ～ 5mm 为 5/21 例（23.8%），6 ～ 10mm 为 4/21 例（19%）。术后 Lysholm 评分、Tegner 评分及 HSS 膝关节韧带平均评分分别为 91.2 分、5.3 分以及 86.8 分，与术前比较均有统计学差异。本组患者的病例均未使用 Biomet Sports Medicine 公司的移植物张力调整器。

本研究结论提示关节镜下的重建以及适当的侧副韧带手术可以成功治疗 ACL-PCL 不稳。本研究术后了进行 2 ～ 10 年的随访，采用客观的膝关节韧带评分量表、膝关节动度测量仪、应力位照片及查体的评价方法，结果显示术后与术前相比均具有统计学意义的提高。

在治疗膝关节多发韧带损伤中采用机械张力调整的结果如下。本研究对 15 例关节镜辅助下 ACL-PCL 重建并在术中使用 Biomet 移植物张力调整器（Biomet Sports Medicine，Warsaw，IN）的患者进行了 2 年的随访。本组患者包括 11 例慢性损伤和 4 例急性损伤。损伤类型包括 6 例 ACL-PCL-PLC 损伤、4 例 ACL-PCL-MCL 损伤和 5 例 ACL-PCL-PLC-MCL 损伤。在上述手术过程中均使用了 Biomet 移植物张力调整器。所有患者术前均为三度 ACL-PCL 松弛，术前和术后均采用了 Lysholm 评分、Tegner 评分、HSS 膝关节评分量表、KT-1000 膝关节稳定度测试、膝关节应力位照片以及体格检查的评价方法。

关节镜辅助下 ACL 和 PCL 重建采用单切口镜下 ACL 重建技术以及单股骨隧道经胫骨隧道单束重建 PCL 技术。15 例 PCL 重建移植物均为异体跟腱。15 例 ACL 重建移植物均为异体跟腱。MCL 损伤的手术治疗采用上述的一期修复、后外侧关节囊的移位以及联合使用同种异体移植物。对后外侧不稳采用同种异体半腱肌移植，根据具体情况确定是否行一期修复及后外侧关节囊移位。本组病例均使用 Biomet 移植物张力调整器。

术后查体结果显示后抽屉试验 / 胫骨后移正常的为 13/15 例（86.6%），Lachman 试验正常的为 13/15 例（86.6%），轴移试验正常的为 14/15 例（93.3%）。外旋试验结果显示所有后外侧不稳的患者均恢复了稳定性（9 例恢复到正常膝关节水平，2 例比正常膝关节稍紧）。膝关节 30° 内翻应力试验结果显示所有 11 例后外侧不稳患者均恢复正常。膝关节 30° 及 0° 外翻应力试验结果显示所有 9 例内侧不稳的患者均恢复正常。术后采用 KT-1000 膝关节动度测量仪进行两侧差异对比，PCL 平均 1.6mm（–3 ～ 7mm），后移平均 1.6mm（–4.5 ～ 9mm），前移平均 0.5mm（–2.5 ～ 6mm），与术前对比均有显著改善。术后采用 Telos 公司应力位照片设备在屈膝 90° 应力位进行两侧差异对比，在近端向后施加 32 磅应力时 0 ～ 3mm 的为 10/15 例（66.7%），0 ～ 4mm 的为 14/15 例（93.3%），4mm 的为 4/15 例（26.7%），7mm 的为 1/15 例（6.67%）。术后 Lysholm 评分、Tegner 评分和 HSS 膝关节韧带平均评分分别为 86.7 分（69 ～ 95 分）、4.5 分（2 ～ 7 分）和 85.3 分（65 ～ 93 分），与术前比较均有显著的统计学改善。本组研究证明在 ACL 和 PCL 重建手术中使用机械移植物张力调整器是有效和成功的。

单束和双束 PCL 重建治疗以 PCL 损伤为主的多发韧带损伤的对比研究结果如下 [1,2,4]。90 例患者关节镜下经胫骨 PCL 重建由同一位外科医师（GCF）陆续完成。45 例进行单束重建，另外 45 例进行双束重建，对前外侧束使用新鲜冰冻同种异体跟腱移植物，对后内侧束使用胫骨前肌移植物。术后对比观测指标包括 KT-1000 膝关节稳定度测试、膝关节应力位照片、Lysholm 评分、Tegner 评分以及 HSS 膝关节评分量表。术后随访 15 ～ 72 个月。

本研究进行了三组对比：所有的单束重建与双束重建对比，PCL- 侧副韧带损伤单束重建与双束重建对比，PCL-ACL- 侧副韧带损伤单束重建与双束重建对比。

所有的单束重建术后与健侧对比 Telos 应力位照片、KT-PCL、前移、后移结果均值分别为 2.56mm、1.91mm、2.11mm 和 0.23mm。所有双束重建术后与健侧对比 Telos 应力位照片、KT-PCL、前移和后移结果均值分别为 2.36mm、2.46mm、2.94mm 和 0.15mm。单束重建组术后 Lysholm 评分、Tegner 评分和 HSS 膝关节韧带平均评分分别为 5.0 分、90.3 分和 86.2 分。双束重建组术后 Tegner 评分、Lysholm 评分和 HSS 膝关节韧带平均评分分别为 4.6 分、87.6 分和 83.3 分。

PCL- 侧副韧带损伤单束重建术后与健侧对比 Telos 应力位照片、KT-PCL、前移和后移结果均值分别为 2.59mm、1.63mm、2.03mm 和 0.25mm。PCL- 侧副韧带损伤双束重建术后与健侧对比 Telos 应力位照片、KT-PCL、前移和后移结果均值分别为 1.85mm、2.03mm、2.83mm 和 –0.17mm。单束重建组术后 Tegner 评分、Lysholm 评分和 HSS 膝关节韧带平均评分分别为 5.4 分、90.9 分和 87.7 分。双束重建组术后 Lysholm 评分、Tegner 评分、HSS 膝关节韧带平均评分分别为 4.9 分、89.0 分和 86.5 分。

PCL-ACL- 侧副韧带损伤单束重建术后与健侧对比 Telos 应力位照片、KT-PCL、前移和后移结果均值分别为 2.53mm、2.19mm、2.19mm 和 0.22mm。PCL-ACL- 侧副韧带损伤双束重建术后与健侧对比 Telos 应力位照片、KT-PCL、前移和后移结果均值分别为 3.16mm、2.86mm、3.09mm 和 0.41mm。单束重建组术后 Lysholm 评分、Tegner 评分、HSS 膝关节韧带平均评分分别为 4.7 分、89.6 分和 84.6 分。双束重建组术后 Lysholm 评分、Tegner 评分和 HSS 膝关节韧带平均评分分别为 4.3 分、86.0 分和 79.4 分。在所有对比中单束重建与双束重建结果均无统计学差异（$P > 0.05$）。

本研究分析了单束重建和双束重建 PCL 后恢复至伤前活动水平的情况。ACL 和 PCL 单束重建组恢复至伤前活动水平的比例为 73.3%，ACL 和 PCL 双束重建组恢复至伤前活动水平的比例为 84.0%。对于以 PCL 为主的膝关节多发韧带损伤，进行单束重建和双束重建结果无统计学差异（P=0.572）。关节镜下经胫骨 PCL 单束或双束重建治疗复杂多发韧带损伤膝关节不稳均能取得满意疗效。我们的研究显示并没有一种 PCL 重建术式优于其他术式。

20.10 小　结

膝关节多发韧带损伤是一种可能伴有血管和神经损伤及骨折的严重损伤。本文通过膝关节韧带评分量表、查体、关节动度测量及应力位照片等评价方法证明外科手术治疗可以取得良好的疗效。机械张力调整器可以帮助术中调整交叉韧带的张力。对于轻度的内侧副韧带复合损伤，可以采用支具保守治疗。而对严重的内侧结构损伤则需要修复和重建。对后外侧损伤，通常可以通过手术修复和重建取得较好的疗效。急性多发韧带损伤的手术时机取决于韧带损伤的类型、患肢血管情况、局部皮肤条件、稳定程度以及患者的全身状况。对于这类复杂的外科手术，通常要用到同种异体移植物。延迟 2 ～ 3 周进行重建可以降低关节纤维化的发生率，这对于解决所有的关节不稳非常重要。对于膝关节多发韧带损伤，目前尚无明确的证据显示双束 PCL 重建优于单束 PCL 重建。

（陈　刚　蒋　海　译）

参考文献

1. Fanelli GC, Beck JD, Edson CJ. Double bundle posterior cruciate ligament reconstruction. Surgical technique and results. Sports Med Arthrosc Rev. 2010;18(4):242–8.
2. Fanelli GC, Beck JD, Edson CJ. Combined PCL ACL lateral and medial side injuries: treatment and results. Sports Med Arthrosc Rev. 2011;19(2):120–30.
3. Fanelli GC, Boyd J. How I manage PCL injuries. Oper Tech Sports Med. 2009;17(3):175–93.
4. Fanelli GC, Beck JD, Edson CJ. How I manage the multiple ligament injured (dislocated) knee. Oper Tech Sports Med. 2010;18(4):198–210.
5. Fanelli GC. Rationale and surgical technique for PCL and multiple knee ligament reconstruction. 2nd ed. Warsaw, IN: Biomet Sports Medicine; 2008.
6. Fanelli GC, Gianotti BF, Edson CJ. Arthroscopically assisted combined anterior and posterior cruciate ligament reconstruction. Arthroscopy. 1996;12(1):5–14.
7. Fanelli GC, Edson CJ. Arthroscopically assisted combined ACL/PCL reconstruction 2–10 year follow-up. Arthroscopy. 2002;18(7):703–14.
8. Fanelli GC, Feldmann DD. Management of combined anterior cruciate ligament/posterior cruciate ligament/posterolateral complex injuries of the knee. Oper Tech Sports Med. 1999;7(3):143–9.
9. Fanelli GC, Orcutt DR, Edson CJ. The multiple-ligament injured knee: evaluation, treatment, and results. Arthroscopy. 2005;21(4):471–86.
10. Fanelli GC, et al. Treatment of combined anterior cruciate-posterior cruciate ligament-medial-lateral side knee injuries. J Knee Surg. 2005;18(3):240–8.
11. Fanelli GC, Harris JD. Surgical treatment of acute medial collateral ligament and posteromedial corner injuries of the knee. Sports Med Arthrosc Rev. 2006;14(2):78–83.
12. Fanelli GC, Harris JD. Late MCL (medial collateral ligament) reconstruction. Tech Knee Surg. 2007;6(2):99–105.
13. Fanelli GC, Edson CJ, Reinheimer KN, Garofalo R. Posterior cruciate ligament and posterolateral corner reconstruction. Sports Med Arthrosc Rev. 2007;15(4):168–75.
14. Fanelli GC, Feldmann DD. Arthroscopically assisted combined anterior cruciate ligament/posterior cruciate ligament reconstruction. In: Gregory C, Fanelli MD, editors. Posterior cruciate ligament injuries: a practical guide to management. New York: Springer; 2001. p. 215–36.
15. Fanelli GC. Combined ACL PCL medial lateral side injuries of the knee. In: Gregory C, Fanelli MD, editors. The multiple ligament injured knee. A practical guide to management. New York: Springer; 2004. p. 111–31.
16. Fanelli GC, Edson CJ, Reinheimer KN. Evaluation and treatment of the multiple ligament injured knee. Am Acad Orthopaedic Surg Instruct Course Lect. 2009;58:389–95.
17. Levy B, Dajani KA, Whalen DB, et al. Decision making in the multiple ligament injured knee: an evidence based systematic review. Arthroscopy. 2009;25(4):430–8.
18. Fanelli GC, Stannard JP, Stuart MJ, et al. Management of complex knee ligament injuries. J Bone Joint Surg. 2010;92-A(12):2235–46.
19. Levy B, Fanelli GC, Whalen D, et al. Modern perspectives for the treatment of knee dislocations and multiligament reconstruction. J Am Acad Orthopaedic Surg. 2009;17(4):197–206.
20. Fanelli GC, Beck JD, Edson CJ. Single compared to double bundle PCL reconstruction using allograft tissue. J Knee Sur. 2012;25(1):59–64.
21. Fanelli GC. Posterior cruciate ligament rehabilitation: how slow should we go? Arthroscopy. 2008;24(2):234–5.
22. Edson CJ, Fanelli GC, Beck JD. Rehabilitation after multiple ligament reconstruction of the knee. Sports Med Arthrosc Rev. 2011;19(2):162–6.
23. Edson CJ, Fanelli GC, Beck JD. Postoperative rehabilitation of the posterior cruciate ligament. Sports Med Arthrosc Rev. 2010;18(4):275–9.

第21章

后交叉韧带及多发韧带损伤的翻修

Christopher D. Harner，Timothy L. Miller

21.1 概述及治疗技术的发展

从19世纪晚期开始，后交叉韧带（PCL）及多发韧带损伤的治疗取得了很大的发展。20世纪上叶，石膏固定被用来治疗膝关节多发韧带损伤，结果是大多数患者经治疗后出现膝关节功能不全、力量下降、反复关节不稳或严重的关节僵硬。随着20世纪50年代O' Donoghue工作的开展[1]，一期韧带修复逐渐被公认为是比保守治疗更可靠的治疗方法[2,3]。然而，由于交叉韧带愈合的可能性有限，从20世纪80年代开始，韧带重建被公认为是治疗严重ACL及多发韧带损伤的有效治疗方法。

在21世纪，PCL及多发韧带损伤翻修的目标是最大程度地恢复患者的肢体功能，通过解剖修复及重建所有相关的受损软组织结构来实现这一目标[9-14]，同时矫正骨性结构畸形对韧带重建也是必要的。翻修手术包括关节镜辅助下交叉韧带重建、侧副韧带修复或重建、后外侧角重建或修复以及半月板的修复或部分切除。翻修重建通常需要二期手术，包括分期治疗、骨隧道植骨以及胫骨近端截骨等。

膝关节PCL及多发韧带损伤重建手术失效是一个难题，需要经验丰富的膝关节外科医师进行简单、有效的评估和处理[15]。本章旨在介绍基于不同损伤类型的最新治疗原则、手术策略和技巧以及PCL和多发韧带损伤翻修相关并发症的预防。这些推荐的治疗原则是基于近期的文献报道及资深专家，即笔者23年的临床经验。

21.2 一般治疗原则

膝关节韧带翻修手术的第一步是对损伤进行分类。分类的依据包括手术失效的原因、损伤的时间、韧带损伤情况以及相关的损伤结构。所有的因素都是密切相关的，但对于翻修手术，确定初次手术失效的原因是最重要的[16-18]。关于初次PCL和膝关节多发韧带重建失效的原因，最常见的有三类：医源性因素、生物学因素以及外伤。在笔者的临床实践中，初次手术失效的最常见原因之一是忽略了对后外侧角损伤的处理。其他常见原因见表21.1。

表 21.1 初次 PCL 和膝关节多发韧带重建失效的原因

医源性
未经处理的混合不稳定
忽略了对后外侧角损伤的处理
非解剖性的隧道位置
不适当的移植物张力 / 不够可靠的固定
未经处理或未发现的半月板或关节病变
生物源性
移植物（尤其是同种异体移植物）失效
软组织移植物的延长松弛
创伤性
在足够的生物学愈合前进行激进的康复训练
严重的创伤 / 损伤
混合因素

确定失效的时间，即明确是急性还是慢性对理解失效的原因非常重要，同时对于确定选择一期修复还是重建也很重要 [19-24]。慢性的治疗失效进一步提示半月板和关节面等内部结构存在问题。对于后外侧结构损伤的情况，慢性失效可能由于组织愈合和过量的瘢痕形成而导致翻修重建无法进行 [16,18]。

膝关节韧带损伤的进一步分类包括对受损伤韧带的精确判断，以及合并伤是什么。这需要对交叉韧带、后外侧结构、侧副韧带、半月板和关节软骨进行评估。膝关节脱位后最常见的两种类型的复合伤包括 ACL、PCL 合并 MCL 损伤，ACL、PCL、LCL 合并 PLC 损伤 [8,16-18,25]。

合并伤包括髌腱、髂胫束、腘血管、腓总神经等结构的损伤以及撕脱性骨折。膝关节损伤的正确诊断与分类应当基于准确的病史采集、全面的体格检查以及适时的影像学检查。

21.3 术前评估

21.3.1 患者病史及既往记录的回顾

膝关节 PCL 及多发韧带损伤手术失效的术前评估从了解病史开始。虽然病史是从患者和家属处获得的，但查阅患者的既往病历资料是必要的，可以了解初次手术的情况。患者往往不能提供足够可靠的客观信息，因此，手术记录、病程记录、关节镜下照片以及物理治疗报告都为外科医师制订翻修手术的术前计划提供了重要信息。如果患者的初次手术是由不同医院的另一位外科医师完成的，那么这些信息将会特别重要。从既往病历资料中收集的关键信息包括：手术时机、麻醉下的检查结果、对什么结构进行了修复或重建、关节内部结构的情况以及固定方式等 [16-18]。

从患者处直接获得的信息更多的是目前症状、损伤或再损伤的机制以及手术失效的相关情况 [16-33,18]。外科医师必须能够辨别患者的主要症状是膝关节疼痛还是膝关节复发性不稳。这种区别往往决定了治疗的方式对于复发性不稳定常常需要手术治疗，而对疼痛可进行保守治疗。最后，为了了解治疗失效的相关因素，有必要了解患者的吸烟史及依从性。患者往往是了解伤情的最佳来源，而临床病程记录和物理治疗报告则是了解患者术后依从性的最佳途径。

21.3.2 查 体

一旦从病史及既往病历资料中确定了患者的主诉及手术失效的情况，接下来就要进行彻底的包括双下肢的体格检查[16-18]。查体结果往往具有时间依赖性。主要的查体项目见表 21.2。在开始查体时，检查者应首先密切注意患者的步态，内翻稳定性，软组织情况，股四头肌萎缩情况，是否有关节积液，主动直腿抬高能力，神经和血管情况，以及主动和被动活动范围[16-18,27,34-38]。更有针对性的膝关节评估应包括髌股关节摩擦感、触痛以及内侧髌股韧带完整性等详细评估。发生胫股关节脱位时往往可能伴随髌股关节半脱位或脱位。髌骨内外侧的滑动以及髌骨倾斜试验和髌骨恐惧试验有助于确定膝关节内侧稳定结构[16-18]。

关节间隙压痛和麦氏征用来评估内外侧半月板的情况。评估韧带松弛情况的检查包括 Lachman 试验、前后抽屉试验、轴移试验、股四头肌肌力、内外翻稳定性试验以及后外侧旋转不稳试验[16-18,39,40]。前后抽屉试验需要在内旋、中立和外旋状态下进行，内外侧应力试验需在屈膝 0° 及 30° 时进行，后外侧旋转不稳试验需在屈膝 30° 和 90° 时进行。要注意后外侧角损伤中的两种松弛类型：内翻不稳（LCL）和旋转不稳（PLC）。这两种类型可能单独出现或同时出现[41]。这些检查需要仔细操作评估并与健侧进行对比。

表 21.2 膝关节 PCL 及多发韧带损伤的查体要点

一般情况
步态
内翻稳定性
股四头肌萎缩
软组织损伤
既往手术切口
神经和血管情况
主动直腿抬高
主、被动活动范围
髌股关节
髌骨向内、外侧的滑动
被动髌骨倾斜
伴随关节活动的弹响
内侧和外侧压痛
髌骨恐惧试验
半月板
关节间隙压痛
麦氏试验
韧带松弛的检查
Lachman 试验
前抽屉试验（内旋、中立和外旋）
后抽屉试验（内旋、中立和外旋）
轴移试验（外翻和内旋）
后外侧旋转不稳（屈膝 30° 和 90°）
内翻和外翻应力试验（屈膝 0° 和 30°）

21.3.3 术前影像：放射性检查、MRI 检查和血管造影

完整和恰当的影像学检查可以为 PCL 和膝关节多发韧带翻修手术提供参考。对于翻修手术，在检查骨骼和软组织结构之前，还应对动脉和静脉情况进行评估 [16-18]。

21.3.3.1 放射性检查

对于所有膝关节韧带重建失效的患者，都应进行标准的膝关节 X 线检查，并与患者初次手术之前的 X 线结果进行对比。在作者的临床实践中，所有患者均进行了双侧站立位 45° 正位片、双侧 30° 髌骨轴位片、双侧侧位片以及站立位双下肢全长片检查。

从这些影像资料中确定的重要信息包括：①髌骨高度；②隧道的位置和大小；③胫股关节半脱位的程度；④力线和解剖轴线；⑤残留内置物的位置；⑥相关骨折及骨质疏松。应力位 X 线片也有助于发现固定性关节半脱位。图 21.1 显示了 PCL 重建失效后翻修手术前的正、侧位 X 线片。

21.3.3.2 MRI 检查

在翻修手术前应该有一份近期的 MRI 检查来评估软组织结构。需要谨记的是，手术后的结构变化可能影响对损伤结构的判断。所有的影像资料都需要外科医师和经验丰富的影像科医师仔细查阅，从而确定手术后形成的新的损伤。尤其是要注意评估所有的韧带结构、髌韧带、内外侧半月板、关节软骨以及后外侧结构 [16,18,19,42,43]。

21.3.3.3 动脉造影

虽然急性膝关节脱位的患者在进行一期重建手术前往往已经做过血管造影，但在翻修手术前如果怀疑有血管损伤，都应进行血管造影检查 [16-18,27,44]。痉挛、内膜损伤或完全撕裂都可能改变患肢的血管情况，在翻修手术前必须进行彻底的评估 [45-49]。强烈建议对于任何怀疑患肢有血管异常的情况都在

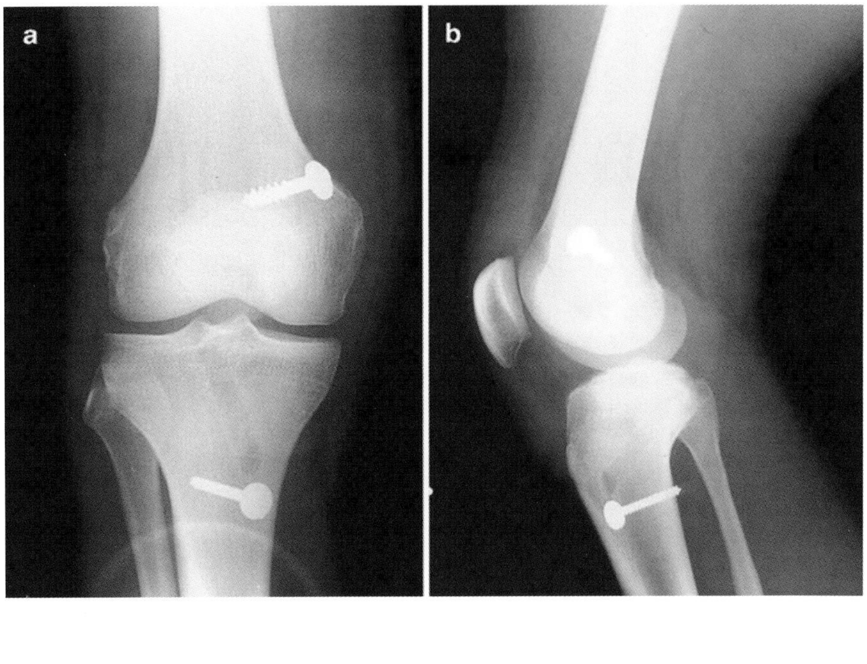

图 21.1 一位 31 岁女性足球运动员 PCL 重建失效后膝关节反复不稳的正位片（a）和侧位片（b）

术前进行动脉造影[16-18,49-51]。图 21.2 显示了一个膝关节脱位合并腘动脉闭塞患者的术前动脉造影。

21.3.3.4 静脉超声

所有的韧带损伤及重建失效的患者都需要做静脉彩超以排除深静脉血栓。膝关节多发韧带损伤的患者由于膝关节活动量减少及运动范围受限，往往存在血栓形成的风险[16-18]。因此，建议在患者首次就诊和翻修手术前一天都进行静脉彩超检查。

21.3.4 患者术前沟通

在对 PCL 和多韧带损伤进行重建前，与患者沟通时应注重现实的期望值。日常生活及职业需要的活动应优先于重返赛场。在进行膝关节韧带手术治疗前，需要使患者及家属充分了解术后漫长的恢复时间、恢复程度以及翻修手术具有更高的并发症的风险。无论外科医师的手术技术和能力多么优秀，患者的关节都会发生退行性变化。另外，还要强调烟草制品可能进一步延缓或抑制患者的术后愈合，所以应努力戒烟。

21.4 PCL 及多发韧带翻修手术

21.4.1 适应证和禁忌证

PCL 或多发韧带翻修手术的适应证包括 PCL 或多发韧带重建失效及持续的关节不稳，伴或不伴疼痛。如前所述，需要对患者的关节不稳及相关损伤进行全面的评估。在重建翻修手术中应同时处理伴发的损伤[52,53]。重建翻修手术的禁忌证包括关节活动范围的严重缺失、固定性关节后向半脱位、重度骨关节炎以及活动性感染。

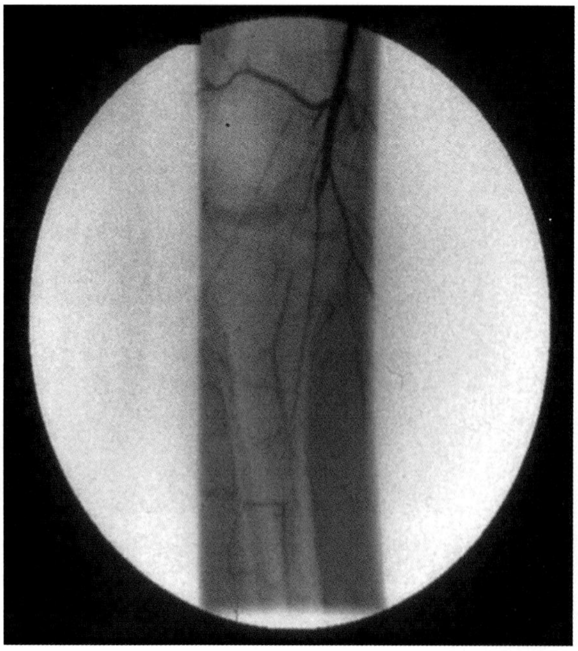

图 21.2 术前动脉造影显示腘动脉闭塞

21.4.2 术前计划

21.4.2.1 手术时机

PCL 和膝关节多发韧带翻修的手术时机取决于多种因素。确定手术理想时机的关键要素包括患者的相关因素、可用的设备以及医疗人员配备。影响手术时机的患者相关因素包括患者的一般健康状况，出院后患者能获得援助的情况，以及是否有活动性感染。需要准备的设备必须包括所需的移植物、必要的固定设备以及术中透视设备 [16-18,26,40]。要成功地完成翻修手术，所需要的医务人员包括一位经验丰富的膝关节外科医师、熟练的手术室工作人员以及待命的血管外科医师。这个手术应该在外科医师得到充分休息的情况下进行，并且安排在当天的第一台或当天只做这一台手术。术后 24h 患者需在骨科病房或 ICU 进行监护。

21.4.2.2 移植物的选择

移植物的选择取决于于自体或同种异体移植的可用性、之前移植物的类型、外科医师的经验以及偏好。在翻修手术中要谨慎使用同种异体移植物，尤其是对多发韧带损伤的患者。这是为了尽可能避免对已经受到创伤的软组织造成进一步损伤。如果选择自体移植物重建，那么了解之前手术使用的移植物类型从而确定本次手术可用的移植物是至关重要的。查阅以前的手术记录对确定可用移植物并提高手术效率是至关重要的。

从同侧或对侧肢体上获取的移植物具有较好的相容性和重塑性 [16,18]。在我们的医院，同种异体跟腱和胫骨前肌腱都是重建手术传统常用的选择 [1]。近年来，对于年轻患者，逐渐开始使用自体带骨块的股四头肌腱作为移植物。使用同种异体移植组织的优点包括减少手术时间以及避免供区并发症 [16,18,52,54]。使用同种异体移植物的风险包括增加成本、延迟愈合、软组织部分延长及潜在的疾病传播风险 [55]。图 21.3 图示了常用的同种异体移植物。

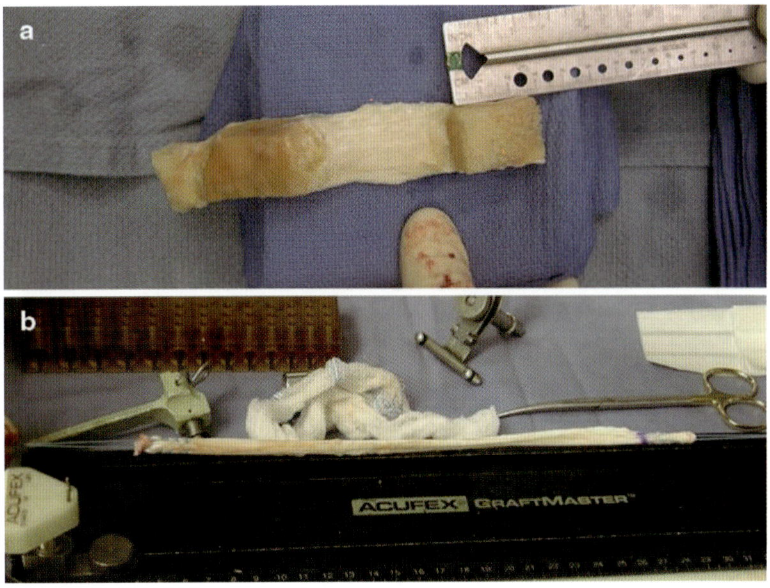

图 21.3 多发韧带损伤重建中常用的两种同种异体移植物：(a) 骨 - 髌腱 - 骨和 (b) 胫骨前肌腱

21.4.2.3 既往皮肤切口

在进行膝关节韧带翻修手术之前，应对所有之前使用的皮肤切口进行标记并且不能擦掉。手术时应利用原切口入路，以避免进一步破坏软组织。同时要使患者明白，为了获得术中更好的视野，可能需要延长以前的切口或做另外的切口。术前谈话中最好向患者沟通切口的情况，并标记出计划的切口展示给患者。

21.4.2.4 分期手术

如果出现骨隧道错位或过度扩大的情况，则翻修手术可能需要进行植骨及分期手术 [16,18]。大多数最新的数字影像系统都含有测量工具，从而能更精确地测量隧道宽度。术前应做详细的 X 线片检查并注意隧道宽度。然后将这些结果与术中情况进行比较，以确定是否存在隧道扩大。如果隧道存在骨缺损或定位错位，则需要准备取骨植骨或使用同种异体骨植骨。无论术前 X 线检查结果如何，在取移植物之前都应进行关节镜检查以确定是否需要进行分期手术。如果骨隧道过度扩大或存在骨吸收，则应拆除以前的固定物并植骨，然后等待足够的时间使其愈合（通常为 6 个月）[16-18]。

21.4.2.5 术中透视

术中透视已经成为膝关节韧带初次重建手术及翻修手术中一个非常有用的工具。术中透视的作用在于精确地定位股骨和胫骨隧道，同时避免潜在的隧道集中并发症。透视不仅可用于指导进针及隧道的位置，同时也有助于外科医师在麻醉下进行更精确的术前检查 [16-18]。在麻醉下，术中透视可实时评估韧带松弛情况，尤其是对 PCL 损伤固定性胫骨后移的评估非常有用 [16-18]。图 21.4 显示了一幅 PCL 胫骨隧道定位器位置的术中侧位透视图像。

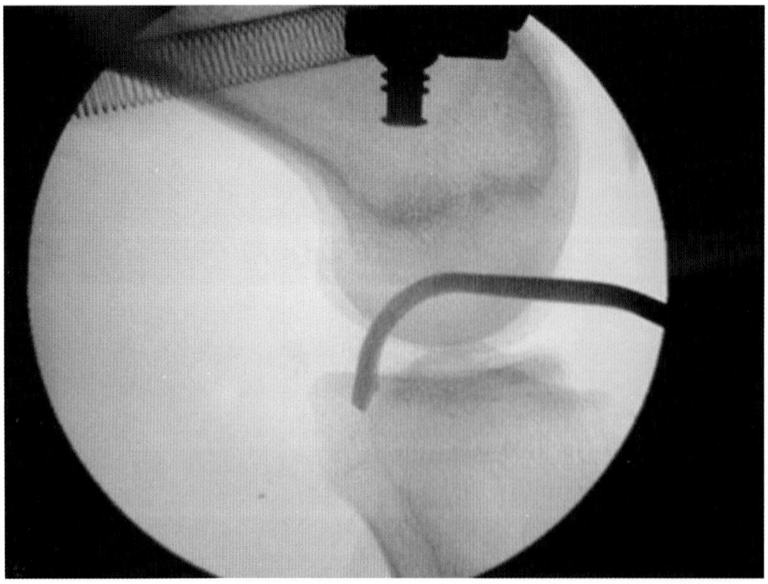

图 21.4 显示 PCL 胫骨隧道定位器位置的术中侧位片

21.4.3 手术技术

（Section adapted and modified from Surgical Techniques in Sports Medicine，El Attrache，N.，Harner，C. et. al. 2007，Chaps47 and 49）

21.4.3.1 麻 醉

麻醉时选择要根据手术医师、麻醉师以及患者因素来综合考虑。麻醉师一般选择全身麻醉或硬膜外麻醉联合静脉镇静。如果麻醉师比较关注气道管理，则会选择全身麻醉。在我们的医院，常规进行术前股神经和坐骨神经阻滞。神经阻滞不仅为外科手术提供麻醉，同时也起到术后 12h 阵痛的效果。运用 Foley 导管进行血流动力学监测，同时需要一位血管外科医师待命，以防手术过程中发生血管损伤的情况。

21.4.3.2 患者体位

患者平卧于手术台上，脚跟齐于床尾。不使用关节镜专用下肢支架、下肢支柱或止血带。用一个沙袋固定在手术台上以保持膝关节屈曲 90°。将侧柱固定在小粗隆的位置，在患侧髋的下方垫一块软垫。术中要垫好四肢，特别是健侧下肢。图 21.5 演示了作者固定肢体的位置以及 C 形臂的摆放。

21.4.3.3 麻醉下查体

麻醉起效后，对患者进行与临床评估及影像学表现相关的彻底检查。检查健侧下肢并将其作为参照是至关重要的。首先检查被动活动范围，应注意将患肢与健侧对比，观察有无任何异常或不对称。然后进行前抽屉试验、Lachman 试验和轴移试验来评估 ACL 的情况。

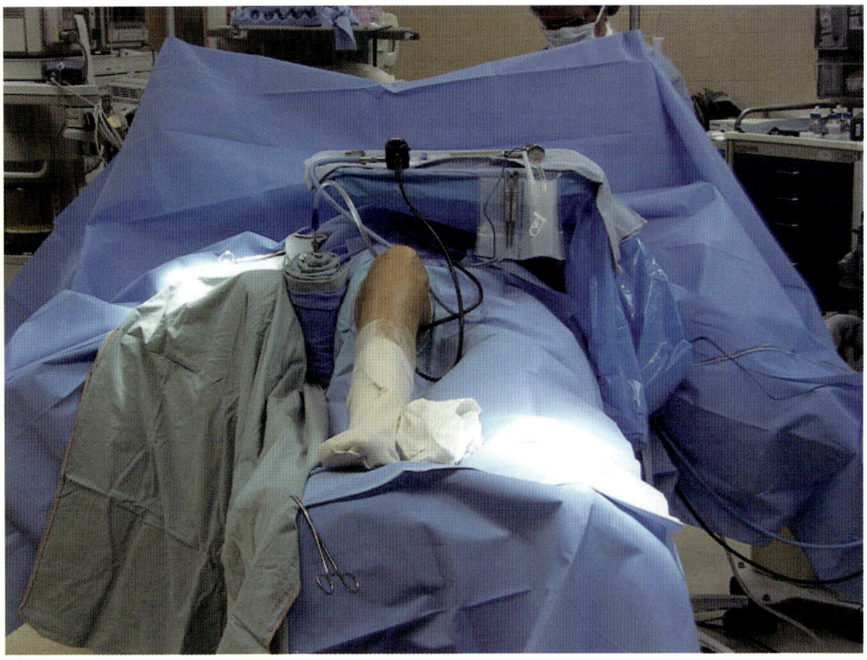

图 21.5 患者术中体位，不使用止血带或腿架。小型 C 形臂的摆放

通过胫骨后移和后抽屉试验来评估 PCL。然后把膝关节置于“4”字位，用弓弦试验触诊 LCL。分别在屈曲膝关节 0° 和 30° 位进行内翻和外翻应力试验，从而评估 LCL 和 MCL。在胫骨复位的位置上屈膝 0° 和 90°，在胫腓骨近端施加外旋力以检查后外侧角的情况。将外旋角度与健侧对比，如＞15° 则提示后外侧角损伤。

21.4.3.4　体表标志及皮肤切口

用不可擦掉的标记笔标出体表解剖标志及切口，以利于术中参考。找出骨性标志，包括髌骨下极、胫骨结节、Gerdy 结节和腓骨头并标记。在腓骨颈表面触诊腓总神经并标记，然后找出内侧和外侧关节间隙。前外侧关节镜入路位于髌腱外侧关节线的下方，前内侧关节镜入路位于同一水平髌腱内侧约 1cm 处。外上入水口位于髌骨上极约 1cm 处，股四头肌腱的后方。

从关节线以远 2cm 胫骨结节内侧 2cm 开始做纵向 3cm 切口，用来准备 ACL 和 PCL 的胫骨隧道。在股骨滑车关节面的内侧做 2cm 切口并逐层切开，用来准备 PCL 股骨隧道。对于外侧和后外侧结构，手术时需要做一个以 Gerdy 结节和腓骨头之间的 12cm 弧形切口。在膝关节屈曲 90° 时靠近股骨外上髁的部位容易标记 [16-18]。如果有内侧结构损伤，胫骨隧道切口向近端股骨内上髁延伸呈弧形。

21.4.3.5　关节镜检查 / 关节内评估

根据损伤的类型，必要时在关节镜的辅助下做皮肤切口，这种方式值得提倡。建议采用重力水流或无水操作以预防医源性骨筋膜室综合征。如果液体流入小腿后部肌群，则应间断触诊以评估骨筋膜室综合征的发展情况。如果发现过多的液体外渗，则应放弃关节镜手术改为开放手术。

所有关节内的结构都要进行评估。评估 MCL 和附着于深部 MCL 的半月板以确定是否存在胫骨侧损伤。在外侧间隙腘肌腱是可见的，用探针探查其功能是否受损。对于 ACL、PCL 及其股骨和胫骨止点以及半月板和关节软骨，都要进行检查。如果发现关节内病变，无论是关节软骨还是半月板损伤，都必须进行处理。尽可能地保留更多的半月板组织。可以采用由内向外技术缝合修复半月板撕裂，但对于无法修复的严重损伤则可能需要切除。如果采用由内向外技术进行修复，应在屈膝 30° 时将缝线直接收紧在关节囊上。

采用 4.5mm 刨刀和篮钳对关节腔内进行必要的清理。在清理髁间窝的过程中主要保留完好的 PCL 组织。对 PCL 胫骨止点可以用刨刀或刮匙通过后内侧入路进行清理，并在 PCL 和后方关节囊之间清理出间隙。尽量清理 PCL 的胫骨止点，从而有助于最终放置 PCL 胫骨隧道定位器。笔者在术中会进行有限的髁间窝成形。为了防止髌骨脂肪垫卡压综合征，应该保留脂肪垫。

21.4.3.6　双平面开放楔形高位胫骨截骨

若行胫骨高位截骨，术前行双下肢全长位片是必不可少的。术前应该计划手术方案，并对胫骨近端的宽度和所需的钢板尺寸进行估计。开放胫骨楔形截骨的宽度取决于所需矫正的程度。

如前所述，将患者置于仰卧位。在胫骨结节和胫骨的后缘中间做切口。从关节线下方 1cm 开始做长约 5cm 的切口。逐层切开皮肤皮下，暴露髌腱及胫骨结节，从外侧探查髌腱。然后在股薄肌腱上方的缝匠肌腱膜做切口，暴露内侧副韧带浅层纤维。在上方进行骨膜下剥离，将 MCL 浅层纤维从胫骨上剥离。必须注意防止损伤 MCL 的纤维。

将胫骨导针由前内侧向后外侧方向倾斜 15° 的角度放置，并通过透视确定其位置。截骨线应该刚刚高于胫骨结节。使用游离的克氏针确认胫骨的宽度，从而确定实际截骨部位的胫骨宽度是否与术前 X 线评估相符，以此来确认适当的胫骨截骨。使用 1 英寸的骨刀开始截骨，用克氏针指导方向。一旦建立了截骨平面，则可以去掉克氏针，用骨刀或摆锯完成截骨。必须注意保护胫骨外侧皮质骨。为了安全地穿过胫骨后方的骨皮质以及保护神经和血管，必须要瞄准角度，以避免对后方皮质造成过度穿孔。

然后将楔形截骨系统置入到截骨部位以确立所需的修正角。选择合适的截骨板放置在截骨部位前内侧以起到双平面效果。再次通过透视检查下肢轴线，并用绳子标示膝关节力线。轴线应通过胫骨棘外侧。然后在钢板近端用 2 枚松质骨螺钉平行于关节线拧入固定钢板。在钢板远端使用 4.5mm AO 螺钉固定并穿过对侧皮质，然后将楔形植骨块植入截骨部位。最后，在胫骨干骺端使用带线锚钉将 MCL 缝合修复。图 21.6 显示了术后正、侧位 X 线片。

21.4.3.7　移植物的准备

ACL

我们进行 ACL 翻修手术时首选的是骨 - 髌腱 - 骨移植物。我们更倾向于选择 10mm 宽的韧带，两端带直径 10mm、长 18mm 的圆柱形骨块。将两根 5 号不可吸收缝线通过钻孔穿入双侧骨块。

PCL

我们进行 PCL 翻修手术时首选的是同种异体跟腱。这种移植物提供了足够的长度、足够大的横截面积以及一个较大的跟骨骨块。将骨块的中央部分做成 10 ~ 18mm 的骨栓。将两根 2 号不可吸收缝线穿过骨栓，肌腱端用双股 5 号不可吸收缝线。另外，还可采用同种异体股四头肌腱，将骨块做成一个 18mm 长、10mm 宽的骨栓，用两根 2 号不可吸收缝线穿过骨栓。将近端 20mm 的腱性部分使用 5 号不吸收缝线编织缝合。

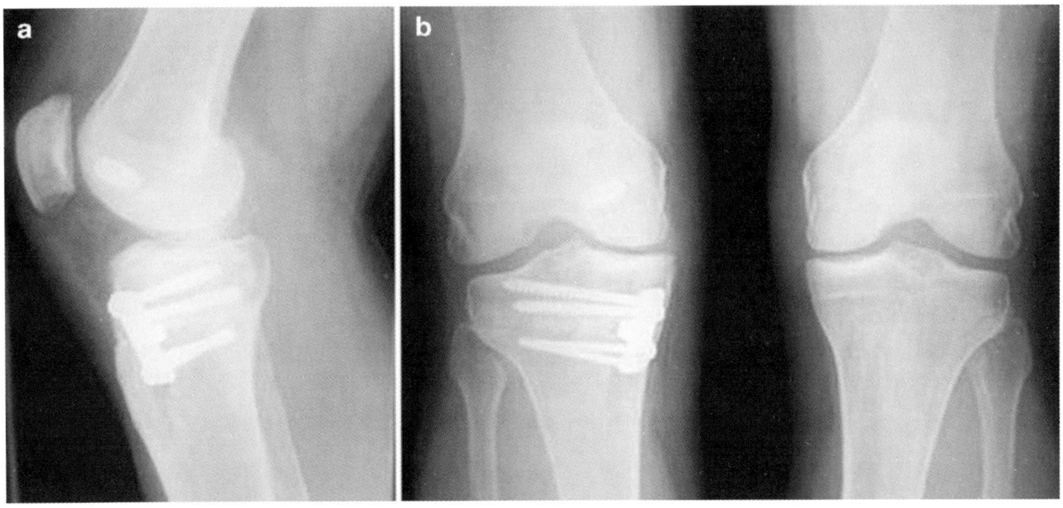

图 21.6　胫骨截骨钢板固定及 PCL 重建术后的正位片（a）和侧位片（b）

LCL

与 PCL 一样，同种异体跟腱也用于重建外侧副韧带。将骨块制成 7 ～ 8mm 的骨栓，从而可以将其固定到腓骨头骨隧道中。

21.4.3.8 建立骨隧道

第一步是要建立 PCL 胫骨隧道，这是术中最危险和最具有挑战性的步骤。通过前内侧入路将偏距 15mm PCL 胫骨定位器设置为 50° ～ 55° 置入，并安置于 PCL 胫骨附着部远端外侧 1/3 处。在胫骨近端内侧 3 ～ 4cm 处作皮肤入路，逐层切开并剥离骨膜。将克氏针置于关节线远端 3 ～ 4cm 处。PCL 胫骨隧道方向大致与胫腓关节平行。然后，我们用一个 3 / 32mm 的克氏针从理想的位置穿入，从胫骨对侧 PCL 止点处的皮质穿出。这个过程在关节镜的监视下完成。在穿过导针的过程中一定要小心，不要损伤邻近的神经和血管结构。通常情况下，PCL 胫骨止点多为松质骨，克氏针穿出时不会有明显的皮质骨的感觉。然后用小型 C 臂机进行正、侧位透视来确认位置。有时导针太过靠近 PCL 胫骨止点，然后用另一个平行导针在距离 3 ～ 5mm 的位置可能会得到更理想的 PCL 胫骨隧道。将 PCL 胫骨隧道导针保留在原位，然后开始建立 ACL 胫骨隧道。将 ACL 胫骨隧道定位器设置为 47.5°，并由前内侧入路置入，将 3 / 32mm 的导针放置在 ACL 胫骨足印区中心。这个位置应该在 PCL 前方约 7mm，并平外侧半月板前角的后缘。该 ACL 胫骨隧道的位置也需要在伸膝位用小型 C 臂机进行正、侧位透视来确认。在伸膝侧位片上导针应该在 Blumensaat 线的后方，从而确定 ACL 胫骨隧道的正确位置。ACL 胫骨隧道在 PCL 胫骨隧道的近端前方（图 21.7）。

确认 ACL 和 PCL 胫骨隧道的位置后，先进行 PCL 隧道钻孔。在钻孔区域将刮匙直接放置在导针顶部。从后内侧入路置入 30° 关节镜，在监视下使用 10mm 钻头钻孔。最初通过胫骨时使用动

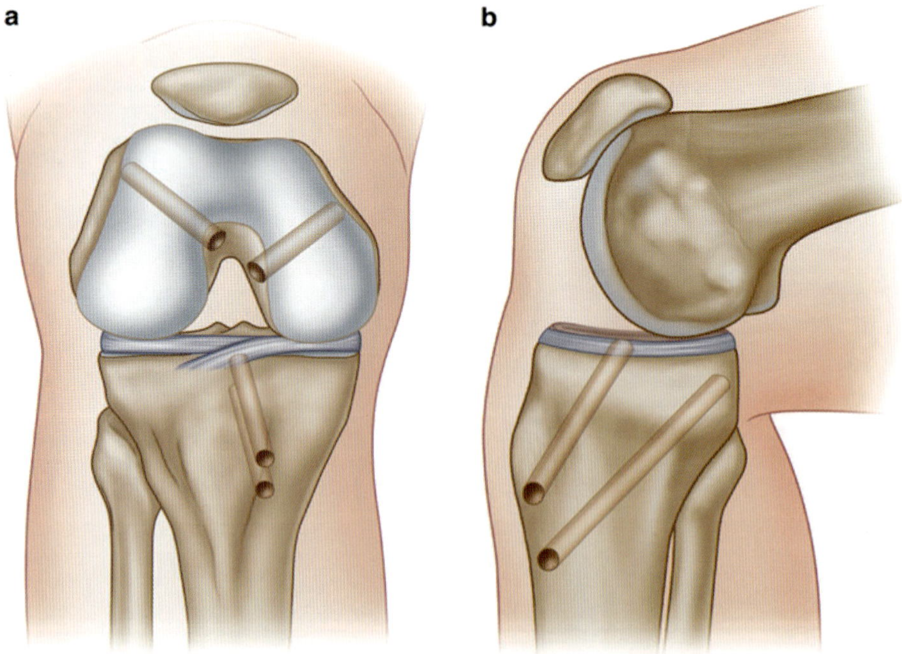

图 21.7 ACL 和 PCL 重建的胫骨及股骨隧道的正、侧位示意图（Adapted from Chhabra，Management of Knee Dislocations，JBJS，supplement 1，March 2005，with permission from JBJS/Rockwater）

力系统，然后手动完成，再使用扩孔器将 PCL 胫骨隧道以每次扩大 0.5mm 的速度逐渐扩大到直径 10 ~ 11mm（移植物的大小）。对 ACL 胫骨隧道则使用一个类似的 9mm 钻头。然后用扩孔器以每次 0.5mm 的速度将 ACL 胫骨隧道扩大到直径 10mm。我们希望在 ACL 和 PCL 胫骨隧道间至少保留 1 ~ 2cm 的骨桥。

然后是 ACL 和 PCL 股骨隧道的建立。对于单束重建 PCL，定位 PCL 在髁间窝的止点，从前外侧入路置入克氏针并安置在 PCL 股骨足印区前部距离关节缘 7 ~ 10mm 的位置。然后用 10mm 钻头钻入深度 24 ~ 35mm。然后使用扩孔器将 PCL 股骨隧道逐渐扩大到适合移植物的大小。接下来在后壁前方约 6mm 处建立 ACL 股骨隧道，或于过顶位，在髁间窝西北（右膝）或东北（左膝）位置建立股骨隧道。相对于传统的经胫骨隧道技术，我们更喜欢采用经内侧入路技术，从而获得更接近解剖位置的股骨隧道。使用 9mm 钻，钻入深度为 25 ~ 35mm，然后逐渐将股骨隧道扩大到 10mm。

21.4.4 移植物的置入

在多韧带重建时，首先置入 PCL 移植物。将一个 18 号带圈导丝逆行通过 PCL 胫骨隧道，并使用圆钳从前外侧关节镜入路将其拉出。将移植物胫骨端的不可吸收缝线套入 18 号导丝的圈内，并通过 PCL 胫骨隧道出口顺式将导丝和缝线拉回。使用 Beath 针将 PCL 移植物从前内侧引入股骨隧道并从大腿前内侧拉入股骨隧道。在关节镜的辅助下，使用直角钳来引导移植物进入关节内。ACL 移植物的置入常通过内侧入路。通过内侧入路将一个带 5 号缝线的 Beath 针穿过股骨隧道。然后在关节镜下将抓线器逆行穿入胫骨隧道并将 5 号缝线拉出。在关节镜的辅助下，将移植物从胫骨隧道拉入股骨隧道，再次用直角钳帮助骨栓通过股骨隧道，然后将 ACL 和 PCL 移植物采用悬吊式固定在股骨皮质上。通过透视来确认悬吊装置安放正确。手术结束前不收紧移植物。

21.4.4.1 LCL 重建

将 7 ~ 8mm 异体跟腱移植物的腱性部分通过钻孔或缝合锚的方式固定在 LCL 止点。将残留的自身的 LCL 缝入移植物腱性部分。将损伤的 LCL 从远端止点剥离并沿腓骨长轴钻孔引入。将骨栓拉紧置入骨隧道并使用界面螺钉固定。另外，可以将骨栓置入腓骨隧道，移植物腱性部分可以嵌入股骨外侧髁骨隧道并将其拴紧或采用悬吊式固定。

21.4.4.2 腘腓韧带重建

重建的目标是实现后外侧角复杂的静态稳定性的重构。首选，移植物包括自体腘绳肌腱或同种异体胫骨前肌腱。暴露股骨外上髁，并将腘肌腱从解剖止点剥离。然后使用 2 号不可吸收缝线缝合腘肌腱。在股骨外上髁钻 6mm 骨隧道至深度 25 ~ 30mm，并用扩孔器扩大至 7mm。在股二头肌下方，在腓总神经近端水平切开并暴露腓骨后缘 PFL 止点。分离胫骨前肌，暴露腓骨前缘，然后，将导针从前向后穿过腓骨头。必须注意不要损伤到已经建立了的 LCL 骨隧道。然后，在导针的引导下钻骨隧道并扩髓至 7mm。使用 Hewson 缝线将移植物从后到前穿入骨隧道。移植物的近端穿过腓骨隧道后在 LCL 的内侧穿入之前已经在腘肌腱止点钻好的股骨隧道内。将移植物和剥离下的腘肌腱都拉入股骨隧道。同时，将约 25mm 的移植物和 10mm 的腘肌腱拉入股骨隧道，并用 AO 螺钉固定或悬吊装置固定。腘腓韧带重建如图 21.8 所示。

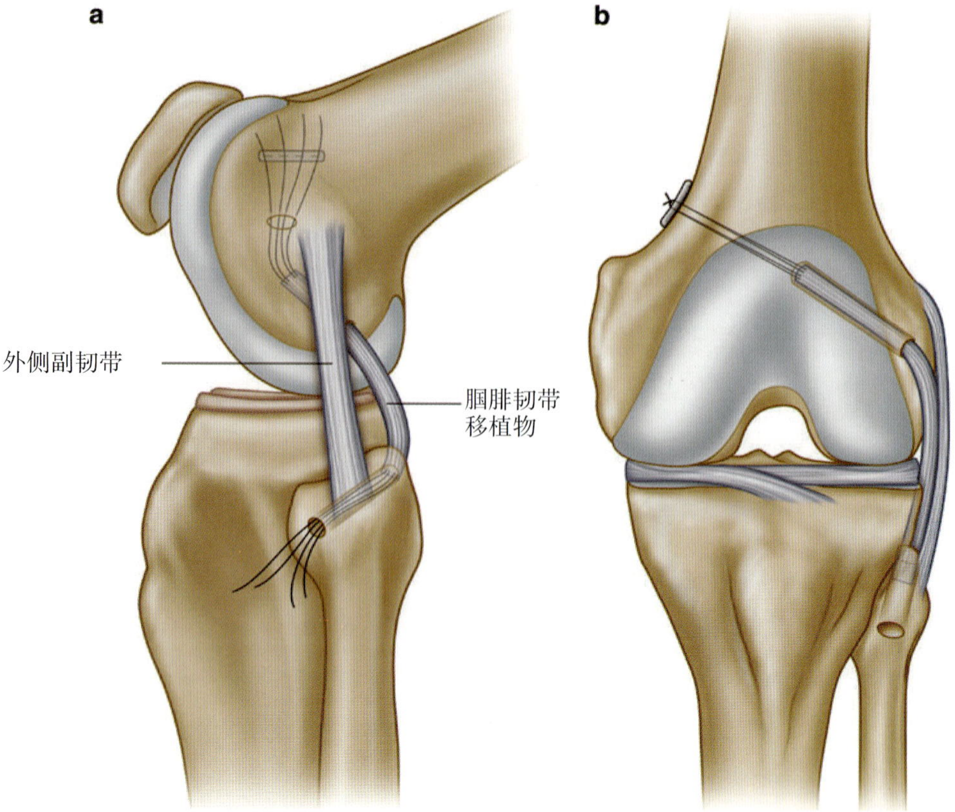

图 21.8 腘腓韧带重建 [From Elattrache，NS.（2007）. Surgical Techniques in Sports Medicine. Philadelphia，Lippincott Williams & Wilkins，with permission from Wolters Kluwer]

21.4.4.3 移植物的收紧和固定

当完成移植物置入股骨隧道并固定后，需要完成移植物的收紧和远端固定。下面介绍 PCL、ACL、外侧韧带结构和内侧结构重建翻修的移植物收紧步骤。

PCL

在收紧 PCL 移植物时，将膝关节保持在屈曲 90° 位，在胫骨近端后方放衬垫以防止胫骨后移。将胫骨内侧平台置于向前过度复位的位置，位于股骨内侧髁前方 10mm 处。将不可吸收缝线拴在 4.5mm 的 AO 螺钉上并用带齿垫圈固定。

ACL

在屈膝 15° 时收紧骨 - 髌腱 - 骨移植物。与 PCL 一样，将不可吸收缝线拴在 4.5mm 的 AO 螺钉上并用带齿垫圈固定。

LCL 和 PLC

在屈膝 30° 时收紧 LCL 和腘腓韧带，在向胫腓骨施加内旋力时收紧后外侧角（如果翻修重建时机允许）。用界面螺钉或穿骨缝合技术将 LCL 移植物固定于腓骨头。将腘腓韧带移植物穿过腓骨近端骨隧道并用界面螺钉或悬吊装置固定。

21.5 内侧结构

在接近完全伸膝位时固定后斜韧带，而在屈曲 30° 位时固定 MCL，以防止膝关节过伸。修复或重建韧带后用带线锚钉缝合或不可吸收缝线通过 AO 螺钉栓桩固定。

21.5.1 冲洗和关闭切口

在关闭切口前，要通过正、侧位透视来确认膝关节以及所有的内置物都在合适的位置。用含抗生素的生理盐水冲洗切口后使用 2 号 Polydek 不可吸收缝线缝合骨膜层及深筋膜。然后用 2-0 可吸收缝线缝合皮下组织并用皮肤缝合器或 4-0 Caprosyn 缝线进行皮内缝合。然后用 3-0 缝线缝合关节镜入路切口。

采用敷料包扎前，使用直接触诊或超声检查的方法确认足背和胫后动脉搏动正常。然后触诊小腿肌肉以确认未发生医源性骨筋膜室综合征。用无菌辅料覆盖包扎伤口。最后，用铰链式支具将膝关节置于完全伸直位（图 21.9）。支具和辅料包扎不能过紧，以防止出现骨筋膜室综合征和腓总神经损伤。

21.6 即时术后护理

鉴于手术需要全身麻醉，手术时间较长，以及存在发生骨筋膜室综合征的风险，因此，患者在术后第一晚需要在病房监护。术前及术后给予适当的抗生素。对于所有的高危患者，应给予皮下注射依诺肝素进行预防性抗凝。对于低危患者可用阿司匹林。在笔者的临床工作中，吸烟和口服避孕药都被认为是血栓形成的危险因素。特别是在术后最初的 4 周内，外科医师应该对潜在的问题和并发症有预见性。建议患者在术后第 1 个月内进行 3 次随访。在术后第 1 个 4 周内要高度警惕感染和静脉血栓的发生。在这段时间内，应充分使用静脉超声来排除深静脉血栓形成。

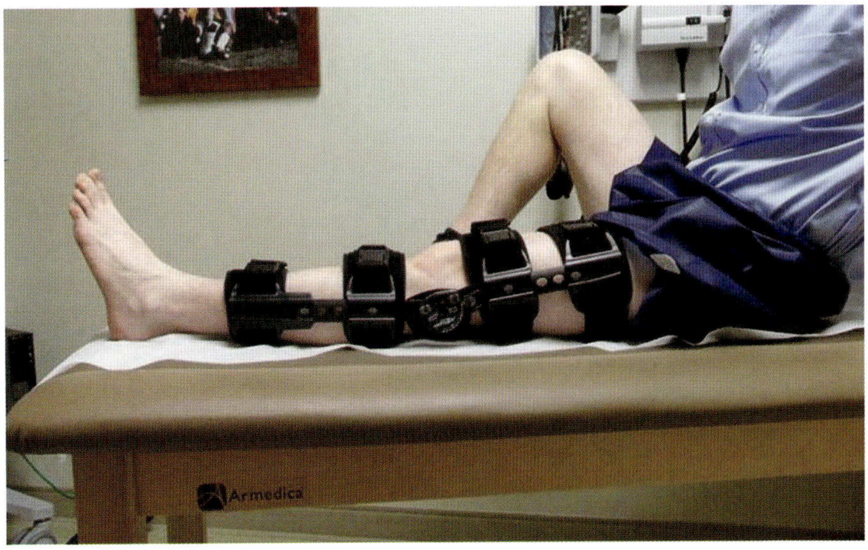

图 21.9 术后使用铰链式支具将膝关节置于完全伸直位并在股四头肌功能恢复后去掉

21.7 康复计划

在翻修手术后，若要取得满意的疗效，必须进行一套适当且个性化的术后康复训练[37]。术后立即用铰链式支具将膝关节置于完全伸直位。足下垂夹板可用于腓总神经损伤的患者。术后早期康复的重点是注意保护骨和软组织结构的愈合及恢复全范围的关节活动，尤其是被动活动。在这种情况下，不建议使用连续被动运动训练仪。

通常在术后 2 ～ 3 周开始被动的屈膝锻炼。在第 1 个 6 周内应避免主动活动，以防止由于腘绳肌收缩引起的胫骨后移。在这段期间，膝关节活动度要从 0° 到达 90°，并在 6 周后去除支具。然后开始进行被动和主动的关节活动度训练，逐渐使膝关节屈曲超过 90° 并逐渐增加角度，目标是在 12 周时达到与健侧膝关节相同的活动度。在笔者的实践中，10% ～ 20% 的患者需要在麻醉下训练，以在 8 ～ 12 周时达到屈膝 90°。

术后 4 周时，从股四头肌主动收缩训练过渡到开链膝关节伸直训练[56]。这些练习是在屈曲 60° ～ 75° 活动弧范围内进行的，以减少移植物所受的应力。术后 6 周开始腘绳肌闭链训练。术后 3 个月内应避免腘绳肌开链训练，以防止胫骨后移，增加 PCL 移植物的张力。

除非对患者进行了外侧重建或半月板修复，术后 4 周开始应逐渐由拐杖辅助下的部分负重过渡到完全负重。对于进行了外侧重建或半月板修复的患者，应将完全负重推迟至 6 ～ 8 周。在股四头肌恢复后，可以解锁铰链式支具，进行行走锻炼，并在 6 ～ 8 周后去掉支具。

进行 PCL 翻修重建的患者在 12 周时可以开始跑步锻炼，而进行了多发韧带翻修重建的患者要在 6 个月后才能开始跑步锻炼[56]。从事久坐职业的患者往往会在 2 ～ 4 周时重新工作，而体力劳动者在 6 ～ 9 个月内都不能重新工作。如果进行翻修手术，则术后 1 年都不应返回赛场。要注意在膝关节韧带重建翻修手术后与物理治疗师在康复期保持密切接触，从而防止由于过度训练导致的再损伤或手术失效。此外，了解患者的预期水平，保持术后第一个 4 周的康复尽可能简单，将有助于防止翻修术后的再损伤。建立一个由外科医师、患者、家属和物理治疗师组成的团队，成员之间互相协作对于治疗的成功是非常重要的。

21.8 并发症

基于时间，PCL 和多韧带重建翻修的并发症可分为三类：术前、术中和术后并发症。术前并发症主要涉及血管和神经结构，包括腘动脉、静脉和腓总神经[9,16-18,57]。术中并发症通常与技术、病情以及术前计划不足有关。术后并发症包括患者依从性差、不适当的康复计划、软组织处理、感染和血栓栓塞等。

与所有的翻修手术一样，膝关节韧带重建翻修手术术中并发症的风险明显高于初次重建。当进行这些手术时，外科医师必须了解并对这些并发症做好准备。PCL 和多发韧带重建翻修手术最常见的并发症见表 21.3。处理这些并发症的关键是预防，包括详细的术前计划、合适的手术技术以及个体化的术后康复计划。表 21.4 列出了作者预防 PCL 和多发韧带损伤重建翻修手术并发症的最关键的 10 项要点。

表 21.3 PCL 和 MLI 重建翻修手术常见及严重的并发症

术前
血管
动脉
痉挛
内膜损伤
完全撕裂
静脉（深静脉血栓）
神经（感觉、运动、完全）
术中
术中血管损伤
术中骨筋膜室综合征
术中死亡
术后
关节纤维粘连，伤口裂开 / 皮肤窦道
感染
深静脉血栓 / 肺栓塞
复发性不稳
腓总神经损伤
疼痛综合征

表 21.4 预防 PCL 和多发韧带损伤重建翻修手术并发症的 10 个要点

（1）彻底的病史采集和查体
（2）详细的术前计划（时间、设备、移植物选择、助手和血管准备）
（3）适当的影像学检查（X 线、MRI、动脉造影 /CT 血管造影及静脉多普勒）
（4）四肢衬垫和放置 Foley 导尿管
（5）麻醉下查体
（6）术中透视
（7）将翻修手术安排在第一台或当天只做一台并保证足够的休息
（8）术后夜间患者监护
（9）预防深静脉血栓和肺栓塞
（10）开展患者个体化康复计划，有专业的康复治疗师

21.9 结 论

膝关节 PCL 和多发韧带重建失效是膝关节外科医师所面临的难题。为了有效地解决这一问题，对损伤的程度进行分类并确定初次手术失败的原因是非常必要的。PCL 和膝关节多发韧带损伤的重建翻修存在很多潜在并发症，与初次重建手术相比，翻修手术的预后更难预测 [16,58]。

按照本章所描述的治疗原则进行处理，我们的大多数患者都能顺利地返回到日常生活。然而，对于翻修术后重返赛场的情况则很难预测。为了使患者得到最好的治疗效果，制订详细的术前计划是非常有必要的。彻底地搜集病史和查体、制订充分的术前检查和计划、选择适当的手术技术、进行仔细的软组织处理以及制订个体化的术后康复计划对于成功地治疗和预防并发症是必不可少的。

（陈　刚　胡燕青　赖思可 译）

参考文献

1. O'Donoghue DH. An analysis of end results of surgical treatment of major injuries to ligaments of the knee. J Bone Joint Surg. 1955;37:1–13.
2. Quinlan AG, Sharrard WJW. Posterolateral dislocation of the knee with capsular interposition. J Bone Joint Surg Br. 1958;40:660–3.
3. Quinlan AG. Irreducible posterolateral dislocation of the knee with buttonholing of the medial femoral condyle. J Bone Joint Surg Am. 1966;48:1619–21.
4. Kennedy JC. Complete dislocation of the knee joint. J Bone Joint Surg Am. 1963;45:889–903.
5. Meyers MH, Harvey Jr JP. Traumatic dislocation of the knee joint: a study of eighteen cases. J Bone Joint Surg Am. 1971;53:16–29.
6. Roman PD, Hopson CN, Zenni Jr EJ. Traumatic dislocation of the knee: are port of 30 cases and literature review. Orthop Rev. 1987;16:917–24.
7. Shields L, Mital M, Cave EF. Complete dislocation of the knee: experience at the Massachusetts General Hospital. J Trauma. 1969;9:192–215.
8. Sisto DJ, Warren RF. Complete knee dislocation: a follow-up study of operative treatment. Clin Orthop. 1985;198:94–101.
9. Harner CD, Waltrip RL, Bennett CH, Francis KA, Cole B, Irrgang JJ. Surgical management of knee dislocations. J Bone Joint Surg Am. 2004;86:262–73.
10. Noyes F, Barber-Westin S, Grood E. Newer concepts in the treatment of posterior cruciate ligament ruptures. In: Insall JN, Scott WN, editors. Surgery of the knee. 3rd ed. New York: Churchill Livingstone; 2001. p. 841–78.
11. Noyes FR, Barber-Westin SD. Reconstruction of the anterior and posterior cruciate ligaments after knee dislocation: use of early protected postoperative motion to decrease arthrofibrosis. Am J Sports Med. 1997;25:769–78.
12. Owens BD, Neault M, Benson E, Busconi BD. Primary repair of knee dislocations: results in 25 patients (28 knees) at a mean follow-up of 4 years. J Orthop Trauma. 2007;21:92–6.
13. Sekiya JK, et al. A clinically relevant assessment of posterior cruciate ligament of posterolateral corner injuries. J Bone Joint Surg Am. 2008;90(8):1621–7.
14. Wascher DC, Becker JR, Dexter JG, Blevins FT. Reconstruction of the anterior and posterior cruciate ligaments after knee dislocation: results using fresh-frozen nonirradiated allografts. Am J Sports Med. 1999;27:189–96.
15. Muller W. The knee: form, function, and ligament reconstruction. Berlin: Springer; 1984. p. 158–202.
16. Almekinders LC, Logan TC. Results following treatment of traumatic dislocations of the knee joint. Clin Orthop. 1992;284:203–7.
17. Cole BJ, Harner CD. The multiple ligament injured knee. Clin Sports Med. 1999;18:241–62.
18. Cooper DE, Speer KP, Wickiewicz TL, Warren RF. Complete knee dislocation without posterior cruciate ligament disruption: a report of four cases and review of the literature. Clin Orthop. 1992;284:228–33.
19. Donaldson WF, Warren RF, Wickiewicz T. A comparison of acute anterior cruciate ligament examinations. Initial versus examination under anesthesia. Am J Sports Med. 1985;13:5–10.
20. Fanelli GC, Edson CJ, Orcutt DR, Harris JD, Zijerdi D. Treatment of combined anterior cruciate-posterior cruciate ligament-medial-lateral side knee injuries. J Knee Surg. 2005;18:240–8.
21. Fanelli GC, Giannotti BF, Edson CJ. Arthroscopically assisted combined anterior and posterior cruciate ligament reconstruction. Arthroscopy. 1996;12:5–14.
22. Fanelli GC, Harris JD. Late MCL (medial collateral ligament) reconstruction. Tech Knee Surg. 2007;6:99–105.
23. Fanelli GC, Harris JD. Surgical treatment of acute medial collateral ligament and posteromedial corner injuries of the knee. Sports Med Arthrosc. 2006;14:78–83.
24. Fanelli GC. Treatment of combined anterior cruciate ligament-posterior cruciate ligament-lateral side injuries of the knee. Clin Sports Med. 2000;19:493–502.
25. Bratt HD, Newman AP. Complete dislocation of the knee without disruption of both cruciate ligaments. J Trauma. 1993;34:383–9.
26. Khanna G, Herrera DA, Wolters BW, Dajani KA, Levy BA: Staged protocol for high energy knee dislocation: Initial spanning external fixation versus hinged knee brace. Presented as an e-poster at the 27th Annual Meeting of the Arthroscopy Association of North America, Washington, DC, April 24–27, 2008.
27. Welling RE, Kakkasseril J, Cranley JJ. Complete dislocations of the knee with popliteal vascular injury. J Trauma. 1981;21:450–3.
28. Schenck Jr RC, Hunter RE, Ostrum RF, Perry CR. Knee dislocations. Instr Course Lect. 1999;48.
29. Schenck Jr RC. The dislocated knee. Instr Course Lect. 1994;43:127–36.
30. Spindler KP, Walker RN. General approach to ligament surgery. In: Fu FH, Harner CD, Vince KG, editors. Knee surgery, vol. 1. Baltimore: Williams & Wilkins; 1994. p. 643–65.
31. Taylor AR, Arden GP, Rainey HA. Traumatic dislocation of the knee: a report of forty-three cases with special reference to conservative treatment. J Bone Joint Surg Br. 1972;54:96–102.
32. Tzurbakis M, Diamantopoulos A, Xenakis T, Georgoulis A. Surgical treatment of multiple knee ligament injuries in 44 patients: 2–8 years follow-up results. Knee Surg Sports Traumatol Arthrosc. 2006;14:739–49.
33. Bergfeld JA, McAllister DR, Parker RD, Valdevit AD, Kambic HE. A biomechanical comparison of posterior cruciate ligament reconstruction techniques. Am J Sports Med. 2001;29:129–36.
34. Fanelli GC, Orcutt DR, Edson CJ. The multiple-ligament injured knee: evaluation, treatment, and results. Arthroscopy. 2005;21:471–86.
35. Frassica FJ, Sim FH, Staeheli JW, Pairolero PC. Dislocation of the knee. Clin Orthop. 1991;263:200–5.
36. Good L, Johnson RJ. The dislocated knee. J Am Acad Orthop Surg. 1995;3:284–92.
37. Medvecky MJ, Zazulak BT, Hewett TE. A multidisciplinary approach to the evaluation, reconstruction and rehabilitation of the multi-ligament

injured athlete. Sports Med. 2007;37(2):169–87.
38. Ranawat A, et al. Posterolateral corner injury of the knee: evaluation and management. J Am Acad Orthop Surg. 2008;16(9):506–18.
39. Hughston JC, Jacobson KE. Chronic posterolateral rotatory instability of the knee. J Bone Joint Surg Am. 1985;67:351–9.
40. Levy BA, Dahm DL, Herrera DA, MacDonald PB, Dajani KA, Stuart MJ: Acute repair of posteromedial and posterolateral corners in multiligament knee injury is not indicated. Presented at the 27th Annual Meeting of the Arthroscopy Association of North America, Washington, DC, April 24–27, 2008.
41. Rihn J, et al. Acutely dislocated knee: evaluation and treatment. J Am Acad Orthop Surg. 2004;12(5):334–46.
42. Harner CD, Baek GH, Vogrin TM, Carlin GJ, Kashiwaguchi S, Woo SL-Y. Quantitative analysis of human cruciate ligament insertions. Arthroscopy. 1999;15:741–9.
43. Harner CD, Marks PH, Fu FH, Irrgang JJ, Silby MB, Mengato R. Anterior cruciate ligament reconstruction: endoscopic versus two-incision technique. Arthroscopy. 1994;10:502–12.
44. Varnell RM, Coldwell DM, Sangeorzan BJ, Johansen KH. Arterial injury complicating knee disruption. Am Surg. 1989;55(12):699–704.
45. Chapman JA. Popliteal artery damage in closed injuries of the knee. J Bone Joint Surg Br. 1985;67:420–3.
46. Green NE, Allen BL. Vascular injuries associated with dislocation of the knee. J Bone Joint Surg Am. 1977;59:236–9.
47. Hoover N. Injuries of the popliteal artery associated with dislocation of the knee. Surg Clin North Am. 1961;41:1099–112.
48. Jones RE, Smith EC, Bone GE. Vascular and orthopedic complications of knee. J Bone Joint Surg Am. 1988;70:88–97.
49. Levy BA, Zlowodzki MP, Graves M, Cole PA. Screening for extremity arterial injury with the arterial pressure index. Am J Emerg Med. 2005;23:689–95.
50. Hollis JD, Daley BJ. 10-year review of knee dislocations: is arteriography always necessary? J Trauma. 2005;59:672–5.
51. Levy B, et al. Controversies in the treatment of knee dislocations and multiligament reconstruction. J Am Acad Orthop Surg. 2009;17(4):197–206.
52. Olson EJ, Harner CD, Fu FH, Silbey MB. Clinical use of fresh, frozen soft tissue allografts. Orthopedics. 1992;15:1225–32.
53. Richter M, Bosch U, Wippermann B, Hofmann A, Krettek C. Comparison of surgical repair or reconstruction of the cruciate ligaments versus nonsurgical treatment in patients with traumatic knee dislocations. Am J Sports Med. 2002;30:718–27.
54. Shapiro MS, Freedman EL. Allograft reconstruction of the anterior and posterior cruciate ligaments after traumatic knee dislocation. Am J Sports Med. 1995;23(5):580–7.
55. Nyland J, Hester P, Caborn DN. Double-bundle posterior cruciate ligament reconstruction with allograft tissue: 2-year postoperative outcomes. Knee Surg Sports Traumatol Arthrosc. 2002;10(5):274–9.
56. Irrgang JJ, Fitzgerald GK. Rehabilitation of the multiple-ligament-injured knee. Clin Sports Med. 2000;19:545–71.
57. Reckling FW, Peltier LF. Acute knee dislocations and their complications. J Trauma. 1969;9:181–91.
58. Almekinders LC, Dedmond BT. Outcomes of the operatively treated knee dislocation. Clin Sports Med. 2000;19:503–18.

第八部分

其他注意事项

第 22 章

膝关节多发韧带手术中移植物的机械张力

Gregory C. Fanelli

22.1 引　言

膝关节多发韧带损伤重建的原则为：认识和处理所有的病理情况，准确建立隧道，对移植物进行解剖重建，利用强大的移植材料，调整移植物的机械张力，对移植物进行牢固固定，以及采取完善的术后康复程序。本章将着重介绍笔者使用 Biomet 公司的移植物机械张力调整靴（Biomet Sports Medicine，Warsaw，IN）对膝关节多发韧带损伤前以及后交叉韧带（PCL）重建术中移植物机械张力的调整经验。张力调整靴、PCL 和前交叉韧带（ACL）重建的手术技术、移植物张力的循环动态调整方法以及使用移植物张力调整靴后的对比结果也将在本章叙述。

22.2 移植物机械张力调整靴

移植物张力调整靴（Biomet Sports Medicine，Warsaw，IN）是一种在制备移植物后及 PCL 和（或）ACL 重建的最终固定前使用的移植物张力调整装置。其由附有齿轮的扭矩扳手框架组成（图 22.1）。在完成移植物制备后，同种异体或自体移植物组织被放置在张力调整靴上，将张力逐渐加于移植物上，使移植物在植入之前处于预张状态。移植物被包裹在湿润的海绵里，在准备植入同种异体或自体移植物组织之前，组装好的张力调整靴和移植物都被安放在桌子上（图 22.2）。在手术期间，无菌的张力调整靴被安装在患肢足和小腿区域，并利用无菌绷带将其固定于患肢上（图 22.3）。移植物张力的循环动态方法是在术中运用的一种方法，其细节将在后面的手术技术部分介绍。

22.3 移植物机械张力调整靴在联合 PCL-ACL 重建技术中的运用

关于 PCL-ACL 内外侧联合重建的手术技术已在本书的第 20 章介绍过了。本章着重介绍将 Biomet 移植物张力调整靴用于联合 ACL 和 PCL 重建的手术技术。

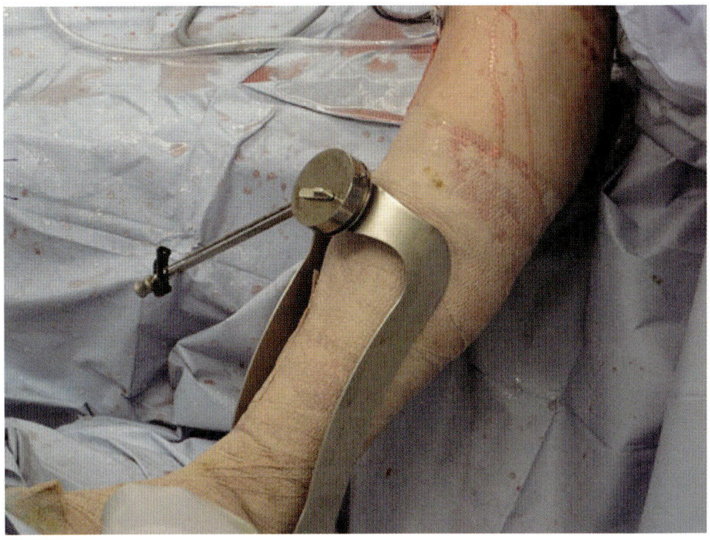

图 22.1　移植物张力调整靴由附有齿轮的扭矩扳手框架组成。此装置被安装在手术侧腿和足的表面

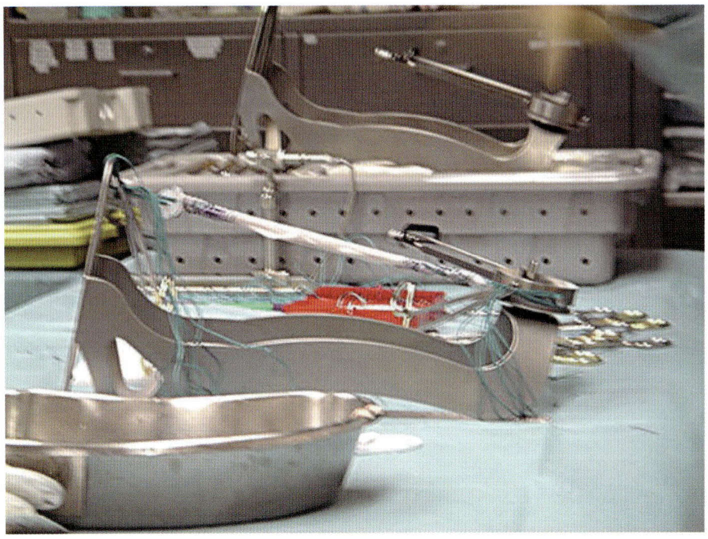

图 22.2　移植物张力调整靴用于植入前预张同种异体或自体移植物组织。在完成移植物的制备后，同种异体或自体移植物组织被放置在张力调整靴上。在植入前，逐渐对移植物进行预张。移植物被包裹在湿润的海绵里，在准备植入同种异体或自体移植物组织之前，组装好的张力调整靴及移植物都被安放在桌子上保护

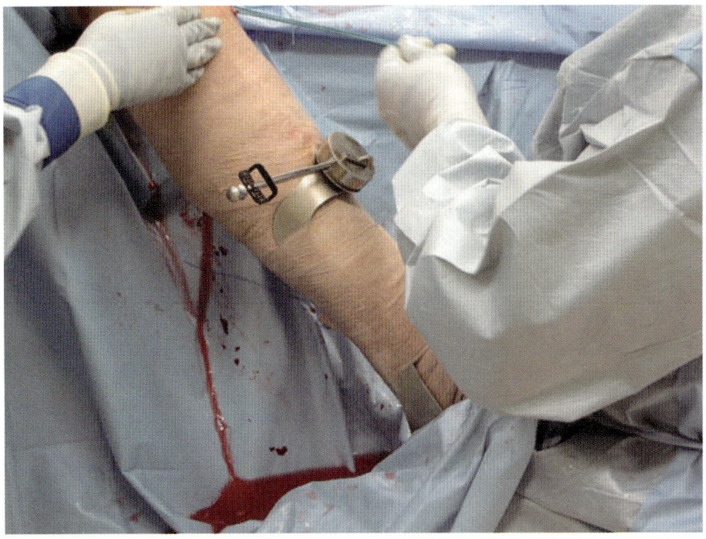

图 22.3　在手术期间，无菌的张力调整靴被安装在患肢足和小腿区域，并利用无菌绷带将其固定于患肢上

患者仰卧在手术台上。在满意的麻醉诱导后，仔细核对检查并确定手术侧与非手术侧下肢[1-10]。在手术侧的大腿根部使用止血带，并以无菌的方式在手术侧肢体消毒及铺巾。将健侧下肢支撑于充分展开的手术台上。该手术台也用于内外侧手术期间支撑手术侧下肢。外侧柱用来控制手术侧肢体。不使用关节镜下肢支持器。术前及术后使用抗生素。对于时间较长、困难和复杂的手术，常规延长使用抗生素的时间以预防感染。在患者进入手术室之前要制备好同种异体移植物组织，在使用关节镜之前获取自体移植物组织（取腱）。

通过髌骨外上侧入路置入关节镜器械。将手术器械及镜头分别经髌骨下内侧及髌骨下外侧入路置入，并且在必要的时候可以互换。其他的手术入路可以根据术中需要建立。检查膝关节腔的内容，包括髌股关节、内外侧间室、内外侧半月板以及髁间窝。清理 ACL 和 PCL 损伤后残留的残端。然而，需要注意保留 ACL 和 PCL 的解剖止点，以作为建立骨隧道的参照点。同时可以进行 ACL 手术部分的髁间窝成形。

关节囊外关节外后内侧安全切口位于在胫骨后内侧边界关节线下约 1 英寸，并向远端延长 1.5 ～ 2cm。纵向切开小腿筋膜。在腓肠肌内侧头与术者手指后方的血管和神经之间存在一个间隔，术者手指的前方为膝关节囊。后内侧安全切口使术者能够保护这些神经和血管组织结构，准确地确定 PCL 胫骨隧道的位置，并能加快手术进程。

PCL 过顶位弯曲器械（Biomet Sports Medicine，Warsaw，IN）被用来依次松解位于膝关节后方的粘连，并从后胫骨嵴处抬高关节囊。这样做能够准确地放置 PCL/ACL 的定位器并获得正确的胫骨隧道。

通过髌骨下内侧入路置入 PCL/ACL 定位器手持臂（Biomet Sports Medicine，Warsaw，IN）。把定位器尖端放置在 PCL 解剖止点的下外侧部分，即后胫骨嵴的后下方和 PCL 解剖止点的外侧面。将定位器的尖头部分接触胫骨近端表面前内侧的中间点，位于胫骨后内侧界与胫骨嵴前或刚好平胫骨结节下方的位置。这样能够给移植物的方向提供一个角度，以便于移植物能在胫骨后方呈平滑的 2 个 45° 角。关于定位器尖端在胫骨后方的位置，术者可以通过关节囊外关节外后内侧安全切口利用手指来确定。术中可能会用到 X 线正、侧位检查；然而，笔者在术中并不常规使用 X 线检查。当将 PCL/ACL 定位器放置在理想的位置后，通过一个远端钝的斜坡导向器将导针自前向后钻入。术者通过后内侧安全切口利用手指来确认导针的位置。

采用适当规格的标准扩孔钻来制备胫骨隧道。术者的手指通过关节囊外关节外后内侧安全切口实时监测导针的位置。为了进一步保证患者的安全，当钻头钻进骨时，使导针反向，将钝的一头朝向后方。一直推进钻头，直到钻出胫骨后方的骨皮质。将钻头卡环与钻头分开，手动利用钻头完成胫骨隧道的制备工作。

用双束定位器从内向外制备 PCL 单束或双束股骨隧道，或利用内镜扩孔器作为定位装置（Biomet Sports Medicine，Warsaw，IN）。通过较低的髌骨前外侧关节镜入路置入适当规格的双束定位器或内镜扩孔器，以便于制备 PCL 前外侧束的股骨隧道。将双束定位器或内镜扩孔器直接放在 PCL 股骨前外侧束的足印区。将适当规格的导针通过定位器或内镜扩孔器钻穿骨皮质直至皮肤小切口外。需要小心以防止造成关节面损伤。然后移除双束定位器，继续用内镜扩孔器从内到外制备 PCL 的前外侧束股骨隧道。如果术者选择行 PCL 双束股骨隧道重建，那么需要重复以上同样的步骤用来制备 PCL 后内侧束股骨隧道。在钻孔前需要特别小心，以保证在两个股骨隧道之间留有充分的骨桥（约 5mm）。这可以利用标准化的探针以及关节镜直视下定位 PCL 的股骨解剖止点来实现。

笔者推荐从内向外制备 PCL 股骨隧道，其中有两个原因。首先，这种技术能保证在 PCL 股骨隧道与股骨内侧髁关节面之间有更大的距离和安全系数。其次，在笔者看来，此举可能获得更精确的 PCL 股骨隧道的位置。因为在关节镜直视下，能将双束定位器或内镜扩孔器放置在 PCL 前外侧束或后内侧束的解剖足印区。

麦哲伦缝合抓线器（Biomet Sports Medicine，Warsaw，IN）可通过胫骨隧道将缝线置入关节内，然后由股骨隧道抓取缝线。将移植物牵引缝线连接在麦哲伦缝合抓线器的环上，随后移植物被拉进到适当的位置。利用生物可吸收界面螺钉获得股骨端初步的固定，利用聚乙烯韧带纽扣以加强固定。

在膝关节屈曲约 90° 的状态下，利用导向器制备 ACL 的胫骨隧道。笔者推荐的 ACL 重建方法为经胫骨钻取股骨隧道的内镜技术。通过髌骨下内侧入路将定位器手持臂置入膝关节内。定位器尖端部分接触胫骨近端前内侧表面，位于胫骨后内侧边界与胫骨前嵴约平胫骨结节水平之间的位置。在 ACL 和 PCL 胫骨隧道之间保留 1cm 或更大的骨桥。将导针置入导管以便继续制备 ACL 胫骨隧道，这样移植物便能大致位于 ACL 解剖止点的位置。采用适当规格的管状扩孔器来制备胫骨隧道。

在膝关节屈曲 90° ~ 100° 的状态下，通过胫骨隧道置入过顶点股骨定位器，并利用导针定位股骨外侧髁的内侧壁，以制备一个接近 ACL 解剖止点位置的股骨隧道。随后将 ACL 移植物置入股骨隧道，并在股骨侧采用生物可吸收界面螺钉固定，同时利用聚乙烯韧带固定纽扣进行皮质悬吊加强固定。此手术技术的其他示意图及照片详见本书第 20 章 [9]。

22.4 交叉韧带移植物循环动态张力调整法

采用 Biomet 移植物张力调整靴的移植物循环动态张力调整法被用来调整 ACL 和 PCL 移植物的张力。在此手术技术中，采用笔者推荐的固定方式将 ACL 和（或）PCL 移植物固定在股骨侧。此技术介绍了一种胫骨侧的张力调整方法。笔者常规使用聚乙烯韧带固定纽扣做皮质骨固定，用生物可吸收界面螺钉做股骨侧 ACL 和 PCL 固定。联合重建 PCL-ACL 时，先收紧 PCL 移植物，然后行 PCL 胫骨侧的最终固定，随后行 ACL 移植物收紧并固定。

将张力调整靴用于手术侧肢体，并将 Biomet 移植物张力调整靴（Biomet Sports Medicine，Warsaw，IN）置于 PCL 移植物远端进行牵张（图 22.4）。在膝关节由屈曲逐渐完全伸直（最大张力）的过程中，逐渐施加张力以复位胫股关节。这将恢复胫骨的解剖阶梯。尽管在扭力扳手表盘上有很多数字，但是这些数字并不是用来设定张力大小和显示移植物最终张力的，而是在循环动态调整过程中作为参考点。张力的大小取决于膝关节完全伸直时胫骨相对股骨是否复位，即逐步恢复胫骨的解剖阶梯，术中后抽屉试验检查是否阴性，以及是否获得全关节活动范围。患膝通过全关节活动范围的屈伸循环以获得移植物理想的预张及固定。这个过程需要重复多次，直到膝关节完全伸直时（0° 屈曲）移植物张紧器扭力设定没有进一步的变化。当施加在移植物上的张力没有较大的变化或没有必要调整时，将膝关节放置于屈曲 70° ~ 90°，将 PCL 胫骨侧用生物可吸收界面螺钉获得合适的挤压固定，皮质悬吊固定由双皮质螺钉与钉齿韧带垫圈或聚乙烯韧带固定纽扣完成（图 22.5）。

牵张及最终固定 PCL 完成后，利用移植物张力调整靴（Biomet Sports Medicine，Warsaw，IN）调整 ACL 移植物的循环动态张力（图 22.6）。当膝关节完全伸直时，将牵引器械连接 ACL 移植物的缝线，逐渐施加张力复位胫骨关节的解剖关系。此时膝关节通过多次循环，充分屈曲及伸直，直到允许固定移植物。然后行 Lachman 试验及轴移试验。重复此过程，直到当膝关节完全伸直时扭力扳

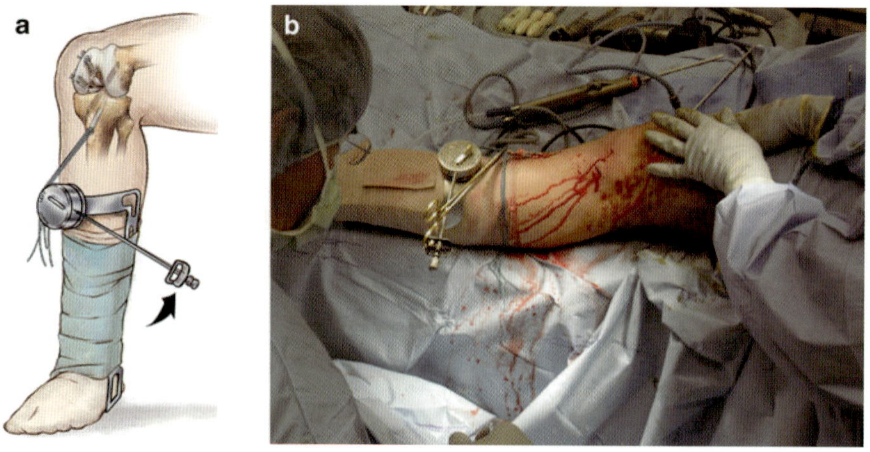

图 22.4 (a) 移植物张力调整靴通过牵引缝线作用于 PCL 移植物。[From Ref[1]. Reprinted with permission)] (b) 在膝关节由屈曲到逐渐完全伸直的过程中逐渐施加张力，胫骨相对股骨逐渐复位。这将恢复胫骨的解剖阶梯。尽管在扭力扳手表盘上有很多数字，但是这些数字并不是用来设定张力大小和显示移植物最终张力的，而是在循环动态调整过程中作为参考点。张力的大小取决于膝关节完全伸直时胫骨相对股骨是否复位，即逐步恢复胫骨的解剖阶梯，术中膝关节后抽屉试验检查是否为阴性，以及是否获得全关节活动范围

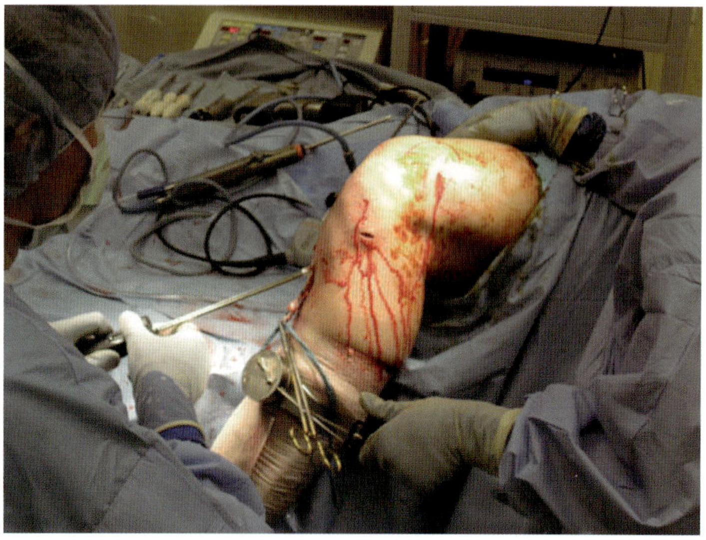

图 22.5 当完成本章所描述的预张过程后，将膝关节放置于屈曲 70° ~ 90°，将 PCL 胫骨侧用生物可吸收界面螺钉获得合适的挤压固定，皮质悬吊加强固定由双皮质螺钉与钉齿韧带垫圈或聚乙烯韧带固定纽扣完成

手表盘上的数值没有进一步变化，并且 Lachman 及轴移试验结果呈阴性。ACL 移植物最终的张力大小取决于 Lachman 试验及轴移试验阴性，获得膝关节的全范围活动。将膝关节放置于屈曲约 30°，对 ACL 胫骨侧用生物可吸收界面螺钉获得挤压固定，加强固定由聚乙烯韧带固定纽扣完成（图 22.7）。

22.5 结　果

Fanelli 和 Edson 在 2004 年发表了 41 例关节镜辅助下 PCL/ 后外侧复合体联合重建 2 ~ 10 年的随访结果，利用 Lysholm、Tegner 和特种外科医院膝关节韧带评定量表、KT-1000 关节动度计、应力摄片及体格检查来对术前和术后进行评估 [11,12]。对 41 例 PCL 重建均采用新鲜冷冻的跟腱移植物，采

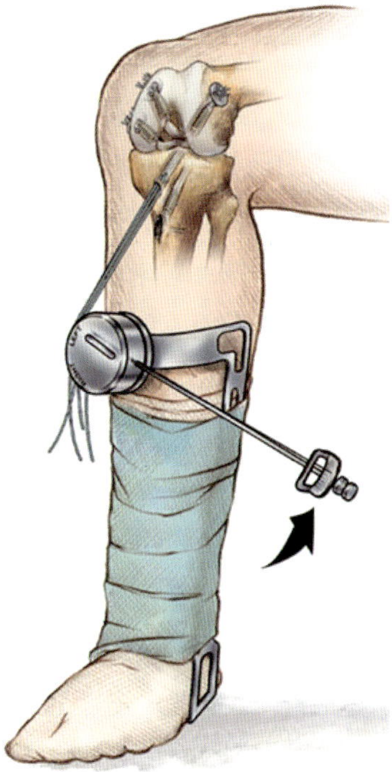

图 22.6 该图描述的是用移植物张力调整靴牵拉 ACL 移植物的缝线（From Ref [1]. Reprinted with permission）

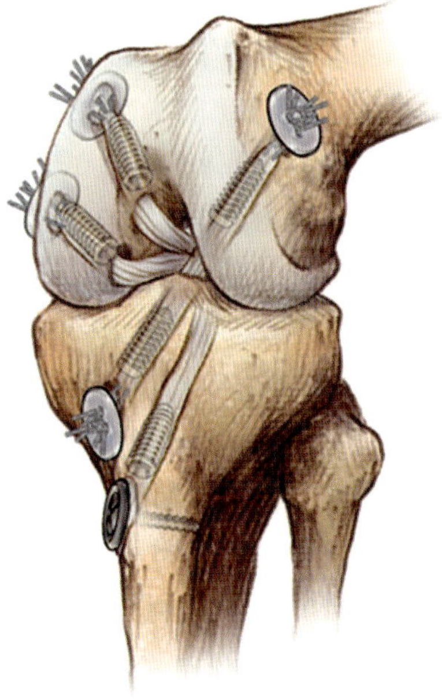

图 22.7 此图描绘了 ACL 和 PCL 的最终固定方式（From Ref [1]. Reprinted with permission）

用关节镜辅助下的单股骨隧道，经胫骨 PCL 重建技术。在全部 41 例病例中，后外侧复合体不稳定重建以股二头肌腱固定术及后外侧关节囊移位联合进行，术后体格检查显示膝关节后抽屉试验 / 胫骨后移有 70%（29/41）阴性。在使用 Biomet Sports Medicine 移植物张力调整靴进行移植物张力调整的病例中，91.7% 的膝关节后抽屉试验 / 胫骨后移阴性。大腿足部角外旋试验显示，膝关节后外侧稳定性恢复至正常的比例为 11/41（27%），比正常膝关节更紧的比例为 29/41（71%）。膝关节 30° 内翻应力

节镜下后交叉韧带重建中，使用同种异体移植物和移植物机械张力调整器（Biomet Sports Medicine 移植物调整靴）是有效并成功的。我们也发现移植物调整靴在膝关节多发韧带损伤双束 PCL 重建中同样有效 [2,3,14]。

（唐　新　邓森林 译）

参考文献

1. Fanelli GC. Rationale and surgical technique for PCL and multiple knee ligament reconstruction. 2nd ed. Warsaw: Biomet Sports Medicine; 2008.
2. Fanelli GC, Beck JD, Edson CJ. Double bundle posterior cruciate ligament reconstruction. Surgical technique and results. Sports Med Arthrosc Rev. 2010;18(4):242–8.
3. Fanelli GC, Beck JD, Edson CJ. Combined PCL ACL lateral and medial side injuries: treatment and results. Sports Med Arthrosc Rev. 2011;19(2):120–30.
4. Fanelli GC, Boyd J. How I manage PCL injuries. Oper Tech Sports Med. 2009;17(3):175–93.
5. Fanelli GC, Beck JD, Edson CJ. How I manage the multiple ligament injured (dislocated) knee. Oper Tech Sports Med. 2010;18(4):198–210.
6. Levy B, Dajani KA, Whalen DB, Stannard JP, Fanelli GC, Stuart MJ, Boyd JL, MacDonald PA, Marx RG. Decision making in the multiple ligament injured knee: an evidence based systematic review. Arthroscopy. 2009;25(4):430–8.
7. Fanelli GC, Stannard JP, Stuart MJ, MacDonald PB, Marx RG, Whelan DB, Boyd JL, Levy BA. Management of complex knee ligament injuries. J Bone Joint Surg. 2010;92-A(12):2235–46.
8. Levy B, Fanelli GC, Whalen D, Stannard J, MacDonald P, Boyd J, Marx R, Stuart M. Modern perspectives for the treatment of knee dislocations and multiligament reconstruction. J Am Acad Orthop Surg. 2009;17(4):197–206.
9. Fanelli GC. Surgical treatment of combined PCL ACL medial and lateral side injuries (global laxity): acute and chronic. In: Gregory C, Fanelli, MD, editor. The multiple ligament injured knee: a practical guide to management, 2nd ed. Chapter 20 (currently in production).
10. Fanelli GC, Beck JD, Edson CJ. Arthroscopic trans tibial double bundle PCL reconstruction. J Knee Surg. 2010;23(2):89–94.
11. Fanelli GC, Edson CJ. Combined posterior cruciate ligament –posterolateral reconstruction with Achilles tendon allograft and biceps femoris tendon tenodesis: 2–10 year follow-up. Arthroscopy. 2004;20(4):339–45.
12. Fanelli GC, Edson CJ, Orcutt DR, Harris JD, Zijerdi D. Treatment of combined ACL PCL medial lateral side injuries of the knee. J Knee Surg. 2005;28(3):240–8.
13. Fanelli GC, Edson CJ. Arthroscopically assisted combined ACL/PCL reconstruction. 2–10 year follow-up. Arthroscopy. 2002;18(7):703–14.
14. Fanelli GC, Beck JD, Edson CJ. Single compared to double bundle PCL reconstruction using allograft tissue. J Knee Sur. 2012;25(1):59–64.

第 23 章

膝关节脱位伴有动、静脉损伤的处理

John L. Gray，Matt Cindric

23.1 引　言

膝关节脱位多发韧带损伤常伴有灾难性的血管损伤，这是导致医学实体法律诉讼最常见的原因。只有提高临床警惕以及迅速诊断、评估和处置，才能避免这种不良后果。对那些经历过由于遗漏血管损伤而导致严重并发症的医师来说，这是不可能忘记的印记。然而，那些没有这种经历的医师占有多数，并依然低估了它的严重性。

膝关节脱位本身是一种不常见的损伤。它所占的比例在所有下肢损伤中不到的 1%。其罕见的发生率增加了忽视与其相关血管损伤的危险的可能性。现代诊断影像学，尤其是 MRI，增强了诊断此骨科并发症的能力。以前的膝关节脱位临床诊断标准通常是不可靠的。必须认识到两个重要的实用诊断要点。首先是其自发性复位的高发生率降低了骨科评估时判断为脱位的可能性。再者，对膝关节进行 MRI 检查通常并不是在损伤初期进行的，因此，MRI 并不是最初诊断中的关键因素。

膝关节脱位伴发血管损伤的发生概率较低。在一系列的膝关节脱位病例中，腘动脉损伤的比率为 7% ～ 100%[1-18]。1992 年以来发表的研究数据显示为 7% ～ 32%（表 23.1）[9-18]。通常引用的平均数据为 30%。许多血管损伤通常很轻微，并且自发愈合而无后遗症。另外一些血管损伤却很严重，表现为局部缺血或更少见的出血，需要立即治疗才能获得较好的疗效。正是这部分严重的血管损伤导致了一系列不成比例的严重并发症、截肢以及医疗事故。

识别膝关节脱位伴发的血管损伤是成功采取治疗策略的首要因素。在本章作者将会回顾血管损伤的机制、损伤血管的评估、血管修复以及辅助措施，后者也适用于治疗膝关节脱位。

23.2 膝关节脱位的机制及血管损伤的原因

膝关节多发韧带损伤导致相应部位的软组织损伤。根据损伤的机制和程度，可能发生神经和血管损伤。神经和血管损伤的发生机制主要是过度牵拉以及某些结构的机械挫伤。由于腘窝处的侧支循环较差，急性腘动脉闭塞经常引起严重缺血。如果不能立即识别并快速纠正灌注，在短短数小时内将会发生肌肉和组织坏死，从而很有可能最终不得不行膝上截肢。一旦纠正缺血延迟超过 8h，几乎都会导致截肢。血管重建越及时，则救助的效果就越好。

当今大多数膝关节脱位主要是由机动车辆的高能量创伤导致。导致乘客大腿创伤的主要原因可能是与机动车仪表盘接触、机动车与行人接触、周围物体与摩托车驾驶者接触有关。这些受伤机制通常最可能导致后方脱位。另一类膝关节脱位是由中等能量创伤引起的，通常最常见的有足球、体操和蹦床等体育项目。也有一些由低能量创伤引起的膝关节脱位，如跌落和失足，尤其是在肥胖人群中。即使是由低能量损伤导致的膝关节脱位，其中仍有 15% 的血管损伤发生率[19]。发生率随创伤的大小及严重程度而增加。

表 23.1　18 个关于膝关节脱位的研究结果及伴随腘动脉损伤和截肢

研究	膝关节脱位	腘动脉损伤	截肢
Hoover（1961）[1]	14	7（50%）	11（92%）
Kennedy（1963）[2]	22	10（33%）	5（23%）
Green 等（1977）[3]	245	78（32%）	31（13%）
Donnell 等（1977）[4]	10	10（100%）	2（20）
Jones 等（1979）[5]	22	10（45%）	1（5%）
Sisto 等（1985）[6]	20	2（10%）	0（0）
Roman 等（1987）[7]	30	10（33%）	0（0）
Varnell 等（1989）[8]	30	12（40%）	2（7%）
Treiman 等（1992）[9]	115	23（20%）	1（<1%）
Kaufman 等（1992）[10]	19	6（32%）	0（0）
Dennis 等（1993）[11]	38	9（24%）	0（0）
Kendall 等（1993）[12]	37	6（16%）	1（3%）
Wascher 等（1997）[13]	47	11（23%）	1（2%）
Martinez 等（2001）[14]	21	7（33%）	0（0）
Abou-Sayed 等（2002）[15]	53	13（25%）	1（2%）
Miranda 等（2002）[16]	35	7（20%）	0（0）
Mills 等（2004）[17]	38	11（29%）	1（3%）
Stannard 等（2004）[18]	138	138（7%）	0（0）
总　计	934	241（26%）	57（6%）

在解剖上腘动脉位于收肌腱裂孔内，附着在大收肌腱肌腹移行处。在腘窝内，腘动脉含有配对的膝上分支、非配对的膝正中动脉以及配对的膝下动脉。当其横过腘窝处，在穿过比目鱼肌腱弓后方（与胫骨后方紧密结合）之前，具有相对较少的结构连接。其胫骨分支分布在三个不同方向的筋膜平面的前方。当发生脱位损伤时，跨越腘窝处的线性距离急速增加，并造成分布于此区域的血管及神经牵拉伤。在损伤过程中也可能发生由邻近骨骼导致的血管直接挫伤。据研究，血管挫伤是膝关节后脱位时最常发生的损伤。

动脉壁由弹性不同的三层组成。内膜层是单细胞的，没有弹性，因此，即使是相对较小的线性牵拉也能破坏其单层结构。这使得内皮下层得以暴露，自然激活其促凝功能。多层平滑肌细胞以及血管壁中层的纤维弹力区被称为血管中层。血管中层对于牵拉具有适度的抵抗，只有在内皮细胞层破坏后才会受到影响。因此，中层血管壁损伤后将会暴露出血管内的胶原成分以及其他中层结构，它们均能

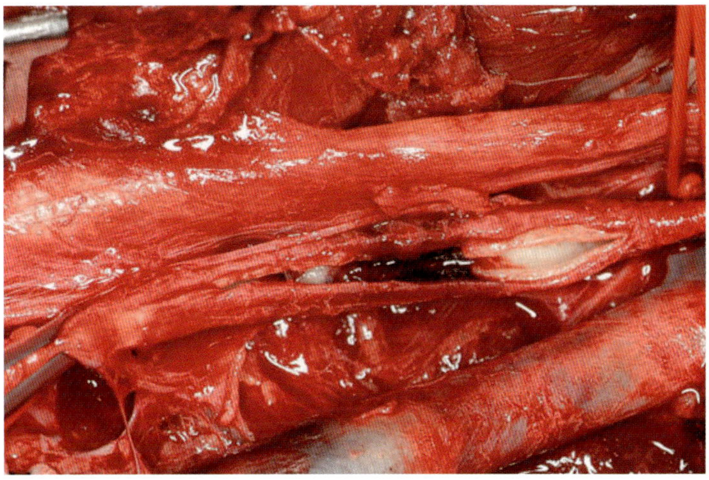

图 23.1 内膜损伤导致腘动脉血栓形成（Figure courtesy of Robert P. Garvin，MD）

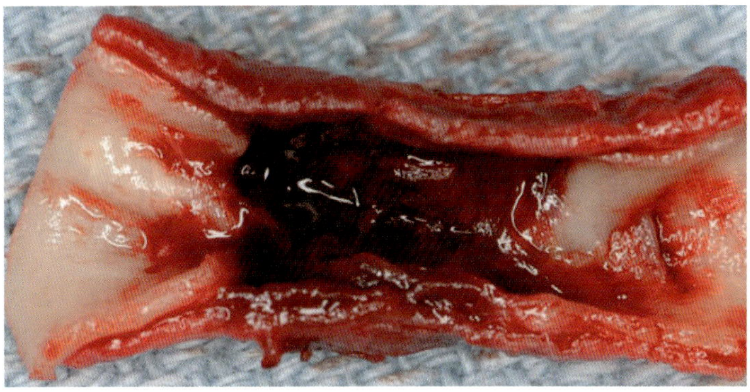

图 23.2 内膜损伤特写（Figure courtesy of Robert P. Garvin，MD）

促进血栓形成（图 23.1 和 23.2）。动脉外膜是动脉壁三层结构中抵抗牵拉损伤最强的一层。通常情况下，其是损伤发生后唯一保持完整的一层，能够保持血管的完整性。如果损伤严重，牵拉伤可以完全破坏动脉的连续性，并造成出血和明显的缺血症状。通常情况下，出血几乎总是被包裹在腘窝内，除非发生皮肤撕裂这一类的严重损伤。

按照胫骨与股骨的对应关系，脱位通常被分成 5 类：前方、后方、外侧、内侧和旋转。Kennedy 于 1963 年描述了 22 例膝关节完全脱位的临床病例，这在当时是最大系列的报道。除此之外，他完成并报道了尸体实验结果，通过一个静应力机械制造膝关节脱位并测量相应力量。他观察到只有前脱位才能被实验再次诱导产生。膝关节过伸是该实验诱导的机制。此力学机制导致后关节囊和交叉韧带的持续牵拉直至撕裂。在此过程中，腘动脉同时受到牵拉伤，膝关节过伸至 50° 时，腘动脉完全断裂。他在临床上推断在较小的过伸时也会发生腘动脉损伤，不过其模型并不足以作出一个更精确的估计。他的模型不能复制出满意的后脱位，后者需要切断髌腱才能实现。内、外侧脱位通常与胫骨平台和股骨髁上骨折有关，因此，其与临床上所见的损伤是不一样的。

在 Kennedy 的临床病例中，前脱位占主流（14/22），仅有 1 例后脱位和 1 例后外侧脱位。在 22 例中，有 8 例伴有腘动脉损伤，其中 5 例最终行膝上截肢。3 例立即行血管修复处理，其中 1 例顺利康复，1 例截肢，另外 1 例有功能障碍。一旦腘动脉的解剖结构受到损伤，延误探查可能会导致截肢。

血管透视证实，2 例腘动脉痉挛的患者最终都顺利康复。在 8 例血管损伤中有 6 例为前脱位引起。在老的病例系列中，前脱位是最普遍的脱位类型 [3]。在现代病例报道中后脱位占主要比例。这种现象被认为是由于机动车事故仪表盘创伤的发生率增加。

最近提出了 Schenck 分型的改进版——Wascher 分型。该分型利用缩写“KD”代表膝关节脱位（knee dislocation）。提出了逐渐增加的损伤的解剖分度，并以 5 个罗马数字代表不同分型。

KD- Ⅰ：多发韧带损伤但无交叉韧带损伤

KD- Ⅱ：仅交叉韧带损伤

KD- Ⅲ：交叉韧带损伤 + 后内侧角或后外侧角损伤

KD- Ⅳ：交叉韧带损伤 + 后内侧角和后外侧角损伤

KD- Ⅴ：多发韧带损伤合并关节周围骨折

先进的影像模式使这种新的分型方法可行，在这项技术出现之前的旧分型系统主要依赖于受伤机制以及临床检查。

23.3 血管评估

由于这类损伤大部分涉及高能量损伤，因此，其可能威胁到生命安全。在任何情况下，都应该严格遵循创伤处理原则。膝关节脱位伴随严重损伤很常见，尤其是当出现腘血管损伤时。基本上，在所有研究中，还没有关于静脉损伤的系统性病例报道。来自国家创伤数据库（National Trauma Data Bank）的一项研究显示：钝性挫伤引起动、静脉联合损伤导致的截肢率最高可达 27%[20]。

在任何情况下，对损伤的肢体均需要进行仔细、准确的临床血管方面的检查。由于已经知道膝关节脱位与血管损伤的关系，当怀疑有多发韧带损伤时，对血管损伤的检查显得更为必要，尤其是对于 PCL 撕裂的病例。漏诊或者延误诊断重要的血管损伤将不可避免地导致灾难性的后果。作出及时诊断的关键是要具有高度的警惕性。由于只有少数的膝关节脱位多发韧带损伤涉及重要的血管损伤，因此，在评估血管损伤时遵循严格的原则非常重要。这种系统的规则包括进行仔细、精确的血管体格检查，计算踝臂指数，紧接着进行选择性多普勒，以及非导管和基于导管的造影。

23.4 体格检查

脉搏检查是体格检查中的关键部分，其可靠性是至关重要的。有一种描述得很贴切的现象，即检查者报告了他期望的脉搏，但实际上并不存在。这种情况最常发生在检查者缺乏血管检查的经验而感受到的是自己的脉搏时。如果采用正常多普勒信号超声检查，则会减少这种错误的发生。体格检查中血管损伤的其他线索包括肢体冰冷、毛细血管充盈迟缓以及皮肤苍白、发绀或颜色斑驳。但所有的这些体征并不是血管损伤特有的，也许反映的是系统性的问题，如休克或体温过低。伴随的神经异常情况预示血管损伤的风险增加，但也并不是绝对的。一些血管损伤的间接征象较少被看做是金标准。

血管损伤的可疑征象包括远端脉搏缺失或减弱，肉眼可见或扩大的血肿（通常出现在腘窝），明显震颤，可闻及杂音或可见搏动性出血。这些是需要修复的大血管损伤的相关体征，有足够理由行手术探查，即使仅有这些发现。因此，如果膝关节脱位复位后的体格检查呈现任何血管损伤的可疑征象，应立即行外科手术探查或床旁血管造影。如果没有发现任何征象，建议间隔 4 ~ 6h 连续检查，超过观察 24h 之后则没有必要进一步检查 [18]。一项基于 126 位患者的 134 例膝关节脱位的研究发现，其中有 10 例异常的体格检查结果，9 例动脉造影确认有动脉损伤，1 例体格检查为假阳性。在后续随访中，先前体检正常的患者没有再发现有血管损伤。基于医师的建议，17 例体格检查正常的患者也选择性地做了血管造影，结果证实没有人发生血管损伤。另一项囊括了 35 例膝关节脱位的研究显示有 6 例动脉损伤，并且均被物理检查和动脉造影所证实 [16]。6 项回顾性研究共纳入了 283 例膝关节脱位患者，对有异常体格检查结果的患者行选择性血管造影，截至研究日期没有遗漏重要动脉损伤的报道 [9-12,14,15]。尽管血管体格检查的结果正常 [6,9,20]，仍然存在合并有血管并发症的报道。这再次引发了一个存在几十年的争论，即行选择性还是强制性动脉造影。主流观点认为选择性动脉造影是最适当的原则。无创动脉造影的替代检查，如多普勒超声、计算机断层动脉造影（CTA）和磁共振动脉造影（MRA），这些替代检查尽管有前景，但是目前为止还没有足够的研究形成结论性的意见。

23.5　诊断试验

23.5.1　踝臂指数（图 23.3）

踝臂指数（ABI）试验需要一个手持超声设备和适当大小的血压计套袖。利用超声来探测血压计袖套固定后恢复的动脉溢流，记录仰卧位时四肢的最高收缩压。将手臂压力袖带放在常用的位置，并将超声探测器放在肘窝肱动脉处。使下肢袖带尽可能地靠近踝关节处放置，在双侧足背及双侧胫骨后方测量压力大小。用每条腿踝关节处的最高收缩压除以手臂的最高收缩压，即为 ABI。

Lynch 和 Johansen 首创使用 ABI 评价肢体穿透伤和钝挫伤，并将其结果与使用动脉造影的情况比较进行前瞻性研究 [21]。相比动脉造影，在 ABI < 0.9 的情况下，对于诊断动脉损伤的敏感性为 87%，特异性为 97%。在一项针对膝关节脱位的前瞻性研究中，ABI > 0.9 时其阴性预测值为 100%[17]。据报道，如 ABI < 0.9，在探测需要手术处理的动脉损伤时，其敏感性为 95% ~ 100%，特异性为 80% ~ 100%[15,17,21]。

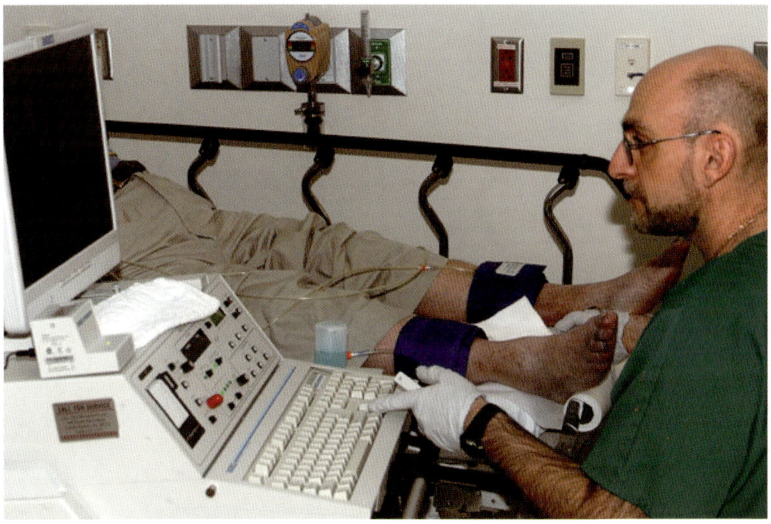

图 23.3　技术员演示测量下肢 ABI（Figure courtesy of Robert P. Garvin MD）

临床上评估周围血管疾病时，细致的血管体格检查结合计算 ABI 是标准的诊治原则，也有一些争论认为这是对膝关节脱位患者强制性的评估。Miranda 等研究发现，血管体格检查结合计算 ABI 虽然不会识别任何额外的血管损伤或避免任何并发症，但是其将会进一步减少额外的 25% 的不必要的动脉造影 [16]。减少有创操作中医源性暴露的风险以及医疗费用似乎将会是值得的和有价值的目标。

之前有几例通过非影像学方法漏诊的具有临床意义的血管损伤病例，实际上这几例是假性动脉瘤。这些迟发性破裂的病例（几周到几个月）都被顺利修复，没有造成肢体缺失 [22]。考虑到侵入性动脉造影有易导致同等或更高比例的医源性并发症的潜在可能性，而且绝大多数动脉造影结果是正常的或揭示的是一些无关紧要的临床发现。上述结果虽然不理想，却可能是容易接受的。我们建议早期行动脉造影，但并非绝对必要，因为无创性急诊摄片可以鉴定这些病变，并且有助于在患者因延误诊断出现严重的血管损伤征象之前促进其修复。

23.5.2 经导管动脉造影（图 23.4）

动脉造影仍然被认为是评估动脉损伤的主要“金标准”。将其应用于评估膝关节脱位的争议主要为选择性应用还是强制性应用。所有的研究都认为，当缺乏血管损伤的直接征象时，鉴定出重要血管损伤发生的概率是极低的。因此，对于绝大多数患者而言，动脉造影并不能提供某些有价值的信息来指导相关治疗。造影的影响因素包括医源性动脉损伤、造影剂肾病、放射暴露以及费用较高。

当发现血管损伤的直接征象时，动脉造影能够诊断出绝大部分重要的血管损伤，但不是百分之百。如果排除了患者最肯定的直接征象、无可争议的缺血证据或者出血，那么其诊断价值也是有限的。对于那些具有血管损伤直接征象的患者，应该立即手术探查或行术中动脉造影。由于影像学检查

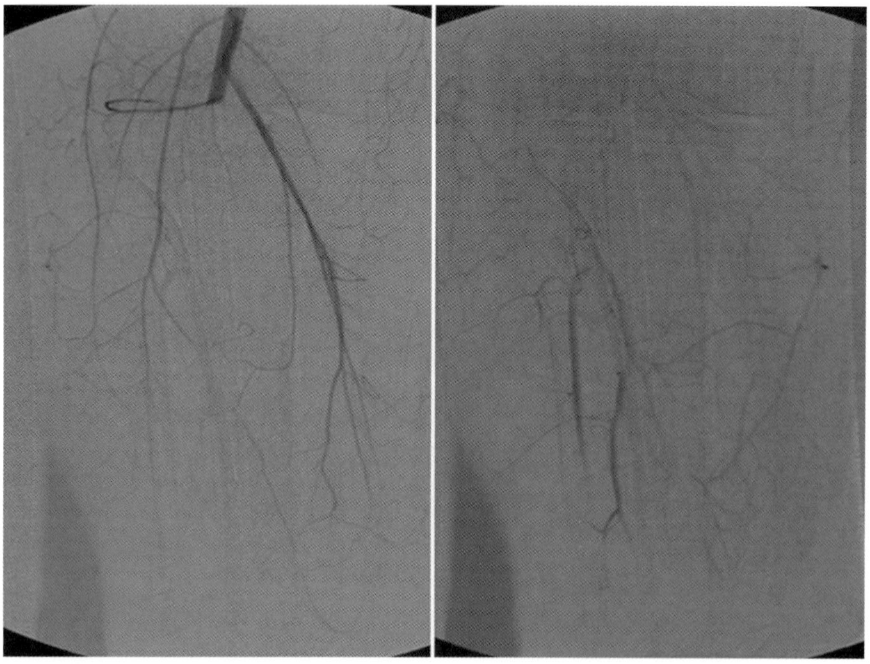

图 23.4 膝关节脱位后腘窝损伤：动脉造影图像显示腘动脉闭塞（左图）和膝近端胫前动脉和腓动脉血管网重构（右图）（Figure courtesy of Robert P. Garvin MD）

在现代血管外科学中具有重要作用，手术室日益发展精良的影像设备促进了对血管损伤的诊治。

如果迅速识别并纠正血管损伤，则预后是最好的[23]。如延误超过 6 ～ 8h，通常会导致软组织缺失并截肢。在手术室外动脉造影可能会使血运重建时间延迟增加 50min 到 2h。各级医疗结构延迟的时间不一样，但最好是避免。

根据血管损伤临床指标的严重程度和确定性，动脉造影结果将避免行手术血管探查，并且有时还可以纠正血管畸形。这些通常是罕见的结果并可预见会越来越常见，因为临床的指标更不确定和严重。在没有动脉造影的情况下，大多数这类患者能够被治疗，并且也没有临床上重要的并发症。必须重申的是，当出现血管损伤的直接征象时，必须将患者送入手术室进行血管评估和治疗。Nicandri 等发表了一项关于此原则的优秀、详细的综述[24]。

23.5.3 多普勒超声

多普勒超声可以评估肢体动脉的解剖和血流动力学，是血管临床实践中的另一种标准。肢体多普勒超声是超声技术中一种理想的检查方式，因为血管和软组织靠近皮肤，从而能够良好地传送超声波频率。多普勒超声能鉴定一系列肢体穿透伤患者中所有的动脉损伤[25]。在一些病例中，其已经被用于膝关节脱位后的血管损伤评估，但是暂无已发表的随机对照试验结果。尽管如此，这项技术因在检测或排除主要血管损伤中具有极高的敏感性而受到人们的期待。与导管动脉造影相比，多普勒超声是无创、安全和经济的，远比 CT 或 MRI 的动脉造影便宜，并且操作方便，但缺乏全天候包括且在周末有经验的超声医师已成为大多数医疗中心的主要问题。在未来，多普勒超声在评估膝关节脱位相关潜在血管的损伤中有可能发挥更大的作用。

23.5.4 计算机断层动脉造影术（CTA，图 23.5）

在当今时代，几乎每一个创伤中心都拥有全天候先进的 CT 影像设备。使用现代 CT 扫描仪和静脉注射造影剂，能比导管动脉造影更快地获得图像。放射学报告通常可即时获得或者很快获得。在评估骨科和血管损伤以及提供相关指导治疗信息时，因为其具有迅速性和同时性的特征，从而使其具有显著的吸引力。在一项怀疑肢体创伤患者存在血管损伤的总体研究中，证明此模式（CT 动脉造影）的敏感性和特异性超过了 90%[26]。CTA 被常规地用于计划手术范围较广的血管外科手术。已证实其对膝关节脱位后的血管损伤有益，并且并不违背当前标准血管损伤的常规。造影剂剂量的需求相对较大、花费高以及辐射暴露是其主要的缺点。

23.5.5 核磁共振血管造影（MRA）

MRA 的主要缺陷及其缺少被广泛接受的原因，是不能全天候使用。从影像的角度来看，磁共振技术可以提供超常的骨科评价，并且是研究的首选检查。它能够提供与 CT 动脉造影以及导管动脉造影同等质量的血管评估和图像。对于严重血管损伤的患者，其有实用的限制和安全问题，因为扫描区域需要排除金属设备，并且患者通常在扫描时需要很长的时间处于限制接触状态。对于病情稳定的患者，当血管情况已经明确，并且没有较严重的临床后果时，MRA 最好作为选择性骨科评估方式予以预留。MRA 可以探查没有完全愈合的初次血管损伤的并发症，如假性动脉瘤、内膜瓣、血肿或深静脉血栓。MRA 能够不使用造影剂便可获得血管影像，但是分辨率欠佳。肾功能不全（肾小球滤过率 GFR ＜ 30mg/dl）者应当禁止使用 MRI 造影剂。这也许会成为膝关节脱位患者中罕见

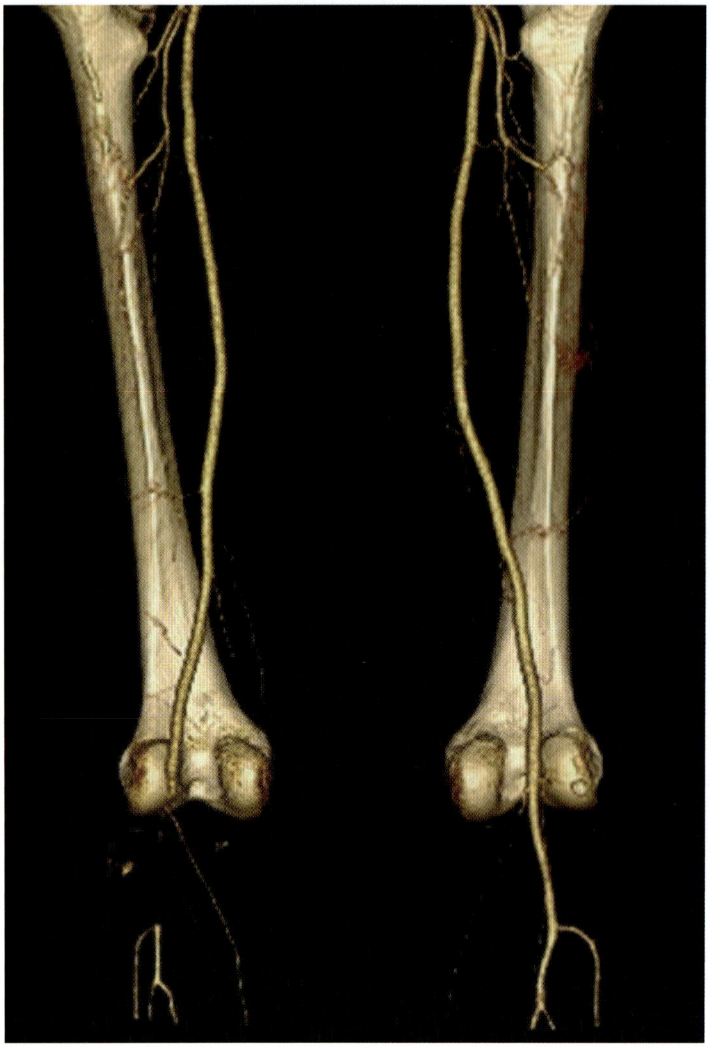

图 23.5 右下肢腘动脉闭塞 CTA 图像（Figure courtesy of Robert P. Garvin，MD）

的禁忌证（图 23.6）。

23.6 治 疗

对怀疑存在腘动脉损伤及下肢急性缺血的患者，必须采用标准的高级创伤生命支持（ATLS）原则进行彻底评估。如果存在伴有威胁生命的损伤，则必须明确诊断并积极治疗。一旦患者的情况稳定，则应迅速对腘动脉损伤进行治疗。

只要没有颅内出血、心包积血或腹腔内出血等禁忌证，应使用每千克 100U 的普通肝素进行系统性抗凝。早期抗凝的作用是减轻肢体远端的微循环继发血栓形成，否则这些血栓可能会导致血运重建失败。当系统性使用肝素存在禁忌时，血管一旦被暴露或控制，一般来说局部使用肝素化盐水就已足够。

除非骨科专业的处理有显著的延误，如果确实存在不稳，则应在使用外固定支架固定患膝之前修复动脉。大多数情况下，可以迅速稳定关节，以防止肢体不稳定进而危及修复好的血管。如情况许

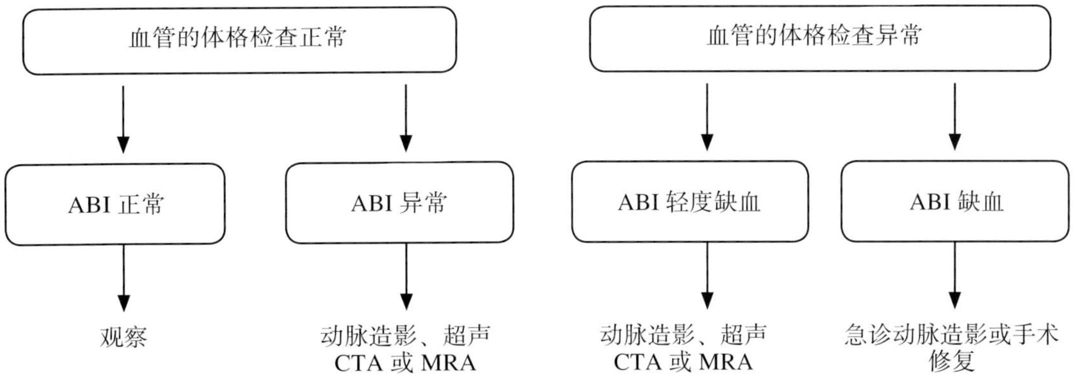

图 23.6 膝关节脱位血管评估的简化处理原则。对于那些血管重建技术设备有限的医院，建议常规动脉造影和（或）转移至上级医院

可，血管外科医师应该在场协助设计外固定的位置，因为不恰当的固定会妨碍血管修复术时的术野显露。

有两种腘动脉损伤的开放手术入路——内侧和后侧入路。取内侧入路时患者处于仰卧位，将伤侧下肢外旋，膝下放一支撑物（外固定的存在限制了同时屈曲髋关节和膝关节的能力）。通过缝匠肌远端的前界或股骨下缘做一长约 12cm 的切口，暴露近端腘血管 [27]。一旦进入筋膜下，向后牵拉缝匠肌。对于腘动脉远端的暴露，则通过胫骨近端后方长约 12cm 的单独切口实现。切口距离胫骨近端一指宽，并且与胫骨近端平行。向后牵拉腓肠肌内侧头。通常需要拉开比目鱼肌，从而更容易暴露神经血管束。在此位置，腘静脉可能为单束或双束。

采取后方入路时需要患者处于俯卧位。首先应在双下肢放置足够的软垫；如果需要外固定，通常要求放置一个枕头和毯子，以确保获得良好的位置，不仅有利于暴露，还能防止意外受伤。沿大腿远端内侧做一个惰性的“S”形切口，横向穿过皮肤褶皱，并沿近端小腿外侧下行。制备皮下蒂皮瓣。根据软组织受伤的范围，小隐静脉可能很容易找到，也可能不易找到。分离神经血管束时，应注意避免神经损伤 [28]。

每一种手术入路都有其优缺点。内侧入路容许患者在整个手术过程中（固定、静脉获取及重建）一直处于仰卧状态。如果有足够长度的自体管道，内侧入路有利于暴露时减少软组织损伤和血肿形成。仰卧位手术入路本身就比俯卧位入路的张力更小，可促进伤口的成功愈合。此外，仅仅延伸远端切口就可以很容易地切开浅筋膜和小腿深部间隔。后方入路需要经过不同阶段完成手术：先要仰卧位，以获取最佳大小的对侧大腿隐静脉，然后取俯卧位修复血管。因此，需要考虑缺血 - 再灌注损伤。由于损伤和再灌注引起的软组织肿胀，伤口愈合可能会出现更多问题。然而，后方入路能够提供损伤血管良好的视野。通过此入路，腘动脉偶尔能够在初次清创后获得修复。而且，后方暴露可以最大程度地节约重建动、静脉的移植物长度。在隐静脉移植物不满意并且没有时间寻找其他静脉桥接血管的情况下，可以从后方入路采用更短的合成移植物重建血管。相对于内侧入路，这种入路有相对较好的暴露。

如果 > 3.5mm 是可接受的血管口径（> 3.5mm），那么更大口径的大隐静脉（greater saphenous vein，GSV）将是理想的移植物。血管内皮细胞具有合成多种抗血栓因子的能力，故其比人工合成物（Dacron，ePTFE）明显更受支持。直径最合适的大隐静脉位于大腿近端。大隐静脉通常在卵圆窝处汇入股静脉。切口起始部位于耻骨结节外侧及下缘2cm处，该处是开始分离血管的解剖标志。然后向远侧切开，并将血管游离到合适的长度，结扎侧分支并标记好血管的方向。最重要的是，术前对双腿都应做好取静脉的准备。应该首先探查对侧大腿静脉，因为患侧腿先前存在的深静脉损伤，或随后由于肿胀和使用器械而形成深静脉血栓，可能引起患肢浅表静脉系统成为静脉循环的重要侧支通道，进而影响修复动脉的使用寿命。

这个程序中有一个例外，即缺血时间已经很长且缺血程度很重。在这种情况下，应该首先于仰卧位修复血管，并暴露损伤区域以外的近端和远端动脉。局部肝素化后，紧接着采用导管取栓术恢复血管通畅并取出所有的血栓。然后放置临时分流装置，并检查确认血管的开放情况及远端血流。一旦建立再灌注，就可以开始收集适当的移植物导管了。

一旦制备好静脉桥接导管，暴露出腘动脉（从之前的两种手术入路中任选一种），就控制好了近端和远端血流。鉴定损伤的程度。不管损伤的血管是需要切除还是保留，都应该纵向打开并探查腘动脉。应对损伤的血管行清创并切除到正常的动脉处。接下来建立顺流和逆流，通常使用Fogarty球囊导管来辅助完成。在修复过程中，需灌注肝素化的生理盐水以防止血栓形成。

通常，损伤仅限于一个内膜或一段短动脉段。处理一处内膜损伤时，可以使用附加缝合线和采用静脉修补术。如果受累血管段很短（约1cm），偶尔可以直接行端端缝合修复腘动脉。这可能需要广泛分离并结扎腘动脉侧支血管。不管怎样，如果不能将剩余的动脉末端无张力地汇聚，或如果只能通过不清创来行获得动脉无张力修补，那么就不建议直接修复。局部动脉修复时最常使用后方入路。此入路最有可能直接暴露动脉损伤的准确区域。内侧入路常常暴露动脉的上方和下方，而不是实际受伤动脉的位置。

很多时候，需要使用大隐静脉作为桥接的移植物。翻转或不翻转静脉方向远没有选择一条直径合适的静脉重要。如果确定了颠倒静脉方向，那么无论是最初或远端吻合完成前，必须切除静脉瓣。使血管末端呈斜面状，以防止缝线处狭窄。用5-0或6-0号不可吸收缝线将血管进行内膜对内膜缝合（图23.7）。

完成吻合后需要确定远端有充足的循环。在这一点上，一些外科医师经常使用血管造影术，而其他人仅当血管修复后足部脉搏不会迅速触摸到时才会选择这种方式。可以使用蝶形针（#20）或小动脉导管用来对比注射。首选数字减影血管造影，成像包括修复位置和血管流量。如果造影的结果对灌

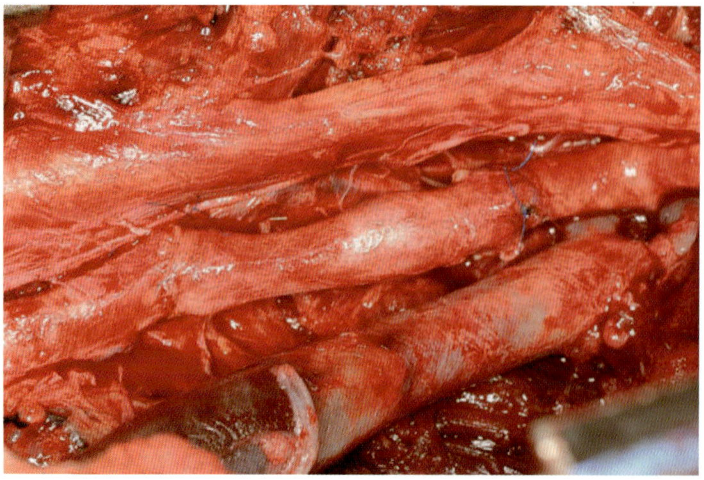

图23.7 利用隐静脉桥接完全修复腘动脉（Figure courtesy of Robert P. Garvin，MD）

注有怀疑时，如造影显示结果欠佳，则需要进一步干预。通常这需要拆除腘动脉远端的缝线，通过气囊导管行胫骨个体血管血栓切除术。或者，直接切除胫骨远端血管和行逆行血栓切除术。术中尽可能避免使用溶解血栓剂，只有在没有禁忌证且其他方法无法解决远端循环的血栓形成时才采用。

修复腘静脉损伤时不太简单。可选方法包括单纯结扎、静脉缝合和桥接。在 20 世纪 60 年代，流行的做法是对所有的静脉损伤强制重建。支持者建议，随后静脉结扎处发生的静脉高血压将威胁修复动脉的开放。而且，受损静脉将在术后释放致水肿因子，被认为是由再灌注损伤引起的。然而，一些最新的病例研究证实，结扎和修复静脉有相同的长期并发症和结果。此外，大多数静脉修复或重建以血栓形成而告终。动脉和静脉复合损伤比单纯动脉损伤结果更糟糕 [20]。

因此，静脉修复时应该有选择性地进行。在血流动力学稳定的患者，对血管损伤可以考虑行侧静脉缝合或单纯吻合。这种方法是明智的。如果损伤广泛，则需要更为复杂的修复——人造或复合桥接移植；如果患者的情况不稳定，那么单纯结扎术更合适 [29,30]。静脉修复与结扎的话题仍有争议，并且已发布的数据纳入了穿透性创伤机制和脱位伴骨折。目前还没有得出明确的结论。因此，它仍然是一个悬而未决的问题。

动脉重建时应该强烈推荐四室筋膜切开术。建议在下列情形实施预防性筋膜切开术：直接压力测量确认筋膜室综合征；伴有静脉修复或结扎；长时间的缺血；广泛的损伤或肿胀；合并致残性严重的神经损伤而其物理评估可能受到干扰；以及不能迅速进行再手术的医疗机构。在患者有多发其他损伤需要多个耗时的诊断性或治疗性干预的情况下，同样应该考虑预防性筋膜切开术。预防筋膜切开术的支持者认为，避免二次缺血性事件是能否成功保肢的决定性因素。

如果在重建时不进行筋膜切开术，则由经验丰富的人员进行床旁临床评估，以预测筋膜室综合征的发展，这是至关重要的。实际上，对于使用镇静剂、气管插管或神经受损的患者，直接测量筋膜室压力仍是最可靠的方法，也可能是唯一可靠的方法。另外，进行完全的神经与血管的评估，并测量上肢肢体周径是必不可少的。建议谨慎地使用可触及脉搏作为确诊筋膜室综合征的手段。无脉是组织损伤进程中的晚期表现。

早期截肢通常并不仅仅根据缺血的情况来决定。并且，胫神经的毁损伤、广泛压榨伤或碾压伤、热缺血时间较长（与僵硬或毛细管外渗有关）提示预后较差。在这些特定的情况下，保肢的努力不仅可能是徒劳的，并且可能给患者带来不必要的死亡风险，或由于肌红蛋白尿引起肾衰竭。这是早期截肢的合适适应证。

膝关节脱位伴发动脉和静脉损伤理想完全可以得到结果，尽管这两个损伤同时发生比较罕见。要高度怀疑可能存在的血管损伤，对于治疗策略有清晰的理解，从而避免漏诊而引起灾难性后果。在绝大多数情况下，可以很好地实施血管重建并获得有益的临床结果。我们希望本文提供的信息将利于促进膝关节脱位患者的治疗和改善患者的预后。

（唐　新　邓森林 译）

参考文献

1. Hoover NW. Injuries of the popliteal artery associated with fractures and dislocations. Surg Clin North Am. 1961;41:1099–112.
2. Kennedy JC. Complete dislocation of the knee joint. J Bone Joint Surg Am. 1963;45:889–904.
3. Green NE, Allen BL. Vascular injuries associated with dislocation of the knee. J Bone Joint Surg Am. 1977;59:236–9.

4. ODonnell Jr TF, Brewster DC, Darling RC, et al. Arterial injuries associated with fractures and/or dislocations of the knee. J Trauma. 1977;17:775–84.
5. Jones RE, Smith EC, Bone GE. Vascular and orthopaedic complications of knee dislocation. Surg Gynecol Obstet. 1979; 149:554–8.
6. Sisto DJ, Warren RF. Complete knee dislocation. Clin Orthop Relat Res. 1985;198:94–101.
7. Roman PD, Hopson CN, Zenni Jr EJ. Traumatic dislocation of the knee: a report of 30 cases and literature review. Orthop Rev. 1987;16:917–24.
8. Varnell RM, Coldwell DM, Sangeorzan BJ, et al. Arterial injury complicating knee disruption. Am Surg. 1989;55:699–704.
9. Treiman GS, Yellin AE, Weaver FA, et al. Evaluation of the patient with a knee dislocation. Arch Surg. 1992;127:1056–63.
10. Kaufman SL, Martin LG. Arterial injuries associated with complete dislocation of the knee. Radiology. 1992;184:153–5.
11. Dennis JW, Jagger C, Buthcer JL, et al. Reassessing the role of arteriograms in the management of posterior knee dislocations. J Trauma. 1993;35:692–7.
12. Kendall RW, Taylor DC, Salvian AJ, et al. The role of arteriography in assessing vascular injuries associated with dislocations of the knee. J Trauma. 1993;35:875–8.
13. Wascher DC, Dvirnak PC, DeCoster TA. Knee dislocation: initial assessment and implications for treatment. J Orthop Trauma. 1997;11:525–9.
14. Martinez D, Sweatman K, Thompson ED. Popliteal artery injury associated with knee dislocations. Am Surg. 2001;67:165–7.
15. Abou-Sayed H, Berger DL. Blunt lower extremity trauma and arterial injuries. Arch Surg. 2002;137:585–9.
16. Miranda FE, Dennis JW, Veldenz HC, et al. Confirmation of the safety and accuracy of physical examination in the evaluation of knee dislocation for injury of the popliteal artery: a prospective study. J Trauma. 2002;52:247–52.
17. Mills WJ, Barei DP, McNair P. The value of the ankle-brachial index for diagnosing arterial injury after knee dislocation: a prospective study. J Trauma. 2004;56:1261–5.
18. Stannard JP, Sheils TM, Lopez-Ben RR, et al. Vascular injuries in knee dislocations: the role of physical examination in determining the need for arteriography. J Bone Joint Surg Am. 2004;86:910–5.
19. Johnson ME, Foster L, DeLee JC. Neurologic and vascular injuries associated with knee ligament injuries. Am J Sports Med. 2008;36:2448–62.
20. Mullenix PS, Steele SR, Anderson CA, et al. Limb salvage and outcomes among patients with traumatic popliteal vascular injury: an analysis of the national trauma data bank. J Vasc Surg. 2006;44:94–100.
21. Lynch K, Johansen K. Can Doppler pressure measurement replace “exclusion” arteriography in the diagnosis of occult extremity arterial trauma? Am Surg. 1991;214:737–41.
22. Gable DR, Allen JW, Richardson JR. Blunt popliteal artery injury is physical examination alone enough for evaluation? J Trauma. 1997;43:541–4.
23. Patterson BM, Agel J, Swiontkowski MF, et al. Knee dislocations with vascular injury: outcomes in the lower extremity assessment project (LEAP) study. J Trauma. 2007;63:855–8.
24. Nicandri GT, Chamberlain AM, Wahl CJ. Practical management of knee dislocations: a selective angiography protocol to detect limb-threatening vascular injuries. Clin J Sport Med. 2009;19:125–9.
25. Knudson MM, Lewis FR, Atkinson K, et al. The role of duplex ultrasound arterial imaging in patients with penetrating extremity trauma. Arch Surg. 1993;128:1033.
26. Soto JA, Múnera F, Cardoso N, et al. Diagnostic performance of helical CT angiography in trauma to large arteries of the extremities. J Comput Assist Tomogr. 1999;23:188.
27. Armstrong PJ, Franklin DP. Treatment of vascular injuries in the multiple-ligament-injured knee. Oper Tech Sports Med. 2003;11:199–207.
28. Armstrong PJ, Franklin DP. Management of arterial and venous injuries in the dislocated knee. New York: Springer; 2004. p. 151–66.
29. Bermudez KM, Knudson MM, Nelken NA, et al. Long term results of lower extremity venous injuries. Arch Surg. 1997;132:963–8.
30. Yelon JA, Scalea TM. Venous injuries of the lower extremities and pelvis: repair versus ligation. J Trauma. 1992;33(4):532–6.

第 24 章

膝关节脱位后足下垂：评估与治疗

Gerard J. Cush，Patrick J. Maloney，Kaan Irgit

24.1 引　言

腓总神经（common peroneal nerve，CPN）损伤通常与膝关节脱位有关。造成腓总神经损伤的次要原因是由于解剖位置以及与周围软组织结构的牢固附着，腓总神经比周围其他靠近膝关节的众多神经更容易受到损伤 [1,2]。在膝关节脱位中，腓总神经损伤的发病率为 4% ～ 50%[3-12]。Owens 等报道膝关节脱位的患者腓总神经损伤的发病率高达 75%，包括不完整的感觉异常的患者 [13]。多项研究表明，腓总神经损伤为高速损伤机制（如机动车或工伤事故）、开放性脱位、膝关节脱位伴后交叉韧带（PCL）和后外侧角（PLC）的损伤 [1,10,13-16]。症状除了不完全损伤造成的感觉异常外，完全神经麻痹引起踝和趾的背屈运动水平减弱，以及足外翻。这种运动功能障碍可能会导致明显的步态异常。

长期研究的结果表明，一半的腓总神经损伤会自然愈合 [17]。多发韧带损伤和持续腓总神经麻痹患者的功能情况会更糟糕 [16,18]。不可逆的神经损伤和（或）持续功能不全的患者需要手术治疗。关于选择外科手术的时间和方式是存在争议的。本章探讨了腓总神经的解剖学、评估方法、相关的病理生理学和足下垂的治疗选择。

24.2 解　剖

腓总神经源于 L4 ～ S3 神经根坐骨神经的一部分。坐骨神经在大腿后方远端分为胫神经和腓总神经，并深入股二头肌（图 24.1）。腓总神经继续向远侧移行，并迅速进入后外侧角（PLC）浅表层纤维以及股二头肌腱表面（图 24.2）[18]。接着到达腘肌腱与比目鱼肌腱的附着点。然后，腓总神经呈曲线绕过腓骨颈，此处直接距离腓骨骨膜约有 6cm。在此处，神经仅仅只有皮肤和皮下组织覆盖 [19]。

腓总神经通常分为三个分支（图 24.3）。第一个分支为外侧关节神经，支配膝关节囊下外侧部分以及外侧副韧带。在腓骨长肌肌腹和近端腓骨之间，腓总神经分为两个主要的分支——腓浅神经和腓深神经。腓浅神经分支通过由腓骨长肌起点和肌间隔构成的隧道。它通过腓骨长肌和短肌并支配两者。腓浅神经分支也提供了感觉神经，支配小腿前外侧方面和脚的背部。

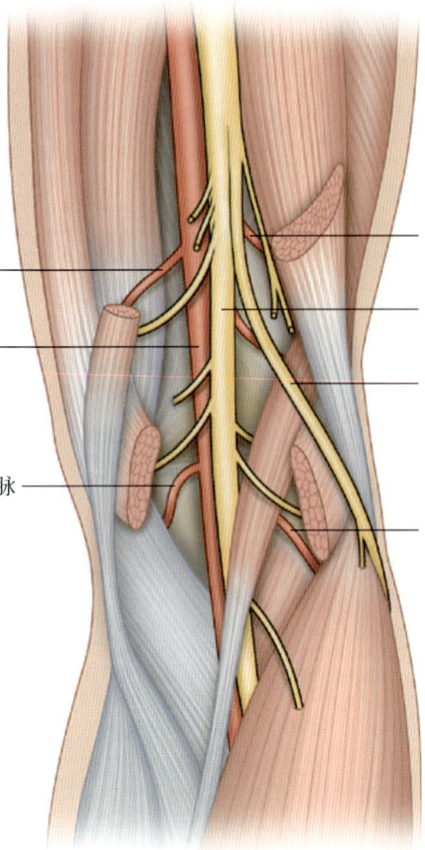

图 24.1 膝关节后方解剖，注意邻近腓总神经的后外侧结构 [© 1995 American Academy of Orthopaedic Surgeons. Reprinted from the J Am Acad Orthopaedic Surg. 3（5）：284-292 with permission]

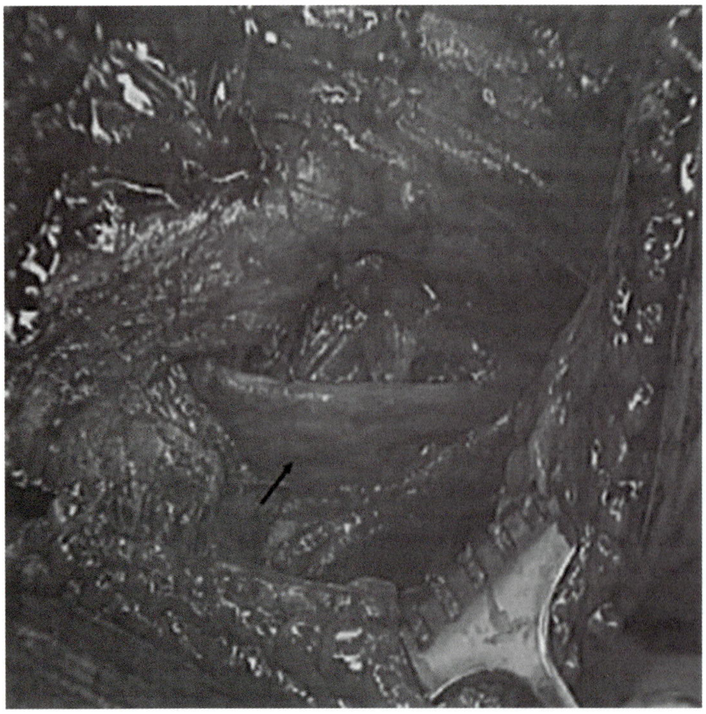

图 24.2 腓总神经探查：箭头表示完整的腓总神经

腓深神经（胫前神经）通过由伸趾长肌起点构成的第二骨纤维隧道，远端距腓骨肌隧道大约4cm。腓深神经支配小腿肌间隔的前室肌肉：胫前肌、踇长伸肌、趾长伸肌和第三腓骨肌。胫前肌是踝关节的主要背屈肌。剩余的肌肉协助踝关节背屈和伸趾。在足内，腓深神经也支配内在趾伸肌、趾短伸肌和踇短伸肌。腓深神经分支提供了支配第一脚蹼区域的感觉神经。

24.3 损伤机制和病理解剖

根据损伤能量级别或解剖分类系统对膝关节脱位进行分型 [20]。Kennedy 将膝关节脱位分为前、后、内、外或旋转脱位 [4]。这个描述是指胫骨近端相对于股骨远端的位置。

后脱位模式可能导致神经及血管结构的直接破坏。当神经受到内翻应力和过伸力，如在膝关节前方和前内侧脱位时神经容易受到牵拉伤。这些伸展伤的发生是由于腓骨颈处牢固的骨膜连接所致。牵拉伤机制的不同可以使神经损伤程度从轻微拉伸到神经完全断裂。在所有的脱位中，后外侧脱位的机制很可能引起严重和永久的腓神经损伤 [3,21-23]。

识别和评估损伤的能量级别是十分重要的，因为它能提供软组织损伤以及动脉损伤风险相关的信息，并可能影响到选择手术的方法。高速机制，例如机动车事故，行人与机动车、摩托车事故，以及高处坠伤更容易引起相关的神经损伤。在运动损伤中，创伤性膝关节脱位引起的腓总神经损伤也是常见的 [24,25]。此外，病态肥胖患者可能在日常活动中保持膝关节脱位的状态，有报道显示超低能量所致膝关节损伤后可导致腓总神经麻痹 [25,26]。

腓总神经损伤的机制包括撕裂、压缩、牵拉以及局部缺血 [27]。损伤所致的神经拉长超过 15% 的

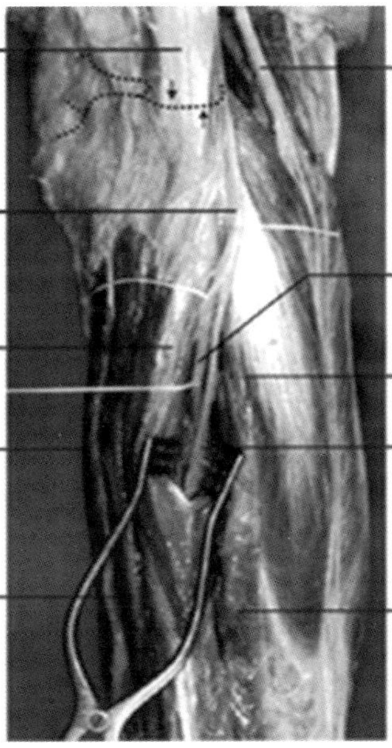

图 24.3 腓总神经的三个分支。在腘窝远端可见腓浅神经和腓深神经分支；膝关节的神经分支为原始图片中添加的虚线。膝关节的神经经过股二头肌下方［From Kim DH，Murovic JA，Tiel RL，Kline DG. Management and outcomes in 318 operative common peroneal nerve lesions at the Louisiana State University Health Sciences Center. Neurosurg. 2004；54（6）：1421-1429. Reprinted with permission from Wolters Kluwer Health］

长度时就会导致内部神经和外部神经的微脉管系统破坏。这可能会使血液供应彻底丧失[28]。Tomaino等证实，与完全撕裂相比，拉伸损伤机制可能会导致更长的整体损伤区域[29]。每种情况的预后都很差，完全恢复运动和感觉功能是不可能的。

拉伸损伤也可能撕裂神经滋养血管，即营养神经的血管。这些血管损伤可能形成血肿压迫导致神经缺血性改变。这种出血导致血肿逐步扩大，延迟出现神经麻痹。腓总神经的功能可能在损伤时表现为正常，但将在 24 ～ 48h 内逐步减退。随着感觉异常和（或）无力症状的发展，需要紧急手术治疗。对于迟发性损伤，手术松解可能会提供立竿见影的效果甚至全面康复[30]。

由于一些解剖及生理原因，腓总神经在膝关节脱位时比其他神经结构更容易受到损伤。这些原因包括一段 4 ～ 6cm 长的围绕腓骨颈的皮下段、膝盖下的神经深层及浅表分支的解剖附着，以及相对较薄的神经外膜。神经弓突的厚度是束状区域横截面神经外膜的比率[2,30-33]。厚度的减少部分是因为相对于胫骨存在更少的脂肪组织。此外，与胫骨相比，坐骨神经的腓骨部分神经束更少且粗大，因而更容易受到损伤[34]。

Seddon 或 Sunderland 分类系统被广泛用于周围神经损伤的分型（表 24.1）[34,35]。“神经失用症”的定义为局部传导缺陷，通常继发于压迫。在这种伤害中，轴突的连续性是保留的。轴突中断被定义为轴突的连续性的中断，但是神经的结缔组织仍然存在。神经断裂是最严重的伤害，相当于整个神经的生理功能丧失，可能包括或可能不包括完整的神经横断。

24.4 体格检查

神经损伤是通过临床进行诊断的。在进行任何复位前应获得一套完整的病史和体格检查。获取病史的关键是确定损伤的机制。在复位前和复位后都应该检查韧带、神经和血管结构。在检查期间，应注意不要进一步拉伤神经与血管结构。

表 24.1 神经损伤分型及相关预后情况

分型		预后
Seddon	Sunderland	
神经失用	1	预计全面康复
轴突中断	2	可以预期的功能恢复
	3	完全康复是不可能的，除非切除神经束内纤维变性
	4	一般需要行外科手术切除
神经中断	5	如不行手术干预，康复是不可能的

Seddon 把神经损伤分成三大类：神经失用、轴突中断和神经中断。Sunderland 把神经损伤分为 1 ～ 5 级

一些膝关节脱位患者在去医院之前就获得了复位。在这些情况下，重要的是对神经和血管的损伤要持有高度怀疑的态度。神经系统检查应包括评估肌肉无力和（或）感觉障碍。肌无力是根据医学研究委员会（Medical Research Council，MRC）的评分和评估对腓总神经支配的个体肌肉进行分级的[36]。医学研究委员会评分是一个 0 ～ 5 级的评分量表，0 级相当于没有运动功能，5 级代表运动功能为正常强度（表 24.2）。可用主动的足外翻测试评价腓浅神经的运动功能。通过积极地背屈踝关节和伸展脚趾检查腓深神经的运动功能。完全的腓神经麻痹可导致踝关节背屈、足外翻和足伸展障碍。进行仔

细的感觉检查可以协助定位神经损伤。腓深神经支配第一和第二脚趾之间足区域的皮肤感觉。剩下的足部是由腓浅神经分支支配的。

腓神经损伤时，足底部分的感觉是存在的。假如神经内出现血肿、麻木和足下垂，可能是在最初复位几小时到数天后发生。肢体的感觉减退和瘫痪也可能是由血管损伤引起的。因此，神经损伤的延迟诊断可以与肢体缺血相混淆 [37]。继发于筋膜室综合征的感觉障碍是典型的“长筒袜”模式，不遵循标准的皮肤神经支配模式。不全运动障碍但感觉正常提示存在不全神经损伤 [38]。

叩击相关神经的近端，如果该神经支配的远端感觉分布区域出现刺痛，即为 Tinel 征阳性，与跨过神经损伤部位的未成熟神经纤维的再生有关。这常作为感觉神经再生的指标，一般在损伤后 3 周出现。Tinel 征被用于预计神经向远侧再生的进展速度，每天大约为 1mm[1]。这并不总是可靠的方法，但可在几个月内用于评估神经再生的进展 [39]。

表 24.2　运动功能分级量表

级别	表现
0 级	没有运动
1 级	出现收缩
2 级	重力减弱时主动活动范围增大
3 级	活动范围仅能抵抗重力
4 级	主动活动范围能够对抗重力以及一些阻力（轻微力弱）
6 级	正常力量

24.5　诊断性研究

24.5.1　肌电图

肌电图（electromyography，EMG）和神经传导速度（nerve conduction velocity，NCV）检查是常用的诊断工具。它们能够帮助确定周围神经损伤的位置和严重程度并预测恢复情况 [31]。当检查发现存在神经恢复的临床证据时，就没有必要进行电反应诊断研究了。如果肌电图上出现正锐波、纤颤电位和多相电位，则提示存在神经损伤 [1,38]。这些发现通常会出现在损伤后 2 ~ 3 周，这限制了肌电图在伤后及时诊断中的作用。在随访期间，每 3 ~ 4 周应该进行连续的肌电图检查以确定神经损伤的类型。如神经损伤后 3 ~ 6 个月没有明显的康复，则需要考虑行神经探查。

如果神经损伤是完全性的，可能不能成功地进行信号传导；如果神经损伤是不完全性的，则导致传导速度减慢和长时间的延迟 [31,40]。严重的轴突损伤可能需要在几个月内缓慢恢复。Niall 等报道，神经再生的最早迹象出现在腓浅神经。腓浅神经支配腓骨的肌肉组织。腓骨的肌肉通常比前间室的肌肉有更明显的恢复 [8]。

术中神经传导速度检查和肌电图检查可以帮助评估损伤程度和潜在的神经冲动。如果存在传播神经动作电位（nerve action potentials，NAPs)，则表明神经存在连续性。如果确认没有传导信号，则应该行神经鞘外鞘内的松解术。如果检测到了通过神经损伤部位的传播神经动作电位，则表示应行神经切除和移植 [41,42]。

24.5.2 MRI

MRI 是一种非常好的诊断韧带损伤的影像学检查，还可以结合其他研究来帮助确定是否存在和（或）神经损伤的位置 [25,43]。通常腓总神经与股二头肌腱后边缘是相邻的，深入膝关节后外侧小腿筋膜。在神经病理学方面，MRI 可以提供关于神经末梢之间距离的信息，发现神经的瘢痕组织、慢性损伤创伤后神经瘤、神经周围水肿、神经外膜内血肿、轻微挫伤以及部分纤维破坏 [24,43]。Peltola 等报道，没有临床症状的腓神经损伤患者与腓神经正常的患者在 MRI 上有高度的相关性 [25]。

24.5.3 超 声

Gruber 等提出了利用超声评估膝关节脱位的神经损伤，以决定手术方案。这种方法优于肌电图，因为肌电图无法区分神经失用与轴突中断，也不能提供神经外系损伤的信息（如阻塞血肿和嵌入瘢痕）[44]。在一项较小的前瞻性研究中，利用超声评估了 4 例患者的手术治疗结果。作者得出结论：超声可以将神经和神经外系的病理学状态可视化，并能够精确定义病变的程度以及分级。然而，合理使用这种技术有赖于操作者的经验，并且需要先进的超声设备。这些条件并不能在每个医疗机构中实现。

24.6 治 疗

足下垂治疗的客观指标是恢复正常的步态。尽管膝关节脱位有相对较高的腓神经损伤的发生率，但在推荐的治疗方式上目前还没有达成共识。最近的一些研究报道了联合非手术和手术治疗成功的结果。治疗的技术包括物理治疗和支具、神经松解术、神经修复和移植以及肌腱转移。所有的治疗方案都是针对改善功能、步态和行走功能。

24.6.1 非手术治疗

绝大多数腓总神经损伤的初期治疗都是采用保守疗法。当腓总神经完全损伤时，足会呈跖屈和内翻。早期使用夹板和物理治疗可以避免挛缩。这些患者行走时需要足踝矫形器（ankle foot orthosis，AFO）或脚趾间隙的其他支具。足踝矫形器由一张成型的塑料、聚丙烯或聚乙烯组成，缠绕在小腿后方，并在足底用纤维带穿过脚踝以固定后跟。它将脚踝固定于屈曲中立位。最近出现了半铰链和设计上更为舒适的矫形器 [45,46]。然而，足踝矫形器无助于解决根本的病理问题，也无助于踝关节的主动背伸。

物理治疗应包括加强其余功能肌肉的肌力，以及拉伸胫距关节后关节囊。每天需要拉伸以预防跟腱挛缩 [32]。如果发生挛缩，患者将不再适合采用支具治疗。

如果在随访过程中有神经再支配的迹象，则建议保守治疗。即使有时会有一些再生的迹象，但是保守治疗的效果也可能不理想 [47]。如果存在神经横断或存在完全的轴突损伤，则加强去神经支配肌肉的功能是不适合的。

24.6.2 外科治疗

手术技术的选择取决于损伤后的神经是否连续以及是否传播神经动作电位。与其他易受伤的神经相比，功能重建后的腓总神经的效果往往令人失望。Platt 和 Lond 推荐损伤后 3 ~ 4 周内行腓神经损伤探查 [48]。然而，3 ~ 4 周可能为时过早，因为神经失用损害可能需要 3 个月才能恢复。虽然足踝矫形器或其他支具是用来防止固定性马蹄足挛缩的，但应每 3 ～ 4 周进行连续的临床检查和肌电图测试，以确定神经损伤是否为神经失用或更严重的破坏。临床检查时应该注意神经损伤是完全的还是不完全的。对不完全的神经损伤，不必采用电生理测试，可以对损伤进行随访以评估康复情况 [1]。如果 3 ～ 4 个月内没有临床康复的迹象或肌电图显示无神经再生的表现，则应考虑手术探查 [41,49,50]。对于神经连续性好的患者，Bowman 等支持在韧带重建后早期探查神经。若神经功能障碍持续不能恢复，则 9 个月后再次探查 [51]。Siedel 的回顾性研究表明，创伤与手术之间的间隔时间并不影响预后 [42]。

24.6.3 神经松解术

有几个作者推荐早期探查和神经松解 [8,17,38]。一些外科医师提倡将这种神经松解术作为韧带重建手术的开始步骤（图 24.4）[6]。如果术中神经动作电位记录表明损伤区有神经再生，则应立即行神经外膜松解术。然而，肌肉缺乏对电刺激的反应并非意味着缺乏再生潜力。神经松解术需要对神经肌筋膜进行减压。这应该包括减压腓骨颈以及切除纤维的束缚。当探查延迟时，神经通常被包裹在密集的瘢痕组织内。神经内膜松解术的技术性要求更高，需要显微外科技术在显微镜下释放神经干内的单个神经束。

Mont 等回顾了各种病因导致的腓神经麻痹的神经外膜松解术。结果指出，在进行探查和神经外膜松解术后，97%（30/31）患者的神经症状得到了改善 [52]。在最大的病例报道中，对膝关节水平腓总神经损伤接受神经松解术的病例进行了研究，有 38%（121/318）的患者在术后记录到神经动作电位。Kim 等报道，88% 的患者有良好的预后 [41]。此外，通常在神经松解术 5 个月后可以观察到腓骨肌的收缩性，可以在 12 个月后看到胫前收缩。总的来说，平均恢复时间范围为 12 ～ 30 个月 [41]。Siedel 等证明，在接受了类似原则的治疗后，73% 的患者有积极的功能改善 [42]。

24.6.4 神经修复

神经修复很少适用于拉伸或撕裂伤，这些损伤往往导致神经受损长达几厘米。然而，随着显微外

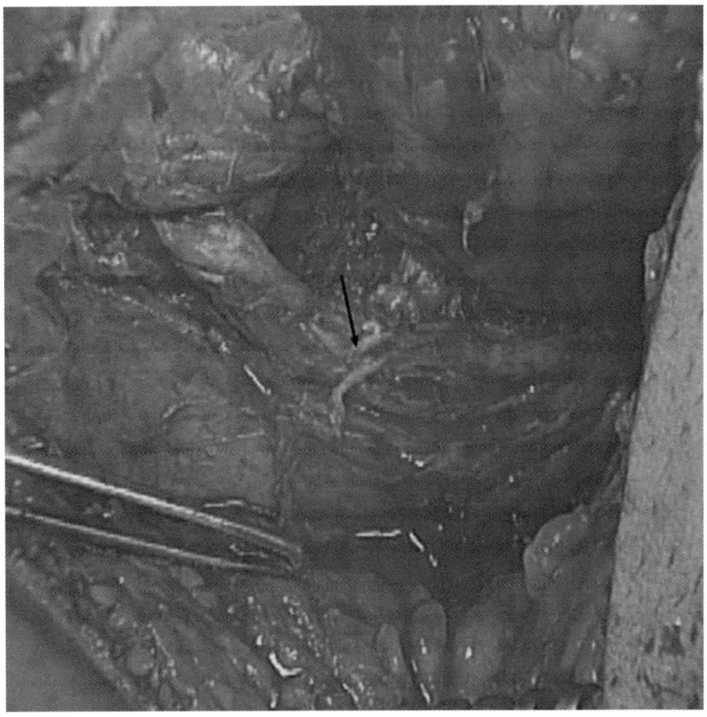

图 24.4 在韧带重建中探查神经。发现神经是部分连续的。箭头表示损伤的神经束

科技术和神经传导研究的进展，以及显微外科干预时机的更新，神经损伤的预后得到了显著的改善，使大多数情况下的神经均可被修复 [53]。急性腓总神经修复需要对膝关节进行制动，但是目前韧带重建的外科技术建议早期进行一定范围的活动。这一困境影响了一些外科医师观察足部功能。关于在二次干预前应该观察腓神经功能多长时间，目前文献尚没有达成共识。Mont 等的研究表明，损伤 6 个月后行外科手术干预的成功率比早期手术低 [52]。由于神经损伤较长以及存在大量的结缔组织，腓总神经修复的预后比其他周围神经差 [54,55]。

根据损伤后修复的时间，神经修复可以分为一期修复或二期修复。当无法满足一期修复的先决条件时，二期修复是一种延迟修复 [56]。如果神经的缺损很小，并且用最小的张力可使两端靠近，则可以采用端对端的修复。端对端技术也适用于神经外膜、神经束和神经丛的修复。如果是没有造成神经实质损失的锐器损伤，或轴心完整的部分损伤，可直接行神经外膜修复 [57]。

24.6.5 神经移植

当神经动作电位（NAPs）因为连续性神经瘤的存在而不能通过受损区域时，或由于神经断裂而形成的神经残端不能在没有高张力的状态下实施一期修补时，则需要行神经移植。同侧腓肠神经由于其大小合适、容易获得以及供区的并发症相对较低，因此是最常用的供体神经段。移植桥接术是简单地将移植物的两端与损伤神经的游离两端连接。桥接移植物是由跨越两个损伤神经功能束缺损间隙的多个平行排列的小神经移植束组成的。神经纤维或神经束间移植涉及单个被修复神经自由端和移植的神经纤维之间的吻合。如果受损神经的长度超过 6cm，则腓总神经的神经移植很少成功 [41,42,58]。进行腓总神经移植时，移植物的长度是预测预后的主要因素 [42]。

Kim 等报道，在一组 138 例患者接受束间神经移植的研究中，如移植物修复长度＜ 6cm，75% 的患者获得了成功的功能恢复；38% 的患者移植物长度范围为 6 ～ 12cm，他们也得到了相同的功能结果；只有 16% 的移植物长度范围为 13 ～ 24cm 的患者获得了一定的功能 [41]。

24.6.6 胫后肌腱转位

将胫后肌腱（tibialis posterior，TP）转位到前足是一种公认的恢复足下垂的技术。该技术适用于以下情况：当神经修复不合适时，或神经功能修复后不恢复时，或者与神经修复同时完成以促进神经恢复时。转位的路径（绕胫骨 vs 经骨间）、固定的类型（骨嵌入 vs 腱 - 腱固定）以及选择使用哪一根肌腱行转位术尚存在争议 [59-61]。胫后肌腱可以附着在内侧楔骨或直接附着在胫骨前肌腱上 [60]。可劈开胫后肌腱，以同时将其附着于腓骨长肌腱 [62]。当出现踝关节在非中立位范围而无法被动屈曲时，在肌腱转移的同时应实施跟腱延长术 [60,63,64]。

Milesi 认为，足底主动屈肌群和被动伸足和趾伸肌群之间的应力失衡可使神经的再生受损。事实上，胫前肌肉萎缩在 2 周内是显而易见的。由于跟腱过度收缩，此后不久，足的位置变成固定的。Milesi 理论的支持者主张联合胫骨肌腱转位和神经一期修复，这是为了平衡力量和允许更好的神经再生 [54]。Garozzo 等报道，96% 的患者有神经再生的肌电图证据，胫后肌腱转位结合神经修复移植或减压的患者中有 74% 的人有极好或良好的预后 [54]。其他作者支持神经移植联合胫后肌腱转位会带来更好的结果 [60,65]。

24.7 笔者首选的手术治疗

许多腓神经损伤和残留足下垂的患者都经历过膝关节稳定性重建和神经松解术。应对每一位患者做基线的肌电图来记录神经的伤情。最初的治疗包括采用足踝矫形支具以防止挛缩和允许活动。在膝关节稳定术后，每间隔 1 个月重复行肌电图检查。如果在 3 个月时腓神经功能没有恢复，且完整的胫骨后肌肉力量恢复到正常强度，则建议行胫后肌腱转位。

通过足的内侧切口将胫后肌腱远端自舟状窝剥离（图 24.5）。要特别注意，尽可能保留肌腱的长度。对踝下区域的腱鞘可以通过该切口松解。此时注意力集中在沿着内侧小腿胫后肌腱结合点的水平。在此处通过一个切口，将胫后肌腱的远端末端拉向近端。然后把肌腱拉入小腿骨间膜，通过踝关节上方的前外侧切口拉出。此时可以将胫后肌腱同胫骨前肌腱和腓骨短肌腱的近端部分联合编织，如 Bridle 程序所描述的那样 [59,66]。我们的经验表明，将肌腱直接转移到骨可避免蠕变和张力损失。这可借助将肌腱通过皮下穿过踝关节来实现。尽管当肌腱经过皮下浅层到伸肌支持带时，最大背屈潜能可能丢失，但转位的力量得到了加强。该布局也会减少粘连的可能性，然后在足的背面与第三跖骨干平行做一个切口。识别中间或外侧楔形骨，采用 Arthrex 生物肌腱固定螺钉系统（Naples，FL/USA）在

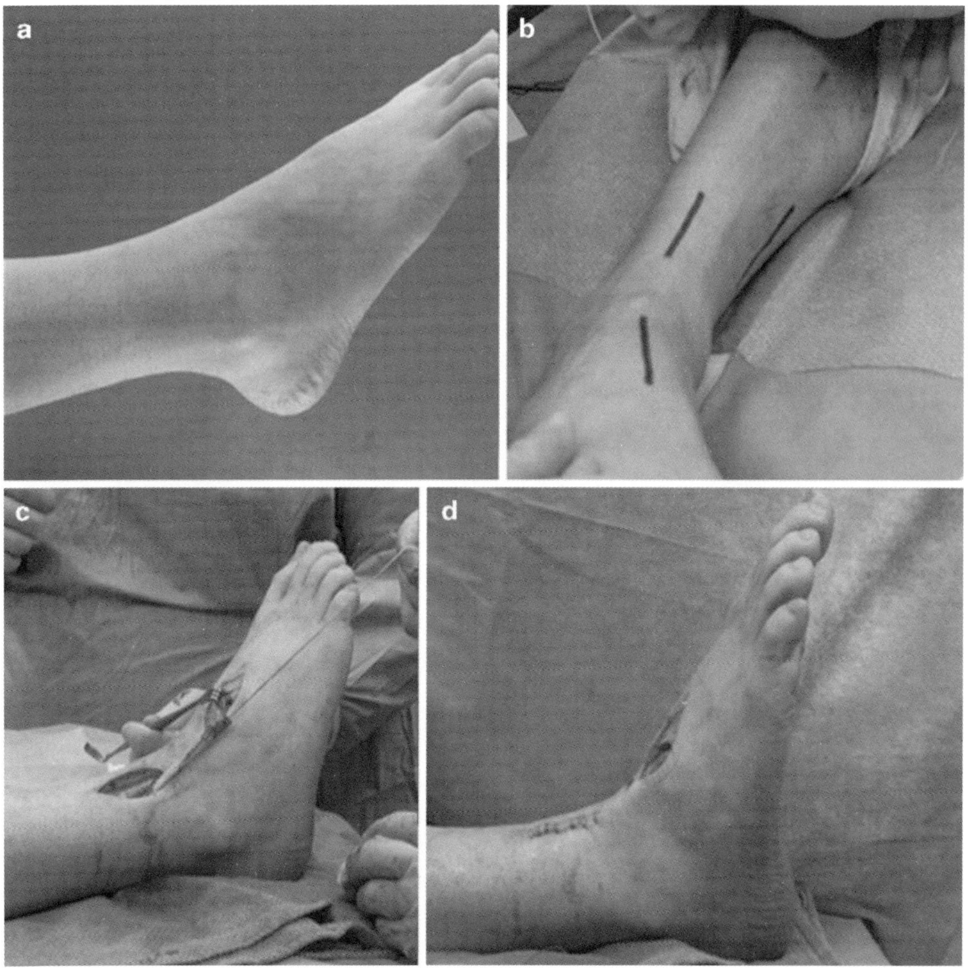

图 24.5 胫后肌腱从骨间膜转位。(a) 术前完全的足下垂。(b) 计划术中切口。(c) 将胫后肌腱由远端末端切除后通过骨间膜。(d) 肌腱固定后

足的背部立体固定胫后肌腱止点。将足踝放在背屈 20° 的位置以允许适当的张力。

患者使用一个非负重夹板 2 周，然后换成凸轮步行器。逐渐开始活动，并且逐步增加，直至第 6 周。在穿回鞋子时使用足踝矫形器会有所帮助。胫后肌腱转位使患者对支具的依赖性较低，甚至不需要支具。物理治疗有助于肌肉再训练。外科手术后 6 ～ 8 周时开始主动背屈。

24.8　转位后的相关问题

有必要术前仔细评估足与踝的力线对齐。对于先前存在后足力线外翻的患者，需要有额外的考虑。由于存在胫后肌腱的转位和跖屈内翻力的损失，可以发展为医源性扁平足畸形 [67]。这种畸形可以通过与胫后肌腱转位相协同的额外手术来防止。可使用距下关节融合螺钉以阻止后足外翻的进展。Schon 等描述其在治疗经屈趾长肌腱（flexor digitorum longus，FDL）转位治疗的胫后肌腱功能障碍患者中的运用。当胫后肌腱缺失畸形时，也可以使用跟骨内移截骨术和屈趾长肌腱转位 [68]。胫后肌腱转位后，截骨术与软组织平衡协同进行可以允许保持跖足状态。

24.9　结　论

足下垂是膝关节脱位后一种常见的并发症，尤其是在高能量损伤中、开放性脱位及涉及后外侧角时。外科医师应通过彻底的运动和感觉体格检查和记录每一位可疑的膝关节脱位患者的腓总神经功能。由于文献缺乏前瞻性研究记录腓总神经麻痹的治疗，因而很难建立标准化的治疗原则。在韧带重建期间提倡早期探查和行神经松解。如果损伤后 1 个月神经功能没有恢复，则建议行系列肌电图和仔细的临床评估。当损伤长度不超过 6cm 时，神经移植的效果是最成功的。胫后肌腱转位仍然是最常见的手术，并且能提供最可靠的预后结果。

（唐　新　孙正宇　毛云鹤 译）

参考文献

1. Monahan TJ. Treatment of nerve injuries in the multiple-ligament-injured knee. Oper Tech Sports Med. 2003;11:208–17.
2. Goitz RJ, Tomaino MM. Management of peroneal nerve injuries associated with knee dislocations. Am J Orthop (Belle Mead NJ). 2003;32:14–6.
3. Wright DG, Covey D, Born CT, Sadasivan KK. Open dislocation of the knee. J Orthop Trauma. 1995;9:135.
4. Kennedy J. Complete dislocation of the knee joint. J Bone Joint Surg. 1963;45:889.
5. Taylor A, Arden G, Rainey H. Traumatic dislocation of the knee: a report of forty-three cases with special reference to conservative treatment. J Bone Joint Surg: Br Vol. 1972;54:96.
6. Richter M, Bosch U, Wippermann B, et al. Comparison of surgical repair or reconstruction of the cruciate ligaments versus nonsurgical treatment in patients with traumatic knee dislocations. Am J Sports Med. 2002;30:718.
7. Harner CD, Waltrip RL, Bennett CH, et al. Surgical management of knee dislocations. J Bone Joint Surg. 2004;86:262.
8. Niall D, Nutton R, Keating J. Palsy of the common peroneal nerve after traumatic dislocation of the knee. J Bone Joint Surg: Br Vol. 2005;87:664.
9. Ríos A, Villa A, Fahandezh H, et al. Results after treatment of traumatic knee dislocations: a report of 26 cases. J Trauma. 2003;55:489.
10. Thomsen PB, Rud B, Jensen UH. Stability and motion after traumatic dislocation of the knee. Acta Orthopaedica. 1984;55:278–83.
11. Liow R, McNicholas M, Keating J, et al. Ligament repair and reconstruction in traumatic dislocation of the knee. J Bone Joint Surg: Br Vol. 2003;85:845.
12. Wong CH, Tan JL, Chang HC, et al. Knee dislocations-a retrospective study comparing operative versus closed immobilization treatment outcomes. Knee Surg Sports Traumatol Arthrosc. 2004;12:540–4.
13. Owens BD, Neault M, Benson E, et al. Primary repair of knee dislocations: results in 25 patients (28 knees) at a mean follow-up of four years. J Orthop Trauma. 2007;21:92.
14. LaPrade RF, Terry GC. Injuries to the posterolateral aspect of the knee. Am J Sports Med. 1997;25(4):433.

15. Twaddle BC, Bidwell TA, Chapman JR. Knee dislocations: where are the lesions?: a prospective evaluation of surgical findings in 63 cases. J Orthop Trauma. 2003;17:198.
16. Plancher KD, Siliski J. Long-term functional results and complications in patients with knee dislocations. J Knee Surg. 2008;21:261–8.
17. Sisto DJ, Warren RF. Complete knee dislocation: a follow-up study of operative treatment. Clin Orthop. 1985;198:94.
18. Seebacher J, Inglis A, Marshall J, et al. The structure of the posterolateral aspect of the knee. J Bone Joint Surg. 1982;64:536.
19. Stewart JD. Foot drop: where, why and what to do? Pract Neurol. 2008;8:158.
20. Romeyn RL, Davies GJ, Jennings J. In: Manske RC, editor. Postsurgical orthopedic sports rehabilitation: knee and shoulder. St.Louis, Missouri: Mosby Elsevier; 2006
21. Yu JS, Goodwin D, Salonen D, et al. Complete dislocation of the knee: spectrum of associated soft-tissue injuries depicted by MR imaging. Am J Roentgenol. 1995;164:135.
22. Bottomley N, Williams A, Birch R, et al. Displacement of the common peroneal nerve in posterolateral corner injuries of the knee. J Bone Joint Surg: Br Vol. 2005;87:1225.
23. Shields L, Mital M, Cave EF. Complete dislocation of the knee: experience at the Massachusetts general hospital. J Trauma. 1969;9:192.
24. Potter HG, Weinstein M, Allen AA, et al. Magnetic resonance imaging of the multiple-ligament injured knee. J Orthop Trauma. 2002;16:330.
25. Peltola EK, Lindahl J, Hietaranta H, et al. Knee dislocation in overweight patients. Am J Roentgenol. 2009;192:101.
26. Shetty R, Mostofi S, Housden P. Knee dislocation of a morbidly obese patient: a case report. J Orthop Surg. 2005;13:76–8.
27. Gosk J, Rutowski R, Rabczynski J. The lower extremity nerve injuries-own experience in surgical treatment. Folia Neuropathologica. 2005;43(3):148.
28. Lundborg G. Experimental flexor tendon healing without adhesion formation—a new concept of tendon nutrition and intrinsic healing mechanisms: a preliminary report. Hand. 1976;8:235–8.
29. Tomaino M, Day C, Papageorgiou C, et al. Peroneal nerve palsy following knee dislocation: pathoanatomy and implications for treatment. Knee Surg Sports Traumatol Arthrosc. 2000;8:163–5.
30. Nobel W. Peroneal palsy due to hematoma in the common peroneal nerve sheath after distal torsional fractures and inversion ankle sprains: report of two cases. J Bone Joint Surg. 1966;48:1484.
31. Berry H, Richardson P. Common peroneal nerve palsy: a clinical and electrophysiological review. Br Med J. 1976;39:1162.
32. Baima J, Krivickas L. Evaluation and treatment of peroneal neuropathy. Curr Rev Musculoskeletal Med. 2008;1:147–53.
33. Sunderland SS, Williams HB. Nerve injuries and their repair: a critical appraisal. Plast Reconstr Surg. 1992;89:1170.
34. Haftek J. Stretch injury of peripheral nerve: acute effects of stretching on rabbit nerve. J Bone Joint Surg: Br Vol. 1970;52:354.
35. Seddon HJ. Peripheral nerve injuries in Great Britain during World War II; a review. Arch Neurol Psychiatr. 1950;63:171–3.
36. Magee DJ. Principles and concepts. In: Magee DJ, editor. Orthopedic physical assessment. 5th ed. St Louis Missouri: Saunders Elsevier; 2008.
37. Ghalambor N, Vangsness Jr CT. Traumatic dislocation of the knee: a review of the literature. Bull Hosp Jt Dis. 1995;54:19–24.
38. Johnson ME, Foster L, DeLee JC. Neurologic and vascular injuries associated with knee ligament injuries. Am J Sports Med. 2008;36:2448.
39. Davis EN, Chung KC. The Tinel sign: a historical perspective. Plast Reconstr Surg. 2004;114:494.
40. Frykman GK, Wolf A, Coyle T. An algorithm for management of peripheral nerve injuries. Orthop Clin N Am. 1981;12:239–44.
41. Kim DH, Murovic JA, Tiel RL, et al. Management and outcomes in 318 operative common peroneal nerve lesions at the Louisiana State University Health Sciences Center. Neurosurgery. 2004;54:1421.
42. Seidel JA, Koenig R, Antoniadis G, et al. Surgical treatment of traumatic peroneal nerve lesions. Neurosurgery. 2008;62:664.
43. Trappeniers L, De Maeseneer M, Van Roy P, et al. Peroneal nerve injury in three patients with knee trauma: MR imaging and correlation with anatomic findings in volunteers and anatomic specimens. Eur Radiol. 2003;13:1722–7.
44. Gruber H, Peer S, Meirer R, et al. Peroneal nerve palsy associated with knee luxation: evaluation by sonography—initial experiences. Am J Roentgenol. 2005;185:1119.
45. Bishop D, Moore A, Chandrashekar N. A new ankle foot orthosis for running. Prosthet Orthot Int. 2009;33:192–7.
46. Ferris DP, Gordon KE, Sawicki GS, et al. An improved powered ankle-foot orthosis using proportional myoelectric control. Gait Posture. 2006;23:425–8.
47. Sorell DA, Hinterbuchner C, Green RF, et al. Traumatic common peroneal nerve palsy: a retrospective study. Arch Phys Med Rehabil. 1976;57:361–5.
48. Platt H, Lond MS. Traction lesions of the external popliteal nerve. Lancet. 1940;2:612.
49. Hayes Jr DW, Mandracchia VJ, Webb GE. Nerve injury associated with plantarflexion-inversion ankle sprains. Clin Podiatr Med Surg. 2000;17:361.
50. Kretschmer T, Antoniadis G, Braun V, et al. Evaluation of iatrogenic lesions in 722 surgically treated cases of peripheral nerve trauma. J Neurosurg. 2001;94:905–12.
51. Bowman Jr AJ, Kilfoyle RM, Broom JS. Varus injury of the knee with common peroneal nerve palsy. J Natl Med Assoc. 1984;76:157.
52. Mont MA, Dellon A, Chen F, et al. The operative treatment of peroneal nerve palsy. J Bone Joint Surg. 1996;78:863.
53. Wiesseman GJ. Tendon transfers for peripheral nerve injuries of the lower extremity. Orthop Clin N Am. 1981;12:459–67.
54. Garozzo D, Ferraresi S, Buffatti P. Surgical treatment of common peroneal nerve injuries: Indications and results. A series of 62 cases. J Neurosurg Sci. 2004;48:105–12. discussion 112.
55. Kline DG. Operative management of major nerve lesions of the lower extremity. Surg Clin N Am. 1972;52:1247–65.
56. Lee SK, Wolfe SW. Peripheral nerve injury and repair. J Am Acad Orthop Surg. 2000;8:243.
57. Siemionow M, Sonmez E. Peripheral nerve injuries. Plast Reconstr Surg. 2010:523–38.
58. Wood MB. Peroneal nerve repair: surgical results. Clin Orthop. 1991;267:206.
59. Rodriguez RP. The bridle procedure in the treatment of paralysis of the foot. Foot Ankle. 1992;13:63–9.
60. Ferraresi S, Garozzo D, Buffatti P. Common peroneal nerve injuries. Neurosurg Rev. 2003;26:175–9.
61. Ozkan T, Tuncer S, Ozturk K, et al. Tibialis posterior tendon transfer for persistent drop foot after peroneal nerve repair. J Reconstr Microsurg. 2009;25:157–64.
62. Richard BM. Interosseous transfer of tibialis posterior for common peroneal nerve palsy. J Bone Joint Surg Br. 1989;71:834–7.
63. Sedel L, Nizard R. Nerve grafting for traction injuries of the common peroneal nerve. A report of 17 cases. J Bone Joint Surg: Br Vol. 1993;75:772.
64. Yeap J, Birch R, Singh D. Long-term results of tibialis posterior tendon transfer for drop-foot. Int Orthop. 2001;25:114–8.
65. Aydin A, Ozkan T, Aydin HU, et al. The results of surgical repair of sciatic nerve injuries. Acta Orthop Traumatol Turc. 2004;44:48.

66. McCall RE, Frederick HA, McCluskey GM, et al. The bridle procedure: a new treatment for equinus and equinovarus deformities in children. J Pediatric Orthopaedics. 1991;11:83.
67. Nunley JA, et al. JBJS acquired flatfoot deformity following posterior tibial tendon transfer for peroneal nerve injury. J Bone Joint Surg Am. 2002;84(7):1214–7.
68. Guyton GP, Jeng C, Krieger LE, Mann RA. Flexor digitorum longus transfer and medial displacement calcaneal osteotomy for posterior tibial tendon dysfunction: a middle-term clinical follow-up. Foot Ankle Int. 2001;22(8):627–32.

第 25 章

截骨术的作用

Claude T. Moorman Ⅲ，Katherine J. Coyner

25.1 引　言

由于获得稳定的关节功能是由多种因素决定的，故膝关节多发韧带损伤的重建是具有挑战性的。以往对膝关节多发韧带损伤的治疗仅局限于软组织的修复，因而导致了一些令人失望的结果。最近的证据表明，关节力线可能与保持关节稳定性同样重要，尤其是在韧带慢性松弛的情况下。在以下两种情况下，对膝关节多发韧带损伤的患者可充分考虑采用胫骨截骨术：慢性后外侧旋转不稳定合并内翻畸形，以及作为前交叉韧带（ACL）和后交叉韧带（PCL）损伤的补充治疗。前者是在冠状位上纠正畸形，后者是改变胫骨的倾斜角。本章讨论了截骨术在不稳定膝关节中的作用，这是确保韧带重建成功的长期结果的手段之一。

25.2 患者评估

25.2.1 病　史

膝关节不稳定截骨术的理想患者为：消瘦，个体活跃，没有髌股关节症状，全范围的膝关节活动。必须考虑患者期望恢复到的活动水平。已经证实胫骨高位截骨术的低成功率与肥胖有关，因为对肥胖患者开展手术和术后制动更为困难 [1]。研究显示，对于超过标准体重 1.32 倍的人来说，长期的临床结果更为糟糕 [1]。必要时，应获得患者既往外科所有手术史和手术记录。那些之前接受过内侧和外侧半月板切除术的患者往往预后不佳 [2,3]。

25.2.2 体格检查

进行四肢检查时应该确认存在轴向力线畸形。应该注意以前的皮肤切口的位置，因为这可能影响到手术显露。应该评估同侧髋关节的功能，包括疼痛、活动范围和退行性改变，同时还必须分析和记录神经与血管的状态。

25.2.3 肢体力线

首先，必须定义力学轴，即股骨头和胫距关节中心的连线，在全身站立位射线照片上测量。正常的力学轴平均有 1.2° 的内翻。然后，必须评估韧带的解剖结构以及相应的紧缩或松弛度，还必须检查内翻和（或）过伸推力的步态。对于半月板或软骨的损伤，不管是内侧还是外侧间隙的损伤，都将分别加重内翻或外翻畸形。

Noyes 等将膝内翻分为三类：单向、双向以及三向内翻 [4]。单向内翻指胫股关节骨质内翻，包括继发于内侧半月板和关节软骨损伤导致的内翻。双向内翻指胫股关节骨质内翻，以及由于缺乏外侧软组织导致的外侧胫股关节分离。三向内翻是单向和双向内翻的结合，还包括由于后外侧不稳定引起的外旋增加和过伸。

25.2.4 三向膝内翻

在前交叉韧带（ACL）缺如的膝关节中，内翻不良会在先前已存在的内翻畸形、进展性内侧关节间室骨关节炎或内侧半月板损伤的基础上逐渐加重。随着内侧关节间室变窄，承重线向内侧偏移，导致单向膝内翻。随着狭窄的进一步加重，后外侧的软组织支持带变得松弛，导致双向膝内翻。当内翻不良呈现为慢性进展时，过度的外侧向压力会导致膝关节出现过伸反屈畸形，也称为三向膝内翻 [5-7]。在这种情况下，对 ACL 进行重建可以减轻胫骨前移的程度，但不能纠正潜在的膝内翻畸形，重建时 ACL 会承受更大的应力。后外侧结构持续受压会导致其进一步松弛，并且患者会有“打软腿”感。如将 ACL 重建术与外展截骨术结合起来，ACL 所承受的牵张力将会减小并且稳定性可增加。后外侧复合体的急性损伤合并 ACL 缺如以及之前已存在的内翻畸形将导致三向膝内翻。伴发的 PCL 损伤也会加重膝关节的过伸畸形，合并 ACL 和 PCL 及后外侧角损伤能够进一步加重膝关节的过伸畸形以及外旋畸形。因此，在实施重建手术之前区分开骨性畸形和韧带损伤导致的畸形显得十分重要。

25.2.5 胫骨后倾角（胫骨矢状位力线）

最终还必须考虑到胫骨后倾角，通常通过侧位 X 线片进行测量。第一条线向下经过胫骨中心，第二条线平行于关节面并与第一条线垂直。韧带损伤时矢状面力线不良也会影响膝关节的稳定。胫骨后倾角增加会导致胫骨前移增加，因为股骨有沿着胫骨后倾角滑动的趋势 [8-10]。如果 ACL 缺失，那么在胫骨后倾角增大的情况下，胫前移动可能会增大。相反，通过增加胫骨后倾角能够减少后移，并增加 PCL 缺失膝关节的稳定性 [11]。

25.2.6 单侧间室退变伴对线不良

在长期病程中，尤其是当存在半月板或关节软骨损伤时，慢性韧带松弛可能会导致单侧间室关节超负荷、退变以及对线不良 [12]。在这种条件下，截骨术的目的是为退化的骨间室减负，以降低不稳定或应力负荷。这些情况通常还伴有慢性 PCL 或 ACL 损伤。因此，可能需要分期或者同期完成手术，并根据患者的症状、年龄和活动水平加以判断。文献报道了许多处理膝关节松弛伴关节病的方法 [12]。

25.3 不稳定膝关节胫骨截骨术的指征

对所有的不稳定和（或）关节病患者，应该慎重评估调整力线的必要性。应该在冠状面处理内翻或外翻畸形，是否需要调整矢状面或胫骨后倾角，应该基于交叉韧带的状态来决定。外翻开放楔形截骨术的目的首先是止痛和纠正机械力线。对于那些仅存在单边内侧间室退行性症状的患者，截骨术通常能取得良好的临床结果[2,13,14]。然而，最近这些适应证已经扩大，包括后外侧的松弛和内翻过伸应力，ACL 损伤和内翻应力或对线，以及韧带松弛伴后外应力内翻。截骨术也被用于那些有必要保护内侧间室避免过度负荷的患者（半月板或软骨移植 / 关节面置换）[12]。

25.4 手术技术

有很多截骨术技术可用，包括胫骨外侧闭合楔形截骨、胫骨内侧闭合楔形截骨、内侧开放楔形截骨、圆顶截骨、股骨内侧闭合楔形截骨以及股骨外侧开放或闭合楔形截骨。我们首选胫骨开放楔形截骨。它的优点包括多平面校正，避开了近端胫腓关节和腓神经，以及容易在术中进行调整。对于膝关节外侧副韧带的松弛，通过开放楔形截骨撑开外侧可能会提供一些紧缩和改善松弛。缺点包括可能需要植骨和难以纠正严重的畸形。对于这些不稳定的膝关节，通常需要轻中度的校正，范围从 5° 到 15°，故急性开放楔形截骨是可以接受的。

25.4.1 术前计划

要想获得充分的校正和成功的结果，术前计划至关重要。通过前后位、侧位、髁间窝位以及轴位摄片判定关节炎的位置和严重程度以及力线不良。胫股关节半脱位、过度骨侵蚀和弥漫性关节炎均会导致预后不良。通过从臀部到脚的全长负重位 X 线摄片判定肢体力线。这些 X 线片也可以帮助确定股骨或胫骨是否存在畸形，而这些畸形可影响整个机械力线。

对于纠正冠状畸形，我们推荐使用 Dejour 等的校正测量方法，以确定截骨的大小和位置[15]。测量胫骨平台的宽度并从内侧计算至 62.5% 处标记。从股骨头中心画一条线到标记处。以类似的方式，从距骨中心到标记处画一条线。两者的夹角就是矫正角度。然后在许可的韧带松弛度和关节软骨损伤下，通过调整两条线所形成的角度来纠正胫股关节对位。要认识到，缺乏副韧带的限制可以引起膝关节成角畸形。胫股关节每撑开 1mm，股胫关节大约需要减少 1°，以避免过度校正（校正系数会根据实际的胫骨近端宽度而改变）[16]。

校正矢状面畸形时，需要评估侧位片和胫骨倾角。如果存在反屈或过伸问题，那么需要从前内侧定位楔形，以便增加倾角和纠正过伸。如果需要解决胫骨前移或慢性 ACL 损伤，进行前侧闭合截骨是必要的。因此，开放楔形截骨需要尽可能远离后方，以便能够有效地降低后倾角。

25.4.2 手术技术

患者取仰卧位并上大腿止血带，肢体消毒铺巾。如果需要使用同侧髂骨自体移植，那么该区域应该消毒。做一个较小、垂直的内侧切口，使其位于胫骨结节和胫骨后内侧皮质之间鹅足止点的中间位置，然后暴露缝匠肌筋膜，平行于腘绳肌腱锐性切开此筋膜，以便在关闭伤口时可以修复筋膜。如果需要取腘绳肌来行 ACL/PCL 重建，这时可以完成这一步。否则腘绳肌会迅速回缩，暴露出浅表的内侧副韧带。用剥离器释放内侧副韧带上部的附着，并暴露胫骨后内侧边界。在前方，将筋膜解剖至髌腱胫骨结节止点水平。将钝性牵开器放在内侧副韧带下方以及髌腱处，以便能充分暴露和看到截骨的位置。

在荧光透视成像下，使导针沿内侧向外侧方向钻入胫骨近端。使导针位于胫骨结节上方的水平，距内侧关节线远端约 4cm，末端斜向定位于胫骨外侧皮质的关节线以下约 1cm。腓骨头的尖端可以作为一个参考点。标记截骨的方向，需考虑到胫骨斜坡可能增加或减少的角度。将摆锯放在针的底部，用来开始由内侧和后内侧行皮质截骨。这将较大限度地减少发生关节内骨折的风险。然后使用灵活的薄骨凿完成截骨，除去约 1cm 的胫骨皮质。术中应频繁地透视以保护胫骨皮质。一旦截骨完成（穿透前部和后部皮质），就可以按照术前计划的尺寸缓慢和仔细地完成内侧开放楔形截骨了。

术中透视可用于评估机械力线并确保它是适当的。当完成所需的切口，以及获得了理想的胫骨校正倾角时，就可使用 Puddu 板（Arthrex，Inc，Naples，FL）或 Tomo 固定板（辛迪思）安全截骨。此时腿是呈伸展位的（近端使用两个 6.5mm 松质骨螺钉，远侧使用两个 4.5mm 皮质螺钉）。骨移植通常是必要的，以确保骨愈合。可以使用自体和异体移植物或合成骨基质。我们还喜欢添加富含血小板的血浆。然后冲洗伤口并关闭切口。

最初 4 周使用铰链式膝关节非负重支具以保护截骨的效果，随后 4 周逐渐开始下地但不负重，再过 4 周后开始 50% 的负重。然后应该获得射线照片，进一步巩固负重进步以及确认愈合。

25.5 结　论

由于各种原因，胫骨高位截骨术（high tibial osteotomy，HTO）在膝关节多发韧带损伤中越来越流行。虽然该手术操作一度被认为是禁忌的，但最近的证据表明，在内翻畸形伴 ACL 和 PCL 损伤的病例中，可以预期获得良好的功能结果。Noyes 发表了关于膝关节 ACL 损伤的高位胫骨截骨术的研究报告。在他的报告中，71% 的患者疼痛减少，85% 的患者疼痛消除，66% 的患者恢复了轻娱乐活动 [6]。Dejour 早期的结果证实有 91% 的满意度。然而，只有 65% 的患者可重新开始休闲体育活动 [15]。这两项研究评估了闭合楔形截骨术在慢性膝关节 ACL 损伤患者中的效果。

在采取开放楔形截骨术对膝关节 PCL 损伤的治疗中，患者的效果被认为是通过减少胫骨后移稳定了膝关节带来的。Naudie 等的生物力学研究报道，开放楔形截骨术可以让膝关节在所有的屈曲角度胫骨前移，不管是正常的还是 ACL 损伤的膝关节 [17]。他们证实在 PCL 损伤的膝关节患者中，前侧开放楔形截骨术引起胫骨前移，从而可能恢复了正常的膝关节生物力学 [19]。在临床上，Naudie 等证明在最短 2 年的随访中，对后方不稳定患者行高位胫骨截骨术后，主观不稳定感觉得到改善的比例为 94.1%（16/17）。这些患者都通过前内侧开放楔形截骨术纠正了后外侧的推力 [11]。尽管所有这些患者都是年轻人且活跃，但最终在术后都恢复到了很高的活动水平。

尽管这种技术的经验是有限的，但矫正慢性膝关节不稳定患者力线不良的早期结果是鼓舞人心的。在急性期，也有可能是矫正力线不良的作用，然而尚缺乏这方面的研究。膝关节多发韧带损伤代表了一种复杂的情况，其长期的重建随访的结果也不一致。其中叠加对线不良可能是一个不应该被忽视的因素。在此情况下，截骨术的作用已经显示了初步良好结果，但尚需要进一步长期的研究证实上述结论。

致谢：特别感谢 Annunziato Amendola 和 Michelle Wolcott 在早期版本中担任本章作者，他的许多思想和理论在本版中进行了修订。

（唐 新 孙正宇 毛云鹤 译）

参考文献

1. Coventry MB, Ilstrup DM, Wallrichs SL. Proximal tibial osteotomy. A critical long-term study of eighty-seven cases. J Bone Joint Surg Am. 1993;75(2):196–201.
2. Morrey BF. Upper tibial osteotomy for secondary osteoarthritis of the knee. J Bone Joint Surg Br. 1989;71(4):554–9.
3. Slawski DP. High tibial osteotomy in the treatment of adult osteochondritis dissecans. Clin Orthop Relat Res. 1997;341:155–61.
4. Kim SJ, Moon HK, Chun YM, Chang WH, Kim SG. Is correctional osteotomy crucial in primary varus knees undergoing anterior cruciate ligament reconstruction? Clin Orthop Relat Res. 2010;469(5):1421–6.
5. Makoff KL, Bargar WI, Shoemaker SC, et al. The role of joint load in knee stability. J Bone Surg Am. 1988;70:977–82.
6. Noyes FR, Barber-Westin SD, Hewett TE. High tibial osteotomy and ligament reconstruction for varus angulated anterior cruciate ligament-deficient knees. Am J Sports Med. 2000;28(3):282–96.
7. Hughston JC, Jacobsen KE. Chronic posterolateral rotatory instability of the knee. J Bone Joint Surg Am. 1985;67:351–9.
8. Dejour H, Walch G, Chambat P, et al. Active subluxation in extension: a new concept of study of the ACL, deficient knee. Am J Knee Surg. 1988;1:204–11.
9. Dejour H, Neyret P, Bonnin M. In: Fu F, editor. Knee surgery. Baltimore, MD: Williams & Wilkins; 1994. p. 859–875.
10. Amendola AS, Giffin JR, Sanders DW. Osteotomy for knee stability: the effect of increasing tibial slope on anterior tibial translation, Paper presented at: American Association for Orthopaedic Sports Medicine, Specialty Day; Mar 2001; San Francisco.
11. Naudie D, Amendola A, Fowler P. Opening wedge high tibial osteotomy for chronic posterior instability. Proceedings of the meeting of the American Association for Orthopaedic Sports Medicine; Jul 2001; Keystone, CO.
12. Clatworthy M, Amendola AS. The anterior cruciate ligament and arthritis. Clin Sports Med. 1999;18:173–98.
13. Coventry MB. Upper tibial osteotomy for osteoarthritis. J Bone Joint Surg Am. 1985;67:1136–40.
14. Coventry MB. Osteotomy of the upper portion of the tibia for degenerative arthritis of the knee; a preliminary report. J Bone Joint Surg Am. 1965;47:984–90.
15. Dejour H, Neyret P, Boileau P, et al. Anterior cruciate reconstruction combined with valgus tibial osteotomy. Clin Orthop. 1994;299:220–8.
16. Dugdale TW, Noyes FR, Styer D. Preoperative planning for high tibial osteotomy. The effect of lateral tibiofemoral separation and tibiofemoral length. Clin Orthop. 1992;274:248–64.
17. Naudie D, Roth S, Dunning C, Amendola AS, Giffin JR, Johnson JA, Chess D, King GJW. The effect of opening wedge high tibial osteotomy in the posterior cruciate ligament deficient knee. Paper presented at 56th Annual Meeting of the Canadian Orthopaedic Association; 1–4 June 2001.
18. Amendola A. The effect of opening wedge high tibial osteotomy in the PCL deficient knee, Proceedings of the meeting of the American Association for Orthopaedic Sports Medicine; Jul 2001; Keystone, CO.
19. Brown G, Amendola A. Radiographic evaluation and preoperative planning for high tibial osteotomies. Oper Techniques Sports Med. 2000;8(1):2–14.

第 26 章

膝关节多发韧带损伤中的慢性胫骨半脱位的处理

Travis G.Maok，Thomsa L.Wickiewicz

26.1 引　言

膝关节单一韧带损伤或多发韧带损伤都可能导致慢性胫骨半脱位，并且韧带修复或重建也不能完全消除这种潜在风险。虽然每个临床案例都不太一样，但它们之间本质上的共性有助于对疾病进行评估和管理。在膝关节的诸多韧带中，包括前交叉韧带（ACL）、后交叉韧带（PCL）、后外侧复合体和后内侧复合体在内的每一个韧带复合体的损伤都会影响慢性胫骨半脱位的形式和最终的结果。

本章将阐述膝关节的各个韧带的独特作用，包括 ACL、PCL、后外侧复合体和后内侧复合体等，因为它们同膝关节多发韧带损伤中的慢性胫骨半脱位相关。下面将会详细描述如何对其中的单个韧带损伤进行评估及管理，同时也会对它们在膝关节多发韧带损伤中的综合作用进行阐述。

26.2 ACL

26.2.1 背　景

ACL 主要限制胫骨相对股骨的前向移位。有研究表明 ACL 提供了限制胫骨前移总阻力的 86%[1]。ACL 同时具有防止内侧副韧带和外侧副韧带损伤后膝关节伸展引起的内翻、外翻、内旋和外旋等不稳状态[2]。先前的研究数据证实，ACL 重建后能降低胫骨前后向的松弛度[3,4]。不过，现有的资料也表明 ACL 重建术可能并不能完全恢复胫骨和股骨间原有的解剖关系。如果重建后膝关节的对位关系较差，可能导致胫骨相对于股骨前向的固定性半脱位[5]。

26.2.2 ACL 缺损及固定性胫骨半脱位

不论是否行过韧带重建，ACL 损伤后继发的慢性、固定的前向半脱位都会伴有膝关节运动学的改变，包括生理性的胫股关节后倒及其所致的膝关节骨关节炎风险的增加[5,6]。先前的研究已经证实，相对于不合并固定性半脱位的 ACL 缺损，合并固定性胫骨前向半脱位的患者，其骨关节炎的发病率及严重程度均有所增加 [6]。这些资料表明，关键因素是胫骨与股骨间异常的对位关系，而不是有无 ACL。因此，消除固定性胫骨前向半脱位和恢复正常的膝关节运动关系，骨关节炎的进展有可能得以减缓。然而，现在还没有资料评估这种可能性。

26.3 PCL

26.3.1 背 景

PCL 主要限制胫骨相对于股骨的后向运动，尤其是膝关节屈曲＞ 30° 时 [7,8]。PCL 也被看做是膝关节外旋时维持关节稳定的次要因素 [7,8]。Butler 等 [1] 利用尸检离断 PCL，并证实切断 PCL 后在膝关节屈曲 90° 时施以向后的推力会增加胫骨相对于股骨向后的位移。但在膝关节伸直时，后向位移则减小 [1,9]。这项研究还证实 PCL 损伤后胫骨后向半脱位显示胫骨与股骨间异常的运动关系。除此之外，膝关节合并的其他韧带损伤可能进一步加剧胫骨和股骨间异常的运动关系 [10]。基于此，认识并矫正胫骨和股骨异常的运动关系至关重要，从而增加了膝关节软骨面所承受的应力，减少了半月板承受的压力 [11]。胫骨和股骨异常的运动关系，及继发的关节面应力增加，以及负荷的集中与骨关节炎的进展加剧息息相关，尤其容易累及内侧间室和髌股间室 [12-14]。

与 ACL 类似，重建 PCL 也能够改善膝关节的运动功能，以及纠正胫骨的后向半脱位。然而，腘绳肌张力和小腿重力表现为反向作用力，这增加了急性胫骨后向半脱位进展为慢性、固定性胫骨后半脱位的风险 [15,16]。尽管 PCL 重建术能减少这样的风险，但仍然可能发生慢性、固定性胫骨后向半脱位，所以必须引起重视 [15,16]。

26.3.2 PCL 缺损和固定性胫骨半脱位

之前，固定性胫骨后向半脱位被定义为胫骨相对于股骨的后向位移＞ 3mm，并且不能通过前向的牵引力使两者的对位关系恢复至中立位。固定性胫骨后向半脱位与急性膝关节 PCL 损伤时的查体发现有所不同。后者的前后向松弛度很低或无改变，膝关节只是轻微不稳，但疼痛显著。然而，肉眼可以见到胫骨后倒，触诊胫骨与股骨前方的对位关系可以发现胫骨平台前方向后半脱位（图 26.1）。普通的放射学检查应当评估胫骨和股骨前方异常的对位关系，从而识别胫骨后向半脱位。最终要证实胫骨与股骨之间异常的对位关系，需要进行前向和后向应力位拍片。在膝关节屈曲 90° 时，向胫骨施加力量时照 X 线（图 26.2）[17]。通过分析前后向应力位照片结果的差值，可以定量地分析固定性胫骨后向半脱位。文献报道，不合并固定性胫骨后向半脱位的 PCL 损伤的均差为 13.46mm。与之相比，合并固定性胫骨后向半脱位的 PCL 损伤的均差为 7.4mm[17]。

急性 PCL 损伤的治疗措施直接取决于 PCL 损伤及伴发的其他韧带损伤的严重程度。对于单纯 PCL 损伤，并且损伤程度为Ⅰ到Ⅲ度的病例，建议行非手术治疗。如果合并有其他韧带损伤，建议应在损伤后 2 周内完成手术 [10]。对于急性Ⅲ度损伤的患者，应该使用支具于膝关节伸直位固定制动 2 ～ 4 周，尤其要防止胫骨后移。用于 PCL 损伤固定的支具应当能对胫骨施加持续向前的牵引力，以避免胫骨后移。物理治疗主要起加强股四头肌肌力的作用，有助于减少此类患者胫骨后向半脱位 [16]。对慢性的Ⅲ度 PCL 损伤的评估需仔细，因为可能出现后外侧复合体损伤。因此在这些情况下，需要考虑行韧带重建，以达到有效的治疗 [10]。

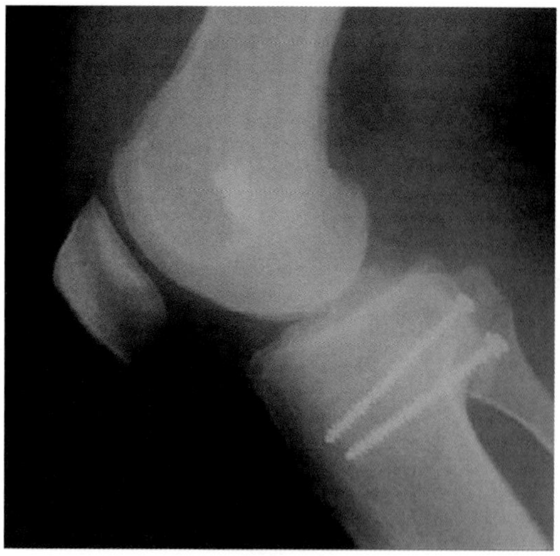

图 26.1　膝关节屈曲 90° 的侧位片。胫骨后沉，表明存在固定性胫骨后向半脱位

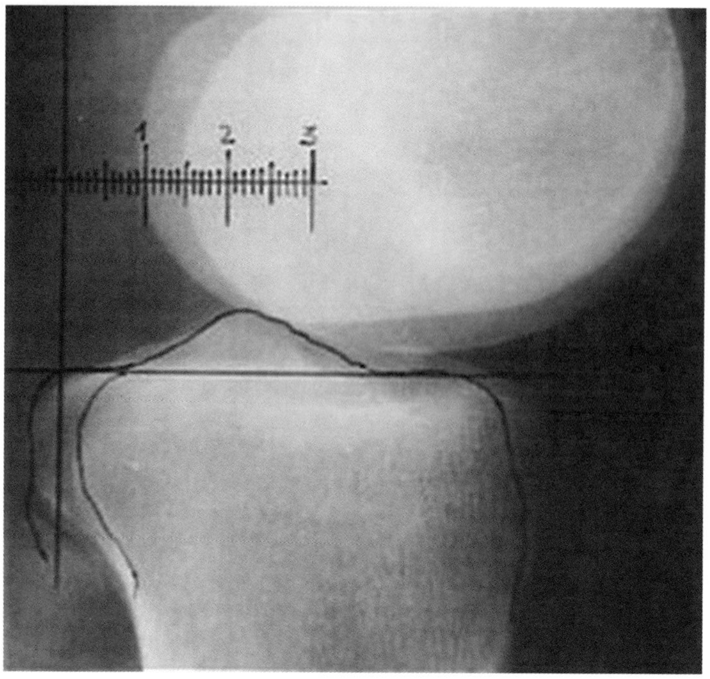

图 26.2　一名固定性胫骨后向半脱位的患者，施加向后作用力的膝关节后方应力位片提示胫骨向后移位

先前的数据表明某些危险因素会促使固定性胫骨后向半脱位的发生和发展。Strobel 等 [17] 报道，在 248 例存在 PCL 功能不全的患者中，有 109 例（44%）合并有固定性胫骨后向半脱位。在合并胫骨后向半脱位的亚组中，确切的高危因素包括韧带重建过程中使用髌腱移植物、有长期 PCL 功能不全史以及男性有 PCL 重建史。对于固定性胫骨后向半脱位患者，无论有没有做 PCL 重建，半脱位的程度都可以划分为Ⅰ～Ⅲ度。Ⅰ度半脱位为移位 3 ～ 5mm，Ⅱ度为移位 6 ～ 10mm，Ⅲ度为移位＞ 10mm[17]。

在完善固定性胫骨后向半脱位患者的病史及体格检查后，在麻醉下进行查体有助于指导外科医师在术中作出正确的决策。对之前做过 PCL 重建且持续存在固定性胫骨后向半脱位的患者，主刀医师要重点考虑的是如何在术中减少胫骨后沉。如果胫骨后向半脱位不能复位，则有可能是在固定时胫骨仍处于半脱位，PCL 移植物的张力很高，限制了膝关节正常的运动学。对于这样的患者，外科医师应考虑采用 PCL 翻修术。另一方面，如果在麻醉状态下查体发现胫骨后向半脱位可以复位，那么可能是周围软组织导致的胫骨运动性半脱位 [17]。

使用支具固定的保守疗法也能治疗固定性胫骨后向半脱位。在夜间使膝关节处于伸直位并使用有前托的支具，白天使用 PCL 功能支具维持运动，两者相结合能有效地维持活动功能。使用胫骨后方的支撑支具时应该确保膝关节处于完全伸直状态，同时能提供小腿后方的支撑和向前的被动牵拉，以使胫骨后沉的程度最小。先前的文献表明，78.4% 的 Ⅰ 度和 70.1% 的 Ⅱ 度固定性胫骨半脱位患者能够完全复位 [17]。治疗 180 天后的结果显示，后向半脱位平均改善 2.58mm。然而，这种治疗方案对于 Ⅲ 度半脱位的患者并不显著，在这些患者中仅有 32% 的患者能完全复位。由于对 Ⅲ 度半脱位的患者行保守治疗的改善效果有限，故建议采用手术治疗。

26.4 膝关节后外侧角

26.4.1 背　景

先前的尸检研究结果证实，膝关节屈曲 < 30° 时限制胫骨向后移位的主要结构是后外侧复合体，包括外侧副韧带、腘肌腱、腘腓韧带和弓状复合体 [7,8,18]。当膝关节受到内翻应力及向后外侧旋转时，后外侧复合体是保持其稳定性的功能装置。生物力学的研究资料进一步证实了上述机制，PCL 合并后外侧复合体损伤时明显增加了膝关节后向松弛。相比而言，单纯 PCL 断裂患者的膝关节内翻或外翻松弛度及旋转不稳的程度较轻 [7,8]。通过早期的手术固定后外侧复合体以恢复关节水平面和旋转的稳定性，对于提高膝关节的稳定性和改善患者预后非常重要 [19,20]。对于急性期的侧副韧带损伤理想的手术固定方式目前还没有达成共识，可选择的方法包括修复术和重建术。然而，对于慢性固定性胫骨后向半脱位的患者，采用修复方式并不是一个可行的选择 [21]。这种患者需要通过重建手术恢复侧向移位和旋转稳定。稳定的重建术对于膝关节多发韧带损伤尤为重要 [21]。

26.4.2 后外侧功能复合体缺损及固定性胫骨半脱位

胫骨相对于股骨的前后位置与后外侧的旋转不稳定关系紧密。Strauss 等 [22] 通过尸体标本建立了一系列的生物力学模型来评估胫骨与股骨之间的关系。这些资料表明在依次切断 PCL、腘肌腱、腘腓韧带和外侧副韧带的过程中，胫骨的外旋程度显著增加。施加于胫骨的中立位或向后的作用力引起的胫骨外旋程度分别增加 9° 和 12°。与之相比，施加于胫骨向前的作用力引起的胫骨外旋程度更加显著。

26.5 多发韧带损伤

26.5.1 背　景

对膝关节多发韧带损伤的治疗是一个复杂且困难的过程，历史上有过许多不同的解决办法。由于在发达国家中这类损伤的发病率较低，因此，这类患者的临床和影像学的长期随访资料较少 [23]。相关临床预后资料及放射学评估标准建立在异质群体的基础上，并且研究人群存在各种各样的合并损伤[14,24,25]。临床医学及技术水平的显著进步促进了对这类疾病的治疗。然而，尽管取得了这些进步，急性期治疗后仍留下了一些相关并发症，比如膝关节不稳、僵硬和慢性固定性胫骨半脱位[5,17,26-30]。

26.5.2 膝关节多发韧带损伤和固定性胫骨半脱位

膝关节多发韧带损伤的急性期治疗有三个主要目标，分别是恢复运动的解剖中心轴，重建韧带的稳定性，以及维持膝关节活动度。同时达到这三个目标才能使患者获得最好的预后。研究表明，膝关节多发韧带损伤的修复和重建能够重现韧带的稳定性和关节活动范围，Lachman 试验阴性，且存在终末阻挡感，但是可能仍然存在固定性胫骨后向半脱位[30]。固定性胫骨半脱位是由于无法恢复运动的解剖中心轴所致。此中心轴的异常可能归咎于不正确的移植物预张[31]，或由于无法重建胫骨与股骨正常的对位关系[32]。先前的研究表明，创伤性的膝关节脱位治疗后膝关节固定的位置对膝关节复位丢失起着重要作用[33]。这些资料表明，如果术后固定在脱位的位置，则会导致膝关节前向或后向复位失败。因此，笔者认为固定方向应当是脱位的反方向，这样可能最大程度地降低其进展为慢性固定性胫骨半脱位或膝关节脱位的可能性。

对于慢性膝关节脱位治疗的临床预后的资料很少。在慢性创伤性膝关节脱位的患者中，固定性胫骨后向脱位的评估包括视诊所见的 S 形膝关节畸形和行走功能丧失[34]。有诊断意义的检查包括内翻松弛度、胫骨前后位对线不良、肉眼可见的胫骨后沉以及标准的 Lachman 试验。这一系列检查发现与慢性胫骨后脱位是一致的。肉眼所见到的膝关节 S 形畸形尤为重要。放射影像学对于评估这类疾病严重程度的分级和术前准备同样也十分重要（图 26.2）。之前的一篇个案报道了 2 位患者通过韧带重建手术配合使用铰链式的外固定支具治疗膝关节的结果[29]，6 个月的随访评估表明这 2 名患者的膝关节稳定性完好，活动度为 –5° 到 120°，均能达到全部负重。

尽管最近的一些进展，包括铰链式的外固定支具的运用，使得韧带重建治疗慢性膝关节半脱位获得成功，但先前的其他治疗手段依旧在使用，如关节融合术[35]。膝关节融合术治疗是通过牺牲膝关节活动度来达到控制疼痛和恢复膝关节稳定性的目的[36,37]。然而，不幸的是，长期的预后研究表明，这种治疗手段常伴发慢性的背部和髋部疼痛，患者的满意度低，有明显的功能缺失，并且日常生活能力降低[38,39]。这些结果同韧带重建术后随访得出的高比例优良率预后形成了鲜明的对比[34]。据报道，经重建手术治疗的患者满意度很高，患者术后能重返学校，疼痛控制良好，膝关节的松弛度最小。需要注意的是，尽管患者接受了重建手术，但膝关节活动度并不能完全恢复，活动范围只能恢复至 5° ～ 40°。不过相较于关节融合术，这样的活动度较后者已经要大得多了[34]。此外，最近的研究资料表明，在重建手术后使用铰链式外固定器可以使关节活动度恢复至 –5° ～ 120°[29]。

考虑到经开放性重建手术后，慢性固定性胫骨后脱位患者的症状明显改善，笔者认为在Ⅲ度胫骨半脱位的治疗中应该使用此种治疗方式。对Ⅰ度和Ⅱ度前向或后向半脱位的处理可以使用先前提到的保守治疗，如交替活动关节以及复位后坚强外固定。使用了这些方法后，能使关节充分复位和获得稳定，同时维持了膝关节的活动范围，最终改善患者的预后。

26.5.3 手术技巧：总论

手术治疗慢性固定的膝关节半脱位或脱位的要点包括：①膝关节的复位。②通过平衡的复位获得关节稳定。③术后康复锻炼时，在维持关节活动度的同时要注意保护重建的结构。

手术的第一步应从髌旁前内侧入路切开关节。慢性创伤性的关节脱位会导致关节囊和韧带结构受损，在复位不良的情况下形成明显的瘢痕组织。为了使膝关节半脱位或脱位获得最佳的解剖复位，必须广泛松解或切除增生明显的瘢痕组织。对于膝关节后方、外侧和髁间窝部位的瘢痕松解显得极其重要。

然后，需要接着清除 ACL 和 PCL 的残留物。接下来，将注意力转向关节的外侧和后外侧部分，在余下的整个操作过程中都要注意认真、仔细地松解腓总神经，以确保能准确地识别和保护这些关键结构。紧接着，可以清除外侧副韧带和腘肌腱残端。在股骨远端和伸膝装置之间可能存在明显的瘢痕，而这些瘢痕同样需要松解。瘢痕松解后也易于活动膝关节和显露术野。如果没有切除股骨远端和伸膝装置之间的瘢痕组织，则膝关节的屈曲活动会明显受限。接着需要对内侧和外侧半月板进行评估，如果需要做半月板缝合修复或修整成形，那么应在重建手术之前进行。

通过 ACL 和 PCL 重建来恢复稳定性和平衡复位时首先要重建膝关节的中轴线。笔者偏向于利用同种异体移植物来同时做 ACL 和 PCL 重建，因为这样能够确保固定良好，同时能够最大程度地减少获取自体移植物引起的供区并发症。PCL 的重建应当先于 ACL，以确保胫骨后面观清晰可见，从而准确定地位 PCL 的胫骨止点。PCL 的重建也可使用经胫骨和股骨单隧道技术（图 26.3）。在收紧移植物前，PCL 移植物被锚钉固定在胫骨隧道，ACL 移植物被锚钉固定在股骨隧道。对每一位患者而言，在所有的韧带重建手术中最终收紧和固定的韧带应当按以下的顺序进行：PCL、ACL、后外侧复合体和内侧副韧带。注意，在收紧和固定 PCL 和 ACL，进行下一步重建步骤前，应通过 C 形臂透视来确保膝关节中轴线的位置正常（图 26.4）。

对后外侧复合体的重建需要在经交叉韧带重建纠正膝关节中轴线以后再进行。可以通过评估理想固定点上实际缝合位置的长度改变来获得等长重建的位置。最小缝合长度的变化程度决定了等长重建移植物固定点的位置。需要注意的是，这种技术依赖于优先恢复膝关节的中轴线，后者通过 ACL 和 PCL 重建获得。作者推荐使用分叉的 Y 形异体跟腱移植物来行腘肌腱和外侧副韧带的重建。进行后外侧复合体的重建时，应当收紧移植物并且将膝关节固定于屈曲 70° 和旋转中立位。

如果仍然存在明显的外翻松弛，需要行内侧副韧带重建时，应该行此重建术。笔者推荐使用异体跟腱移植物进行重建。导针穿刺部位应位于股骨内上髁近端 3 ~ 5mm、后方 3 ~ 5mm，在冠状面

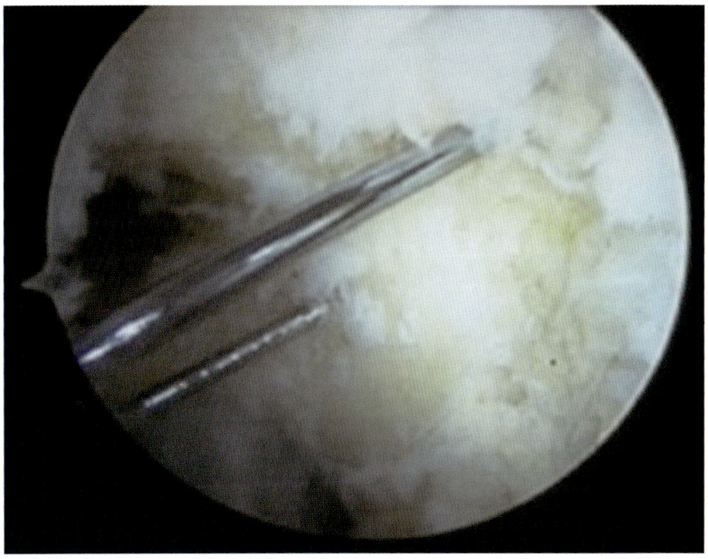

图 26.3 关节镜下 PCL 重建时的股骨双隧道技术，能分别重建前外侧束和后内侧束

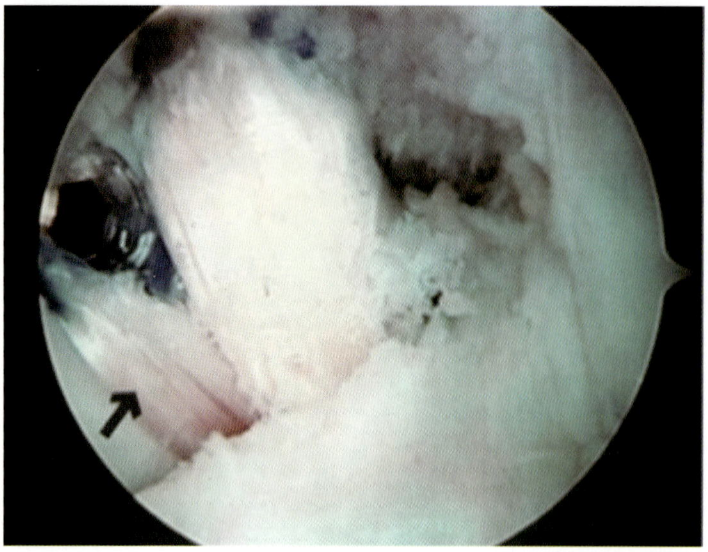

图 26.4 关节镜下完整的经股骨隧道的双束 PCL 重建。PCL 和 ACL 的收紧优先于侧副韧带的重建，以提供旋转的中轴线

上平行于关节线，前倾 15° 以避开髁间窝。然后，用缝合环证实从先前安置在胫骨穿刺针到紧贴鹅足肌腱的后方胫骨的穿刺点的等距点。应当尽可能调整胫骨穿刺点，直至获得标准的等距点。紧接着使用空心钻，应在先前引导针穿刺部位的正上方钻一个股骨隧道。重建手术需要制作一个 9mm × 18mm 的骨栓，并把它插入股骨隧道。在膝关节屈曲 20° 时收紧移植物，对移植物肌腱部分的位置应用界面螺钉以及垫圈固定在胫骨上。

通过这种方式完成 PCL、ACL 以及后外侧移植物的重建手术。此时需要对髌骨轨迹进行评估，如果对髌骨尝试复位后发现髌骨轨迹异常，那么就不应缝合外侧支持带。由于膝关节被广泛切开，因此也应松解关节前方的间隙，以减少术后形成骨筋膜室综合征的风险。

最后，在保护上述已完成的重建同时进行保护性的功能锻炼，这对于维持关节的稳定性，降低关节纤维化，以及由此引发的关节活动度下降的固有风险至关重要。在这种情形下，使用支具或铰链式外固定架都是合理的选择。使用铰链式外固定架有增加感染的潜在风险，且患者不易耐受。

除此之外，铰链式外固定架采用了一个中心轴的运动范围，这在本质上改变了膝关节原本的运动弧。这种改变限制了膝关节的活动，同时也对极端运动产生了压迫和应力分散。出于这些原因，笔者建议在多发韧带重建术后使用铰链式支具，允许的活动范围为 120°。仅在完全有必要时才延期使用铰链式外固定架。不过这种技术在先前的关节极度不稳的患者中已经得到了有效应用，并且在神经松解术后提供了保护作用 [29]。如果认为使用铰链式外固定架对于保护上述重建后的关节是必需的，那么这时应该使用铰链式外固定架。

如果选择了这种方式，那么在放置中心针的过程中应当格外小心。这枚针确定了膝关节的旋转中轴线，是维持膝关节稳定和功能活动的基础。应将中心针放置于股骨内外侧髁连线的等距点。为了找到等距点，应将临时性的针分别放置于距关节线远端 3cm、胫骨和腓骨上内侧和外侧副韧带的中间。每根针上连接着缝合线，然后放置于股骨内外髁之间等分点的近侧。应将膝关节置于具有一定活动度的位置。当上述缝线在膝关节活动过程中长度不改变，便可以确定股骨髁的等距点。应使中心针分别从股骨内外髁等距点的位置进出。

放置好中心针以后，便可以将铰链式外固定器上的中心针孔放置于中心针之上，以确保铰链式外固定器能根据先前确定好的中心针而放置在最佳位置上。这个时候，应将膝关节放置于伸直位，应将两个 5.0mm 的 Schanz 针通过铰链式外固定架上两个半圆形的环固定于股骨和胫骨。这些 Schanz 针能为铰链式外固定架提供安全的骨质固定。这些半圆形的环为 Scanz 针的位置提供了多种选择。在这样的患者中，外科医师应当避免 Scanz 针穿过股四头肌或伸膝装置。需要注意，铰链型外固定器需要膝关节一直处于完全伸直位。目前作者也发现在活体研究上，在膝关节完全伸直的状态下安置铰链式外固定架的效果最好。

手术的整个过程应在 C 臂机的透视下完成，确保膝关节在 0° ～ 90° 的活动范围内均能充分复位。应当在 PCL 重建、ACL 重建和后外侧复合体重建以及安置好铰链式外固定架后进行透视确保复位良好。

26.5.4 术后处理

作者建议安置好铰链式外固定架后，应立即使用持续性被动活动器进行术后锻炼。患者术后 4 ～ 6 周内不能负重。术后 6 周可以取出铰链式外固定架。在取出铰链式外固定架后需要在麻醉状态下进行查体，但这需要在取出 Scanz 针或中心针之前进行。如果查体确认患者的关节稳定性和活动度恢复尚佳，那么就可以取出剩余的 Scanz 针。在取出外固定器后，患者可以在预先定制好的 ACL 支具的辅助下逐步负重。术后应对患者进行密切的临床和影像学随访，其中包括双侧下肢的影像学对比，以确保胫骨在股骨屈曲 90° 时中心对称。

26.6 结 论

慢性固定性胫骨半脱位可发生在膝关节的单一韧带或多发韧带损伤中，固定性胫骨脱位可发生于膝关节的多发韧带损伤中。然而在这两种情形中，术前的精细化准备至关重要，包括详细的病史采集、仔细的体格检查、包含应力位片以及可能的 MRI 在内的影像学评估。除此之外，术中麻醉下查体有助于外科医师对膝关节的半脱位进行分级，从而帮助制订术中方案，包括决定牺牲和重建哪些韧带。Ⅰ度和Ⅱ度半脱位可以考虑行非手术治疗，然而Ⅲ度半脱位和脱位则推荐行手术重建。虽然之前关节融合术已被使用，但由于膝关节丧失了活动度且预后较差，因此，可以选择切开复位和韧带重建作为治疗手段。此外，这类患者通过重建手术获得了很好的预后。在重建过程中，手术医师应该仔细制订方案以减少术中和术后并发症。术中重建的关键步骤包括仔细切除膝关节上的黏附组织以获得最大的膝关节活动度，在 ACL 和 PCL 隧道定位和拉紧移植物时纠正膝关节的中轴线。如果需要使用铰链式外固定架，还需要选出中心针的等距点。不论是否进行手术治疗，术后关节的稳定性和功能固定对于维持膝关节的稳定性和活动度都至关重要。虽然慢性固定性胫骨半脱位或脱位较少见，且病情症状复杂，但在恢复膝关节的稳定性和活动功能后，患者仍能获得很好的预后。

（唐 新 郑 果 亚夏尔 译）

参考文献

1. Butler DL, Noyes FR, Grood ES. Ligamentous restraints to anterior-posterior drawer in the human knee. A biomechanical study. J Bone Joint Surg Am. 1980;62(2):259–70.
2. Fanelli GC, Orcutt DR, Edson CJ. The multiple-ligament injured knee: evaluation, treatment, and results. Arthroscopy. 2005;21(4):471–86.

3. Anderson AF, Snyder RB, Lipscomb Jr AB. Anterior cruciate ligament reconstruction. A prospective randomized study of three surgical methods. Am J Sports Med. 2001;29(3):272–9.
4. Shelbourne KD, Gray T. Anterior cruciate ligament reconstruction with autogenous patellar tendon graft followed by accelerated rehabilitation. A two- to nine-year followup. Am J Sports Med. 1997;25(6):786–95.
5. Almekinders LC, de Castro D. Fixed tibial subluxation after successful anterior cruciate ligament reconstruction. Am J Sports Med. 2001;29(3):280–3.
6. Almekinders LC, Pandarinath R, Rahusen FT. Knee stability following anterior cruciate ligament rupture and surgery. The contribution of irreducible tibial subluxation. J Bone Joint Surg Am. 2004;86-A(5):983–7.
7. Gollehon DL, Torzilli PA, Warren RF. The role of the posterolateral and cruciate ligaments in the stability of the human knee. A biomechanical study. J Bone Joint Surg Am. 1987;69(2):233–42.
8. Grood ES, Stowers SF, Noyes FR. Limits of movement in the human knee. Effect of sectioning the posterior cruciate ligament and posterolateral structures. J Bone Joint Surg Am. 1988;70(1):88–97.
9. Fox RJ, Harner CD, Sakane M, Carlin GJ, Woo SL. Determination of the in situ forces in the human posterior cruciate ligament using robotic technology. A cadaveric study. Am J Sports Med. 1998;26(3):395–401.
10. Harner CD, Hoher J. Evaluation and treatment of posterior cruciate ligament injuries. Am J Sports Med. 1998;26(3):471–82.
11. Ahmed AM, Burke DL. In-vitro measurement of static pressure distribution in synovial joints—part I: tibial surface of the knee. J Biomech Eng. 1983;105(3):216–25.
12. Barton TM, Torg JS, Das M. Posterior cruciate ligament insufficiency. A review of the literature. Sports Med. 1984;1(6): 419–30.
13. Logan M, Williams A, Lavelle J, Gedroyc W, Freeman M. The effect of posterior cruciate ligament deficiency on knee kinematics. Am J Sports Med. 2004;32(8):1915–22.
14. Richter M, Bosch U, Wippermann B, Hofmann A, Krettek C. Comparison of surgical repair or reconstruction of the cruciate ligaments versus nonsurgical treatment in patients with traumatic knee dislocations. Am J Sports Med. 2002;30(5):718–27.
15. Ogata K, McCarthy JA. Measurements of length and tension patterns during reconstruction of the posterior cruciate ligament. Am J Sports Med. 1992;20(3):351–5.
16. Renstrom P, Arms SW, Stanwyck TS, Johnson RJ, Pope MH. Strain within the anterior cruciate ligament during hamstring and quadriceps activity. Am J Sports Med. 1986;14(1):83–7.
17. Strobel MJ, Weiler A, Schulz MS, Russe K, Eichhorn HJ. Fixed posterior subluxation in posterior cruciate ligament-deficient knees: diagnosis and treatment of a new clinical sign. Am J Sports Med. 2002;30(1):32–8.
18. Race A, Amis AA. Loading of the two bundles of the posterior cruciate ligament: an analysis of bundle function in a-P drawer. J Biomech. 1996;29(7):873–9.
19. Harner CD, Waltrip RL, Bennett CH, Francis KA, Cole B, Irrgang JJ. Surgical management of knee dislocations. J Bone Joint Surg Am. 2004;86-A(2):262–73.
20. Tzurbakis M, Diamantopoulos A, Xenakis T, Georgoulis A. Surgical treatment of multiple knee ligament injuries in 44 patients: 2–8 years follow-up results. Knee Surg Sports Traumatol Arthrosc. 2006;14(8):739–49.
21. Levy BA, Dajani KA, Morgan JA, Shah JP, Dahm DL, Stuart MJ. Repair versus reconstruction of the fibular collateral ligament and posterolateral corner in the multiligament-injured knee. Am J Sports Med. 2010;38(4):804–9.
22. Strauss EJ, Ishak C, Inzerillo C, et al. Effect of tibial positioning on the diagnosis of posterolateral rotatory instability in the posterior cruciate ligament-deficient knee. Br J Sports Med. 2007;41(8):481–5. discussion 485.
23. Hirschmann MT, Zimmermann N, Rychen T, et al. Clinical and radiological outcomes after management of traumatic knee dislocation by open single stage complete reconstruction/repair. BMC Musculoskelet Disord. 2010;11:102.
24. Hirschmann MT, Iranpour F, Muller W, Friederich NF. Surgical treatment of complex bicruciate knee ligament injuries in elite athletes: what long-term outcome can we expect? Am J Sports Med. 2010;38(6):1103–9.
25. Martinek V, Steinbacher G, Friederich NF, Muller WE. Operative treatment of combined anterior and posterior cruciate ligament injuries in complex knee trauma: can the cruciate ligaments be preserved? Am J Knee Surg. 2000;13(2):74–82. Spring.
26. Almekinders LC, Chiavetta JB. Tibial subluxation in anterior cruciate ligament-deficient knees: implications for tibial tunnel placement. Arthroscopy. 2001;17(9):960–2.
27. Mook WR, Miller MD, Diduch DR, Hertel J, Boachie-Adjei Y, Hart JM. Multiple-ligament knee injuries: a systematic review of the timing of operative intervention and postoperative rehabilitation. J Bone Joint Surg Am. 2009;91(12):2946–57.
28. Roman PD, Hopson CN, Zenni Jr EJ. Traumatic dislocation of the knee: a report of 30 cases and literature review. Orthop Rev. 1987;16(12):917–24.
29. Simonian PT, Wickiewicz TL, Hotchkiss RN, Warren RF. Chronic knee dislocation: reduction, reconstruction, and application of a skeletally fixed knee hinge. A report of two cases. Am J Sports Med. 1998;26(4):591–6.
30. Strobel MJ, Schulz MS, Petersen WJ, Eichhorn HJ. Combined anterior cruciate ligament, posterior cruciate ligament, and posterolateral corner reconstruction with autogenous hamstring grafts in chronic instabilities. Arthroscopy. 2006;22(2):182–92.
31. Markolf KL, O'Neill G, Jackson SR, McAllister DR. Reconstruction of knees with combined cruciate deficiencies: a biomechanical study. J Bone Joint Surg Am. 2003;85-A(9):1768–74.
32. Clancy Jr WG, Sutherland TB. Combined posterior cruciate ligament injuries. Clin Sports Med. 1994;13(3):629–47.
33. Sisto DJ, Warren RF. Complete knee dislocation. A follow-up study of operative treatment. Clin Orthop Relat Res. 1985;198:94–101.
34. Henshaw RM, Shapiro MS, Oppenheim WL. Delayed reduction of traumatic knee dislocation. A case report and literature review. Clin Orthop Relat Res. 1996;330:152–6.
35. Richard DR. Unreduced dislocations. Trop Doct. 1973;3(3):119–22.
36. Dee R. The case for arthrodesis of the knee. Orthop Clin North Am. 1979;10(1):249–61.
37. Frymoyer JW, Hoaglund FT. The role of arthrodesis in reconstruction of the knee. Clin Orthop Relat Res. 1974;101:82–92.
38. Green SA, Kolsnick R. Arthrodesis of the knee. Orthopedics. 1985;8(12):1514–8.
39. Siller TN, Hadjipavlou A. Knee arthrodesis: long-term results. Can J Surg. 1976;19(3):217–9.

第 27 章

骨折 - 脱位：评估和治疗

Andrew L. Merritt，Kyle F. Chun，Christopher J. Wahl

27.1 概　述

膝关节多发韧带损伤和膝关节脱位发生在膝关节受到剧烈撞击和胫股关节显著畸形之后。导致这些创伤的原因可能是由于高速机制（如汽车碰撞）、低速机制（如运动损伤）或超低速机制（如肥胖者跌倒伤），这些都被定义为高能量损伤。同样，在这些损伤中，除了韧带损伤外，还同时合并其他多种损伤，包括神经和血管损伤，和（或）胫骨、腓骨、股骨和髌骨骨折。这些骨折与受伤的机制以及受伤时膝关节的体位有关，前文已描述过一些常见的骨折脱位类型。本章旨在复习文献中报道的膝关节骨折 - 脱位的病例以及评估针对这些复杂损伤的治疗策略。为了帮助理解治疗目的，本章将分成三个不同的部分讲解骨折 - 脱位。首先要讲述我们的选择喜好、手术时机把握的原则、手术的基本原理以及治疗顺序，也会讨论特殊类型的相关骨折模式。第一部分回顾了膝关节撕脱伤和边缘压缩骨折，其导致膝关节多发韧带损伤，但不会累及膝关节的主要负重区。这些骨折可能需要或者不需要手术固定，但骨科医师或放射科医师必须警惕膝关节多发韧带损伤的存在以及可能合并的严重的神经和血管损伤。第二部分讲述了膝关节脱位时膝关节以及关节周围的骨折。我们必须同时确认骨折和韧带损伤并及时处理。这些关节内的骨折能明显改变韧带重建的手术时机、原则以及手术策略。第三部分回顾了能引起膝关节脱位的远端骨折。这些骨折同样也会对计划好的治疗措施和康复锻炼造成很大的影响。

27.2 骨折 - 脱位的分型

1963 年，Kennedy 率先根据胫骨与股骨间的位置关系对膝关节脱位进行了分型 [1]。由于大多数膝关节是复位后的表现形式，因此，这种分型很难在临床上推广应用。据最新报道，Schenck 根据损伤的韧带和组织结构提出了一种解剖结构分型的方法 [2]。膝关节脱位单一交叉韧带损伤为膝关节脱位 I 型（KD-I），两条交叉韧带损伤为 KD- Ⅱ型。三条韧带损伤包括两条交叉韧带撕裂，同时累及内侧副韧带（KD- Ⅲ M 型）或外侧副韧带以及后外侧复合体（KD- Ⅲ L 型）。KD- Ⅳ型损伤同时累及全部四条韧带。Wascher 等将这种分类方法进行了改良。他们通过将膝关节骨折脱位（KD-V）纳入其中，随后对这种类型再进一步细分，从而区分出伴有骨折脱位的韧带损伤（表 27.1）[3,4]。KD-V 型主要是针对关节周围的骨折，一般用在膝关节的撕脱骨折或远端骨折（如股骨颈或跟骨骨折）中。

表 27.1 Schenck 首创的并由 Wascher 和 Stannard 改良的按解剖部位分型的常用方法

分型	亚型	损伤类型
KD-Ⅰ		膝关节脱位合并单一交叉韧带损伤 [合并 MCL 和（或）LCL/PCL 损伤]
KD-Ⅱ		只有两条交叉韧带损伤：ACL 和 PCL
KD-Ⅲ		两条交叉韧带损伤同时合并内侧或外侧副韧带损伤
	KD-ⅢM	两条交叉韧带损伤同时合并内侧副韧带损伤：ACL、PCL 和 MCL
	KD-ⅢL	两条交叉韧带损伤同时合并外侧副韧带或后外侧复合体损伤：ACL、PCL 和 LCL/PLC
KD-Ⅳ		两条交叉韧带损伤同时合并内侧和外侧副韧带或后外侧复合体损伤：ACL、PCL、MCL 和 LCL/PLC
KD-Ⅴ		膝关节脱位合并骨折
	KD-Ⅴ1	ACL 或 PCL 损伤合并骨折
	KD-Ⅴ2	ACL 和 PCL 损伤合并骨折
	KD-Ⅴ3M	ACL、PCL 和 MCL 损伤合并骨折
	KD-Ⅴ3L	ACL、PCL 和 LCL/PLC 损伤合并骨折
	KD-Ⅴ4	ACL、PCL、MCL 和 LCL/PLC 损伤合并骨折

对于其中的任何类型或者亚型，C 表示合并血管损伤，N 表示合并神经损伤。
（From Merritt AL，W. CJ. Rationale and treatment of multiple injured knees：the Seattle perspective. Oper Tech Sports Med. 2011. Reprinted with kind permission from W.B. Saunders Co.）

27.3 手术时机、原则及固定顺序

膝关节多发韧带损伤的特点及其合并的损伤决定了一般老套的治疗方法不适用于这类损伤，手术时机、受伤程度、修复和（或）重建的特点必须要权衡一些因素。这些因素包括：患者因其他合并损伤或因素导致膝关节不稳，关节周围软组织的稳定性以及手术切口的选择，还需要考虑为膝关节运动提供稳定性的组织、韧带情况或骨折的愈合程度。显然，对于所有能引起患者发病或死亡风险的骨折都应该及时救治。这些骨折包括合并长骨骨折、骨盆及髋臼创伤、脊柱损伤以及软组织损伤。这些损伤有导致继发感染的风险。膝关节的骨和韧带损伤可以延迟治疗，直到患者的病情足够稳定。

一般情况下，资深专家（CJW）倾向于在患者受伤后 2 ~ 3 周处理韧带损伤，并且不采用重建手段，而是用修复的方式来治疗膝关节多发韧带损伤。

这种手术方式有在理论上有以下几个优势：

• 患者可以避免多次手术。

• 对于损伤的软组织，修复、重建或增强的韧带以及骨折，可以在一个完全健康的力学环境中进行愈合，从而可以防止间断松弛或异常应力。

• 患者的康复时间较短。

一期手术适用于大多数关节稳定和对长骨骨折进行了髓内钉内固定的术后患者，也推荐对膝关节负重面以外的胫骨平台骨折进行一期手术（胫骨髁间棘骨折以及胫骨平台边缘的多种骨折）。我们认为胫骨平台负重区的骨折（Schatzker Ⅱ - Ⅵ，AO/OTA 41-A2 to 41-C3）是立即重建中轴线的相对禁忌证。对于这部分患者，我们应在胫骨平台骨折切开复位内固定的同时修复或加固侧副韧带，至少推迟到骨折复位固定 6 周以后再对中轴线进行后期重建。

对累及主要的关节负重面的胫骨平台骨折（除了胫骨髁间棘骨折以及胫骨平台边缘的多种骨折），需要按照标准的 AO 原则进行急诊解剖复位和固定。如果对外科医师比较方便，并且不会对解剖固定或稳定性造成影响，并于放入髓内钉和松质骨螺钉以及接骨板的部位，必须考虑对胫骨和股骨进行重建。然而，韧带的稳定性相对于关节面的解剖重建来说属于次要因素。一般情况下，对关节内骨折采用解剖复位固定的手术方式处理，在术后 6 ～ 8 周的康复过程中使用支具维持膝关节的活动度。在骨折复位固定后行韧带重建，可以适当取出一些螺钉，从而能建立正确的隧道。

当最终选择对膝关节实行一期固定时，修复的一般顺序如下：

1．首先按照解剖定位切开，暴露内、外侧副韧带，对其标注以用于识别和修复。

2．对膝关节边缘或髁间棘的骨折切开复位内固定（41-A1 型和边缘的 41-B 型骨折）。

3．通过对 ACL 和 PCL 直接修复，重建或加强恢复中轴线的位置。

4．固定、修复并加强侧副韧带。

27.4 提示膝关节多发韧带损伤的撕脱和压缩骨折

超过 50% 的膝关节脱位在外科医师评估之前能自行复位，因此，有明确的膝关节脱位的影像图片是比较少见的 [5]。大多数膝关节脱位是可复位的。事实上，无论在任何情况下，如运动场、训练场、急诊室和门诊室，都应对膝关节脱位进行谨慎的即时复位，而不是等到 X 线片提示结果异常之后再来复位。无论是何种受伤机制，必须对关节周围骨折进行详细的膝关节影像学检查。这些检查可以提示重要的韧带损伤。Moore 首次报道了这类骨折。这类骨折并不适用于标准的胫骨平台骨折分型，并且通常与韧带结构损伤有关 [6]。对于较大的 Segond 骨折、胫骨棘的撕脱骨折、“反向 Segond”骨折、胫骨平台压缩骨折、腓骨头骨折、腘肌撕裂以及胫骨平台边缘骨折，医师应警惕可能存在已经复位的膝关节脱位。这一点是非常重要的，因为如果此类骨折被忽视了，那么损伤的真正程度以及膝关节脱位中常见合并的神经和血管损伤都可能被忽略掉。根据我们的临床经验，膝关节多发韧带损伤中血管损伤所占的比例是 13%。神经损伤，特别是累及腓总神经的损伤，在膝关节损伤中的发生比例为 23%[7]。相关的现有文献表明血管损伤所占的比例是 7.5% ～ 14%，神经损伤所占的比例为 14% ～ 25%[8-11]，与本文的结果基本一致。

较大的 Segond 骨折、胫骨棘和 PCL 的撕脱骨折、“反向 Segond”骨折、胫骨平台压缩骨折、腓骨头骨折、腘肌撕裂以及胫骨平台边缘骨折都与韧带损伤有关。这种膝关节骨折脱位的治疗目标是恢复膝关节的稳定性，避免关节僵硬。由于此类骨折通常是膝关节不稳的一部分，因而只要有指征，就可以进一期修复联合韧带重建。有些文献提倡早期修复撕脱骨折 [12-14]。对于 Segond 骨折和胫骨平台边缘骨折，如果具备相应的手术指征，可以在韧带重建时进行切开复位内固定。撕脱骨折通过初次手术修复固定后，可能还需要再做重建手术来加强 [7]。由于这类骨折是膝关节恢复稳定所做手术的一部分，因此，不必像股骨髁或胫骨平台负重区的关节周围骨折那样，需要计划分期重建手术 [7]。

Segond 骨折的定义为胫骨平台外侧边缘的骨性撕脱骨折。Segond 于 1879 年首次把这类骨折描述为过度内翻和内旋导致的后果 [15]。这类骨折常常合并有膝关节的显著损伤，其中包括 ACL 撕裂、半月板撕裂、后外侧复合体损伤以及其他韧带损伤（图 27.1）[6,16-21]。文献报道的 Segond 骨折中 ACL 损伤的发生率为 75% ～ 100%。对任何创伤所致的 Segond 骨折的患者，都应该认真评估膝关节多发韧带损伤，特别注意对血管进行全面检查。ACL 和 PCL 胫骨止点的撕脱骨折在此类骨折中很常见，可能合并有膝关节多发韧带损伤（图 27.2）。一项病例报道证实，胫骨棘骨折只是复杂的膝关节脱位的一部分，还合并有 PCL 撕裂、内侧副韧带撕裂以及伸膝装置断裂 [22]。

我们倾向于在急性期和亚急性期（伤后 2 ～ 6 周）治疗 Segond 骨折。在膝关节外侧缘逐层切开，

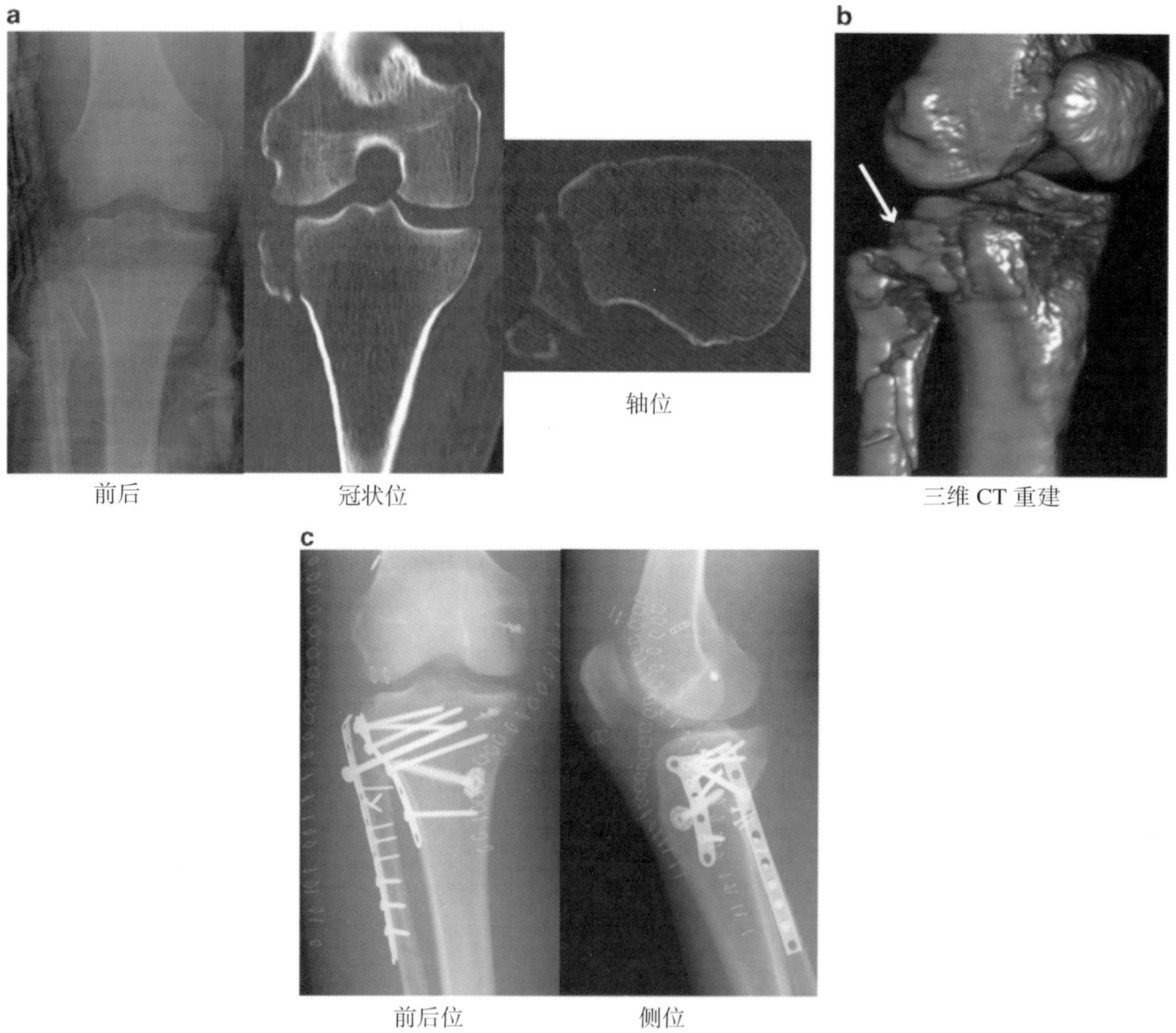

图 27.1　较大的 Segond 骨折和腓骨头骨折。患者为 68 岁的老年男性，由于车祸伤导致膝关节脱位，出现 ACL、MCL、LCL/PCL 完全撕裂以及 PCL 不完全撕裂。最初的 X 线片 /CT 检查提示“Schatzker Ⅱ 型胫骨平台骨折”。(a) X 线片前后位和 CT 冠状位以及轴位提示实际上损伤是巨大的 Segond 骨折，同时合并有腓骨头、颈的粉碎性骨折。(b) 三维 CT 显示的结果与上述结果一致。该患者的 LCL、股二头肌以及髂胫束的附着处都有骨折，胫骨以及中心枢轴的连续性中断。实际上这种骨折类型是韧带让步的结果。(c) 对 Segond 骨折和腓骨头、颈的粉碎性骨折行切开复位内固定治疗。对该患者同时还行了 ACL 重建、MCL 修复加强、LCL 和 PCL 修复以及外侧半月板修整成形

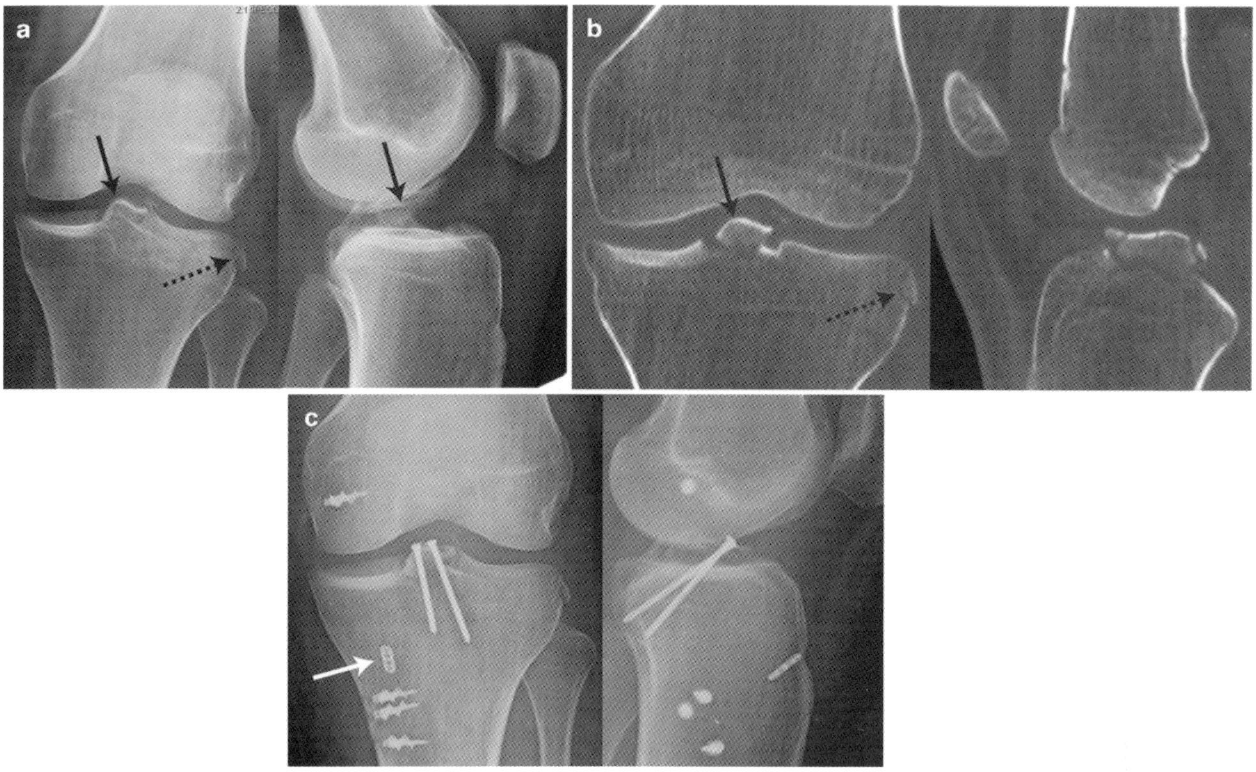

图 27.2 胫骨髁间棘的撕脱骨折。患者为 18 岁的青年男性，由于高坠伤导致膝关节多发韧带损伤。该患者 ACL 胫骨止点处有撕脱骨折，内侧结构完全断裂，合并有胫骨止点处的撕脱骨折。(a) 前后位和外侧位 X 线片提示胫骨髁间棘骨折（实线箭头）和 Segond 骨折（虚线箭头），两者均提示 ACL 断裂。(b) 冠状位以及矢状位 CT 扫描提示胫骨髁间棘骨折和 Segond 骨折。(c) 胫骨髁间棘固定和内侧结构加强重建后。采用两种不同的技术固定胫骨髁间棘骨折：第一种，是先用螺钉将骨折块固定在原位，然后用 Krakow 缝线穿过 ACL，经胫骨前方的隧道固定在胫骨表面的纽扣钢板上（白色箭头）。第二种，是用螺旋形锚钉将内侧的撕脱骨折妥善修复固定

沿纤维走行劈开髂胫束至 Gerdy 结节，向下直到撕脱处。由于存在髂胫束纤维断裂以及小的撕脱骨片，髂胫束远端常常会有明显的血肿。伤后 2 ~ 3 周，对于大的（> 2cm）撕脱骨折块，应按照标准的 AO 固定原则，通过带垫圈或者不带垫圈的拉力螺钉固定来复位及修复（图 27.1）。对于小的骨性撕脱，可以使用刨刀沿着撕脱部位的底面进行新鲜化处理，并使用带线锚钉复位固定在关节囊 / 髂胫束上。膝关节损伤后 6 周，未修复的关节囊通常会短缩，关节周围组织会粘连萎缩。过了这个时间段就很难甚至不可能进行解剖复位。我们的研究调查显示，如果关节囊存在明显的剥脱，可以使用带线锚钉在原位进行固定修复。

胫骨平台内侧的撕脱骨折被称作“反向 Segond”骨折，通常合并有关节内韧带半月板附着处的损伤。Moore 特别指出这种发生在胫骨平台内侧的“边缘撕脱骨折”在 132 例报道的患者中仅有 1 例，Hall 和 Hochman 提到胫骨平台内侧损伤常合并有 PCL、MCL 以及内侧半月板损伤 [6,23]。这类骨折通常是由于膝关节屈曲时受到外翻和外旋的作用力导致的，因此合并有 PCL 和 MCL 损伤 [23,24]。报道显示，影像学检查发现 2 例患者合并有 PCL/ACL/MCL（KD-ⅢM）损伤，其中 1 例还合并内侧半月板根部撕裂 [24,25]。另外一项病例研究报道的是“内侧 Segond”骨折，同时合并有 PCL/ACL/LCL/PLC（KD-ⅢL）损伤 [26]。

“反向 Segond”骨折可以是胫骨内侧份任意范围的损伤，其中包括：MCL 浅层、深层和（或）后斜纤维的实质部损伤；广泛的“剥离”损伤，包括附带的肌肉和韧带结构从胫骨近端一起撕脱，或者深部的 MCL 附着处的小骨性撕脱。根据我们的经验，软组织从胫骨处的骨性撕脱比“反向 Segond”骨折更为常见。对于急性损伤的患者，通过前内侧入路很容易逐层切开直至探查到胫骨内侧的剥脱伤，然后使用带线锚钉或带有垫圈的螺钉进行解剖修复（图 27.3）。

膝关节脱位导致的胫股关节畸形容易使胫骨平台受压而导致压缩骨折 [6,27-29]。这些不属于撕脱骨折，受伤机制也不尽相同。这种压缩骨折是由于膝关节过度伸直时受到应力挤压所致的（图 27.4）。Moore 描述了 16 位压缩骨折患者，胫骨内侧和外侧边缘压缩骨折的发生率是一样的 [6]。这类骨折常合并有 PCL 和 PCL/LCL 损伤，但是有一项病案报道显示 ACL 实质部损伤导致了 KD-ⅢL 型膝关节脱位 [28]。胫骨平台后内侧部分的压缩骨折也已经讲过了。这类骨折合并有 ACL 和内侧半月板损伤 [30,31]。以前认为，这并不是半膜肌止点的撕脱，而是 ACL 撕裂后内侧胫股关节前向半脱位引起的压缩骨折。

我们倾向于在急性期行韧带重建的同时治疗此类骨折。对塌陷的软骨下关节面进行解剖评估后，可使用小型的支撑接骨板，或“垫圈”接骨板联合直径短的皮质骨螺钉，从而共同起到一个软骨面下的“托梁”作用（图 27.4）。应避免使螺钉固定的位置与预计的 ACL 或 PCL 隧道发生冲突。如果螺钉呈“扇形排列”，或者螺钉植入为预先设计的 ACL 或 PCL 的骨性隧道留有足够的间距，那么这通常是可以办得到的。

此外，已描述过了股骨远端关节面的压缩骨折 [32]。这种压缩骨折是由于异常的应力作用于脱位的膝关节所致，大多数合并有 ACL 断裂和膝关节半脱位（图 27.5）。当这种压缩骨折很小或是位于关

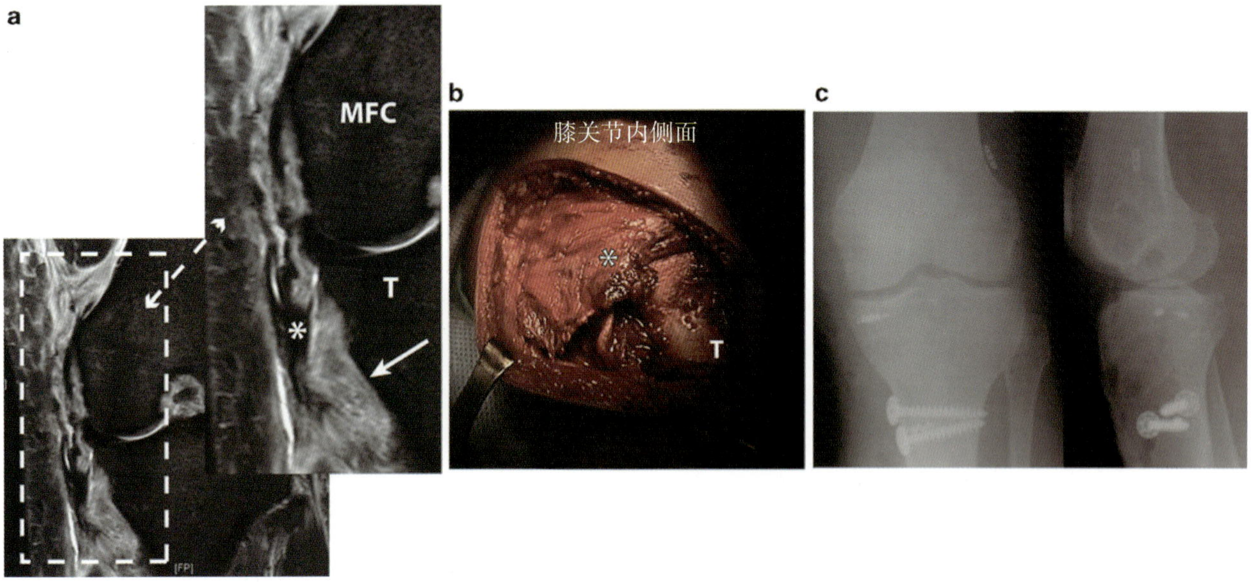

图 27.3　胫骨内侧的完全撕脱骨折。患者为 30 岁的青年男性，诊断为左膝 KD-Ⅳ型损伤，合并胫骨内侧结构组织的完全撕脱。根据我们经验来看，这种损伤比“反向 Segond”骨折更为常见，但是两者在损伤结构上是等效的。(a) 膝关节内侧局部区域冠状位 MRI 检查可见股骨内侧髁（MFC）和胫骨（T）。内侧副韧带、鹅足和胫骨内侧的骨膜从胫骨上整体剥离（箭头），并伴有剥离组织的近端回缩（星号）。(b) 内侧膝关节的术中照片提示胫骨内侧骨硬化（T），内侧组织结构回缩（星号）。(c) 对该患者一次性完成了 ACL 和 PCL 重建，并用两枚螺钉和垫圈将回缩的组织重新固定在胫骨上修复 MCL，之后对 MCL 进行加强修复从而达到妥善固定，同时完成了对 LCL 和 PCL 的修复固定，以及内侧半月板根部撕脱损伤的修复

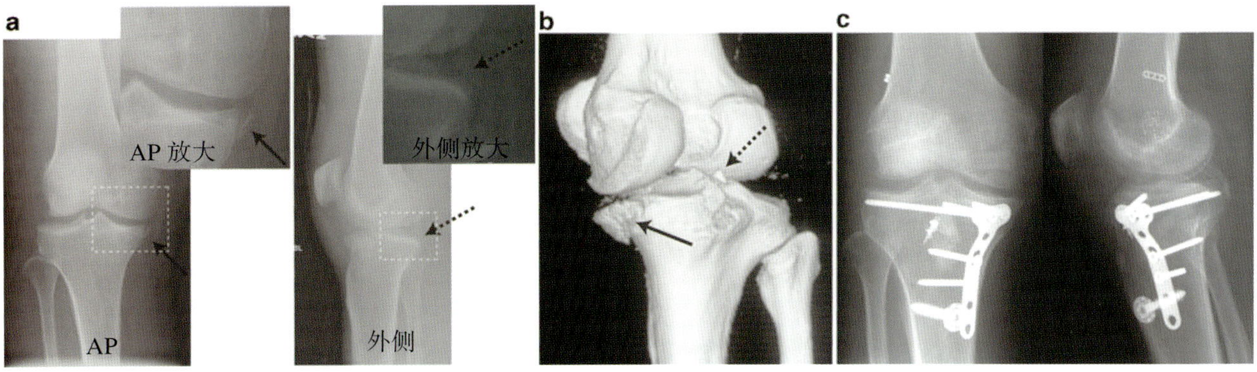

图 27.4 胫骨平台边缘骨折。患者为 38 岁的中年男性，因骑马摔伤导致膝关节脱位，同时合并 ACL、PCL、MCL 及 LCL/PCL 完全断裂，内侧半月板撕裂。(a）唯一的影像学检查发现胫骨平台周围的四个角均有损伤，提示胫骨平台边缘骨折（实线箭头）和 PCL 止点剥离（虚拟箭头）。(b）三维 CT 检查显示的结果相同。这类骨折形式与膝关节脱位的表现一致。(c）韧带重建和胫骨平台边缘骨折切开复位内固定后的 X 线片。值得注意的是，软骨下的螺钉延伸的范围可以允许 ACL 的胫骨隧道无障碍地通过

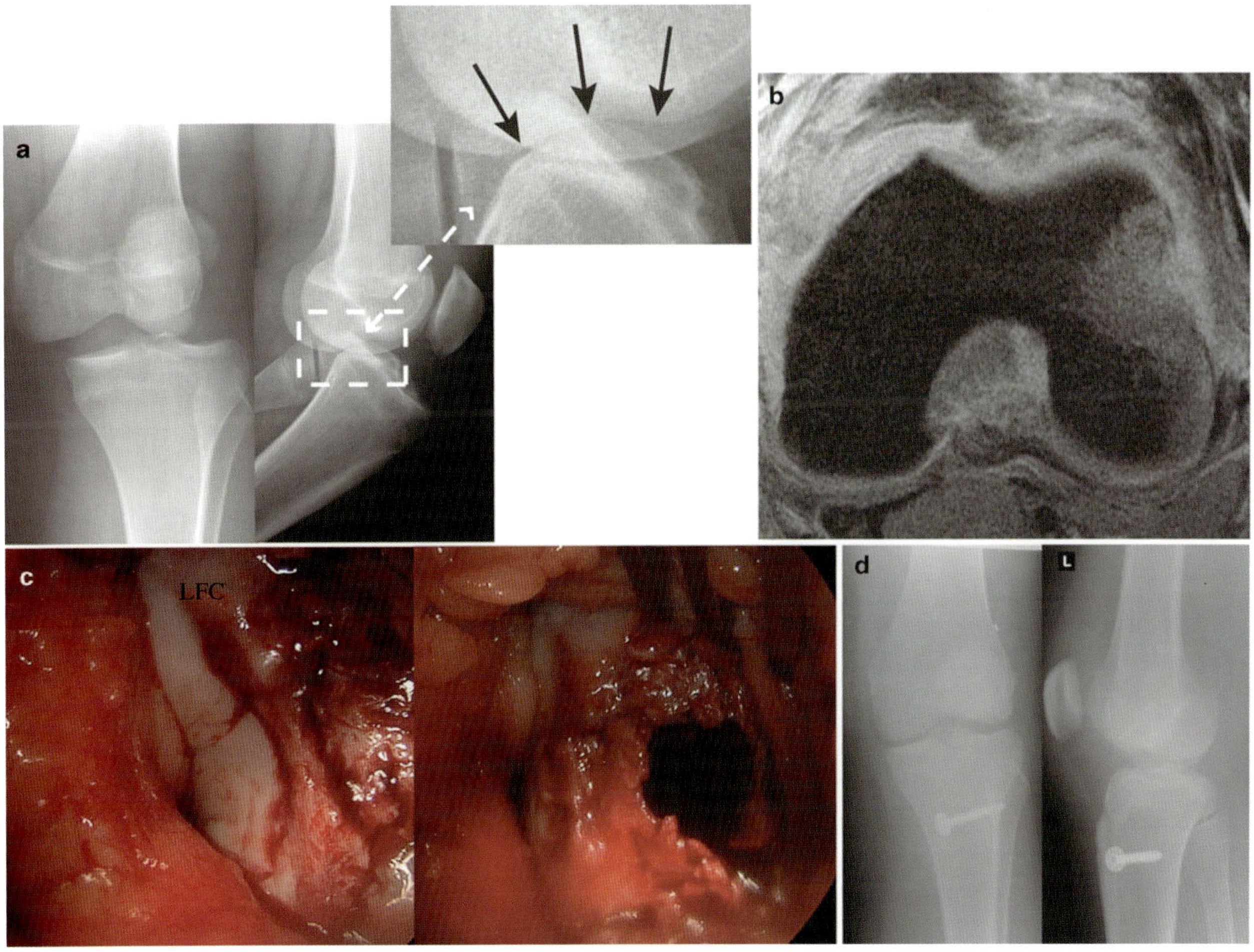

图 27.5 股骨髁的压缩骨折。患者为 17 岁的青年男性，由于膝关节脱位导致 ACL 和 MCL 完全断裂，PCL 松弛，内侧髌股韧带撕裂以及股骨外侧髁压缩骨折。(a）X 线片前后位及外侧位可见膝关节脱位，同时外侧股骨髁压在胫骨平台的后方。(b）CT 轴位提示外侧的股骨髁压缩骨折。(c）术中股骨外侧髁（LFC）的照片可见关节面由于压缩所致的异常凹陷（左边方框）。使用超大的界面螺钉将骨折复位，随后将螺钉取出（右边方框）。接着用移植骨将取出螺钉后留下的空隙填满，使股骨髁恢复到较为正常的凸面

节负重面的周围时，通常不需要处理。当缺损深度大于 1cm 时，在急性期常常可以采用“逆行嵌塞解除法”治疗。我们根据 Sadlo 所讲述的技术方法进行操作，即使用 ACL 扩隧器从关节外到压缩缺损的软骨下骨的深面钻一个较小的骨隧道 [33]。将一个超大的界面螺钉置入钻好的骨道，通过牵拉出软骨下骨从而恢复缺损（图 27.5）。接着移出螺钉，将移植骨植入先前的骨道中。

LCL、股二头肌腱以及腘腓韧带都止于腓骨头上。LCL 及腘腓韧带是膝关节外旋和内翻的重要稳定装置。这些韧带的撕脱或腓骨头的骨折会表现为膝关节外侧以及后外侧角不稳。腓骨头的撕脱骨折被称为“弓形征”，可以在前后位 X 线片上看到袖套样的骨折块从腓骨头上撕脱下来（图 27.6）[34,35]。该检查发现与膝关节后外侧不稳的表现一致 [34,36]。由于 LCL、腘腓韧带、股二头肌、豆腓韧带以及弓形韧带在腓骨头上的附着点不同，因此，影像学上腓骨头撕脱骨折的大小和位置能帮助确定损伤的结构 [35]。较大的撕脱骨折和腓骨头的粉碎性骨折可能提示损伤累及 LCL、腘腓韧带复合体和股二头肌止点。整个复合体从腓骨上全部撕脱而没有骨折的情况也并不少见，包括腘腓韧带、LCL 和股二头肌止点一同从腓骨头上撕脱，因此，即使是很小的撕脱骨折，也不能排除整个外侧结构明显损伤的可能性。多数腓骨头的粉碎性骨折将引起类似的关节不稳，因此，应当关注潜在的膝关节多发韧带损伤。这类骨折使重建手术变得更具有挑战性。据报道，腘肌撕脱通常是由于膝关节轻度屈曲时受到外旋作用力引起的，有时可以在前后位 X 线片上看到 [37]。

有时对腓骨近端较大的撕脱骨折块可以使用螺钉进行固定修复，但是螺钉以及骨折部位使重建手术变得更加困难（图 27.7）。在某些情况下，如果固定松动，手术的目标是建立修复，以恢复正常解剖结构和延缓进展。当腓骨近端累及的粉碎性小骨折块无法修复时，可单独将粉碎的骨折块与组织缝合起来，也可使用 2 号 Krakow 缝线将粉碎的骨折块一起与组织缝合起来。可以将腓骨近侧干骺端的骨道一并缝合修复。当腓骨近端的解剖完整性完全丧失时，我们主张对腓骨近端行切开复位内固定，将撕脱的组织缝合在妥善修复的结构上（图 27.1）。

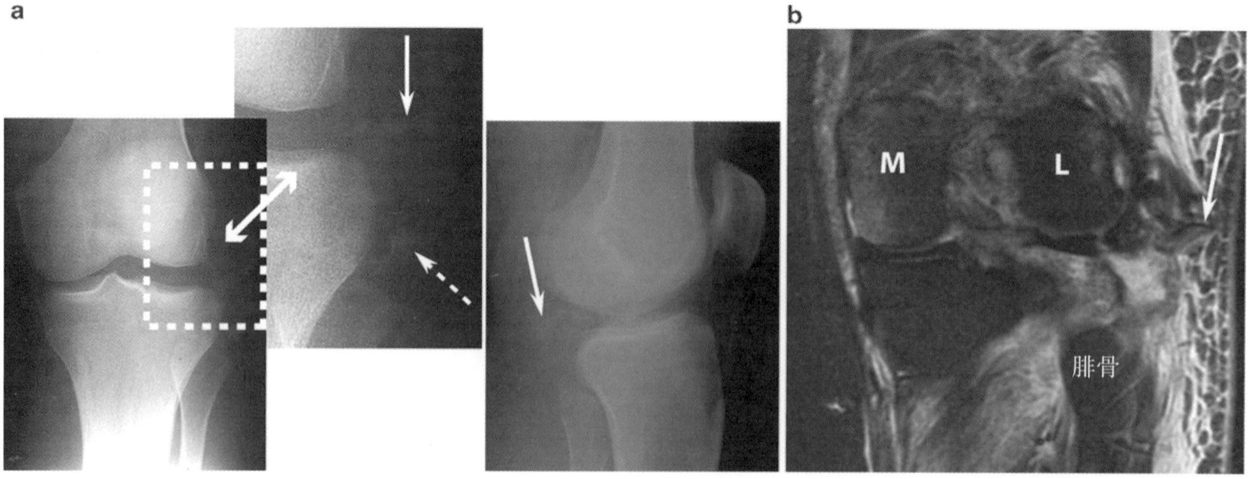

图 27.6 腓骨头的撕脱骨折（弓形征）。患者为 22 岁的青年女性，由于车祸伤导致膝关节脱位，合并 ACL 和 PCL 完全断裂以及 LCL、股二头肌、腘腓韧带远端撕脱骨折。(a) 左膝 X 线片显示膝关节外侧（见放大相）的损伤部位（虚线方框）。可见两处从腓骨头上的撕脱骨折。LCL 以及股二头肌附着的较大的骨折块向近端回缩（实线箭头），腘腓韧带则附着较小的骨折块（虚线箭头）。(b) MRI 单个冠状位片可见腓骨以及移位的骨折块（箭头）。该患者要求对 ACL 和 LCL/PCL 进行重建，但是将 PCL 固定收紧要优先于这个手术，并且不需要进行任何重建手术

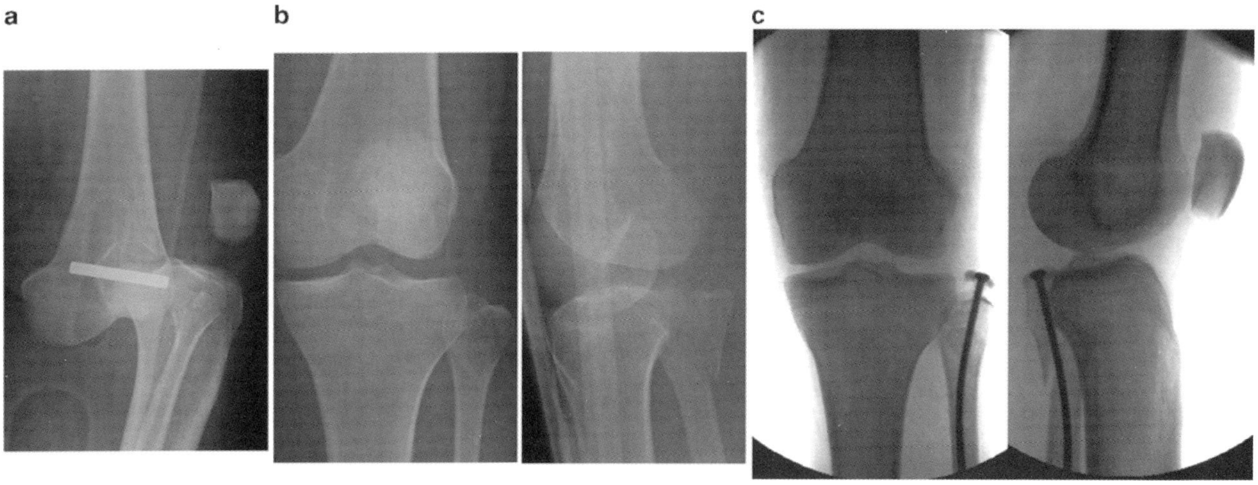

图 27.7　腓骨头骨折。患者为 19 岁的青年女性，双侧膝关节 KD- Ⅳ型脱位合并有双侧腘动脉撕裂，对患者左侧膝关节大的腓骨头骨折可以使用大的髓内钉行切开复位内固定进行治疗。(a) 膝关节脱位的 X 线片。(b) 膝关节复位后提示腓骨头骨折。(c) 切开复位内固定后的 X 线片

胫骨髁间棘骨折通常提示 ACL 和（或）PCL 损伤，同时多数还合并有半月板根部的部分或全部撕裂。当骨折没有累及胫骨平台关节负重面，胫骨平台与胫骨干骺端和胫骨骨干的连续性完好时，我们主张在急性期治疗胫骨髁间棘骨折的同时修复两侧的副韧带。这种修复可以在关节镜下完成，但是当外侧或内侧半月板根部存在明显撕裂时，则通过做一个小的关节切开术，然后使用微型拉力螺钉行解剖复位内固定。针对小的撕脱骨折，可以在关节镜下使用 Krakow 缝线穿过韧带，接着穿过骨道，进入撕脱结构的足印区，并将其收紧打结（图 27.2）。

27.5　合并膝关节脱位的关节及其周围的骨折

膝关节脱位合并股骨远端或胫骨近端的严重骨折是与撕脱或胫骨边缘压缩骨折有很大不同的难题。这类骨折是膝关节在自然状态下受到高能量撞击所致，需要对骨折进行独立于稳定性操作的手术才能恢复关节。尽管对骨折和韧带损伤有适合的治疗措施，但是所报道的功能预后比膝关节脱位单纯韧带损伤的患者要差。这类骨折包括了股骨髁上骨折、股骨髁骨折、胫骨平台骨折和胫骨干骺端骨折。在行韧带重建的同时对这类骨折进行治疗的方法，与作者推荐的采用两种手术单独进行及分期手术的方法存在矛盾。

27.6　股骨侧骨折 – 脱位

据报道股骨髁上骨折一般合并有膝关节的韧带损伤，但是我们都没有注意到一些膝关节脱位合并股骨髁上骨折的特殊报道。ACL 损伤是最常合并的韧带损伤。Siliski 等报道了 8 例 ACL 撕裂，1 例 PCL 损伤和 1 例 LCL 损伤，但没有膝关节多发韧带损伤的患者 [38,39]。

文献中报道了股骨髁骨折合并膝关节脱位的情况。Schenck 首次报道了 4 例股骨侧骨折脱位的患者。值得注意的是，其中 2 例的 PCL 依旧附着在股骨内侧髁的骨折块上 [40]。他们发现，对股骨内侧

髁进行切开复位内固定能够恢复 PCL 的稳定性。但不幸的是，患者由于膝关节活动范围受限而预后较差。作者推荐一次完成手术，但同时也承认这种治疗方法存在争议。“Hoffa”骨折一般合并有伸膝装置的断裂，其损伤机制是膝关节屈曲时受到后向作用力，从而引起胫骨平台对股骨髁的剪切。在其中一例患者，断裂的伸膝装置嵌顿在外侧股骨髁骨折的后面而导致了不可逆的骨折脱位（KD-V2）。个案报道表明，股骨远端的骨折脱位中关节僵硬问题比关节的稳定更令人头疼。因此，一些学者建议对于韧带损伤行保守治疗，或者只有当骨折痊愈，关节恢复活动度以后再进行韧带分期重建的方法[7,40,41]。当对关节内的骨折与韧带重建同时进行手术或者手术的时间间隔很短时，作者之前报道的关节感染率是 75%，因此，作者放弃了这种方法，而采用分期手术的方法获得了更好的效果[7]。至于感染率升高的原因，考虑为高能量创伤所致的骨折脱位损伤的软组织较多，且一期手术时手术的创伤太大（图 27.8）。无论是一次性手术还是分期手术，对股骨髁骨折推荐的治疗方法都是通过关节周围拉力螺钉的固定作用而使膝关节达到解剖复位[42]。该手术可以在关节镜的辅助下进行，但是通常需要经髌旁切开入路施行手术[42-45]。

27.7 胫骨侧骨折 – 脱位

长期以来，胫骨平台骨折都合并有韧带损伤[14]。Schatzker 最初的研究得出只有 7.4% 的胫骨平台骨折有韧带损伤，但是从那以后研究报道得出胫骨平台骨折和所有类型骨折发生韧带损伤的概率是 20% ~ 50%[14,46-49]。最常见的是单个凹陷或分裂凹陷的骨折（表 27.2）。虽然文献最常报道的是胫骨平台骨折合并单个韧带损伤，但也会发生真实的膝关节脱位（图 27.9）。

Tillman M. Moore 在 1981 年开展了首次大型研究来评价膝关节脱位中的胫骨平台骨折的特点[6]。在这项划时代的研究中，他将 132 种胫骨平台骨折划分为五种不同的类型（图 27.10）。他所描述的其

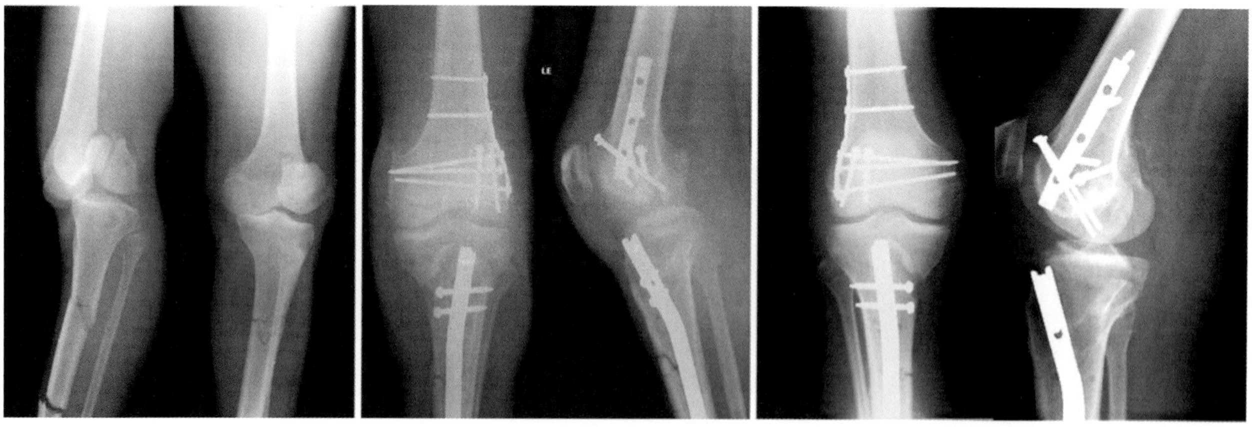

急性期　　切开复位内固定和髓内钉固定后　　韧带重建后

图 27.8 股骨侧的骨折脱位。患者为 27 岁的青年男性，图示了遭遇车祸受伤后的一系列 X 线片。对该患者的股骨远端进行了切开复位内固定，对胫骨使用髓内钉固定。三个半星期之后再次手术行 PCL 和 LCL/PLC 重建。患者随后由于膝关节严重感染行了两次关节冲洗和扩创手术，并长时间地使用抗生素治疗感染。从此以后，我们对关节内的骨折改变了治疗策略。我们目前至少等到切开复位 6 周以后再进行重建手术，而关节感染率较之前也下降了（From Merritt AL, Wahl CJ. Rationale and treatment of multiple injured knees: the Seattle perspective. Oper Tech Sports Med. 2011. Reprinted with kind permission from W.B. Saunders Co.）

中两种（3 型和 4 型）是之前章节讲过的胫骨平台边缘骨折。剩下的三种类型是：

1 型：胫骨平台后内侧劈裂骨折，后内侧骨折块向远端移位，而前内侧平台保持原位。骨折累及胫骨髁间棘，甚至穿过整个胫骨髁间棘，并累及对侧间室。这是他报道的最常见的骨折类型，并发现其中 58% 的骨折伴有膝关节韧带不稳。

表 27.2　不同类型的胫骨平台骨折软组织损伤发生率

软组织病理学		Schatzker 分型（无骨折）					
		Ⅰ	Ⅱ	Ⅲ	Ⅳ	Ⅴ	Ⅵ
		(*n*=3)	(*n*=62)	(*n*=0)	(*n*=7)	(*n*=17)	(*n*=14)
侧副韧带	完全 LCL 撕裂	33	18	–	57	35	57
	部分 LCL 撕裂	67	53	–	43	35	21
	完全 MCL 撕裂	0	36	–	29	24	36
	部分 MCL 撕裂	33	48	–	57	77	64
交叉韧带	ACL 足印撕裂	67	42	–	57	71	57
	ACL 部分撕裂	33	29	–	29	64	64
	ACL 完全撕裂	0	15	–	14	7	7
	PCL 足印撕裂	67	15	–	29	35	14
	PCL 部分撕裂	33	45	–	43	35	57
	PCL 完全撕裂	0	10	–	29	0	0
后外侧角	腘腓韧带撕裂	100	52	–	57	41	79
	腘肌腱撕裂	0	16	–	14	12	0

–，数据不存在。

Modified from Gardner MJ et al. The incidence of soft tissue injury in operative tibial plateau fractures：a magnetic resonance imaging analysis of 103 patients. J Orthop Trauma. 2005；19（2）：79-84 With permission from Wolters Kluwer Health

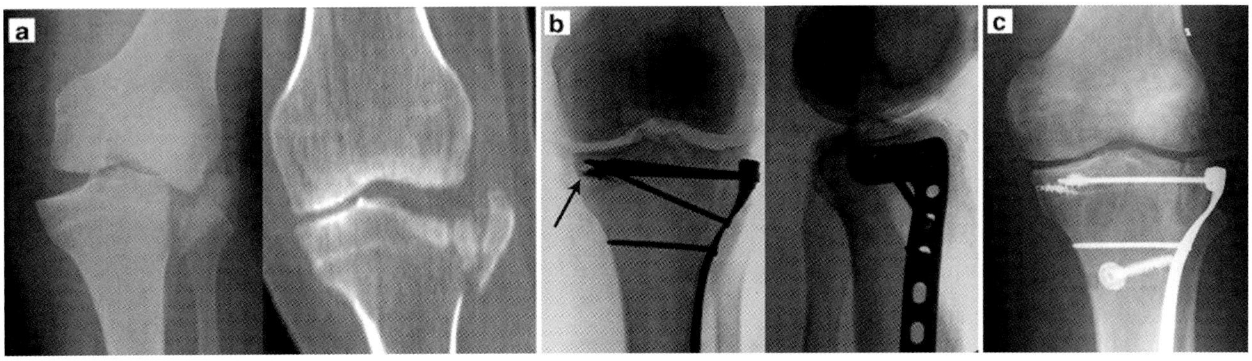

图 27.9　胫骨平台骨折脱位。患者为 57 岁的中年男性，由于车祸伤导致膝关节脱位，并有胫骨平台骨折分离塌陷（Schatzker Ⅱ型），ACL 和 PCL 完全撕裂，MCL 胫骨侧撕脱骨折。(a) X 线片前后位及 CT 片轴位提示外侧胫骨平台粉碎性骨折，骨折处分离塌陷。(b) 对该患者进行了胫骨平台切开复位内固定，并用锚钉（箭头）对 MCL 进行初次修复。(c) 患者损伤 8 个月后，膝关节僵硬（关节活动度为 10° ~ 85°），患侧膝关节存在外翻和前后向松弛以及自觉关节不稳。在学术上我们把这种棘手的状况叫作 FLASCId 膝关节 [膝关节脱位后屈曲功能丧失合并有轴位、矢状位和（或）冠状位不稳]。我们随后对患者进行了手术，切除了膝关节内所有的瘢痕组织，清除了异位的骨化组织，进行了 MCL 和 ACL 重建。我们没有行 PCL 重建，从而降低了关节纤维化复发的风险。术后关节的活动度只有轻微的改善（3° ~ 90°），尽管后抽屉试验持续为 B 级，但患者自觉关节不稳的症状完全得到了缓解

2 型：对侧胫股关节的整个内侧或外侧胫骨平台的骨折使胫骨髁间棘凹陷。这等同于一条或者两条交叉韧带断裂。他指出 60% 的这种骨折有膝关节不稳，其中一部分还有膝关节的撕脱骨折或 MCL 断裂（图 27.11）。

5 型：为高能量所致的粉碎性双髁胫骨平台骨折，有别于典型的双髁胫骨平台骨折，前者整个胫骨髁间棘是粉碎性的和分裂开的。Moore 报道评估了 9 例患者，表明这类骨折存在关节不稳。

当胫骨平台骨折发生膝关节脱位时，对患者的治疗必须个体化。在行胫骨平台骨折切开复位内固定的同时，必须首先固定胫骨髁间棘的撕脱骨折 [12-14,22]。我们提到过大量由于髁间棘骨折复位不良所致的伸膝功能明显丧失合并膝关节矢状面不稳的病例。由于解剖复位干扰、术后关节僵硬和感染问题，进行胫骨平台骨折复位固定的同时不建议行交叉韧带重建。其中关节僵硬已经成为了一个严重的问题。大多数学者认为如果关节活动自如，骨折愈合良好后仍然存在症状就可以行交叉韧带重建 [6,7,46,50]。Moore 报道研究得出许多患者并不需要后期进行交叉韧带重建，但是 Schatzker 指出，他的研究显示对胫骨平台骨折没有治疗 ACL 的患者预后并不好。

文献所讲的侧副韧带修复或重建的手术时机存在争议。如果只是简单的修复手术，我们及其他学者推荐在胫骨平台固定的同时进行修复 [6,14]。而这个建议的基础是，如果不对侧副韧带进行处理，就会有异常的应力作用于已修复的关节面，从而使膝关节后期发生冠状面明显不稳。另一方面，如果损伤的侧副韧带需要重建，则需要将分离的软组织从损伤的胫骨平台上切除下来。我们先前主张分期手术 [7]。采用分期修复手术的原理是考虑这类高能量损伤的本质以及软组织不能耐受大型的手术。而且，只有当侧副韧带得到重建或放置铰链外固定支架后，才能获得良好的稳定性和活动功能。

27.8　膝关节脱位中的髌骨骨折和伸膝装置损伤

当发生膝关节脱位时，由于髌腱断裂或髌骨骨折而导致膝关节的伸膝装置受到损伤。Kosanovic 曾报道过仅有的一系列膝关节韧带损伤并发髌骨骨折的案例 [51]。他指出在 112 例髌骨骨折的患者中，6 例（5%）伴发膝关节韧带损伤，4 例存在膝关节脱位。其中 3 例患者为 KD-Ⅴ 3M 型损伤，1 例为 KD-Ⅴ 3L 型损伤。这些患者的髌骨均为粉碎性骨折，在行髌骨内固定的同时完成韧带重建。尽管他们没有报告患者术后随访的相关数据结果，但关节僵硬和移植物松弛是术后存在的问题。在我们收集的 139 例进行了手术治疗的膝关节脱位患者中，只有 2 例并发髌骨骨折，并且这 2 例患者均为 KD- Ⅴ 4 型韧带损伤。这些患者的受伤机制为高能量暴力，并伴有其他部位损伤（同侧髋关节脱位以

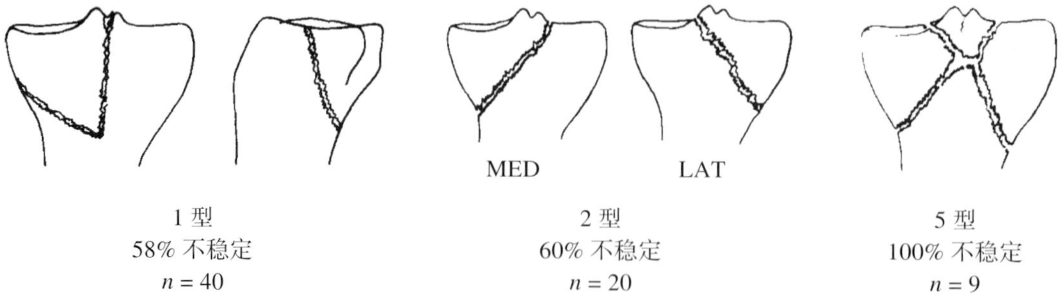

图 27.10　Moore 在 1981 年发表的文章中对常见胫骨侧的骨折脱位进行了改进。据他描述，1 型、2 型和 5 型骨折均累及了关节的负重部分。他的描述还包括评估的这类骨折的数量和合并关节不稳的百分比［From Moore TM. Fracture-dislocation of the knee . Clin Orthop Relat Res.1981;（156）:128-40. Reprinted with permission from Wolters Kluwer］

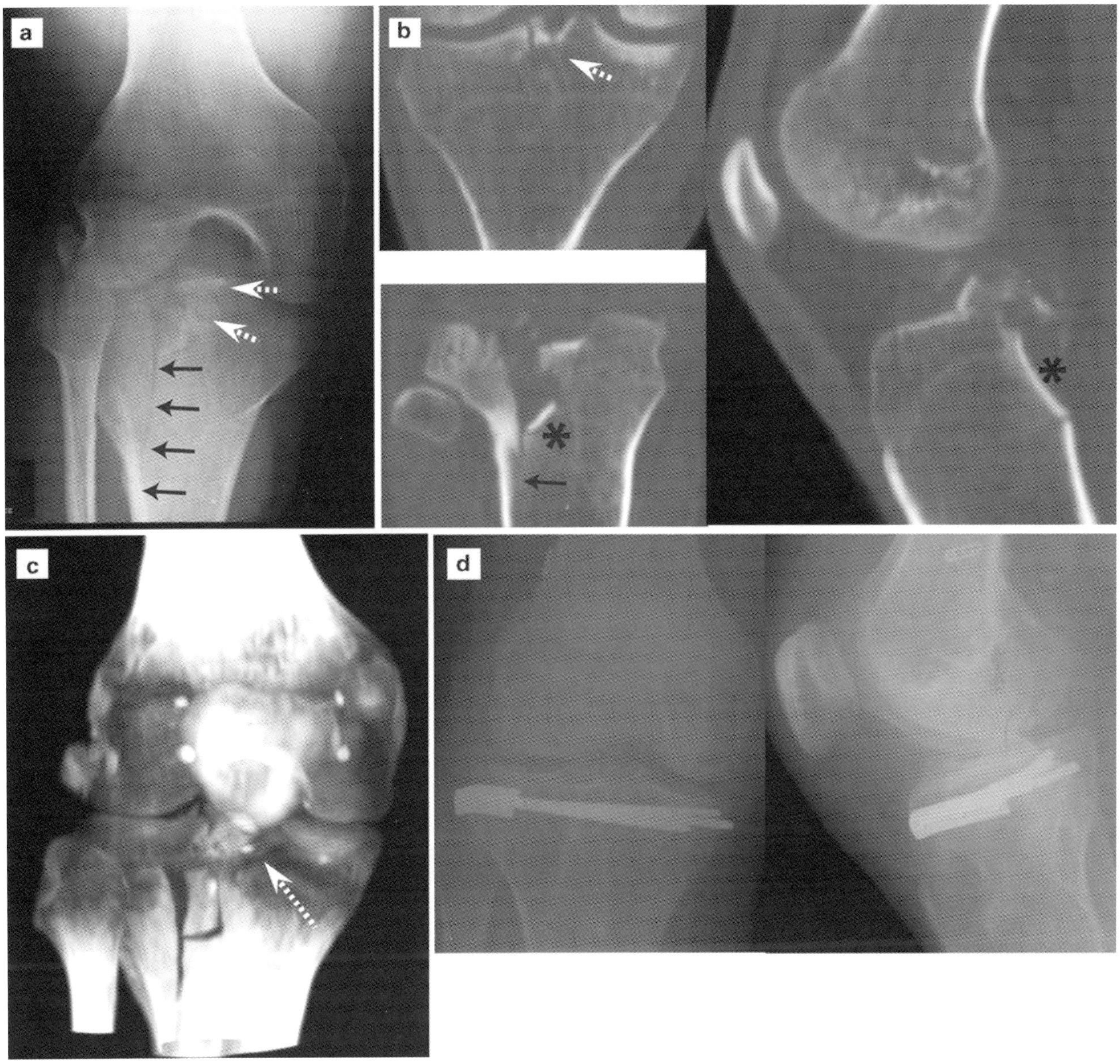

图 27.11 Moore Ⅱ型骨折脱位。患者为 29 岁的青年男性，在足球比赛时出现了膝关节非接触性扭伤。胫骨平台外侧骨折累及胫骨髁间棘，并延伸到胫骨关节内侧外缘。这个等同于 Moore Ⅱ型骨折脱位。该患者的损伤包括轻微移位的骨折、胫骨平台后方干骺端的压缩骨折、ACL 撕裂、MCL 撕裂、腘肌部分撕裂、内侧半月板撕裂和外侧半月板桶柄样撕裂。前后位 X 线片提示股骨髁骨折累及远端（实线箭头），范围达到胫骨髁间棘的内侧面（虚线箭头）。(b) 在两张 CT 冠状位片和一张矢状位片上可见髁间棘骨折（虚线箭头），远端的股骨髁有轻微移位（实线箭头），膝关节前向脱位时胫骨后方的压缩骨折（星号）。(c) 三维 CT 所示的骨折。(d) 对患者行骨折切开复位内固定，将压缩骨折复位，同时行移植骨填充缺损复位骨折，进行 ACL 重建，并修复损伤的半月板。由于实际上低能量所致的关节损伤程度很小，因此，上述手术都是一次性完成的。唯一的粉碎性骨折位于髁间棘和胫骨后方的干骺端，股骨髁骨折累及的关节处没有移位。术后关节僵硬是常见的问题，患者最终随访的关节活动度是 0° ~ 114°，膝关节稳定且没有疼痛

及髋臼骨折、主动脉撕裂伤、健侧 Lisfranc 骨折及枕骨隆突骨折）（图 27.12）。手术方式一般是对髌骨切开复位内固定的同时行韧带重建。这样可以获得良好的预后，但是术后发生关节活动度下降的情况并不少见。

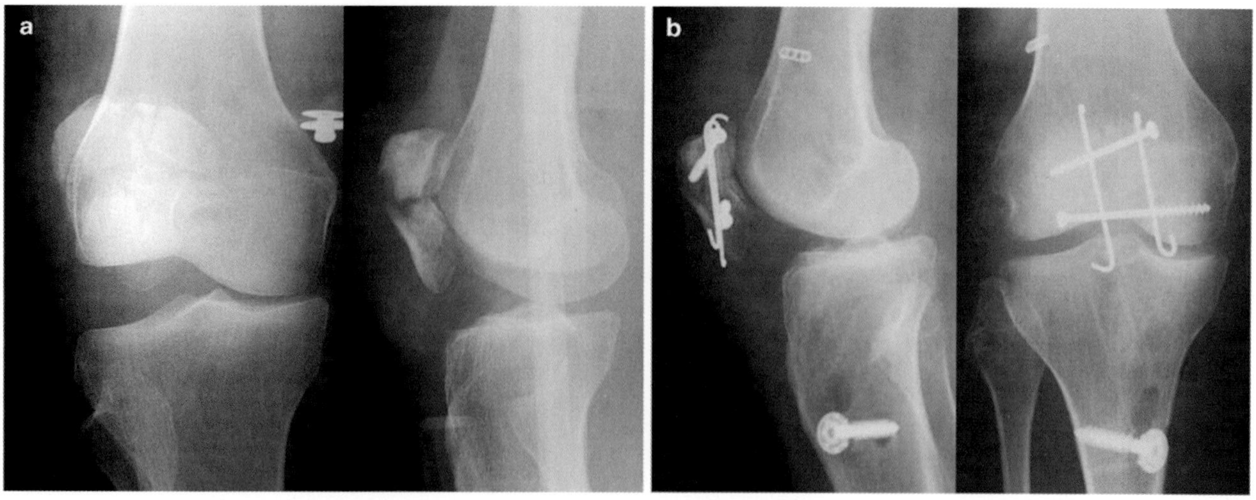

图 27.12　膝关节脱位伴髌骨骨折。患者为 54 岁的老年女性，因在雪地上车祸受伤入院，诊断为 KD-Ⅴ 4 型膝关节脱位伴髌骨粉碎性骨折，同时还伴有对侧胫骨干骨折。(a) 右膝正、侧位 X 线片显示髌骨粉碎性骨折，韧带断裂继发外侧关节间隙增宽。(b) 该患者在一次手术中完成了髌骨切开复位内固定、ACL、PCL、MCL 以及 PCL/LCL 重建术。术后经过两次半年的随访，显示右膝关节稳定性恢复良好，伸展无受限，屈曲活动度为 180°。患者术后的康复计划是前 5 周采用 CPM，活动范围为 0° ～ 60°，然后开始我们标准的膝关节多发韧带损伤伴脱位术后康复程序。这个康复程序以前发表过 [7]

即使没有骨性损伤，对于伸膝装置断裂也需要复杂的治疗措施。在治疗此类患者时，外科医师常常面临着看似矛盾的康复计划：术后对患肢制动，以便于伸膝装置的充分愈合。与此同时，又要求患者早期活动患肢，以避免韧带重建术后继发关节纤维化。再次，外科治疗必须优先恢复伸膝装置的完整性。如果行一期手术修复重建，应使伸膝装置恢复其解剖完整性，并且术区修复应足够强健，以便早期活动和恢复关节活动度。我们更倾向于在韧带重建的同时对伸膝装置断裂在急性期进行修复和加强。多数情况下，我们采用同侧半腱肌或同种异体移植物经髌骨的横向骨道加强伸膝装置的修复。术后 1 周开始膝关节活动。

对于膝关节骨折伴脱位患者的最佳治疗方案的选择较为困难。术后膝关节的早期活动对于预防关节僵硬至关重要，但是过于激进的活动可能导致伸膝装置损伤，应该忌用。而且，众所周知，早期行韧带重建将会增加膝关节纤维化的风险，但是，早期手术治疗对于骨折是必需的 [52]。有 4 位患者接受了我们的治疗原则，即采用了髌骨切开复位内固定联合韧带重建的手术方式。寻找最佳的治疗手段仍然需要进一步的临床研究。

27.9　远离膝关节脱位的骨折

远离膝关节脱位的骨折（如骨盆 / 髋臼、髌骨、股骨和胫骨骨干、胫骨远端、踝、足和上肢）可以提示受伤的机制和所受到的能量大小，并能预测伴随的多系统损伤。这些都会对患者的病程及预后产生深远的影响。此类骨折可局限于同侧肢体、对侧肢体、上肢和中轴骨。如并发中枢神经系统损伤，则胸腔及腹腔重要脏器组织的损伤也很常见。绝大多数的患者都是由高速撞击所致的创伤，通常是由于车辆之间的相互碰撞和行人遭遇车祸所致。除了这类特殊的骨折引起并发症外，肢体所吸收的能量可导致关节周围软组织的显著受损，进而增加术后感染、血肿和伤口延迟愈合的风险。

我们对过去 5 年的 139 例膝关节脱位的手术患者进行了回顾性研究。其中 68 例（49%）的受伤机制为高能量创伤（摩托车碰撞、行人车祸或骑车车祸）。在这些人群中，22% 的患者为患侧股骨干骨折，9% 的患者为胫骨干骨折，26% 的患者为骨盆环 / 髋臼骨折，9% 的患者为患侧髋关节后脱位，43% 的患者为上肢骨折。在所有纳入研究的病例中（n =139），15 例为患侧股骨干骨折（11%）；6 例为患侧胫骨骨干骨折（4%）；21 例为骨盆环 / 髋臼骨折（15%），其中 6 例为患侧髋关节后脱位（4%）；31 例为上肢骨折（22%）。除了一小部分骨盆环受伤时是由于低能量的跌倒伤所致外，上述几乎所有的患者均遭受到了高速创伤。共有 8 例患者有术后伤口感染，需要使用抗生素、伤口冲洗以及清创缝合。其中 3 例伤口感染的患者（38%）属于高能量创伤的群体，其余患者的 BMI 指数则在病理性肥胖的范围中。

一般情况下，患侧下肢损伤更容易康复，因为患者能用健侧下肢承重。在这种情况下，可以参照四肢损伤的标准手术进行手术，并且患者可以在损伤修复或骨折手术后患肢最脆弱的时候开始辅助下负重锻炼。如果对侧下肢也受伤，会使治疗十分困难，因为患者此时双下肢均无法负重。与明显的骨折和脱位不同，如果多发韧带损伤成为妨碍患肢负重的唯一因素，外科医师必须权衡好早期韧带重建和患者长期卧床的利弊关系。如果进行韧带重建术，术后应该尽早开始关节活动和负重练习。或者对膝关节使用支具于伸直位固定一段时间（7 ～ 14 天）。如果支具固定牢靠，就可以制订康复计划进行负重锻炼，即使对侧肢体损伤后，患肢合并冠状位、矢状位和旋转不稳，也可以佩戴支具负重（6 ～ 12 周）。

27.10　髋关节和髋臼

髋臼骨折及骨折伴脱位在高速损伤导致的膝关节脱位中并不少见。依据我们的临床经验来看，最常见的类型是高能量的仪表盘撞击伤引起髋关节的后脱位伴髋臼后壁的骨折。其他髋臼骨折的分型主要依据受伤时腿部的位置以及暴力作用的方向。与之相关的骨盆环和下腰椎骨盆损伤也时常发生，但是难以预计。考虑到髋关节后方骨折伴脱位所提示受伤机制和暴力作用的方向，对患者进行查体时应高度怀疑是否存在 PCL 或 PLC 损伤。根据髋臼病变的治疗，康复治疗可能因负重和髋屈曲限制而受到限制，有时甚至会妨碍持续被动活动乃至手法关节活动度训练的实施。因此，在膝关节的韧带重建之前应先行髋关节和髋臼的解剖复位、修复和固定。

27.11　股骨干及胫骨干骨折

多项研究表明股骨干骨折与膝关节韧带损伤之间存在关系 [40,53-60]。Dickob 和 Mommsen 对 59 例采取手术治疗的股骨干骨折的患者进行了随访研究。他们发现 18.6% 的患者股骨干骨折复位固定后存在中央枢轴区的韧带损伤 [60]。这种相互关系反映了包含仪表盘伤在内（屈髋屈膝时受到后向暴力的打击），以及严重膝内翻和外翻的高能量损伤的机制。

与之相关的胫骨干骺端和胫骨干的骨折比起股骨干骨折而言较少发生 [50,57,61-63]。绝大多数文献均为病案报道，其中一部分是关于股骨干和胫骨干骨折伴膝关节脱位的研究。胫骨干骨折伴膝关节脱位的发病率较低，可能是因为“仪表盘伤”的受伤机制，多数时候会引起同侧下肢的骨折 - 脱位。

膝关节脱位合并股骨干骨折和胫骨干骨折使治疗更加复杂。首先需要解决的问题是让患者的损伤部位恢复初步稳定，比如对适用髓内钉内固定的股骨干或胫骨干骨折使用髓内钉进行固定。这些损伤代表骨科手术的紧迫性。如果治疗不及时（导致严重出血或脂肪栓塞综合征），则会引起潜在的致命后果。因为及时救治患者是早期救治的一部分，经验丰富的外科医师能制订相应的治疗方案来使后续的韧带重建容易。在使用髓内钉固定股骨干骨折时，外科医师应使髓内钉末端距股骨远端留有几厘米的距离，以便更容易建立股骨隧道。此外，维持解剖对位和股骨远端的旋转至关重要，可以避免康复后的髌股轨迹偏移。当使用髓内钉系统治疗胫骨骨折时，在植入髓内钉时没有办法避开胫骨隧道。相反，我们可以对胫骨隧道进行相应的调整。ACL 处的隧道入口应足够靠近内侧，从而使 ACL 避开髓内钉。PCL 处的隧道入口应朝侧面越过胫骨嵴，并位于胫骨前方间隙之下。术中透视对于手术效果及其重要。除了维持肢体的活动和力量之外，还要考虑到骨折术后需要骨性愈合，因此，肢体的康复受到明显的影响。尽管在韧带植入钻孔隧道时髓内钉可以被临时取出，或者在韧带通过后替换髓内钉，但在我们的经验中并不必要取出或者缩短髓内钉。

27.12　上　肢

上肢骨折在膝关节脱位的人群中十分常见，但是骨折的位置和类型对膝关节的韧带损伤无预测作用，只是与损伤机制的能量大小有关。上肢常见的损伤类型包括肘关节脱位（开放的和闭合的）、锁骨骨折、肱骨骨折和手部骨折。双上肢骨折在临床上并不常见，对于此类患者的治疗、康复 / 训练，需要在活动和负重的基础上制订个性化方案。

27.13　结　论

多发韧带损伤伴骨折在临床上并不少见。大致可以分为以下三大类：

1．小型的关节内撕脱骨折（髁间棘或半月板根部），或者胫骨平台和股骨远端的边缘嵌入或压缩骨折。总的来说，这类骨折常常未被正确评估或被人忽视，但提示存在多发韧带损伤以及重要的血管和神经损伤。对于大多数患者来说，对此类骨折的治疗常常需要进行韧带重建。

2．胫骨平台或股骨远端骨折并累及负重关节面的实质部分。关节面的解剖复位及固定至关重要，并且应在韧带重建之前优先进行。我们的研究发现，与同时胫骨 / 股骨的切开复位内固定和内 / 外韧带修复相比，同时切开复位内固定和联合韧带重建术对于减轻关节面所承受的总的冠状面应力的效果要差。研究还发现，可以在关节面完全愈合后间隔 6 ～ 12 周再行韧带重建手术。

3．骨折导致的膝关节损伤。应优先考虑重建肢体的旋转和轴向力线。多数情况下，韧带重建可以在膝关节损伤 2 ～ 6 周后进行。这类损伤对于膝关节韧带损伤的顺利康复有着显著影响（反之亦然），特别是损伤发生在对侧肢体时更是如此。

（唐　新　郑　果　尚小可 译）

参考文献

1. Kennedy JC. Complete dislocation of the knee joint. J Bone Joint Surg Am. 1963;45:889–904.
2. Schenck Jr RC. The dislocated knee. Instr Course Lect. 1994;43:127–36.

3. Wascher DC, Dvirnak PC, DeCoster TA. Knee dislocation: initial assessment and implications for treatment. J Orthop Trauma. 1997;11(7):525–9.
4. Stannard JP, et al. Vascular injuries in knee dislocations: the role of physical examination in determining the need for arteriography. J Bone Joint Surg Am. 2004;86-A(5):910–5.
5. Wascher DC. High-velocity knee dislocation with vascular injury. Treatment principles. Clin Sports Med. 2000;19(3):457–77.
6. Moore TM. Fracture-dislocation of the knee. Clin Orthop Relat Res. 1981;156:128–40.
7. Merritt AL, Wahl CJ. Management of the Multiple Ligament Injured (Dislocated) Knee—the Seattle Perspective. Operative Techniques in Sports Medicine. Drez, DeLee, and Fanelli, eds. March, 2011.
8. Lustig S, et al. Dislocation and bicruciate lesions of the knee: epidemiology and acute stage assessment in a prospective series. Orthop Traumatol Surg Res. 2009;95(8):614–20.
9. Rios A, et al. Results after treatment of traumatic knee dislocations: a report of 26 cases. J Trauma. 2003;55(3):489–94.
10. Twaddle BC, Bidwell TA, Chapman JR. Knee dislocations: where are the lesions? A prospective evaluation of surgical findings in 63 cases. J Orthop Trauma. 2003;17(3):198–202.
11. Niall DM, Nutton RW, Keating JF. Palsy of the common peroneal nerve after traumatic dislocation of the knee. J Bone Joint Surg Br. 2005;87(5):664–7.
12. Honkonen SE. Indications for surgical treatment of tibial condyle fractures. Clin Orthop Relat Res. 1994;302:199–205.
13. Burri C, et al. Fractures of the tibial plateau. Clin Orthop Relat Res. 1979;138:84–93.
14. Delamarter RB, Hohl M, Hopp Jr E. Ligament injuries associated with tibial plateau fractures. Clin Orthop Relat Res. 1990;250:226–33.
15. Segond, Reserches cliniques et experimentes sur les epanchements sanguins du genou par entorse. Prog Med. 1879;7:297–419
16. Dietz GW, Wilcox DM, Montgomery JB. Segond tibial condyle fracture: lateral capsular ligament avulsion. Radiology. 1986;159(2):467–9.
17. Woods GW, Stanley RF, Tullos HS. Lateral capsular sign: X-ray clue to a significant knee instability. Am J Sports Med. 1979;7(1):27–33.
18. Goldman AB, Pavlov H, Rubenstein D. The Segond fracture of the proximal tibia: a small avulsion that reflects major ligamentous damage. AJR Am J Roentgenol. 1988;151(6):1163–7.
19. el-Khoury GY, Daniel WW, Kathol MH. Acute and chronic avulsive injuries. Radiol Clin North Am. 1997;35(3):747–66.
20. Delzell PB, Schils JP, Recht MP. Subtle fractures about the knee: innocuous-appearing yet indicative of significant internal derangement. AJR Am J Roentgenol. 1996;167(3):699–703.
21. Campos JC, et al. Pathogenesis of the Segond fracture: anatomic and MR imaging evidence of an iliotibial tract or anterior oblique band avulsion. Radiology. 2001;219(2):381–6.
22. Sharma H, et al. Type IIIB tibial intercondylar eminence fracture associated with a complex knee dislocation in a grossly obese adult. Knee Surg Sports Traumatol Arthrosc. 2005;13(4):313–6.
23. Hall FM, Hochman MG. Medial Segond-type fracture: cortical avulsion off the medial tibial plateau associated with tears of the posterior cruciate ligament and medial meniscus. Skeletal Radiol. 1997;26(9):553–5.
24. Escobedo EM, Mills WJ, Hunter JC. The "reverse Segond" fracture: association with a tear of the posterior cruciate ligament and medial meniscus. AJR Am J Roentgenol. 2002;178(4):979–83.
25. Engelsohn E, Umans H, Difelice GS. Marginal fractures of the medial tibial plateau: possible association with medial meniscal root tear. Skeletal Radiol. 2007;36(1):73–6.
26. Archbold HA, Sloan S, Nicholas R. A tibial plateau fracture in a knee dislocation: a subtle sign of major ligamentous disruption. Injury. 2004;35(9):945–7.
27. DeLee JC, Riley MB, Rockwood Jr CA. Acute straight lateral instability of the knee. Am J Sports Med. 1983;11(6):404–11.
28. Cohen AP, King D, Gibbon AJ. Impingement fracture of the anteromedial tibial margin: a radiographic sign of combined posterolateral complex and posterior cruciate ligament disruption. Skeletal Radiol. 2001;30(2):114–6.
29. Eustace S. In: Eustace S, editor. Magnetic resonance imaging of orthopaedic trauma. Philadelphia, PA: Lippincott, Williams and Wilkins; 1999
30. Vanek J. Posteromedial fracture of the tibial plateau is not an avulsion injury. A case report and experimental study. J Bone Joint Surg Br. 1994;76(2):290–2.
31. Yao L, Lee JK. Avulsion of the posteromedial tibial plateau by the semimembranosus tendon: diagnosis with MR imaging. Radiology. 1989;172(2):513–4.
32. Garth Jr WP, Wilson T. Open reduction of a lateral femoral notch associated with an acute anterior cruciate ligament tear. Arthroscopy. 2001;17(8):874–7.
33. Sadlo PA, Nebelung W. Arthroscopically assisted reduction of a lateral femoral notch in acute tear of the anterior cruciate ligament. Arthroscopy. 2006;22(5):574e1–3.
34. Shindell R, Walsh WM, Connolly JF. Avulsion fracture of the fibula: the "arcuate sign" of posterolateral knee instability. Nebr Med J. 1984;69(11):369–71.
35. Huang GS, et al. Avulsion fracture of the head of the fibula (the "arcuate" sign): MR imaging findings predictive of injuries to the posterolateral ligaments and posterior cruciate ligament. AJR Am J Roentgenol. 2003;180(2):381–7.
36. Lee J, et al. Arcuate sign of posterolateral knee injuries: anatomic, radiographic, and MR imaging data related to patterns of injury. Skeletal Radiol. 2003;32(11):619–27.
37. Nakhostine M, Perko M, Cross M. Isolated avulsion of the popliteus tendon. J Bone Joint Surg Br. 1995;77(2):242–4.
38. Siliski JM, Mahring M, Hofer HP. Supracondylar-intercondylar fractures of the femur. Treatment by internal fixation. J Bone Joint Surg Am. 1989;71(1):95–104.
39. Hutson Jr JJ, Zych GA. Treatment of comminuted intraarticular distal femur fractures with limited internal and external tensioned wire fixation. J Orthop Trauma. 2000;14(6):405–13.
40. Schenck Jr RC, McGanity PL, Heckman JD. Femoral-sided fracture-dislocation of the knee. J Orthop Trauma. 1997;11(6):416–21.
41. Shetty GM, et al. Incarcerated patellar tendon in Hoffa fracture: an unusual cause of irreducible knee dislocation. Knee Surg Sports Traumatol Arthrosc. 2008;16(4):378–81.
42. Holmes SM, Bomback D, Baumgaertner MR. Coronal fractures of the femoral condyle: a brief report of five cases. J Orthop Trauma. 2004;18(5):316–9.
43. Wallenbock F, Ledinski C. Indications and limits of arthroscopic management of intra-articular fractures of the knee joint. Aktuelle Traumatol. 1993;23(2):97–101.
44. McCarthy JJ, Parker RD. Arthroscopic reduction and internal fixation of a displaced intraarticular lateral femoral condyle fracture of the knee. Arthroscopy. 1996;12(2):224–7.
45. Demirel M, et al. Arthroscopically assisted intra-articular lateral femoral condyle fracture surgery. Arthroscopy. 2006;22(6):69e1–4.

46. Schatzker J, McBroom R, Bruce D. The tibial plateau fracture. The Toronto experience 1968–1975. Clin Orthop Relat Res. 1979;138:94–104.
47. Colletti P, Greenberg H, Terk MR. MR findings in patients with acute tibial plateau fractures. Comput Med Imaging Graph. 1996;20(5):389–94.
48. Gardner MJ, et al. Prediction of soft-tissue injuries in Schatzker II tibial plateau fractures based on measurements of plain radiographs. J Trauma. 2006;60(2):319–23. discussion 324.
49. Gardner MJ, et al. The incidence of soft tissue injury in operative tibial plateau fractures: a magnetic resonance imaging analysis of 103 patients. J Orthop Trauma. 2005;19(2):79–84.
50. Mohan R, de Boer PG. Dislocation of the knee with ipsilateral tibial metaphyseal fracture. Injury. 1999;30(5):377–9.
51. Kosanovic M, Komadina R, Batista M. Patella fractures associated with injuries of the knee ligament. Arch Orthop Trauma Surg. 1998;117(1–2):108–9.
52. Liow RY, et al. Ligament repair and reconstruction in traumatic dislocation of the knee. J Bone Joint Surg Br. 2003;85(6):845–51.
53. Moore TM, Patzakis MJ, Harvey Jr JP. Ipsilateral diaphyseal femur fractures and knee ligament injuries. Clin Orthop Relat Res. 1988;232:182–9.
54. De Campos J, et al. Ipsilateral knee injury with femoral fracture. Examination under anesthesia and arthroscopic evaluation. Clin Orthop Relat Res. 1994;300:178–82.
55. Giannoudis PV, et al. Knee dislocation with ipsilateral femoral shaft fracture: a report of five cases. J Orthop Trauma. 2005;19(3):205–10.
56. Matthews DE, Jones GS, Hughes JL. Femur fracture with ipsilateral knee dislocation. Orthopedics. 1993;16(8):917–9.
57. van Raay JJ, Raaymakers EL, Dupree HW. Knee ligament injuries combined with ipsilateral tibial and femoral diaphyseal fractures: the "floating knee". Arch Orthop Trauma Surg. 1991;110(2):75–7.
58. Walling AK, Seradge H, Spiegel PG. Injuries to the knee ligaments with fractures of the femur. J Bone Joint Surg Am. 1982;64(9):1324–7.
59. Walker DM, Kennedy JC. Occult knee ligament injuries associated with femoral shaft fractures. Am J Sports Med. 1980;8(3):172–4.
60. Dickob M, Mommsen U. Damage to the knee ligament as a concomitant injury in femoral shaft fractures. Unfallchirurgie. 1992;18(4):218–23.
61. Gupta S, Fazal MA, Haddad F. Traumatic anterior knee dislocation and tibial shaft fracture: a case report. J Orthop Surg (Hong Kong). 2007;15(1):81–3.
62. Szalay MJ, Hosking OR, Annear P. Injury of knee ligament associated with ipsilateral femoral shaft fractures and with ipsilateral femoral and tibial shaft fractures. Injury. 1990;21(6):398–400.
63. Chen CE, Wang JW. Floating knee with ipsilateral knee dislocation: case report. J Trauma. 1998;44(4):735–7.

第 28 章

膝关节多发韧带损伤中的软骨修复

Kevin F. Bonner，Carly Rachel Nobel

28.1 引　言

多发韧带损伤的患者呈非正态分布，通常表现为损伤形式复杂多样。多发韧带损伤的严格定义是膝关节至少发生两组韧带撕裂，而本书着重阐述临床上相对少见、机制复杂且常伴膝关节脱位的三组甚至四组韧带损伤的治疗。多数膝关节脱位涉及交叉韧带的损伤，还包括至少一侧副韧带损伤 [1-3]。除了我们已经讲述的韧带损伤外，患者常常会伴发半月板、关节软骨、神经和血管结构以及软组织的损伤 [2,4]。

大多数有关复杂的多发韧带损伤的治疗措施以及结果的报道，无可非议地聚焦于韧带的修复和重建以恢复膝关节的稳定性 [1,2,5-10]。大多数作者没有提及在发生多发韧带损伤时关节软骨损伤的发生率或讨论对软骨损伤的治疗建议 [1,2,4-8]。有证据表明多发韧带损伤的关节软骨损伤类型与单纯前交叉韧带（ACL）撕裂没有显著不同，尽管前者损伤更为严重 [4]。目前的研究数据表明，在受伤后 3 个月内经 ACL 重建的患者中，有 16% ～ 46% 的患者同时伴有明显的关节软骨损伤 [11-14]。类似于单纯的 ACL 损伤，发生膝关节多发韧带损伤时关节软骨损伤的发生率较高。随着时间推移，通常可以看到关节软骨广泛的退行性变，特别是在半月板损伤的情况下 [4,12,13,15]。尽管膝关节多发韧带损伤时关节软骨的退行性变发生率相对较高，但目前还没有好的证据证明重点部位的关节软骨损伤必然引起相应的症状，或者随着时间的发展成为导致关节退行性变的主要原因 [16]。许多因素能影响到韧带损伤后关节软骨退行性变的进程，比如半月板的完整性、关节动力学的改变、关节持续不稳、体重、BMI 以及软骨在宏观上和细胞水平上的损伤程度 [15,17-22]。

与单纯的急性 ACL 损伤引起的软骨损伤类似，许多此类的软骨损伤甚至在不经过治疗的情况下仍然很长时间都没有症状 [16]。目前，关于多数软骨损伤的自然病程还不是十分明确，有限的证据表明干预能显著改变无症状的软骨损伤患者的自然病程。因此，对于大多数此类症状不明显、并发症少、病程短、处于急性期的软骨损伤患者治疗时应慎重 [20]。目前，对于多数患者来说，一般推荐受伤后 3 周以内进行手术治疗，但软骨修复可供选择的治疗方案比较有限 [3]。许多此类软骨损伤的患者直到膝关节几乎完全退变后才需要进一步的治疗（图 28.1）。尽管对软骨损伤进行了一期及时治疗，

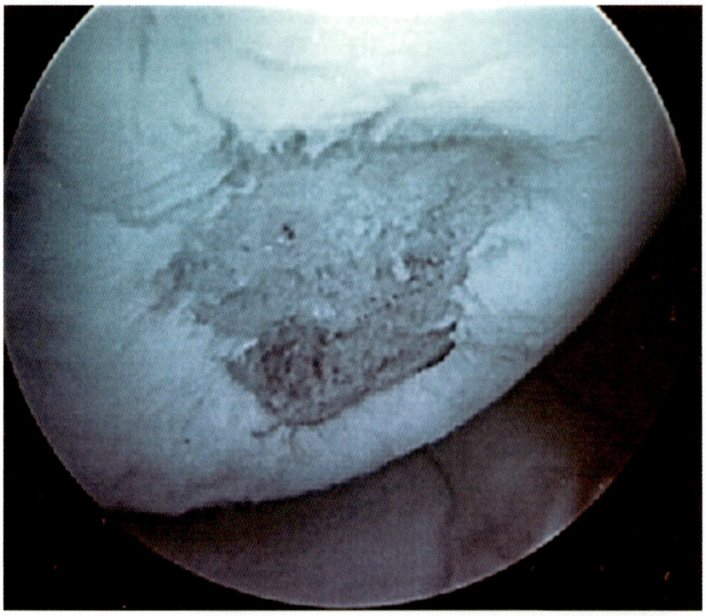

图 28.1 膝关节多发韧带损伤伴股骨内侧髁损伤，在急性期行韧带重建及微骨折术，患者术后9年膝关节无症状

但仍有一部分软骨损伤会引起各种持续的症状，因此，可根据所采取的治疗方案进行二期的关节软骨表面修复手术。这些有症状的关节软骨损伤患者的治疗目标是改善症状以及期望推迟关节置换手术的时间。要考虑最大限度地减少既往受到严重创伤的膝关节的并发症。截骨矫形是一种单独的手术方式或者与关节表面修复术联合使用，对于年轻患者的治疗起着重要作用 [1]。

膝关节多发韧带损伤的患者发生慢性疼痛的概率相对较高，治疗上非常具有挑战性，因为这不一定与关节软骨的病理改变有关。大多数患者会感到膝关节不适 [3,9,10]。尽管在韧带、半月板以及关节软骨这类损伤的治疗进展方面取得了进步，但在相对短期至中期的随访中许多患者存在进展期退变的关节炎影像学证据 [18]。对于这个阶段的关节软骨损伤，无论有无症状，对其治疗后能否延缓病程，目前还不得而知 [20]。许多患者可能最终需要通过关节置换来解决关节进行性退变的问题。

28.2 膝关节多发韧带损伤相关的关节软骨损伤急性期的治疗

目前对于有症状的关节软骨损伤，关于最适合的手术治疗方法在骨科领域还存在相当大的争论 [23-26]。对于行其他手术，如韧带重建时偶然发现的软骨损伤，有无最合适的治疗措施目前还没有达成共识 [16,27-29]。在多发韧带损伤的急性期，往往无法确定软骨的损伤是否会引起症状。我们对哪一类软骨损伤会引起持续性症状或者随时间产生症状也尚不清楚 [16,27,29]。许多与 ACL 或多发韧带损伤相关的关节软骨损伤，可能不表现出症状或者不一定是膝关节退变的主要因素，甚至不影响最终的预后 [1,4,11,16-18,27]。在进行单纯 ACL 重建的患者中，有这样一种趋势，对未经治疗的急性重度软骨缺损的患者，其结果仅仅稍次于没有软骨损伤的患者，即使随访长达 15 年 [16,27]。然而，也有数据并不支持这一结果，并认为这些局灶性损伤可以引起显著的发病率 [21,29,30]。出于这个因素考虑，及时诊治偶然发现的重度软骨损伤也是合理的。但是，资深专家（KFB）赞成采用迅速的微创技术来治疗急性期的软骨损伤患者，从而能最大程度地降低发病率。

也许在未来，我们能够更好地确定，是否对创伤更大的软骨的处理或者甚至是在急性期彻底治疗能改变膝关节多发韧带损伤的自然进程。目前还没有关于治疗与不治疗对软骨损伤的影响进行研究的试验。此外，不仅在多发韧带损伤组，而且在人群更多的单纯 ACL 重建组治疗方面都没有太大的差别。几位研究人员还发表了一系列将 ACL 重建联合同种自体骨软骨移植、微骨折技术及自体软骨细胞移植病例的短期随访结果 [11,21]。然而，这些研究也没有设计对照组。

根据我们治疗有症状的软骨缺损的经验来看，对重度软骨缺损进行表面修复和各种尝试治疗或许有一定的积极效果。与其他方式相比，对急性创伤性的或伴随的软骨损伤进行软骨修复的手术效果要好一些。根据别人和我们的临床经验，某些重度软骨损伤的患者会逐渐出现相应的症状，因此，对于这种患者来说治疗比不治疗更为合理 [11,21,30]。急性期软骨损伤的治疗指南制订是基于现存的手段尝试减少年轻患者全层软骨术后并发症的发病率（图 28.2）。资深专家承认这是基于作坊式经验，但对于治疗急性和潜在的无症状性软骨损伤来说，缺乏良好的证据证明某种方案优于其他方案 [11,30]。

28.3 软骨病灶清除术 / 软骨成形术

当损伤累及部分软骨层面（Outbridge 2 级或更小）伴有边缘不稳或软骨碎片时，可选择关节镜下软骨成形术。当发生 Outbridge 3 级或 4 级软骨损伤时，根据软骨损伤程度和患者自身情况，这种手术方式也同样适用。对于软骨损伤层面超过钙化层甚至是 Outbridge 3 级的软骨损伤，资深专家仍倾向于使用简单的软骨成形术。如果损伤层面超过软骨钙化层或深达软骨下骨（Outbridge 4 级，ICRS 3 级），则对于年轻患者可优先选择其他治疗方案。

关节镜下软骨成形术的好处在于其能在急性期进行韧带重建的同时快速完成，而一般情况下韧带重建的过程耗时相当长。只有疏松、不稳定的软骨碎片才需要去除，从而减少膝关节因机械摩擦引发的症状。目前争论的焦点是，究竟使用射频设备还是刨刀作为清创和修整关节软骨的最佳工具 [21,31]。

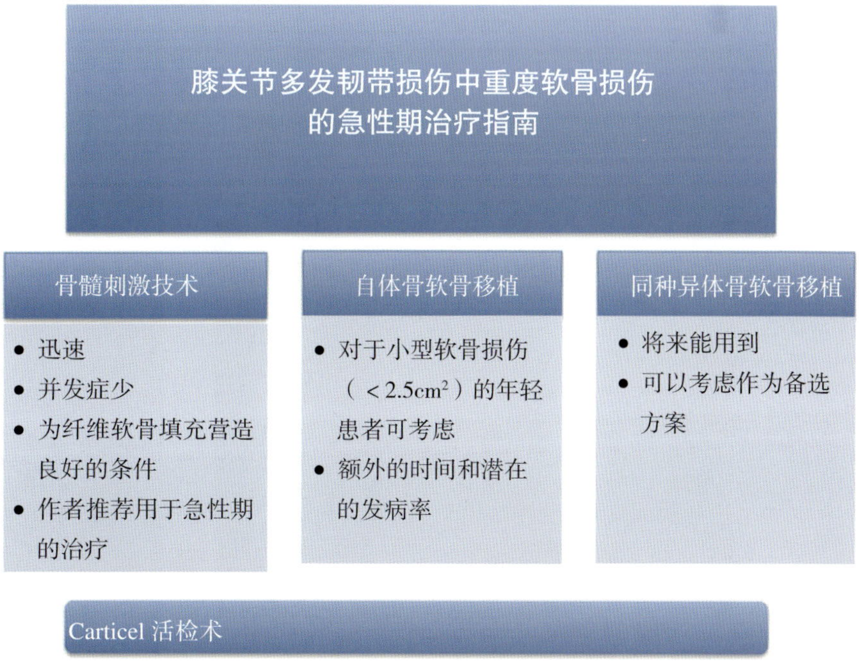

图 28.2 膝关节多发韧带损伤中重度软骨损伤的急性期治疗指南

有学者担心使用射频装置会引起软骨细胞死亡。

28.4 微骨折

微骨折及其他骨髓刺激技术是病灶清创后穿透损伤部位的软骨下骨板，从而诱导血纤维蛋白凝块的形成。手术的目的是在软骨损伤部位诱导出稳定的包含间充质干细胞的血纤维蛋白凝块[32]。这些多能干细胞能够分化成纤维软骨细胞，从而促进缺损部位产生纤维软骨（图 28.3）[33]。这种纤维软骨修复组织中含有不等量的Ⅰ型和Ⅱ型胶原，但在生物力学与耐磨性能方面不如透明软骨[33]。影像学的随访研究发现，纤维软骨细胞填充的速率变化与患者短期的预后有关[23,34,35]。短期随访的 MRI 研究显示，对单纯软骨缺损患者使用微骨折技术，54% ~ 85% 的患者术后纤维软骨充填良好[23,34,35]。

对于膝关节多发韧带损伤相关的重度的（Outerbridge 3 级或 4 级）软骨损伤，作为首选、潜在的最终治疗方案，微骨折不失为一种良好的选择[21]。从技术层面来讲，微骨折术操作简单，耗时少，成本 - 效益好，且患者术后并发症相对较少。对于急性多发韧带韧伤相关的甚至还没有症状、全层软骨损伤的患者来说，这些优点使微骨折技术成为一线治疗手段。多发韧带损伤的重建手术耗时长，令人感到疲倦。止血带的使用时间也取决于外科医师的手术喜好。使用微骨折技术治疗伴随的重度关节软骨损伤，可以最大程度减少手术时间和患者术后并发症的发病率。对于膝关节的急性多发韧带损伤所致的软骨全层缺损，资深专家通常比较喜欢采用这种术式。

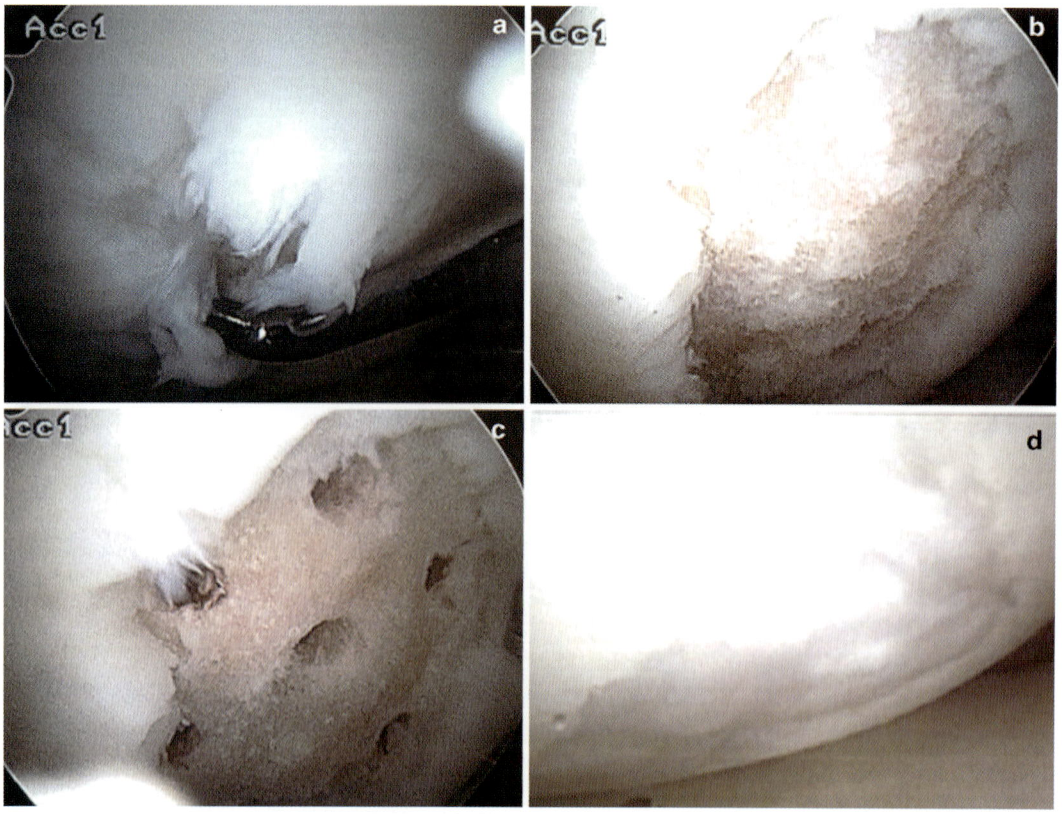

图 28.3 （a）清除术和微骨折术前的软骨病灶。（b）清理不稳定的软骨碎片后。（c）微骨折技术后的病灶。（d）用纤维软骨组织填充病灶

目前还没有对微骨折联合膝关节多韧带重建术的疗效进行专门评估的报道。但是，正如文献所述，关节的内环境可以为微骨折术提供理想的条件[11]。对于大多数微骨折，临床研究结果显示50% ~ 90% 的患者术后症状获得改善[21,23,33,36-39]。结果的不同与软骨损伤的大小、部位、关节活动量、术前症状持续时间的长短、随访时间间隔、患者年龄以及研究人员的不同等因素有关[36-40]。不利的预后影响因素包括：年龄＞ 35 岁，缺损面积＞ 2cm²[41]，缺损部位在髌股关节或胫骨平台，体重指数高，以及症状持续时间＞ 1 年[23,36,37,40]。最近的一项系统研究指出，微骨折在近期内可以有效地改善膝关节的功能状态，但是没有给出充分的数据分析远期的预后结果。

对于有症状的软骨缺损，尽管重返运动赛场和恢复到高强度运动水平的人数比例不像其他治疗手段那么高，但原因究竟如何还不得而知[39,42-44]。微骨折是否会影响到二期的 ACL 重建，目前还存在争议[45，46]。

28.5 自体骨软骨移植

自 20 世纪 90 年代中期，外科医师就将自体骨软骨移植或马赛克移植术应用于膝关节的治疗[47-49]。手术操作是将骨软骨柱从膝关节负重相对较少的区域移植到临床症状明显的区域（图 28.4）。尽管临床上对于软骨的最佳供区还存在一些争议，但是接触压力的研究已经确定了首选供区的位置[7-9]。对于有症状且直径＜ 2.5cm² 的关节软骨损伤来说，已经广泛接受自体骨软骨移植。该手术将有活性的关节软骨和自体骨一起植入损伤部位，这样能在 6 周内达到典型的骨骨愈合（图 28.5）。使用自体骨软骨移植治疗单纯的小型软骨缺损后，患者能恢复的运动水平明显高于其他软骨治疗方式[43]。

有关供区移植物获取位点的相关并发症目前还存在争论（图 28.6）[47,50,51]。经验丰富的外科医师声称骨软骨移植供区的并发症发生率较低[52]。最近较多的研究将膝关节所获取的骨软骨柱移植到其他关节，比如踝关节，结果显示供区的发病率比之前设想的更多[51]。为了努力减少供区的并发症发生率，可以通过在供区植入生物可吸收支架或同种异体移植骨柱[47]。回填供区移植物空缺处可以减少术后关节积血的风险，但是能否降低供区的远期并发症尚不清楚。最新的研究数据表明人工合成的

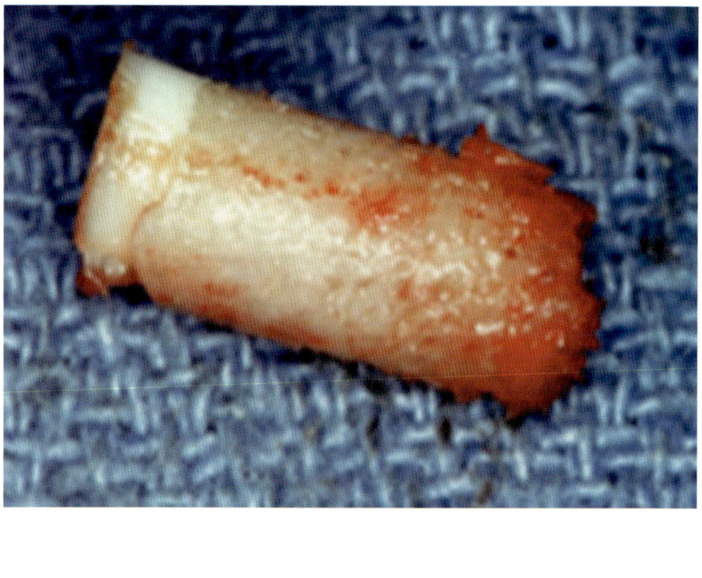

图 28.4 移植前的自体骨软骨移植物

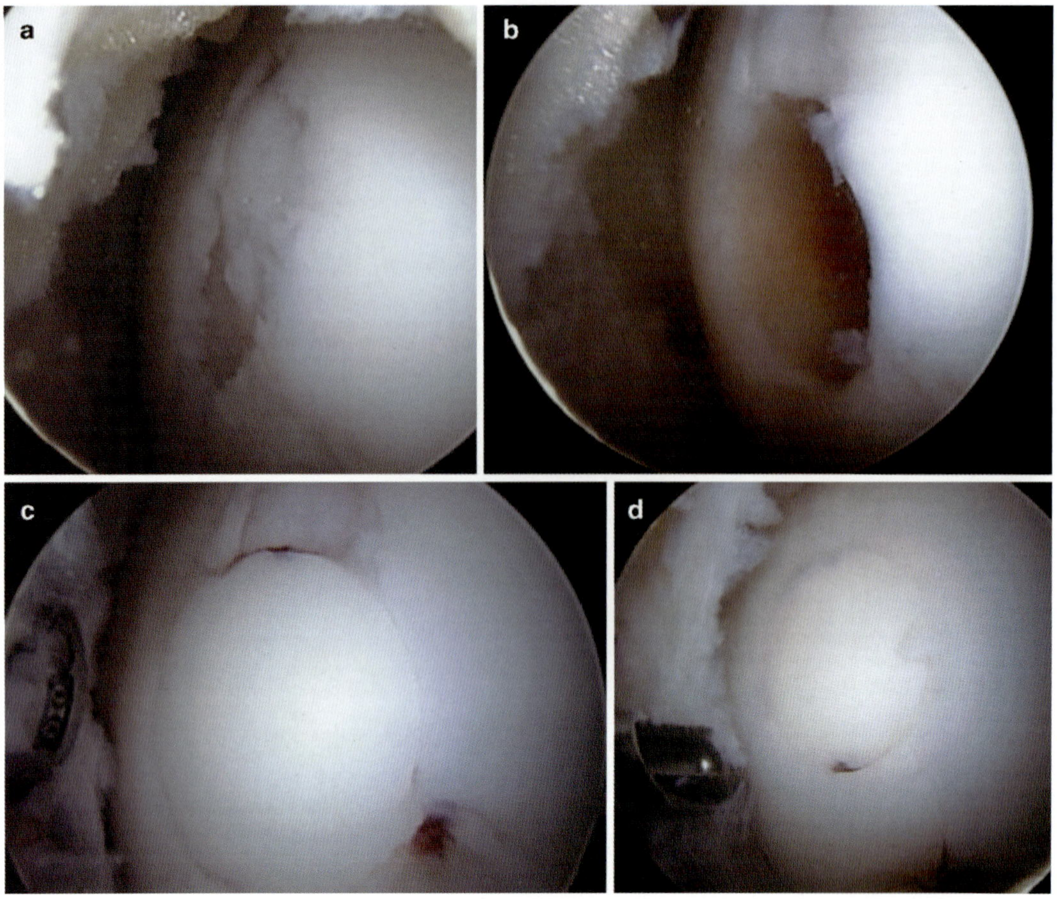

图 28.5　（a）关节镜下见到的位于股骨内侧髁的软骨损伤（< 2cm²）。（b）软骨损伤下方受区的准备。（c）将第一个自体骨软骨移植物植入受区。（d）第二个移植物紧邻着第一个植入缺损（“马赛克”技术）

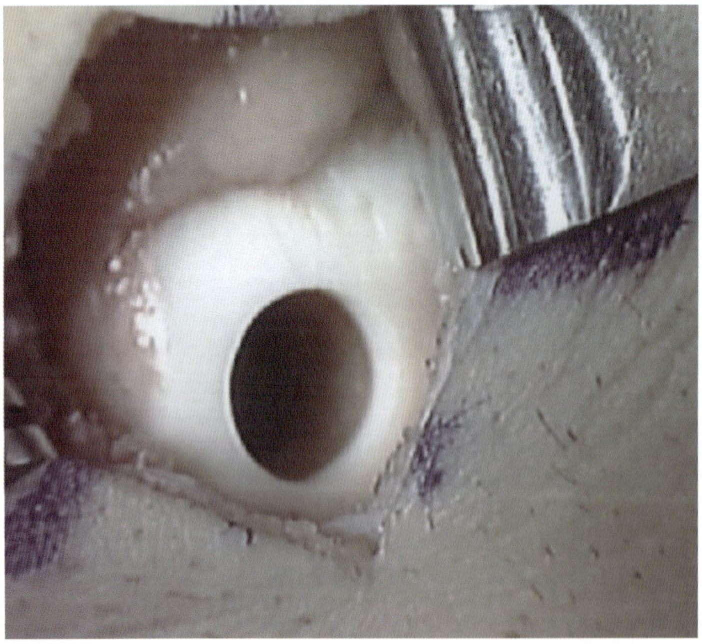

图 28.6　经膝关节上外侧切开可见供区的骨软骨柱获取点

移植物（Trufit；Smith & Nephew Endoscopy，Andover，MA）并没有显示出预期的骨内生长或诱导成骨的证据。另外，最新的病例报道指出用于供区填充的人工支架还存在异物反应的可能性 [54,55]。或许供区可以被旷置或者用商业性的同种异体骨软骨移植物回填。

尽管可以通过关节镜查看膝关节的受区，但许多作者更喜欢通过膝关节外侧的小切口暴露外上侧的股骨滑车（图 28.6）。由于将移植物垂直插入受区对于手术成败至关重要，有时对于技术的要求很高，因此，很多外科医师通过局部的关节切口能更顺畅地完成操作。

与可能对已受伤膝关节产生更多潜在并发症的微骨折术相比，一台出色的自体骨软骨移植术常常需要更多的手术时间。然而，由于该术式实用、有效，毋庸置疑地成为了处理急性期关节软骨损伤的手术方式之一。对可以熟练操作这项技术的外科医师来说，有小型的软骨损伤（< $2.5cm^2$）的年轻且相对活跃的患者，特别是损伤累及软骨下骨的患者可能更适合该术式。

28.6 新鲜的同种异体骨软骨移植物

新鲜的同种异体骨软骨移植物最具代表性的是用于较大的有症状的软骨或骨软骨损伤的治疗 [56,57]。过去，由于新鲜的同种异体骨软骨移植物来源有限，并没有在急性软骨损伤伴膝关节多发韧带损伤的治疗上得到广泛应用。大多数急性膝关节多发韧带损的患者都在伤后 3 周内接受了手术治疗 [3]，即便是术前 MRI 确诊为大型的软骨或骨软骨损伤的患者。因此，及时得到新鲜的同种异体骨软骨移植物是一个极大的挑战。当然，如果能在急性软骨损伤的手术期间获得新鲜的同种异体移植物，那会是相当理想的选择。然而，对于那些持续存在症状的软骨损伤患者，大多数作者在二期手术治疗时才会使用新鲜的同种异体骨软骨移植物。

28.7 自体软骨细胞移植软骨活检

自体软骨细胞移植（Carticel；Genzyme Corp，Cambridge，MA）总共需要进行两次手术，从获取软骨活检标本到软骨细胞的植入至少需要 4 ～ 6 周 [46,58]。因此，对于大多数多发韧带损伤的患者而言，自体软骨细胞移植不作为治疗合并软骨损伤的一线方案。然而，如果患者在初次手术后仍持续存在症状，那么自体软骨细胞移植就可以作为一种将来可行的手术方式 [46,58]。如果外科医师在初次手术时对软骨缺损大小及患者的运动水平进行评估后，觉得软骨损伤会有很大的概率导致术后出现持续性症状，并且觉得将来进行自体软骨细胞移植是可行的方案，那么在术中同时进行软骨活检是比较聪明的做法。将来下一步手术可以很快进行，并最大化减少术后并发症，并且在后期手术时也不必再行软骨活检。毫无疑问，如果手术医师更喜欢通过其他手术方式，比如同种异体骨软骨移植，代替自体软骨细胞移植而且对于同一个外科医师而言，他可能会一直持续这种治疗方式，此时可能就没有进行软骨活检的必要了。

软骨活检是在关节镜下用环形刮匙从髁间窝的外侧取得软骨标本（图 28.7），然后将软骨活检标本送到麻省剑桥的 Genzyme 公司（Genzyme Corporation in Cambridge MA）。如果需要二期手术的话，该公司可以将软骨细胞从标本中分离出来，并在体外进行培养和扩增。

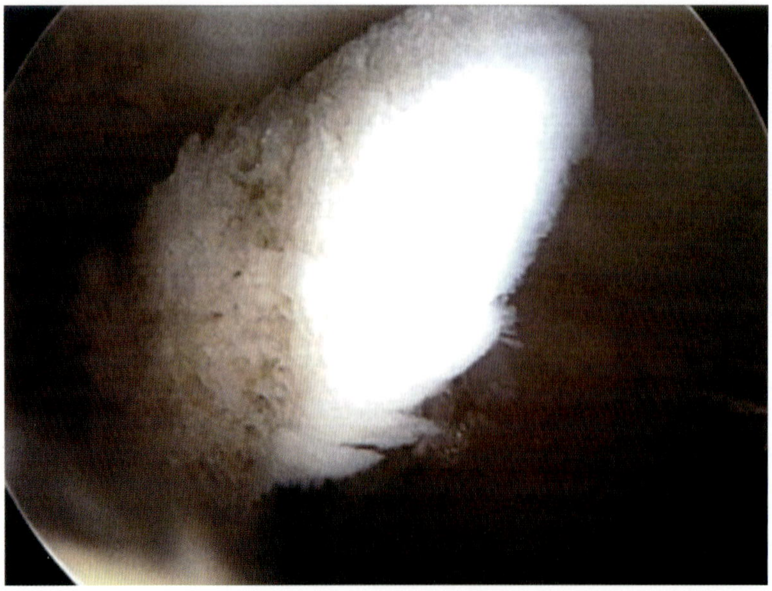

图 28.7 如果外科医师觉得有必要，可以在手术过程中进行软骨活检

28.8 伴有膝关节多发韧带损伤的持续存在症状的关节软骨损伤的二期手术治疗

与其他关节软骨损伤的治疗原则相似，对于持续存在症状的关节软骨损伤的患者，当选择最合适软骨治疗的措施时，需要充分考虑患者的自身情况及软骨损伤情况 [59,60]。患者的年龄、软骨损伤的大小和位置、活动水平以及所累及的关节间隙的力学环境都会影响到治疗效果 [20,26,32]。由于各类患者存在较大的复杂性，往往很难评估症状是来自于软骨的病理改变还是关节创伤所致的后遗症，而症状通常是多因素造成的。让患者与医师有一个比较现实的结果期望十分重要。这一点无论对于多发韧带损伤患者，还对其他存在关节软骨病理改变没有进行关节置换术的患者来说都很重要。对于年轻的患者而言，治疗目标是能显著改善症状和推迟关节置换的时间。然而，很多患者仍会有关节疼痛及功能障碍的表现 [20,26,32,46]。中年或老年患者在症状进展到需要关节置换之前，采用保守治疗是较好的解决办法。

在最初治疗后即应开始康复，可在病房内对患者进行仔细的评估，包括先前所做的韧带重建。此外，为了评估患者当前的主要症状，对于确定患者的症状和检查结果是否与讨论中的软骨损伤相关，仔细查体是必不可少的。手术前的检查报告和关节镜下镜检也很有价值。软骨序列的 MRI 检查是否有意义取决于初次手术和复查之间的时间间隔。一旦怀疑受累下肢力线不良，还需要做下肢全长片检查。对于病情复杂的患者，诊断性关节腔穿刺有时是有用的，可以鉴别疼痛是来自于关节内还是关节外。偶尔采用不负重支具帮助鉴别疼痛究竟是来源于髌股关节还是由于其他潜在的病因所致，比如髌股关节引起的放射痛。

本章接下来的部分将讨论持续存在症状的软骨损伤潜在的治疗措施，这些症状与先前的多发韧带损伤有关。有症状的软骨损伤患者的特殊注意事项已经在图 28.8 中强调过了。这意味着应同时纠正或先前已经矫正过关节力线不良。受累关节软骨缺损处新生成的软骨越多，资深专家就越倾向于通过单纯的截骨矫形来矫正下肢力线。关节软骨缺损的面积越大，就越应避免关节负重，越应该同期进行关节软骨面的修复。如果半月板缺损也是导致持续性症状的其中一个重要因素的话，那么在行软骨面

病灶面积 < 2.5cm²	
微骨折	• 既往没有手术史 • 与其他手术相比，疗效不确切
自体骨软骨移植	• 对于小型的症状明显的软骨损伤是一种不错的选择（尤其是损伤累及软骨下骨时） • 供区存在潜在的并发症
异体骨软骨移植	• 并发症少，更可靠，与自体软骨细胞移植相比，术后康复快 • 存在物流问题
自体软骨细胞移植	• 康复时间长 • 需要考虑髌股关节损伤轮廓不规则的问题

病灶面积 > 2.5cm²	
微骨折	• 既往没有手术史 • 与其他手术相比，疗效不确切
异体骨软骨移植	• 并发症少，更可靠，与自体软骨细胞移植相比，术后康复快 • 存在物流问题
自体软骨细胞移植	• 康复时间长 • 需要考虑髌股关节损伤轮廓不规则的问题

图 28.8　膝关节多发韧带损伤中对持续存在症状的软骨损伤的治疗措施以及注意事项

修复时也应一并解决半月板的问题[61]。

患者越年轻，我们就越倾向于使用生物替代品来治疗。相反，年龄越大，久坐的时间越长，或者患者的软骨病理改变已经超过了生物学手段能医治的范畴时，就较少考虑这种方式了。不幸的是，很多患者在年轻的时候就不得不做关节置换，但是作为能解决患者后期症状的干预手段，这也许是最可靠的选择了。

28.9　微骨折

如果起初患者未经过手术治疗或只是进行简单的清创，那么可以考虑采用微骨折技术作为一种可行的替代治疗。通常对于较大的软骨缺损使用微骨折术的治疗效果较差，尤其是对年龄＞ 35 岁的患者。与其他手术方式相比，经微骨折治疗后，有持续性症状的软骨缺损的患者重返运动赛场的比例并不比其他治疗方式高[39,42,44]。当既往曾遭受过膝关节多发韧带损伤的患者膝关节持续出现症状，并考虑是因局部软骨损失引起的时，我们往往选择其他软骨修复手术，这样效果会更加确切和持久。

28.10　自体骨软骨移植

正如本章之前所述，自体骨软骨移植术已经成功地被应用于一部分软骨缺损的治疗。其优点包括利用局部的骨软骨移植物提供有活性的透明软骨重新修复缺损。由于是通过骨骨愈合，因此，移植物具有良好的应力匹配和愈合较快的特点。该手术不需要等待移植物，所以更方便。当然，这种手术的缺点也包括供区潜在的并发症，适用的软骨损伤面积有限，以及移植物的来源有限。通常情况下，该术式的适应证为软骨损伤面积＜ 2.5cm^2。

28.11　新鲜的异体骨软骨移植

新鲜的异体骨软骨移植临床应用的历史悠久，足足超过 30 年 [56,62-67]。当前异体骨软骨移植备受青睐，主要原因是在治疗大面积的软骨缺损方面。与其他治疗方式相比，它能将有生物活性的透明软骨与人体正常组织结构相结合 [56,57]。尽管异体骨软骨的获取存在相关的物流问题，包括等待合适的移植物，然而对于大多数患者来说，手术本身的技术要求并不高。这项技术可以使用商业性材料或事先准备制好的“贝壳”状的移植物（图 28.9）。手术的技术方面在其他地方已经讲过了，此处就不再赘述 [57]。

新鲜的异体骨软骨移植物最常被用于治疗大面积的软骨或者骨软骨损伤（> 2.5cm²）。但为了最大程度地减少供区并发症，也可以将其用于治疗小的软骨缺损，因而在多发韧带损伤伴软骨缺损的治疗中很受用。

异体骨软骨移植的长期疗效取决于对透明软骨表面的保护、移植物基底与宿主的骨骨愈合以及在骨软骨塑形改建的过程中骨结构的完整性维持 [56,58]。研究人员已经证明了软骨细胞的生物活性对于维持透明软骨正常的细胞外成分至关重要，并且能够延缓关节的退行性变，但是还不清楚目前可接受的所需软骨细胞活性度 [59,60]。尽管无活性的软骨在一段时期看起来很正常，但是它不具有正常的组织学、生物化学以及生物力学特性。结果，这部分软骨随着时间的推移会逐渐发生纤维化、表面龟裂

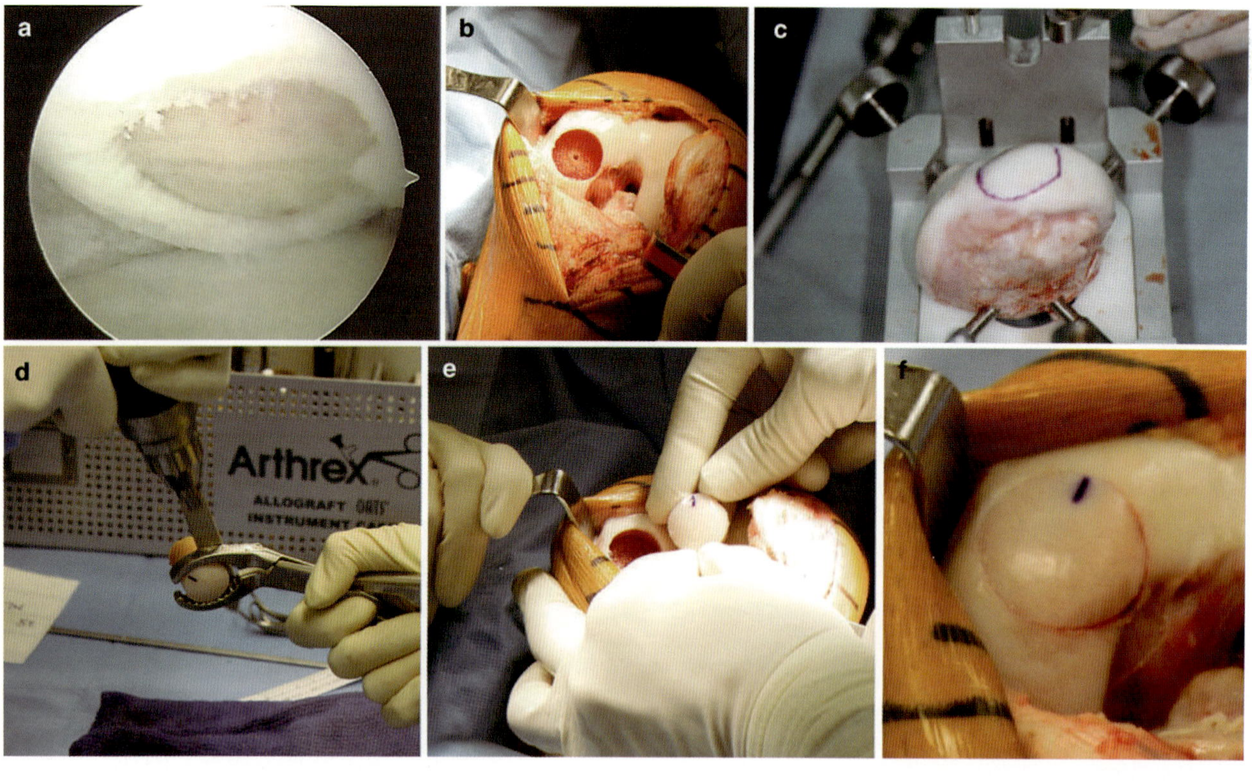

图 28.9　(a) 在初次韧带重建时可以通过微骨折技术治疗大面积的软骨损伤。尽管患者的膝关节稳定，但是仍然觉得膝关节内侧持续出现症状。(b—f) 通过异体骨软骨移植物来修复缺损的软骨。初次手术时取自体髌腱作移植物，切口暴露的范围较大

和侵蚀[69,70]。需要注意的是，目前所谓的“新鲜”的异体移植物在移植前实际上经过了一段时间的冷冻，与以前的新鲜同种异体移植物相比，从采购到移植间隔的时间更短[71]。

虽然已证实软骨细胞和软骨下骨都有潜在免疫原性的可能，但并不需要对同种异体移植物做免疫相容性试验以及抑制术后的免疫反应[72-75]。异体软骨细胞被细胞外基质包绕，使之与宿主免疫细胞隔离开来，从而使异体软骨细胞处于相对的“免疫去除”状态[64,65]。尽管骨质成分内的供体细胞具有免疫原性，但其免疫原性弱，在多数患者中没有临床意义[76,77]。但是，不论是外科的手术创伤还是移植物本身都会引起局部的炎症反应[78]。这些反应主要是直接对抗移植物中骨的组成成分，其中包含骨髓成分和其他具有免疫原性的细胞因子[79]。一般情况下，异体骨软骨移植物的骨质成分能维持自身结构的完整，并通过宿主骨数年的爬行替代最终替换原有的移植物[80-83]。如果没有活性的骨小梁在重塑的过程中无法承受机械应力，就可能发生软骨下骨微骨折、骨小梁塌陷以及分裂破碎[56]。

许多病例报道已经证实异体骨软骨移植术后的患者能长期保持软骨细胞的活性，临床疗效较好[62,84-88]。研究人员获取不同时段的移植软骨进行活检，发现软骨细胞的生物活性均相对较高[85,88]。这种长期存活的潜能为异体骨软骨移植对细胞外基质的维持提供了支持，长期来看可以延缓关节退变(图 28.10)。尽管还没有针对于多发韧带损伤患者的报道，但许多作者发表了采用异体骨软骨移植治疗年轻患者的文章，显示其结果相当成功[57,82,83,85,87]。与其他软骨表面修复手术一样，异体骨软骨移植也会出现移植失败的情况，并且术后随访的时间越长，失败率就越高。与移植物的软骨成分相比，失效更可能与其中的骨质成分有关，可能的原因包括骨质的破碎和坍塌[56]。骨不愈合并不是引起移植失效的主要临床问题，特别是在移植物的骨栓固定技术中。

应用异体骨软骨移植有着显著的优点和缺点。优点包括：避免了供区的并发症，能治疗包含伴有软骨下骨缺损或病理改变在内的大面积软骨缺损；与其他治疗措施相比，能有效修地修复关节的透明软骨层。缺点包括：移植物中典型的骨质成分早期或晚期的“失效”(如上所述)，移植物来源问题，在物流过程中如何保持无菌，尺寸匹配且具有高比例的活性软骨细胞。与处理过的同种异体移植物相比，新鲜同种异体移植物造成的感染虽然罕见，但也是一个很值得关注的问题。很多临床研究以及基础研究支持上述理论和异体骨软骨移植的临床疗效[56]。

图 28.10 骨软骨移植 7 年后，关节镜下显示关节表面保存良好

28.12　自体软骨细胞移植

自体软骨细胞移植（autologous chondrocyte implantation，ACI）（Carticel；Genzyme Corp，Cambridge，MA）是一个需要分为两个阶段完成的手术，从获取软骨活检标本到植入软骨细胞至少需要 4 ~ 6 周（图 28.11）[46,58]。因此，将 ACI 作为多数多发韧带损伤患者的一线治疗是不实际的。但是，如果患者的软骨损伤经初次治疗后仍持续存在症状，此时 ACI 不失为一种切实可行的方案 [46,58]。如果在初次手术过程中可以取一小部分软骨组织进行软骨活检，这样能省去额外的手术步骤，使这种手术方式更受欢迎。目前，在美国，ACI 已经被用于治疗股骨软骨损伤。然而，许多专家认为自体软骨细胞最好的适应证是髌股关节的软骨损伤 [89]。

与 20 世纪 90 年代后期开展这种软骨修复术的时期相比，现在手术适应证变得更受限制。这也许归因于以下几点原因，包括技术难度大，手术相关的并发症（关节的切开和骨膜补丁的获取），手术疗效存在争议，以及最终的修复组织的病理组织检查费用高。因此，毫无疑问，过去 10 年中出现了越来越多的与 ACI 应用及疗效相关的证据 [25,34,46]。不管是单点还是多中心的研究报道都已证实，ACI 对于软骨损伤情况复杂的患者具有良好的疗效 [46,89-92]。尽管可能出现移植的软骨细胞过度肥大，但是与微骨折相比，特别是对于较大的软骨缺损的治疗，ACI 对软骨缺损处的填充更为紧密 [34]。与骨髓刺激技术相比，ACI 修复软骨耐用度和患者重新返回运动的能力都得到了提高（图 28.12）[43,46]。

对于有症状的股骨髁的大面积软骨缺损，相对于微骨折和自体骨软骨移植，ACI 和异体骨软骨移植常作为更优的选择。如果外科医师熟练掌握自体软骨细胞移植这项技术，并且患者愿意长时间配合康复训练的话，那么自体软骨细胞移植是一种合理的选择。对于软骨缺损有症状的患者，ACI 比起新鲜的异体骨软骨移植的一大好处就是手术的安排灵活方便，无须耗费可能比较长的时间等待新鲜的移植物。根据软骨损伤的大小和移植物的来源，对外科医师和治疗中心来说，等待移植物的时间可能是更大的问题。与异体骨软骨移植相比，ACI 其他的潜在优点包括：ACI 能消除疾病传播的风险，尽管异体移植风险十分低，以及软骨的病变不能转化成软骨下骨的病变，骨质成分丢失则会导致移植物失效。使用较大的异体骨软骨移植物修复关节面的相关技术难度高，因此，ACI 可能更适合髌股关节面病变。然而，由于 FDA 只批准将 ACI 用于股骨髁的软骨缺损，单独采用 ACI 治疗髌骨损害将会是一个问题。

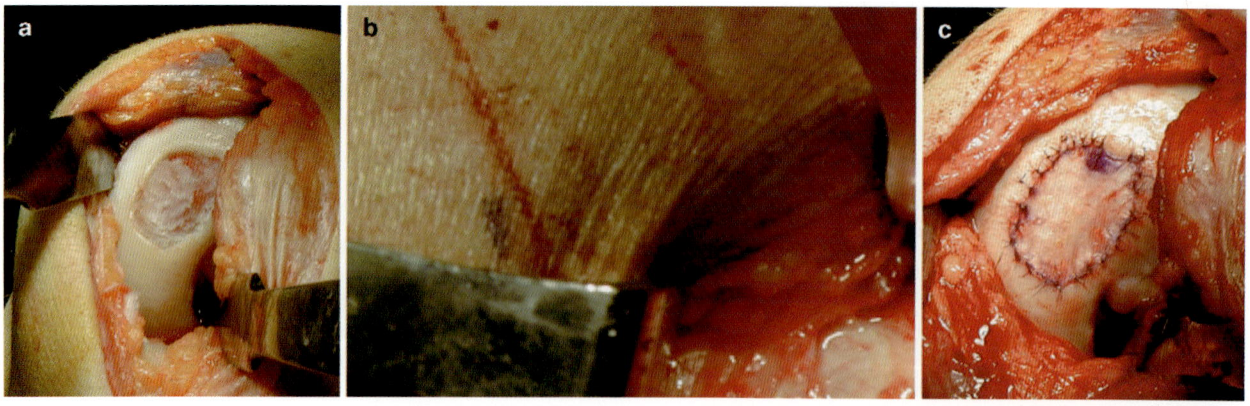

图 28.11　（a）采用 ACI 治疗股骨内侧髁的大面积软骨缺损。（b）骨膜补片的获取点。（c）将获取的骨膜缝合到软骨缺损区（在注入软骨细胞之前）

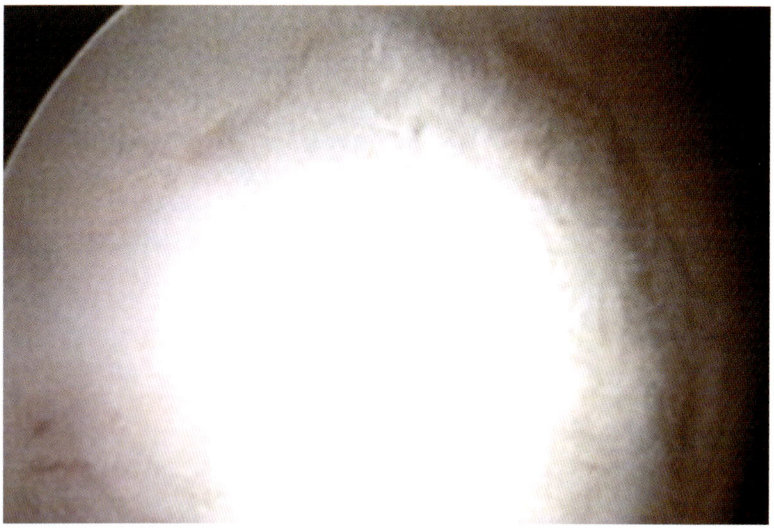

图 28.12 ACI 术后几年关节镜下所见的软骨的修复情况

28.13 在关节软骨重修时应用截骨减负术

当我们讨论年轻患者的关节软骨表面修复的问题时，容易遗漏一种重要的治疗方案，那就是截骨减负术。以历史上讲，绝大多数截骨术是将负重应力从晚期的关节炎间室转移到另一侧正常的间室，从而避免“关节软骨重修”手术。目前，减少关节软骨病灶缺损区的生物机械应力以及校正下肢力线，对于长期维持软骨表面重修术后的疗效至关重要[25]。对于减少应力的截骨术和软骨表面重修术，究竟哪种手术对患者临床症状的改善程度大，目前还存在争议。

对于有症状股骨髁软骨缺损的年轻患者，如果进行了软骨修复手术后，下肢轴线位于胫骨中间区域之外，即胫骨髁间棘之外，那么就强烈建议将截骨矫形术纳入软骨修复手术的一部分[25]。医师应熟练使用截骨术治疗软骨损伤，但同时也要注意手术所带来的并发症和潜在的并发症[93]。很显然，下肢的力线越偏，单纯的软骨修复手术失败的概率就会越高。与经典的截骨减负术不同，进行广泛性关节软骨退变的治疗时，经典截骨术是将下肢力线调整至未发生病变的软骨区域，而在大多数局灶性软骨缺损的年轻患者中，截骨术是将下肢力线调整至中立位。结果多数患者力线矫正的幅度更小。

最近发表了一项针对运动员多发韧带损伤的研究报道，26 人中有 8% 的患者在 8 年后因出现症状性关节广泛退变而进行了截骨术。术后随访发现，他们的临床症状是由于关节炎，而非局灶性的软骨缺损所致。但很不幸的是，这在膝关节多发韧带损伤后常常发生。对于年轻、活跃且合并膝关节广泛退行性变的患者，软骨修复术不能达到较好的治疗效果，单纯行截骨减负术可能更为明智。术后下肢力线的恢复目标与经典手术类似。

（唐 新 杨 远 译）

参考文献

1. Hirschman M, Iranpour F, Muller W, Friederich N. Surgical treatment of complex bicruciate knee ligament injuries in athletes; what long-term outcome can we expect? Am J Sports Med. 2010;38(6):1103–9.
2. Fanelli GC, Orcutt DR, Edson CJ. The multiple-ligament injured knee: evaluation, treatment and results. Arthroscopy. 2005;21(4):471–86.
3. Fanelli GC, Stannard JP, Stuart MJ, et al. Management of complex knee ligament injuries. J Bone Joint Surg. 2010;92A:2235–46.
4. Kaeding CC, Pedroza AD, Parker RD, et al. Intra-articular findings in the reconstructed multiligament-injured knee. Arthroscopy. 2005;21(4):424–30.
5. Fanelli GC. A practical guide to management. The multiple ligament injured knee. New York: Springer; 2004.
6. Fanelli GC, Edson CJ. Arthroscopically assisted ACL/PCL reconstruction: 2–10 year follow-up. Arthroscopy. 2002;18(7):703–14.
7. Cole BJ, Harner CD. The multiple ligament injured knee. Clin Sports Med. 1999;18:241–62.
8. Sisto DJ, Warren RF. Complete knee dislocation; a follow-up study of operative treatment. Clin Orthop. 1985;198:94–101.
9. Ibrahim SA, Ahmad FH, Salah M, et al. Surgical management of traumatic knee dislocation. Arthroscopy. 2008;24(2):178–87.
10. Chhabra A, Cha PS, Rihn JA, et al. Surgical management of knee dislocations. Surgical technique. J Bone Joint Surg Am. 2005;87 Suppl 1:1–21.
11. Brophy RH, Zeltser D, Wright RW, et al. Anterior cruciate ligament reconstruction and concomitant articular cartilage injury: incidence and treatment. Arthroscopy. 2010;26(1):112–20.
12. Granan LP, Bahr R, Lie SA, et al. Timing of anterior cruciate ligament reconstructive surgery and risk of cartilage lesions and meniscal tears: a cohort study based on the Norwegian national knee ligament registry. Am J Sports Med. 2009;37(5):955–61.
13. Slauterbeck JR, Kousa P, Clifton BC, et al. Geographic mapping of meniscus and cartilage lesions associated with anterior cruciate ligament injuries. J Bone Joint Surg Am. 2009;91(9):2094–103.
14. Lind M, Menhert F, Pedersen AB. The first results from the Danish ACL reconstructive registry: epidemiologic and 2 year follow-up results from 5,818 knee ligament reconstructions. Knee Surg Sports Traumatol Arthrosc. 2009;17(2):117–24.
15. Corten K, Bellemans J. Cartilage damage determines intermediate outcome in the late multiple ligament and posterolateral corner-reconstructed knee: a 5- to 10-year follow-up study. Am J Sports Med. 2008;36(2):267–75.
16. Shelbourne KD, Gray JS. Outcome of untreated traumatic articular cartilage defects of the knee: a natural history study. J Bone Joint Surg Am. 2003;85-A Suppl 2:8–16.
17. Bowers AL, Spindler KP, McCarty EC, et al. Height, weight, and BMI predict intra-articular injuries observed during ACL reconstruction: evaluation of 456 cases from a prospective ACL database. Clin J Sports Med. 2005;15(1):9–13.
18. Hart JM, Blanchard BF, Hart JA, et al. Multiple ligament reconstruction clinical follow-up and gait analysis. Knee Surg Sports Traumatol Arthrosc. 2009;17(3):277–85.
19. Nelson F, Billinghurst RC, Pidoux I, et al. Early post-traumatic osteoarthritis-like changes in human articular cartilage following rupture of the anterior cruciate ligament. Osteoarthritis Cartilage. 2006;14(2):114–9.
20. Safran MR, Seiber K. The evidence for surgical repair of articular cartilage in the knee. J Am Acad Orthop Surg. 2010;18(5):259–66.
21. Osti L, Papalia R, DelBuono A, et al. Good results five years after surgical management of anterior cruciate ligament tears, and meniscal and cartilage injuries. Knee Surg Sports Traumatol Arthrosc. 2010;18(10):1385–90.
22. Magnussen RA, Mansour AA, Carey JL, Spindler KP. Meniscus status at anterior cruciate ligament reconstruction associated with radiographic signs of osteoarthritis at 5- to 10-year follow-up: a systemic review. J Knee Surg. 2009;22(4):347–57.
23. Mithoefer K, Williams RJ, Warren RF, et al. The microfracture technique for the treatment of articular cartilage lesions in the knee. A prospective cohort study. J Bone Joint Surg Am. 2005;87(9):1911–20.
24. Knutsen G, Engebretsen L, Ludvigsen TC, et al. Autologous chondrocyte implantation compared with microfracture in the knee. A randomized trial. J Bone Joint Surg Am. 2004;86A(3):455–64.
25. Gomoll AH, Farr J, Gillogly SD, et al. Surgical management of articular cartilage defects of the knee. J Bone Joint Surg Am. 2010;92(14):2470–90.
26. Bekkers JE, Inklaar M, Saris DB. Treatment selection in articular cartilage lesions of the knee. Am J Sports Med. 2009;37 Suppl 1:148S–55.
27. Widuchowski W, Widuchowski J, Koczy B, et al. Untreated asymptomatic deep cartilage lesions associated with anterior cruciate ligament injury: results at 10- and 15-year follow-up. Am J Sports Med. 2009;37:688–92.
28. Aron A, Loken S, Heir S, et al. Articular cartilage lesions in 993 consecutive knee arthroscopies. Am J Sports Med. 2004;32(1):211–5.
29. Hanypsiak BT, Spindler KP, Rothrock CR, et al. Twelve-year follow-up on anterior cruciate ligament reconstruction: long-term outcomes of prospectively studied osseous and articular injuries. Am J Sports Med. 2008;36(4):671–7.
30. Loken S, Heir S, Holme I, et al. 6-Year follow-up of 84 patients with cartilage defects in the knee. Knee scores improved but recovery was incomplete. Acta Orthop. 2010;81(5):611–8.
31. Spahn G, Kahl E, Muckley T, et al. Arthroscopic knee chondroplasty using a bipolar radiofrequency-based device compared to mechanical shaver: results of a prospective, randomized, controlled study. Knee Surg Sports Traumatol Arthrosc. 2008;16(6):565–73.
32. Bedi A, Feeley BT, Williams 3rd RJ. J Bone Joint Surg Am. 2010;92:994–1009.
33. Williams 3rd RJ, Harnly HW. Microfracture: indications, technique, and results. Instr Course Lect. 2007;56:419–28.
34. Brown WE, Potter HG, Marx RG, et al. Magnetic resonance imaging appearance of cartilage repair in the knee. Clin Orthop Relat Res. 2004;422:214–23.
35. Ramappa AJ, Gill TJ, Bradford CH, et al. Magnetic resonance imaging to assess knee cartilage repair tissue after microfracture of chondral defects. J Knee Surg. 2007;20(3):228–34.
36. Mithoefer K, McAdam T, Williams RJ, et al. Clinical efficacy of the microfracture technique for articular cartilage repair in the knee; an evidence-based systematic analysis. Am J Sports Med. 2009;37:2053–63.
37. Steadman JR, Briggs KK, Rodrigo JJ, et al. Outcomes of microfracture for traumatic chondral lesions of the knee; average 11-year follow-up. Arthroscopy. 2003;19(5):477–84.
38. Asik M, Ciftci F, Sen C, et al. The microfracture technique for the treatment of full-thickness articular cartilage lesions of the knee: midterm results. Arthroscopy. 2008;24:1214–20.
39. Gobbi A, Nunag P, Malinowski K. Treatment of full thickness chondral lesions of the knee with microfracture in a group of athletes. Knee Surg Sports Traumatol Arthrosc. 2005;13(3):213–21.
40. Mithoefer K, Williams RJ, Warren RF, et al. High-impact athletics after knee articular cartilage repair; a prospective evaluation of the microfracture technique. Am J Sports Med. 2006;34(9):1413–8.
41. Gomoll AH. Microfracture and augments. J of Knee Surgery. 2012;25(1):9–16.

42. Harris JD, Brophy RH, Siston RA, et al. Treatment of chondral defects in the athlete's knee. Arthroscopy. 2010;26(6):841–52.
43. Mithoefer K, Hambly K, Della Villa S, et al. Return to sports participation after articular cartilage repair in the knee: scientific evidence. Am J Sports Med. 2009;Suppl 1:167S–176S
44. Namdari S, Baldwin K, Anakwenze O, et al. Results and performance after microfracture in national basketball association athletes. Am J Sports Med. 2009;37(5):943–8.
45. Minas T, Gomoll AH, Rosenberger R, et al. Increased failure rate of autologous chondrocyte implantation after previous treatment with marrow stimulation techniques. Am J Sports Med. 2009;37(5):902–8.
46. Zaslav K, Cole B, Brewster R, et al. A Prospective study of autologous chondrocyte implantation in patients with failed prior treatment for articular cartilage defect of the knee. Am J Sports Med. 2009;37:42–55.
47. Levin AS, Angel M, Sgaglione NA. Chapter 10, introduction to osteochondral autograft transplantation. In: Cole BJ, Gomoll AH, editors. Biologic joint reconstruction. Thorofare, NJ: Slack Inc; 2008. p. 93–105.
48. Brown OL, Morgan CD, Leitman EH. Chapter 12, osteochondral autograft transfer. In: Cole BJ, Gomoll AH, editors. Biologic joint reconstruction. Thorofare, NJ: Slack Inc; 2008. p. 119–27.
49. Marcacci M, Kon E, Delcogliano M, et al. Arthroscopic autologous osteochondral grafting for cartilage defects of the knee: prospective study results at a minimum 7-year follow-up. Am J Sports Med. 2007;35(12):2014–21.
50. Baltzer AW, Arnold JP. Bone-cartilage transplantation from the ipsilateral knee for chondral lesions of the talus. Arthroscopy. 2005;21(2):159–66.
51. Valderrabano V, Leumann A, Rasch H, et al. Knee-to-ankle mosaicplasty for the treatment of osteochondral lesions of the ankle joint. Am J Sports Med. 2009;37 Suppl 1:105S–111S.
52. Hangody L, Dobos J, Balo et al. Clinical experiences with autologous osteochondral mosaicplasty in an athletic population: a 17-year prospective multicenter study. Am J Sports Med. 2010;38(6):1125–33.
53. Barber FA, Dockery WD. A computed tomography scan assessment of synthetic multiphase polymer scaffolds used for osteochondral defect repair. Arthroscopy. 2011;27(1):60–4.
54. Sgaglione NA, Florence AS. Bone graft substitute failure with giant cell reaction in the treatment of osteochondral lesions of the distal femur: a report of 2 cases with operative revision. Arthroscopy. 2009;25(7):815–9.
55. Fowler 3rd DE, Hart JM, Hart JA, Miller MD. Donor-site giant cell reaction following backfill with synthetic bone material during osteochondral plug transfer. J Knee Surg. 2009;22(4):372–4.
56. Robinson S, Bonner KF. Osteochondral allograft transplantation chapter. In: Insall and Scott, editors. Surgery of the knee. 5th ed. Maryland Heights, MO: Saunders-Elsevier. Due for publication 2012
57. Bonner KF, Bugbee WD. Chaper 60 fresh osteochondral allografts in the knee. In: Miller MD, Cole BJ, editors. Textbook of arthroscopy. Maryland Heights, MO: Saunders-Elsevier; 2004. p. 611–24.
58. Brittberg M, Lindahl A, Nilsson A, et al. Treatment of deep cartilage defects in the knee with autologous chondrocyte transplantation. New Engl J Med. 1994;331(14):889–95.
59. Freedman KB, Fox JA, Cole BJ. Chaper 54 knee cartilage: diagnosis and decision making. In: Miller MD, Cole BJ, editors. Textbook of arthroscopy. Maryland Heights, MO: Saunders-Elsevier; 2004. p. 555–67.
60. Miller M, Cole BJ. Atlas of chondral injury treatment. Oper Tech Orthop. 2001;11:145–50.
61. Kent R, Kurtz CA, Bonner KF. Meniscus transplantation. In: Williams G, Ramsey M, editors. Operative techniques in orthopaedic surgery. Philadelphia, PA: Lippincott Williams Wilkins; 2009.
62. Aubin PP, Cheah HK, Davis AM, Gross AE. Long-term follow up of fresh femoral osteochondral allografts for posttraumatic knee defects. Clin Orthop. 2001;391S:S318–27.
63. Bugbee WD. Seminars Arthroplasty. 2000;11:1–7
64. Bugbee WD. Fresh osteochondral allografting. Op Tech Sports Med. 2000;8(2):158–62.
65. Garrett J, Wyman J. The operative technique of fresh osteochondral allografting of the knee. Op Tech Orthop. 2001;11(2):132–7.
66. Lattermann C, Romine SE. Osteochondral allografts: state of the art. Clin Sports Med. 2009;28(2):285–301.
67. Branam BR, Johnson DL. Allografts in knee surgery. Orthopedics. 2007;30(11):925–9.
68. Stevenson S, Dannucci GA, Sharkey NA, Pool RR. The fate of articular cartilage after transplantation of fresh and cryopreserved tissue-antigen-matched and mismatched osteochondral allografts in dogs. J Bone Joint Surg Am. 1989;71:1297–307.
69. Simon WH, Richardson S, Harman W, Parsons JR, Lane J. Long-term effects of chondrocyte death on rabbit cartilage in vivo. J Bone Joint Surg. 1976;58A:517–26.
70. Jackson DW, Halbrecht J, Proctor C, et al. Assessment of donor cell and matrix survival in fresh articular cartilage allografts in a goat model. J Orthop Res. 1996;14(2):255–64.
71. LaPrade RF, Botker J, Herzog M, Agel J. Refrigerated osteoarticular allografts to treat articular cartilage defects of the femoral condyles. A prospective outcomes study. J Bone Joint Surg Am. 2009;91(4):805–11.
72. Langer F, Czitrom A, Prizker KP, Gross AE. The immunogenicity of fresh and frozen allogeneic bone. J Bone Joint Surg Am. 1975;57:216–22.
73. Langer F, Gross AE. Immunogenicity of allograft articular cartilage. J Bone Joint Surg Am. 1974;56:297–304.
74. Langer F, Gross AE, West M, Urovitz EP. The immunogenicity of allograft knee joint transplants. Clin Orthop. 1978;132:155–62.
75. Phipatanakul WP, VandeVord PJ, Teitge RA, Wooley PH. Immune response in patients receiving fresh osteochondral allografts. Am J Orthop. 2004;33(7):345–8.
76. Bugbee WD, Convery FR. Osteochondral allograft transplantation. Clin Sports Med. 1999;18:67–75.
77. Czitrom AA, Keating S, Gross AE. The viability of articular cartilage in fresh osteochondral allografts after clinical transplantation. J Bone Joint Surg Am. 1990;72:574–81.
78. Stevenson S, Horowitz M. Current concepts review: the response to bone allografts. J Bone Joint Surg. 1992;74A:939–50.
79. Sirlin CB, Brossman J, Boutin RD, et al. Shell osteochondral allografts of the knee: comparison of MR imaging findings and immunological responses. Radiology. 2001;219(1):35–43.
80. Burchardt H. The biology of bone graft repair. Clin Orthop Relat Res. 1983;174:28–42.
81. Furukawa T, Eyre DR, Koide S, Glimcher MJ. Biochemical studies on repair cartilage resurfacing experimental defects in the rabbit knee. J Bone Joint Surg Am. 1980;62:79–89.
82. McDermott AG, Langer F, Pritzker PH, Gross AE. Fresh small-fragment osteochondral allografts-long term follow-up study on first one hundred cases. Clin Orthop. 1985;197:96–102.
83. Oakeshott RD, Farine I, Pritzker KP, et al. A clinical and histologic analysis of failed fresh osteochondral allografts. Clin Orthop. 1988;233:283–94.
84. Maury AC, Safir O, Heras FL, Pritzker KP, Gross AE. Twenty-five-year chondrocyte viability in fresh osteochondral allograft: a case report. J Bone Joint Surg Am. 2007;89(1):159–65.

85. Williams SK, Amiel D, Ball ST, et al. Analysis of cartilage tissue on a cellular level in fresh osteochondral allografts retrievals. Am J Sports Med. 2007;35(12):2022–32.
86. Gross AE, Kim W, Las Heras F, et al. Fresh osteochondral allograft for post-traumatic knee defects: long-term follow-up. Clin Orthop Relat Res. 2008;466(8):1863–70.
87. Fitzpatrick PL, Morgan DA. Fresh osteochondral allografts: a 6–10 year review. Aust NZJ Surg. 1998;68(8):573–9.
88. Jamali AA, Hatcher SL, You Z. Donor cell survival in a fresh osteochondral allograft at twenty-nine years. A case report. J Bone Joint Surg Am. 2007;89(1):166–9.
89. Farr J. Autologous chondrocyte implantation improves patellofemoral cartilage treatment options. Clin Orthop. 2007;463:187–94.
90. Knutsen G, Engebretsen L, Ludvigsen TC, et al. Autologous chondrocyte implantation compared with microfracture in the knee. A randomized trial. J Bone Joint Surg Am. 2004;86-A(3):455–64.
91. Saris DB, Vanlauwe J, Victor J, et al. Treatment of symptomatic cartilage defects of the knee; characterized chondrocyte implantation results in better clinical outcome at 36 months in a randomized trial compared to microfracture. Am J Sports Med. 2009;37 Suppl 1:10S–19S.
92. Saris DB, Vanlauwe J, Victor J, et al. Characterized chondrocyte implantation results in better structural repair when treating symptomatic cartilage defects of the knee in a randomized controlled trial versus microfracture. Am J Sports Med. 2008;36(2):235–46.
93. Van Den Bekerom M, Patt TW, Kleinhout MY, et al. Early complications after high tibial osteotomy: a comparison of two techniques. J Knee Surg. 2008;21(1):68–74.

第 29 章

膝关节多发韧带损伤中的半月板移植

LTC Steven J. Svoboda，Travis C. Burns，Jeffrey R. Giuliani，LTC Brett D. Owens

29.1 同种异体半月板移植的历史

1948 年，Fairbanks 在首次描述半月板在完全切除术后膝关节继发典型骨关节炎的放射学改变时，讨论了半月板在膝关节软骨保护中的重要功能 [1,2]。这种半月板对软骨保护的重要性影响了当前对半月板损伤的治疗方式，其首要目的即是通过尽可能多地保留半月板组织，从而维持半月板的完整性。对一些特定的人群，如采取了半月板完全切除术并且症状局限的患者，半月板同种异体移植术（meniscal allograft transplant，MAT）已经成为一种可行的手术选择。

半月板置换手术的理念可以追溯到 1916 年和 1933 年，当时采用脂肪填充关节置换用于代替半月板的功能 [3]。1908 年，以完全膝关节移植进行保肢手术的同种异体半月板移植术被首次报道 [4]。最近，Locht 等采用复合半月板的同种异体胫骨近端骨软骨移植治疗陈旧性胫骨平台骨折 [5]。在 20 世纪 80 年代，同种异体半月板移植在短期动物实验中也获得了成功 [6,7]。1984 年开展了首例同种异体半月板移植术 [3]。然而，自从 25 年前首次报道同种异体半月板移植术后，至今仍没有对该手术的临床指南、适应证、患者选择以及预期结果有利的随机对照研究或远期效果的研究。

29.2 患者的一般资料

在美国，估计每年有超过 850 000 例半月板手术 [8-11]。男性的发病率通常是女性的 2 ~ 4 倍，并且主要发生在 20 ~ 30 岁 [12]。内侧半月板撕裂在各年龄组均常见 [1,13]。半月板同种异体移植是一种相对较新的手术，没有前瞻性随机对照试验，绝大多数都是回顾性病例系列研究，并且采用不同技术以及存在内在偏倚。同样，患者人口学相关的数据相当有限。

第一篇关于半月板同种异体移植的综述试图为外科医师建立临床指南，以帮助其更好地理解非常重要的四个临床诊疗要素：①半月板同种异体移植的适应证。②理想的移植物加工、保存和植入方法。③术后康复指南以及回归体育运动的时机。④半月板同种异体移植的总体成功率 [14]。这项研究提供了 1989—2005 年接受半月板同种异体移植患者的人口统计学信息。这篇综述包含了 15 项研究

(3 项Ⅲ级证据和 12 项Ⅳ级证据)，纳入了 516 名患者，共 547 例同种异体半月板移植（263 例外侧，284 例内侧）。这一系列患者的平均年龄为 33.4 岁（范围：14 ～ 55 岁）。在接受半月板同种异体移植术的患者中，男性占 68%，女性占 32%。平均随访时间为 55 个月（6 个月至 14.5 年）。

一篇最近发表的综述纳入了 2000—2007 年发表的 14 篇论著（1 篇为Ⅲ级证据，13 篇为Ⅳ级证据)，包括前面系统综述提及的 7 篇论著，共分析了 323 名患者 352 例半月板同种异体移植术 [15]。这 7 项发表于 2005—2007 年的研究纳入了 160 名患者共 161 例同种异体半月板移植术（69 例外侧，92 例内侧)。患者的平均年龄为 33.9 岁（14 ～ 58 岁）。在这些研究中没有提及患者的身高、体重和性别。

从这些系统综述可以看出，大多数接受同种异体半月板移植术的患者为 20 ～ 40 岁、运动活跃且先前有半月板切除术史。男性患者和内侧半月板损伤的患者更易接受半月板同种异体移植术。

29.3 半月板的结构和功能

半月板是膝关节内的纤维软骨性结构，具有传递负荷、减震、增加关节吻合度、降低关节接触面压力，以及关节润滑和营养的基本功能 [1 9,10,16-22]。半月板主要由水（75%）和Ⅰ型胶原（20%）组成，还有少部分蛋白多糖、细胞，以及Ⅱ、Ⅲ、Ⅴ和Ⅵ型胶原 [23,24]。半月板的功能是通过半月板内的胶原纤维将轴向的压缩性负荷转换为拉伸应变，从而增加分解负荷和降低关节软骨的压力。半月板内的胶原纤维为环状排列，并且被辐射状的纤维联合在一起。这一结构能够创造箍向应力，帮助阻止负重过程中半月板的移位 [25]。

内侧半月板和外侧半月板有一些重要的差异。第一，外侧半月板是 C 形，覆盖了近 50% 的外侧胫骨平台；而内侧半月板更接近椭圆形，并且仅覆盖了 30% 的内侧胫骨平台。第二，外侧半月板比内侧半月板的活动度大，在急性创伤中更容易受损。第三，外侧半月板是外侧关节间隙的整体结构之一，因为它帮助提高外侧股骨髁和相对较凸的外侧胫骨平台之间的关节吻合度。将近 70% 的负荷穿过外侧半月板间隙，而内侧半月板为 50%[26]。第四，在前交叉韧带（ACL）缺乏的膝关节中，内侧半月板发挥限制胫骨前向移位的次级稳定装置的作用，而外侧半月板在膝关节稳定中不发挥作用 [12,27]。

29.4 半月板切除术的效果

学者对部分和完全半月板切除术后的生物力学进行了研究，结果显示维持半月板的完整性尤其重要。相对于完全半月板切除术，部分半月板切除术试图降低关节软骨所受的应力，然而相对于没有受伤的膝关节，其接触应力仍然会升高，进而早期发生退行性骨关节炎 [28,29]。在考虑半月板切除术时，有几个重要的方面需要注意。第一，相对于内侧半月板切除术，外侧半月板切除术被证实会增加关节接触的压力峰值，进而增加骨关节炎的发生率 [30]。因此，应当强调外侧半月板的重要性，每一步操作都应尽可能地维护外侧半月板的完整性。第二，半月板游离侧部分的放射状撕裂可能不一定强求稳定，最好采用清理术。过度的清理或延伸到半月板外周的清理会完全破坏环形纤维，并且在生物力学上被证实等同于半月板完全切除术 [31]。最后，如果半月板后角被切除超过 75%，其在生物力学上等同于半月板完全切除术 [31,32]。因此，不是所有的半月板撕裂都必须行半月板部分切除术，对一些半月板撕裂，在作了清理后，其功能类似于半月板完全切除术，这时那些患者就适合做半月板同种异体移植。

在长期的随访研究中，接受半月板完全切除术的患者的主观结果为从一般到差 [16,33-36]。研究已经证实患者的临床和放射学骨关节炎表现与半月板切除术有关 [1,37]。一篇最近的综述研究了半月板切除患者的临床和放射学不良结果的术前和术中相关因素，包括半月板完全切除术、半月板外环破坏、外侧半月板切除术、退行性半月板撕裂、出现软骨损坏以及体重指数（BMI）增高 [36]。鉴于上述半月板完全切除术的不良结局，半月板同种异体移植成为治疗膝半月板缺失的一个可接受的方法。

29.5 半月板移植的适应证

半月板移植的相对适应证有：骨骼发育成熟，年轻且运动活跃；之前有完全或接近完全半月板切除术病史；疼痛位于半月板受损的间隙；力线和稳定性正常；没有中重度骨关节炎；关节活动度正常。必须在半月板移植之前或同时处理伴随的软骨损伤、韧带不稳或对线不良。虽然没有证据支持预防性同种异体半月板移植，但是对那些行外侧半月板切除术的无症状的年轻运动员来说，术后快速发展的骨关节炎是不得不面临的挑战。对于这类高度特异的患者群，早期半月板同种异体移植术可能是一个合理的考虑。

已经有临床证据显示，在轻度以下的关节退变的患者中，同种异体移植物的成功率和愈合率均有提高 [38]。Noyes 等证实，对那些软骨改变在 Outerbridge 4 级以下的膝关节，同种异体半月板移植术后的完全愈合率可达 70%，剩下的 30% 为部分愈合。相反，4 级改变的膝关节的同种异体半月板移植的失败率为 50%。关节疾病越重，MRI 上移植物脱位的发生率和失败风险就越高 [39]。

半月板同种异体移植的成功有赖于膝关节韧带的稳定。通常，膝关节慢性 ACL 损伤常合并内侧半月板损伤，因此，同种异体半月板移植常与 ACL 重建术一起进行。与仅行 ACL 重建相比，重建 ACL 联合内侧半月板同种异体移植还能提供额外的前后向稳定 [40]。尚缺乏证据证明，与单独重建 ACL 相比，ACL 重建联合半月板同种异体移植能阻止骨关节炎的进展或减轻疼痛。与内侧半月板相比，在 ACL 缺失的膝关节中，外侧半月板同种异体移植并不能提供额外的稳定性 [41]。韧带的不稳定应先于或在半月板同种异体移植的同时通过重建的方式被修复。

正常的力线对半月板同种异体移植的成功至关重要。Garrett 和 Stevenson 首先报道在力线不正的膝关节中半月板同种异体移植具有较高的失败率 [42]。其中以内翻最为常见，其可以增加同种异体半月板组织的接触应力，阻止关节囊周围血供的移植物血管化，进而导致移植物失败。已证实，当同时进行截骨矫正力线时，半月板同种异体移植的优良结果高达 85%[43]。尽管目前还没有单独截骨和截骨联合半月板同种异体移植结局的前瞻性对照研究，但我们主张，无论是膝外翻还是膝内翻，截骨矫形应当先于或与半月板同种异体移植一起进行。在膝外翻畸形的情况下，应考虑行股骨远端内翻截骨术；而对于膝内翻畸形，则应考虑行胫骨高位外翻截骨术。

半月板同种异体移植的禁忌证有肥胖、感染、炎性关节炎以及骨骼未发育成熟。手术的最终目标应该是缓解患者日常生活活动中的疼痛，而不是回归高水平的体育竞赛。因此，医患沟通、合适的患者选择和术前咨询对手术的成功和患者的满意至关重要。尚需要进一步提供关于 MAT 恢复高水平运动和远期效果的前瞻性数据，以帮助指导外科医师作出 MAT 术后患者恢复运动的建议。

既往有复杂的膝关节手术史可能是同种异体半月板移植的适应证 [38,43]。此外，患者可能同时合并膝关节软骨、韧带或力线异常，需要在手术计划中考虑。因此，有许多因素会影响半月板同种异体移植的远期效果。随机对照试验和长期临床结局研究的缺乏，使同种异体半月板移植的理想适应证的预测十分困难。

29.6 移植物特定的因素

移植物的保存方法、二次灭菌和塑型方法是半月板移植物的特定因素，对半月板同种异体移植的成功至关重要。一旦获得移植物，有四种方法进行保存：新鲜、冷藏、鲜冻和冻干。新鲜移植物能在4℃下保存一周。新鲜移植物的优势在于活性的供体细胞百分比高，而较高的细胞活性理论上可以更好地保持同种异体移植物的机械完整性 [44]。新鲜法保存的时间很短，增加了移植物塑型、灭菌、血清学检验和移植上的困难，因此，新鲜移植物很少使用。冻干法会改变移植物的生物力学性能，以及冷冻和移植过程中使移植物脱水，因此，冻干移植物也很少使用 [3]。大多数半月板同种异体移植物为鲜冻或冷藏。鲜冻移植物被迅速冷冻到－80℃并在这一温度保存。冷冻过程对细胞活性有害，但对同种异体移植物的生物力学性能没有影响。冷藏移植物用基于甘油介质的低温保护剂进行控制性冷冻，以保持细胞活性。有证据显示鲜冻移植物与冷藏移植物具有相似的临床结果，因此，冷藏相关的费用可能并不必要。组织学分析显示宿主细胞早期就长入移植物，因此，保存移植物的细胞活性可能并不是必需的 [45,46]。

同种异体移植物组织传播细菌、病毒或真菌感染的风险很小，二次灭菌进一步降低了感染。伽马射线照射是常用的同种异体移植物组织灭菌方法，但是研究显示，阻止艾滋病病毒和丙型肝炎病毒所需要的照射剂量也会明显破坏移植物的力学性能 [47,48]。环氧乙烷也被用于灭菌，但是由于会引起滑膜炎性反应和关节积液，它也被停止使用。目前，关于哪种是最好的灭菌方式还没有达成一致，组织库已经研制出更新的灭菌技术，但是临床证据有限。

移植物塑型对于再塑原始半月板的尺寸和最好地恢复膝关节的正常生物力学功能非常重要。有多种利用 X 线平片、MRI 或 CT，以及通过测量受损或未受损的肢体进行半月板塑型的方法 [49,50]。尚缺乏对比测量技术的临床研究。无论采用哪种测量技术，可接受的误差范围应当在原始半月板的 5% 以内。最近已经证实，＞10% 的尺寸不匹配会改变关节的生物力学性能和增加半月板同种异体移植物所受的应力 [51]。Pollard 等描述了最常用的利用正、侧位 X 线平片上的骨性标志塑型的技术 [52]。这项技术与半月板长宽尺寸的变异相关。虽然 MRI 和 CT 扫描测量曾一度被认为更准确地预测同种异体移植物的尺寸，但它们测量的尺寸始终偏小，并且未被证实优于 X 线平片测量 [49]。

29.7 移植物植入

半月板同种异体移植可以采用几种不同的方法经开放手术或关节镜下完成。两篇研究半月板同种异体移植的系统综述表明，目前尚没有一种理想的手术入路或固定方法 [14,15]。在进行半月板同种异体移植时，已经有尸体和临床研究支持的几条基本原则：半月板前后角的解剖学复位、坚强固定，以及稳定的外周关节囊缝合以利于血管再生 [14,15,53]。

半月板前后角的固定可以通过骨块嵌入固定、骨桥技术或软组织缝合打结实现。尸体上的生物力学研究支持解剖学骨块嵌入固定，可以最好地重现半月板的正常接触力学 [54-56]。移植物坚强固定的重要性胜过来自同种异体骨移植相对增高的疾病传播风险，尽管只是理论上。为了避免破坏位于半月板前后角之间的胫骨平台内缘的前交叉韧带原始足印区，对内侧半月板同种异体移植常采用嵌入骨块的坚强固定。对外侧半月板同种异体移植也可以通过采用嵌入骨块实施，但是也有报道采用骨桥技术。外侧半月板的前后角彼此接近是拥护者主张采用骨桥技术的一个原因。虽然骨桥技术能避免移植手术中隧道重叠，然而，随着微型开孔器的发展，使将两个套筒彼此放置得很近而又能保持胫骨平台的完整性成为可能。动物模型已经证实，仅采用软组织缝合固定半月板前后角会降低其抗张强度，并增加其失败率[57,58]。

为了给移植物血管再生和愈合创造条件，半月板同种异体移植时外周关节囊的有效固定就显得非常关键。半月板同种异体移植外周固定不稳会导致同种异体移植失败。由于拉伸力和拔出力增高，在将同种异体移植物固定到关节囊上时，应采用垂直褥式缝合[53]。虽有采用可生物降解的内植物，但由于逐渐下降的抗张强度，仍没有缝线固定使用得普遍。

29.8 围术期的注意事项

对半月板同种异体移植来说最重要的因素是选择合适的患者。虽然半月板缺失的膝关节间室会出现不正常的接触应力，继而导致严重的退行性改变，但是同种异体移植的技术难度高，因此不建议对有相对禁忌证的患者实施手术。尽管可以控制 BMI 和吸烟等因素，但仍然不太建议行半月板同种异体移植。

确保下肢在冠状面上的正常力线是至关重要的。如果需要行截骨术，就可能会同时实施相应的手术和后续手术，特别是在半月板同种异体移植的情况下。通常对于膝关节力线不正常的患者推荐行韧带手术，而笔者更主张先行截骨术。这常常需要同时行膝关节镜检查，以评估半月板和关节软骨的状态。显然，对于急性膝关节多发韧带损伤的病例，可以早期行侧副韧带和（或）交叉韧带修复 / 重建，以促进康复。对于慢性病例，我们更倾向于首先纠正对位对线，以及行必要的侧副韧带重建。然后，我们会在 3 ～ 6 个月后二期行半月板同种异体移植和必要的叉韧韧带重建。这让我们有充足的时间获得解剖匹配的同种异体半月板和软骨移植物，并使截骨能够充分愈合，以便在建立隧道遇到阻碍时可以移除固定螺钉。交叉韧带手术常与半月板移植一同进行，较大的关节间隙有利于半月板同种异体移植，毕竟后者属于高技术难度的手术。

显然，急性膝关节多发韧带损伤的治疗并不包括半月板移植。正如前面章节所讨论的，高度警惕血管损伤并彻底评估非常重要。在急诊复位并确认血管状态后，最重要的决策就是对血管损伤进行进一步的评估。骨折的存在可能会改变手术方式以及韧带损伤的程度。文献显示 50% 的膝关节脱位会合并半月板损伤[59]。对膝关节外周和半月板关节囊附着处损伤的修复非常重要。这些修复常常在初次开放修复或关节镜检查时进行。虽然几乎不需要行半月板完全或次全切除术，但应当收集和保存这些患者受累关节间室状态的所有记录，因为将来可能需要行半月板同种异体移植。既然这些移植物需要尺寸匹配，分期移植是常用的方法，尤其适合膝关节多发韧带损伤的病例，因为韧带的稳定是这些病例的首要目标。考虑到半月板也能提供额外的稳定度，对于半月板完全切除和交叉韧带缺失的病例，也可以考虑同时行半月板移植。然而，根据我们的经验，建议半月板同种异体移植常在韧带重建后延期进行。一篇关于我们研究室对于半月板同种异体移植的经验的综述显示，对于膝关节脱位未复位的病例，我们几乎不行半月板移植。在 2005—2010 年我院所行的共计 84 例半月板同种异体移植中，仅 3 例为膝关节多发韧带损伤，其中 2 例同时行前、后交叉韧带重建，另 1 例行后交叉韧带和后外侧复合体重建。事实上，我们仅查阅到到 1 篇对膝关节多发韧带损伤同时行交叉韧带和半月板同种异体移植的文献报道 [60]。

29.9　笔者的手术技术

如前所述，在考虑半月板同种异体移植之前，建议首先确保韧带稳定性和正确的力线。虽然可以在重建韧带时同时行半月板移植，但是手术医师应考虑分期行高位胫骨截骨术或股骨远端截骨术（理想情况下，应在半月板移植 6 个月前进行，以备必要时取出内固定）。在截骨时行关节镜检查可以最好地评估半月板和软骨损伤。对于站立位 X 线片显示关节对位对线良好的病例，可以通过物理检查和应力位 X 线片来确定韧带损伤。

正如本章前面所述，文献描述了许多半月板同种异体移植技术。但我们更喜欢使用骨栓技术来进行内外侧半月板移植 [61]。这是一种将骨栓固定于胫骨平台上的“基座”的关节镜技术。

手术首先是移植物准备。为了最小化手术时间，应当在患者准备时就开始移植物的准备。游离的半月板移植物由供体半月板和胫骨平台组成（图 29.1），游离半月板移植物的前后根部均带有 8cm × 10mm 的骨块（图 29.2）。用一根 2 号不可吸收缝合线自每块柱状骨栓中心的垂直孔道穿过，横向穿过半月板根部，再回穿过中心孔道。第二针纵行穿过距后角骨块 1cm 的半月板移植物——这是缝合后角。第三针以相同的方式穿过距第二针 1cm 的半月板移植物——这是缝合体部（图 29.3）。通过上述准备，移植物被保存在暗箱中潮湿的海绵里，直到膝关节准备好移植物通道。

进行彻底的关节镜检查后，准备好交叉韧带重建所需要的腔隙。在交叉韧带完好的病例中，需要清理出足够的空间，以备半月板移植物后角骨栓通过该腔隙。对于内侧半月板移植，需要清除小部分后交叉韧带，连同股骨内侧髁的外侧面及内侧胫骨隆起（图 29.4）。外侧半月板移植需要尽可能少地清理前交叉韧带后外侧束，清理股骨外侧髁的内侧面和外侧胫骨隆起，直到一旦 8mm 的光滑扩隧器能够顺利通过（图 29.5）。

下一步就是清理残存的半月板。最有效的方法就是使用射频探头或半月板剪沿着半月板的外沿

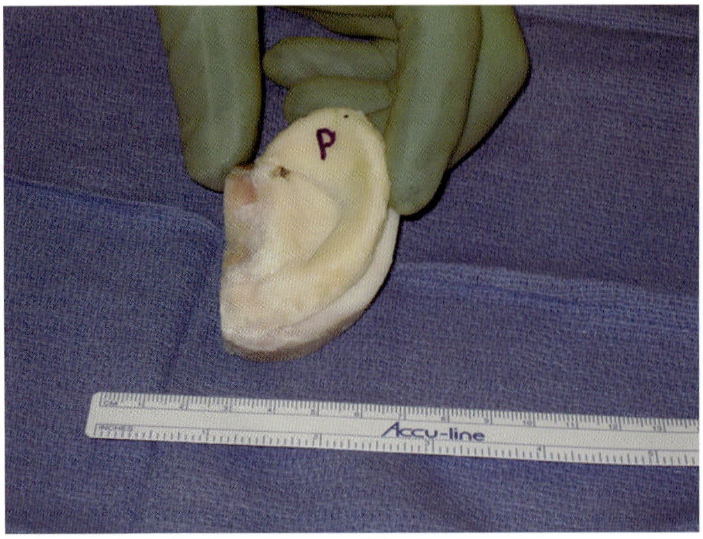

图 29.1　从组织库获取尺寸匹配的带半月板的半侧胫骨平台鲜冻供体，以加工成游离半月板移植物

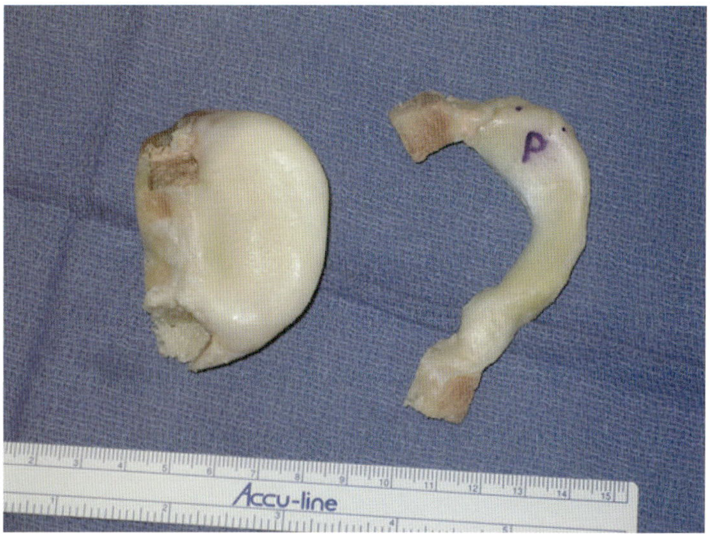

图 29.2 半月板的前后根被修整成带 8mm×10mm 的骨栓，以便其与胫骨附着

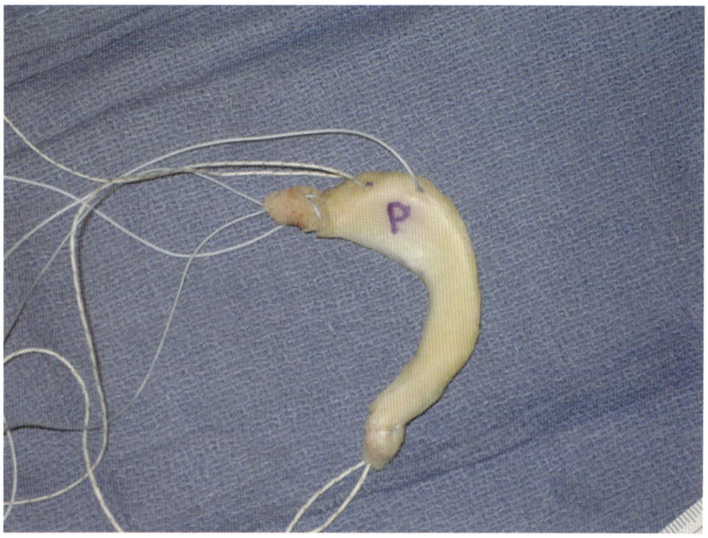

图 29.3 一根 2 号不可吸收缝合线自每块柱状骨栓中心的垂直孔道穿过，横向穿过半月板根部，再回穿过中心孔道，在半月板的前角和体部再额外缝合两针

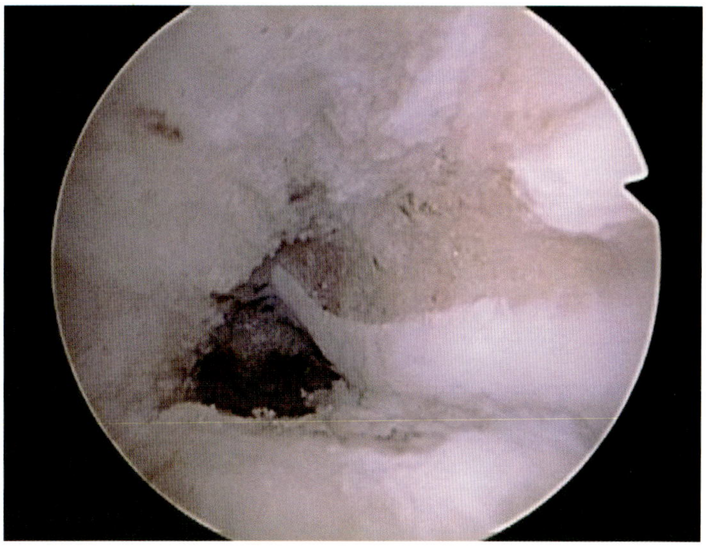

图 29.4 对于内侧半月板移植，清理小部分 PCL 连同内侧股骨髁的外侧面及内侧胫骨隆起，以便骨栓通过

进行切除，然后使用小咬钳进行修整。清理的目标是在保护软骨表面的同时保留 1 ~ 2mm 的边缘，并清除掉其他所有的半月板组织（图 29.6）。通过射频设备清除软组织，并标记后角嵌入的足印区（图 29.7），然后制作后角的骨隧道或骨槽。虽然可以按照常规方式制作隧道，但笔者更推荐利用反钻开槽，其能将隧道的风险降到最低，尤其是对那些需要同时建立前交叉韧带和后交叉韧带隧道的 MLIK 病例更加适用。我们推荐使用 8mm 的 FlipCutter（Arthrex，Naples，FL）在后角附着位点建立 8cm × 10mm 的凹槽，使用前交叉韧带胫骨定位器进行定位（图 29.8）。将一根缝合线穿过该隧道。

做内侧或外侧皮肤切口以用于由外向内缝合半月板。提起或牵开内侧或外侧腓肠肌筋膜，安置牵开器。在距半月板后根凹槽 1cm 处穿过另一根导线，并用导线器穿出关节囊至内侧或外侧切口——这是对后角的缝合（图 29.9）。第三针以相同的方式置于距上一针 1cm 的位置——这是对体部的缝合。这时，已对膝关节准备好移植物通道。在移植关节间室对侧的前入路关节镜的监视下，做一个扩

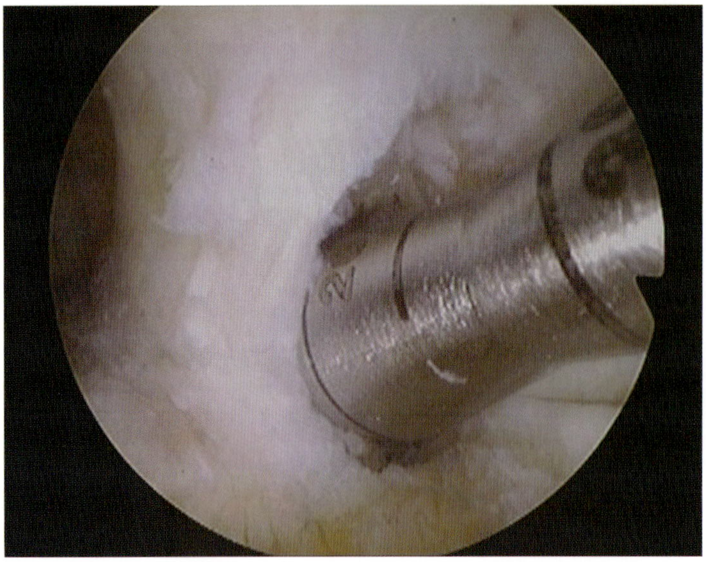

图 29.5 对于外侧半月板移植，对 ACL 后外侧束尽可能小的清理，并且清理股骨外侧髁的内侧面和外侧胫骨隆起，以便骨栓通过。如 8mm 的扩隧钻能顺利通过，则意味着该空间能够通过后根的骨块

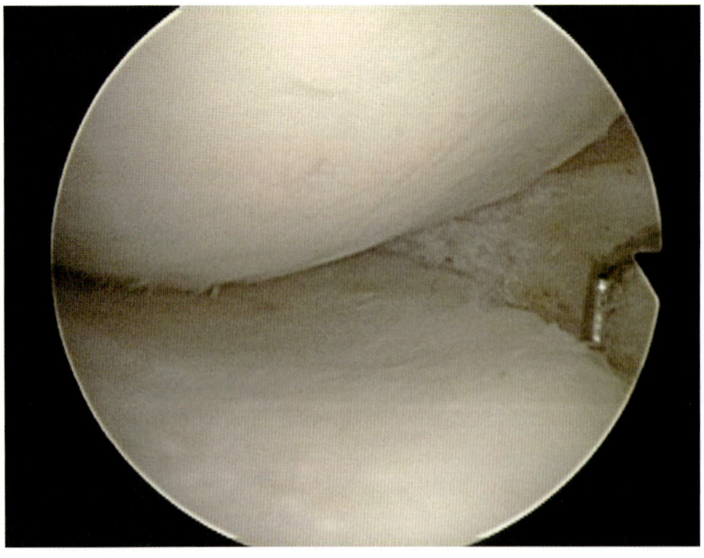

图 29.6 保留受体半月板 1 ~ 2mm 的外侧边缘，以便供体半月板能够通过半月板关节囊之间牢固地缝合。在准备过程中，需要注意保护软骨表面

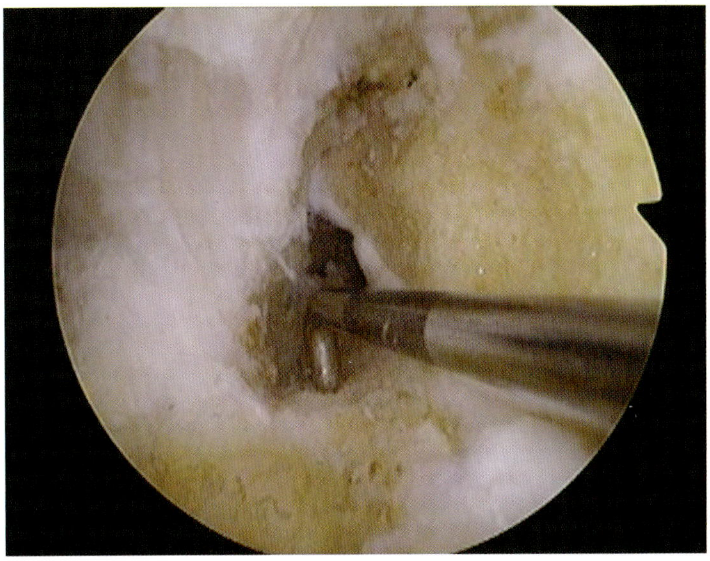

图 29.7 清除后角嵌入位所有的软组织并用射频设备标记

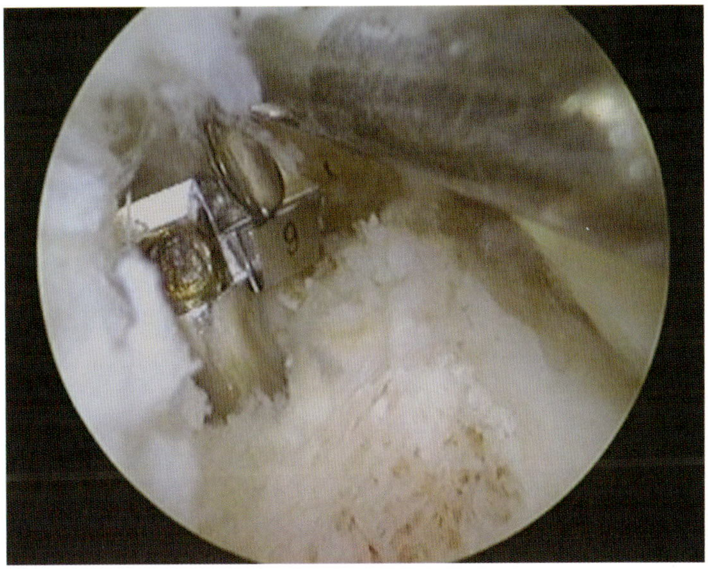

图 29.8 通过 ACL 胫骨定位器，使用直径 8mm 的 Flipcutter（Arthrex，Naples，FL）在半月板后角解剖足印区建立一个 8mm × 10mm 的凹槽。将导线通过这个洞和凹槽，以引导后角骨栓的通过

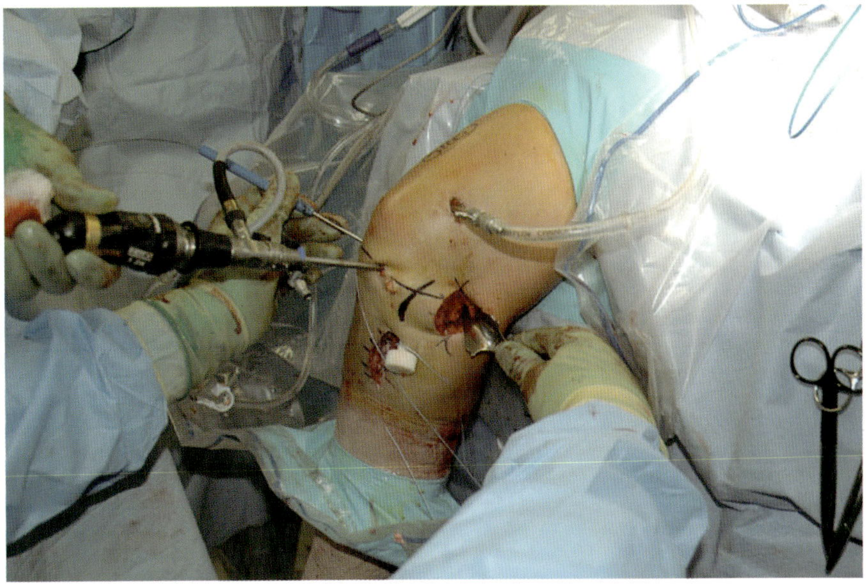

图 29.9 使用 90° 的缝合套来放置后角导针和体部导针，使其穿出关节囊，到达内后方或外后方皮肤切口。移植物通过后，将后角和体部的缝线在关节囊外系在一起

大的入路——大到足以让一根手指自由通过。一旦确认和组织好这三条导线，各条导线被用于引导并穿过移植物缝线。导线的组织对于移植物的顺利通过至关重要，应按照由下往上（“bottom-to-top”）进行：后侧骨栓缝合距离胫骨表面最近，继而是后角缝合居中，最后是中间体部缝合，距离胫骨表面最远。使用环形打结器时，应确保将这三组缝线都引出关节外，并且它们之间没有任何组织桥接。将移植物植入膝关节（图 29.10）——首先确保后侧骨栓进入对应的凹槽——然后拉扯后角和体部的缝线，使后角自股骨髁下方通过（图 29.11）。可以通过内翻或外翻膝关节打开关节间室，并使用一个钝性套管引导半月板位于股骨髁下方，来协助半月板后角通过。对后根骨栓通过皮质骨上的纽扣或栓桩进行加固。将后角和体部的缝线在关节囊外打结在一起。此时一个标准的由内向外半月板修复就完成了，是以自后向前的方式（图 29.12）。缝合到半月板前角的时候，需要评估前根骨栓在胫骨平台前侧的位置。将 8cm × 10mm 凹槽通过扩大的入路放在该位置。将导针从前方骨皮质穿入凹槽，使用弯曲的导线器将骨栓的缝线引到胫骨皮质外。将骨栓固定在凹槽内，缝线系在后侧骨栓的缝线上，或者用纽扣或栓桩固定在前方的胫骨皮质上。

在同时进行交叉韧带重建时，我们更喜欢首先放入半月板移植物并固定其后侧骨栓，然后再处理

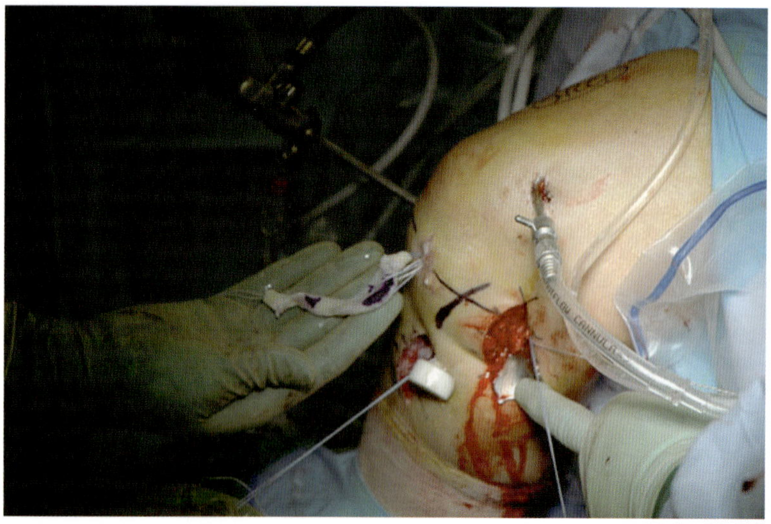

图 29.10　使移植物通过扩大的入路进入膝关节，并通过首先将后角骨栓放入凹槽来帮助其进入

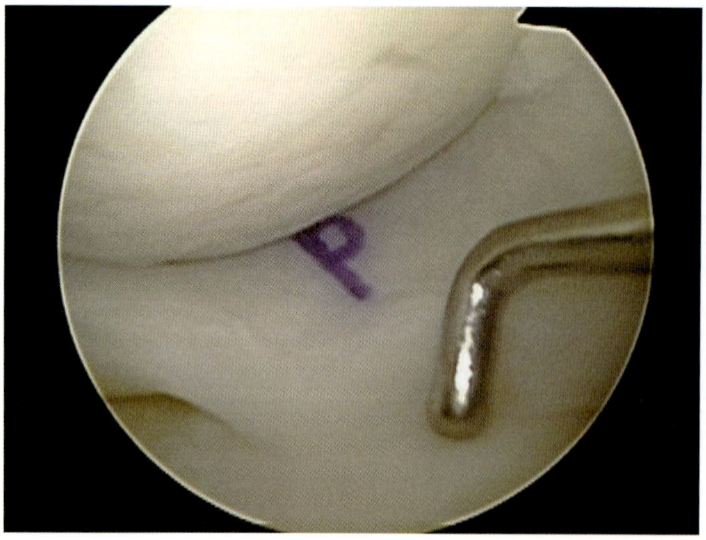

图 29.11　按顺序牵拉后角缝线和体部缝线，使半月板移植物自股骨髁下方通过。这可以通过适当地内翻或外翻膝关节以及钝性套管进行协助

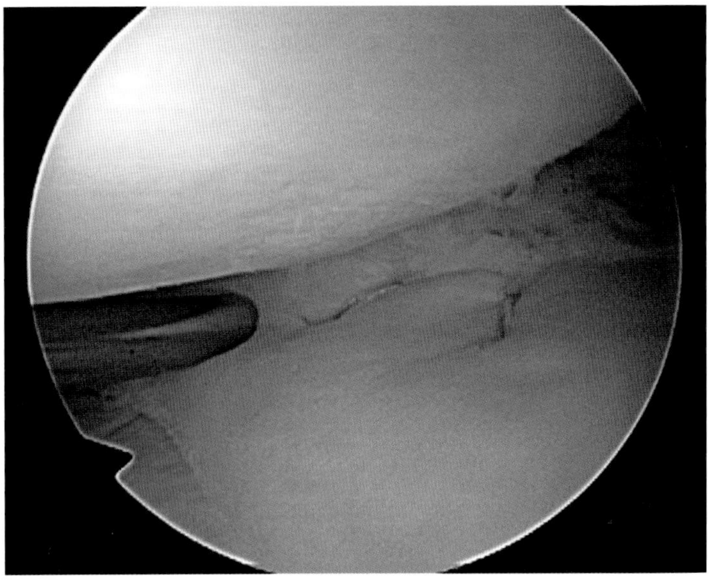

图 29.12　使用特制的套管进行标准的由后向前、由内向外的半月板修复

体部。在完成半月板修复和前角骨栓固定之前，我们先放入交叉韧带移植物并固定其股骨端。完成半月板移植后，我们再像其他章节所描述的那样按顺序固定交叉韧带和侧副韧带移植物。

29.10　半月板同种异体移植后的康复

为了不影响半月板愈合，半月板移植后的康复强度不要超过半月板关节囊缝合和半月板前后角固定的负荷。基础科学研究已经报道了半月板移动和负荷形式与肌肉运动和不同膝关节屈曲角度的关系。半月板的移动在膝关节屈伸过程中十分显著 [62]。特别地，膝关节屈曲＞ 90° 会导致半月板显著地移动以及后角从关节囊移位 [26,63]。相反，膝关节伸直会使半月板向关节囊复位，并且膝关节屈曲＜ 60° 时半月板移动非常少 [62]。在解剖上，半膜肌与内侧半月板相邻，而腘肌与外侧半月板相邻 [64]。因此，＞ 60° ～ 90° 的主、被动屈膝会增加半月板早期愈合阶段半月板关节囊和半月板前后角固定的张力。另一方面，病例系列研究已经显示早期关节活动方案取得了良好的效果 [65,66]。还没有对比康复方案以决定这些生物力学研究的临床效果的临床试验和病例系列研究。在缺乏令人信服的半月板移植后特定康复方案的情况下，术后康复限制常常由相伴的软骨、韧带或恢复肢体力线的手术来决定 [65]。

笔者采用三阶段康复方案（表 29.1）。第一阶段是术后 6 周内的保护阶段。要求患者一直佩戴支具，并且将支具锁定在完全伸直位置的情况下行走。患者部分负重，并允许 0° ～ 90° 屈曲范围内的被动膝关节活动。第二阶段大致为术后 7 ～ 12 周。这一阶段旨在恢复膝关节完全的屈伸范围，并恢复正常的步态。佩戴支具但不锁定，以便全范围的关节活动。要求患者在术后 7 ～ 8 周达到完全负重，并在步态正常后弃拐。第三阶段是术后 4 ～ 6 个月，旨在回归运动。停止佩戴支具，并将重点放在恢复下肢力量，并由步行转向跑步。建议患者术后 9 个月内避免接触性和对抗性运动。9 个月后患者可以恢复完全活动。

表 29.1　单纯内侧半月板同种异体移植术后的康复方案范例

阶段Ⅰ：	一般在术后 0 ～ 6 周
阶段Ⅰ的目标：	关节活动度（ROM）：膝关节完全伸直，屈曲 90°
保护措施：	一直佩戴支具
	负重（如下蹲和下肢承力等）时不能屈曲膝关节
拐杖：	触地负重时开始使用：仅当佩戴支具锁定在 0° 时逐渐进行
	• 1 ～ 2 周：0 ～ 25% 体重的部分负重
	• 3 ～ 4 周：25% ～ 50% 体重的部分负重
	• 5 ～ 6 周：50% ～ 75% 体重的部分负重
支具：	6 周内锁定在 0° 伸直位
康复：	拆线后开始活动髌骨和按摩瘢痕
	小腿气泵
1 ～ 2 周：	足跟滑动——必要时辅助：限制在 0° ～ 90° 范围内
	静态股四头肌锻炼，SLRs（用支具）
	脚后跟垫毛巾，仰卧位被动伸直锻炼，轻柔地牵拉腘绳肌
3 ～ 4 周：	小幅度股四头肌锻炼——在可忍受的情况下增加少许负重
	坐位小腿抬高——过渡到站立位小腿抬高
5 ～ 6 周：	腘绳肌收缩——在无痛的关节活动度下轻微负重
	开始水平池锻炼——仅限于步态训练和深水池行走
阶段Ⅱ：	一般在术后 7 ～ 12 周
阶段Ⅱ的目标：	正常步态和阶梯行走，完全的膝关节活动度
保护措施：	继续一直佩戴支具（除了睡觉时），避免跑步
拐杖：	术后 7 ～ 8 周逐渐完全负重
支具：	打开完全活动范围
康复：	
7 ～ 8 周：	固定健身脚踏车，步态训练，加强力量
9 ～ 10 周：	站立平衡训练，加强力量
11 ～ 12 周：	与固定健身脚踏车一起，逐渐增加椭圆形训练
阶段Ⅲ：	一般在术后 4 ～ 6 个月
阶段Ⅲ目标：	以自己的步频和步距行走，股四头肌和腘绳肌肌力恢复超过 90%，单足跳跃距离达到健侧的 90% 以上
保护措施：	避免参加接触性 / 对抗性运动或军事训练
支具：	不需要
康复：	
13 ～ 16 周：	加强功能锻炼、力量锻炼和平衡锻炼
17 ～ 26 周：	加强慢跑训练
其他：	9 个月内避免参加接触性 / 对抗性运动或军事训练
	手术 6 个月后，继续阶段Ⅲ的锻炼，在可忍受的情况下逐渐增加锻炼强度和持续时间，以达到术后 9 个月完全回归活动的目标

尽管同种异体移植物组织能够再血管化，但半月板同种异体移植物随着时间的退变使其只有有限的使用年限 [67,68]。因此，我们现在并不推荐患者回归高负荷的运动，如剪切、轴移或跳跃。这项手术的目的仅是让患者在日常生活活动中膝关节没有疼痛，虽然超过 60% 的半月板同种异体移植患者能回归一定程度的体育活动 [15,69]。

29.11 结 局

半月板同种异体移植是一种成功的术式，能缓解患膝疼痛、减轻肿胀和提高膝关节功能。推测起来，这些临床上的改善可能是由于相对于半月板切除来说，半月板同种异体移植物具备负荷传递特性 [70]。尽管手术后膝关节在生物力学功能方面有所改善，但仅有很少的临床证据证明半月板同种异体移植能延缓软骨退变。因此，这一补救手术的目标应当是在日常生活活动中短期缓解疼痛和提高膝关节功能。

尽管膝关节多发韧带损伤后半月板损伤的发病率很高，但是很少有研究报道半月板同种异体移植连同膝关节多发韧带重建术后的结局 [71]。有关韧带重建和半月板同种异体移植治疗膝关节多发韧带损伤的文献仅限于个别病案报道 [50,60]。

半月板切除后膝关节软骨不断退变并发展为骨关节炎，这是半月板切除术后的自然进程 [1]。与单纯半月板切除的膝关节相比，在多发韧带损伤中遭受创伤的膝关节可能有软骨损伤和力学改变，这些会加速关节炎的发展。在这种情况下，半月板同种异体移植的目标是为半月板切除的膝关节提供一种组织。这种组织能复制完整半月板的膝关节所具备的改善接触应力、降低接触应力峰值，以及关节稳定和软骨的保护作用。

29.12 骨关节炎的预防

已经有多个动物和尸体模型对半月板同种异体移植的软骨保护作用进行了评估。尸体模型利用应力感应胶片，比较了半月板切除和半月板同种异体移植术后胫骨和股骨之间的接触应力。相对于半月板切除，外侧半月板同种异体移植降低了 55% ～ 65% 的接触应力峰值，但接触应力仍然高于正常状态 [70]。内侧半月板同种异体移植后，最大和平均接触应力降低 75%，并且接触应力的下降量与移植物组织尺寸匹配的精确度有关 [56]。McDermott 等发现外侧半月板同种异体移植后应力峰值恢复至基本正常，并且骨栓固定相对于单纯缝合具有轻微的优势 [72]。尸体模型提示半月板同种异体移植通过降低接触应力达到保护软骨的作用。

Szomor 等利用绵羊模型在体内评估了半月板移植对软骨的保护作用 [73]。术后 4 个月，相对于半月板切除的动物，半月板同种异体或自体移植的关节软骨损伤面积降低了 50%。相似地，Kelly 等利用绵羊模型对比分析了外侧半月板同种异体移植和半月板切除的动物 [74]。通过肉眼、MRI 的 T2 成像、生物力学测试及组织学分析来评估术后 2、4 和 12 个月的软骨情况。该模型显示半月板同种异体移植相对于半月板切除具有显著的软骨保护作用，但半月板同种异体移植组相对于半月板完好的对照组的软骨损伤更严重。作者推断半月板同种异体移植物可以在短期内防止半月板切除后软骨退变，但是仍然无法完全阻止这种退变。

相反，Rijk 等利用家兔模型对比分析了半月板切除和半月板同种异体移植 1 年后的放射学和软骨细胞活性变化 [75]。作者指出，在半月板切除组和半月板同种异体移植组之间，关节软骨的放射学和功能变化并没有差异，进而推断同种异体半月板移植在更长期的随访中并不能阻止软骨退变 [75,76]。

同种异体半月板移植在人体的软骨保护作用评估仅限于病例系列研究。Ha 等指出术后 31 个月 77.8% 的膝关节 MRI 或 64% 的二次关节镜检查评估的关节评分没有加重 [77]。在一个评估放射学改变的临床系列研究中，Verdonk 等报道 41% 的新鲜半月板同种异体移植物在至少术后 10 年内胫股关节间隙没有进一步的下降[78]。作者推断，半月板移植术可避免关节间隙狭窄，具有潜在的软骨保护作用。但尚有待随机或前瞻性的对比半月板切除对照组的试验来明确这种与临床相关的软骨保护作用。

29.13　半月板同种异体移植物的愈合

已有几项动物试验研究报道，宿主细胞通过替代外周半月板促进同种异体移植物的愈合。狗的模型中显示，冷藏半月板通过纤维血管瘢痕组织与关节囊愈合[79]。同种异体移植物细胞中新陈代谢活跃的细胞数量会减少，但细胞的分布是正常的。一个山羊模型显示，移植6个月后，新鲜和冷藏半月板表现出外周愈合和再血管化，但细胞外基质的生物力学发生了改变[80]。

移植的半月板会再血管化和利用宿主细胞。山羊模型中的DNA探针分析显示来自移植物的细胞并不能存活，而移植4周后完全为宿主细胞的DNA[81]。Debeer在一名患者的半月板同种异体移植物组织的DNA分析中证实，宿主细胞移植1年后可以完全替代[46]。Rodeo等评估了移植16个月后的半月板同种异体移植物活体组织，指出半月板再生的细胞来源于滑膜，并与滑膜细胞和成纤维细胞的特征相似[82]。作者指出宿主细胞对同种异体半月板移植物表现出免疫反应，但并不影响临床结局。

29.14　临床结局

同种异体半月板移植优势的临床证据源自病例系列研究。然而，由于各项研究的手术技术、移植物的灭菌和保存方法、评价指标以及患者选择缺乏统一标标准，使各项研究之间的比较显得困难。此外，一些重要的参数也没有统一标准化，包括尺寸匹配的方法、伴随的软骨和韧带损伤，以及下肢力线，这也可能会影响研究的结局。考虑到对比半月板移植临床结局时的这些限制，最近一篇系统综述报道患者满意度为62.5%～100%，早期失败率为7%～35%[15,83-85]。如果排除了之前就存在骨关节炎的老年患者，早期失败率平均为10%[15]。

1989年，Milachowski首先报道了关于半月板移植的研究。该研究显示，术后14个月，半月板同种异体移植成功率达到86%，共计22例[3]。在目前一篇例数最多的病例系列研究中，Noyes等进行了96例鲜冻、伽马射线照射的半月板同种异体移植。研究显示失败率达到58%，大部分原因考虑为伽马射线照射[38]。Wirth等表示采用冻干半月板移植获得的结局与半月板切除组一样差[68]。

最近，随着灭菌和储存方法的改进，系列报道的结果也获得很大改善。在一项前瞻性病例系列研究中，Cole等报道了40例前角和后角骨栓固定的半月板移植术。在他的研究中，低温冷藏是最常用的移植物储存方式。作者发现术后2年的成功率和IKDC评分正常或接近正常的比例达到86%[84]。类似地，在最近一篇40例采用冷藏、未照射半月板移植物和骨栓技术移植的病例系列研究中，患者术后的疼痛获得缓解，肿胀得到减轻，功能得到改善，IKDC和改良Cincinnati评分也显著提高[86]。

29.15　长期随访

在客观和患者的自评作为评价指标的基础上，半月板移植的早期结果已经成功，但长期结局仍然是最重要的。Van der Wal评估了63例冷藏的半月板移植，随访时间平均为术后13.8年，所有患者均采用软组织固定[67]。他发现随着时间的延长，患者的情况逐渐恶化，最终失败率达到29%。Lysholm

评分从术后 3 年的 79 分下降到随访结束时的 61 分。有趣的是，移植物存活组和因移植物失败而需要膝关节置换的患者之间的 Lysholm 评分没有差异。相似地，Wirth 等报道 Lysholm 评分从随访 3 年后的 84 分下降到 14 年后的 75 分 [68]。最近的一篇 22 例冷藏半月板移植的病例系列研究报道显示，术后 11.8 年的失败率达到 55%。笔者发现疼痛和功能都得到了改善，但长期随访的结局与其相当 [87]。相反，一篇 50 例仅采用软组织固定的冷藏半月板移植的病例系列研究报道失败率仅为 10%[88]。

29.16 内侧 vs 外侧

一些病例系列研究显示，内侧和外侧半月板移植之间的存活和结局是不同的 [78,87,89,90]。在一项长期随访研究中，外侧半月板移植的 10 年存活率为 76.5%，而内侧移植物的 9 年存活率为 50.6%[89]。相反，另一篇病例系列研究报道术后 11.8 年内侧移植物的失败率为 25%，外侧的失败率为 50%[87]。最后，另一些作者的研究显示，内侧和外侧半月板移植之间的结局没有显著性差异 [66,91,92]。这种不一致结果可能是由于同时合并的韧带稳定性或机械力线的不同导致的，这预示着内侧或外侧移植的失败。最近的一篇半月板移植的系统综述证实，内侧和外侧移植之间的结局没有差异 [93]。

29.17 先前存在骨关节炎

如果先前存在骨关节炎，则预示半月板移植后的预后更差。在一项半月板移植的早期研究中，重度关节炎的膝关节的失败率为 80%，而正常关节软骨或轻度关节炎患者的失败率仅为 6%[38,94]。Stollsteimer 报道 Outerbridge 评分 < 2 的患者术后 Lysholm 和 Tegner 评分得到改善，而任何区域 Outerbridge 评分 > 3 的患者术后不能得到改善 [66]。29 例半月板移植的 MRI 评估显示移植物退变与中重度软骨损伤有关，作者推荐通过术前评估预测移植失败的风险 [95]。

界定半月板移植的最佳时机仍然困难。完全切除半月板会导致关节软骨的长期退变 [1]。虽然支持半月板移植能阻止或延缓骨关节炎进展的数据有限，但它是目前对于症状性膝关节半月板缺陷唯一的手术选择。学者们考虑过在症状出现前行预防性半月板移植，试图阻止退行性病变 [96]。然而，在没有临床研究支持这种软骨保护作用的情况下，目前并不推荐将半月板移植用于无症状性半月板缺陷的患者。等着患者出现软骨退变和症状可能降低移植物存活和症状缓解。作为这一临床困境的折中办法，我们推荐对年轻的膝关节半月板缺陷的患者每年随访负重 X 线平片，以监测症状的发展和关节间隙狭窄的变化。未来的影像学或实验室检查可能更早发现软骨退变，以帮助界定半月板移植的合适时机。几乎没有支持对这类患者定期行 MRI 或骨扫描的常规应用的证据，其研究与日俱增的成本也不允许上述常规应用。

29.18 移植物脱出

据报道，半月板移植物的脱出率在 40% ～ 100%[78,97,98]。研究显示，半月板移植术后效果不良常与半月板脱出有关，但许多研究并不能证实这一情况 [95]。Lee 评估了 43 例采用不同固定技术的患者，报道术后 1 年 40% 的移植物平均脱出 3mm，但在 5 年随访中没有发现加重 [98]。他同时指出术后 5 年移植物脱出的存在与关节间隙的狭窄或临床结果无关。

Ha 等评估了半月板移植术后的 36 名患者，随访期平均为 31 个月，结果显示半月板脱出位移平均为 3.9mm[98]。作者也发现半月板脱出与临床、影像学和关节镜下的结局无关。最后，Gonzalez 等在一个 33 例患者的半月板移植的病例系列研究中指出，移植的半月板的平均脱出位移为其宽度的 36.3%[97]。

29.19 移植物撕裂的发生率

病例系列研究显示，半月板移植物发生有症状性撕裂的概率为 10% ~ 36%，这也是移植术后行翻修手术最常见的原因 [43,86,87,93,97,99]。MRI 检查显示关节镜下所见的半月板移植物与关节囊分离和移植物撕裂有关 [95]。对于撕裂的移植物，可采用半月板部分切除、关节囊附着处翻修或不能修复的大块撕裂切除。当前没有文献指导对移植物撕裂的治疗，也没有文献基于撕裂类型、尺寸和残留移植物组织的质量来指导如何修复或切除。

29.20 移植物形态学相关的结局

移植物的尺寸特征对于临床结局非常重要，解剖上所能接受的测量方法偏差的容忍度也不明确。尸体研究已经证实尺寸匹配良好的半月板同种异体移植后胫股关节接触应力与正常状态最相近 [56]。半月板移植物偏大会导致关节软骨所受应力升高，而偏小会导致半月板所受应力升高 [51]。

Pollard 进行的尸体研究显示，半月板尺寸可以通过标准正位和侧位片进行测量 [52]。内侧和外侧半月板的宽度可以通过正位 X 线片上胫骨髁间嵴顶点到胫骨干骺端的边缘距离来估计。据报道，内侧和外侧半月板的长度分别为侧位 X 线片上胫骨平台的 80% 和 70%。Shaffer 对比了 X 线片和 MRI 与半月板的实际大小，发现这两种测量方法均与实际尺寸相差 2mm 以上 [49]。最近的一篇报道发现基于身高、体重和性别的半月板尺寸可能比影像学测量更准确 [100]。但尚需进一步研究，以精确界定移植物大小的参数。这些参数既与临床结果相关，也与采用的匹配解剖的最好方法相关。

29.21 固定方式

虽然已经有许多内侧和外侧半月板移植的技术，但是研究已经对半月板前后角的骨性固定和软组织固定进行了区分。移植物半月板前后角的坚强固定对于半月板的功能至关重要。研究显示，前后角固定失效后其生物力学等同于半月板完全切除 [70]。尸体研究显示前后角的坚强固定对于半月板分散应力的性能至关重要 [54,56]。虽然还没有直接对比不同固定方式的临床研究，但生物力学研究显示，在骨栓固定前后角的移植物半月板中，胫股关节接触的机械力学更好 [55,72]。与模型研究相反，临床系列研究显示仅用软组织固定半月板前后角也取得了良好的结果 [97,101]。进行临床系列研究的作者在体内研究发现了一种在尸体研究中未曾发现的效应，即移植骨的免疫原性。这也为简化后的半月板前后角软组织固定技术提供了理论支持。

29.22 伴有韧带重建的同种异体半月板移植

除了改善接触机械性能外，内侧半月板同种异体移植还能提供次级稳定。尸体模型显示内侧半月板切除会引起 ACL 缺陷膝关节胫骨的显著错位，而半月板移植能使其回归正常 [102]。虽然病例系列研究和病例对照研究可用于评估伴有单束韧带重建的半月板移植的结局，但目前仅有描述伴有膝关节多发韧带重建的半月板移植的个案报道 [50,60]。

Wirth 等报道了第一项伴有 ACL 重建的半月板移植的系列研究 [68]。作者发现随访 14 年时膝关节的 Lysholm 评分为 75 分。Sekiya 等报道联合 ACL 重建和半月板移植术后 3 年 86% 患者的 IKDC 评分正常或接近正常 [103]。随访 10—20 年的小宗病例系列研究证实，半月板移植伴有 ACL 重建可以获得短期的优良结果 [90,104]。一项 16 例 ACL 重建伴有半月板异常的病例对照研究对比了内侧半月板移植与半月板修复或部分半月板切除 [105]。在 5 年的随访中，各组的 IKDC 和 Lysholm 评分相似，仅仅是半月板移植组肿胀更明显。最近的一篇系统综述显示，单纯半月板移植和那些伴有其他手术的移植之间的结果没有差异 [93]。

29.23 伴有截骨的同种异体半月板移植

半月板移植物的长期存活有赖于正确的生物力线。先前的报道已经证实，正常的关节力线对于患者结局和半月板移植物存活能力极其重要 [39,101]。高位胫骨或股骨远端截骨术有利于降低受累关节间室负荷和保护移植物。与骨关节炎截骨的过度矫形相比，半月板移植的生物力线被调整到与移植半月板的对侧胫骨脊相匹配 [106]。一项伴有其他手术的同种异体的半月板移植的病例系列研究显示，高位胫骨截骨组的移植物存活时间更长 [101]。联合截骨术的移植物平均存活时间为 13 年，10 年存活率达 83%。Cameron 和 Saha[43] 报道了 34 例接受胫骨或股骨截骨的同种异体半月板移植的膝关节、在平均 31 个月的随访中，其优良率达到 85%。矫正力线的截骨可以同时进行或分期手术，以恢复正常的力线、降低受损关节软骨负重和保护半月板移植物。

29.24 结　论

半月板同种异体移植是一项技术难度较高的手术，对于改善完全或次全半月板切除后的患者满意度非常有用。虽然还没有显示出软骨保护作用，但它确实能改善患者短中期随访阶段中的主观结局。它在联合有膝关节多发韧带损伤的治疗中仅限于非常特殊的病例，且几乎没有个案报道以外的临床证据来指导伴有膝关节多发韧带损伤治疗困境的决策。

（唐 新 杨 远 译）

参考文献

1. Fairbank TJ. Knee joint changes after meniscectomy. J Bone Joint Surg Br. 1948;30B(4):664–70.
2. Fauno P, Nielsen AB. Arthroscopic partial meniscectomy: a long-term follow-up. Arthroscopy. 1992;8(3):345–9.
3. Milachowski KA, Weismeier K, Wirth CJ. Homologous meniscus transplantation. Experimental and clinical results. Int Orthop. 1989;13(1):1–11.
4. The classic. Joint transplantation. By Eric Lester. 1908. Clin Orthop Relat Res. 1985(197):4–10.
5. Locht RC, Gross AE, Langer F. Late osteochondral allograft resurfacing for tibial plateau fractures. J Bone Joint Surg Am. 1984;66(3):328–35.
6. Canham W, Stanish W. A study of the biological behavior of the meniscus as a transplant in the medial compartment of a dog's knee. Am J Sports Med. 1986;14(5):376–9.
7. McNickle AG, Wang VM, Shewman EF, Cole BJ, Williams JM. Performance of a sterile meniscal allograft in an ovine model. Clin Orthop Relat Res. 2009;467(7):1868–76.

8. Greis PE, Bardana DD, Holmstrom MC, Burks RT. Meniscal injury: I. Basic science and evaluation. J Am Acad Orthop Surg. 2002;10(3):168–76.
9. Baker BE, Peckham AC, Pupparo F, Sanborn JC. Review of meniscal injury and associated sports. Am J Sports Med. 1985;13(1):1–4.
10. Hede A. Treatment of meniscal lesions in the knee. Epidemiological, clinical and experimental aspects. Dan Med Bull. 1993;40(3):317–31.
11. Hede A, Jensen DB, Blyme P, Sonne-Holm S. Epidemiology of meniscal lesions in the knee. 1,215 open operations in Copenhagen 1982–84. Acta Orthop Scand. 1990;61(5):435–7.
12. Levy IM, Torzilli PA, Warren RF. The effect of medial meniscectomy on anterior-posterior motion of the knee. J Bone Joint Surg Am. 1982;64(6):883–8.
13. Abdon P, Turner MS, Pettersson H, Lindstrand A, Stenstrom A, Swanson AJ. A long-term follow-up study of total meniscectomy in children. Clin Orthop Relat Res. 1990;257:166–70.
14. Matava MJ. Meniscal allograft transplantation: a systematic review. Clin Orthop Relat Res. 2007;455:142–57.
15. Hergan D, Thut D, Sherman O, Day MS. Meniscal allograft transplantation. Arthroscopy. 2011; 27(1):101–12.
16. Roos EM, Ostenberg A, Roos H, Ekdahl C, Lohmander LS. Long-term outcome of meniscectomy: symptoms, function, and performance tests in patients with or without radiographic osteoarthritis compared to matched controls. Osteoarthritis Cartilage. 2001;9(4):316–24.
17. Roos H, Lauren M, Adalberth T, Roos EM, Jonsson K, Lohmander LS. Knee osteoarthritis after meniscectomy: prevalence of radiographic changes after twenty-one years, compared with matched controls. Arthritis Rheum. 1998;41(4):687–93.
18. Accadbled F, Cassard X, Sales de Gauzy J, Cahuzac JP. Meniscal tears in children and adolescents: results of operative treatment. J Pediatr Orthop B. 2007;16(1):56–60.
19. Cannon Jr WD. Arthroscopic meniscal repair. Inside-out technique and results. Am J Knee Surg. 1996;9(3):137–43. Summer.
20. Lohmander LS, Roos H. Knee ligament injury, surgery and osteoarthrosis. Truth or consequences? Acta Orthop Scand. 1994;65(6):605–9.
21. Bach Jr BR, Dennis M, Balin J, Hayden J. Arthroscopic meniscal repair: analysis of treatment failures. J Knee Surg. 2005;18(4):278–84.
22. Kalliakmanis A, Zourntos S, Bousgas D, Nikolaou P. Comparison of arthroscopic meniscal repair results using 3 different meniscal repair devices in anterior cruciate ligament reconstruction patients. Arthroscopy. 2008;24(7):810–6.
23. Cheung HS. Distribution of type I, II, III and V in the pepsin solubilized collagens in bovine menisci. Connect Tissue Res. 1987;16(4):343–56.
24. McDevitt CA, Webber RJ. The ultrastructure and biochemistry of meniscal cartilage. Clin Orthop Relat Res. 1990;252:8–18.
25. Bullough PG, Munuera L, Murphy J, Weinstein AM. The strength of the menisci of the knee as it relates to their fine structure. J Bone Joint Surg Br. 1970;52(3):564–7.
26. Walker PS, Erkman MJ. The role of the menisci in force transmission across the knee. Clin Orthop Relat Res. 1975;109:184–92.
27. Shoemaker SC, Markolf KL. The role of the meniscus in the anterior-posterior stability of the loaded anterior cruciate-deficient knee. Effects of partial versus total excision. J Bone Joint Surg Am. 1986;68(1):71–9.
28. McGinity JB, Geuss LF, Marvin RA. Partial or total meniscectomy: a comparative analysis. J Bone Joint Surg Am. 1977;59(6):763–6.
29. Ferkel RD, Davis JR, Friedman MJ, et al. Arthroscopic partial medial meniscectomy: an analysis of unsatisfactory results. Arthroscopy. 1985;1(1):44–52.
30. Chatain F, Adeleine P, Chambat P, Neyret P. A comparative study of medial versus lateral arthroscopic partial meniscectomy on stable knees: 10-year minimum follow-up. Arthroscopy. 2003;19(8):842–9.
31. Lee SJ, Aadalen KJ, Malaviya P, et al. Tibiofemoral contact mechanics after serial medial meniscectomies in the human cadaveric knee. Am J Sports Med. 2006;34(8):1334–44.
32. Baratz ME, Fu FH, Mengato R. Meniscal tears: the effect of meniscectomy and of repair on intraarticular contact areas and stress in the human knee. A preliminary report. Am J Sports Med. 1986;14(4):270–5.
33. Englund M, Roos EM, Roos HP, Lohmander LS. Patient-relevant outcomes fourteen years after meniscectomy: influence of type of meniscal tear and size of resection. Rheumatology (Oxford). 2001;40(6):631–9.
34. Kim SJ, Chun YM, Jeong JH, Ryu SW, Oh KS, Lubis AM. Effects of arthroscopic meniscectomy on the long-term prognosis for the discoid lateral meniscus. Knee Surg Sports Traumatol Arthrosc. 2007;15(11):1315–20.
35. Papalia R, Del Buono A, Osti L, Denaro V, Maffulli N. Meniscectomy as a risk factor for knee osteoarthritis: a systematic review. Br Med Bull. Jan 19 Br Med Bull. 2011;99:89–106.
36. Salata MJ, Gibbs AE, Sekiya JK. A systematic review of clinical outcomes in patients undergoing meniscectomy. Am J Sports Med. 2010;38(9):1907–1916.
37. King AG. Meniscal lesions in children and adolescents: a review of the pathology and clinical presentation. Injury. 1983;15(2):105–8.
38. Noyes FR, Barber-Westin SD, Butler DL, Wilkins RM. The role of allografts in repair and reconstruction of knee joint ligaments and menisci. Instr Course Lect. 1998;47:379–96.
39. Rodeo SA. Meniscal allografts—where do we stand? Am J Sports Med. 2001;29(2):246–61.
40. Garrett JC. Meniscal transplantation. Am J Knee Surg. 1996;9(1):32–4. Winter.
41. Shelbourne KD, Gray T. Results of anterior cruciate ligament reconstruction based on meniscus and articular cartilage status at the time of surgery. Five- to fifteen-year evaluations. Am J Sports Med. 2000;28(4):446–52.
42. Garrett JC, Steensen RN. Meniscal transplantation in the human knee: a preliminary report. Arthroscopy. 1991;7(1):57–62.
43. Cameron JC, Saha S. Meniscal allograft transplantation for unicompartmental arthritis of the knee. Clin Orthop Relat Res. 1997;337:164–71.
44. Siegel MG, Roberts CS. Meniscal allografts. Clin Sports Med. 1993;12(1):59–80.
45. Fabbriciani C, Lucania L, Milano G, Schiavone Panni A, Evangelisti M. Meniscal allografts: cryopreservation vs deep-frozen technique. An experimental study in goats. Knee Surg Sports Traumatol Arthrosc. 1997;5(2):124–34.
46. Debeer P, Decorte R, Delvaux S, Bellemans J. DNA analysis of a transplanted cryopreserved meniscal allograft. Arthroscopy. 2000;16(1):71–5.
47. Gibbons MJ, Butler DL, Grood ES, Bylski-Austrow DI, Levy MS, Noyes FR. Effects of gamma irradiation on the initial mechanical and material properties of goat bone-patellar tendon-bone allografts. J Orthop Res. 1991;9(2):209–18.
48. Schwartz HE, Matava MJ, Proch FS, et al. The effect of gamma irradiation on anterior cruciate ligament allograft biomechanical and biochemical properties in the caprine model at time zero and at 6 months after surgery. Am J Sports Med. 2006;34(11):1747–55.
49. Shaffer B, Kennedy S, Klimkiewicz J, Yao L. Preoperative sizing of meniscal allografts in meniscus transplantation. Am J Sports Med. 2000;28(4):524–33.
50. Veltri DM, Warren RF, Wickiewicz TL, O'Brien SJ. Current status of allograft meniscal transplantation. Clin Orthop Relat Res. 1994;303:44–55.
51. Dienst M, Greis PE, Ellis BJ, Bachus KN, Burks RT. Effect of lateral meniscal allograft sizing on contact mechanics of the lateral tibial plateau: an experimental study in human cadaveric knee joints. Am J Sports Med. 2007;35(1):34–42.

52. Pollard ME, Kang Q, Berg EE. Radiographic sizing for meniscal transplantation. Arthroscopy. 1995;11(6):684–7.
53. Kohn D, Wirth CJ, Reiss G, et al. Medial meniscus replacement by a tendon autograft. Experiments in sheep. J Bone Joint Surg Br. 1992;74(6):910–7.
54. Chen MI, Branch TP, Hutton WC. Is it important to secure the horns during lateral meniscal transplantation? A cadaveric study. Arthroscopy. 1996;12(2):174–81.
55. Alhalki MM, Howell SM, Hull ML. How three methods for fixing a medial meniscal autograft affect tibial contact mechanics. Am J Sports Med. 1999;27(3):320–8.
56. Alhalki MM, Hull ML, Howell SM. Contact mechanics of the medial tibial plateau after implantation of a medial meniscal allograft. A human cadaveric study. Am J Sports Med. 2000;28(3):370–6.
57. Gao J, Wei X, Messner K. Healing of the anterior attachment of the rabbit meniscus to bone. Clin Orthop Relat Res. 1998;348:246–58.
58. Shibuya S. Meniscus transplantation using a cryopreserved allograft. Histological and ultrastructural study of the transplanted meniscus. J Orthop Sci. 1999;4(2):135–41.
59. Owens BD, Neault M, Benson E, Busconi BD. Primary repair of knee dislocations: results in 25 patients (28 knees) at a mean follow-up of four years. J Orthop Trauma. 2007;21(2):92–6.
60. Lill H, Hepp P, Rose T, Engel T, Kunzel E, Josten C. Fresh meniscal allograft transplantation and autologous ACL/PCL reconstruction in a patient with complex knee trauma following knee dislocation—a case report. Scand J Med Sci Sports. 2004;14(2):112–5.
61. DeBerardino T. Arthroscopically assisted meniscal allograft transplantation. Op Tech Sports Med. 2005;13:227–32.
62. Thompson WO, Thaete FL, Fu FH, Dye SF. Tibial meniscal dynamics using three-dimensional reconstruction of magnetic resonance images. Am J Sports Med. 1991;19(3):210–5. discussion 215–216.
63. Morgan CD, Wojtys EM, Casscells CD, Casscells SW. Arthroscopic meniscal repair evaluated by second-look arthroscopy. Am J Sports Med. 1991;19(6):632–7. discussion 637–638.
64. Fritz JM, Irrgang JJ, Harner CD. Rehabilitation following allograft meniscal transplantation: a review of the literature and case study. J Orthop Sports Phys Ther. 1996;24(2):98–106.
65. Rijk PC. Meniscal allograft transplantation—part I: background, results, graft selection and preservation, and surgical considerations. Arthroscopy. 2004;20(7):728–43.
66. Stollsteimer GT, Shelton WR, Dukes A, Bomboy AL. Meniscal allograft transplantation: a 1- to 5-year follow-up of 22 patients. Arthroscopy. 2000;16(4):343–7.
67. van der Wal RJ, Thomassen BJ, van Arkel ER. Long-term clinical outcome of open meniscal allograft transplantation. Am J Sports Med. 2009;37(11):2134–9.
68. Wirth CJ, Peters G, Milachowski KA, Weismeier KG, Kohn D. Long-term results of meniscal allograft transplantation. Am J Sports Med. 2002;30(2):174–81.
69. Noyes FR, Barber-Westin SD, Rankin M. Meniscal transplantation in symptomatic patients less than fifty years old. J Bone Joint Surg Am. 2004;86-A(7):1392–404.
70. Paletta Jr GA, Manning T, Snell E, Parker R, Bergfeld J. The effect of allograft meniscal replacement on intraarticular contact area and pressures in the human knee. A biomechanical study. Am J Sports Med. 1997;25(5):692–8.
71. Kaeding CC, Pedroza AD, Parker RD, Spindler KP, McCarty EC, Andrish JT. Intra-articular findings in the reconstructed multiligament-injured knee. Arthroscopy. 2005;21(4):424–30.
72. McDermott ID, Lie DT, Edwards A, Bull AM, Amis AA. The effects of lateral meniscal allograft transplantation techniques on tibio-femoral contact pressures. Knee Surg Sports Traumatol Arthrosc. 2008;16(6):553–60.
73. Szomor ZL, Martin TE, Bonar F, Murrell GA. The protective effects of meniscal transplantation on cartilage. An experimental study in sheep. J Bone Joint Surg Am. 2000;82(1):80–8.
74. Kelly BT, Potter HG, Deng XH, et al. Meniscal allograft transplantation in the sheep knee: evaluation of chondroprotective effects. Am J Sports Med. 2006;34(9):1464–77.
75. Rijk PC, de Rooy TP, Coerkamp EG, Bernoski FP, van Noorden CJ. Radiographic evaluation of the knee joint after meniscal allograft transplantation. An experimental study in rabbits. Knee Surg Sports Traumatol Arthrosc. 2002;10(4):241–6.
76. Rijk PC, Tigchelaar-Gutter W, Bernoski FP, Van Noorden CJ. Functional changes in articular cartilage after meniscal allograft transplantation: a quantitative histochemical evaluation in rabbits. Arthroscopy. 2006;22(2):152–8.
77. Ha JK, Shim JC, Kim DW, Lee YS, Ra HJ, Kim JG. Relationship between meniscal extrusion and various clinical findings after meniscus allograft transplantation. Am J Sports Med. 2010;38(12):2448–2455.
78. Verdonk PC, Verstraete KL, Almqvist KF, et al. Meniscal allograft transplantation: long-term clinical results with radiological and magnetic resonance imaging correlations. Knee Surg Sports Traumatol Arthrosc. 2006;14(8):694–706.
79. Arnoczky SP, Warren RF, McDevitt CA. Meniscal replacement using a cryopreserved allograft. An experimental study in the dog. Clin Orthop Relat Res. 1990;252:121–8.
80. Jackson DW, McDevitt CA, Simon TM, Arnoczky SP, Atwell EA, Silvino NJ. Meniscal transplantation using fresh and cryopreserved allografts. An experimental study in goats. Am J Sports Med. 1992;20(6):644–56.
81. Jackson DW, Whelan J, Simon TM. Cell survival after transplantation of fresh meniscal allografts. DNA probe analysis in a goat model. Am J Sports Med. 1993;21(4):540–50.
82. Rodeo SA, Seneviratne A, Suzuki K, Felker K, Wickiewicz TL, Warren RF. Histological analysis of human meniscal allografts. A preliminary report. J Bone Joint Surg Am. 2000;82-A(8):1071–82.
83. Bhosale AM, Myint P, Roberts S, et al. Combined autologous chondrocyte implantation and allogenic meniscus transplantation: a biological knee replacement. Knee. 2007;14(5):361–8.
84. Cole BJ, Dennis MG, Lee SJ, et al. Prospective evaluation of allograft meniscus transplantation: a minimum 2-year follow-up. Am J Sports Med. 2006;34(6):919–27.
85. Graf Jr KW, Sekiya JK, Wojtys EM. Long-term results after combined medial meniscal allograft transplantation and anterior cruciate ligament reconstruction: minimum 8.5-year follow-up study. Arthroscopy. 2004;20(2):129–40.
86. LaPrade RF, Wills NJ, Spiridonov SI, Perkinson S. A prospective outcomes study of meniscal allograft transplantation. Am J Sports Med. 2010;38(9):1804–1812
87. Hommen JP, Applegate GR, Del Pizzo W. Meniscus allograft transplantation: ten-year results of cryopreserved allografts. Arthroscopy. 2007;23(4):388–93.
88. Vundelinckx B, Bellemans J, Vanlauwe J. Arthroscopically assisted meniscal allograft transplantation in the knee: a medium-term subjective, clinical, and radiographical outcome evaluation. Am J Sports Med. 2010;38(11):2240–2247

89. van Arkel ER, de Boer HH. Human meniscal transplantation. Preliminary results at 2 to 5-year follow-up. J Bone Joint Surg Br. 1995;77(4):589–95.
90. Farr J, Rawal A, Marberry KM. Concomitant meniscal allograft transplantation and autologous chondrocyte implantation: minimum 2-year follow-up. Am J Sports Med. 2007;35(9):1459–66.
91. Ryu RK, Dunbar VW, Morse GG. Meniscal allograft replacement: a 1-year to 6-year experience. Arthroscopy. 2002;18(9):989–94.
92. Yoldas EA, Sekiya JK, Irrgang JJ, Fu FH, Harner CD. Arthroscopically assisted meniscal allograft transplantation with and without combined anterior cruciate ligament reconstruction. Knee Surg Sports Traumatol Arthrosc. 2003;11(3):173–82.
93. Hergan D, Thut D, Sherman O, Day MS. Meniscal allograft transplantation. Arthroscopy. 2011;27(1):101–12.
94. Noyes FR, Barber-Westin SD. Irradiated meniscus allografts in the human knee. A two to five year follow-up study. Orthop Trans. 1995;19:417.
95. Potter HG, Rodeo SA, Wickiewicz TL, Warren RF. MR imaging of meniscal allografts: correlation with clinical and arthroscopic outcomes. Radiology. 1996;198(2):509–14.
96. Johnson DL, Bealle D. Meniscal allograft transplantation. Clin Sports Med. 1999;18(1):93–108.
97. Gonzalez-Lucena G, Gelber PE, Pelfort X, Tey M, Monllau JC. Meniscal allograft transplantation without bone blocks: a 5- to 8-year follow-up of 33 patients. Arthroscopy. 2010;26(12):1633–40.
98. Ha JK, Shim JC, Kim DW, Lee YS, Ra HJ, Kim JG. Relationship between meniscal extrusion and various clinical findings after meniscus allograft transplantation. Am J Sports Med. 2010;38(12):2448–55.
99. Rath E, Richmond JC, Yassir W, Albright JD, Gundogan F. Meniscal allograft transplantation. Two- to eight-year results. Am J Sports Med. 2001;29(4):410–4.
100. Van Thiel GS, Verma N, Yanke A, Basu S, Farr J, Cole B. Meniscal allograft size can be predicted by height, weight, and gender. Arthroscopy. 2009;25(7):722–7.
101. Verdonk PC, Demurie A, Almqvist KF, Veys EM, Verbruggen G, Verdonk R. Transplantation of viable meniscal allograft. Survivorship analysis and clinical outcome of one hundred cases. J Bone Joint Surg Am. 2005;87(4):715–24.
102. Spang JT, Dang AB, Mazzocca A, et al. The effect of medial meniscectomy and meniscal allograft transplantation on knee and anterior cruciate ligament biomechanics. Arthroscopy. 2010;26(2):192–201.
103. Sekiya JK, Giffin JR, Irrgang JJ, Fu FH, Harner CD. Clinical outcomes after combined meniscal allograft transplantation and anterior cruciate ligament reconstruction. Am J Sports Med. 2003;31(6):896–906.
104. von Lewinski G, Milachowski KA, Weismeier K, Kohn D, Wirth CJ. Twenty-year results of combined meniscal allograft transplantation, anterior cruciate ligament reconstruction and advancement of the medial collateral ligament. Knee Surg Sports Traumatol Arthrosc. 2007;15(9):1072–82.
105. Rueff D, Nyland J, Kocabey Y, Chang HC, Caborn DN. Self-reported patient outcomes at a minimum of 5 years after allograft anterior cruciate ligament reconstruction with or without medial meniscus transplantation: an age-, sex-, and activity level-matched comparison in patients aged approximately 50 years. Arthroscopy. 2006;22(10):1053–62.
106. Amendola A. Knee osteotomy and meniscal transplantation: indications, technical considerations, and results. Sports Med Arthrosc. 2007;15(1):32–8.

第 30 章

膝关节多发韧带损伤中的伸膝装置损伤

Laura Scordino，Thomas M. DeBerardino

30.1 背 景

Galen 描述了第一例伸膝装置损伤，这是一名在摔跤比赛中受伤的年轻人。尽管经过长期的康复，患者仍不能伸膝并且在斜坡上行走时有困难。1887 年，McBurney 首先在美国的文献上报道了伸膝装置断裂。他描述了一名 50 岁的男性，该患者的髌骨撞到了一个箱子后，丧失了伸膝能力 [1]。

伸膝装置损伤是指髌韧带、股四头肌腱或髌骨支持带断裂。它是一种相对少见的损伤，但需要及时诊断和治疗以获得更好的结局。髌韧带和股四头肌腱断裂发生在不同的年龄组。据报道，超过 80% 的髌韧带断裂发生在 40 岁以下的患者，而超过 80% 的股四头肌腱断裂发生在 40 岁以上的患者 [1]。

当股四头肌拉长难以对抗全部体重时，髌韧带或股四头肌腱就会发生断裂。这可能发生在患者的膝关节处于屈曲位，为了避免摔倒而猛烈收缩股四头肌时。这种断裂是在离心收缩时发生的，因为这一情况下股四头肌腱所受的牵拉力最大。髌韧带断裂多见于近端止点，而非实质部。原因不仅是这一区域相对血供差，而且这一区域的胶原纤维强度降低，导致该区域承受的应力比纤维实质部更大 [2]。

间接创伤导致的断裂被认为是韧带慢性退变的终末阶段 [3]。Kannus 和 Jozsa 在一项 891 例韧带断裂的活检中（包括 53 例髌韧带断裂），发现 97% 的断裂韧带有退行性病理改变，如缺氧性肌腱病、黏液样变性、肌腱脂肪样变和钙化性肌腱病等 [4]。有人认为健康的髌韧带或股四头肌腱不易断裂，伸膝装置的薄弱点实际上是髌骨本身。因此，健康的髌韧带和股四头肌腱牵拉过度的患者会导致髌骨横行骨折，而不是肌腱断裂 [5]。

系统性疾病易累及伸膝装置的血管或固有组织的质量，这常导致股四头肌腱和髌韧带非创伤性、双侧和实质部断裂。实际上，大约 20% 的单侧和 1/3 的双侧伸膝装置自发性断裂合并有系统性疾病，后者会引起健康肌腱的退变。糖尿病、甲状旁腺功能亢进症、系统性红斑狼疮、骨软化病以及使用类固醇激素会引起肌腱的微血管变化，进而使它们更容易断裂 [6-12]。类风湿关节炎可引起慢性炎症改变，并导致滑膜炎和弥漫性纤维化。痛风会引起痛风性滑膜炎和韧带纤维素样坏死，而慢性肾衰竭和尿毒症则会引起胶原结构本身的退变 [8,9,11,12]。也有报道断裂发生在治疗“跳跃膝”时注射糖皮质激素的髌韧带附近 [5]，甚至是全膝关节置换术以及取髌韧带的中 1/3 行 ACL 重建时的一种罕见并发症 [13,14]。

30.2 解剖学

伸膝装置由近端的股四头肌腱、远端的髌韧带以及它们之间人体最大的籽骨——髌骨组成。作为人体最大的肌肉，股四头肌由 4 个头组成并在远端合并为股四头肌腱。肌肉和肌腱的交接点大约距髌骨上极 3cm。股直肌是最表浅的肌肉，上连髂前下棘和髋臼上方的髋关节囊。它是股四头肌中唯一跨过髋关节的肌肉。股直肌的深面是股中间肌，起自股骨前侧并与股直肌一样止于髌骨上极。在外侧，股外侧肌起自大转子下方的股骨粗线。而在内侧，股内侧肌起自小转子下方的股骨内侧面。股外侧肌和股内侧肌止于髌骨上外侧和上内侧，分别形成外侧和内侧支持带。在一些解剖变异的患者中，股中间肌深面还有一块肌肉。该肌肉起自股骨远端前侧，止于关节囊。

股四头肌腱在远端汇合成髌韧带。髌韧带起自髌骨远端，大致与髌骨同宽或大约 30mm 宽。髌韧带远端在其止于胫骨结节处有加宽。髌韧带全程有 4 ～ 7mm 厚 [15]。

髌韧带的血供主要来自髌下脂肪垫和支持带结构。这在固定髌韧带时是一个需要重点考虑的解剖情况。此外，髌下脂肪垫和膝下内、下外动脉提供髌韧带后侧血供，而支持带和胫返动脉提供髌韧带前侧血供。髌韧带的近端和远端止点相对缺乏血供，因此，这些区域断裂的风险更高 [16]。股四头肌腱由股神经支配（L2 ～ L4）。

韧带的成分包括干重 60% ～ 70% 的水和 70% ～ 80% 的胶原。胶原中又有 90% 的Ⅰ型胶原和 10% 的Ⅲ型胶原。胶原的高含量也解释了为什么影响软组织的系统性疾病会导致韧带断裂的发生率升高 [13]。

30.3 诊　断

伸膝装置断裂的诊断需要结合病史、年龄、体格检查、影像学检查以及必要时的超声和 MRI 检查。

急性膝关节疼痛、不能主动伸膝和髌上凹陷三联征是股四头肌腱断裂的特异征象 [14,17]。

30.4 体格检查

患者常常表现为疼痛和关节积血，继而不能负重。由于伸膝装置损伤常有关节积血，因此，必须在检查中排除髌骨脱位和前交叉韧带（ACL）损伤。应当对远端神经、血管和膝关节韧带进行检查。

伸膝装置的基本功能是对抗重力主动伸膝。伸膝装置完全断裂的患者会表现出不能伸膝或不能被动维持膝关节在伸直状态，这是诊断完全断裂最重要的征象。屈膝装置是完好的。如果不能对抗重力伸直，患者仍可以行走，并且会通过膝关节的重量来伸膝，也可以使用关节内麻醉缓解疼痛来检查伸膝装置。如果股四头肌腱或髌韧带发生部分撕裂，或者完全撕裂（而支持带是完好的），患者仍可能主动伸膝，但会减弱，而且伸膝的速度会变缓。

伸膝装置断裂的另一个诊断线索是在韧带走行处可触及凹陷。对于股四头肌腱，可在髌上 3cm 左右的肌肉和肌腱结合处触及凹陷，而髌韧带断裂则会在髌骨远端触及凹陷。应当轻柔地对这些部位触诊。有时急性损伤区域血肿、关节积血和慢性损伤中的瘢痕组织会使凹陷不易发现，进而引起误诊。据报道，漏诊率达 10% ～ 50%，导致诊断延迟数天到数月 [17,18]。

需要再次强调，基于体格检查诊断的关键是不能主动伸直膝关节（表 30.1）。

表 30.1 髌韧带和股四头肌腱损伤的特征对比

损伤类型	受伤机制	障碍	体格检查	影像学检查	年龄（岁）	处理
髌韧带断裂	股四头肌对抗体重离心性收缩	不能伸膝	髌下凹陷	高位髌骨 髌韧带信号中断	＜ 40	急性手术恢复
股四头肌腱断裂	相同	相同	髌上凹陷	低位髌骨 股四头肌腱信号中断	＞ 40	相同

30.5 影像学检查

任何时候对于新近出现膝关节疼痛的患者，都应当行膝关节标准正位和侧位 X 线片检查，特别是对于创伤后不能负重的患者。X 线片能提供数项与伸膝装置断裂一致的发现。髌韧带断裂会导致侧位 X 线片上出现高位髌骨或者髌骨高于 Blumensaat 线（图 30.1）。

另一方面，股四头肌腱断裂会在侧位 X 线片上表现为低位髌骨，被定义为髌骨下移。在一项对 18 例患者的研究中，X 线平片能显示所有患者股四头肌软组织破坏的表现；其中 12 例表现为髌上软组织团块影，代表挛缩的肌腱；12 例出现髌上钙化影，代表撕裂或慢性病变；10 例出现低位髌骨 [17]。超声检查是判断髌韧带断裂快速、低廉的检查方法。可以通过低回声或无回声区域来判断断裂位置，表示肌腱断裂处充填有血肿。由于超声是一项动态检查，因此可对部分断裂和完全断裂加以鉴别，因为屈膝时只有肌腱完全断裂，断端间隙才会加大。但超声检查的结果依赖于操作者 [19,20]。

MRI 是诊断慢性或可疑髌韧带断裂并排除其他关节内损伤最有效的工具。最近的一项研究显示伸膝装置损伤常伴有关节内损伤。有文献对过去 10 年中的 33 例髌韧带断裂和 31 例股四头肌腱断裂进行了随访。其中髌韧带断裂中有 1/3 伴有关节内损伤，而股四头肌腱断裂中有 10% 伴有关节内损伤。ACL 损伤（18%）和内侧半月板损伤（18%）是髌韧带断裂最常伴有的关节内损伤 [21]。虽然 MRI 既灵

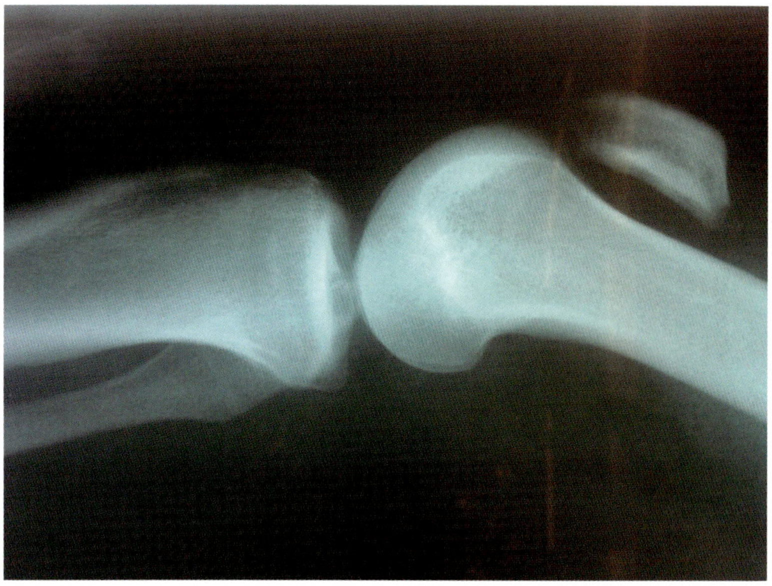

图 30.1 髌韧带断裂，X 线片出现高位髌骨或者髌骨高于 Blumensaat 线

敏又特异，但由于比较昂贵，应当仅用于其他诊断方法失败，或术前准备需要额外信息时[19,20]。

30.6 治 疗

手术固定伸膝装置的适应证为完全断裂。如果不进行修复，自然进程将会是残疾、伸膝障碍，以及站起或在斜坡上行走困难[1]。

伸膝装置的修复几乎没有禁忌证。内科合并症，如新近心肌梗死、心力衰竭或其他使患者风险异常高的并发症，是一些比较少见的特殊禁忌证。对于增加感染风险的局部因素或潜在伤口并发症，如伤口污染或软组织覆盖差，应在进入手术室前处理。只要膝关节周围的软组织术后能够闭合且不增加感染风险，就可以转向修复伸膝装置。

虽然在伸膝装置修复前，内科合并症和膝关节周围的软组织条件必须达到最佳化，但许多研究显示损伤后前几天修复比延期修复的结局更好。延迟诊治会导致股四头肌腱挛缩、肌腱短缺、伸膝装置的远端活动和近端拉伸困难。虽然一些研究报道延期治疗的结果是可以接受的，但常常需要同种异体移植等更复杂的重建技术。

30.7 外科技术

手术室应配备标准的骨科器械。在收紧髌韧带之前，可采用X线透视对比髌骨相对于术前非手术侧X线片上髌骨的高度。患者取仰卧位，妥善保护健侧下肢，术前使用抗生素。可以使用无菌止血带，但常常不要充气，因为直接在股四头肌上加压会限制伸膝装置近侧的拉伸幅度。应使标准下肢铺巾尽量覆盖到大腿近端。

髌韧带和股四头肌腱修复的切口都是正中纵切口，向下越过胫骨结节，向近侧直接通过髌骨中部。掀开内外侧皮瓣以暴露髌韧带内外侧支持带。这些支持带也可能断裂并需要修复。常有一个较大的血肿，可以冲洗去除。应对肌腱断裂区域清除血肿和纤维组织，直至是适于修复的正常组织。对于急性或慢性损伤，对完全撕裂或部分撕裂需采取相应的手术技术。

对股四头肌腱髌骨上极处的撕裂行急性期修复，包括对股四头肌腱行坚强缝合，并将缝线坚强固定于髌骨上。首先，清除股四头肌腱上的瘢痕或粘连的软组织。尝试用无创的夹钳将股四头肌腱向远端拉向髌骨复位，确定能闭合缺口。然后用2.5mm AO钻或Beath针在髌骨上钻3个等距的纵行钻孔。图30.2所示为髌骨下极髌韧带撕裂的术中固定流程，但这些原理也适用于髌骨上极股四头肌腱撕裂。我们更喜欢用2号或5号不可吸收双股编织缝线在肌腱深部和浅部行内排和外排的Krackow锁扣缝合。不管是双束内排缝合还是外排缝合，每一排缝线都要从断裂缘近端3cm处开始向下缝合，自游离缘后侧穿出。最外侧缝线通过髌骨最外侧的纵行孔，将内侧的两根缝线一起穿过中间的钻孔。我们发现使用Hewson带线器由远向近是最容易的带线技术。清除髌骨上极的软组织，以便缝线在打结后能尽可能地贴紧髌骨。将中间隧道内的缝线引向外侧，将内侧缝线则与外侧孔穿过的缝线打结。另一排更表浅的Krackow缝合再次由髌韧带近端2 ～ 3cm到游离缘。双束内排和外排缝线自股四头肌腱游离缘的前份穿出。将这4组表浅的Krackow缝线用缝合锚钉固定在髌骨上，或者缝合在髌骨强壮的软组织上。这种双束技术类似于肩袖缝合技术，解剖固定股四头肌腱前份，并且后份固定更为牢靠。如果股四头肌腱修复看起来比较薄弱或存在一个小的缺损，可考虑使用Scuderi技术。Scuderi

技术会在肌肉和肌腱结合近端的股四头肌腱作一个反式“V”形切口。“V”形腱瓣的上极被翻向远侧，以使其覆盖肌腱修复中的空缺或薄弱区域[22]。

我们在急性期修复髌骨下极髌韧带撕裂的技术与上述股四头肌腱修复技术相似，不同的是，我们不采用浅部和深部的双排技术固定。髌韧带修复后用可吸收缝线修复内、外侧支持带。如果修复的髌韧带薄弱，应经过髌骨远端和胫骨结节 1cm 深处的横行隧道进行钢丝环扎或使用额外的 2 号不可吸收缝线缝合（图 30.2）。

对髌韧带胫骨结节处撕裂的修复比较困难。再次强调，解剖修复是这一技术的基础。髌韧带在胫骨结节处实际上比髌骨下极更宽大。为了重建这一解剖，应首先用咬骨钳准备胫骨结节的足印区，以提供较好的骨愈合潜力（图 30.3）。

采用 Krackow 锁边缝合法将四根 2 号或 5 号不可吸收缝线缝合在髌韧带游离缘。将断裂韧带的末端分为四个象限：深内、浅内、深外和浅外。进行缝合时，每根双束缝线应控制其中的一个象限。在预置带线器的帮助下使深内束缝线自远外向近内的斜行钻孔穿出。相似地，使深外束缝线自远内向近外的斜行钻孔穿出。通过这种方式，将两束缝线相交叉，并用缝合锚钉固定在胫骨结节远端。将浅内束和浅外束缝线通过缝合锚钉在胫骨结节解剖足印区和更远侧固定加固。这就再造了髌韧带在胫骨上的宽大止点。

对伸膝装置损伤慢性期的修复通常需要同种异体移植物组织来加强。同种异体跟腱是广泛使用的移植物。可以将骨栓嵌入胫骨结节，用于重建断裂的髌韧带；或嵌入髌骨，用于重建断裂的股四头肌腱。

如果考虑会出现关节积血，可在术后 1 ～ 2 天行伤口闭式引流。

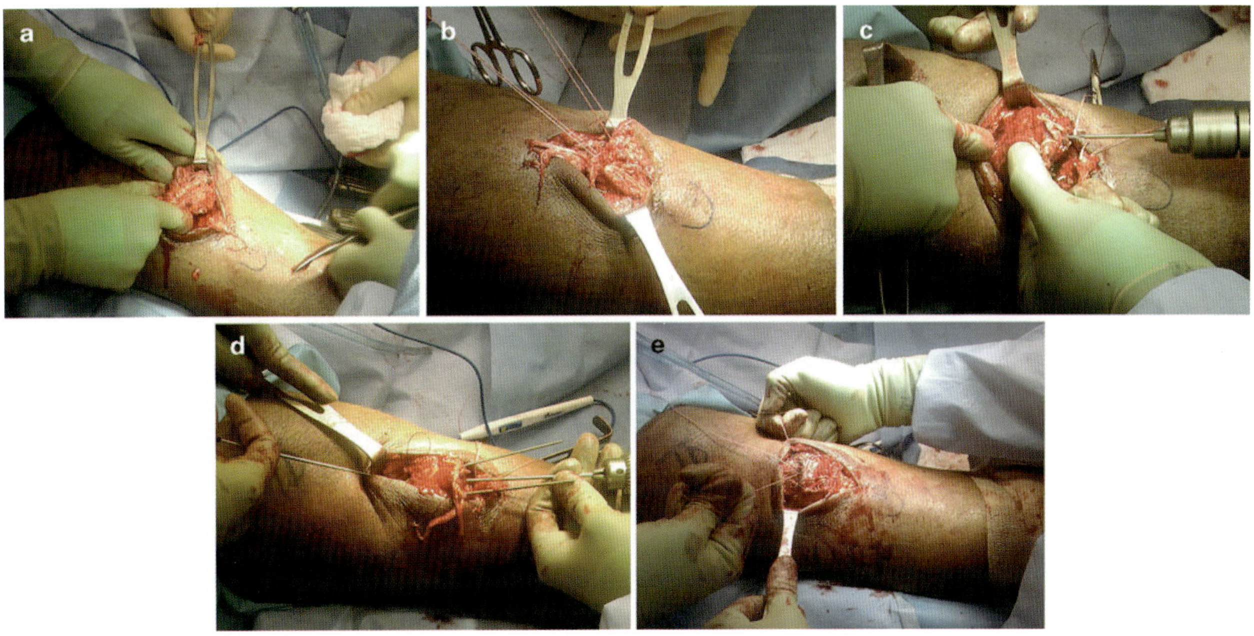

图 30.2 髌骨下极髌韧带撕裂的术中固定流程。(a) 游离髌骨下极，同时准备韧带。(b) 将两根双束 2 号或 5 号不可吸收缝线采用 Krackow 锁边缝合技术自髌韧带游离缘远侧 2 ～ 3cm 处缝向游离缘并自近端游离缘穿出。(c) 和 (d) 由髌骨下极向上钻 3 个平行的孔。移除钻头，用 Hewson 带线器将 Krackow 缝线带过隧道。(e) 在髌骨下极近骨质处加固缝线。将外侧缝线与中间缝线的其中一根打结，将内侧缝线与中间缝线的另一根打结

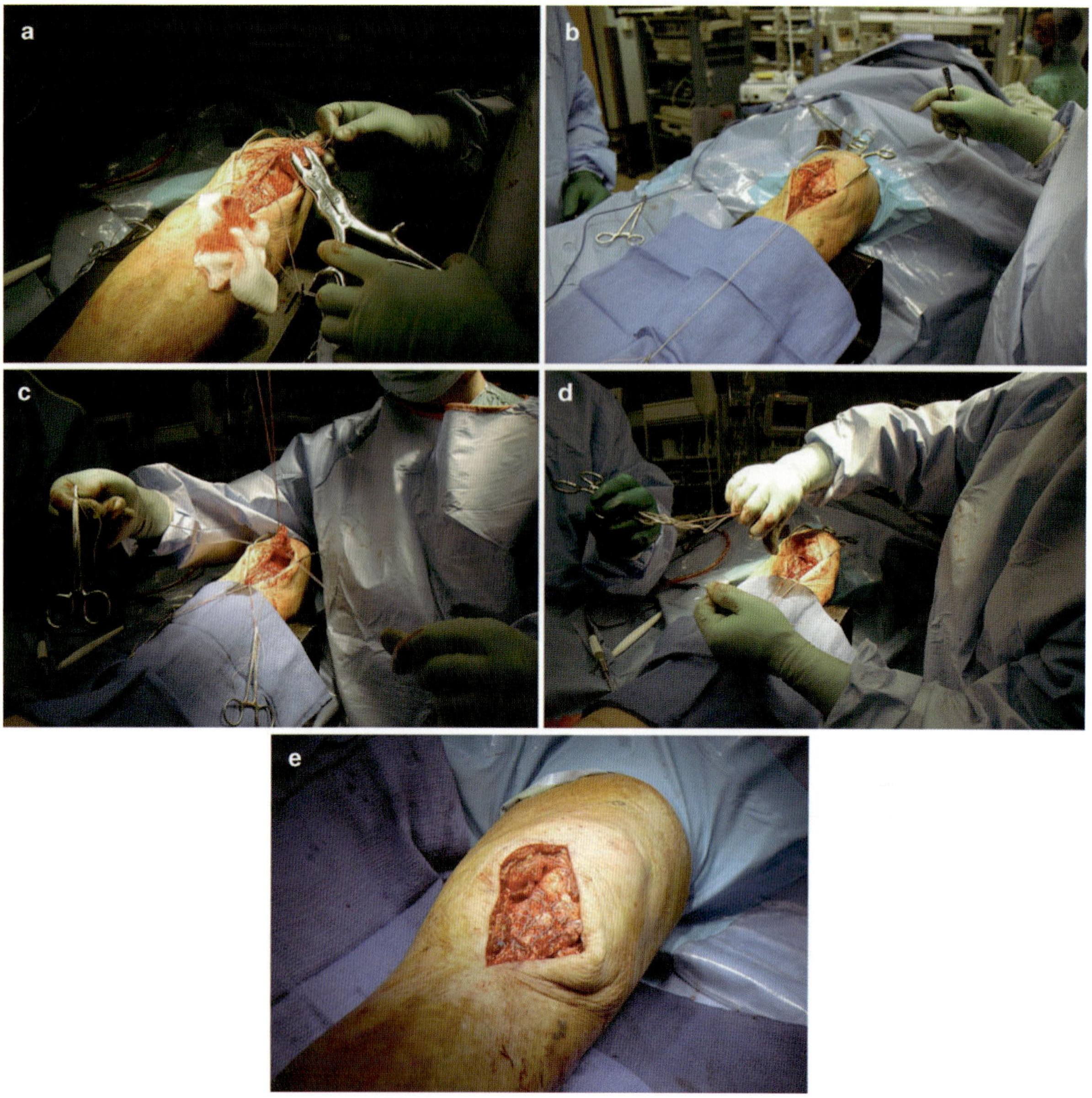

图 30.3 髌韧带胫骨结节处撕裂的术中固定流程。(a) 用咬骨钳准备胫骨结节及髌韧带撕裂缘。(b) Krackow 锁边缝合韧带后尝试复位。(c) 每根 Krackow 缝线控制一个象限，两个表浅和两个深部，共 4 个象限。(d) 在胫骨端钻两个斜行的钻孔。将两根深部的缝线通过隧道十字交叉并在远端打结。将两根表浅的缝线用于加宽髌韧带在胫骨的附着。采用锚钉固定。(e) 最终实现基于双排的解剖修复

30.8 术后康复

伸膝装置修复后最常见的并发症是膝关节屈曲下降和股四头肌萎缩。患者应在术后 3 周内拄拐，在可承受的范围内适当负重，并在股四头肌力增强后弃拐。患者术后 6 周内佩戴膝关节支具，在支具保护下行走，术后 3 周内允许 0° ~ 45° 的膝关节活动范围。3 周后增加到 0° ~ 90°。鼓励早期直腿抬高（在伸膝延迟消失前需佩戴锁定的支具）以加强股四头肌和阻止术后常见的股四头肌萎缩。7 周后加强功能锻炼，而对抗性锻炼应在术后 10 ~ 12 周开始。术后 3 个月可逐渐回归运动。通过强化早期

活动范围和股四头肌力量的康复，以期达到没有伸膝延迟的完全力量恢复。

除了常规应用术后止痛药物以外，也常短期应用肌松药。这对于陈旧性断裂非常实用，因为修复后的股四头肌在突然处于高张力的情况下会引起疼痛和痉挛。

30.9 结 局

临床结局似乎与断裂和修复之间的间隔密切相关。Siwek 和 Rao 在一项基于 72 例髌韧带修复的研究中发现，对于损伤后 7 天内缝合修复的患者，其优良率分别为 80% 和 60%，而超过 2 周后手术的患者其优良率仅分别为 33% 和 50%[1]。Larsen、Lund 和 Hsu 等开展的其他研究也显示急性期修复常能达到优良的结局[23]。

对比了股四头肌腱断裂或髌韧带断裂研究的综述显示，患者的年龄、性别、受伤机制、断裂位置和修复方式通常并不影响治疗结局[21,24-26]。

30.10 并发症

膝关节多发韧带损伤中伸膝装置修复最常见的术后并发症是关节僵硬，特别是膝关节屈曲受限，以及股四头肌萎缩。这再次强调术后提倡早期行关节活动度和股四头肌力量康复锻炼的重要性。如果术后 6 ~ 8 周还没有达到至少 120° 的屈曲范围，可以考虑行麻醉下手法松解[27]。如果康复得当，2 ~ 3cm 的股四头肌萎缩虽然在过去的研究中被提及，但主观和客观研究结果显示其似乎并不影响最后的肌力恢复[1]。

其他并发症包括术后关节积血。同样，许多人推荐使用闭式引流。

可以使将髌韧带切口远端稍偏向胫骨结节外侧，以获得更好的软组织覆盖和潜在的前肌间室血供，进而降低伤口并发症和感染风险[22,27]。

同样，确保修复的缝线与手术切口不在一条线上也能降低伤口并发症的可能性。

过去，钢丝曾被用作加强固定。需要关注的是，一旦钢丝断裂和脱出，需再次手术取出断裂的钢丝。现在，常将不可吸收缝线代替钢丝，以降低再次手术取出钢丝的潜在风险。

据报道，低位或高位髌骨会继发髌股关节退变。这在韧带修复调整张力时是一个需要考虑的技术因素，应在侧位 X 线片上确认髌骨高度合适以避免该并发症[22,27]。双下肢消毒铺巾是术中使用健侧肢体作为恢复髌骨合适高度的参照的简易方法。

最后，修复的肌腱可能再次断裂而需要再次手术加强固定，虽然这种情况并不常见。

30.11 要 点

* 将初次纵行切口远端稍偏向胫骨结节外侧，可以降低闭合伤口时的软组织张力，同时可以从前侧肌间室获取更多的血供。

* 在完成张力调整和修复之前，应使用侧位 X 线片或透视以确保髌骨高度正常，从而避免低位或高位髌骨。再者，在处理慢性伸膝装置损伤时，建议术侧和健侧均消毒铺巾，以便直接对比髌骨高度。

（付维力 云 翥 译）

参考文献

1. Siwek CW, Rao JP. Ruptures of the extensor mechanism of the knee joint. J Bone Joint Surg Am. 1981;63:932–7.
2. Woo S, Maynard J, Butler D, et al. Ligament, tendon, and joint capsule insertions to bone. In: Woo SLY, Buckwalter JA, editors. Injury and repair of the musculoskeletal soft tissues. Park Ridge: American Academy of Orthopaedic Surgeons; 1988. p. 133–66.
3. Webb LX, Toby EB. Bilateral rupture of the patella tendon in an otherwise healthy male patient following minor trauma. J Trauma. 1986;26:1045–8.
4. Kannus P, Jozsa L. Histopathological changes preceding spontaneous rupture of a tendon; a controlled study of 891 patients. J Bone Joint Surg Am. 1991;73:1507–25.
5. Kelly DW, Carter VS, Jobe FW, et al. Patellar and quadriceps tendon ruptures: Jumper's Knee. Am J Sports Med. 1984;12:375–80.
6. Lombardi LJ, Cleri DJ, Epstein E. Bilateral spontaneous quadriceps tendon rupture in a patient with renal failure. Orthopedics. 1995;18:187–91.
7. Stern RE, Harwin SF. Spontaneous and simultaneous rupture of both quadriceps tendons. Clin Orthop. 1980;147:188–9.
8. Razzano CD, Wilde AH, Phalen GS. Bilateral rupture of the infrapatellar tendon in rheumatoid arthritis. Clin Orthop. 1973;91: 158–61.
9. Levy M, Seelenfreund M, Maor P, Fried A, Lurie M. Bilateral spontaneous and simultaneous rupture of the quadriceps tendons in gout. J Bone Joint Surg Br. 1971;53:510–3.
10. Preston ET. Avulsion of both quadriceps tendons in hyperparathyroidism. JAMA. 1972;221:406–7.
11. Wener JA, Schein AJ. Simultaneous bilateral rupture of the patellar tendon and quadriceps expansions in systemic lupus erythematous: a case report. J Bone Joint Surg Am. 1974;56:823–4.
12. Bhole R, Flynn JC, Marbury TC. Quadriceps tendon ruptures in uremia. Clin Orthop. 1985;195:200–6.
13. Frank C, Woo SY, Andriacchi T, et al. Normal ligament: structure, function, and composition. In: Woo SLY, Buckwalter JA, editors. Injury and repair of the musculoskeletal soft tissues. Park Ridge: American Academy of Orthopaedic Surgeons; 1988. p. 45–101.
14. MacEachern AG, Plews JL. Bilateral simultaneous spontaneous rupture of the quadriceps tendons: five case reports and a review of the literature. J Bone Joint Surg Br. 1984;66:81–3.
15. El-Khoury GY, Wira RL, Berbaum KS, et al. MR imaging of patellar tendinitis. Radiology. 1992;184:849–54.
16. Arnoczky SP. Blood supply to the anterior cruciate ligament and supporting structures. Orthop Clin North Am. 1985;16:15–28.
17. Kaneko K, DeMouy EH, Brunet ME, Benzian J. Radiographic diagnosis of quadriceps tendon rupture: analysis of diagnostic failure. J Emerg Med. 1994;12:225–9.
18. Konrath GA, Chen D, Lock T, et al. Outcomes following repair of quadriceps tendon ruptures. J Orthop Trauma. 1998;12:273–9.
19. Bianchi S, Zwass A, Abdelwahab IF, Banderali A. Diagnosis of tears of the quadriceps tendon of the knee: value of sonography. AJR Am J Roentgenol. 1994;162:1137–40.
20. Kuivila TE, Brems JJ. Diagnosis of acute rupture of the quadriceps tendon by magnetic resonance imaging: a case report. Clin Orthop. 1991;262:236–41.
21. McKinney B, Cherney S, Penna J. Intra-articular knee injuries in patients with knee extensor mechanism ruptures. Knee Surg Sports Traumatol Arthrosc. 2008;16(7):633–8.
22. Ilan D, Tejwani N, Keschner M, Leibman M. Quadriceps tendon rupture. J Am Acad Orthop Surg. 2003;11:192–200.
23. Larsen E, Lund PM. Ruptures of the extensor mechanism of the knee joint. Clin Orthop Relat Res. 2001;392:94–100.
24. Bushnell BD, Tennant JN, Rubright JH, Creighton RA. Repair of patellar tendon rupture using suture anchors. J Knee Surg. 2008; 21(2):122–9.
25. Pocock CA, Trikha SP, Bell JS. Delayed reconstruction of a quadriceps tendon. Clin Orthop Relat Res. 2008;466(1):221–4.
26. Schmidle G, Smekal V. Transpatellar refixation of acute quadriceps tendon ruptures close to the proximal patella pole using FiberWire. Oper Orthop Traumatol. 2008;20(1):65–74.
27. Matava MJ. Patellar tendon ruptures. J Am Acad Orthop Surg. 1996;4:287–96.

第 31 章

支具在膝关节后交叉韧带不稳和多发韧带损伤中的应用

Andrew A.R. Lehman，Bruce Williams

31.1 支具的应用

在手术和非手术治疗中，膝关节支具在膝关节韧带损伤的处理中部发挥着不可或缺的作用。根据设计理念和使用目的的不同，膝关节支具可分为多种不同的类型。1994 年，France 和 Paulos 在一篇综述性文章中将膝关节支具分为四类：预防性、康复性、功能性以及用于髌股关节的支具。预防性支具用于防止或减少对膝关节正常组织的严重损伤；康复性支具用于保护刚受伤或手术后的膝关节的活动；功能性支具用于控制膝关节正常软组织结构或功能障碍引起的正常和异常活动；髌股关节支具用于缓解异常的髌骨轨迹引起的疼痛[1]。本章回顾了康复性支具和功能性支具在膝关节多发韧带损伤中的应用。

31.2 康复性支具

虽然对膝关节多发韧带损伤可以采取非手术治疗，尤其是对于老年人、久坐活动不便的患者或经评估不适于采取手术的患者，但是相比非手术治疗，手术治疗的效果更好，因此，大多数学者推荐采用手术处理膝关节多发韧带损伤。因此，康复性支具在非手术治疗的患者中应用较少，其较多地用于患者术后的管理。

康复性支具被用于术后或受伤后初期的组织愈合阶段。此时患者对肌肉功能的控制较差，较易出现无意识的过度负重，导致不同的韧带复合体承受过度的拉力。在此期间，患者通常在辅助设备的帮助下进行非负重或部分负重支撑练习。使用支具的主要目的是限制关节活动范围，要么固定支具限制活动，要么在预先设定的范围内进行控制性屈伸膝关节练习。使用这些支具也可以控制膝关节的内外翻活动，同时还需要加强疼痛管理。在这一时期，膝关节矢状面上的剪切力相对较低，因此，采用支具控制膝关节前后移位的作用是次要的。在此期间，患者的膝关节肿胀明显、肌肉萎缩，往往导致大腿周径显著改变。康复性支具的典型例子见图 31.1。

通常康复性支具由三部分构成：泡沫外壳、铰链臂和捆扎带。可以调整优化的泡沫外壳以适应早期病变中的肿胀和软组织轮廓的变化。外壳由较舒适的材料构成，可以每天使用 24h，并使用数周。铰链臂可帮助控制膝关节的活动范围。与功能性支具相比，铰链臂较长，以增强其生物力学功能。

术后使用的支具大多为单轴铰链。这种设计的目的是不允许极度屈曲膝关节。在膝关节屈曲>90° 时，支具的运动弧线偏离膝关节本身的运动弧线（图 13.2）。如铰链的控制通常是通过一个便于

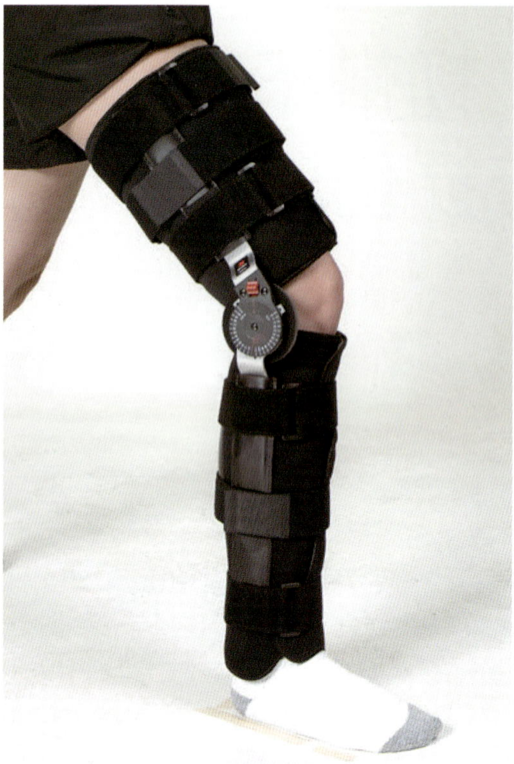

图 31.1 膝关节康复性支具（Courtesy of Bledsoe Brace Systems，Grand Prairie，TX）

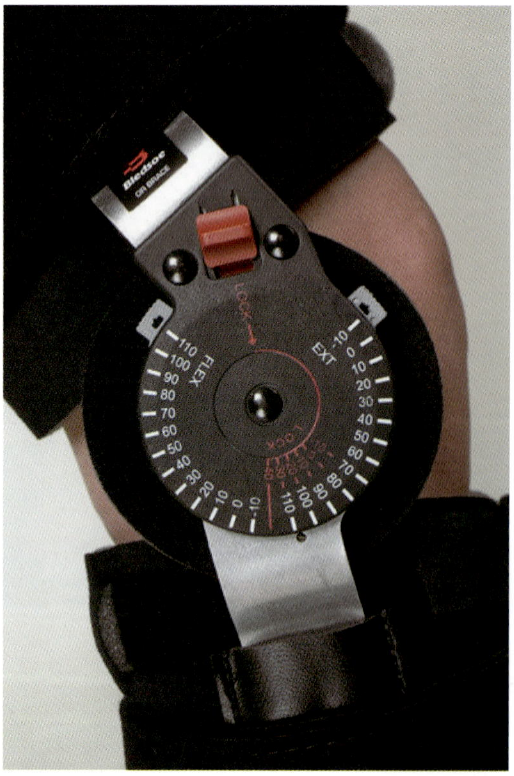

图 31.2 膝关节康复性支具铰链（Courtesy of Bledsoe Brace Systems，Grand Prairie，TX）

操作的卡盘锁定到预期的活动范围。Cawley 等学者研究了膝关节康复性支具的生物力学功能，发现与关节力线一致是控制膝关节内翻和外翻应力的关键因素。他们还发现，支具的整体固定取决于是否将支具整合到一个单一的单元，这也是支具发挥有效功能的关键因素 [2]。捆扎带可作为独立的部分发挥支具的重要功能，它的功能是帮助外壳和铰链臂的整合。

增加与覆盖于骨组织的软组织的表面接触对于控制关节活动是有必要的，因为其可增加支具在这些区域的压缩、旋转和平移。大多数支具的杠杆支点集中于胫骨结节区域，因此，支具可能增加在皮下骨区域的应力。现成的支具较便宜，其在软组织轮廓发生改变以及只需要在某段时间内固定的患者应用得更多。很显然，患者的胖瘦对支具的效能有显著的影响。较瘦的患者皮下脂肪组织较少，支具将更有效地控制活动，而较胖的患者多余的软组织较多，支具几乎不可能充分地控制其活动。

术后，患者佩带康复性支具，最初膝关节被锁定在完全伸直位。这一位置可以减少对后交叉韧带（PCL）的应力，并有助于避免早期屈曲挛缩 [3]。一般要求患者每天佩带 24h，只是在洗澡时可以摘除。为了消除肿胀，鼓励患者应用常规冰敷。

在术后最初的 5 周内，患者应保持相对的非负重练习。一些研究证据支持多发韧带重建后早期进行关节活动 [4,5]。但是这些研究中的一些患者由于活动障碍仍需要进一步干预。Fanelli 等认为，限制关节活动度对于移植物的愈合产生不利影响，并对一小部分膝关节屈曲障碍的患者采取进一步的干预治疗 [6]。术后 6 周开始，患者开始逐步负重，以开始承受体重 20% 的重量，每周增加 20%，直到第 10 周实现完全负重。

术后第 6 周，康复性支具在整个屈曲过程中都处于解锁状态，鼓励患者开始被动屈曲膝关节，在第 10 周时达到 90° ~ 100°。一旦在第 10 周时达到完全负重，则可以弃拐，此时患者适合佩戴功能性支具。

31.3 功能性支具

功能性支具设计的目的是控制正常的活动，同时可避免由膝关节正常软组织限制关节失败而导致的异常活动 [1]。Cawley 等指出功能性支具被更多地用于预防，以保护韧带重建后膝关节的稳定性 [7]。

术后 10 周时患者应该完全负重，此时他们更适合佩戴功能性支具。支具应该是组合的并且可活动，在保护重建的交叉韧带的同时还保护膝关节的内侧和外侧结构。应鼓励患者参与体育运动或在其他活动时佩戴支具。术后 18 个月，可以选择性使用支具。

这些支具可以是固定的或可活动的。固定的功能性支具只抵抗某一特定体位的异常运动，而可活动的功能性支具可在膝关节运动中提供动态保护，有助于抵消关节活动障碍或增强膝关节的功能。

功能性支具同康复性支具一样包含一些相同的基本构件，但在支具的设计和使用目的上有一些重要的区别。通常，功能性支具的使用寿命要长于康复性支具，而且在主动康复以及重返体育运动的过程中比康复性支具要承受更大的应力。每天佩带它们的时间较短，通常制备的材料更耐磨，与患者的软组织不是很匹配从而延长支具的使用寿命。功能性支具的铰链臂较短，因此，需要更硬的材料来补偿缩短的杠杆臂。铰链是多中心或偏心凸轮式铰链，以允许更大的运动范围和更紧密地跟随膝关节天然的运动弧线。

支具有现成的或定制的。定制的支具已被发现在控制胫骨的前向移位方面更有效 [8,9]。但是，它们的费用更高，而且如果某些患者术后软组织轮廓肿胀明显的话，还需要重新改装。

功能性支具通常通过 2 个直支架采用四点杠杆系统来控制膝关节运动。通过工程设计的支具适用于特定的损伤或复合性损伤。ACL 动力性支具在伸膝时向胫骨施加后向的预载荷来抵抗 ACL 缺损或重建后所受的应力。PCL 动力性支具采用类似的向胫骨施加的预载荷。所不同的是，在膝关节屈曲时使力作用于小腿使其前向活动。适用于膝关节多向不稳的支具不向胫骨施加任何预载荷，但是在被动活动的情况下抵抗异常的应力来保护 ACL 和 PCL 复合伤。每一种支具见图 31.3、31.4 和 31.5。

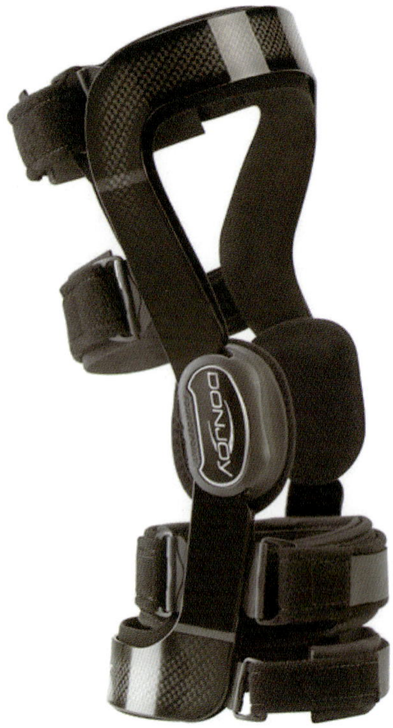

图 31.3　完全应力，ACL 功能性支具

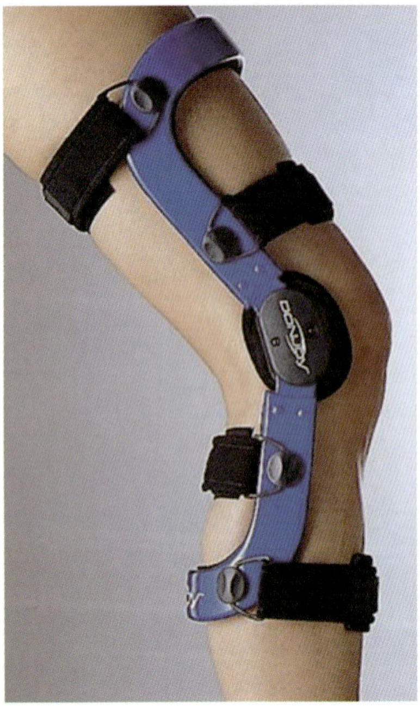

图 31.4　保护性 PCL 功能性支具

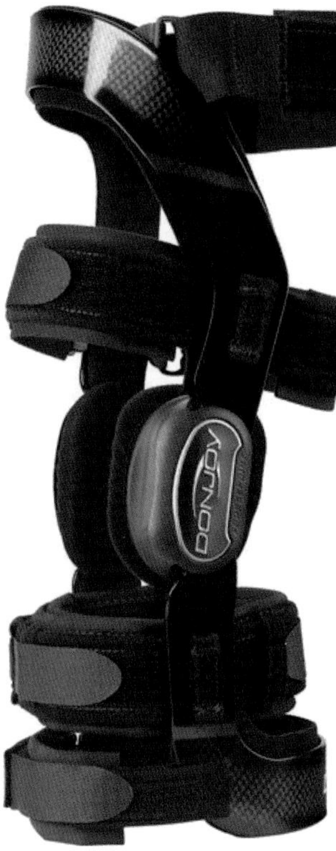

图 31.5 完全应力，适用于膝关节多向不稳的功能性支具

负荷转移支具使用三点杠杆系统，提供一个动态的向冠状面方向的应力，以解除膝关节的内侧或外侧所受的应力。这些支具可以用于单纯的膝关节内侧或外侧损伤，或结合一个四点杠杆系统来保护 ACL、PCL 以及内侧或外侧的损伤。被动地保护内侧和外侧的损伤也可以通过使用四点杠杆系统而不需要负荷转移系统。

2003 年，Marx 等发表的关于美国骨科医师协会（American Academy of Orthopaedic Surgeons）成员对于 ACL 损伤治疗观点的文章，关于 ACL 重建术使用支具观点的差异较大。仅 60% 的医师建议术后 6 周使用支具，62.9% 的医师建议在支具的保护下参与体育运动 [10]。一项美国骨科运动医学协会（American Orthopaedic Society for Sports Medicine）的调查发现，31% 的医师推荐对 81% ～ 100% 的 ACL 重建患者采用功能性支具 [11]。这些支具应用上的差异可以很好地说明其有效性尚不确切。

有很多关于 ACL 重建术后采用功能性支具的文献报道。Sterett 等学者评估了功能性支具对滑雪者 ACL 重建术后 2 年的影响，发现不戴支具的滑雪者发生再损伤的概率是戴支具者的 2.74 倍。作者推荐在 ACL 重建术后滑雪时应使用功能性支具，但尚不确定他们研究得出的保护效应是否也适用于其他高需求的患者 [12]。

一项评估采用支具固定 ACL 扭伤效果的生物力学分析表明，膝关节功能性支具能保护膝关节避免遭受前后向的剪切应力 [13]。Cook 等研究了 ACL 缺损患者在跑步和变向运动过程中使用定制支具的影响，发现使用支具患者的表现明显优于不使用者。他们还发现股四头肌力量没有达到 80% 的患者有了明显改善 [14]。

还是有一些文献质疑了支具的有效性。这些文章报道在 ACL 重建术后使用功能性支具没有任何临床效果。McDevitt 等将 100 名接受 ACL 重建的美国军人随机分为两组：使用支具组和不使用支具组，两组患者在膝关节的稳定性、功能测试、关节活动范围、等速评分及其他的结局指标上无统计学差异。由于研究中 ACL 的再损伤率发生较低，故支具对于再损伤发生的影响不得而知 [15]。

另一项前瞻性随机对照研究评估了 150 例 ACL 重建术后接受使用功能性支具和氯丁橡胶护膝的患者，随访 1 ～ 2 年，检测的结局指标都没有统计学上的差异，支具似乎对个人心理有积极的影响。支具组在术后 6 个月和 12 个月都有较高的主观评分 [16]。

目前尚缺乏功能性支具对于多发韧带重建有效性的文献，也很难从支具和 ACL 重建的文献推断其对于多发韧带重建的影响。因此，很多学者仍推荐多韧带重建后使用功能性支具 [17-19]。

31.4 结 论

不管是手术治疗还是非手术治疗，膝关节支具在膝关节多发韧带损伤的治疗中发挥着不可或缺的作用。由于膝关节支具品种繁多和设计的多样性，对于膝关节韧带损伤以及支具的工程构建的整体认识尚需要有效地管理。表 31.1 概括了多种韧带损伤使用支具的适应证。目前尚不清楚支具是否对膝关节多发韧带损伤术后管理产生有利的影响。这个方向应是今后研究的重点。目前仍然建议使用膝关节支具（术后在急性期使用康复性支具，在康复阶段使用功能性支具），直到有证据表明并非如此。

表 31.1 使用支具的适应证

韧带损伤	处理	术后支具	功能性支具
ACL	非手术	康复性支具	四点杠杆 ACL 支具
	手术		四点杠杆 ACL 支具
MCL- Ⅰ / Ⅱ度	非手术		铰链式氯丁橡胶支具（可选内翻力矩）
MCL- Ⅲ度	非手术	康复性支具	康复性支具（伸直位锁定 6 周）
	手术		不稳定组合支具
PCL	非手术	康复性支具	四点杠杆 PCL 支具
	手术		四点杠杆 PCL 支具
ACL/MCL	非手术	康复性支具	四点杠杆 PCL 支具
	手术		四点杠杆 PCL 支具（可选内翻力矩）
ACL/LCL	非手术	康复性支具	四点杠杆 ACL 支具
	手术		四点杠杆 ACL 支具（可选外翻力矩）
PCL/LCL	非手术	康复性支具	四点杠杆 PCL 支具
	手术		四点杠杆 PCL 支具（可选外翻力矩）
ACL 或 PCL	非手术	康复性支具	不稳定组合支具
	手术		不稳定组合支具
ACL、PCL 或 LCL	非手术	康复性支具	不稳定组合支具
	手术		不稳定组合支具（可选外翻力矩）
ACL、PCL、LCL 或 MCL	非手术	康复性支具	不稳定组合支具
	手术		不稳定组合支具

（付维力 胡燕青 译）

参考文献

1. France EP, Paulos LE. Knee bracing. J Am Acad Orthop Surg. 1994;2(5):281–7.
2. Cawley PW, France P, Paulos LE. Comparison of rehabilitative knee braces. A biomechanical investigation. Am J Sports Med. 1989;17(2):141–6.
3. Ogata K, McCarthy JA. Measurements of length and tension patterns during reconstruction of posterior cruciate ligament. Am J Sports Med. 1992;20(3):351–5.
4. Noyes FR, Barber-Westin SD. Reconstruction of the anterior and posterior cruciate ligament after knee dislocation. Use of early protected postoperative motion to decrease arthrofibrosis. Am J Sports Med. 1997;25(6):769–78.
5. Shapiro MS, Freedman EL. Allograft reconstruction of the anterior and posterior cruciate ligaments after traumatic knee dislocation. Am J Sports Med. 1995;23(5):580–7.
6. Fanelli GC, Giannotti BF, Edson CJ. Arthroscopically assisted combined posterior cruciate ligament/posterior lateral complex reconstruction. Arthroscopy. 1996;12(5):521–30.
7. Cawley PW, France EP, Paulos LE. The current state of functional knee bracing research. A review of the literature. Am J Sports Med. 1991;19(3):226–33.
8. Beck C, Drez D, Young J, et al. Instrumented testing of functional knee braces. Am J Sports Med. 1986;13(4):253–6.
9. Soma CA, Cawley PW, Liu S, et al. Custom-fit versus premanufactured braces. Orthopedics. 2004;27(3):307–10.
10. Marx RG, Jones EC, Angel M, et al. Beliefs and attitudes of members of the American Academy of Orthopaedic Surgeons regarding the treatment of anterior cruciate ligament injury. Arthroscopy. 2003;19(7):762–70.
11. Decoster LC, Vailas JC. Functional anterior cruciate ligament bracing: a survey of current brace prescription patterns. Orthopedics. 2003;26(7):701–6.
12. Sterett WI, Briggs KK, Farley T, et al. Effect of functional bracing on knee injury in skiers with anterior cruciate ligament reconstruction. Am J Sports Med. 2006;34(10):1581–5.
13. Fleming BC, Renstrom PA, Beynnon BD, et al. The influence of functional knee bracing on the anterior cruciate ligament strain biomechanics in weightbearing and nonweightbearing knees. Am J Sports Med. 2000;28(6):815–24.
14. Cook FF, Tibone JE, Redfern FC. A dynamic analysis of a functional brace for anterior cruciate ligament insufficiency. Am J Sports Med. 1989;17(4):519–24.
15. McDevitt ER, Taylor DC, Miller MD, et al. Functional bracing after anterior cruciate ligament reconstruction. Am J Sports Med. 2004;32(8):1887–92.
16. Birmingham TB, Bryant DM, Biffin JR, et al. A randomized controlled trial comparing the effectiveness of functional knee brace and neoprene sleeve use after anterior cruciate ligament reconstruction. Am J Sports Med. 2008;36(4):648–55.
17. Edson CJ. Postoperative rehabilitation of the multiligament-reconstructed knee. Sports Med Arthrosc. 2001;9:247–54.
18. Levy BA, Dajani KA, Morgan JA, et al. Repair versus reconstruction of the fibular collateral ligament and posterolateral corner in the multiligament-injured knee. Am J Sports Med. 2010;38(4): 804–9.
19. Levy BA, Fanelli GC, Whelan DB, et al. Controversies in the treatment of knee dislocations and multiligament reconstruction. J Am Acad Orthop Surg. 2009;17(4):197–206.

第32章

膝关节多发韧带损伤的术后康复计划

Craig J. Edson， Gregony C. Fanelli

32.1 前 言

近年来，膝关节多发韧带损伤的手术技术和康复治疗进展迅速，已能让患者术后功能恢复到较高的水平。本章将基于目前最新的科学理论，并积累了过去21年来的临床经验，为这类具有挑战性的患病人群提供康复计划指南 [1,2]。康复方案的设计蓝图没有最好，只有更好。因此，该康复方案可根据每个不同个体的需求进行改良。医师和康复专家之间的沟通是确保患者能逐渐康复的基本条件。

膝关节多发韧带重建后的康复应在不损害静态稳定性和移植物完整性的前提下恢复膝关节的活动度和功能，并尽量平衡两者之间的关系。患者要意识到康复需要一个过程，这一点非常重要。达到完全重返运动的整个康复过程可能需要1年时间。此外，当后交叉韧带（PCL）损伤时，膝关节屈曲丢失10° ~ 15°是比较常见的。最后，对于体力工作者和计划重返某一特定体育项目的运动员而言，其重返运动的康复指南都不尽相同。术前了解这些信息常常可以提高患者的依从性并改善其最终的结局指标。

32.2 术后康复理论

膝关节多发韧带重建后，往往由手术医师谨慎地制订最佳康复方案。该康复方案应适应满足不同的个体和特殊患者的需求。该方案比前交叉韧带（ACL）重建术后采用的康复原则和技术更保守一些 [3]。例如，术后立即负重可能对PCL的康复不利，因为PCL被认为是膝关节最主要的静态稳定结构 [4]。总之，多韧带重建通常涉及内侧和外侧的修复或重建，因此，应减少行走过程中的膝关节周期性活动，以避免损伤这些结构。尽管目前体内测量移植物应力和应变较为困难，但是令人振奋的是，越来越多的研究分析了锻炼和日常活动对重建后PCL的影响。综上所述，目前迫切需要设计一个康复计划，既能在早期愈合阶段保护移植物，又能使膝关节恢复到期望的功能水平。

32.3 术后康复计划

膝关节多发韧带损伤术后的康复方案可分为最大限度保护期（术后 1 ～ 5 周）、适度保护期（术后 6 ～ 10 周）、力量和运动加强期（术后 11 ～ 26 周）以及重返运动的准备期（术后 27 ～ 52 周）。

32.4 最大限度保护期

对于膝关节多韧带重建术后的康复计划，此期的目标包括最大限度地保护重建韧带移植物，维持髌骨的活动度，减少股四头肌萎缩，保持充分的被动伸膝活动，并控制疼痛和肿胀。此期包含膝关节伸膝 0° 位支具固定保护下非负重的下床活动 5 周。此期是从术后通过固定装置伸膝位固定膝关节开始至术后 5 周。患者每天 24h 佩戴膝关节支具，允许患肢在非负重状态下活动。这样就可以消除对重建韧带的压应力。这个体位已被证明是对 PCL 最小应力的体位 [10]，可防止早期屈曲挛缩的发生。站立练习时，允许患者双腿承受相同的重力。双腿站立可使患者获得较好的静态平衡，并最大限度地减少跌倒的风险。静力状态下的控制性负重，应力刺激下肢骨骼和骨隧道的愈合，并促进移植物与机体的整合。间歇性负重可促进滑液的产生，增加对关节软骨的营养作用。支具可保护髌骨。一旦移除敷料，就鼓励患者进行髌骨活动。电刺激也可用于股四头肌康复。股四头肌的肌力对于康复至关重要，一般术后即刻很难出现股四头肌萎缩。肿胀是引起后期萎缩的主要因素，这也是可以控制的 [11]。最大限度保护期的功能锻炼包括股四头肌静力性收缩，腓肠肌、比目鱼肌拉伸以及踝泵练习。这些锻炼可以改善血液循环，也会在一定程度上抑制肌肉萎缩。常规冰敷可以消除肿胀，但是在切口愈合前都推荐采用防水冰敷。切口愈合后，鼓励在切口瘢痕处按摩。

我们的经验是，术后前 5 周不进行反复的周期性关节活动，以促进已重建的移植物的愈合以及恢复患侧膝关节的静态稳定性。小部分患者可能出现屈膝功能障碍，需要在麻醉下进行手法屈膝锻炼或关节镜下瘢痕组织清理术 [12]，从而在可控制范围内屈伸膝关节。我们的经验是，让患者早期进行反复的周期性膝关节活动对膝关节的静态稳定不利，尤其是对于 PCL 重建以及内侧和（或）外侧结构重建手术的病例。术后康复要在恢复关节稳定性和避免僵直之间寻找平衡。稳定性和关节运动范围对膝关节来说是十分重要的。负责术后康复的团队应仔细监测，并保持这种平衡，必要时作出调整。

32.5 适度保护期

适度保护期为术后 6 ～ 10 周。此期的目标是开始逐步负重，逐渐使膝关节屈曲达到 90° ～ 100°，改善股四头肌肌力，改善本体感觉，避免股四头肌和腘绳肌的抗阻收缩。

从术后 6 周开始将膝关节支具解除锁定并进行全范围的活动。患者不再需要在下肢长支具的保护下睡觉。俯卧位悬吊训练可防止膝关节屈曲挛缩畸形的发生。患者也可以在扶拐的帮助下开始部分负重，开始最多只能承受约 20% 的体重。然而，我们不认为这是一个精确的数量。每周计划增加 20% 体重的承重量只是一种逐渐增加移植物负重的锻炼手段。继续使用拐杖和保护性负重可减少患者由于股四头肌萎缩和力弱引起的跌倒风险。患者每周增加 20% 的负重，从而在术后 10 周时可达到完全负重，这时就不再需要拐杖和长腿支具的保护。

被动屈曲练习可改善膝关节的活动范围，这可以通过一些练习（如台阶伸展）来完成。患者将患肢放在一个台阶上，身体逐渐向前倾斜，从而使膝关节屈曲。也可以保持膝关节处于中立位，进行被动的脚后跟滑行练习。将患肢放在毛巾或光滑表面上，使正常下肢轻轻地将患膝推至弯曲。一旦膝关节屈曲有紧张感，患者使用正常腿将患膝伸展至中立位。只要没有任何腘绳肌受累的表现或膝关节内侧和（或）外侧结构受累而使患膝内外翻应力增加，也可采用其他的被动膝关节活动训练。应该完全避免单一的腘绳肌力量训练。可将电刺激用于膝关节 0° 位时股四头肌和腘绳肌的力量训练。

膝关节屈曲训练必须循序渐进，从而使移植物和软组织结构慢慢适应其长度的变化。如果患者或治疗师试图尽快恢复屈膝练习，移植物可能会受到影响。在移植物早期愈合阶段，过于激进的屈膝会使 PCL 移植物撕裂。术后 10 周结束时，鼓励患者逐渐达到屈曲 90° ～ 100°。

32.6　力量和运动加强期

此阶段为术后 11 ～ 26 周（术后 4 ～ 6 个月）。此期的目的是术后 6 个月时膝关节屈曲至少达到 120°，逐渐进行闭链式力量训练，术后 5 个月开始进行开链式股四头肌力量训练，并开始改善心血管耐力训练。患者可以自己按计划康复锻炼或求助于物理治疗师和其他康复专家帮助实现这些目标。由患者和外科医师共同决策。

这一阶段康复计划的重点是改善关节活动度和提高下肢力量。此期患者可以完全负重，可以在指导下进行恰当的步态和本体感觉训练。Katonis[13] 发现正常的 PCL 组织中有很多机械感受器。这些机械感受器与中枢神经系统相连。他们还发现这些感受器的缺陷将导致关节松弛以及肌肉功能障碍。类似的研究报道也见于 ACL[14]。关节周围机械感受器的康复训练非常重要，可通过步态和日常活动来恢复关节的本体感觉，也可通过闭链式训练进一步协助本体感觉的恢复。Lutz 发现，在康复训练期间，应力的轴向作用和肌肉的共同收缩使胫股关节所受的剪切力减小。最初，闭链式训练仅仅是为了抵抗患者的体重，但是随着力量和随意控制肢体能力的改善，开始进行抗阻训练。通过这些练习，应将患者的膝关节屈曲限制在 60°。Wilk[15] 发现在膝关节屈曲的头 60° 股四头肌和腘绳肌的力量差不多，从而最大限度地减少胫骨的前后方移位。恢复股四头肌的力量，可以最大限度地减轻疼痛和肿胀，并改善关节功能。Palmieri-Smith 等 [11] 在最近的一项研究中发现，股四头肌肌力的减弱不完全是因为废用或缺乏足够的运动强度，也可能是由于关节原因引起的肌肉萎缩。该理论认为，股四头肌肌力的减弱是因为反射活动改变了受伤关节的传入信号，导致传出到肌肉的神经电信号减少。这表明，不管抗阻力量的大小，患者都无法自主地调动足够多的肌纤维来增强肌力。为了改善这种抑制现象，建议减少关节积液，采用冷敷，并结合经皮神经电刺激疗法和（或）神经肌肉刺激。所有的这些处理手段可以使患者恢复股四头肌肌力。反射性抑制只是导致股四头肌萎缩和无力的一个因素。当开始进行抗阻练习时，偏心运动在改善肌力方面发挥重要的作用。Gerber [16] 发现，与 ACL 重建术后仅接受标准的康复方案的患者相比，负性抗阻训练结合标准的向心型康复训练患者的股四头肌最大横截面积和体积增加了 2 倍。

增强股四头肌肌力的最后的一个方法是采用开链式动力（open kinetic chain，OKC）训练手段。这比闭链式训练产生更大的前向剪切力，因此，在最初的 4 个月内应避免这些训练。因为这些类型的训练可能会比闭链式训练更有效地促进股四头肌肌力，所以应逐步应用并记录患者的主观感受。我们发现，这些训练可能会引起膝关节前方疼痛，尤其是髌腱炎。可能是由于这些结构受力过大，随着时间的推移会出现损伤和炎症。应密切监测患者对这些康复训练的反应，训练后冷敷可以降低这种潜在并发症的发生率。

当患者通过持续抗阻和本体感觉训练后，也可以采用更具有挑战性的活动来促进康复。患者在术后 5 个月或 6 个月股四头肌力量足够允许参加活动时，可直线慢跑。监测患者的步态，当他们继续慢跑并且不出现力学改变或其他明显的功能障碍时才可以继续训练。患者也可以更多地进行加强单腿力量练习。Escamilla[6] 发现单腿下蹲锻炼可达 70°，明显低于双腿下蹲时的 90°。动态稳定、肢体近端力量练习和基本的康复训练在此期发挥着重要的作用，可以整体改善肌力和功能状况。有很多手段可以达到这一目标，由于太多，故本章不逐一阐述。它们的目的是改善整体稳定性，循序渐进地加强直线和非线性的活动。术后 6 个月时，患者理想的膝关节屈曲度数约为 120°。

此期的康复计划包括循序渐进的抗阻闭链式动力训练（避免屈膝超过 70°），术后第 5 个月内加强单独的股四头肌力量训练，还有髋关节的渐进性抗阻训练。再者，在术后第 6 个月内开始直线跑。在术后 6 个月末，开始低强度的肌肉增强训练。偶尔会出现活动障碍。如果术后 4 个月末膝关节屈曲未达到 90°，可以考虑手法治疗。

32.7 重返运动的准备期

重返运动的准备期为术后 27 ~ 52 周（术后 7 ~ 12 个月）。此期的康复目标包括增加关节活动范围，股四头肌肌力达到正常的 90% 或比对侧的正常肢体更强大，准备参加特定的体育运动，在术后 10 ~ 12 个月重返运动和重体力职业。

此期的康复训练与运动或工作有关，包括肌肉力量的加强、身体功能条件的改善、灵敏性练习及循序渐进的高级体能训练如本体感觉训练。如果患者是传统意义上的运动员，建议开始非直线跑和低强度的有剪切力的运动。还需要增加低强度的肌肉增强训练，包括双腿和单腿的训练。一旦进行跳跃训练，重点在于适当的落地技巧并维持这个姿势 2 ~ 5 秒。ACL 损伤术后和防止损伤的训练手段都已在相关的文献中报道 [16-21]。高级体能训练应持续 6 周，并基于患者前一阶段的完成情况逐步实施。该计划的实施是为了逐步增加负重和提高运动能力，并尽量避免可能发生损伤的姿势。应仔细监测增加患者关节疼痛或肿胀的征象，并采取适当的措施以避免这些症状进展。理想的情况是，术后 9 个月能完成这些康复计划，并同时能重返运动或重体力劳动。这个时候也可以开始进行单独的腘绳肌力量训练，但不需要额外抗阻。我们并没有发现腘绳肌无力和（或）萎缩非常常见。在此之前，单纯的腘绳肌训练对 PCL 重建后的不利影响比它们带来的优点更大。

其实，是否能重返运动和重体力职业是一个多因素的决策过程。必须谨慎权衡患者重返运动的主观愿望、目前的实际功能以及存在的功能损害。似乎没有一个功能测试的“金标准”去确定运动员重返运动和重体力工作者返回职业的能力。Bjorklund[21] 在两个单独的 ACL 重建术后的时间间隔（4 个月和 8 个月）评估各种功能测试的有效性和精度。他们采用了一系列的包含 8 项训练的康复手段：3 项双腿训练和 5 项单腿训练活动。采用国际膝关节文献委员会（International Knee Documentation Committee，IKDC）表和客观的评价标准来评估患者对这 8 项功能测试的表现。作者认为，采用这些功能测试来评估 ACL 重建术后患者的功能状况是可靠和恰当的。这种评估的一个可能的不足是在实施功能测试时纳入了患者的临床评估。根据临床医师的经验和专业知识，试图对功能测试的客观量化有可能引起广泛的差异。评估患者技术和耐受性最有效的功能测试应包括客观的和可测量的标准，例如远距离单腿跳、规定时间内的远距离单腿跳、折返跑和单腿垂直跳等。患者所有功能测试达到未受累肢体的 10% 被认为可以重返高体力要求的运动。

预防性支具的使用备受争议，相关的内容不在本章讨论。我们建议患者在运动或其他可能给膝关节带来危险的活动中使用功能性支具。直到术后 18 个月时才可以考虑拆除支具。

32.8 小 结

由高或低能量创伤引起的膝关节多发韧带损伤具有极大的破坏性。治疗的目的是使这些患者在恰当的时间内能恢复到伤前的功能水平。我们采用重建手术治疗 PCL 损伤为基础的多发韧带损伤，通过记录的体格检查、应力位摄片、关节活动度测量和三种不同的膝关节韧带的评定量表表明，大多数患者重建的膝关节能达到静态稳定性[12,22-30]。能恢复到伤前的运动和功能的患者占复杂病例的 73% ~ 86%。这些统计数据包括传统意义的运动员和体力劳动者。恢复传统运动员的竞技状态对患者和医师来说都会感到十分欣慰，而体力劳动者恢复到伤前的工作状态对患者及其家庭、医师、治疗师以及经济社会都有利。

32.9 小 结

前面所述的康复方案可作为术后康复计划的制订以及膝关节多韧带重建术后临床实践的指南。我们一直试图阐述我们所采用的康复方案的科学原理。对于不同患者个体的需要和差异，可对康复方案进行改良和调整。例如，对于重体力劳动者采用通常能确保最佳结果所推荐的康复时间显然是不合适的。在这种情况下，一旦患者达到了合适水平的力量和本体感觉，就可以重返工作岗位，以免发生潜在的经济困难。他们应该随时佩戴支具并在工作中根据需要调整，以免再次发生损伤。患者的雇主与医务人员之间的沟通对于营造最适于工作的环境也是非常重要的，同时还可以最大限度地减少手术修复的膝关节的应力。这种方法的应用大大提高了患者的满意度，在大多数情况下也能恢复到他们预期的功能水平。

（付维力 贾 福 胡燕青 译）

参考文献

1. Edson CJ, Fanelli GC, Beck JD. Rehabilitation after multiple ligament reconstruction of the knee. Sports Med Arthrosc Rev. 2011;19(2):162–6.
2. Edson CJ, Fanelli GC, Beck JD. Postoperative rehabilitation of the posterior cruciate ligament. Sports Med Arthrosc Rev. 2010; 18(4):275–9.
3. Fanelli GC. Posterior cruciate ligament rehabilitation: how slow should we go. Arthroscopy. 2008;24(2):234–5.
4. Van Dommelon BA, Fowler PJ. Anatomy of the posterior cruciate ligament. A review. Am J Sports Med. 1989;17:24–9.
5. Jackson WFM, Van der Tempel WM, Salmon LJ, Williams HA, Pinczewski LA. Endoscopically-assisted single-bundle posterior cruciate ligament reconstruction: results at minimum ten-year follow-up. J Bone Joint Surg Br. 2008;90B:1328–33.
6. Escamilla RF, Zheng N, Imamura R, Macleod TD, Edwards WB, Hreljac A, Fleisig GS, Wilk KE, Moorman CT, Andrews JR. Cruciate ligament force during the wall squat and the one-leg squat. Med Sci Sports Exerc. 2009;41:408–17.
7. Li G, Papannagari R, Li MS, Bingham J, Nha KW, Allred D, Gill T. Effect of posterior cruciate ligament deficiency on in vivo translation and rotation of the knee during weightbearing flexion. Am J Sports Med. 2008;36:474–9.
8. Defrate LE, Gill TJ, Li G. In vivo function of the posterior cruciate ligament during weightbearing knee flexion. Am J Sports Med. 2004;32:1923–8.
9. Pappannagari R, Defrate LE, Nha KW. Function of posterior cruciate ligament bundles during in vivo knee flexion. Am J Sports Med. 2007;35:1507–12.
10. Shelbourne KD, Klootwyck TE, Wickens JH. Ligament stability two to six years after anterior cruciate ligament reconstruction with autogenous patellar tendon graft and participation in an accelerated rehabilitation program. Am J Sports Med. 1995; 23:574–9.

11. Palmieri-Smith RM, Thomas AC, Wojtys EM. Maximizing quadriceps strength after ACL reconstruction. Clin Sports Med. 2008;27:405–24.
12. Fanelli GF, Gianotti BF, Edson CJ. Arthroscopically assisted combined posterior cruciate ligament/posterior lateral reconstruction. Arthroscopy. 1996;12:521–30.
13. Katonis P, Papoutsidakis A, Aligizakis A, Tzanakakis G, Kontakis GM, Papagelopoulous PJ. Mechanoreceptors of the posterior cruciate ligament. J Int Med Res. 2008;36:387–93.
14. Lutz GE, Palmatier RA, An KN. Comparison of tibiofemoral joint forces during open-kinetic-chain and closed-kinetic-chain exercises. J Bone Joint Surg Am. 1993;75:732–9.
15. Wilk KE. Rehabilitation of isolated and combined posterior cruciate ligament injuries. Clin Sports Med. 1994;13:649–77.
16. Gerber JP, Marcus RL, Dibble LE. Safety feasibility and efficacy of negative work exercise via eccentric muscle activity following anterior cruciate ligament reconstruction. J Orthop Sports Phys Ther. 2007;37:10–8.
17. Clarc N. Functional performance testing following knee ligament injury (review article). Phys Ther Sports. 2001;2:91–105.
18. Griffin LY, Agel J, Albohm MJ, et al. Noncontact anterior cruciate ligament injuries: risk factors and prevention strategies. J Am Acad Orthop Surg. 2000;8:141–50.
19. Hewett TE, Paterno MV, Myer GD. Strategies for enhancing proprioception and neuromuscular control of the knee. Clin Orthop Relat Res. 2002;302:76–94.
20. Myers GD, Paterno MV, Ford KR, Hewett TR. Neuromuscular training techniques to target deficits before return to sport after anterior cruciate ligament reconstruction. J Strength Cond Res. 2008;22:987–1014.
21. Bjorklund K, Andersson L, Dalen N. Validity and responsiveness of the test of athletes with knee injuries: the new criterion based functional performance test instrument. Knee Surg Sports Traumatol Arthrosc. 2009;17:435–45.
22. Fanelli GC, Giannotti BF, Edson CJ. Arthroscopically assisted combined anterior and posterior cruciate ligament reconstruction. Arthroscopy. 1996;12:5–14.
23. Fanelli GC, Edson CJ. Arthroscopically assisted combined ACL/PCL reconstruction: 2–10 year follow-up. Arthroscopy. 2002; 18:703–14.
24. Fanelli GC, Edson CJ. Combined posterior cruciate ligament-posterolateral reconstruction with Achilles tendon allograft and biceps femoris tenodesis: 2–10 year follow-up. Arthroscopy. 2004; 20:339–45.
25. Fanelli GC, Orcutt DR, Edson CJ. Current concepts: the multiple ligament injured knee. Arthroscopy. 2005;21:471–86.
26. Fanelli GC, Edson CJ, Orcutt DR, Harris JS, Zijerdi D. Treatment of combined ACL PCL medial lateral side injuries of the knee. J Knee Surg. 2005;28:240–8.
27. Fanelli GC, Edson CJ, Reinheimer KN, Garofalo R. Posterior cruciate ligament and posterolateral corner reconstruction. Sports Med Arthrosc Rev. 2007;15:168–75.
28. Fanelli GC, Edson CJ, Reinheimer KN, Beck JD. Arthroscopic single bundle v double bundle posterior cruciate ligament reconstruction. Arthroscopy. 2008;24:e26. Supplement.
29. Fanelli GC, Beck JD, Edson CJ. Double bundle posterior cruciate ligament reconstruction: surgical technique and results. Sports Med Arthrosc Rev. 2010;18(4):242–8.
30. Fanelli GC, Beck JD, Edson CJ. Combined PCL ACL lateral and medial side injuries: treatment and results. Sports Med Arthrosc Rev. 2011;19(2):120130.

第 33 章

膝关节多发韧带损伤治疗的相关并发症

Toribio T. Natividad，Daniel C. Wascher

33.1 膝关节多发韧带损伤治疗的相关并发症

虽然膝关节脱位较为罕见，但近年来发病率不断增加。这些损伤通常是由高能量的受伤机制引起的，常伴大脑或内脏损伤[1]。受累肢体的血管和神经损伤可能导致长期伤残的发生。腘动脉损伤的发生率为 7% ～ 48%[2-5]。漏诊血管损伤可能会导致灾难性的并发症。有研究表明，血管闭塞性损伤延误诊断超过 8h 可能面临截肢[6,7]。此时临床医师的责任心非常重要，需要利用以循证医学为基础的诊治方法，包括最初的足动脉的触诊和至少以下一项检查：血管造影、双功能超声检查、踝臂指数（ABI）或至少 24h 的体格检查的观察记录[8,9]。神经损伤在膝关节脱位中也很常见，可能会导致严重的并发症。腓总神经损伤是最常见的周围神经损伤。大多数研究报道膝关节脱位伴腓总神经损伤的发生率为 25% ～ 35%[10-13]。少数个案报道膝关节脱位伴发胫神经损伤[14-16]。有文献报道了 5 例膝关节脱位合并胫神经损伤，并对每一个病例仔细观察了腓总神经损伤[1]。腓总神经损伤的机制通常是由前交叉韧带（ACL）和后交叉韧带（PCL）损伤合并内翻应力导致腓总神经牵拉引起的。腓总神经的位置浅表且固定，因此易受损伤。医师对患者全面的检查非常重要，尤其是重点强调受伤肢体的神经和血管结构，应避免相关并发症的漏诊。最初的创伤以及诊断延误或漏诊都可能导致并发症的发生。本章的重点是膝关节多发韧带损伤治疗相关的并发症。以前一直缺乏高质量的证据来制订最佳的治疗方案。早期的文献从固定[17]到手术修复[18]都提出了很多不同的治疗手段。目前手术技术突飞猛进，开放手术显示有良好的中长期临床疗效[19]，尤其是目前关节镜技术已成为治疗膝关节多发韧带损伤标准的治疗手段[20-24]。

33.2 腘动脉损伤

常规的体格检查也可能发现亚临床型腘动脉损伤。动脉造影有助于识别腘动脉内膜损伤，但是不能依赖它最后确诊。McDonough[25] 报道了 3 例在韧带重建手术前体检和动脉造影检查中都显示正常的患者，但在止血带放气后 2 例患者出现无脉，需要紧急行血管重建手术。2 例患者都发现血管内膜大片损伤并伴慢性血栓形成。第 3 例膝关节脱位后合并了腘动脉假性动脉瘤。如果术前血管造影检查诊断内膜损伤，那么就可以谨慎地延迟膝关节重建的手术时间 [1,5,10,26-28]。当韧带重建完成后，我们常在止血带充气前静脉推注 5000U 肝素Ⅳ。骨科医师进行膝关节多发韧带重建手术时应高度警惕已存在的或尚未诊断的腘动脉内膜损伤引起的血管阻塞的可能。对每一个行膝关节多发韧带重建的患者，术后都必须立即进行仔细的神经和血管检查。对任何异常发现都需要请血管外科急会诊。

膝关节脱位的医源性血管损伤可能由已修复的腘血管破裂或完整的动脉术中损伤引起。一般通过急诊大隐静脉旁路移植术联合膝关节固定治疗多发韧带损伤合并腘动脉损伤 [24]。应用跨膝关节的外固定有助于保护修复的血管，因为膝关节不稳定引起的过度应力不利于血管的愈合。至于在血管手术前还是手术后安置膝关节外固定仍有争议 [29]。有学者主张在血管手术前安置膝关节外固定，他们认为血管修复手术后固定膝关节可能不利于血管的修复，早期的外固定为血管修复创造了可控的环境，这样有利于血管修复手术的完成，以免血管发生破裂 [30]。另一方面，主张先进行血管修复再安置外固定的学者认为，进行血管修复固定前逆转肢体缺血是其存活的当务之急，应优先考虑。以前的研究表明，进行血管修复能够承受胫骨或股骨骨折固定时的纵向牵引，在这些病例中没有发生血管修复的断裂 [31-33]。最近的一项由 Fowler 等学者完成的 Meta 分析显示，有 14 篇文献报道了股骨骨折、胫骨骨折或膝关节脱位合并血管损伤 [34]。这些研究比较了两组患者（一组接受骨折或膝关节固定先于血管手术，另一组为血管手术先于骨折手术患者）截肢的发生率，发现两组患者的截肢率无统计学差异。除非缺血时间接近 8h，最好采取在血管修复术前于膝关节屈曲 20° 位安置跨关节外固定。可以通过后内侧入路快速、充分地暴露腘动脉来保护血管修复。在安置外固定的同时，血管外科医师取对侧大隐静脉也可以节省时间。

血管修复后在针对韧带损伤的手术过程中止血带的使用仍是一个充满争议和不确定性的话题。在血管修复术后对患肢使用止血带可增加血管相关并发症的风险，包括血栓形成和修复血管自身再次破坏 [35]。为了尽量减少这些风险，建议使用填充良好的止血带，将大腿高位安放，以及尽可能减少使用时间。必要时咨询血管外科医师。我们通常会在血管手术后至少延迟 6 周行韧带重建，这样是为了让修复的血管愈合并减少血栓形成的风险。对于血管手术后 6 周脉搏仍旧很弱的患者，我们建议韧带重建手术时不安放止血带或者在上止血带前静脉推注 5000U 肝素Ⅳ。

最后需要注意的是，在行 PCL 重建时可能损伤到正常的腘动脉。在采用经胫骨技术重建 PCL 的过程中，穿导针或钻胫骨骨隧道时可能损伤腘动脉 [36]。Matava 等的研究发现，在矢状面上从 PCL 胫骨止点附着到腘动脉的平均距离为 7.2mm，当膝关节屈曲 100° 时此距离最大为 9.3mm（膝关节完全伸直到屈曲 100° 的活动范围内）[37]。市面上的 PCL 胫骨定位器从导针穿过后方关节囊时可以提供一定的保护。对整个胫骨平台进行侧位透视可以辅助避免漏诊腘动脉损伤。但是我们推荐采用 70° 关节镜通过辅助的后内侧入路从 PCL 胫骨止点足印区导针出口直接观察。一旦导针成功定位，在骨隧道扩孔时可将刮匙或市面上的导针帽放置在导针上面以保护腘血管。合适的可视化操作、导针帽和小心地扩骨隧道等措施可以避免腘窝空间结构和对腘动脉造成非故意的损伤。

在 PCL 重建中采用胫骨 Inlay 技术也可减少腘动脉损伤的发生，通过后方或后内侧切口显示 PCL 胫骨止点足印区。使腓肠肌内侧头向侧面收缩可暴露 PCL 胫骨止点足印区，以此来保护腘窝结构。然后用骨刀在 PCL 足印区开槽固定移植物。然而，即使用这种方法，当肌肉强烈收缩或关节半脱位时，也可能损伤腘动脉。外科医师对于任何多韧带重建的病例必须始终高度警惕腘动脉损伤的发生。

33.3 神经损伤

神经损伤可发生在损伤的任何时候，也可发生于膝关节脱位的治疗过程中。膝关节脱位也可发生胫神经损伤，但最常见的是腓总神经损伤。腓总神经损伤最常伴发于膝关节后外角结构的损伤 [38]。一些解剖因素导致腓总神经易受伤。腓总神经的位置表浅且相对固定，在腓骨头周围靠近股二头肌腱。腓总神经的损伤轻则拉伤，重则完全横断。一项有关膝关节脱位伴腓总神经麻痹的病例报告发现，手术时采用短节段或有限的神经松解术可能不适于对腓总神经损伤的完全缓解 [15]。一些学者认为，对腓总神经损伤，可早期先行探查，然后行神经修复或松解术 [39,40]。无论采取何种治疗手段，腓总神经功能的完全恢复并不常见 [41-43]。

神经损伤也可发生于对膝关节脱位的治疗过程中 [44]。采用外科手术的方法重建膝关节外侧副韧带和后外侧角时，外科医师必须非常谨慎，清晰地识别和保护腓总神经。如果膝关节后外侧角重建或股二头肌腱修复需要在腓骨头上钻骨隧道，手术解剖时应及早标识腓总神经。腓总神经在股二头肌腱后方腓骨头近端，较容易辨认 [45]。腓总神经朝向腓骨头，被很多筋膜束包裹，包括股二头肌腱和腓总神经 [46]。一旦辨认出腓总神经，在神经周围环绕一个环管以提醒该神经的定位。不能用止血钳钳夹环管，因为止血钳的重量可能导致神经的牵拉伤。不应缝合股二头肌后方的筋膜层，主要是为了防止术后肿胀而使神经受压。

目前关于止血带对并发腓总神经损伤患者的影响的文献较少 [35]。充气式止血带可引起止血带边缘下面的神经受到机械压迫而导致神经传导异常，包括止血带远端肢体的缺血性改变 [47]。神经损伤的程度与止血带的压力大小和充气时间长短有关。目前对于使用止血带是否对伴发的周围神经损伤产生不良影响并增加永久神经损伤的可能性尚无定论 [35]。与血管修复手术后需十分警惕使用止血带类似，伴发神经损伤时使用止血带也要谨慎：止血带需要填充良好，需将其放置于损伤神经断端的近端，充气压力合适，并且使用时间应尽可能地短 [35]。我们建议止血带充气持续时间不超过 120min。如果还需要使用止血带，应放气 10 ～ 15min，待神经再灌注后再次充气。

在手术显露过程中也可能出现隐神经损伤。隐神经位于缝匠肌和股薄肌腱的下方。该神经主要支配缝匠肌和远端小腿内侧的感觉。隐神经的缝匠肌分支的损伤可发生于采取关节镜的后内侧入路时，取鹅足肌腱时，或作内侧副韧带复或重建时。如果隐神经的缝匠肌分支被切断，患者会出现小腿前内侧麻木，也可发生神经瘤（表现为非常疼痛）。在大隐静脉透视下，采用 70° 关节镜通过髁间窝并保持在大隐静脉前方做后内侧入路可将神经损伤的风险降到最低。在开放性膝关节内侧结构重建术内侧显露的过程中，仔细牵开鹅足肌腱并维持膝关节屈曲位，可以帮助保护隐神经。

在建立关节镜内侧入路和膝关节前内侧横切口时，可能损伤隐神经髌下支。当隐神经髌下支被切断时，患者将出现膝关节前外侧感觉麻木。有时可发生神经瘤，表现为明显疼痛。当手术计划做膝关节前内侧切口时，医师应向患者解释术后切口外侧可能会有麻木感。随着时间的延长，麻木的区域减小，麻木感也会减弱 [48-50]。

33.4 深静脉血栓

关于膝关节脱位合并深静脉血栓形成（deep venous thrombosis，DVT）的发生率尚不清楚。然而，很多膝关节脱位的患者存在形成血栓的 Virchow 三要素：内皮损伤、因制动导致的静脉淤滞和创伤相关的血液高凝状态。很多膝关节脱位患者受伤后需要制动患肢并保持非负重的状态。其他一些患者需要接受跨膝关节的外固定架治疗。同样，重建手术后大多数患者维持非负重状态并限制活动 6 周。针对这些因素的作用，往往需要使用药物预防来减少膝关节脱位患者发生 DVT 的风险。

一项研究表明，对于高能量下肢损伤使用跨关节外固定架的患者，使用低分子量肝素（low molecular weight heparin，LMWH）预防 DVT 有效 [51]。该研究共有 151 人受伤，143 个外固定器被应用于 136 例患者，其中 10 例为膝关节脱位。所有患者每天均使用依诺肝素 40mg 或达肝素 5000U（24h 使用量）。固定拆除前平均 17.9 天（从 4 天至 45 天不等）进行超声检测，只有 3 例患者（2.2%）发现有 DVT 形成。作者认为使用 LMWH 可减少下肢创伤需要进行跨关节外固定支架处理的患者发生 DVT 的风险。

我们的经验是，建议膝关节脱位的患者使用 LMWH 或阿司匹林，直到他们完全负重以及关节活动度基本正常。合并伤（如脑外伤和骨盆损伤等）伴严重的出血风险的患者不能使用药物干预；针对这些患者一般采用物理预防的方法。进行任何外科手术前，都需要停用抗凝药，应仔细检查确定任何存在的静脉血栓。在膝关节韧带重建术后，重新开始应用抗凝药，直至患者完全负重。术后如发现任何 DVT，都需要长期抗凝治疗。

33.5 骨筋膜间室综合征和液体外渗

膝关节脱位患者可能伴发关节囊破裂和筋膜缺损。如果伤后不久进行关节镜手术，关节囊撕裂可诱发液体外渗。关节镜术后液体外渗可能引起骨筋膜间室综合征 [52-56]。推迟数周手术可为关节囊损伤提供愈合所需的时间，并减少发生液体外渗的风险。然而，推迟手术时间可能会增加膝关节内外侧结构手术切开的难度。其他避免液体外渗的策略包括：使用低流量泵，利用重力原理引流液体或采用开放重建手术。不管手术的时机如何，如果要进行关节镜手术，外科医师必须高度警惕液体外渗的可能，在手术期间反复多次触诊间室。如果间室肿胀明显，应停止关节镜手术，测量间室的压力。必要时急诊行筋膜切开术。

33.6 伤口问题和感染

膝关节脱位术后可能发生伤口浅部和深部感染。很多膝关节脱位的患者周围软组织损伤严重。未复位的脱位或膝关节后内侧软组织绞锁引起的皮肤张力过高可导致皮肤坏死。膝关节脱位后应尽快复位以减少发生皮肤坏死的风险。对开放性膝关节脱位需要急诊清创及静脉使用抗生素，直到伤口愈合没有感染的征象时才考虑做韧带重建手术。同样，如果皮肤明显肿胀和瘀斑，待软组织愈合后再考虑手术。如存在对代谢需求较高的多发伤以及患者自身其他因素（年龄＞ 50 岁，存在系统性疾病，使用糖皮质激素，有瘢痕等），则都不利于伤口愈合 [46,57]。

在进行膝关节韧带重建手术时，医师应该采取一些措施来减少伤口的并发症，应避免越过原有的瘢痕作切口，避免对皮肤软组织过度剥离，还应避免使用延长的膝前方切口。在切口之间应保持足够的皮肤连接（＞ 10cm）。我们发现，采用膝关节前内切口和延长外侧切口可以充分暴露膝关节所有的损伤区域，不损害皮肤的完整性。我们在膝关节韧带重建围术期对所有的患者静脉内使用抗生素。术中适当地进行伤口止血和外科引流是防止血肿形成的关键。术后血肿是导致皮肤坏死和感染的主要因素[57]。最后，在关闭伤口时医师也要确保伤口张力不至于过高。抬高患肢和冷敷可以帮助减少术后早期肿胀。术后最早的几周内，密切观察手术伤口。如果伤口发红或有分泌物，应开始使用抗生素。严重感染的伤口需要行清创术。早期及时发现伤口感染可避免取出韧带移植物和金属固定物取出。

33.7　关节粘连

关节粘连是膝关节多发韧带损伤治疗中常见的并发症。1970 年以前，大多数膝关节脱位患者都使用石膏固定。Taylor 等发现膝关节固定超过 6 周时，关节僵直的发生率很高[17]。尽管膝关节多发韧带损伤的手术治疗已经越来越普遍，但关节粘连仍是一个常见的并发症。对膝关节脱位采用手术治疗后关节粘连的平均发病率为 29%（5% ~ 71%）[58]。Wong 等学者进行了一项回顾性研究，对比了闭合复位固定与手术治疗膝关节脱位。闭合复位固定组的 11 例患者接受石膏或跨关节外固定处理，而手术组的 15 例患者采用手术修复和（或）重建受伤的韧带。在最后的随访中，手术组患者比固定组患者的关节稳定性更好，其总体 IKDC 评分更高。两组平均的总关节活动度没有差异（分别为 128° 和 137°）。然而，作者也注意到手术组发生关节屈曲挛缩的比例更高（分别为 5.7mm 和 1.8mm）[59]。

一些学者认为早期手术干预多发韧带损伤术后发生关节粘连的风险较高，因此他们建议 3 周后手术[60-63]。然而，其他一些学者发现受伤 3 周内接受重建手术患者的结局指标明显改善[19,64-66]。由 Levy 等完成的一篇系统评价纳入了 5 项比较早期和延迟手术的研究[19,46,64-66]。早期手术时间定义为伤后＜ 3 周；延迟手术为＞ 3 周，平均为受伤后 51 周。这篇系统评价发现，早期手术的结果更好[67]，但是本研究中的手术时间存在显著偏倚。这些研究设计都不是随机的，延迟手术可能合并更严重的膝关节损伤或全身系统创伤[23]。我们的经验是，一旦膝关节周围的软组织愈合以及评估患者全身情况后显示允许参加康复锻炼，就应及早手术。如果手术需要延迟的话，根据膝关节的稳定性和患者的整体状况，可以采用外固定或铰链支具稳定患膝。

膝关节脱位治疗后关节的活动度下降。轻者表现为活动度轻度丧失，严重者为重度关节粘连。Cosgarea 等[68]指出发生关节粘连时，从前方局部的关节内瘢痕到全关节内外均可受累[68]。Paulos 命名的膝关节髌下挛缩综合征（infapatellar contraction syndrome，IPCS）指膝关节屈伸和髌骨活动度都下降[69]。对关节粘连的预防策略包括利用微创关节镜技术，尽量避免从患膝取自体移植物来减小手术创伤。患肢制动、冷敷、加压包扎和抬高有助于最大限度地减少术后肿胀。根据损伤类型，移植物的选择及韧带的固定方式及早开始加强关节活动度练习。但是，如果激进的活动练习开始得太早的话，也不利于移植物的愈合。膝关节多发韧带重建后，医师必须权衡发生膝关节韧带再松弛和关节粘连两者之间的关系。我们的经验是于屈膝 30° 位固定膝关节 2 ~ 3 周后再开始关节活动度练习。应为每一位患者制订个体化的康复方案，并与治疗师相互交流。术后 6 周内应避免膝关节过伸、屈膝＞ 90° 和负重。

对于膝关节脱位重建后关节活动范围受限的处理是很困难的。我们对 Cosgarea 等提出的针对膝关节僵直的处理方案进行了改良[68]。在康复的早期，治疗措施包括关节活动范围练习、髌骨活动，还有抗感染和疼痛管理等。负重练习可帮助关节完全伸直。如果术后 3 个月时患者的膝关节活动持续明显受限，我们建议在麻醉下进行闭合手法松解，再进行激进的物理治疗方案。如果疼痛限制了患者参与治疗的能力，则应留置硬膜外导管持续镇痛。对于关节粘连顽固的病例，尤其是伴有明显屈曲挛缩的患者，建议采取手术治疗。关节粘连的手术包括可在关节镜下行粘连松解术及脂肪垫清除术，有时还需要做一小切口切除前方的瘢痕组织。Cosgarea 等利用这种技术显著改善了膝关节的屈伸功能，然而，最终的功能结果不是很理想。影像学检查显示，至少 89% 的患者至少一侧关节间室有骨赘形成，20% 的患者发现关节间隙狭窄。严重的活动障碍和症状＞ 6 个月患者的结果更糟糕。Paulos 也发现关节活动度明显改善，但是对于 IPCS 患者来说疼痛和功能受限明显 [69]。这些学者认为，对于关节粘连，要早预防、早治疗。

33.8 复发关节不稳

膝关节复发不稳或持续不稳也是膝关节多发韧带损伤治疗后常见的并发症。影响膝关节稳定性的因素包括：初始受伤的严重程度、选择的治疗措施、治疗效果、康复计划和再次的创伤因素。膝关节的慢性不稳会进一步损伤到半月板和关节软骨。Noyes[70] 发表的病例系列研究发现，膝关节慢性不稳患者伴发需要治疗的显著的关节软骨或半月板损伤的发病率为 75%，而早期手术的患者后期没有发现半月板或关节软骨损伤。对韧带损伤的治疗包括固定、损伤结构的修复、韧带撕裂的重建或联合治疗。如前所述，采用非手术治疗更容易导致关节稳定性下降和功能评分较低 [59]。对膝关节多发韧带损伤是采取修复还是重建治疗仍是一个争论性的话题。一期韧带修复有利于韧带解剖结构的恢复，尤其适用于韧带在骨止点的损伤类型；但是对损伤后 3 周以上的患者则很难采用一期修复，受伤组织的质量不利于成功地进行一期修复。Levy 等在一篇系统评价中发现，与重建手术相比，交叉韧带的直接修复将导致关节屈曲障碍更严重，PCL 更不稳定，恢复到伤前活动水平的比例更低 [67]。同样，膝关节后外侧角的直接修复与重建相比，一期修复的结果显示有更高的失败率 [71]。对于韧带的骨性撕脱和侧副韧带损伤，我们建议在损伤后在最初的几周内采用一期修复。如果是侧副韧带中间实质部的损伤或需要延期手术者，我们则建议进行膝关节内侧和（或）外侧结构的解剖重建手术。

外科手术对于膝关节多发韧带的重建非常重要。为了全面地重建和避免术后不稳定的发生，手术医师首先必须准确地辨别损伤的结构 [60]。X 线平片可发现撕脱骨折。MRI 有助于诊断损伤的韧带以及损伤部位。重建手术时在麻醉状态下评估所有的病理性松弛非常重要。手术医师必须对膝关节的解剖结构有全面的了解，以恢复膝关节的解剖关系。必要时选择多种同种异体和自体移植物，包括髌腱、半腱肌、股薄肌、胫骨前肌或跟腱。手术医师必须掌握多种固定技术。手术技术上的失误可能导致关节残留病理性松弛，从而导致受损伤韧带的治疗失败，其中包括移植物结构上强度不够、韧带移植物的非解剖定位和移植物固定不充分。

最后，术后的康复方案对多发韧带重建的成功也非常关键。一般来说，膝关节脱位术后的康复计划较单纯的 ACL 重建慢。在康复过程中常需牵伸移植物 [72]。导致术后早期移植失败的主要因素是采用异体移植物和重建后的稳定结构的再损伤。过伸、内外翻和旋转应力都可能对韧带愈合产生较大的应力刺激。我们建议患者在重建术后常规使用支具至少 6 周。如果术后锻炼太早，开链式康复训练可能导致重建的交叉韧带处于高负荷状态和移植物松弛。膝关节多发韧带重建术后 3 个月内应避免开链式康复训练。指导患者膝关节达到全关节活动度以及肌肉控制良好且没有关节积液后，才开始跑步，这通常需要至少 4 个月。术后 6 ～ 9 个月开始旋转活动，通常至少 1 年内禁止恢复任何体育活动。必须权衡太激进的康复计划导致移植物的失败和太保守的治疗计划导致的关节粘连这两者之间的关系。必须针对每一个患者提出个体化的术后康复计划。再者，外科医师、患者与治疗师之间必须持续保持良好的沟通。

33.9 结 论

恢复膝关节的稳定并避免引起主要并发症是膝关节多发韧带损伤患者给医师提出的难题。深入了解膝关节的解剖和生物力学，结合详细的手术计划和执行方案，可以减少严重并发症的发生。术后密切随访辨别可能出现的并发症。通过早期的辨认和及时的治疗，大多数患者可获得较满意的结果。

（付维力 贯 福 胡燕青 译）

参考文献

1. Wascher DC, Dvirnak PC, DeCoster TA. Knee dislocation: initial assessment and implications for treatment. J Orthop Trauma. 1997;11:525–9.
2. Hollis JD, Daley BJ. 10-year review of knee dislocations: is arteriography always necessary? J Trauma. 2005;59:672–5. discussion 675–6.
3. Klineberg EO, Crites BM, Flinn WR, Archibald JD, Moorman 3rd CT. The role of arteriography in assessing popliteal artery injury in knee dislocations. J Trauma. 2004;56:786–90.
4. Mills WJ, Barei DP, McNair P. The value of the ankle-brachial index for diagnosing arterial injury after knee dislocation: a prospective study. J Trauma. 2004;56:1261–5.
5. Stannard JP, Sheils TM, Lopez-Ben RR, McGwin Jr G, Robinson JT, Volgas DA. Vascular injuries in knee dislocations: the role of physical examination in determining the need for arteriography. J Bone Joint Surg Am. 2004;86-A:910–5.
6. Patterson BM, Agel J, Swiontkowski MF, Mackenzie EJ, Bosse MJ. LEAP study group. Knee dislocations with vascular injury: outcomes in the lower extremity assessment project (LEAP) study. J Trauma. 2007;63:855–8.
7. Green NE, Allen BL. Vascular injuries associated with dislocation of the knee. J Bone Joint Surg Am. 1977;59:236–9.
8. Nicandri GT, Dunbar RP, Wahl CJ. Are evidence-based protocols which identify vascular injury associated with knee dislocation underutilized? Knee Surg Sports Traumatol Arthrosc. 2010;18:1005–12.
9. Nicandri GT, Chamberlain AM, Wahl CJ. Practical management of knee dislocations: a selective angiography protocol to detect limb-threatening vascular injuries. Clin J Sport Med. 2009;19:125–9.
10. Wascher DC. High-velocity knee dislocation with vascular injury. Treatment principles. Clin Sports Med. 2000;19:457–77.
11. Shields L, Mital M, Cave EF. Complete dislocation of the knee: experience at the Massachusetts General Hospital. J Trauma. 1969;9:192–215.
12. Niall DM, Nutton RW, Keating JF. Palsy of the common peroneal nerve after traumatic dislocation of the knee. J Bone Joint Surg Br. 2005;87:664–7.
13. Meyers MH, Harvey Jr JP. Traumatic dislocation of the knee joint. A study of eighteen cases. J Bone Joint Surg Am. 1971;53:16–29.
14. Malizos KN, Xenakis T, Mavrodontidis AN, Xanthis A, Korobilias AB, Soucacos PN. Knee dislocations and their management. A report of 16 cases. Acta Orthop Scand Suppl. 1997;275:80–3.
15. Tomaino M, Day C, Papageorgiou C, Harner C, Fu FH. Peroneal nerve palsy following knee dislocation: pathoanatomy and implications for treatment. Knee Surg Sports Traumatol Arthrosc. 2000;8:163–5.
16. Welling RE, Kakkasseril J, Cranley JJ. Complete dislocations of the knee with popliteal vascular injury. J Trauma. 1981;21:450–3.
17. Taylor AR, Arden GP, Rainey HA. Traumatic dislocation of the knee. A report of forty-three cases with special reference to conservative treatment. J Bone Joint Surg Br. 1972;54:96–102.
18. O'Donoghue DH. An analysis of end results of surgical treatment of major injuries to the ligaments of the knee. J Bone Joint Surg Am. 1955;37-A:1–13. passim.
19. Tzurbakis M, Diamantopoulos A, Xenakis T, Georgoulis A. Surgical treatment of multiple knee ligament injuries in 44 patients: 2–8 years follow-up results. Knee Surg Sports Traumatol Arthrosc. 2006;14:739–49.
20. Engebretsen L, Risberg MA, Robertson B, Ludvigsen TC, Johansen S. Outcome after knee dislocations: a 2–9 years follow-up of 85 consecutive patients. Knee Surg Sports Traumatol Arthrosc. 2009;17:1013–26.
21. Ibrahim SA, Ahmad FH, Salah M, Al Misfer AR, Ghaffer SA, Khirat S. Surgical management of traumatic knee dislocation. Arthroscopy. 2008;24:178–87.
22. Fanelli GC, Orcutt DR, Edson CJ. The multiple-ligament injured knee: evaluation, treatment, and results. Arthroscopy. 2005; 21:471–86.
23. Fanelli GC, Stannard JP, Stuart MJ, et al. Management of complex knee ligament injuries. J Bone Joint Surg Am. 2010;92:2235–46.
24. Rihn JA, Groff YJ, Harner CD, Cha PS. The acutely dislocated knee: evaluation and management. J Am Acad Orthop Surg. 2004;12:334–46.
25. McDonough Jr EB, Wojtys EM. Multi-ligamentous injuries of the knee and associated vascular injuries. Am J Sports Med. 2009;37:156–9.
26. Kaufman SL, Martin LG. Arterial injuries associated with complete dislocation of the knee. Radiology. 1992;184:153–5.
27. Treiman GS, Yellin AE, Weaver FA, et al. Examination of the patient with a knee dislocation. The case for selective arteriography. Arch Surg. 1992;127:1056–62. discussion 1062–3.
28. Dennis JW, Jagger C, Butcher JL, Menawat SS, Neel M, Frykberg ER. Reassessing the role of arteriograms in the management of posterior knee dislocations. J Trauma. 1993;35:692–5. discussion 695–7.
29. McHenry TP, Holcomb JB, Aoki N, Lindsey RW. Fractures with major vascular injuries from gunshot wounds: implications of surgical sequence. J Trauma. 2002;53:717–21.
30. Iannacone WM, Taffet R, DeLong Jr WG, Born CT, Dalsey RM, Deutsch LS. Early exchange intramedullary nailing of distal femoral fractures with vascular injury initially stabilized with external fixation. J Trauma. 1994;37:446–51.
31. Starr AJ, Hunt JL, Reinert CM. Treatment of femur fracture with associated vascular injury. J Trauma. 1996;40:17–21.
32. Ashworth EM, Dalsing MC, Glover JL, Reilly MK. Lower extremity vascular trauma: a comprehensive, aggressive approach. J Trauma. 1988;28:329–36.

33. Connolly JF, Whittaker D, Williams E. Femoral and tibial fractures combined with injuries to the femoral or popliteal artery. A review of the literature and analysis of fourteen cases. J Bone Joint Surg Am. 1971;53:56–68.
34. Fowler J, Macintyre N, Rehman S, Gaughan JP, Leslie S. The importance of surgical sequence in the treatment of lower extremity injuries with concomitant vascular injury: a meta-analysis. Injury. 2009;40:72–6.
35. Johnson ME, Foster L, DeLee JC. Neurologic and vascular injuries associated with knee ligament injuries. Am J Sports Med. 2008;36:2448–62.
36. Jackson DW, Proctor CS, Simon TM. Arthroscopic assisted PCL reconstruction: a technical note on potential neurovascular injury related to drill bit configuration. Arthroscopy. 1993;9:224–7.
37. Matava MJ, Sethi NS, Totty WG. Proximity of the posterior cruciate ligament insertion to the popliteal artery as a function of the knee flexion angle: implications for posterior cruciate ligament reconstruction. Arthroscopy. 2000;16:796–804.
38. Robertson A, Nutton RW, Keating JF. Dislocation of the knee. J Bone Joint Surg Br. 2006;88:706–11.
39. Frykman GK, Wolf A, Coyle T. An algorithm for management of peripheral nerve injuries. Orthop Clin North Am. 1981;12:239–44.
40. Berry H, Richardson PM. Common peroneal nerve palsy: a clinical and electrophysiological review. J Neurol Neurosurg Psychiatry. 1976;39:1162–71.
41. White J. The results of traction injuries to the common peroneal nerve. J Bone Joint Surg Br. 1968;50:346–50.
42. Wood MB. Peroneal nerve repair. Surgical results. Clin Orthop Relat Res. 1991;267:206–10.
43. Giuseffi SA, Bishop AT, Shin AY, Dahm DL, Stuart MJ, Levy BA. Surgical treatment of peroneal nerve palsy after knee dislocation. Knee Surg Sports Traumatol Arthrosc. 2010;18:1583–6.
44. Shapiro MS, Freedman EL. Allograft reconstruction of the anterior and posterior cruciate ligaments after traumatic knee dislocation. Am J Sports Med. 1995;23:580–7.
45. Terry GC, LaPrade RF. The posterolateral aspect of the knee. Anatomy and surgical approach. Am J Sports Med. 1996;24:732–9.
46. Wascher DC, Becker JR, Dexter JG, Blevins FT. Reconstruction of the anterior and posterior cruciate ligaments after knee dislocation. Results using fresh-frozen nonirradiated allografts. Am J Sports Med. 1999;27:189–96.
47. Yates SK, Hurst LN, Brown WF. The pathogenesis of pneumatic tourniquet paralysis in man. J Neurol Neurosurg Psychiatry. 1981;44:759–67.
48. Figueroa D, Calvo R, Vaisman A, Campero M, Moraga C. Injury to the infrapatellar branch of the saphenous nerve in ACL reconstruction with the hamstrings technique: clinical and electrophysiological study. Knee. 2008;15:360–3.
49. Kjaergaard J, Fauno LZ, Fauno P. Sensibility loss after ACL reconstruction with hamstring graft. Int J Sports Med. 2008;29:507–11.
50. Luo H, Yu JK, Ao YF, et al. Relationship between different skin incisions and the injury of the infrapatellar branch of the saphenous nerve during anterior cruciate ligament reconstruction. Chin Med J (Engl). 2007;120:1127–30.
51. Sems SA, Levy BA, Dajani K, Herrera DA, Templeman DC. Incidence of deep venous thrombosis after temporary joint spanning external fixation for complex lower extremity injuries. J Trauma. 2009;66:1164–6.
52. Noyes FR, Spievack ES. Extraarticular fluid dissection in tissues during arthroscopy. A report of clinical cases and a study of intraarticular and thigh pressures in cadavers. Am J Sports Med. 1982;10:346–51.
53. Bomberg BC, Hurley PE, Clark CA, McLaughlin CS. Complications associated with the use of an infusion pump during knee arthroscopy. Arthroscopy. 1992;8:224–8.
54. Ekman EF, Poehling GG. An experimental assessment of the risk of compartment syndrome during knee arthroscopy. Arthroscopy. 1996;12:193–9.
55. Amendola A, Faber K, Willits K, Miniaci A, Labib S, Fowler P. Compartment pressure monitoring during anterior cruciate ligament reconstruction. Arthroscopy. 1999;15:607–12.
56. Marti CB, Jakob RP. Accumulation of irrigation fluid in the calf as a complication during high tibial osteotomy combined with simultaneous arthroscopic anterior cruciate ligament reconstruction. Arthroscopy. 1999;15:864–6.
57. Hegyes MS, Richardson MW, Miller MD. Knee dislocation. Complications of nonoperative and operative management. Clin Sports Med. 2000;19:519–43.
58. Stannard JP, Schenck Jr RC, Fanelli GC. Knee dislocations and fracture-dislocation. In: Bucholz RW, Court-Brown C, Heckman JD, editors. Rockwood and Green's fractures in adults. Philadelphia: Lippincott, Williams, and Wilkins; 2009. p. 1832–66.
59. Wong CH, Tan JL, Chang HC, Khin LW, Low CO. Knee dislocations-a retrospective study comparing operative versus closed immobilization treatment outcomes. Knee Surg Sports Traumatol Arthrosc. 2004;12:540–4.
60. Harner CD, Irrgang JJ, Paul J, Dearwater S, Fu FH. Loss of motion after anterior cruciate ligament reconstruction. Am J Sports Med. 1992;20:499–506.
61. Shelbourne KD, Nitz P. Accelerated rehabilitation after anterior cruciate ligament reconstruction. Am J Sports Med. 1990;18:292–9.
62. Shelbourne KD, Wilckens JH, Mollabashy A, DeCarlo M. Arthrofibrosis in acute anterior cruciate ligament reconstruction. The effect of timing of reconstruction and rehabilitation. Am J Sports Med. 1991;19:332–6.
63. Mohtadi NG, Webster-Bogaert S, Fowler PJ. Limitation of motion following anterior cruciate ligament reconstruction. A case-control study. Am J Sports Med. 1991;19:620–4. discussion 624–5.
64. Fanelli GC, Giannotti BF, Edson CJ. Arthroscopically assisted combined posterior cruciate ligament/posterior lateral complex reconstruction. Arthroscopy. 1996;12:521–30.
65. Liow RY, McNicholas MJ, Keating JF, Nutton RW. Ligament repair and reconstruction in traumatic dislocation of the knee. J Bone Joint Surg Br. 2003;85:845–51.
66. Harner CD, Waltrip RL, Bennett CH, Francis KA, Cole B, Irrgang JJ. Surgical management of knee dislocations. J Bone Joint Surg Am. 2004;86-A:262–73.
67. Levy BA, Dajani KA, Whelan DB, et al. Decision making in the multiligament-injured knee: an evidence-based systematic review. Arthroscopy. 2009;25:430–8.
68. Cosgarea AJ, DeHaven KE, Lovelock JE. The surgical treatment of arthrofibrosis of the knee. Am J Sports Med. 1994; 22:184–91.
69. Paulos LE, Rosenberg TD, Drawbert J, Manning J, Abbott P. Infrapatellar contracture syndrome. An unrecognized cause of knee stiffness with patella entrapment and patella infera. Am J Sports Med. 1987;15:331–41.
70. Noyes FR, Barber-Westin SD. Reconstruction of the anterior and posterior cruciate ligaments after knee dislocation. Use of early protected postoperative motion to decrease arthrofibrosis. Am J Sports Med. 1997;25:769–78.
71. Stannard JP, Brown SL, Farris RC, McGwin Jr G, Volgas DA. The posterolateral corner of the knee: repair versus reconstruction. Am J Sports Med. 2005;33:881–8.
72. Marks PH, Harner CD. The anterior cruciate ligament in the multiple ligament-injured knee. Clin Sports Med. 1993;12:825–38.

第九部分

数据结果

第 34 章

膝关节多发韧带损伤的治疗结果

Sommer Hammond，Moira McCarthy，Robert G. Marx

34.1 引 言

早在 18 世纪的文献中就有对膝关节脱位的描述。“膝关节脱位”这一术语的定义不仅指真正的膝关节脱位，还包括膝关节的四条韧带中两条或以上的韧带断裂，通常累及 ACL 和 PCL。这些损伤并不常见，但是所有四肢创伤中最严重的损伤。很多这样的损伤可自发地复位，导致无从知晓膝关节脱位真正的发病率。膝关节脱位具有导致肢体伤残潜在的可能性，因此，要求每一位骨科医师都要熟悉膝关节脱位的评估和治疗。由于存在合并腘动脉损伤的可能，因而早期对血管状况的评估非常关键，大约 32% 的膝关节脱位会发生腘动脉损伤 [1,2]。晚期并发症包括关节活动度（range of motion，ROM）下降、不稳、疼痛、不能从事以前的工作，以及无法重返伤前的活动和体育运动。

由于膝关节多发韧带损伤不常见且具有异质性的特点，尚缺乏可用于指导治疗的高质量的临床研究和随机临床试验。本章将围绕一直存在争议的相关问题进行阐述，如膝关节脱位的手术治疗的早期重建与延期重建，膝关节后外侧角（PLC）的修复与重建，内侧结构或内侧副韧带（MCL）的优先处理等。

34.2 手术与非手术治疗

在过去的 250 年里，膝关节脱位治疗的短期和长期疗效都有了显著改善。19 世纪初期，Astley Cooper 爵士提出：“任何情况下都不要武断地立即马上截肢。” [3] 截肢无疑是最后的治疗手段。从历史上看，研究更多地青睐采取保守或非手术治疗，近年来则倾向于采取手术治疗。

虽然报道采用再附着治疗韧带与骨附着部的撕脱性损伤取得了较好的疗效，但是韧带中间实质部撕裂的修复治疗一直不是很成功 [4,5]。为了建立当前治疗膝关节多发韧带损伤的原则，我们将简要地讨论支持采用手术治疗膝关节多发韧带损伤的证据。

由 Dedmond 与 Almekinders[6] 完成了一项对膝关节脱位采取手术与非手术治疗的 Meta 分析，其结果为采用手术治疗提供了重要的证据支持。他们纳入了 15 项平均随访 2 ~ 5 年的临床研究。对于采取手术治疗的患者，其 ROM（平均 123°vs. 108°，$P < 0.001$）、屈曲挛缩程度（平均 0.54° vs. 3.5°，$P < 0.05$）和 Lysholm 评分（平均 85.2 vs.66.5，$P < 0.001$）都有显著的统计学差异，效果明显优于非手术组。此外，手术治疗组往往能够更好地恢复到伤前的工作水平（58% vs. 50%）或体育运动（31% vs. 14%）。

Wrong 等 [7] 回顾性比较了 15 例接受手术治疗与 11 例接受闭合复位固定治疗的膝关节脱位患者的功能指标。总体膝关节 ROM 没有统计学差异（平均差 8.5°，$P = 0.20$），然而，手术组有更高的屈曲挛缩度（平均差 3.9°，$P = 0.002$）。手术组显示有更好的稳定性（膝关节前后稳定性平均差为 4.8mm，$P = 0.001$）以及更好的总体膝关节功能如 IKDC 评分（平均差 12.1，$P = 0.005$）。从患者的主观角度判断，手术组中膝关节不稳定的发生率为 26.7%（$n= 4$），而闭合复位固定组为 90.9%（$n=10$，$P = 0.002$）。

Ritcher 等 [5] 回顾性评估了 89 例创伤性膝关节脱位治疗的患者。共有 63 例患者接受了修复或重建手术，26 例患者接受非手术方法治疗（采用石膏或外固定器固定 6 周）。平均随访 8.2 年，手术组的平均 Lysholm 评分（78.3 vs. 64.8，$P = 0.001$）和 Tegner 活动评分（4.0 vs. 2.7，$P < 0.001$）都显著优于非手术治疗组。手术治疗组的 Lachman 试验的平均位移显著低于非手术组（5.1mm vs. 8.2mm，$P < 0.001$）。此外，手术治疗组中更多的患者能够重返工作和体育运动。总体而言，改善结局相关的预后因素包括患者年龄为 40 岁或以下，继发于运动损伤而不是车祸伤，进行功能康复而不是固定。

34.3 同种异体移植物在治疗膝关节多发韧带损伤中的应用

同种异体组织越来越多地被用于治疗膝关节多发韧带损伤。与自体组织移植相比，同种异体移植物的优点包括没有供区并发症、有更多的移植物尺寸大小选择以及止血带使用时间更少 [8]。报道的文献支持在关节镜辅助下采用同种异体移植物重建 ACL、PCL 与必要的侧副韧带，作为一种再生的手段改善术后膝关节稳定性（表 34.1）[9-12]。

表 34.1 同种异体移植物在治疗膝关节多发韧带损伤中的应用

研究（年份）	损伤类型 [9]（病例数，平均随访时间）	Lysholm 评分（平均）	功能评分	平均前后移位差异（mm）	其他
Shapiro 和 Freedman（1995）	ACL/PCL（n =7，51 个月）	74.7	优良 –3，良好 –3，一般 –1	3.3	MUA：n = 4（平均 16.8 周）；平均屈曲 118°
Wascher 等（1999）	ACL/PCL（n =13，3 年）	88	IKDC：6 例接近正常，5 例异常，1 例严重异常	4.5（20° 位）；5.0（70° 位）	6 例完全不受限的运动；4 例改良运动；麻醉下手法锻炼：n= 2；平均伸直差为 3°；平均屈曲差为 5°
Shi 等（2008）	ACL/PCL（n =15，38 个月）	90	IKDC：9 例正常，5 例接近正常	4.8（25° 位）；4.2（70° 位）	平均伸直差 1.5°，平均屈曲差为 3.9°，2 例患者前向松弛各为 8mm 和 10mm
Fanelli 等（2005）[b]	ACL/PCL（n =15，2 年）	86.7		1.6（PCL 透视）；1.6（校正后）；0.5（校正前）	86.6% 后抽屉试验正常；86.6%Lachman 试验正常；93.3% 轴移试验正常

34.4 早期重建与延迟重建手术的结果

关于膝关节多发韧带损伤的最佳手术治疗时机仍存在争议。对于侧副韧带和交叉韧带修复，选择手术时机时还需要考虑的特定因素包括：血管状态、复位的稳定性、其他外伤及皮肤情况。尽管目前尚没有标准化的指南，但是一般公认的急性期干预的时机为受伤后的前 3 周。大多数学者认为重建手术适合于慢性期或延期手术，一般在 3 周后进行。一些学者报道早期手术干预对所有的韧带结构都取得了良好效果 [13-15]。其他一些学者推荐固定后再行延期手术 [16,17]。早期重建术的主要并发症是关节粘连，多数情况下需在麻醉下行手法锻炼或粘连松解术，而延期手术中交叉韧带和侧副韧带承受的应力过大引起的关节不稳更常见 [13,17]。虽然似乎近年来更多的证据支持对膝关节脱位在急性期重建，但是受伤的特定结构才能决定选择早期还是延期重建。

Shelbourne 等 [17] 报道了 21 例低能量损伤引起的膝关节脱位患者。他们推荐采用骨 - 髌腱 - 骨自体移植物延期重建 PCL 和修复内侧结构，而对 ACL 撕裂采用保守治疗。直到患者屈膝 > 90°、能完全伸直膝关节和有良好的肌力时才行延期重建。他们采用这种方法的原理是通过延期 PCL 重建和 MCL 修复以及与 ACL 撕裂保守治疗，可以避免急性期处理韧带所带来的关节粘连并发症。他们报告了 9 例患者通过延期重建取得了满意的效果，伸膝差 3°，屈膝差 15°。只有 19% 的患者恢复到术前的活动水平。通过对运动损伤中低能量损伤引起的膝关节脱位治疗的随访研究，Shelbourne 和 Klootwyk[18] 倡导对所有的 MCL 损伤行非手术治疗；如果后抽屉试验为 ++ 或 +，则对 PCL 行非手术治疗；延期 ACL 重建；急性期修复外侧结构。

Fanelli 等也推崇延期重建 [19]。他们报道了 21 例关节镜辅助下行 PCL / PLC 重建（15 例男性和 6 例女性患者），至少随访 2 年，患者分为急性期重建组（伤后 2 ～ 4 周）与慢性期延期重建组（伤后 6 个月到 16 年），采用 Tegner 评分、Lysholm 评分和 HSS 膝关节韧带评分量表比较，两组间无显著差异。早期和延期 PCL / PLC 重建两组在校正前后 KT-1000 测量上无显著差异。尽管都在正常范围内，延期重建组 PCL 术后平均移位（平均 0.8mm）显著低于早期重建组（平均为 2.5mm，P= 0.0315）。总的来说，学者们推荐伤后 2 ～ 3 周行延期重建，这样可以减少肿胀和保护关节活动度。

Fanelli 等 [16] 也研究比较了 10 例急性期和 10 例延期行 ACL 和 PCL 重建的膝关节脱位患者。他们发现各组手术前后的 Tegner、Lysholm 和 HSS 膝关节韧带评分量表（P=0.0001）有显著差异，但是两组间比较无显著差异。两组间的 KT-1000 测量比较也无显著差异。他们推荐对 ACL、PCL 和 PLC 至少延期 2 ～ 3 周重建；当交叉韧带合并较低程度的 MCL 撕裂时，建议延期 6 周，待 MCL 愈合后再行交叉韧带重建术。

虽然存在支持延迟重建的证据，但是更多的研究证据提倡早期重建。Harner 等 [13] 报道了采用手术治疗膝关节脱位的研究结果。31 例患者中有 19 例接受早期治疗（小于 3 周），12 例接受延期治疗。早期重建患者 Lysholm 膝关节评分（平均为 91 分 vs. 80 分，P= 0.07）、膝关节日常活动调查表（平均为 91 分 vs. 84 分，P= 0.07）和体育活动量表评分（89 分 vs. 69 分，P= 0.04）有所改善。早期重建组的 Meyers 功能评分有改善的趋势（P=0.14）。两组间 ROM 没有差别，但在早期重建组中有 4 例患者由于屈膝障碍需要手法帮助下松解。早期重建组更少的患者 Lachman 评分显示 2+ 松弛（n=2），而延期重建组 n=6。

Liow 等 [14] 报道了对 21 例患者 22 侧膝关节脱位接受早期（伤后 < 2 周）或延期治疗（伤后 > 6 个月），平均随访 32 个月，早期治疗组的 Lysholm 评分（87 分 vs.75 分）和 Tegner 活动评分（5 分

vs. 4.4 分）都较高，而两组间 IKDC 和膝关节稳定性结果无显著差异。他们得出结论，2 周内行重建术会取得更好的整体功能和效果。

Noyes 等 [20] 回顾了 11 例接受移植同种异体移植物重建 ACL 和 PCL 的结果。其中 7 例接受急性期治疗（伤后 7 ～ 28 天），4 例接受延期治疗（伤后 13 ～ 31 个月）。观察指标为基于患者感觉和疼痛量表的整体评分，延期治疗组所有 4 名患者的治疗效果均较差，而早期治疗组中有 1 例优，2 例良，1 例一般和 3 例差。他们还发现与急性期重建组相比，延期重建组对主观感觉较差，尤其在运动中。

Wascher 等 [10] 报道了 13 例患者在急性期治疗（伤后＜ 3 周，n= 9）或者是延期治疗（伤后＞ 3 周，n=4）同时进行 ACL 和 PCL 重建，发现急性期治疗组的平均 Lysholm 评分更高。

Tzurbakis 等 [15] 报道了 48 例患者 [ACL 合并膝关节内侧结构损伤（n = 12），ACL 或 PCL 合并 PLC 损伤（n = 11），或 ACL 与 PLC 损伤（n = 25）] 要么接受急性期治疗（伤后＜ 3 周），要么接受延期治疗。其中 38 例患者接受急性期治疗，10 例患者接受延期治疗。他们发现急性期手术治疗会得到更高的 Lysholm 评分（88.3 分 vs. 81.7 分，P= 0.15）、Tegner 评分（4.37 分 vs. 5.17 分，P= 0.003）和总体 IKDC 评分（77.1% vs. 55.5%，P =0.15）。

Mook 等 [21] 的系统评价报道了膝关节多发韧带损伤的手术干预时机以及康复。他们发现与延期治疗（伤后＞ 3 周）相比，急性期治疗（伤后＜ 3 周）会导致前方关节不稳（P =0.018）、更大的屈曲功能障碍（P=0.004）和更多的关节僵硬的发生（P ＜ 0.001）。

总而言之，关于膝关节脱位手术治疗的最佳时机尚存在一些争议。数据表明，延期和急性期重建都可以取得很好的效果。一些数据支持急性期重建能获得更好的效果和恢复运动的改善。继而，由于潜在的残留关节不稳和关节僵硬增加的可能性，应在早期重建和延迟重建之间取得平衡。MCL 损伤可能是适于延迟重建的一个指征。

34.5 ACL 和 PCL 联合重建的结果

由于以下几个因素的影响，很难通过文献评估膝关节手术治疗得出定论：研究对象数量有限，缺乏客观的评价指标，损伤类型的多样性以及采用不同的手术方式。在本章中，我们重点关注对膝关节多发韧带损伤采用 ACL 和 PCL 联合重建的效果，特别涉及膝关节多发韧带损伤相关的内侧结构和 PLC 的治疗效果将在后面的部分中探讨。

Fanelli 和 Edson [22] 报道了 35 例关节镜辅助下采用 ACL/PCL 联合重建的患者，随访 2 ～ 10 年，术后体格检查发现 46%（16/35）的患者后抽屉试验正常，94%（33/35）的患者 Lachaman 试验和轴移试验正常。术后 KT-1000 测量的平均前后移位为 2.7mm（PCL 透视下）、2.6mm[22]（修正后）和 1.0mm（修正前），与术前评估相比有统计学意义。膝关节屈曲 90° 和 32 磅后推应力位摄片记录的前后移位为 0 ～ 3mm 的有 11 例（共 21 例，占 52.3%）。术后 Lysholm 评分平均值为 91.2 分，较术前显著改善。

Fanelli 等 [12] 随后发表了一项纳入了 15 侧关节镜辅助下行 ACL / PCL 联合重建后随访 2 年的结果，并采用 Biomet 运动医学（Warsaw，IN）的移植张力调整设备。所有 15 侧膝关节都采用跟腱移植物重建膝关节交叉韧带，术后 86.6%（13/15）侧膝关节后抽屉试验正常，86.6% Lachman 试验正常，93.3% 轴移试验正常（14/15）。术后 KT-1000 测量的平均前后移位为 1.6mm（PCL 透视下）、1.6mm（修正前）和 0.5mm（修正后），与术前比较有显著差异。应力位摄片记录的前后移位为 0 ～ 3mm 的占

66.7%（10/15），为 4mm 的占 26.7%（4/15），为 7mm 的占 6.67%（1/15）。术后 Lysholm 评分平均值为 86.7 分。他们发现在关节镜下行 ACL 和 PCL 联合重建使用移植物张力调整机械设备有效。

Wascher 等[10]评价了 13 例膝关节脱位采用同种异体移植物同时重建 ACL / PCL 的治疗效果。平均随访 38 个月，只有 1 例患者膝关节功能正常。膝关节平均伸直差为 3°（范围为 0° ～ 10°），平均屈曲差为 5°（范围为 0° ～ 15°）。采用向胫骨前后方向 133N 的应力下测量通过 KT-1000 测量的平均前后移位在 20° 位为 4.5mm（范围为 0° ～ 10°），70° 位为 5.0mm（范围为 0 ～ 9mm）。平均 Lysholm 评分为 88 分。只有 6 例患者 IKDC 评分接近正常。术后 2 例患者需要在麻醉下做手法松解。

Noyes 和 Barber-Westin[20]评估了 11 例接受 ACL / PCL 重建的膝关节脱位患者（伤后立即限制膝关节活动），平均随访 4.8 年，其中有 2 例（18%）PCL 重建失败，1 例（9%）ACL 重建失败。屈膝 20° 位关节稳定测量显示，10 侧膝关节总体前后移位增加少于 3mm，1 侧移位增加了 7mm；屈膝 70° 位时，9 侧膝增加的移位＜ 3mm，2 侧＞ 6mm。5 例患者（均为急性损伤）由于膝关节 ROM 下降而需要治疗。9 例患者 ROM 正常。尽管这项队列研究中早期使用保护膝关节活动的康复方案，5 例患者还是需要麻醉下手法或关节镜下粘连松解术。

Lo 等[23]在系列病例研究中评估了 11 例连续行 ACL/PCL 联合重建的患者，分别使用腘绳肌腱和股四头肌腱自体移植物重建 ACL 和 PCL，均行一次手术，平均随访 55 个月，91% 的患者（10/11）取得了良好或优良的结果。与术前相比，82% 的患者（9/11）膝关节功能主观评分正常或者接近正常，73% 的患者（8/11）膝关节 ROM 正常，91% 的患者膝关节 Lachman 评分和轴移试验正常。术后所有患者显示 PDT 正常或 I°（胫骨后倒下降 5mm 内）。KT-1000 关节测试显示术后移位 0.9mm（修正前）、2.5mm（修正后）和 2.6mm（PCL 透视下），与术前评估相比都有显著改善。术后平均 Lysholm 评分为 88 分（术前为 34 分，$P = 0.008$）。

Strobel 等[24]评估了 17 例采用同侧和对侧自体腘绳肌腱一期重建 ACL、PCL 和 PLC 的临床结果，平均随访 2 年。术后 KT-1000 关节稳定测量的总移位平均为 2mm（范围为 − 4 到 7mm）。4 例患者 IKDC 接近正常（29.8%），10 例异常（58.8%），2 例严重异常（11.8%）。术后主观 IKDC 评分平均为 71.8 分。这项研究发现，尽管正常胫股关节运动学的恢复有所差异，但是大多数患者都可以恢复到基于主、客观参数的膝关节稳定的功能（与术前相比）。

Zhao 等[25]评估了同时行腘绳肌腱双束 ACL 和 PCL 重建的 21 例患者的治疗结果，至少随访 2 年。所有患者的膝关节伸直功能都正常，1 例屈膝差 10°，4 例屈膝差 15°。KT-1000 关节稳定测量显示在屈膝 10° 时总的前后松弛为 0 ～ 2mm 的有 16 例患者，为 3 ～ 5mm 的有 4 例患者，为 6 ～ 10mm 的有 1 例患者；屈膝 25° 时，14 例患者前后松弛为 0 ～ 2mm，6 例为 3 ～ 5mm，1 例为 6 ～ 10mm。平均 Lysholm 评分在最近一次随访中为 91.9 分。13 例患者 IKDC 评分正常（61.9%），7 例接近正常（33.3%），1 例显示异常（4.8%）。这项研究发现，同时行双束 ACL 和 PCL 腘绳肌腱重建，随访 2 年时 95% 患者可获得正常或者接近正常的结果。

34.6 恢复到伤前的活动水平

有关膝关节脱位重建后恢复到伤前活动水平的报道众说纷纭。Mariani 等[26]报道了关于 15 例行自体腘绳肌腱重建 ACL 联合骨 - 髌腱 - 骨重建 PCL 的患者，通过 Tegner 评分评估伤前、手术前和术后的活动水平；7 例（50%）达到伤前的运动水平，2 例（14.3%）重返竞技运动（Tegner 9）。他们发现自体移植物重建可获得足够的稳定性并适度恢复运动。

Fanelli 等 [16] 报道了一项纳入 20 例患接受关节镜辅助下行联合交叉韧带重建的队列研究，采用 Tegner 评分，至少随访 2 年。20 例膝关节手术前后的平均 Tegner 评分分别为 1.9 分（范围为 0 ～ 7 分）和 5.6 分（范围为 3 ～ 9 分），从术前到术后改善有明显统计学意义（P=0.001）。Fanelli 和 Edson [22] 也报道了通过 Tegner 评分评估行关节镜辅助下联合 ACL/PCL 重建的 35 例患者，随访 2 ～ 10 年，Tegner 评分得到改善也同样有统计学意义（P=0.0001）。30 例膝关节术前平均 Tegner 评分为 1.4 分（范围为 0 ～ 7 分）。35 例膝关节术后平均 Tegner 评分为 5.3 分（范围为 3 ～ 7 分）。

Zhao 等 [25] 对 21 例患者采用腘绳肌腱自体移植物同时一期双束重建 ACL 和 PCL，报道 19% 的患者恢复到了伤前水平。Khanduja 等 [27] 在一项回顾性调查中分析了关节镜下 PCL 重建和切开 PLC 重建治疗膝关节慢性多发韧带损伤，发现 68% 的患者恢复到伤前的活动水平。Wascher 等 [10] 报道了 13 例（9 例急性期治疗，4 例延期治疗）行 ACL 和 PCL 重建的患者，其中 7 例伴有 MCL 损伤，6 例有 PLC 损伤，46% 恢复到无限制性运动，31% 恢复到改良的运动。Tzurbakis 等 [15] 评估了 ACL 合并 MCL 损伤，ACL 或 PCL 合并 PLC 损伤，或 ACL 联合 PCL 损伤的患者，所有患者的活动在术后显著降低，除了 ACL 合并 MCL 损伤组患者恢复到任何活动。此外，急性期重建或延期重建对于活动水平的恢复没有差异。

总的来说，不论是急性期还是延期重建治疗膝关节脱位，目前尚缺乏足够的资料来预知其活动水平的恢复程度。但目前的文献认为采用自体移植物一期重建治疗 ACL 和 PCL 撕裂，约有 50% 的概率恢复到伤前活动水平。此外，两根交叉韧带都损伤患者的活动水平恢复比一根交叉韧带和一根侧副韧带损伤差。

34.7 PLC 的修复与重建

对于不稳定 PLC，手术选择包括修复与重建。除了明显的撕脱性骨折需要进行内固定外，大部分数据支持采用重建手术。一些学者建议伤后 2 ～ 3 周内行 PLC 的解剖修复 [28-32]。除了手术时机的选择外，其他影响 PLC 修复成功的因素包括组织质量、周围软组织损伤程度、合并其他韧带损伤以及 PLC 损伤的部位。腘肌经常在肌肉和肌腱的交接处撕裂，因此妨碍修复 [28]。

Shelbourne 等 [32] 报道了一项采用修复断裂的外侧结构的新技术治疗膝关节脱位，该技术被命名为膝关节脱位的“一次性整体解决方案”。该技术同时重建 PCL 和 ACL，而对 PCL 采用非手术治疗。术后平均对 17 例患者进行客观评估了 4.6 年，术后 5.6 年对 21 例患者进行主观评分。15 例患者外侧松弛检查正常，10 例患者总的客观评价正常，其余接近正常。平均主观 IKDC 评分为 91.3 分，改良 Noyes 评分为 93.0 分，活动评分为 8.0 分。16 例运动损伤的患者中有 13 例恢复到伤前的运动水平。他们认为，这种“一次性整体解决方案”技术可获得优良的主、客观评分，尤其是伤后 4 周内进行修复术者。

大多数学者报道对膝关节脱位采用急性期 PLC 重建比修复可取得明显的改善结果 [33,34]。Stannard 等 [34] 在一项前瞻性Ⅲ期临床中报道了对 57 例膝关节损伤患者采取修复与重建的疗效，至少随访 24 个月。44 例（77%）为膝关节多发韧带损伤。本研究为非随机治疗，如果伤后 3 周内有手术的指征且受伤的组织足以行修复，则采用修复术，否则行采用改良的“双尾技术”重建手术，即采用同种异体胫骨前肌重建腘肌、腘腓韧带和外侧副韧带。患者进行早期活动的康复方案。修复组的失败率为

37%，明显高于重建组的 9%。重建组的临床稳定性检查也更好（$P < 0.05$）。对除了 PLC 撕脱性骨折需行螺钉内固定以外的其他所有 PLC 断裂的病例，作者强烈推荐行重建手术。

Levy 等 [33] 在一项队列研究中报道了 45 例多发韧带损伤的患者，比较了修复与重建外侧副韧带和 PLC，至少随访 2 年。10 例患者早期修复 PLC 后延期重建 ACL/PCL，18 例患者在行 ACL/PCL 重建的同时进行 PLC 重建。采用自体跟腱重建外侧副韧带和 PLC。修复组的失败率更高（40% vs. 60%，P=0.04）。经翻修后，两组 IKDC 主观评分无统计学差异。韧带撕裂部位与失败率没有相关性，但总体来说修复组的失败率更高。本研究的不足是修复组的样本量较少，因此，该结论还需要慎重对待。总之，学者发现，对于膝关节多发韧带损伤，外侧副韧带 /PLC 重建比起单纯修复更可靠。

34.8 膝关节多发韧带损伤的内侧结构 /MCL 的处理

有关膝关节多发韧带损伤的内侧结构损伤处理的文献非常少，因此，对于 MCL 理想的治疗方法是保守、修复还是重建都存在较大争议。Fanelli 和 Edson [22] 报道了进行对急、慢性期 ACL/PCL 重建治疗的 35 例患者，其中 15 例有 MCL 损伤，7 例采取非手术治疗，8 例采取重建和后内侧关节囊修补。手术组所有 7 例和非手术组 8 例中有 7 例屈膝 30° 外翻应力试验显示稳定。他们的总体治疗决策都是根据膝关节内侧结构损伤的程度，虽然对其不能通过 MCL 撕裂分型来区分。Fanelli 等 [16] 认为，对于膝关节多发韧带损伤，需要行 ACL 和 PCL 重建手术还合并 MCL 损伤时，建议推迟 6 周待 MCL 愈合（恰当的支具固定）后再行重建。

Kovachevich 等 [35] 对膝关节多发韧带损伤中 MCL 处理的相关文献进行了系统评价。基于现有的文献，他们发现对膝关节多发韧带损伤进行修复或重建都可获得满意的结果，但是还需要更多的 Ⅰ 级证据基于结果的研究进一步分析。

Mook 等 [21] 在一篇系统评价中发现，尽管没有统计学差异，急性期手术后更易发生膝关节外翻松弛。然而，与早期活动康复的患者相比，接受急性期治疗和术后固定的患者发生松弛率更高（26% vs. 2%）。目前尚没有关于膝关节内侧结构急性期手术治疗的文献报道。报道称对单纯的 MCL Ⅰ、Ⅱ度损伤 [36-39] 或伴发于交叉韧带损伤 [40] 经非手术治疗可获得可靠的愈合和稳定性。伴发于双交叉韧带损伤且分型较低的 MCL 损伤可经非手术治疗 4 ～ 8 周后再行交叉韧带重建 [16,22,41]。

关于双交叉韧带损伤合并分型较高的 MCL 损伤的报道更少。一些学者 [20,42,43] 报道在行延期交叉韧带重建时修复内侧结构可获得更好的结果，因为侧副韧带的一期修复的结果是难以预料的。ACL 重建时联合 MCL 修复可能增加术后关节僵直的发生风险 [44-46]。

34.9 结 论

膝关节脱位非常复杂且不常见，但其可能导致潜在的肢体伤残的发生，因此，每一位骨科医师都要熟悉这些损伤的评估与治疗。膝关节脱位的损伤机制通常由高能量创伤引起，也可发生于运动损伤中。关于手术还是非手术治疗，手术时机的选择，PLC 的修复或是重建及伴发的 MCL 损伤治疗方法的选择，这些仍然存在争议。目前尚缺乏高质量的临床研究和随机临床试验为其治疗提供强有力的推荐指南，但是基于目前的研究可以得出一些结论。尽管关节粘连可能是急性期重建手术的主要并发症，但是急性期和延期重建都可以获得较好的临床结果。对膝关节多发韧带损伤分型较低的 MCL 损伤，可以采取支具固定一段时间，待 MCL 愈合后再行延期双交叉韧带重建。膝关节脱位后是否能恢复到伤前的活动水平尚不得而知。

（付维力　孙和军　尚小可 译）

参考文献

1. Hoover NW. Injuries of the popliteal artery associated with fractures and dislocations. Surg Clin North Am. 1961;41:1099–112.
2. Kennedy JC. Complete dislocation of the knee joint. J Bone Joint Surg Am. 1963;45:889–904.
3. Sir Cooper A. A treatise on dislocations and on fractures of the joints: fractures of the neck of the thigh-bone. 1823. Clin Orthop Relat Res. 2007;458:6–7.
4. Sisto DJ, Warren RF. Complete knee dislocation. A follow-up study of operative treatment. Clin Orthop Relat Res. 1985;198:94–101.
5. Richter M, Bosch U, Wippermann B, Hofmann A, Krettek C. Comparison of surgical repair or reconstruction of the cruciate ligaments versus nonsurgical treatment in patients with traumatic knee dislocations. Am J Sports Med. 2002;30(5):718–27.
6. Dedmond BT, Almekinders LC. Operative versus nonoperative treatment of knee dislocations: a meta-analysis. Am J Knee Surg. 2001;14(1):33–8.
7. Wong CH, Tan JL, Chang HC, Khin LW, Low CO. Knee dislocations-a retrospective study comparing operative versus closed immobilization treatment outcomes. Knee Surg Sports Traumatol Arthrosc. 2004;12(6):540–4.
8. Fanelli GC, Feldmann DD. The use of allograft tissue in knee ligament reconstruction. In: Parisien JS, editor. Current techniques in arthroscopy. 3rd ed. New York: Thieme; 1998. p. 47.
9. Shapiro MS, Freedman EL. Allograft reconstruction of the anterior and posterior cruciate ligaments after traumatic knee dislocation. Am J Sports Med. 1995;23(5):580–7.
10. Wascher DC, Becker JR, Dexter JG, Blevins FT. Reconstruction of the anterior and posterior cruciate ligaments after knee dislocation. Results using fresh-frozen nonirradiated allografts. Am J Sports Med. 1999;27(2):189–96.
11. Shi DH, Cai DZ, Wang K, Rong LM, Xu YC. Concurrent arthroscopic bicruciate ligament reconstruction using Achilles tendon-bone allografts: experience with 15 cases. Chin J Traumatol. 2008;11(6):341–6.
12. Fanelli GC, Edson CJ, Orcutt DR, Harris JD, Zijerdi D. Treatment of combined anterior cruciate-posterior cruciate ligament-medial-lateral side knee injuries. J Knee Surg. 2005;18(3):240–8.
13. Harner CD, Waltrip RL, Bennett CH, Francis KA, Cole B, Irrgang JJ. Surgical management of knee dislocations. J Bone Joint Surg Am. 2004;86-A(2):262–73.
14. Liow RY, McNicholas MJ, Keating JF, Nutton RW. Ligament repair and reconstruction in traumatic dislocation of the knee. J Bone Joint Surg Br. 2003;85(6):845–51.
15. Tzurbakis M, Diamantopoulos A, Xenakis T, Georgoulis A. Surgical treatment of multiple knee ligament injuries in 44 patients: 2–8 years follow-up results. Knee Surg Sports Traûmatol Arthrosc. 2006;14(8):739–49.
16. Fanelli GC, Giannotti BF, Edson CJ. Arthroscopically assisted combined anterior and posterior cruciate ligament reconstruction. Arthroscopy. 1996;12(1):5–14.
17. Shelbourne KD, Porter DA, Clingman JA, McCarroll JR, Rettig AC. Low-velocity knee dislocation. Orthop Rev. 1991;20(11) :995–1004.
18. Shelbourne KD, Klootwyk TE. Low-velocity knee dislocation with sports injuries. Treatment principles. Clin Sports Med. 2000; 19(3):443–56.
19. Fanelli GC, Giannotti BF, Edson CJ. Arthroscopically assisted combined posterior cruciate ligament/posterior lateral complex reconstruction. Arthroscopy. 1996;12(5):521–30.
20. Noyes FR, Barber-Westin SD. Reconstruction of the anterior and posterior cruciate ligaments after knee dislocation. Use of early protected postoperative motion to decrease arthrofibrosis. Am J Sports Med. 1997;25(6):769–78.
21. Mook WR, Miller MD, Diduch DR, Hertel J, Boachie-Adjei Y, Hart JM. Multiple-ligament knee injuries: a systematic review of the timing of operative intervention and postoperative rehabilitation. J Bone Joint Surg Am. 2009;91(12):2946–57.
22. Fanelli GC, Edson CJ. Arthroscopically assisted combined anterior and posterior cruciate ligament reconstruction in the multiple ligament injured knee: 2- to 10-year follow-up. Arthroscopy. 2002;18(7):703–14.
23. Lo YP, Hsu KY, Chen LH, et al. Simultaneous arthroscopic reconstruction of the anterior and posterior cruciate ligament using hamstring and quadriceps tendon autografts. J Trauma. 2009;66(3):780–8.
24. Strobel MJ, Schulz MS, Petersen WJ, Eichhorn HJ. Combined anterior cruciate ligament, posterior cruciate ligament, and posterolateral corner reconstruction with autogenous hamstring grafts in chronic instabilities. Arthroscopy. 2006;22(2):182–92.
25. Zhao J, Huangfu X, He Y, Yang X, Zhu Y. Simultaneous double-bundle anterior cruciate ligament and posterior cruciate ligament reconstruction with autogenous hamstring tendons. Arthroscopy. 2008;24(11):1205–13.
26. Mariani PP, Margheritini F, Camillieri G. One-stage arthroscopically assisted anterior and posterior cruciate ligament reconstruction. Arthroscopy. 2001;17(7):700–7.
27. Khanduja V, Somayaji HS, Harnett P, Utukuri M, Dowd GS. Combined reconstruction of chronic posterior cruciate ligament and posterolateral corner deficiency. A two- to nine-year follow-up study. J Bone Joint Surg Br. 2006;88(9):1169–72.
28. Clancy Jr WG, Sutherland TB. Combined posterior cruciate ligament injuries. Clin Sports Med. 1994;13(3):629–47.
29. Covey DC. Injuries of the posterolateral corner of the knee. J Bone Joint Surg Am. 2001;83-A(1):106–18.
30. LaPrade RF, Wentorf F. Diagnosis and treatment of posterolateral knee injuries. Clin Orthop Relat Res. 2002;402:110–21.
31. Veltri DM, Warren RF. Operative treatment of posterolateral instability of the knee. Clin Sports Med. 1994;13(3):615–27.
32. Shelbourne KD, Haro MS, Gray T. Knee dislocation with lateral side injury: results of an en masse surgical repair technique of the lateral side. Am J Sports Med. 2007;35(7):1105–16.
33. Levy BA, Dajani KA, Morgan JA, Shah JP, Dahm DL, Stuart MJ. Repair versus reconstruction of the fibular collateral ligament and posterolateral corner in the multiligament-injured knee. Am J Sports Med. 2010;38(4):804–9.
34. Stannard JP, Brown SL, Farris RC, McGwin Jr G, Volgas DA. The posterolateral corner of the knee: repair versus reconstruction. Am J Sports Med. 2005;33(6):881–8.

35. Kovachevich R, Shah JP, Arens AM, Stuart MJ, Dahm DL, Levy BA. Operative management of the medial collateral ligament in the multi-ligament injured knee: an evidence-based systematic review. Knee Surg Sports Traumatol Arthrosc. 2009;17(7):823–9.
36. Ellsasser JC, Reynolds FC, Omohundro JR. The non-operative treatment of collateral ligament injuries of the knee in professional football players. An analysis of seventy-four injuries treated non-operatively and twenty-four injuries treated surgically. J Bone Joint Surg Am. 1974;56(6):1185–90.
37. Hillard-Sembell D, Daniel DM, Stone ML, Dobson BE, Fithian DC. Combined injuries of the anterior cruciate and medial collateral ligaments of the knee. Effect of treatment on stability and function of the joint. J Bone Joint Surg Am. 1996; 78(2): 169–76.
38. Indelicato PA. Isolated medial collateral ligament injuries in the knee. J Am Acad Orthop Surg. 1995;3(1):9–14.
39. Kannus P. Long-term results of conservatively treated medial collateral ligament injuries of the knee joint. Clin Orthop Relat Res. 1988;226:103–12.
40. Halinen J, Lindahl J, Hirvensalo E, Santavirta S. Operative and nonoperative treatments of medial collateral ligament rupture with early anterior cruciate ligament reconstruction: a prospective randomized study. Am J Sports Med. 2006;34(7):1134–40.
41. Azar FM. Evaluation and treatment of chronic medial collateral ligament injuries of the knee. Sports Med Arthrosc. 2006; 14(2) :84–90.
42. Chhabra A, Cha PS, Rihn JA, et al. Surgical management of knee dislocations. Surgical technique. J Bone Joint Surg Am. 2005;87(Suppl 1 (Pt 1)):1–21.
43. Klimkiewicz JJ, Petrie RS, Harner CD. Surgical treatment of combined injury to anterior cruciate ligament, posterior cruciate ligament, and medial structures. Clin Sports Med. 2000;19(3):479–92. vii.
44. Harner CD, Irrgang JJ, Paul J, Dearwater S, Fu FH. Loss of motion after anterior cruciate ligament reconstruction. Am J Sports Med. 1992;20(5):499–506.
45. Shelbourne KD, Porter DA. Anterior cruciate ligament-medial collateral ligament injury: nonoperative management of medial collateral ligament tears with anterior cruciate ligament reconstruction. A preliminary report. Am J Sports Med. 1992;20(3):283–6.
46. Shelbourne KD, Patel DV. Management of combined injuries of the anterior cruciate and medial collateral ligaments. Instr Course Lect. 1996;45:275–80.

第十部分

临床病例研究

第 35 章

膝关节多发韧带损伤治疗的临床病例精选

Gregory C. Fanelli

35.1 引　言

本章精选了几例笔者在临床实践中有代表性的关于膝关节多发韧带损伤治疗的病例。在这一章中我用第一人称，以便在展示这些主题时更能体现我的个人观点。经挑选的病例都是我们处理复杂的膝关节韧带不稳问题的真实案例。为了保持一致性，接下来每个病例的陈述格式是相同的，大体框架如下：病史、体格检查、影像学发现、手术时机、移植物的选择、手术技术以及术后康复方案和结果。本章不会描述手术技术的细节，因为这些在本书的第 1、20、22 章已经介绍了。本章病例研究的目的旨在为读者提供更加深入的有关复杂膝关节韧带损伤的管理和治疗策略。

35.2 病例 1：急性 ACL-PCL 和Ⅲ型的膝关节内侧结构损伤伴内侧关节囊凹陷

患者是一名 17 岁的男性橄榄球运动员，右膝遭受直接暴力和扭伤，右脚陷于草皮中，被迫外翻、外旋和屈曲膝关节，导致胫股关节向后脱位，伴右膝疼痛和畸形。在球场上用夹板固定右下肢，并将其从事故现场转运到社区医院，尝试进行膝关节脱位的闭合复位术。随后患者送到我们的医院。受伤的右下肢足背脉搏为正常左下肢的 1/2。胫后动脉脉搏完整且两边对称。腓总神经和胫神经的运动和感觉神经都完好无损，与正常左下肢对称。

对膝关节进行体检发现：屈膝 25° 和 90° 时前后松弛度为 3+。胫骨后倒征（－）。行外翻应力检查，屈膝 0° 和 30° 时外翻应力检查显示松弛度为 3+，且膝关节内侧支持带可触及明显缺陷。屈膝 30° 和 0° 行内翻应力检查发现外侧和后外侧复合体稳定，后外侧抽屉试验（－）。患者可直腿抬高，膝关节屈伸时髌股关节稳定。内侧皮肤有凹陷，但完整、无撕裂。复位后 X 线片示胫骨相对股骨远端向后外移位。

踝臂指数、动脉超声和 CT 血管造影都正常，也没有影像学证据显示腘动脉内膜的撕裂。没有临床证据显示静脉功能不全。

MRI 示 ACL、PCL 和 MCL- 内侧关节囊韧带复合体完全断裂。还有内侧半月板从外周滑膜缘的分离，内侧关节囊卡于膝关节内侧关节间室。

考虑诊断为膝关节 ACL 和 PCL 完全断裂合并Ⅲ型内侧结构损伤，内侧半月板撕脱和内侧关节囊卡于内侧间室导致复位不完全。膝关节脱位合并分型较高的内侧结构损伤出现关节僵直和异位骨化的风险较高。我的治疗策略是通过移除卡锁的内侧关节囊使胫股关节复位，从而保护皮肤，通过两个阶段的手术来降低关节粘连和骨位异化的发生风险。

伤后 2 天患者开始接受第一阶段的手术，即胫股关节脱位的开放复位术，采用带线锚钉和不可吸收 2 号缝线一期修复内侧半月板和所有损伤的内侧结构，采用异体跟腱移植物增强 / 重建内侧结构。术后于完全伸直位支具锁定固定患膝直至第二阶段的手术，并扶拐非负重进行康复锻炼。第一阶段手术后 5 周开始进行第二阶段的手术，包括关节镜辅助下用异体移植物行 ACL 和 PCL 联合重建。此阶段手术包含 PCL 双束重建。术后，在完全伸展位用长腿支具锁定固定患膝，约 5 周不能负重，随后的康复方案在本书第 32 章有详细介绍。

患者重建术后 2 年的 Tegner 评分、Lysholm 评分和 HSS 膝关节韧带评分量表分别为 5 分、94 分和 80 分。KT-1000 关节稳定测量的移位差值于 PCL 透视下、校正后和校正前分别为 1.0mm、0.5mm 和 0.5mm。KT-1000 在膝关节屈曲 30° 移位差值为 1.0mm。在膝关节屈曲 90° 向胫骨结节区域后向应力位摄片（来评估 PCL 重建稳定性）测量的移位差值为 4.6mm。Lachman 试验正常，轴移试验（－），胫骨后倒试验（－），后抽屉试验（－），外翻应力试验与正常侧膝关节对称，关节活动度屈曲度为 0° ～ 110°（健侧为 0° ～ 125°），伸膝装置稳定。随访 X 线片，没有显示骨位异化或退行性关节病的征象。患者恢复到伤前功能水平。

35.3 病例 2：急性 PCL、ACL、内侧和外侧结构损伤及髌腱撕脱

这是一名 40 岁的女性患者，骑摩托车时与一辆小货车相撞，然后被转往社区医院，诊断为左膝后脱位伴髌腱从胫骨结节止点撕脱。在急诊室行复位。对患者膝关节的初步评估显示屈膝 30° 和 90° 时前后松弛且无阻挡感，屈膝 0°、30° 和 90° 时内外翻松弛，亦无阻挡感，不能直腿抬高，腘绳肌挛缩，胫骨近端相对于股骨远端后脱位，胫骨近端和内侧有皮肤挫伤。腓总神经和胫神经运动和感觉功能未受损。足背动脉和胫后动脉脉搏完好且与健侧对称。没有其他全身性及骨科的损伤。CT 血管造影显示腘动脉未受损，没有内膜撕裂的征象。无临床证据显示静脉功能不全。使用石膏夹板保持膝关节复位。

X 线平片显示胫股关节已复位和髌骨向上脱位，没有骨折。MRI 显示 ACL 和 PCL 完全撕裂，内外侧关节囊从胫骨近端撕脱，包括内外侧半月板外周的附着部，髌腱从胫骨结节止点的撕脱。病员被转到我们医院继续治疗。

对该患者考虑诊断为严重的左膝多发韧带损伤伴伸膝装置断裂，包括 ACL 和 PCL 内外侧关节囊和韧带结构、内外侧半月板以及胫骨近端内侧皮肤损伤。应关注此患者韧带损伤的严重性和多少，伸肌装置断裂，潜在的皮肤损伤和危害，发生异位骨化和关节粘连的风险。我们决定在伤后 1 周行一次开放手术治疗，通过膝关节正中纵切口对损伤的结构进行修复和重建。严重的关节囊和伸膝装置断裂需要开放手术而不采用关节镜手术。

用异体跟腱移植物重建 ACL 和 PCL，用带线锚钉、穿骨缝线和异体增强移植物（需要时）一期修复内外侧半月板、关节囊和韧带结构，用 5 号缝线通过胫骨结节区域钻孔和异体胫前肌移植物增强一期修复撕脱的髌腱。术后采用石膏夹板于完全伸直位固定和扶拐非负重练习 4 ～ 5 周。ROM 逐渐改善，随后开始负重练习和物理治疗。

术后原发的皮肤创伤区域出现胫骨近端内侧皮肤破损，通过换药和使用抗生素达到完全愈合，没有感染发生，也不需要皮肤移植。患者发生关节粘连，导致膝关节屈曲活动度为 0° ～ 20°。在术后第 4 个月，进行了关节镜下关节清理术和手法松解。但关节活动度并未因此改善。术后第 8 个月，进行了开放性清理、外侧松解和手法辅助。术后伤口安全愈合，物理治疗和活动情况有所改善。

术后 2 年患膝 ROM 为 0° ～ 102°，而健侧为 0° ～ 140°。HSS 评分、Lysholm 评分和 Tegner 膝关节韧带评分量表得分分别为 89 分、93 分和 3 分。伤前 Tegner 评分也是 3 分，提示恢复到伤前功能水平。KT-1000 关节稳定测量移位差值于 PCL 透视下、校正后和校正前分别为 1.0mm、1.0mm 和 0mm。膝关节屈曲 30° 时 KT-1000 测量的移位差值为 1.0mm。膝关节屈曲 90° 时向胫骨结节区域后向应力位摄片（来评估 PCL 重建稳定性）测量的移位差值为 2.5mm。Lachman 试验阴性，轴移试验阴性，胫骨后倒与健侧相同，后抽屉试验阴性，在屈曲 0° 和 30° 时内外翻应力试验与健侧对称。伸膝装置稳定，与健侧相比没有出现伸肌滞后。随访 X 线片，没有显示骨位异化或退行性关节病的征象。

35.4　病例 3：小儿 PCL 损伤合并后外侧不稳

患者为一位 6 岁大的女孩，玩蹦床时发生意外，导致左膝 PCL 撕裂。患者最初在社区医院接受伸直位长腿石膏固定约 6 周。拆除石膏后，患者进一步接受物理治疗来增加活动度。由于进行跑步、旋转和扭转等类型的运动，膝关节功能不稳逐渐进展。患者初次受伤后约 5 个月时来找我评估和处理左膝 PCL 撕裂伴功能不稳。

体格检查显示左膝损伤（与正常的右膝相比），胫骨后倒征（–），后抽屉试验为（3+），后外抽屉试验（+），后内抽屉试验（–），屈膝 0° 和 30° 时无外翻松弛，屈膝 0° 和 30° 时内翻松弛，外侧关节间隙张开约 10mm。胫骨外旋试验（+），屈膝 30° 时左侧大腿 - 足轴线夹角＞ 10°，屈曲 90° 时此角度增大。Lachman 试验和轴移试验都为阴性，伸膝装置稳定。ROM 与健侧相同。嘱患者在诊室跑、旋转和扭转，当扭转受伤的左脚时就会出现膝关节不稳而跌倒。在 X 线平片上可看到股骨远端和胫骨近端用来闭合的生长板，双膝对称。

该患者诊断为慢性 PCL 撕裂合并膝关节后外侧不稳（B 型），在生长板尚未闭合的 7 岁的儿童中它将引发功能性不稳。治疗方案为关节镜下采用新鲜冷冻的异体半腱肌腱移植物经胫骨的 PCL 单束重建联合新鲜冷冻异体胫骨后肌腱移植物 8 字重建后外侧结构。行 PCL 重建时穿股骨隧道应越过股骨远端骨骺，胫骨隧道定位于胫骨骨骺远端。用聚乙烯韧带固定纽扣悬吊固定移植物于股骨皮质，采用生物可吸收挤压钉、双皮质螺钉及栓桩螺钉用于胫骨侧的固定。

后外侧重建是以腓骨为基点采用新鲜冷冻异体胫骨后肌腱移植物的 8 字重建。异体移植物沿腓骨头止点处的股二头肌腱环绕，并用不可吸收编织缝线缝合。腓侧副韧带复合体髂胫束内侧，腘肌腱复合体治疗股二头肌腱和髂胫束内侧，异体移植物以 8 字形重建后外侧结构。使用 2 号不可吸收编织缝线将异体移植物缝合在它们各自在股骨上的解剖止点。然后将异体肌腱缝合到关节囊深层加强固定，还要做后外侧关节囊止点移位。PCL 重建和后外侧重建手术操作过程中都要保护生长板。

术后随访 5.5 年，术后检查发现：双腿等长，“提携角”（股骨长轴与内外髁切线的夹角收紧修复）正常且对称，下床活动步态正常。X 线片显示股骨远端和胫骨近端与健侧一样的尚未闭合，发现力线不良和生长停滞。患膝 ROM 为 0° ～ 113°，而健侧为 0° ～ 130°。KT-100 测量移位差值于 PCL 透视下、校正后和校正前分别为 2.5mm、3.5mm 和 0mm。膝关节屈曲 30° 时 KT-1000 测量的前移位差值为 2.0mm。膝关节屈曲 90° 时使用 Telos 装置拍摄膝关节应力位片，与健侧比较移位差值为 –0.3mm。

左膝的体格检查（与正常右膝对比）显示，胫骨后倒与健侧相同，后抽屉试验阴性，后内侧和后外侧抽屉试验阴性，胫骨外旋试验在屈曲 30° 和 90° 时与健侧相同。Lachman 试验阴性，轴移试验阴性，患膝在屈伸过程中内外翻膝关节稳定。HSS 评分、Lysholm 评分和 Tegner 膝关节韧带评分量表得分分别为 90 分、89 分和 6 分。伤前 Tegner 评分为 7 分，表明接近伤前功能水平。

35.5 病例 4：骨折脱位

患者是一位 34 岁的男性，从约 50 英尺的高处掉下并导致右膝后外侧闭合性骨折脱位。初步评估显示右膝畸形和肿胀，患肢足背动脉搏动减弱，然而足灌注良好。右下肢运动和感觉功能完好，与健侧对称。X 线片显示右膝胫骨内侧平台粉碎性骨折伴关节面粉碎和胫骨后外侧脱位。诊断为右膝胫骨平台闭合性骨折脱位。在急诊科行骨折的闭合复位，并使用长腿石膏固定。复位后，足背脉搏恢复，与健侧相同。感觉和运动功能保持完好，与健侧对称。

伤后第一天进行右胫骨近端和胫骨平台骨折的开放复位和内固定，以及半月板和关节囊的修复。患者找我评估和治疗右膝多发韧带不稳。X 线平片和 MRI 评估显示已复位的胫骨近端骨折固定良好，力线对齐，胫股关节和髌股关节力线对齐。膝关节屈曲 30° 和 90° 时有前后松弛，屈曲 0° 和 90° 时有内外翻松弛且阻挡感非常弱。临床检查提示 ACL 和 PCL 不稳，后外侧不稳（B 型）和后内侧不稳（B 型）。这些发现与 MRI 检查结果相符。

治疗决策是使骨折达到完全愈合，并确保通过骨折的固定和愈合达到正常下肢的力线，而不需要截骨。当骨折达到完全愈合和正常下肢力线时，切开复位和内固定术后约 7 个月取出内固定物。伤后 9 个月，待内固定物取出后伤口完全愈合，进行右膝 PCL、ACL、后外侧和后内侧联合重建。

全部使用同一组织库的新鲜冷冻异体移植物进行韧带重建。在关节镜下行 PCL 双束重建术，使用异体跟腱作为前外束移植物，异体胫骨前肌腱作为后内束移植物。关节镜下使用胫骨前肌腱移植物重建 ACL。后外侧重建是以腓骨头为基点，采用异体半腱肌腱移植物的 8 字重建，联合后外侧关节囊止点移位和腓总神经松解术。对内侧结构中的后内侧重建是使用异体胫骨后肌腱重建联合后内侧关节囊止点移位术。术后用长腿支具将膝关节锁定固定于完全伸直位且非负重约 5 周。术后康复方案已在本书第 32 章详细介绍。

重建术后 3 年患者 Tegner 评分、Lysholm 评分和 HSS 膝关节韧带评分量表得分分别为 3 分、70 分和 75 分。KT-1000 关节稳定测量移位差值于 PCL 透视下、校正后和校正前分别为 0.0mm、0.5 和 – 0.5mm。膝关节屈曲 30° 时 KT-1000 测量的移位差值为 2.0mm。膝关节屈曲 90° 时向胫骨结节区域后向应力位摄片（来评估 PCL 重建稳定性）测量的移位差值为 – 1.0mm，表明经过手术后的膝关节比检查正常膝更稳定。Lachman 试验正常，轴移试验阴性，胫骨后倒与健侧相同，后抽屉试验阴性，后外侧和后内侧抽屉试验阴性，前外侧和前内侧抽屉试验阴性，胫骨外旋试验在膝关节屈曲 30° 和 90° 时与健侧相等，内翻外翻应力试验在屈曲 0° 和 30° 时与健侧相同，患膝 ROM 为 0° ～ 122°(而健侧为 0° ～ 130°），伸膝装置稳定。随访 X 线片，示无骨位异化和退行性关节病的征象。患者达到伤前功能水平，可参加工作和休闲娱乐运动。然而，患者有轻微跛行和一些劳累性疼痛，以及存在一些与爬楼梯和下蹲等相关的病损。

35.6 病例 5：双侧膝关节脱位伴血管损伤

患者是一位 17 岁女性，发生机动车事故造成闭合性头部外伤，右膝 PCL 为基础的多发韧带损伤，左膝脱位伴腘动脉断裂和腓总神经损伤。在急诊室行左膝复位，但是即便复位后患者的左下肢足背动脉和胫后动脉脉搏还是较右膝减弱。急诊行动脉造影，发现左侧腘动脉在胫骨平台处有节段性闭塞。多发韧带损伤的右膝神经和血管检查显示正常，右下肢完全伸直位支具固定。右膝血管造影显示正常。患者在急诊先由血管外科医师采用大隐静脉移植修复左侧腘动脉，然后由骨科医师行左膝关节脱位后关节囊撕裂的修复术。术后对膝关节采用支具锁定于完全伸直位固定。腘动脉修复后平稳地愈合。

右膝韧带损伤通过体格检查、X 线平片和 MRI 诊断为 ACL 和 PCL 及内侧结构断裂。左膝韧带损伤诊断为 ACL 和 PCL、外侧及后外侧结构断裂。血管外科医师建议在左下肢腘动脉修复至少 6 周后再行左膝韧带手术，这时需要手法和设备辅助松解左膝后方的粘连，以利于随后的 PCL 重建。治疗决策是分阶段重建，伤后 22 天行右膝手术，约伤后及腘动脉修复术 10 周行左膝手术。这使患者闭合性头部外伤得到恢复并且血管修复得到充分愈合。

右膝韧带重建包括关节镜下采用异体跟腱单束重建 PCL 和 ACL，内侧、后内侧重建，同样采用异体跟腱重建膝关节内侧的后内侧结构。左膝韧带重建包括关节镜下采用异体跟腱单束重建 PCL 和 ACL，一期修复腓侧副韧带和腘肌腱，采用异体跟腱重建膝关节外侧的后外侧结构并做后外侧关节囊止点移位，以及腓总神经松解术。手术操作的细节与第 20 章描述的类似。术后，用长腿支具于完全伸直位锁定固定和避免负重约 5 周。每个阶段手术完成后都要进行仔细随访，评估有无异位骨化和关节粘连的发生，必要时给予合理的干预。术后的康复计划在本书第 20 和 32 章都有介绍。

双膝多发韧带重建术后 8 年，Tegner 评分为 4 级（伤前为 6 级），Lysholm 评分为 90/100，HSS 膝关节韧带评分量表左膝评分为 96 分，右膝为 94 分。KT-1000 关节稳定测量移位差值于 PCL 透视下、校正后和校正前分别为 2.0mm、2.0mm 和 0.5mm。膝关节屈曲 30° 时 KT-1000 测量的移位差值为 0mm。膝关节屈曲 90° 时向胫骨结节区域后向应力位摄片（来评估 PCL 重建的稳定性）测量的移位差值为 2.3mm。Lachman 试验正常，轴移试验阴性，胫骨后倒两膝相同，双膝后抽屉试验均阴性，后外侧和后内侧抽屉试验阴性，前外侧和前内侧抽屉试验阴性，膝关节屈曲 30° 和 90° 时胫骨外旋试验双侧相同，屈曲 0° 和 30° 时内外翻应力试验显示稳定且对称，右侧 ROM 为 0° ～ 126°，左侧 ROM 为 0° ～ 132°，伸膝装置稳定。随访 X 线片里示无骨位异化和退行性关节病的征象。患者达到伤前功能水平，可参加工作，但是还有劳力性疼痛和一些与爬楼梯和下蹲等相关的病损。

35.7 病例 6：左膝脱位后慢性 PCL、ACL、后外侧及后内侧不稳

患者是一位 19 岁的男性大学生，也是一名竞技摔跤运动员。患者的左膝在固定时遭受到严重的